BECOMING VEGAN

蔬食營養聖經

| 最新科學實證 |

美國蔬食營養界權威，揭示植物飲食不可思議的健康優勢，
為你打造全年齡的素食飲食指南

Brenda Davis、Vesanto Melina
布蘭達・戴維斯、薇珊托・梅麗娜 —— 著

THE COMPLETE REFERENCE TO PLANT-BASED NUTRITION

Comprehensive Edition

專業審訂——邱雪婷 輔仁大學營養科學系副教授　高韻均 台灣素食營養學會理事

特別向遠見卓識的前人，以及所有那些貢獻了自己的一生，致力於將這個世界打造成更為溫柔友善之地的人們致敬：

- 英國純素食運動的推廣者、純素食協會創辦者唐納德・華生（Donald Watson）與弗雷・埃利斯醫師（Dr. Frey Ellis）。

- 杰與弗雷亞・丁沙（Jay and Freya Dinshah），以及其他率先推動世界各地純素食者組織。

- 鮑伯與辛西亞・霍爾查菲爾（Bob and Cynthia Holzapfel），以及在田納西州薩默敦農場（Summertown, Tennessee），數百位勇於嘗試植物性飲食的先驅。

- 珍・古德（Jane Goodall）、約翰・羅賓斯（John Robbins）、艾爾伯特・史懷哲（Albert Schweitzer），以及所有曾指引我們朝向慈悲之路邁進的人。

- 麥克・克萊柏（Michael Klaper）、尼爾・柏納德（Neal Barnard）、麥克・葛雷格（Michael Greger）、威廉・哈里斯（William Harris），以及其他許多投入一生，引導他人邁向健康純素食生活的醫師們。

- 維吉妮亞・梅西納（Virginia Messina）、芮德・孟格爾斯（Reed Mangels）、蘇・哈瓦拉（Sue Havala）、傑克・諾里斯（Jack Norris）、喬治・埃斯曼（George Eisman），以及為純素飲食智慧奠定基礎的無數營養學家們。

銘謝

　　非常感謝圖書出版公司（Book Publishing Company）優秀又敬業的同事們，包括出版人鮑伯‧霍爾查菲爾、編輯辛西亞‧霍爾查菲爾和卡蘿‧羅倫特（Carol Lorente），以及行銷和支援團隊的安娜‧波普（Anna Pope）、湯瑪斯‧賀普（Thomas Hupp）與麗茲‧莫瑞（Liz Murray）。

　　我們也由衷感謝具有洞見的同事和朋友，提供了寶貴的意見回饋與深思熟慮的評論，並給予我們支持和靈感啟發：傑克‧諾里斯、芮德‧孟格爾斯、維吉妮亞‧梅西納、保羅‧夏皮羅（Paul Shapiro）、馬克‧瑞夫金（Mark Rivkin）、瑪姬‧柯克洛（Margie Colclough）、瑪姬‧羅斯威爾（Margie Roswell）、安德里斯與莉麗‧瓦列霍（Andres and Lily Vallejo）、海瑟‧瓦克斯曼（Heather Waxman）、約翰‧皮耶（John Pierre）、露絲‧海德利克（Ruth Heidrich）、詹姆斯‧奇卡羅（James Chicalo）、卡洛琳‧強斯頓（Carolyn Johnston）、安德莉亞‧弗瑞斯克（Andrea Frisque）、史蒂芬‧拉海（Stephane Lahaye）和達寧‧阿吉庫提（Daneen Agecoutey）。

　　我們也要大力感謝親切的顧問群，貢獻其寶貴的時間和專業知識：麥克‧葛雷格、麥克‧克萊柏、弗雷亞‧丁沙、保羅‧阿普比（Paul Appleby）、露西安娜‧巴洛尼（Luciana Baroni）、溫斯頓‧奎格（Winston Craig）、克莉絲汀‧雅克（Kristen Yarker）、喬‧米爾瓦德（Joe Millward）、梅爾文‧威廉斯（Melvin H. Williams）、里卡多‧瓦伊（Ricardo Uauy）、艾莎‧威爾區（Ailsa Welch）、雅哥達‧安布羅斯蓋維茲（Jagoda Ambroszkiewicz）、弗蘭西斯卡‧克勞（Francesca Crowe）、恩杜蒂‧達斯（Undurti N. Das）、約翰‧戴維斯（John Davis）和吉兒‧瓦萊斯（Jill Wallace）。

　　還要感謝研究助理給我們的支持能量：芮妮‧韋伯─培爾察特（Renee Webb-Pelchat）、蒂安娜‧伊比森（Deanna Ibbitson）、卡蘿‧道格拉斯（Carole Douglas）、凱薩琳‧賈斯曼（Katherine Jassman）和漢娜‧塔海伊（Hana Tahae）。

　　此外，對我們的另一半──保羅‧戴維斯（Paul Davis）與凱姆‧多雷（Cam Doré）獻上無限的愛與感激，感謝他們一直以來的奉獻和支持。特別感謝凱姆在技術性難題方面，所給予卓越且持續的幫助。

　　擁有珍愛和永遠支持我們的家人是滿滿的福氣：包括布蘭達的母親多琳‧夏波諾（Doreen Charbonneau）、她的婆婆琳達‧戴維斯（Linda Davis）及她的孩子莉娜‧

馬克切切夫（Leena Markatchev）和柯瑞・戴維斯（Cory Davis）、她的女婿內登・馬克切切夫（Nayden Markatchev）；以及薇珊托的孩子紹夫與卡維・克勞福德（Xoph and Kavyo Crawford）、她的女婿史蒂芬・謝爾克（Stefan Shielke）、親愛的孫子錢斯・謝爾克（Chance Shielke）和克萊兒・奧德拉・多蕾（Claire Audra Doré）。

　　圖片攝影要感謝凱文・特羅布里奇（Kevin Trowbridge，kevintrowbridge.com）及他的助手凱薩琳・傑斯曼（Katherine Jassman）。

　　由衷感謝慷慨分享優質產品讓我們用於測試食譜的廠商：Sunrise Soya Foods、Garden Protein International（Gardein）、Manitoba Harvest Hemp Foods、Omega Nutrition、Nature's Path Foods 和 LeSaffre Yeast Corporation。最後，還要感謝 ESHA 研究機構精良的營養分析程式「食物處理器」（The Food Processor）。

作者介紹

§ **布蘭達‧戴維斯（Brenda Davis）**

美國註冊營養師，是為此一專業領域中之領袖，也是備受歡迎及尊崇的講者，她也是美國營養學會素食營養飲食實踐小組的前任主席，並於 2007 年入選為素食者名人堂成員。

§ **薇珊托‧梅麗娜（Vesanto Melina）**

註冊營養師，也是廣受歡迎的演講者和營養學顧問，曾於加拿大英屬哥倫比亞大學（University of British Columbia）和美國西雅圖巴斯特爾大學（Bastyr University in Seattle）教授營養學。她是美國營養與飲食學會及加拿大營養師協會（Dietitians of Canada）素食共同立場文件的共同作者，目前擔任英屬哥倫比亞政府顧問。

　　兩人共同著作多部屢獲殊榮的暢銷書，部部均為素食與純素食的經典著作。兩人合著作品已出版 8 種語言，銷售超過 750,000 冊。

§ **戴維斯與梅麗娜的其他共同著作**

《邁向生食純素飲食》（*Becoming Raw*），與雷恩‧貝瑞（Rynn Berry）合著。
《純素時代來臨！國際蔬食營養權威，教你成為自己的營養師，打造天然自癒力》
（*Becoming Vegan：Express Edition*）
《邁向素食者》（*Becoming Vegetarian*）
《對抗糖尿病食譜》（*The Kick Diabetes Cookbook*）
《邁向素食者新版》（*The New Becoming Vegetarian*）
《生食飲食革命》（*The Raw Food Revolution Diet*），與謝麗‧索里亞（Cherie Soria）合著。

§ **布蘭達‧戴維斯的其他個人著作**

《無乳製品的美食》（*Diary-Free & Delicious*），與布萊恩娜‧葛羅根（Bryanna Clark Grogan）、喬‧史提潘尼亞克（Jo Stepaniak）合著。
《戰勝糖尿病》（*Defeating Diabetes*），與醫學博士湯姆‧伯納德（Tom Barnard）、

芭布·布魯姆菲爾德（Barb Bloomfield）合著。

《對抗糖尿病精要》（*Kick Diabetes Essentials*）

§ 薇珊托·梅麗娜的其他個人著作

《純素煮義》（*Cooking Vegan*），與喬瑟夫·佛瑞斯特合著。

《素食烹飪》（*Cooking Vegetarian*），與喬瑟夫·佛瑞斯特合著。

《食物過敏者生存指南》（*Food Allergy Survival Guide*），與喬·史提潘尼亞克、認證營養師迪娜·艾倫森（Dina Aronson）合著。

《食物過敏：對健康的影響及療癒方法》（*Food Allergies：Health and Healing*），與喬·史提潘尼亞克、認證營養師迪娜·艾倫森合著。

《培育小蔬童》（*Raising Vegetarian Children*），與喬·史提潘尼亞克合著。

素食，保衛地球與身心靈健康

　　《蔬食營養聖經》在第一章，開宗明義就帶出了人類本有的憐憫之心，疼惜這地球上的萬物，作者也是因為憐惜動物生命而開始素食。書中也點出了我們與存在地球上的所有物種一樣，都是「生命共同體」，每年有成千上萬的物種消失，都是我們人類所造成的生態浩劫。更不用說人類用機械化的方式將動物製成肉品，變成製造產業，且這些動物從出生到死亡，都被關在狹窄空間裡，直到死的那一刻都受到那麼不人道的待遇。牛奶、雞蛋的生產，雖不需直接殺生，因應大量需求的工業化，也讓牛與雞都受到非常不人道的對待，超出我們的想像。這些內容都在本書中有很好的闡述，也說明了作者為何由葷轉素，並決定採行連蛋、奶也不吃的全植物飲食型態。

　　第二章談及素食整體的好處，第三章起陸續分門別類說明各種營養素如蛋白質、脂肪、碳水化合物、維生素、礦物質等，以非常詳細又淺顯易懂的方式說明，讓一般民眾對植物性飲食營養的質疑與誤解，都能得到解答。另外針對孕婦、嬰兒、老年人等具特殊需求的族群分別闡述營養需求與飲食重點，可以排除很多對於素食有錯誤的觀念，並佐以素食食譜供讀者參考。

　　一般人吃素的理由大致有三種：一是宗教信仰與倫理觀念（動物權益），有人因個人信仰而不殺生，有人則是為了保護動物，決心不讓動物成為餐桌上的食物；二是為了個人的健康，至今有愈來愈多的醫學報告及文獻（包括我們在台灣所做的許多研究）都指出，素食對人體健康有益，包含有助於降低中風、心肌梗塞、狹心症、心血管疾病、糖尿病的發生率，及降低罹癌的風險；第三個理由則是保護地球環境，現今氣候變遷嚴重，各國慢慢認知到地球暖化就是跟畜牧養殖業有密切的關係，而素食是保護地球最快最有效的方式。因此素食的好處，除了讓身體健康、地球清淨以外，不殺害生靈來取食、更能安定情緒與思維，有助於心靈的健康，能夠輕安自在，面對生命的挑戰。

　　這是一本適合大眾的健康科普養生書；對素食營養有興趣的人，也是一本絕佳的參考書，值得推薦，樂為之序。

佛教慈濟醫療財團法人執行長

林俊龍

目錄

目錄

§ 素食者的飲食模式

以下是本書中所提到的幾種素食族群,與其飲食模式的定義:

- **素食者**（vegetarian）:泛指各種類型的素食者。

- **純素食者**（vegan）:以植物性飲食為主,除了哺育必需的人類母乳以外,排除了包括蛋、乳製品、蜂蜜在內的所有動物性食品,亦不使用動物性製品如皮草等相關剝奪動物權利的人。

- **奶蛋素食者**（lacto-ovo-vegetarian）:飲食中包含植物性食物以及蛋和乳製品的人。

- **海鮮素食者**（pesco-vegetarian）:飲食中以奶蛋素食為主,並搭配魚類海鮮的人。

- **彈性素食者**（flexitarian）:大部分飲食以奶蛋素為主,但每週吃不到一次肉類、禽肉或魚類,且每個月食用肉類、禽肉或魚類不止一次的人。

- **半素食者**（semi-vegetarian）:飲食模式和彈性素食者差不多,但不吃紅肉。

§ 關於火麻籽和罌粟籽的特別聲明

火麻籽又稱為大麻籽,和罌粟籽一樣,在台灣均列屬於「毒品危害防制條例」管制項目,火麻及其相關製品（包括火麻籽奶、火麻籽油）與罌粟籽,皆不得供為食品原料使用,請注意相關規定,以免觸法。在台灣建議可購買營養價值相近的亞麻仁籽或奇亞籽來替代。

§ 容積單位

- 小匙（teaspoon）=茶匙= 5 ml
- 大匙（tablespoon）=湯匙= 15 ml
- 杯（cup）= 240 ml

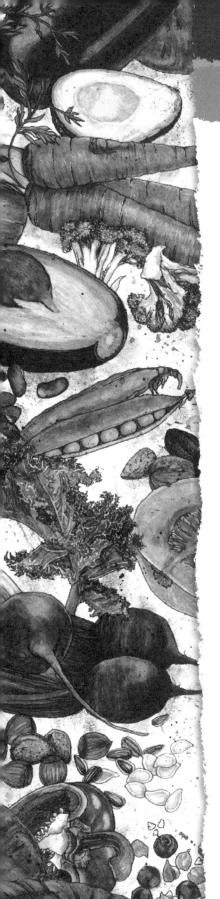

CHAPTER 1

擴展憐憫之心

> 「當我們對重要的事選擇沉默，
> 人生便開始失去價值。」
>
> ──美國民權運動領袖
> 馬丁·路德·金恩（Martin Luther King）

反對現狀需要強大的內在力量。要突破外界壓力與異樣眼光，力行更高的道德標準，其實需要勇氣。然而，若人們當初沒有起而反對社會的不公不義，奴隸制度今日或許仍舊合法、窮人依然沒有受教權，婦女可能也沒有投票權。

純素食的生活方式與社會正義有何關聯？如果將動物視為資源當然毫無關係，但如果視動物為芸芸眾生，那可就息息相關了。我們這個時代最大的社會不公，或許根本不是發生在人類身上，而是在我們地球上的同伴──人類以外的動物身上。成為純素食者，就是為了反對這樣的不公。

純素主義道德觀的啟蒙種子，是由東方哲學家和精神領袖所播下。在東方，佛教、耆那教[1]和印度教等普遍的宗教，都強調對動物的憐憫之心，並將素食納為核心教義的一部分。西元前六世紀的希臘哲學家兼數學家畢達哥拉斯（Pythagoras），悉心培育這些種子並傳播到西方。他身體力行迴避消費獸肉，並指示他的追隨者也如此遵循。[1]

雖然許多其他著名的思想家也紛紛效仿，包括柏拉圖（Plato）、普魯塔克（Plutarch）、塞內卡（Lucius Annaeus Seneca）、奧維德（Publius Ovidius Naso）和蘇格拉底（Socrates），但直到十九世紀中期，素食主義的道德本質才在西方文化中穩

---

1 編注：Jainism，起源於古印度的古老宗教之一，創始人為伐達摩那（亦稱摩訶毘羅）。

固確立。引發這波思想震撼的核心點在英國，某些特定基督教會的道德領袖，成為了當時的推波助瀾之力。雖然這項運動在西方逐漸奠定紮實的根基，但其早期影響力有限，無法和東方相比。

◇ 素食者的覺醒

在迅速萌芽的英國素食運動中，消費乳製品的道德問題引發激烈的爭論。直到 1944 年，一群志同道合的小團體決定發展一個新的素食主義分支，其實踐者開始拒絕所有的動物性產品。

　　當代純素主義運動之父唐納德・華生（1910 ～ 2005 年）和他的同伴認知到，肉食產業和蛋及乳製品業的關係密不可分。因為當生產雞蛋和牛奶的動物失去生產效益，最後都會被送去屠宰供人食用。英國純素主義者認為這些產業所違背的道德，和肉品業不相上下，因此對出於道德感而吃素的人們而言，食用乳製品和蛋已不再合情理。他們的目的是屏除對動物的剝削，更趨近真正的人道社會。

　　為此，他們於 1944 年創立了第一個純素食協會，最初只有 25 名成員。[2] 1950 年代，倫敦醫師弗雷・埃利斯加入他們的行列，並大幅地強化了純素食者在健康層面的科學理解。

　　1948 年，凱瑟琳・尼莫博士（Dr. Catherine Nimmo）及魯賓・阿波拉莫威茲（Rubin Abramowitz）在加州歐申諾（Oceano）成立了美國第一個純素食者協會。協會一直持續地招募會員，直到 1960 年，杰・丁沙創立了美國純素食者協會（American Vegan Society，簡稱 AVS）這樣的全國性組織。作為協會的強力支持者，尼莫博士成為第一名付費會員，並鼓勵她的前團隊也加入新協會。[3, 4] 儘管杰在 2000 年過世，協會在草創時期就一直在協會工作的創辦人遺孀弗雷亞・丁沙的引領下，至今依舊活躍。

　　美國純素食者協會一直鼓勵會員，將積極實踐「ahimsa」（為梵語單字，意味非暴力、不殺生）納入純素生活型態的一部分。會員奉之為圭臬，並把它視為全世界迫切需要的理念，並倡導以「ahimsa」的 6 個字母衍生而來的六大中心思想：[5]

Abstinence from animal products（禁用動物性產品）

Harmlessness with reverence for life（尊重生命，不造成任何傷害）

Integrity of thought, word, and deed（一致的思想與言行）

Mastery over oneself（掌握自我，進而自律）

Service to humanity, nature, and creation（為人道、自然與萬物做出貢獻）

Advancement of understanding and truth（真相與理解的深入探究）

關於 vegan 一詞與組織創辦人

唐納德‧華生創造「vegan」（純素主義者）一詞，來描述區分抵制使用及消費所有動物性產品的素食主義。他自己身為 81 年資歷的素食者及 63 年的純素食者，成功地避免了任何傳統藥物或藥草的治療需求，因為他終其一生幾乎沒有生過一天病。他如此長壽並非得自遺傳，他的父親在 63 歲便過世，也很少有其他親戚活超過 70 歲。[7] 隨著年紀增長，他不僅身體保持健康，思緒也很敏捷。許多華生最著名的訪談都是在他 90 歲後進行的，直到他 95 歲去世前不久都還持續接受採訪。

vegan 如何發音？

正確的發音是「vee-gan」或「vee-gen」，重音於第一音節上，而非「vai-gan」、「vey-gn」或「vee-jan」。

然而，直到 1987 年，純素食運動才進入美國主流社會。約翰‧羅賓斯出版了《新世紀飲食》（*Diet for a New America*）一書，以其開創性的著作向美國社會拋出議題。這本書首次犀利地揭露了工業化畜牧，對食用動物、環境和人類健康的影響。今日，純素組織與社團遍布全球 50 多國。純素世界網絡藉由線上資源，提供聯絡資訊及相關活動、論壇和健康議題的新聞，來支持所屬成員。[6]

◇ 純素主義者的定義

所謂**純素食者**（vegan）是指擁護純素主義價值觀，並追求純素生活方式的人。

純素主義（Veganism）是種人生觀，目的在於宣揚對所有生物生命的崇敬與慈悲，並抵制將動物視為資源而對動物進行剝削的觀念。

純素主義者的生活型態（Vegan lifestyle）會在能力所及範圍，盡可能杜絕所有形式的動物剝削，避免使用以動物為來源的商品，包括動物性來源的食品，以及皮草、皮革、羊毛或絲綢製成的服飾，還有取自動物成分產製的個人護理和清潔產品，並且以非動物性替代品取代。此外，也避免涉及虐待動物的行為，包括動物實驗研究和利用動物的娛樂活動。

純素飲食（Vegan diet）排除肉類、禽類、魚、乳製品、蛋、吉利丁（明膠）和其他動物性食品（人類母乳除外），但包含所有取自植物的食材，如蔬菜、水果、

Vegetarian 一詞的由來

「Vegetarian」（素食）一詞是英國素食協會的創始人於 1842 年所創，語源源自拉丁文單字「vegetus」，意味著「活力充沛」。[8]

有充分證據指出，率先自稱素食者的人，實際上是遵循現在所謂的純素飲食。歷史記錄顯示，這些素食者在 1842 年 4 月到 1847 年 9 月期間，都是採行植物性的飲食型態。[9]

豆科植物 [2]、穀物、堅果和種子。

純粹素食者（pure vegetarian）是指遵從純素飲食但未奉行純素主義生活型態的人，有時又被稱為「飲食上的純素主義者」。這些人會使用非食用動物的產品，如皮件，或許也支持動物研究和實驗，也不反對利用動物的娛樂活動。他們選擇純素飲食通常是基於個人健康考量，而非道德上的反對。不過，當純粹素食者了解更多純素主義的人生觀時，有可能進一步成為純素主義者。

要做到何種程度才能自稱純素主義者？

身為純素主義者非關個人貞潔或優越的道德觀，而是有意識地在能力所及範圍內，盡可能地避免剝削動物，將這份憐憫之心擴及到更多生命上。

這是一種多站在他人立場著想，而較不以自我為中心的價值觀。當你盡力抵制會造成動物剝削的動物製品及活動，即便偶爾沒有嚴守原則，其實就已是名純素主義者。儘管社會上並沒有糾察隊仔細審查純素主義者的一舉一動，但如果有，可能會造成純素主義者的數量迅速縮減吧！

在今日世界裡，幾乎不可能百分之百做到對「動物零殘忍」，譬如我們可能會在糖果中，發現取自昆蟲的紅色 4 號天然色素，或喝到用魚鰾製作而成的魚膠所澄清過濾的葡萄酒。而且遺憾的是，動物性產品的使用，廣泛擴及至手機、火柴頭、砂紙、舞台燈光中的彩色濾光片、攝影底片、汽車、自行車、飛機、電腦等更多物品。

秉持慈悲為懷而生活所付出的努力，遠比錙銖必較於避免微量動物性產品滲入市場的能力還重要。確實，在某些情況使用不符純素定義的製品，比起一味規避，無疑更能減少對動物的傷害。回想一下數位相機出現前的時代，如果沒有底片拍下動物遭受剝削的照片，就不會有成千上萬的人因此被觸動，而在不知情之下持續剝

---

2 編注：豆科植物（legumes）包含了所有的豆類、豌豆（豆莢）、扁豆、大豆製品以及花生。

削。純素生活方式只是為了達到減少動物受難這個目的的手段，而非目的本身。

蜂蜜是純素食品嗎？

嚴格來說，蜂蜜不是純素食品，因為它是蜂群為自身夥伴所製造的產品，其他蜜蜂產品也是如此，如蜂蠟、蜂花粉、蜂窩、蜂巢和蜂王漿。當我們從蜜蜂中採擷產品時，等於剝奪了蜜蜂辛勞生產及牠們賴以為生的東西。既然純素主義者致力於避免剝削**所有**生物（包括蜜蜂），考量到還有眾多可替代的甜味劑，似乎沒必要非使用蜂蜜不可。

雖然這看似是一目瞭然的案例，但使用蜂蜜與否，在純素食者社群裡一直是個引發爭論的問題。爭議並不在於蜂蜜是否為動物性食品（它確實是），而是有更多人認為，避吃蜂蜜可能會令潛在的純素食者對更堅定的純素生活卻步。對一般人而言，完全戒食蜂蜜似乎太過極端，甚至有點瘋狂。畢竟，我們在這裡討論的是昆蟲，日常生活中，即便採收植物時，也有大量昆蟲受到危害。因此我們的想法是，如果純素食者能放寬食用蜂蜜的標準，或許會有更多人有機會成為純素食者。

雙方的論述都有道理，在日常生活中幾乎不可能避免殺害昆蟲，但避免牠們被有目的性地利用倒比較合理。話說回來，如果對食用蜂蜜態度過於嚴苛，導致人們進食不得不選擇肉與牛奶，反而適得其反。應該先將公共教育的重點放在圍繞肉類、蛋和奶製品的議題上較有意義，還有告訴那些希望盡量減少動物剝削的人，關於蜂蜜、絲綢和羊毛等其他含動物性成分商品的疑慮。總之，我們每個人都應該盡一己之力，打造更富同情心的世界。

◇ 純素主義者的本質

愛因斯坦認知到，我們以為自己是獨立的個體，但這其實是種幻覺；所有個體皆與眾生一起，我們只是浩瀚宇宙的一部分。他曾解釋：「人類是我們稱之為宇宙整體的一部分，是在時與空皆有限的一部分。他體認到其自身、思想與情感的孤立於世，像是一種意識的錯覺，這種錯覺對我們來說猶如一座牢籠，使我們受困於個人的欲望之中，並且只對親近的少數人懷有感情。我們的任務應該是藉著擴大關注憐憫的的範圍，擁抱世上所有的生命、擁抱整個大自然與自然之美，讓自己從這座牢籠中解放。」

這個願景捕捉到了「純素主義者的本質」。成為純素主義者是關乎道德的決定，讓自己更加意識到我們與同伴的關係，並擴大關注憐憫的對象，尊重每個生命生存的權利，並往沒有苦痛的生活邁進。我們必須挺身而出反對那些根深蒂固的習

俗和傳統，即便可能是我們所愛與敬重的人奉行已久的價值觀。

　　對多數人來說，要做出這樣的抉擇，難免要歷經長期的天人交戰，幸好多數人的良心還是戰勝一切。

　　本書的合著者布蘭達・戴維斯和許多人一樣，小時候也曾經歷這樣的掙扎，她回想道：

「與家人到西班牙度假時，捲入了一場令我終生難忘的震撼教育。當時父母決定觀賞一場西班牙最富盛名的鬥牛表演。當鬥牛士進場時，一萬名歡呼的群眾在掌聲如雷中激動不已，我雖然料想得到這個衣著華麗的男人打算與公牛來場決鬥（萌現這個念頭本已令我憂慮），但完全沒想到他會真的殺死公牛。在這場表演中，這頭無辜動物遭受折磨的景象令我震驚，不敢相信竟然沒有一人現身解救牠，整件事不僅令我困惑，也感到極度驚駭。

「然而，儘管對動物有惻隱之心是人的天性，但隨著時間流逝，我對牠們的處境也逐漸變得麻木。當我大口吃肉、穿戴動物皮做成的服飾、享受馬戲團表演之際，牠們所受的痛苦，在我心中彷彿已不似那場鬥牛表演那般沉重。但成人之後，我開始質疑這種群眾路線，而素食主義引起我的好奇。我在大學主修人體營養學，畢業之後，我愈來愈相信富含植物的飲食才是最理想的飲食型態。

「儘管如此，我的良知之戰也未因此重燃，直到發生一件令我深刻的事。有天，一位朋友問我是否能在他去獵鹿的路上順道一起喝個咖啡，在聊完日常瑣事後，我問他何以能對這樣美麗的動物扣下扳機。我指出這對鹿並不公平，因為牠沒有裝備可防禦他的子彈，而且質問他射擊並殺死另個生物是否讓他覺得自己更有男子氣概。

「他的回應令我震驚，並改變了我的生活方式。他說：『你無權批評我，只因你沒有膽量扣動扳機，但並不代表每當你在肉鋪買塊隱蔽在保鮮膜包裝下的肉塊時，就不用對那頭動物的死亡負責。你只是付錢給某人為你做骯髒的工作，而我吃的鹿至少有過尊嚴和完整的生命歷程。但我極度懷疑你能否對你盤中的動物說出同樣的話。』

「那瞬間我無可反駁，因為他說的完全沒錯。那一刻，我發誓對我買的食物負責，並極力去了解我吃的動物所過的生活。從中學到的一切令我感到羞恥、內疚和憤怒，但更重要的是，它重新喚起我對動物的憐憫。

「當我回想過去，意識到我從小就理解動物有自己的感受和牠們的生存意義，但當面對與當時的我相同年紀、年幼脆弱的兒子提問，依舊毫無心理準備。

有天，他想買麥當勞漢堡，來徵求我同意。我懷疑他以為每間麥當勞後面都有一片可愛的漢堡森林。我向他解釋家裡自製的漢堡是用像是豆類等植物食材做成的；而麥當勞的漢堡是用母牛肉製成。他看著我，彷彿我失去理智般，並用強調的語氣跟我說：『媽媽，沒有人會吃母牛。』他對我說出如此奇怪的事似乎很震驚。當我說大家的確會吃母牛時，他開始嚎啕哭泣，最後氣憤地說：『媽咪，牠們也有眼睛，難道大家不知道母牛也是人嗎？』

「我明白他的想法。他認為母牛也跟人一樣會思考、有知覺、有感情，所以他無法理解為什麼這不足以讓我們像對待人一般地對待牠們。」

　　很多人認為純素食者只是避吃漢堡和冰淇淋，但並非僅只如此。成為一名純素主義者，是關於擴大我們的憐憫心，包括那些常被我們排除在外的個體，無論是人類還是非人類的動物；也包括理解我們的選擇，對自身和更廣泛深遠的事物所造成的後果；並且認知到，食用動物和使用動物性產品既不必要又可能有害。

　　正如我們之後會在書裡讀到的，現代畜牧業對動物造成難以言喻的苦難，也可能造成巨大的生態破壞。密集式畜牧不僅縮減可用來栽種糧食的農地，導致全球暖化，也耗盡天然資源。如果地球上每個人可以選擇食物鏈較底層的食物，就能實質解決饑荒問題，也能避免許多與飲食有關的疾病，可以逆轉環境繼續遭受破壞，也可以減輕動物的苦難。

　　成為一名純素主義者，是做出真正反映我們倫理道德規範的選擇，並認知習俗和傳統其實不具任何正當性。

　　諾貝爾和平獎得主、同時也是受人尊敬的人道主義者的史懷哲博士，他曾說過一段話，精彩地體現真正具有道德哲學世界觀的願景：「……未來，人們將驚訝的意識到，我們竟然可以在地球上存活了這麼久，卻沒發現自己不經意的傷害生命其實有違背倫理道德。所謂道德是以無條件的形式，對所有的生命負責。」

　　要開始活得合於道德，首要關鍵步驟是審視生活周遭的一切，並做出明智的抉擇。許多優異的書籍和紀錄片都探討了與動物權利相關的主題，並對零售業、娛樂、實驗和醫學研究等涉及動物剝削的相關產業進行詳盡的調查。當中要對虐待動物負最大責任的就是食品業，所有被目的性宰殺的動物中，超過 95% 都是出於食用需求。

非人類動物的困境與我們的力量

有些人認為地球上的一切，都是人類可取用的資源；對他們而言，動物的存在，某種程度是專門為了滿足人類的需求。很多人以這種邏輯，為剝削動物的時尚、娛樂、

研究、實驗和食品產業辯護。我們的社會對於如何對待動物一直存有爭議，但實際上動物如何被「利用」，則不是大多數人的爭論點。

然而，利用動物的標準又因物種和文化而異。譬如在美國，貓咪與小狗是受人關愛的寵物，但在中國可能是盤中菜餚，顧客在某些餐廳甚至可以指定貓狗來料理，而廚師也毫不遲疑地迅速活剝生煮這些動物。雖然美國人或許會對中國對待這些動物的行徑感到深惡痛絕，但卻完全可接受以類似方式對待龍蝦。

有些人會爭辯貓狗比龍蝦更聰明，所以牠們應得到更好的待遇，聽來似乎合邏輯，但豬的智商已證明比狗高，這豈不矛盾？豬所受到的待遇甚至還比龍蝦更糟。如此聰穎的動物卻很少被當成寵物，而是被視為食品加工的原物料。

◈ 人類打造的肉類生產機器

食品業人士並非刻意走向殘酷的畜牧路線，但出於效率而不得不往這個方向發展。想想 1900 年時有 41% 美國人住在農場裡，100 年後這個數字已降至 1.9%。[10]

於此同時，美國人口從 1900 年的 7,600 多萬人，增長到 2000 年的 2 億 8,000 多人，對食物的需求增加，也導致動物性產品的消費量上升。

人口相對少的農民，如何能提供足夠的肉食與牛奶來滿足這麼多人的需求？簡言之，就是農業企業化。遺憾的是，農業企業化發展而出的模式，就是將動物轉為生產單位，以最低成本生產最多肉類為目標。達成這目標最有效率的方法不是在田間飼養動物，而是在專門設施中，使企業盡可能減少屠宰的前置作業時間，業界稱之為集中型動物飼養經營（Concentrated Animal Feeding Operations，簡稱 CAFOs），如此將動物視為生產單位的農企設施，通常被稱為工廠化農場。

北美每年約有 110 億隻陸地動物被屠宰食用[11, 12]，其中有 99.9% 的雞、97% 的蛋雞、99% 的火雞、95% 的豬和 78% 的牛，是飼養於工廠化農場。[13] 一般消費者對這種企業經營模式了解甚少，以至於很容易遺忘肉鋪裡販售的肉品，就是來自一頭活生生的動物。農場以廉價飼料肥育動物，為了快速增長利潤而大量繁殖，對動物施打抗生素和激素，以控制疾病和刺激食欲，並盡可能增加牲畜的體重。不僅如此，又將動物限縮在極小空間內，終其短暫生命裡幾乎動彈不得。這些動物在業者有效迴避世人的檢視下，默默忍受著難以言喻的痛苦。

現代養殖豬的一生

在某些方面，動物的智力和意識，令牠們在工廠化農場遭受到更加恐怖的待遇。研究已證明，豬的智商高於狗或 3 歲孩童。[14] 例如，賓州州立大學教授史丹利·克提

斯（Stanley Curtis）就發現，豬的記憶力出奇的好，而且擅長電玩遊戲，牠們會使用幫牠們量身打造的操縱桿玩耍，甚至能跟靈長類動物一樣迅速學會簡單的遊戲。[15]

此外，傳統觀點認為豬是骯髒的動物，這可能與事實相去甚遠。當牠們身處自然環境中，令人意外地非常乾淨，對於吃飯、睡覺、梳洗和排泄場所都會劃分特定區域。雖然豬會在泥濘中打滾，但這種行為對於調節體溫是必要的，因為牠們缺乏汗腺，而且容易產生熱緊迫³，泥巴也能保護牠們免受昆蟲叮咬和曬傷。

但今日大多數的豬隻無法盡情在泥巴中翻滾，也無法探索自己的電玩才能，相反地，美國在 2010 年約有 1.1 億頭豬被屠宰食用 [16]；在中國，食用豬隻的產量估計是美國的 5 倍。[17] 依據聯合國糧食及農業組織（Food and Agriculture Organization，簡稱 FAO）報告，每年有 13 億隻這種聰明的動物，最終淪為人們的盤中之食。[18] 豬的自然壽命長達 10 ～ 15 年，但在美國，為了屠宰而飼養的豬大約只能活 6 個月，而且牠們的生長環境根本違反「自然」的定義。

育種母豬不斷生產小豬直到生產力下降，一般持續 3 ～ 4 年。牠們一生大部分時間都在懷孕或分娩架上，農場又無法提供足夠空間，讓母豬在孕期或分娩後得以轉身。在正常的自然環境中，小豬約在 15 週時斷奶，但在工廠化農場裡，僅經過 2 ～ 4 週的哺育，就會帶離小豬且加快肥育，母豬也會被迫重新受孕。

剛斷奶的小豬待在所謂的「保育舍」或一個個堆疊的鐵籠中，長得不夠快的小豬（發育不全的豬仔）通常會在 3 週大時被安樂死。雖然農場工人採用各種方式來處死幼豬，但最常見的還是用鈍器重擊頭部，以及抓起小豬後腿，以頭先著地的方式重摔在水泥地上至死。

健康的小豬不見得待遇更好，多數會經歷各種割殘行徑，包括剪耳、截尾、剪牙，公豬則會遭受閹割，主要是為了減少與壓力相關的問題行為。上述種種程序都是在沒有麻醉下進行，導致豬隻經歷不必要且極度的痛苦。關在籠子裡的小豬也會被施打藥物預防腹瀉，以方便餵食幼小豬隻無法消化的固體食物。

注定作為肉製品的小豬，會被移到狹窄的圍欄中，餵食至達到約 109 ～ 136 kg 的屠宰重量。豬群被迫擠在單一畜欄或小群體裡，沒有空間可以進行拱土、探索、築巢或其他正常的社會行為。豬圈地板通常是金屬網格架構，好讓尿液、糞便和嘔吐物可直接落入底下的巨坑，這導致設施裡的空氣瀰漫著豬隻根本無從逃脫的氨氣和其他有毒氣體。狹小的空間條件也妨礙了定期清潔，因此灰塵和皮屑也布滿在空氣當中。

---

3 審訂注：熱緊迫症狀包括體溫升高、呼吸速率增加、增加水分的攝取、進食量減少。

在這樣的養殖狀況下，呼吸道疾病成為養豬場特有的流行病，一點也不令人意外。養豬場對傳染性疾病如豬流感、地方性豬肺炎、豬傳染性萎縮性鼻炎、豬繁殖與呼吸綜合症[4]而言，簡直是一片沃土。為確保豬能存活到屠宰時間，農場會定期在飼料中添加抗生素、激素和其他藥物。

存活下來的豬必須忍受更多痛苦。光是在美國，每年估計就有 100 萬頭豬在送屠宰前，便已死於壓傷、凍死、脫水或疾病。當牠們到達屠宰場，如果因為受驚嚇而抗拒卸載，或在設施的滑道中前進，就會被設置的高壓電棒戳擊，某些情況下，還會被鐵條毆打或被惱怒的處理員踹踢。

屠宰豬的過程幾乎毫無人道，首先是利用電擊或二氧化碳使豬昏迷，然後用纏繞豬後腿的鍊子或繩索將豬倒吊起來。不幸的是，電擊不一定有效，因此常有報導描述，豬在仍有意識下被吊掛時發出慘叫和激烈掙扎。接著由屠夫劃開豬的喉嚨放血，如果屠夫沒能成功徹底宰殺豬隻，剩半條命而且可能還清醒著的豬隻，就會繼續沿著肢解線到燙浸槽被活煮去毛。[13, 19-24]

每當消費者在雜貨鋪購買培根或火腿時，都是在默默提供經濟誘因鼓勵養豬業持續這類行為，不知不覺地默許助長這些情事。

動畫《四眼天雞》裡的描寫千真萬確

當然，豬不是唯一以這種方式加工的動物。雞和其他禽類的處理方式雖不完全相同，但也應該受到不知情的消費者嚴密的檢視。

養禽業包括雞、火雞、鴨、鵝、雉雞、鵪鶉和其他禽類。在北美，每年有超過 90 億隻這類動物被宰食，雞占了當中絕大多數。[11] 牠們被飼養作為肉雞或蛋雞，而且超過 95% 從出生至死都是籠養（關於「放養」條件，詳見 P.20），但這種飼養方式與放養在自然環境中截然不同。

雞是群體生活的群居動物，每個雞群都有根深蒂固的進食順序，其中較強勢的個體能優先進食與選擇築巢區域。每隻雞都知道自己在雞群中的地位，而且能記得多達 90 隻其他禽鳥的面孔和牠們的位階。[25] 雞擁有獨特的個性，有些膽小怕事，有些則大膽善於社交。母雞喜歡在同個地方下蛋，而且常與一隻或多隻母雞共享築巢地點。

雞比我們大多數人了解的要聰明得多。研究指出，牠們在數學、邏輯推理和自制力方面比幼兒更好[26]，能從觀察中學習，預測尚未發生的事件和後果，以及物體恆存的概念（能理解一件物體從視野中消失後，其實依舊存在），而且會利用聲音

---

4 審訂注：豬生殖與呼吸綜合症，俗稱藍耳病，可導致豬出現繁殖障礙及小豬出現嚴重呼吸道疾病。

和姿勢彼此交流。[27] 當我們開始了解雞的複雜天性後，就更難忽視牠們在工廠化農場裡、短暫且嚴苛的生活處境。

肉雞

肉雞通常飼養在用金屬支架構建、有著開放性地面的巨大雞舍裡，每間雞舍通常容納 2 萬隻或更多雞禽；而一座養雞場可能有 15 ～ 30 萬隻雞禽，每隻分配到的平均空間不到 0.092 平方公尺。過度擁擠導致雞隻承受極度壓力，增加受傷和染病的風險，有些因為無法獲取食物或水而餓死，有些則死於心臟病或器官衰竭。

由於雞胸肉廣受歡迎，這些飼養雞經挑選育種為胸肌更發達的雞種，結果導致牠們的屠宰期重量自 1950 年代開始長成其他雞種的 2 倍。然而，這種選擇性育種繁殖，造成雞隻的肌肉生長速度超過骨骼生長速度，導致畸形、骨折、肌肉撕裂和內臟組織破裂，很多雞實際上會因承受不住自身體重而跛腳。

在僅 6 ～ 7 週齡時，當這些雞隻達到可上市重量，就會被聚集起來運送到屠宰場。在屠宰場，雞被傾倒在輸送帶上並倒掛在可移動的架子上，屠宰雞隻前不需先電擊，因為人道屠宰法規範的施行對象只有牛、羊和豬，不包括雞。取而代之的作法，是將牠們浸在電水浴中使其癱瘓，但這不一定會讓牠們失去意識。牠們在被丟入燙毛水迫使脫羽前，會先被割喉放血至死。某些情況下若這道程序未能成功，可憐的雞隻就活活淹死在滾燙的沸水中。[28-30]

蛋雞

蛋雞雖然可以活得久一點，但處境可能比肉雞更糟。牠們終其一生都生活在層架式雞籠裡，限制牠們活動的同時還是能讓牠們繼續下蛋。整個系統從餵食、灑水到採集雞蛋，通常是全自動化。雞籠的層板稍微有斜度使雞蛋能滾到輸送帶上，再直接輸送到洗蛋區。

這些專職產蛋的母雞擠在鐵籠中，所處的空間不到肉雞的一半，或每隻雞平均只分配到 0.043 平方公尺（略大於 A4 紙張的一半），這種過度擁擠的狀態使鳥禽無法進行任何自然行為。從正常觀點而言，一隻母雞約需要 0.046 平方公尺的空間才能站直；0.115 平方公尺空間才能以喙梳理羽毛；0.188 平方公尺空間才能開展翅膀。

無法從事這些活動會導致雞的行為異常。為了防止鳥禽互啄致死，農場員工會用烙燙的刀片燒灼掉三分之一至一半的喙部。這種截除術是在沒有麻醉的情況下進行，往往導致嚴重的神經損傷及急性、甚至慢性疼痛。

大多數蛋雞場也對飼養的鳥禽強制換羽，以誘發另一個產蛋週期。在此期間，得徹底停止餵飼食物及水（飢餓方案）；不然得限制進食（低營養飲食）10 ～ 14 天，

促使雞隻減輕 35% 的體重。

這些禽鳥的產蛋力可維持 1 ～ 2 年，之後，產蛋量會降至低於經濟效益標準。由於蛋雞通常是為了追求高效率產能而經過基因挑選，而且牠們的肉產量低，對肉類加工業者幾乎沒有價值。一般來說，這些被利用殆盡的母雞會用於製作高湯和學校的營養午餐，但由於肉雞的供應不虞匱乏，對這些小型雞隻的需求很少。如今，養雞業者就地施放瓦斯等毒氣讓鳥禽死亡的狀況，也不算少見。牠們隨後不是被焚化，就是被磨碎混入飼料裡，供給其他動物包括後面幾代的雞隻食用。

為了維繫產業，業者必須持續淘汰替補這些蛋雞。小雞生出來的第一天就得接受性別鑑定來決定牠們的命運。雌性雛雞成為蛋雞；而雄性雛雞因為無法生蛋、產肉量又少，在美國每年都有 2.6 億隻雄性雛雞出生，卻因為經濟價值不高而被養殖業者立刻處置拋棄。最常見的處置方法是丟進絞肉機（活生生將小雞絞碎）、使其吸入毒氣昏迷（二氧化碳、氬氣或兩者皆用）、窒息致死（將小雞扔進垃圾桶、袋子或大型垃圾箱），以及電刑（將小雞吸入管子裡輸送到處決盤上）。[27, 31, 32]

肉牛、母牛與犢牛

人類大概在 8,000 年前馴養牛隻。現今大約有 50% 的紅肉、80% 牛皮和 95% 的動物奶，是供給人類使用。

肉牛

儘管肉牛會在毫無麻醉或止痛方法下，被烙印和斷角（公牛還會被閹割），但與豬或雞的生活相比，牠們的生活似乎相當令人稱羨。肉牛是少數幾種放養於戶外的食用動物。傳統養殖的牛，在出生後第 7 ～ 9 個月內都會放牧，體重達到約 300 kg 時，就會被帶到一個飼育場「育肥」。多數這些設施可容納 1,000 多頭牛，較大的還可同時容納 3 ～ 15 萬頭。在飼育場，牠們接受高熱量、以穀物為基礎的飲食，目的是讓牠們在 3 ～ 4 個月內增肥 180 kg。

以違反自然常態的飲食，使動物每個月增加約 45 kg，當然會對健康產生不良影響。長久自然演化下，牛隻應該是吃草的，而草食提供極高的纖維質以及少量的澱粉。當牛攝取以穀物為主的飲食時，瘤胃（第一胃）中的微生物群會產生有機酸，進而降低瘤胃的 pH 值。這會導致各種健康問題，嚴重的話會造成瘤胃鼓脹、瘤胃酸中毒及肝膿瘍。因此，飼料通常會例行地加入少量抗生素，不僅可以降低這種集約飼餵制度引發的疾病風險，且有助於促進牛隻快速生長。[11, 33, 34]

事實上，美國使用的所有抗生素中，約有 70% 用於牲畜。過度使用抗生素導致抗生素抗藥性細菌的問題日益嚴重。[35] 2011 年，一項發表於《臨床傳染病期刊》

（*Clinical Infectious Diseases*）上的研究，分析了從美國 5 座城市的 26 間雜貨店中、取得的 136 個肉類和雞禽樣本，其中有 77% 的火雞、42% 的雞肉和 37% 的牛肉樣本（幾乎占總採樣一半）檢測出金黃色葡萄球菌這種致病細菌；而這些葡萄球菌中，有 96% 對至少 1 種抗微生物劑具有抗性。更糟的是，有 52% 具多重抗藥性，對 3 種或更多種抗微生物劑都表現出抗藥性。[36]

　　吃牛肉的人不僅吃進這些抗生素。美國自 1950 年代便已對這些肉牛施打生長激素。根據美國國會研究處（Congressional Research Service，簡稱 CRS）報告，大約三分之二的美國牛和約 90% 的飼養牛都有接受生長激素，在大型商業飼育場中，幾乎全部牛隻都有使用生長激素。該報告還補充：「養牛業者使用激素是因為它能讓動物在更少飼料和其他資源投入下，更快長大，進而降低生產成本，也因為它讓牛長得更精瘦，更符合消費者追求低脂肪和低膽固醇的飲食偏好。」[37]

　　牛隻在育肥期中期時會被送到飼育場，業者會將激素藥錠植入牛的耳朵皮下。殘留在牛肉中的激素，可能會對食用飼養育肥牛肉的人形成內分泌干擾物或稱環境荷爾蒙，干擾體內天然荷爾蒙作用。一些專家認為，這些化合物可能會影響生育、邁入青春期的年齡，以及提高食肉人士罹患某些癌症的風險。這些激素也會流入飼育場的廢料堆，最終進入水道。為了避免這些問題，歐盟已於 1989 年禁止進口施打激素的牛肉，還引發了與美國為時甚久的貿易爭端。[37, 38]

　　肉牛的一生終結於屠宰場，牠們在那裡被一隻接一隻地送上斜坡道遭受電擊，擊暈後吊掛在空中，喉嚨被劃開送往肢解線。

　　屠宰場其實也對人類構成安全問題。許多大型屠宰場每小時得處理 300 多頭牛[39]，這些年來，生產線速度不斷加快，事故也成倍增加。由於肉品加工廠因員工高受傷率而遭罰款，使得有些工廠管理人和業主刻意偽造安全紀錄，高達 1,000% 的工廠被揭發沒有如實記錄因作業產生的傷害和疾病。[40] 此外，大多數工廠都未加入工會，工資不僅低且職工主要為移民，屠宰場是北美最危險的工作場所之一也不足為奇。

乳牛與牠們的小牛

許多人成為素食者以表達對動物的憐憫，然而，有些人認為喝牛奶和吃雞蛋是合理的選擇，因為沒有動物因此而死。這雖然是事實，但實際上，一旦牠們失去生產力，幾乎也是死路一條。目前集約畜牧生產牛奶和雞蛋的模式，與肉類生產方式相比，並未減少動物的痛苦和死亡（就生產雞蛋的狀況而言，可能更甚）。

　　在 1950 年代，大多數農家至少飼養 2 頭乳牛，以確保家庭全年都有乳製品。典型的酪農場會有 10 幾頭乳牛，最大的農場擁有 50 ～ 100 頭乳牛。如今，標準酪

農場飼養超過 100 頭乳牛，許多設施規模更大的可飼育 700 ～ 1,000 隻動物，最大的農場可容納至 4 萬頭動物。[41]

隨著農場規模擴大，牛奶產量也隨之增加。在二十世紀初，1 頭乳牛每年平均生產約 1,361 kg 牛奶，到了 1950 年，牛奶產量幾乎翻倍，每年超過 2,268 kg。而今日，每頭牛每年產奶量超過 7,711 kg，在約 100 年內牛奶產量增加了 6 倍，簡直是某種生物奇蹟。遺憾的是，這種「奇蹟」一直以來是建立在乳牛及其後代付出的昂貴代價上。

乳牛在大概 13 ～ 16 個月大時，會因為懷孕（通常是人工強迫受孕）而開始產乳週期。牠們在懷孕 9 個月後生下 1 頭小牛，且每年繼續被迫受孕以確保穩定的產奶量。在大多數情況下，小牛出生 1 天內，就會被迫與母牛分開。雖然對母牛和小牛來說，分離會造成極大的創傷，但若相處愈久，彼此的親情連結只會變得更強，等到要分開的那一刻，情緒壓力也會更大。

小母牛被養大以取代精疲力竭、失去利用價值的老母牛；公的小牛對酪農毫無經濟價值，只有少數用來育種。這些幸運的育種小公牛被引入牛肉產業，其餘的則用於生產食用犢牛肉，在美國通常被當作「特殊飼餵的犢牛」（也稱白犢牛或乳飼犢牛）。犢牛的肉色很淺，因為業者只餵牠們缺乏鐵質的牛奶替代品；牠們的肉質很軟嫩，因為多數小牛的脖子被拴在牛欄，不能轉圈、發展肌肉。這些小牛在滿 16 ～ 18 週時被屠宰，美國供應的犢牛肉中有 15% 稱為「初生犢肉」，來自剛出生的犢牛，範圍從 2 ～ 3 天到 2 ～ 3 週都有。[42, 43]

酪農業的每個層面——無論育種、飼餵、人工強迫乳牛受孕、用藥或乳飼——都是為了追求最大的產量和營利。儘管有些乳牛能到戶外草地活動，但超過 80% 的美國乳牛被幽禁在室內設施裡，只有不到 10% 的美國乳牛放養於牧場。有些乳牛被拴養在牛棚裡；有些乳牛則養在自由式牛舍，能在穀倉裡漫步。

這些飼養方法引發乳牛跛足和乳腺炎的問題。跛足是導致乳牛死亡的主要原因，估計發生於約 14 ～ 25% 的乳牛身上，主要是由於長期接觸水泥地面和身體活動不足引起的足部病變所引起。而乳腺炎或乳腺疼痛腫脹是由於產奶量過高，加上衛生條件差導致細菌感染。這是美國乳牛最常見的病況，也是第二大死因。

有個與跛行和乳腺炎密切相關的因素是使用重組牛生長激素（recombinant bovine somatotropin，簡稱 rBST）。牛生長激素是種提高牛奶產量的基改激素，美國很多大型酪農場都對乳牛注射這種激素。雖然多年來牛奶產量大幅增長的主要原因，是成功培育特定乳牛品種，但使用這種生長激素又進一步提高牛奶產量 10 ～ 15%，間接鼓勵牛奶生產業者罔顧對乳牛造成的後果，積極使用激素。

美國多數荷蘭乳牛平均產奶約 729 天（經歷 2 ～ 3 次懷孕才能達此目標），之

後產奶量就會衰減，對業者也不再有利用價值。一般乳牛自然壽命基本上會超過 20 年 [42, 43]，不過牠們都在 4 歲時就被屠宰。

魚類及其他水產動物

就作為食物而言，魚類被廣泛認為是最好的蛋白質來源，也是長鏈 omega-3 脂肪酸唯一且重要的來源。因此社會普遍大力頌揚食用魚類和釣魚活動，像是許多國家和國際衛生當局就建議人們每週至少食用 2 份魚類，以降低罹患心臟病風險，也建議發展中國家的人民增加 2 ～ 3 倍的魚類攝取。

據估計，全世界每年捕獲 1 兆條魚，當中還不包括非法捕撈與混獲。[44] 而這些魚獲都來自哪裡？水產業分為兩種，一種是捕撈漁業（以野生魚類和海鮮為目標的商業漁船隊）和水產養殖（在限定區域裡養殖魚類和水生動物的「養殖場」）。現今所有人類消費的魚類及其他水產動物皆由這兩種水產業平均供應。[45]

但過度捕撈這些生物的憂慮正逐年增加。儘管水產養殖業有所擴大，但全世界90% 以上的掠食性魚類已被消滅。[46] 在剩餘受監測的野生魚種中，超過一半已被高度捕撈，這表示該魚種存活量無法承受進一步擴大捕撈，另外四分之一則處於被過度剝削、匱乏或禁漁而緩慢再生中。[45]

過度捕撈正迅速破壞海洋生態系統。自 1950 年代以來，每 10 年，魚種數量便呈指數級崩跌。專家預測，若繼續目前的捕撈態勢，到了 2048 年，全球的現捕魚類將全面崩潰。[47] 然而，儘管生態危機迫在眉睫，衛生當局還是力勸消費者多吃魚類，間接鼓勵業界繼續破壞性作為。

捕撈漁業

捕撈漁業採用各種捕撈技術，通常會定期將氰化鉀和其他毒物噴灑於珊瑚礁，使海中的岩礁魚類麻痺或昏迷；而替活魚餐館捕撈外來魚種，過程中也會殺死珊瑚礁。其他方法包括高度惡意地炸毀珊瑚礁，以及極度殘忍但高效率的底拖網、延繩釣、刺網和圍網法。

底拖網是人類最具生態破壞性的活動之一。深海是地球上最原始的生態系統之一部分，孕育了許多尚未命名的物種，但因為底拖網捕撈法，這些生物甚至可能還沒被發現就瀕臨絕跡。巨大的底拖網兩端裝設有金屬板，網底還裝有金屬輪，所以沿著海床拖曳的底拖網，被認為根本是在海面下進行皆伐林作業。這種比喻甚至還太過仁慈，它其實更像摧毀海底棲息群體的巨型推土機。2006 年聯合國祕書長報告指稱，95% 受損的海丘生態系統，都是由深海底拖網捕撈所造成。[48]

底拖網同時也嚴重浪費資源，當中罪行重大的又屬蝦曳網。拖網每捕獲 1 kg 的

魚感受得到痛苦嗎？

過去，動物學家似乎一直未深入探討魚類的感知。很少人相信魚有思考能力，更少人認為牠們有感知能力。但自 1990 年代以來，源源不斷的研究迫使我們重新思考這種看法。

科學家利用多種方法研究魚的行為和壓力反應，證實牠們具有無數複雜的行為和技能。魚會建立群體關係、能辨別其他個體、相互傳授知識和技能、有長期記憶力和解決問題的能力、合作獵食、使用工具、制定戰略、會感到恐懼和痛苦，且能從過去經歷危險的經驗學習不重蹈覆轍。魚還有感受痛覺必需的神經傳導物質和痛覺感受器，而且牠們會對疼痛刺激表現出生理和行為反應。雖然科學家對此依舊激烈爭論不休，但多數專家都認為魚確實能感覺痛苦，只因為牠們的表達方式不同，很難將牠們與哺乳類動物的痛苦程度進行比較。[50-53]

蝦，就有約 44 kg 非標的海洋生物在無意間被殺死。[49] 被困在這些漁網內的生物，跟著岩石、珊瑚和支離破碎的海洋動植物一起被拖拉起來，然後在吊升漁網時，因為經歷快速減壓，導致體內重要器官破裂。混捕的漁獲當中，包括海龜、海豚、鯊魚和許多其他水生物種，通常當場就被扔到船外。

儘管延繩釣漁法對海床的破壞性低於底拖網，但還是連帶造成數百萬海洋動物的死亡，包括鳥類、海豚、鯊魚和海龜，因而臭名遠播。延繩釣捕獲的魚類和其他動物可能被拖在船後幾小時甚至幾天。這種捕撈法使用一條或多條主線，上面吊掛著末端附帶鉤子的短支線，主線可長達 121 公里，掛著數百或數千個餌鉤，依據要捕撈的目標物種，設置在水中不同深度，但這種策略無法阻止其他動物被鉤住。

相比之下，刺網使用巨大的浮網來捕捉鎖定的魚類。刺網範圍可能從幾十公尺到超過 1.6 公里寬，底部有加重的腳繩、頂部有浮標，漁民可以透過調整浮力的平衡，將漁網設置在任何想要的深度。刺網的網眼大小是針對目標物種精確設計。標的魚類被捕獲時會試圖游出網眼開口，但鰓會被卡住而無法逃脫。有些體型小的非標的物種可以游出網眼；有的因為體型大而不致被網卡住魚鰓。然而，刺網設置後往往長時間無人監控，因此受困的魚可能會慢慢窒息。

圍網法也是使用大型漁網，有時稱為「巾著網」，因為漁網底部穿過一連串圈環的繩索可以被拉束緊，像一個巨大的束口袋，將漁獲物拖到地面。圍網是捕獲群聚水面附近魚類的首選方法，但有個主要問題，就是海豚常被困在圍網中且可能會淹死。此外，魚被拉到甲板上時，往往仍活著，它們是在有意識情況下，被切開鰓和活活剝除內臟。

釣魚線和陷阱等對環境破壞性較低的方式也常用於捕魚，但殘忍度不相上下，像是用魚鉤個別捕獲的鯊魚，牠們被殺死的過程也稱不上人道。

因為在亞洲，鯊魚鰭被視為一道頂級美味的珍饈，導致漁民只切下鰭便將牠們丟回海洋，放任牠們無法用鰭游泳或用鰓呼吸（鯊魚因為沒有鰓蓋，必須透過來回游動製造水流，使水流過鰓裂才能呼吸），慢慢窒息而死。

取代捕撈漁業的水產養殖

由於人類捕殺野生魚類和其他海洋生物的效率驚人，以至於遠超過這些生物族群自我補足群體數量的能力，因此全球即將面臨野生魚種崩潰的危機，促使漁業從捕撈大規模轉向水產養殖。水產養殖是世界上增長最快、以動物為基礎的食品業。1980年時，水產養殖約占全球魚群的 9%（按重量計算）；到 2008 年更已成長至 46%。[54, 55]

養殖漁業在受監控的設施，也就是大家熟知的漁塭中，養殖魚類和其他水生動物。有些是在陸地上、在池塘、水池、水缸或水道中養殖；有的則在海岸線旁，用漁網、圍欄或籠子飼養。這些都屬集約飼養作業，類似於陸地上的工廠化農場。

養魚場的目標相較於集約式養雞、豬或牛並無不同，都是追求以最少成本實現最大產值，造成魚塭裡形成野外生態永遠不可能見到的動物密度。業者用生長促進劑來加速魚群增重，用抗生素控制疾病傳播，這種集約飼養作業對魚群造成廣泛且劇烈的影響：

- **魚群生活權益。** 水產養殖的惡劣條件（譬如過度擁擠、不適當的環境、受污染的水、傳染病爆發）可能導致動物產生壓力、恐懼、不適和疼痛。

- **環境破壞。** 含氮廢物（主要來自魚糞）、魚飼料和藥物殘留物等魚塭排出物，可能嚴重威脅紅樹林、沿海河口和鮭魚遷徙路線等生態敏感區域。這種未經處理的廢物被排放到海洋中，會影響水質和其他海洋生物，也會加劇有害的藻類繁殖，使含有毒素的藻類增殖，導致魚、貝類、海洋哺乳動物、海鳥和動物大量死亡，進一步影響攝食牠們的食物鏈。

- **排擠野生魚類。** 養魚場最有力的正當論述是保護野生魚類，矛盾的是，養魚場飼養這些肉食性動物實際上危及野生魚類。業者需要 5.5 ～ 11 kg 的野生魚類作為飼料，才能養殖出 1 kg 的肉食性魚類。[56, 57] 此外，逃出養魚場的養殖魚類可能會將嚴重的疾病、海蝨和其他寄生蟲傳染給野生魚類。非本地或外來物種逃到附近水域時，會破壞本地魚類種群。例如，當養殖的大西洋鮭在

太平洋水域繁殖時，牠們會將疾病傳播到原生魚種群，並爭奪食物和棲息地等有限資源。

- **基因改造的養殖魚種**。雖然法規尚未核可販售基因改造的水產養殖魚類，但目前已有業者養殖基改鮭魚、蝦和鮑魚，譬如來自帝王鮭的生長激素基因已被添加到大西洋鮭魚中，並允許全年生長。這些基因改造的鮭魚，只需要傳統鮭魚的一半生長時間，就可成長到市場需求的大小。人們憂心這些基改動物可能會逃到野外（常發生於開放式魚塭），對原生物種構成重大威脅。[58, 59]

◈ 「人道飼養」的迷思

消費所謂符合「人道主義」動物性製品的人，常對純素主義者提出挑戰，質問他們食用這些動物究竟有何不妥。

然而，純素主義者和良心的肉類消費者之間，在道德觀上有著重大差異，也就是對「人道」的定義不同。純素主義者在道德上反對「任何」對動物的剝削，他們徹底不認同人類有利用動物的權利，而且堅決抵制這種觀念；也就是即便動物在被屠殺之前受到「人道」對待，也不構成人們可以宰殺和食用牠們的理由。

奴隸制度就是個很好的類比。多數人都會同意，善待奴隸比粗暴對待他們更為可取，但對於認為奴隸制度本身即違反倫理與道德的人來說，善待奴隸並不能正當並合理化奴隸制度。

此外，儘管大多數人都認為應該人道飼養食用動物，但似乎只有一小部分人願意支付更多金錢，來購買這種條件下生產的肉、奶和蛋。聲稱支持人道飼養動物製品的人，很容易因為市場未供應符合人道製程標準的產品、產品太貴或外食時，就會回頭購買一般產品。

即便表態支持人道製品的消費者，不在意價格及取得的便利性，還是有可能被誤導。雖然有些人是從在地小農直接購買人道飼養的產品，但多數都是在雜貨店購買食材。在商店購買時，消費者只能依靠食品標籤上的標示，來確定產品是否以可接受的方式處理動物。暗示這些動物受到人道待遇的宣傳用語，包括「自由放養」、「半自由放養」、「無籠飼養」、「牧場飼養」、「草飼」、「有機」、「人道飼育」、「人道方式飼養認證」，以及符合「動物慈悲標準」等字眼。

但是，多數聲稱符合這些標準的農場都沒有單獨受檢，以驗證它們的作法是否符合消費者期望。在許多標榜「人道」的農場中，仍繁殖著成千上萬隻動物、以極度擁擠的條件飼育，且在動物出生不久後，就將其強帶離母親。雞隻普遍仍遭受灼

喙；雄性雛雞仍舊被立即處置。即使在能讓動物到戶外活動的設施中，通道也可能只是個小小開口，在擠滿動物的情形下，很多根本出不去。

　　當然，所有以供應肉、奶或蛋為目的飼養的動物，不管牠們所受的待遇如何，最終都面臨相同命運。雖然有少數在小農場被屠宰，但大多數所謂「人道飼育」的動物，還是被運往同樣處理工廠化農場飼養動物的設施中屠宰。

　　「人道飼育」肉品的最大優點，或許在於其成本，較貴的價格有朝一日可能制約葷食者的欲望，最終減少屠宰食用動物的數量，同理可能減輕工廠化農場的動物所受的苦難，但這還是無法為一開始剝削這些動物的業者行為開脫。

　　上述內容都只觸及動物權利論點的表面，網路上還有更多關於這個議題的優秀網站和書籍，也可參閱 P.480 列出的參考網站及延伸閱讀書目。

◇ 我們的地球為畜牧業付出的代價

集約畜牧毫無疑問是污染空氣、水和土壤最惡名昭彰的源頭之一，也是森林砍伐、荒漠化和物種滅絕的最大原因。雖然轉向純素飲食可能是個人保護地球的最有力手段，但同時也是為了生態永續必須履行的責任。

　　人類消耗地球資源的速度比資源重新修補的速度還要快，食物上的選擇，可能是造成資源枯竭的最大因素。到了 2050 年，地球上估計將有 93 億人口，如果繼續目前的發展態勢，屆時就沒有足夠的糧食供養這樣的人口數。領導當局研究了不同國家的飲食，結果顯示，如果每個人都和一般美國人吃同樣的食物，我們會需要 3.74 個地球才能養活 2050 年的世界人口。[60] 即使每個人都採取以植物為主、近似於一般馬來西亞人的飲食，我們仍需 2.48 個地球來維持人類生活。[61]

　　我們面臨的生態危機反映一個單純的數字，就是全球人口以每天 25 萬人的驚人數字在成長 [62]，或者說每秒鐘誕生 166 人。脆弱的地球沒有足夠的資源，可以承擔以幾何級數般暴增的人口。從 1970 年代以來，人類每年對地球自然資源的需求，已超過地球的更新復原能力。2008 年，專家估計地球需要 1.5 年才能重新修復人們已消耗的可再生資源，以及吸收當年度所產生的二氧化碳廢物。這 50% 的赤字，代表我們目前的生活方式不利於後代的存續。[61]

　　人們慢慢意識到自然法則已不適用。這個星球上的所有生命，無論其在生存網絡中的位置如何，都倚賴這些生存法則。在這個網絡中有一個複雜的食物生態系統，最底層的土壤維持植物生長，而植物又供養動物，所有動物再不斷將營養物質回饋至土壤，形成循環。但人類改變了這個生態鏈架構，破壞程度大到迫使其他生態鏈必須因應改變做出調適或就此消失。[63] 問題是這些更動的代價，最終會大到使整個

解決人類饑荒問題

針對純素飲食的道德論點，常聚焦在與動物權利相關的問題上，但其實也能就人權層面提出有説服力的論點。所有人都有享用食物的權利，意即免於飢餓、食安問題和營養不良。可惜當土地被用來種植農作物以餵養「牲畜」時，往往導致貧窮的人挨餓。

1983～1985年的衣索比亞飢荒，就是切中要害的例子。在這段期間，雖然有數十萬人餓死，但衣索比亞仍繼續出口穀物用於養活已開發國家的牲畜，好償還國家的債務利息。可悲的是，世界絕大多數飢餓兒童，生活在常態性出口穀物來作為動物飼料的國家。

此外，許多進口穀物的國家都在積極擴大自己的肉類和乳製品供應，以便提供國民動物性蛋白質。但是，這種藉由剝奪飽受飢餓所苦的族群糧食而獲得食物的作法，只會擴大貧富差距。

全球轉向純素飲食，可以為人類的飢餓問題提供可行的解決方案。據聯合國環境規劃署永續資源管理國際小組表示：「由於人口增長和動物性產品的消費增加，畜牧業的影響預期將大幅增加。食物資源與化石燃料不同，很難找到替代品，因為人們以食維生。唯有全球性實質改變飲食型態、遠離動物性食品，才能大幅減少衝擊。」[64]

目前，60%的糧食供應是為人類消費而種植的。轉為全植物飲食將使全球熱量供應量增加約50%，可有效減少人類飢荒。[66] 即便只有十分之一的人停止食用動物，也會有足夠的糧食，讓目前深受飢荒所苦的10億人維持生活。

生態系統崩潰。雖然有些人認為我們已邁向一條不歸路，但我們仍須在大自然法則中盡你我所能。

2010年，聯合國環境規劃署（United Nations Environmental Program，簡稱UNEP）的永續資源管理國際小組，為了確定人類活動對生態造成的相對性影響，檢視了關於此專題所有可得的科學數據。該小組的結論是，兩項活動對維持地球生命的體系造成不成比例的巨大影響，一是畜牧業，尤其是肉類和乳製品的牲畜飼養；二是化石燃料的使用。[64] 他們建議全球轉向純素飲食，以維護世界免受飢餓、貧困和氣候變化的嚴重影響。[65]

如何減少全球暖化效應？

全球暖化正以超過大多數預期的速度持續惡化當中，在極北地區狀況最為明顯；該區冰層不斷地融化，北極熊正失去賴以為生的棲息地。雖然其影響在世界其他地區

不太明顯 [5]，但全球暖化也與熱帶性暴風雨、洪水、乾旱及熱浪等極端氣候所造成的天災增加有關。

集約畜牧這個助長全球暖化的罪魁禍首，不再只是環保主義者爭論的議題。在聯合國糧食及農業組織的突破性報告《牲畜畜牧的長遠隱憂》（Livestock's Long Shadow）中發現，農場飼養的牲畜占溫室氣體排放量的 18%，超過所有形式的交通運輸排放量。[70]2008 年，人們飼養了近 680 億隻陸地動物供食用。依據糧農組織的調查 [71]，專家估計到了 2050 年，數字即將翻倍。由於全球暖化的根本原因與溫室氣體排放脫不了關係，這個數字顯示了重要訊息。[72]

根據《京都議定書》（Kyoto Protocol），主要的溫室氣體為二氧化碳、甲烷、氧化亞氮和三組氟化氣體。[73] 在美國和國際上遏制全球暖化的努力，主要集中在減少或限制二氧化碳排放上。環保倡議者已建議消費者使用替代能源、選擇省電節能的家電用品以及低排碳的交通工具。

不過，與二氧化碳相比，甲烷造成的全球暖化效應高出 23 倍，氧化亞氮甚至高出 296 倍。[70] 甲烷和氧化亞氮的排放，與紅肉和乳製品業密切相關，意外的是，很少有專家建議吃素食漢堡代替肉排漢堡，來對抗這些氣體排放的問題。

認知到集約畜牧是全球暖化因素之一的人，常將甲烷的增加，歸咎於母牛排放的氣體，但事實上，牲畜在各個方面都會留下碳足跡。人類在操作農場機器、進口飼料、運送牲畜、為了有空間飼養這些食用動物伐林整地等，都增加了二氧化碳排放量。肥料會產生氧化亞氮，而糞肥會釋放出更多甲烷。聯合國估計，人類產生的溫室氣體排放量有五分之一來自畜牧業，其中有 9% 二氧化碳、37% 甲烷及 65% 氧化亞氮。

令人驚訝的是，大眾普遍認為這些家用溫室氣體大部分是由「糧食生產」所排放，而非「食物里程」。當人們考慮以飲食實踐環保時，多半著重於從當地取得食物。這種想法是基於運輸食物的卡車里程愈少、使用的化石燃料就愈少，進而減少食物的碳足跡。但大家卻忽略了，育肥本地動物的飼料也是透過進口或從外地輸入，育肥後的動物必須再用卡車送至屠宰場加工，並運往零售店。

卡內基美隆大學（Carnegie Mellon University）的研究人員發現，運送食品僅占食品相關溫室氣體排放量的 4%；而整體運輸（包括運送食品）僅占 11%；食品批發和零售另外占 5%。最後他們還發現，一般消費者若每週 1 天吃 100% 純素食物，會比每週 7 天都購買 100% 的本地食物，更能有效減少碳足跡。[74]

於此同時，食品生產占食品業排放的絕大部分溫室氣體之 83%。在這一類別中，

---

5 編注：2019 年 9 月，在美國紐約舉辦的聯合國氣候行動峰會（United Nations Climate Action Summit）中指出，「當前全球暖化的速度，已大幅超越 10 年前的預測」。目前世界各地都受到氣候暖化的巨大影響，無一倖免。

44% 是二氧化碳、23% 是甲烷、32% 是氧化亞氮、1% 是氫氟碳化合物和其他工業氣體。因此，糧食生產影響氣候變化的影響主因，是更具破壞性的非二氧化碳溫室氣體。

這樣的資訊正逐漸在開枝散葉。2008 年 9 月，聯合國政府氣候變遷委員會主席帕卓里博士（Rajendra Pachauri）建議，人們應該以每週擇一天不吃肉為目標，並持續減少肉類攝取量。[75] 帕卓里博士估計，如果英國每個人（約 5,000 萬人）都遵循建議，減少的二氧化碳排放量將大於剷除路上 500 萬輛汽車所減少的量。假設美國 3.15 億人口在 2013 年全年每週有 1 天不吃肉，相應減少的二氧化碳排放量，將會超過 3,150 萬輛汽車的排放量。[76]

不僅如此，若重新評估土地使用並提高直接供人食用的植物農作量，全球營養不良的問題將可能獲得改善。目前，世界上約 80% 的大豆和超過 50% 的玉米是用來飼餵牲畜。[72] 然而，生產 1 kg 牛肉需要 33 kg 飼料、1 kg 豬肉需 13.3 kg 飼料、1kg 雞肉需 11kg 飼料 [77]，由此可見，飼養牲畜所消耗的食物遠多過肉的產量。

維持水源潔淨

食物的供應，或者實際上應該說，整個生態系統都仰賴淡水。淡水需求的幅度與人口增長成正比，但可取得的水資源正在萎縮當中。舉例來說，由於危害性的微生物、農藥、殺蟲劑和肥料污染，美國約 45% 的淡水被認定不適合飲用或作為休閒娛樂用途。[78] 水資源短缺如今影響全球超過 10 億人，水質污染因為與助長傳染病發病率有關，影響的層面將會更多、更廣。

除了威脅飲用水和人類食物供應，水資源短缺和水質污染嚴重降低了生物多樣性。[79] 在 2010 年版的《地球生命力報告》（Living Planet Report）中，對地球生物多樣性的狀態進行了評估，並賦予一個地球生命指數（Living Planet Index，簡稱 LPI）。該指數可以確切衡量隨著時間的變化，人類對地球資源的需求所造成的影響。對水源系統的評估追蹤了 2,750 種動物種群的變化，包括在溫帶和熱帶淡水生態系統中發現的 714 種魚類、鳥類、爬行動物、兩棲動物及哺乳動物。報告顯示，1970 ～ 2007 年，全球淡水 LPI 下降了 35%，熱帶淡水 LPI 下降了近 70%。[61]

什麼原因導致這樣的急遽下降？主因就是被公認為是供水系統頭號威脅之一的畜牧業。據估計，農業生產消耗了全球 70% 的淡水 [79]，根據康乃爾大學生態學和農業學教授大衛‧皮門托爾（David Pimental）的說法，生產 1 kg 牛肉所需的水量，比生產 1 kg 穀物的水量多 43 倍。將用於生產動物飼料的水也考慮在內的話，每 1 kg 牛肉約需要 4.3 萬公升的水，而每 1 kg 穀物只需 1,000 公升的水。[79]

此外，美國環保署（Environmental Protection Agency，簡稱 EPA）警告，農業是

「鑑別一個國家的河流、溪流、湖泊、池塘和水庫水質是否受到破壞的頭號因素」。[80] 儘管必須優先處理進入供水系統的人類廢水，但對於動物所產生的廢水卻沒有相關規範，這可能會造成毀滅性的後果。

在美國，被圈養的食用動物，每年產生約 5 億噸未經處理的廢物，約為人類人口所製造的 3 倍。[80] 事實上，一座擁有 2,500 頭乳牛的農場所產生的廢物量，與一個 41.1 萬人口數的城市相同。[81] 工廠化農場將糞肥儲存於露天窪坑或巨大的槽池中，存有潛在的危險。這些糞便含有致病菌、激素和抗生素之類的藥物、重金屬和硝酸鹽等化學污染物，以及過量的化學營養物質，像是磷和氮，這些都會對水質造成威脅。混凝土構築的糞坑有可能破裂；如果是放置在沙地或礫石地上，糞便就會從地面滲入地下水；儲槽池也可能溢出並污染附近地表的水。

即使能避免糞便滲漏，在儲存約 6 個月之後，農場會將糞便當作肥料鋪撒於農田上 [82]，如果施撒超過土壤、作物可吸收和利用的量，過剩的糞肥就可能會污染水道，並釋放毒性氣體到環境中。[83] 據估計，施撒於作物的糞肥中的氮，只有 1/3 ～ 1/2 被吸收。

被糞便中的氮和磷污染的逕流[6]，會助長消耗氧氣和扼殺水生生物的藻類大量繁殖，而形成水系統中的「死亡區域」（dead zones）。[84] 根據美國農業部的說法，禽肉業者是造成這些逕流污染的眾矢之的，它們貢獻了 64% 過剩的氮和 52% 過剩的磷。[85]

此外，致病細菌最終可能流入附近的河流和溪流，被用於灌溉蔬菜作物。事實上，大多數與蔬菜有關的食源性疾病[7]爆發，都可溯源自動物飼育場，並且可能會污染附近種植的蔬果食材。

根據美國環保署調查，向動物定期投藥的口服抗生素，其中有多達 80% 會完整殘留在動物糞便中。[82] 這對人類健康的影響相當大。對動物定期使用未達治療劑量的抗生素，會導致致病菌對抗生素產生抗藥性，且降低抗生素對感染者所發揮的治療效果。[83, 86]

對飼養牲畜施打激素，同樣也會對人類健康造成嚴重的疑慮。2010 年，由癌症防治聯盟（Cancer Prevention Coalition）主席山謬·埃普斯坦醫學博士（Samuel Epstein）領導的專家小組，向美國食品和藥物管理局提交了一份請願書，要求立即禁止肉品業使用激素。根據埃普斯坦博士的說法，這些用於動物的激素與荷爾蒙相關

---

6 編注：大氣所含的水分，降落到地面上流向河流、湖泊或海洋等時所匯聚的水流，可分為地表逕流、地表下逕流以及地下水逕流三種。

7 編注：食源性疾病是指經由攝食而進入人體的有毒物質所引發的疾病。致病因子包括「細菌類」、「寄生蟲類」、「病毒類」、「天然毒素類」以及「化學性有害物質」五大類。

癌症發病率增加有直接關係，特別是乳腺癌、攝護腺癌和睪丸癌。[87] 遺憾的是，無論天然或合成的抗生素與激素，最終還是隨動物糞便釋出，流入地表和地下水中。[81]

更明智地利用土地

受畜牧業負面影響的自然資源不只有水。根據聯合國糧農組織資料，「畜牧業占全部農業用地的 70%，占全球陸地面積的 30%」[70]，畜牧業對自然保護區的破壞與消耗，對可用土壤的質量和數量都造成可觀的影響。

雖然一般我們認為土壤只是比塵土更好一點的沃土，但它實際上是一個仰賴生物和有機物質（如腐爛的植物、蠕蟲、細菌、藻類和其他微生物）的複雜系統。可惜集約和單一作物制農業造成土壤養分的枯竭和侵蝕，過度施用化肥和農藥也導致嚴重的污染。土壤的生成速度每 150～500 年只有 1 公分（或每 381～1,270 年 1 吋），如果太快耗盡，要花好幾個世代才能再生。專家認為地球每公頃每年可承受 1 噸土壤的耗損，但每年約有 90% 的美國農田以高出 13 倍的速度耗損沃土；牧場則是 6 倍速度。

畜牧業是土地沙漠化，或者說，是使可用的半乾旱土地劣化成無生產力沙漠的罪魁禍首。過度放牧剝離了能固定表土的植被，導致不可逆轉的土壤流失、減少生物多樣性，還造成外來物種的侵占。[88] 而且這也是引發氣候變化因素之一，因為它不僅減少了扮演碳匯 8 角色的沙漠植物，牲畜所產生的甲烷二氧化碳排放量也更多。美國牧場估計有 60% 屬過度放牧。[89]

這些是相當嚴峻的統計數字。2006 年，營養安全研究所（Nutrition Security Institute）向美國參議院提交的報告中預估，如果土壤繼續以目前的速度流失，地球的表土只夠再維持 48 年。[90] 換句話說，如果目前的糧食生產體制不進行劇烈的改變，到了 2054 年，地球上可耕種的表土將會消失，屆時供應地球上預計 90 億人食物的主要方式也將不可行。若我們不改變當前的模式，最終就會陷入可預見的困境。

土壤耗竭並非唯一令人憂慮的事。飼養牲畜是毀壞全球森林的主因之一，特別是在雨林地區，如亞馬遜。[61, 70] 亞馬遜被稱為珍貴的碳匯，因為森林裡的植物進行光合作用時，會從大氣中的二氧化碳吸收大量的碳。[91] 然而，當人們燒毀森林以空出飼養牲畜的土地時，儲存在樹木和植物中的碳立即被釋放為二氧化碳。據估計，毀林作業占全球二氧化碳年排放量約 15%。[92, 93]

過去幾個世紀，原住民居住在亞馬遜雨林時，對環境的衝擊很小，但就在短短近幾十年內，雨林遭到前所未有的無情開發，約有 17% 的雨林已被剷除。[94] 自

---

8 譯注：從空氣中清除和儲存碳化合物（主要指二氧化碳）的過程與機制。除了植物以外，海洋、地底、土壤和大氣都具有碳匯功能。

1970 年以來，已減少了差不多跟德州一樣大的面積，約有 72.5 萬平方公里 [95]；而這些遭毀損砍伐的地區中，約有 91% 用於畜牧業生產，因此也導致甲烷增加。[70, 96] 正在侵害雨林的，還有巴西正蓬勃發展、專為動物飼料種植的大豆產業。[97] 如果人們繼續摧毀雨林，地球遲早會到達整個生態系統崩潰的臨界點。

全球性的森林濫伐，還威脅到數百萬種動植物物種的生存，每年造成全球約 5 萬種物種、或每天 137 種植物物種的消失。[93, 98] 亞馬遜雨林本身就是一個生物多樣性無與倫比的地區，孕育的生物占地球所有物種 10% 以上，包括許多特有和瀕危物種。許多物種可能還未經鑑別，在 10 年之間（1999 ～ 2009 年），光是在亞馬遜地區就發現了 1,200 多種新的植物和脊椎動物，等於是每 3 天就發現 1 個新物種。[94] 許多未被發現的物種或許有益於人類，但若牠們在被發現前就已滅絕，我們永遠不會知道自己損失了什麼。雖然人類能在幾個世代的時間內從經濟困局、自然災害甚至戰爭中復原，但我們造成的物種滅絕卻是永久的。隨著物種滅絕速度加快，人類自身這個物種仰賴的安全網也跟著瓦解。

空氣品質問題

雖然我們必須關切未來，但眼前的畜牧業已然對人類健康造成危害。工廠化農場無論在形象上還是實際上都臭不可聞。即使如此可怕的惡臭對業者和執法機關來說，長期以來一直是個棘手的問題，但證據顯示，它所造成的影響可能潛藏得更為隱蔽。研究人員已確定，農場工人及附近居民的噁心、嘔吐、頭痛、呼吸困難、咳嗽、睡眠障礙、胃部不適、食慾不振、眼睛過敏、鼻子和喉嚨發炎以及情緒失調（包括焦慮、煩惱和抑鬱）等，都與工廠化農場難聞的氣味有關。

無論動物製造的廢物是儲存起來還是鋪撒在農場上，都會分解釋放出有害氣體。農場工人常被檢查出更嚴重的呼吸道症狀，包括支氣管炎、職業性哮喘、黏膜組織發炎、有機粉塵症和長期肺損傷。[99] 集中型養豬場聘僱的工人中，近 70% 彙報至少患有一種呼吸道疾病症狀，而 58% 的人患有慢性支氣管炎。[82] 糞坑的問題尤其大，由於二氧化碳濃度過高導致缺氧，而甲烷、氨氣和硫化氫等有毒氣體也造成密閉空間的安全隱憂。為了自身安全，農場工人被叮囑絕不可在沒有配戴自給式空氣呼吸器的情況下進入糞坑。[100]

累加的成本與代價

每過一天，我們彷彿更接近北美原住民的警世常談：「當所有樹木被砍伐、所有動物被獵殺、所有的水被污染、所有空氣呼吸起來都不安全時，你才會發現錢不能當飯吃。」

一般速食店的漢堡售價約 2 美元，有鑒於目前畜牧業造成的有害影響，專家認為社會實際付出的成本接近 200 美元。[101] 如果我們還想要有為地球所有生命奮力一搏的機會，就必須停止補助畜牧業並降低動物性產品的價格。若要補助，也應該是補助植物性食品。

◈ 純素主義成為主流

直到 1980 年代初至中期前，「純素」一詞總讓人聯想到，嬉皮人士只吃根莖類和葉菜類的那種弱不禁風的模樣。健康食品商店是我們唯一能在產品標籤上，看到「純素」二字的場所。如果你碰巧向醫生或營養師提及你的純素飲食，他們會試圖「教育」你，在去除那些被認為是必需食品的肉類和乳製品之後，會引發哪些健康風險。大學教科書也警告即將成為醫生和營養師的學生，純素飲食會徹底危害人體健康。

幸好風水輪流轉，2010 年《彭博商業週刊》（*Businessweek*）刊登了一篇文章〈具影響力的純素主義者〉（Power Vegan），第一段即顛覆了過往人們對純素食者的刻板印象：[102]

「過去權貴要炫耀自己的能力很容易，只要翻新在瑞士聖莫里茲（St. Moritz）的度假小屋、買台最新型的灣流私人噴射機、一口氣裁撤 5,000 名員工、或娶個年紀小自己很多的亞洲妻子。但如今，所有可突顯自己與其他平民與眾不同的招數都已用盡，這可能就是為什麼愈來愈多美國最有權勢的大人物都成為純素主義者。像是富商史提芬‧永利（Steven Wynn）、媒體巨亨莫特‧祖克曼（Mort Zuckerman）、企業家羅素‧西蒙斯（Russell Simons）及前美國總統比爾‧柯林頓（Bill Clinton），現在都藉由宣傳自己食用天貝⁹來顯示他們的優越感。福特執行董事會主席比爾‧福特（Bill Ford）、推特的聯合創始人畢茲‧史東（Biz Stone）、風險投資家伊藤穰一、美國最大的連鎖有機超市全食超市（Whole Foods Market）首席執行長約翰‧麥基（John Mackey）和知名退休職業拳擊手泰森（Mike Tyson），現在也都是純素食者。沒錯，曾經因為咬過對手耳朵而聲名大噪的泰森，現在可是吃素呢！」

無可否認，純素的生活方式如今已成為美國文化主流。採取純素飲食的健美運動員，也藉由贏得國際冠軍，推翻了素食者「瘦弱」的形象標籤。優秀的耐力運動員，以蔬果補充身體能量來獲得競爭優勢（更多關於純素食運動員的資訊，詳見第 13 章）。餐廳主廚紛紛致力於創造一道道、繽紛多彩又富創意的純素料理；模特兒、音樂人、電影明星也高調炫耀自己的純素生活心得。經專家評閱、研究純素飲食療效及益處的文章登上頭條新聞，甚至醫生和營養師現在都認可，對於由生活方式所

---

9 譯注：一種以大豆製成的印尼傳統發酵食品，又稱「印尼發酵大豆餅」。

引發的慢性病而言，植物性飲食是理想的預防和治療方案。

因此，美國有愈來愈多的民眾開始嘗試無肉飲食。例如，在回覆全美餐飲協會（National Restaurant Association）調查的 1,800 多名廚師中，有 56% 認為以純素料理作為前菜是種潮流趨勢。[103]《今日美國》（USA Today）指出，彈性素食飲食（以素食為主，但偶爾攝取肉類或魚類）已成為十大食品消費的趨勢之一。事實上，將近一半的美國人口正試圖減少整體的肉類消費。[104]

民調數字支持了這項觀察。2012 年，素食者資源組織（Vegetarian Resource Group）委託哈里斯市調公司（Harris Interactive）調查奶蛋素食者、純素食者或偶爾吃素的美國人。結果顯示約有 4% 的美國人採行奶蛋素（不吃魚、肉或禽類）、1%（200 萬美國人）採純素飲食（不吃魚、肉、禽類、乳製品或蛋）。此外，約 15% 的美國人會在用餐時避免吃魚、肉和禽類（但不到一半的時間）、14% 會在超過一半的餐點中迴避這些食物，這表示約有三分之一的美國人經常選擇素食。[105]

雖然 30 年前許多消費者會將「純素食」一詞，與一度盛行、不健康的減肥飲食法劃上等號；但今日它比較像是關乎個人意識、道德和環保的抉擇，是一種訴求負責任和永續生產食物的新興運動。這樣的飲食型態能解決因肥胖、飲食誘發的疾病和醫療成本上升的問題，於是日漸受到消費者青睞。

市場也毫無意外地回應此訴求，純素食餐館隨處可見，各大連鎖超市的商品以「純素」的字眼作為行銷語言，純素生活方式是脫口秀節目廣受歡迎的主題。許多關於純素主義的書籍、標榜以純素方式生產的鞋子、化妝品及特殊產品大舉投入市場，群眾觀念的轉變顯而易見，地球的未來彷彿充滿希望。

然而挑戰依舊存在，一切或許可以歸結於一個帶有嘲諷意味的金科玉律，那就是「制定遊戲規則的人，總是既得利益者」。從動物剝削中獲取巨額利潤的企業握有大權，而這些行業對政府政策產生巨大影響，更是農業補助的主要受益者。消費者也不斷受到商業廣告洗腦轟炸，皮革、麂皮、絲綢製品看起來是如此誘人、性感又精緻，牛排和龍蝦大餐多麼令人垂涎。

好在我們有所選擇。你可以讓自己陷入一種被催眠、恍惚的消費者狀態，或者也能選擇傾聽內在道德聲音，回歸那個金科玉律原先帶給人們的省思。所謂「己所不欲，勿施於人」這句古老卻更有智慧的至理名言，是每個世界主要宗教的核心原則，也是人道精神的基礎。

人類開始懷抱著擴大定義「他人」的思維，將非人類的動物納為同胞，這是我們已邁出的第一步。對於那些表現出近似於「人」的特質（例如擁有自我意識、創造力、溝通力和意向性）的動物，科學家們正在提交保護這些動物權利的宣言。希望有朝一日，只要是有能力思考、感知、感受痛苦的個體，都能獲得平等的尊重。

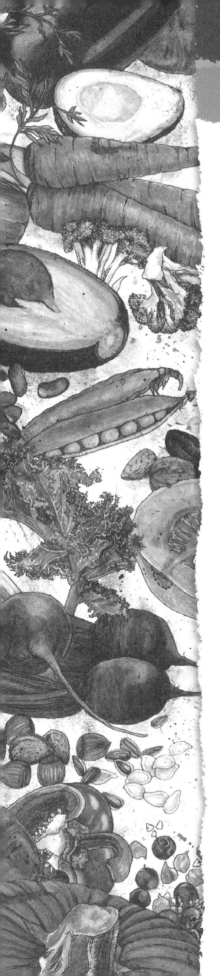

CHAPTER 2

純素飲食的好處

「吃藥不忌嘴，醫生跑斷腿。」

——中國俗諺

幾十年前，科學界全面認為純素飲食有百害而無一利，醫護人員總是告誡大眾不要採取這樣的飲食方式。但漸漸地，許多研究提出了令人信服的證據，證明純素飲食的安全，醫學界人士的態度也開始轉變。如今，醫療機構的觀點清楚地反映在營養與飲食學會（Academy of Nutrition and Dietetics，前身為美國營養學會〔American Dietetic Association〕）的官方立場上：「美國營養學會認同適當規劃的素食（包括奶蛋素或純素飲食）不僅有益健康、營養充足，還能預防和治療某些疾病。」[1]

純素飲食不僅獲得平反，更因為具備充分的理由而備受推崇。它為全球流行的慢性病提供了一個簡單的解決方案。規劃得當的純素飲食為人體提供了強大的保護機制，可防止眾多非傳染性疾病，同時也是種安全、經濟且高效能的治療手段。

◇ 純素飲食營養學概論

純素飲食遭受到最大的批評是營養不足，相對於非純素飲食，認為它會增加營養不良的機率。人們普遍認為肉類是獲取蛋白質、鐵和鋅的必需品，而乳製品則用以滿足鈣質需求。

規劃完善的植物性飲食者，要達到上述這些和其他多數營養素的建議攝取量，並不會太困難。唯一的例外是維生素 B_{12}，因為植物並非維生素 B_{12} 的可靠來源，所以許多純素食品

都添加了維生素 B_{12}。這類營養補充劑並不昂貴，而且隨手可得 [1]。此外，美國國家醫學院（Institute of Medicine，簡稱 IOM）建議，50 歲以上的人（包括非素食者）要跟純素食者一樣，多加攝取 B_{12} 添加食品和補充劑。（更多關於維生素 B_{12} 的資訊，詳見 P.226 ～ 235）只要規劃得宜，純素飲食和葷食都能提供人類充足的養分；但若計畫不周，兩者都可能導致健康上的疑慮。

儘管「營養不良」通常與營養不足（無法獲取足夠的食物或飢餓）有關，但實際上，世界上更多人面臨另一種形式的營養不良，也就是「營養過剩」（攝取過多熱量）。根據 2010 年的統計，營養過剩的人口數已超過營養不足者。[2]

純素飲食很少導致營養不足或營養過剩。研究一致證實，在一般大眾中，營養過剩、超重和肥胖的盛行率皆高於純素食人口。[3-7] 在美國，約有 68% 的人口營養過剩導致超重或肥胖 [8]，這同時也增加第二型糖尿病、冠狀動脈疾病、中風、高血壓、非酒精性脂肪肝疾病、膽囊疾病、痛風、退化性關節炎、睡眠呼吸中止症、某些癌症和妊娠併發症的風險。[9]

第三類營養不良是「微量元素缺乏」，這種情況可能會同時發生在營養不足或營養過剩兩者身上。微量元素缺乏經常發生在所有的飲食模式族群。可能起因於無法獲取足夠的食物、飲食中缺乏多樣性、和／或過度攝取脂肪及糖，而間接排擠掉更有營養的食物。在純素食飲食的族群中，微量元素缺乏（尤其維生素 B_{12}）在飲食限制極為嚴苛的人們身上更是普遍。

純素食者的膳食攝取量及營養狀況

到目前為止，針對純素食者的總膳食攝取量，以及營養狀況的眾多評估研究已經證實——規劃完善的純素飲食可為人體提供充足的營養。一般而言，純素飲食比葷食包含了更多的鐵、葉酸、硫胺（維生素 B_1）、鎂、鉀、錳、膳食纖維、β 胡蘿蔔素，以及維生素 B_6、C 和 E；但所含的鋅、碘、鈣、硒、核黃素（維生素 B_2）、維生素 B_{12} 和 D 較少，因此對於純素食者來說，飲食中包含可提供這些營養素的可靠來源十分重要。重點是，動物性食物對於健康和營養充足的飲食並非絕對必要。

關於成人和青少年純素飲食的整體營養充足性，我們將調查結果總結於表 2-1 中。（關於單一營養素的研究以及嬰兒和兒童的純素飲食，將在後面的章節中探討）。表 2-1 中的研究，特別聚焦於純素食者，而非廣義的素食族群。

---

1 審訂注：此處是指非台灣地區，海外市場十分容易於超市取得額外添加了維生素 B_{12} 的食品。

表 2-1 純素食者（成人）調查結果概要：身體質量指數（BMI）、總膳食營養素和營養狀態

研究論文主作者，調查地點及年分	參與調查者／調查方式	結果	結論／評語
瑞佐博士（Rizzo）基督復臨安息日教會教徒健康研究計畫二（AHS-2），2013[3]	• 71,751 人參與調查（純素食者 5,694 人*）。 • 比較非素食者、半素食者、海鮮素食者、奶蛋素和純素食者的飲食、BMI 和生活型態。	• 非素食者 BMI 最高，純素食者最低。 • 各組攝取的熱量和蛋白質量相似。 • 非素食者攝取的脂肪、飽和脂肪和反式脂肪最高；純素食者最低。 • 純素食者攝取的纖維、β 胡蘿蔔素、鎂和鉀最高；維生素 B_{12}、D、E、鈣和鋅的攝取量最低，但除了維生素 D 和鈣質，所有其他營養素攝取量都在建議範圍內。純素食者每天攝入的鈣質平均為 933 mg。	• 純素食者的 BMI 最低，其超重和肥胖率也最低。 • 儘管大多數純素食者的營養攝取量都在建議範圍內，但一些營養均衡度排名倒數的部分受試者，其攝取量顯示不足。
史賓賽（Spencer）歐洲癌症與營養前瞻性研究—牛津分支團隊（EPIC-Oxford），2003[5]	• 37,875 人參與調查（純素食者 1,553 人）。 • 比較葷食者、海鮮素食者、奶蛋素食者和純素食者的飲食、BMI 和生活型態。	• 葷食者 BMI 最高，純素食者最低；海鮮素食者與奶蛋素食者相近。 • BMI 差異的 50% 歸因於巨量營養素攝取量（熱量、蛋白質、脂肪、碳水化合物、膳食纖維、糖、酒精）；5% 歸因於生活型態因素（譬如吸菸、體能活動和教育程度）。	純素食者的 BMI 最低，超重和肥胖率最低。與 BMI 提高最有關的飲食因子，是高蛋白與低膳食纖維。
大衛（Davey）歐洲癌症與營養前瞻性研究—牛津分支團隊，2002[10]	• 65,429 人參與調查（純素食者 2,596 人）。 • 問卷調查、採訪以及 7 天的飲食紀錄。 • 比較葷食者、海鮮素食者、奶蛋素食者和純素食者的生活型態以及飲食攝取量。	• 純素食者攝取的硫胺（維生素 B_1）、維他命 C、維生素 E、葉酸、鎂、鐵、膳食纖維的量最高；而視網醇（既成維生素 A）、鈣、鋅和維生素 B_{12}、D 最低。 • 除維生素 B_{12} 和鈣（不包括額外補充劑），其他營養素皆超過建議攝取量。 • 各飲食組的停經前婦女，鐵的攝取量都偏低。	各飲食組的營養素攝取量都接近建議值，但在巨量營養素和膳食纖維攝取量存在顯著差異。

研究論文主作者，調查地點及年分	參與調查者／調查方式	結果	結論／評語
拉爾森（Larsson）瑞典，2002[11]	• 60 名青少年參與調查（純素食者與非素食者各半）。 • 檢視這些青少年營養攝取量和身體狀況。透過測量尿液中排出的氮、鈉和鉀來確認飲食史。 • 測量血清中的維生素 B_{12}、鐵和葉酸。	• 一般純素食者飲食中攝取的維生素 B_2（只有男性）、維生素 D（只有女性）、維生素 B_{12}、鈣和硒未達建議量；如加上額外補充劑，則只有鈣和硒偏低。 • 一般非素食者飲食中攝取的硒（只有女性），未達建議量。 • 純素者（20%）與葷食者（23%）鐵質營養狀況不佳的比例，並無顯著差異。 • 純素食者攝取的蔬菜、豆科植物和膳食纖維較多；脂肪、飽和脂肪、膽固醇和鈉較少。	• 即便額外攝取補充劑，瑞典純素青少年的鈣和硒攝取仍然不足。 • 純素食者需要富含鈣質的純素食品，以取代乳製品。 • 純素食青少年罹患心臟疾病的風險似乎較低。 • 缺鐵似乎是女性普遍的問題，而非純素飲食所導致。
哈達德（Haddad）美國，1999[12]	• 45 人參與調查（25 名純素食者、20 名非素食者）。 • 比較飲食攝取狀況（4 天的飲食紀錄），並選定檢驗純素食者與飲食型態相似的非素食者，兩者的生化和血液指標。	• 純素食者攝取的膳食纖維、維生素 C、葉酸、鐵、銅、鎂和錳較高；鋅和 BMI 較低。 • 加上補充劑的話，兩組的維生素 B_{12} 攝取量相似。 **實驗室檢驗結果：** • 鐵質：兩組皆相近，但純素食者的儲鐵蛋白較低。 • 維生素 B_{12}：兩組血清中 B_{12} 和同半胱胺酸（homocysteine）平均值皆相近。25 位純素食者中有 10 位，至少出現一項 B_{12} 邊緣缺乏的指標。 • 身體免疫狀態：免疫系統反應的功能性測試沒有差異，但純素食者的白血球、淋巴球和血小板數值較低。 • 蛋白質：純素食者血清白蛋白較高，但 25 名純素食女性中，有 10 人所攝取的蛋白質未達 0.8 g/kg（體重）建議量。	• 純素食者攝取的總脂肪和膽固醇較低，膳食纖維以及大多數的營養素都較高，但維生素 B_{12} 除外（即使將 B_{12} 補充劑納入計算，兩組的攝取量才差不多相同）。而某些純素食女性的蛋白質攝取量偏低。 • 雖然免疫功能表現差不多，但純素食者的白血球、淋巴球和血小板數值偏低，是否由於體重較輕則有待商榷。

研究論文主作者，調查地點及年分	參與調查者／調查方式	結果	結論／評語
崔普（Draper）等人 英國，1993[13]	• 124 人參與調查（38 名純素食者、52 名奶蛋素食者及 34 名避吃葷食者〔半素食者〕）。 • 藉由 3 日秤重飲食紀錄以及飲食頻率問卷調查，來比較飲食攝取量。	純素食者攝取的碘、核黃素（維生素 B_2）和維生素 B_{12} 低於建議值（其他飲食組則符合）；鎂、鐵、銅、維生素 B_6 和 E 則明顯高於其他組；核黃素、碘、鈣、維生素 B_{12} 和 D 均遠低於其他組。	純素食者需增加維生素 B_{12} 的攝取量，核黃素、碘 和 維 生 素 D 可能也需要增加（或許可以額外補充補充劑）。
拉基（Lockie） 英國，1985[14]	• 37 人參與調查（10 名純素食者；9 名奶蛋素食者；8 名非素食，但只吃原型食物的健康飲食者及 10 名一般非素食者）。 • 比較純素食者、奶蛋素食者、吃原型食物的葷食者及一般葷食者的膳食攝取量，並進行實驗室檢驗評測。	• 純素食者符合至少 95% 所有營養素的建議攝取量，除了核黃素、維生素 B_{12}（但未發現缺乏的臨床證據）和維生素 D（沒有任何一組達到建議攝取量）以外。 • 純素食者的纖維、硫胺（維生素 B_1）、葉酸、維生素 C 和鐵攝取量都明顯高於非素食者。	純素食者在沒有飲食補充劑的幫助下，幾乎符合所有營養素的建議攝取量，而且比其他飲食組別更接近公認的飲食目標。
埃莉絲（Ellis）、帕斯（Path）與蒙特葛里佛（Montegriffo），英國，1970[15]	• 50 人參與調查（26 名純素食者及 24 名非素食者）。 • 詳細比較體檢及血液檢驗。	• 一般純素食者的男性體重，比對照組的非素食者男性少了 4.5 kg；女性少 3.6 kg。 • 男性純素食者的平均總膽固醇比對照組的男性非素食者低（181 mg/100 ml vs. 240 mg/100 ml）；女性之間則無差異。 血清中的 B_{12}：9 名純素食者偏低（<140 pg/mL）；3 名缺乏 B_{12}（<80 pg/mL） 血清中的葉酸：純素食者葉酸濃度較高（平均 14.4 ng/mL vs. 非素食者 5.2 ng/mL） 5 名 非 素 食 者 缺 乏 葉 酸（<3 ng/mL）。	純素食者與非素食者的平均臨床檢測結果中，未發現兩者的顯著差異。
古根漢（Guggenheim）、懷斯（Weiss）與佛斯迪克（Fostick） 耶路撒冷，1962[16]	• 119 位純素食者參與調查。 • 評估其膳食攝取量。	• 純素食者唯一明顯低於建議攝取量的營養素，是核黃素。 • 雖然鈣質低於建議攝取量，但與非素食者每人每日 825 mg 的攝取量相當。	除了核黃素明顯低 於 建 議 攝 取量，一般營養素的攝取量皆符合要求。

研究論文主作者，調查地點及年分	參與調查者／調查方式	結果	結論／評語
哈丁奇（Hardinge）與史戴爾（Stare）美國，1954[17]	• 85 人參與調查（25 名純素食者、30 名奶蛋素食者、30 名葷食者）。 • 比較三個飲食組別的營養充足性。	• 只有少數純素食受試者的蛋白質、鈣和核黃素攝取量低於建議標準。 • 將純素食者與採用其他飲食模式者相比，純素食者的鐵、硫胺、維生素 A 和 C 均明顯較高。	純素食者的飲食一般而言相當均衡。

參考資料出處：[3, 5, 10-17]

* 此處的研究調查中所列的純素食者，是指「嚴格實行素食」，並限定完全不吃（或每月少於 1 次）魚、蛋、肉（紅肉、禽類）、牛奶和乳製品的人。

在解讀這些調查結果時，認知研究本身的潛在局限是很重要的。首先，受調的樣本數量少時，證據強度便降低。其次，雖然最具啟發性的證據來自於終身實行純素食者，但目前很少有人能符合這個條件。再者，如同奶蛋素食者或葷食者一樣，純素食者並非完全同性質的飲食族群，研究人員不一定能梳理出哪些純素食者吃得比較健康或不健康，也無法辨別有哪些人是為了改善身體病況而採取純素飲食。

而且某些用來獲取飲食資訊的調查方法，並非萬無一失。研究通常都是請受試者採用回想的方式，來進行飲食或進食頻率的問卷調查，因此只能提供非常粗略的食物攝取量。此外，追蹤參與者的時間太短，也無法獲得關於營養狀況變化的充分資訊。

◇ 慢性病與純素飲食的優勢

關於純素食族群中各種罹病率的證據，持續不斷地被刊載於科學期刊上。這些數據大部分來自於對兩大母群體的研究，這兩個母群體調查都將純素食者，與近乎同樣注重健康的奶蛋素食者、半素食者、海鮮素食者和葷食者進行比較。第一大母群體包含基督復臨安息日教會（Seventh-day Adventist Church，簡稱 SDAC）教徒。「基督復臨安息日教會教徒的健康研究計畫一」（AHS-1）在 1974 ～ 1988 年間，追蹤了 34,198 名加州的教會教徒，整理出數十篇研究論文。2002 年開始進行的「基督復臨安息日教會教徒健康研究計畫二」（AHS-2），則包含了美國和加拿大的教會教徒，且研究仍在進行中。在「AHS-2」的 9.6 萬名參與受試者中，28% 是奶蛋素食者、8% 是純素食者。雖然初步結果已經公布，但調查發現還在陸續發表中。

第二大母群體則參與了「歐洲癌症與營養前瞻性調查」（European Prospective

Investigation into Cancer and Nutrition，簡稱 EPIC），共有來自 10 個歐洲國家的 52 萬名參與者，也是截至目前為止，針對飲食與健康最大規模的群體研究。「歐洲癌症與營養前瞻性性研究—牛津分支團隊」是 23 個 EPIC 研究中心之一。因為它刻意盡可能地招募奶蛋素和純素食者，因而有著獨一無二的地位。參與「EPIC-Oxford」調查的 6.55 萬人中，約 29% 是奶蛋素食者、4% 是純素食者。雖然幾個報告結果已發布，但這個群體研究仍在進行中。其他來自英國的「健康食品採購者研究」、「牛津素食者研究」，以及德國規模較小、但極具象徵性的群體研究（「海德堡研究」），也受到密切注意。

心血管疾病、糖尿病、癌症和肺部疾病等慢性疾病所導致的全球死亡人數，超過所有其他原因的總和。2008 年，全球死亡人口中有 63% 死於上述原因。[18] 據世界衛生組織表示，到 2020 年，慢性病將成為全球近四分之三的致死原因。[19]

根據 2010 年世界衛生組織〈全球非傳染性疾病報告〉（Global Status Report on Noncommunicable Diseases），導致非傳染性疾病流行的四大主因分別是：不健康的飲食、缺乏活動量、吸菸和飲酒。[18] 簡而言之，全球大多數的早死因素都是人們咎由自取。這並不是什麼出乎意料之事，早在幾十年前警鐘便已響起。

在 1990 年的世界衛生組織〈飲食、營養學及預防慢性病〉（Diet, Nutrition, and the Prevention of Chronic Diseases）專題報告中，特別指出 2 種食品類別，是飲食誘發的慢性病流行主因：高熱量動物性食物，以及額外添加脂肪、糖和鹽的加工或預製食品。[20] 另一方面，最有可能降低疾病風險的是植物性全食物，也就是蔬果、全穀物和豆科植物。從那時起，證明植物性飲食有益健康的證據持續增加。為此，各個衛生組織也修訂了飲食和營養建議，以反映知識現況。例如，2010 年《美國人飲食指南》（Dietary Guidelines for Americans）刊載的〈飲食指引專家會議報告〉（Report of the Dietary Guidelines Advisory Committee），便提出了 4 項主要行動要點[21]，包括：節制飲食；多運動；減少精製穀物和添加糖、固態脂肪和鈉的食物攝取量；以及轉向偏植物為主的飲食，著重蔬菜、各種乾豆類、豌豆²、水果、全穀物、堅果和種子。

近期研究表示，比起其他飲食族群，純素食者在總脂肪、飽和脂肪、膽固醇、反式脂肪酸和膳食纖維各方面，都更接近國內外營養學建議的攝取量。[1, 22] 純素飲食不僅飽和脂肪含量低、膳食纖維含量高、無膽固醇，還提供豐富的抗氧化成分和保護性植化素（植物化合物）。「AHS-2」的報告也毫無意外地指出，與同樣注重健康的非素食者相比，純素食者的死亡率降低 15%，奶蛋素食者的死亡率降低 9%。[23] 純素飲食無疑是對抗慢性病的新興勢力。

---

2 審訂注：更多關於豆類的詳細分類，可參閱此網站：http://2016pulses.blogspot.com/p/blog-page_5.html。

心血管疾病

2005 年，因心血管疾病死亡的人數占總死亡人口的 30%，而且仍然是全球人口死亡的主因。[24] 不過多年的科學研究已經證實，以植物為主的飲食，有益降低罹患心血管疾病的風險。[25] 研究數據也證實，素食族群罹患心血管疾病的機率顯著降低 [26-29]。

2013 年，「EPIC-Oxford」和「AHS-2」均公布了，關於奶蛋素和純素食者罹患心血管疾病機率的數據。「EPIC-Oxford」研究發現，在納入各種干擾因素、但沒有校正 BMI 時，素食者（包括奶蛋素和純素食者）罹患缺血性心臟病的風險，比葷食和海鮮素食者低 32%；校正 BMI 之後，則是低 28%。[30] 「AHS-2」研究則陳述，素食者（包括奶蛋素和純素食者）罹患缺血性心臟病的風險低了 19%；與非素食者相比，心血管疾病好發率降低 13%。最值得注意的發現是，男性純素食者罹患缺血性心臟病機率，比非素食者男性低了 55%；心血管疾病好發率則低了 42%。女性的純素食者與非素食者，在這方面則無差異。因為男性本來就是高風險族群，而且肉類攝取量也較大，所以可能因植物性飲食而獲益更多。[23]

在 1999 年，一個針對關注健康的族群（奶蛋素、純素、海鮮素和葷食者）進行的 5 項前瞻性研究的統合分析，其中有 4 項研究公布了純素食者的死亡率（只有 1 項研究未將純素食者與其他類別的素食者區分開來）。純素食者罹患缺血性心臟病的死亡率，比經常食肉的人低了 26%（奶蛋素和海鮮素食則降低了 34%）。然而純素食者罹患腦血管疾病的風險，則降低了 30%（奶蛋素食者降低了 13%，海鮮素食者高了 4%）。以上研究因整體發病率低並無統計學上的意義。[25]

雖然 1999 年的統合分析顯示，純素飲食與所有其他飲食模式相比，對於中風具有更好的預防作用，但素食和海鮮素食者對於缺血性心臟病的防衛力則更佳。值得注意的是，2013 年「EPIC-Oxford」研究發現，海鮮素食者與葷食者，其罹患缺血性心臟病的風險相當，雖然原因尚不清楚，但可能與英國海鮮素食者偏愛且攝取過多炸魚有關。

毫無疑問的，儘管葷食者罹患心血管疾病的危險因子比純素食者更多，大眾或許會預期純素食者的保護效果更好 [31]。若這些受試者是終身實踐純素飲食者、或至少是長期純素食者（10 年或更長時間）的話，結果可能會更令人驚訝。當然，純素飲食對於預防某些心血管疾病的危險因子可能是有利的，但同時也會對其他因子造成負面影響。因此，純素食者必須留意任何可能增加心血管疾病風險的潛在飲食缺失，並採取措施加以避免。

已知導致心血管疾病的危險因子很多，其中一些可透過改變飲食和生活方式獲

得改善，某些因子則無法改變（例如年齡、性別和家族病史）。在可控制的危險因子中，有些被視為「主要」可改變的危險因子，另一些則被歸類為「新興」的危險因子。儘管純素飲食對所有主要可改變危險因子的影響是正面的，但目前尚難以預測新興危險因子所帶來的影響。

主要可改變的危險因子

血膽固醇上升。導致血膽固醇升高的飲食因素是飽和脂肪、反式脂肪酸，以及來自飲食中的膽固醇（但關聯性較少）。[32] 據估計，膽固醇指數每下降 1%，罹患心臟病的風險就會降低 2 ～ 4%。[22] 降低膽固醇最有效的食物成分，是可溶性膳食纖維、植物性蛋白質、植物固醇（plant sterol ／ phytosterol）和甾烷醇（stanol）、多元不飽和脂肪酸，以及植化素（phytochemical）。而上述這些成分，都只存在、或主要存在於植物性食物中。純素食者不會從植物性食物中攝取到膽固醇，飽和脂肪攝取量是所有飲食模式中最低的，反式脂肪酸的攝取量也較低。[22, 33, 34] 雖然有充分證據證明，以多元不飽和脂肪酸取代飽和脂肪酸，可顯著降低罹患心血管疾病的風險；但以精製碳水化合物（例如白麵粉製品、白米、含糖飲料及甜點）取代飽和脂肪酸，則會提高心血管疾病罹患風險。[35] 雖然每位純素食者從飲食中所攝取的精製碳水化合物份量各不相同，但純素食者從未精製食物所攝取的碳水化合物比例，普遍比非素者食來得高。

毫無意外地，在 1978 ～ 2007 年間，針對純素食、奶蛋素和非素食者族群所進行的 24 項研究中，純素食者的血膽固醇指數明顯低於任何其他飲食組別，平均約為 150 mg/dl（3.9 mmol/L）。[22] 對照研究中，奶蛋素食者血液裡的膽固醇指數為 187 mg/dl（4.84 mmol/L），非素食者為 193 mg/dl（5 mmol/L）（見 P.40 表 2-2）。

純素食者血膽固醇指數平均值 150 mg/dl（3.9 mmol/L）的這項數據，在醫學界堪稱為神奇的數字。根據「佛雷明罕心臟研究」（Framingham Heart Study，史上歷時最久且仍在進行中的流行病學研究）中心前主任，同時也是佛雷明罕心血管疾病研究中心（Framingham Cardiovascular Center）現任醫學主任的威廉・卡斯泰利博士（Dr. William Castelli）表示，「在研究開始的前 50 年，只有 5 位血膽固醇指數低於 150 mg/dL 的受試者，後來發展為冠狀動脈疾病。」[36]

雖然與其他飲食組別相比，純素食者的低密度脂蛋白膽固醇（LDL）濃度有著顯著差異，但高密度脂蛋白膽固醇（HDL）的差異則很小。純素食者的低密度脂蛋白膽固醇濃度平均約為 85 mg/dl（2.2 mmol/L），相比之下，奶蛋素食者為 105 mg/dl（2.7 mmol/L），非素食者為 119 mg/dl（3.1 mmol/L）（參見表 2-2）。純素食者的高密度脂蛋白膽固醇濃度平均約為 49 mg/dl（1.27 mmol/L），奶蛋素食者為 52

mg/dl（1.35 mmol/L），非素食者為 54 mg/dl（1.4 mmol/L）。[22] 值得注意的是，不論哪個飲食組別，大多數的受試者原本就十分注重健康，而這也使得這些差異不如純素食者與一般大眾進行比較時那麼明顯。

除了膽固醇的濃度較低，純素食者在膽固醇代謝方面似乎也較為有利。2011 年在巴西的一項研究發現，純素食者體內排除動脈阻塞殘留物（尤其是膽固醇）的狀況獲得改善、膽固醇酯（cholesterol ester）轉移減少，這兩者都有助於預防動脈粥狀硬化。[37]

食物中的膽固醇，已知會增加低密度脂蛋白膽固醇對於氧化的敏感性，並提高將近 40%。[38, 39] 當膽固醇氧化時，會對動脈造成負面影響，促使斑塊形成，並引起動脈硬化（降低其彈性）。透過維生素 E、類胡蘿蔔素、維生素 C、類黃酮和多酚化合物等抗氧化成分，可降低低密度脂蛋白膽固醇對氧化的敏感性。

抗氧化成分主要來自植物性全食物，而純素飲食所攝取到的抗氧化成分，普遍比典型的葷食高出許多。[22, 28, 40] 少數的證據指出，採取純素飲食或其他植物性飲食，可提升體內的抗氧化成分，並減少脂質（脂肪）氧化。[41-44] 不僅如此，一些證據亦指出，大量攝取血基質鐵（heme iron，來自肉類的鐵，而非來自植物的非血基質鐵），有可能產生促氧化的效果，助長低密度脂蛋白膽固醇氧化和動脈粥狀硬化。[45, 46] 純素食者不會攝取到血基質鐵，因此更能進一步預防心血管疾病。

表 2-2 列出了與心血管疾病相關的實驗分析數據和膳食攝入量，並將 1979 ～ 2008 年間，針對純素、奶蛋素和非素食者族群的心血管疾病相關生化檢驗數據，與飲食攝取的研究平均值進行比較，但這些數據並未依據每項研究的參與者人數再做加權。

表 2-2 心血管疾病相關的檢驗數據和膳食攝取量平均值

*審訂注：台灣常用的膽固醇及三酸甘油脂濃度單位為 mg/dl。

測量項目	純素食者	奶蛋素食者	非素食者（葷食者）
檢驗數據			
總膽固醇	150 mg/dl（3.9 mmol/L）	187 mg/dl（4.84 mmol/L）	193 mg/dl（5 mmol/L）
低密度脂蛋白膽固醇 (LDL)	85 mg/dl（2.2 mmol/L）	105 mg/dl（2.7 mmol/L）	119 mg/dl（3.1 mmol/L）
高密度脂蛋白膽固醇（HDL）	49 mg/dl（1.27 mmol/L）	52 mg/dl（1.35 mmol/L）	54 mg/dl（1.4 mmol/L）
三酸甘油酯（TG）	83.5 mg/dl（0.94 mmol/L）	107.8 mg/dl（1.2 mmol/L）	95.5 mg/dl（1.1 mmol/L）
一日飲食攝取量			
飽和脂肪（占總熱量百分比%）	6.9	10.6	12
膽固醇（mg/day）	0	153	266
纖維（g/day）	43	30	22

參考來源：[22]

三酸甘油酯濃度上升。植物性飲食經常被批評會增加血液的三酸甘油酯濃度，這是因為人體會基於儲存目的，將碳水化合物轉化為三酸甘油酯，但這往往只發生在攝入過量的精製碳水化合物（糖和麵粉製品）時。與三酸甘油酯升高的其他飲食因素，與葷食之間的關聯其實更強，包括攝取過多熱量，以及過量的總脂肪、飽和脂肪、反式脂肪酸、膽固醇和酒精。

許多生活型態因素有助於控制三酸甘油酯，包括：運動、戒酒、盡量減少糖和白麵粉製品的攝取，以及採取低脂、高纖、富含 omega-3 的植物性飲食。研究表示，在所有飲食組別中，純素食者的三酸甘油酯濃度最低。在 1979 ～ 2007 年間進行的 16 項研究中，純素食者三酸甘油酯濃度平均為 83.5 mg/dl（0.94 mmol/L），奶蛋素食者為 107.8 mg/dl（1.2 mmol/L），葷食者則是 95.5 mg/dl（1.1 mmol/L）[22]。

高血壓。純素食者的血壓通常介於健康範圍內，而且很少人有高血壓。[47-53] 各項研究一致公布了素食者與非素食者之間的血壓差異，收縮壓為 5 ～ 10 mmHg、舒張壓為 2 ～ 8 mmHg。[54-56]

2009 年「AHS-2」的一份報告中發現，純素食者的高血壓盛行率，比非素食者低了 75%。儘管本研究是採納受試者的自陳報告，但也經過醫生診斷，並在過去一年內接受治療。[52] 2012 年，「AHS-2」公布了更進一步的發現。[53] 雖然降低風險的幅度不如 2009 年的報告來得大，但新的研究報告指出，純素食者罹患高血壓的機率比非素食者低了 63%。

在「EPIC-Oxford」依據校正過年齡別的自陳報告研究調查中，經醫生診斷罹患高血壓的受試者比例，男性純素食者為 5.8%、男性葷食者為 15%；女性素食者為 7.7%、女性葷食者為 12.1%。[51] 即便血壓指數與個人 BMI 值密切相關，但估計只有約一半的高血壓變數來自於研究對象的 BMI 值，其餘則與飲食因素（如脂肪、飽和脂肪、鈉、酒精和膳食纖維攝取量）以及非飲食因素（如運動等）有關。

增加長鏈 omega-3 脂肪酸的攝取（主要透過多吃魚類），已被證實可有效降低高血壓 [58]。然而在「EPIC-Oxford」的研究中，並未指出海鮮素食者比純素食者佔有更多的優勢，這就表示其他因素的影響更大。[51]

此外，雖然來自魚類的 omega-3 脂肪酸可能具有保護作用，但魚類也是汞含量最高的食物。如果食用受污染的魚類，長鏈 omega-3 脂肪酸預防高血壓的效果可能會被汞抵消。汞中毒的潛在後果，包括諸多心血管疾病、腎功能衰竭、腎功能不全和蛋白尿。[59]

過重與肥胖。與同樣具健康意識的非素食者相比，純素食者在維持健康的體重和身

體組成 [3] 上具有明顯優勢。自 1990 年以來，超過 20 項研究一致指出，純素食者比其他飲食組別的人更精瘦，而且 BMI 值和體脂率都較低。[22]

最大的兩項研究是「AHS-2」和「EPIC-Oxford」。在英國的「EPIC-Oxford」研究中，儘管所有飲食組別的平均 BMI 值都在健康範圍內，但以葷食者為最高，素食者最低。[5] 在美國「AHS-2」的 4 份報告中，只有純素食者的平均 BMI 值落在理想範圍內。在這些研究中，純素食者的平均 BMI 值在 23.6 ～ 24.1 之間，葷食者在 28.2 ～ 28.8 之間，相差 4.6 ～ 4.7。[3, 4, 30, 60]「EPIC-Oxford」的研究則發現，男性純素食者與男性葷食者之間的 BMI 值相差了 1.92，女性純素食者與女性葷食者則相差了 1.54。[5] 而經年齡別校正的肥胖率（BMI > 30），男性葷食者比男性純素食者高出 2.6 倍；女性葷食者則比女性純素食者高出 3.2 倍。

在「EPIC-Oxford」的研究中，像是吸菸和運動等與飲食無關的生活因素，對於不同飲食組別間 BMI 值的差異影響只佔了 5%；由於受試者皆是具有健康意識的相似群體，可能減弱了這兩項因素的影響。相較之下，熱量和巨量營養素（總熱量、脂肪、蛋白質和碳水化合物）的攝取量，反倒佔了約五成的影響。

研究認為，與 BMI 值高度相關的飲食因素，是低纖維和高蛋白質攝入量（佔總熱量百分比）。雖然高蛋白質的攝取通常與體重增加無關，但研究報告的作者認為，富含蛋白質的飲食所誘發的荷爾蒙變化，可能會改變代謝系統，進而促使體重增加。[5] 同時，增加膳食纖維攝取量，似乎可以增進飽足感、減少脂肪吸收、使胰島素獲得更佳控制，因而使得 BMI 值較低。

除了純素食者之外，所有飲食組別的膳食纖維和蛋白質攝取量，均與 BMI 值明顯相關。研究認為，純素食者群組之所以缺乏此關聯性，是因為與他們攝取量的差異很小有關。就蛋白質而言，作者指出，只有動物性蛋白的高攝入量可能與 BMI 值增加有關，因此對純素食者來說，飲食中植物性蛋白佔的百分比變化，並不會對 BMI 值產生影響。[5]

受純素飲食正面影響的新興危險因子

發炎反應（炎症）。 慢性發炎會使動脈粥狀硬化斑塊容易破裂和形成血栓，增加冠狀動脈病變的風險。 一般來說，像是吸菸、缺乏身體活動、過重和食物選擇不當等生活型態因素，都可能導致這種炎症，並提升血液中的高敏感度 C- 反應蛋白（hs-CRP，也就是心臟疾病的預測指標）指數。hs-CRP 濃度低於 1 mg/L 時，表示罹患心血管疾病的風險低；1 ～ 2.9 mg/L 表示具中度風險，高於 3 mg/L 則表示具有高度

---

3 編注：身體組成（body composition）是指各組織佔人體全身的比例。

風險。[61] 儘管純素食者的 hs-CRP 確切數值未知，但 5 項評估素食者 hs-CRP 濃度的研究中，有 4 項顯示他們發生發炎反應的頻率，明顯比葷食者來得低。[62-66]

　　唯一一項評估純素食者 hs-CRP 濃度的研究發現，相較於耐力運動員（0.75 mg/L）和遵循標準西式飲食（2.61 mg/L）的人，純素食者（0.57 mg/L）的濃度明顯較低。[67] 即便這項研究的樣本數不多（63 名參與者），但差異十分驚人。此外，本研究中的純素飲食，基本上是未經加工的生食。

體內抗氧化成分不足。雖然還無法確定人體內抗氧化狀態和罹患心血管疾病風險之間的關係，但純素與奶蛋素食者通常比非素食者攝取更多的抗氧化成分，這點或許是對健康有益的。數項研究表示，奶蛋素、純素以及生食純素食者的抗氧化能力，比非素食者更加優異，即便在一些研究中，益處僅限於某部分、而非全部檢測的抗氧化狀態。[43, 68-75] 值得注意的是，來自食物的抗氧化成分看似有保護作用，但針對抗氧化補充劑的研究結果卻不那麼振奮人心。

頸動脈內膜中層厚度（IMT）增加。有證據指出，飲食變化會影響頸動脈內膜中層的厚度（針對動脈壁厚度、動脈硬度以及血管損傷程度的量測）。攝取高量肉類且低膳食纖維的飲食方式，可能會使動脈變硬，但可以靠純素或接近純素的飲食來改善。[67, 76, 77] 不僅如此，香港最近一項研究報告亦指出，利用維生素 B_{12} 補充劑來治療 B_{12} 不足的素食者，其動脈功能（包括頸動脈內膜中層厚度）也有所改善。[78]

氧化三甲胺（TMAO）偏高。當腸道菌吸收肉鹼（carnitine）並產生三甲胺（trimethylamine，簡稱 TMA）時，三甲胺被帶到肝臟會轉化成氧化三甲胺（trimethylamine N-oxide，簡稱 TMAO）。即使對氧化三甲胺的研究尚在初步階段，但這是個值得注意的新興危險因子。研究人員表示，氧化三甲胺偏高，可能會加速動脈粥狀硬化和動脈硬化，增加重大心臟病的罹患風險。

　　飲食決定了身體所產生的氧化三甲胺濃度。形成肉鹼的成分存在於動物性食物中，主要為紅肉。經常食用紅肉的葷食者，是可代謝生成氧化三甲胺菌群種類的理想宿主，經常食用肉類會助長這類細菌，並增加氧化三甲胺產量。純素食者體內沒有這些細菌，因此即使服用了肉鹼補充劑，也因為體內缺乏這些細菌而不會產生三甲胺。循序漸進地避吃肉類，可減少將肉鹼轉化為三甲胺的腸道細菌，最終減少氧化三甲胺，這一點或許能進一步鼓勵人們採取奶蛋素或純素飲食。[79]

受純素飲食負面影響的新興危險因子

超標的同半胱胺酸（homocysteine）指數。雖然屬於胺基酸的同半胱胺酸本來就存

在於人體內，但同半胱胺酸超標會破壞血管壁，並引發血栓、增加氧化壓力[4]和發炎反應——同半胱胺酸濃度目前已被證實，可準確預測心血管和冠狀動脈疾病。[80, 81] 合成葉酸、維生素 B_6 和 B_{12} 這 3 種 B 群維生素，都是針對高同半胱胺酸超標的標準治療處方，但因研究結果並不一致，以維生素 B 群降低心血管疾病風險的效用因而遭受質疑。[82-96]

雖然利用維生素 B 群來降低同半胱胺酸對心血管疾病風險，持續引發激烈的爭論，但我們確實知道缺乏葉酸、B_6 和 B_{12}，與同半胱胺酸濃度升高有關。雖然純素食者的葉酸和維生素 B_6 攝取狀況通常不錯，但有維生素 B_{12} 不足的傾向，尤其是未額外服用補充劑的人。儘管目前尚不清楚血清中的 B_{12} 要多低，才會影響同半胱胺酸的代謝，但一項研究表示，當血清中的 B_{12} 低於 300 pg/ml（222 pmol/L）時，同半胱胺酸指數會升高。[97] 專家建議，血清中 B_{12} 低於 400 pg/ml 的患者，應進一步檢測維生素 B_{12} 是否缺乏，包括同半胱胺酸和甲基丙二酸血症（MMA）的檢測。[98] B_{12} 指數高於 400 pg/ml（300 pmol/L）被認為是安全的，這對純素食者來說似乎是需要特別留意的指標。

最後，研究報告也顯示，omega-3 脂肪酸不足和同半胱胺酸升高之間有著顯著的正相關，特別是那些血液中腎上腺酸偏高（一種長鏈 omega-6 脂肪酸），和二十二碳六烯酸（DHA，一種長鏈 omega-3 脂肪酸）偏低的受試者。[31, 99] 對於 DHA 不足的受試者，以補充 DHA 的方式來治療，可成功降低同半胱胺酸指數。[31]

凝血功能異常。 幾項科學研究中，檢驗了素食者（包括純素和接近純素飲食者）形成血栓的指標，雖然這些研究中，僅有少數涵括了足夠數量的純素食受試者，以使研究的統計結果顯著。但 4 項研究中，有 3 項指出素食者的第七凝血因子低於非素食者 [100-102]；2 項顯示素食者的纖維蛋白原（fibrinogen）低於非素食者 [101, 103]，2 項並未發現顯著差異。[104, 105] 此外，1 項研究彙報奶蛋素與純素食者的纖維蛋白溶解作用比非素食者來得好 [103]；而另一研究則發現素食者的血液流動性較佳。[104]

令人驚訝的是，2 項相對較新、且利用敏感度測試方法的研究表明，素食者的血小板凝集活性高於非素食者 [101, 102]，這項血小板凝集反應的結果正好與預期相反。因為奶蛋素和純素飲食中，已經減少了許多與血小板凝集活性增加有關的飲食因素，像是飽和脂肪和膽固醇等。此外，奶蛋素和純素食者往往還攝入更多已知會減弱血小板凝集活性的飲食因素（例如蔬菜、水果和香草植物中的植化素）。

對於如此矛盾的結果，專家認為最合理的解釋，是一些素食者攝取的 omega-3

---

4 編注：氧化壓力（oxidative stress）是指當人體內的自由基與抗氧化物呈現不平衡，尤其是指自由基過剩的情況下，抗氧化物被過度耗損的失衡狀態。

對於純素飲食的結論

在所有的飲食型態中，規劃完善的純素飲食，可說是預防心血管疾病最有效的方法。然而依據純素飲食整體品質的不同，保護程度可能會有很大的差異。計畫不周的純素飲食，不見得比非素食飲食來得好，甚至可能會增加罹患心血管疾病風險。為了盡可能防止血脂異常和心血管疾病，純素飲食應涵納未加工的植物性全食物作為主要飲食內容，並包含維生素 B₁₂、維生素 D、omega-3 脂肪酸的可靠來源。

脂肪酸偏低，且 omega-6 脂肪酸偏高（更多關於脂肪酸的資訊，詳見 P.124 ～ 142）。最近的一項綜論研究指出，素食者之中、特別是純素食者，透過攝取更多的 omega-3 脂肪酸，來改善 omega-3 和 omega-6 脂肪酸之間的平衡，能從中獲得健康方面的益處。[31]

維生素 D 不足。 幾項大型的流行病學研究證實，體內維生素 D 處於亞健康狀態 5，會大幅增加罹患心血管疾病的風險。[106-108] 儘管無論採取什麼飲食方式，這是每個人都應關心的問題，但眾所皆知，純素食者普遍有維生素 D 偏低的狀況，而這可能會對他們的心血管健康產生不良影響。

以純素和接近純素飲食治療高膽固醇和心血管疾病

純素和接近純素的飲食方式，已被各種試驗用來改善特定的心血管疾病指標，如高血脂和高血壓，也用於治療嚴重的冠狀動脈疾病。

　　一項綜論研究陳述，在 1975 ～ 2007 年間所收集到的數據發現，導入奶蛋素飲食，可使總膽固醇和低密度脂蛋白膽固醇（LDL）降低 10 ～ 15%；導入純素飲食可降低 15 ～ 25%；而富含特定保護成分（如植物固醇、黏性纖維〔viscous fiber〕、大豆蛋白和堅果）的純素飲食，甚至可降低 20 ～ 35%。[109] 一般來說，純素或接近純素的飲食，也會使高密度脂蛋白膽固醇（HDL）略微降低。但觀察性研究認為，若是搭配低脂的植物性飲食，高密度脂蛋白膽固醇偏低並不會增加罹患心血管疾病的風險。雖然一些試驗顯示三酸甘油酯指數會增加，但對於以富含高纖植物性全食物為特色的飲食，試驗結果卻恰好相反。[109]

　　有 2 名研究者已經證實，極低脂的純素或接近純素飲食，可有效逆轉冠狀動脈疾病。1983 年，迪恩・歐尼斯醫師（Dr. Dean Ornish）結合了飲食（10% 以下的脂

5　編注：體內維生素 D 含量介於 30 ～ 40 nmol/L 時，稱為亞健康狀態。

肪攝取、接近純素食）、運動和壓力管理的方式來治療 23 名患者，並將他們與 23 名被要求不改變原生活方式的對照組進行比較。這項開創性的研究初步證實，飲食與生活型態的改變，確實能扭轉冠狀動脈疾病。[110]

1990 年，歐尼斯醫師發表了他的重大研究：「生活型態心臟試驗」（The Life-style Heart Trial）。[111] 在這項研究中，28 名參與者被隨機分配到生活型態因子介入組，20 名被分配到對照組。改變生活型態的參與者與他 1983 年的研究結果相似，心臟健康狀態得到顯著的改善；82% 的實驗組成員冠狀動脈阻塞情形消退，對照組則有 53% 獲得些許改善。發生心絞痛的頻率在實驗組中下降了 91%，在對照組中躍升了 165%。實驗組的低密度脂蛋白膽固醇下降約 37%，對照組為 6%。在為期 5 年的追蹤訪查中，記述了更多進展，包括動脈阻塞進一步消退。而當時，實驗組的參與者，在心臟方面的問題比對照組少了 2.5 倍。[112, 113]

第二位研究者卡德維爾・埃塞斯廷醫師（Dr. Caldwell Esselstyn），他利用極低脂、接近純素飲食加上降膽固醇藥物（如有必要），來治療 24 名冠狀動脈病情嚴重的患者。在為期 5 年的追蹤下，18 名接受治療的患者均未再發生心臟方面的問題，接受血管攝影檢查的 11 名患者中，沒有人的血管阻塞狀況繼續惡化，其中 8 例更明顯消退。該計畫中沒有人病情加重、發生心臟病問題或需要接受心導管介入性治療。其中 1 名參與試驗者曾暫時退出計畫，但在症狀復發時又返回。[113]

2014 年，埃塞斯廷醫師發布了一項研究。他追蹤了 198 名心血管疾病患者，其中 177 名接受極低脂的純素飲食，21 名患者沒有遵從。在遵循純素飲食的患者中，有 1 人發生心臟相關疾病（中風），復發率為 0.6%；21 名未遵循純素食患者中，有 13 名罹患心臟相關疾病，復發率為 62%。[114]

目前尚無關於高脂肪的純素或接近純素飲食，是否會使動脈病變和血管阻塞加劇的研究。然而，回溯 1970 年代中期的病例報告已顯示，採行高脂純素飲食可顯著改善冠狀動脈的健康狀況。英國研究人員弗雷・埃利斯博士與湯瑪斯・桑德斯（Thomas Sanders）發表了關於嚴重心絞痛患者的報告，這些患者在採行嚴格但非低脂的純素飲食後幾個月，病症就完全消除。[115, 116] 加拿大研究人員大衛・詹金斯（David Jenkins）利用其著名的「多種組合飲食法[6]」（portfolio diet），成功大幅地降低患者的血脂，這項純素食計畫的飲食特色，是盡可能提高植物固醇和黏性纖維的攝取量，並包含大豆食品和堅果。[117-121] 調查報告亦指出，遵循高脂生食純素飲食的參與者，其體內心血管疾病指標獲得顯著改善。[67, 122-125]

---

6 編注：又稱為「分散投資飲食法」或「降膽固醇餐單」。詹金斯博士認為，藉由攝取像是燕麥、深綠色蔬菜、堅果、種子類、豆類以及豆漿等高纖、低飽和脂肪、低熱量的特定食品，可有效降低膽固醇，因此特別規劃出這套飲食療法。

表 2-3 飲食對癌症致死的影響評估

癌症類別	與飲食因素相關的死亡率（%）
攝護腺癌	75
大腸直腸癌	70
乳癌、子宮內膜癌、膽囊癌及胰臟癌	50
胃癌	35
肺癌、喉癌、下咽癌、食道癌、口腔癌及膀胱癌	20
其他	10

參考出處：[129]

　　毫無疑問的，極低脂純素飲食對於治療嚴重的冠狀動脈疾病特別有效。不過目前我們還不知道，飲食中若是加入堅果、種子或酪梨後，對於治療成效會產生什麼影響？這些食物中的生物活性成分和營養素，及其對營養吸收的有益作用，可能會減少發炎反應、降低三酸甘油酯、增加高密度脂蛋白膽固醇，並進一步提升治療效果。當然，將來自任何食物來源的脂肪攝取量降至最低，或許也能逆轉冠狀動脈阻塞。現在仍在進行中的研究終究會提出解答，但目前為止，全食物純素飲食仍是對抗世界頭號殺手的強大盟友。

癌症

癌症是所有慢性疾病中最可怕的，現為全球第二大死因，且死亡率仍持續攀升。[126, 127] 雖然它的發病可能比心臟病或第二型糖尿病更難預測，但癌症並不是盲目的殺手。 令人驚訝的是，僅有 5 ～ 10% 的癌症跟個體基因有關，其餘 90 ～ 95% 的癌症則是後天環境所造成。

　　儘管人們大多認為，癌症發病率低的種族永遠會受到基因保護，但人口遷移往往會消除一、兩個世代享有的任何優勢。一項針對移居夏威夷的日本女性研究顯示，住在夏威夷的第一代移民，乳腺癌發病率增加了近 3 倍，第二代移民則增加為 5 倍。這些第一代的移民中，大腸癌發病率也幾乎躍升了將近 4 倍（第二代則無進一步增加）。[128]

　　證據顯示，飲食因素仍最為關鍵，估計占了所有癌症病因的 30 ～ 35%。除了食物選擇之外，約有 25 ～ 30% 癌症病因（肺癌是 87%）是由吸菸引起的，15 ～ 20% 與感染有關，10 ～ 20% 由肥胖引起，4 ～ 6% 與喝酒有關；其餘則是其他各種因素，如輻射、壓力、運動不足和環境污染物等。[129]

　　隨著癌症種類的不同，與飲食有關的致癌程度也會有所不同。如表 2-3 所示，飲食的影響會因癌症類別或部位而異。而且在西方飲食模式下，與消化道（直腸、

表 2-4 飲食及其他因素對罹癌率的影響

癌症部位	對罹癌風險的影響	證據力：明確	證據力：可信	證據力：可能有關或關聯性有限
乳癌	降低罹癌率	哺乳	運動（停經後）	運動（停經前）
	增加罹癌率	酒精飲料		總脂肪偏高的飲食（停經後）
大腸直腸癌	降低罹癌率	高纖食物*、活動量	大蒜、牛奶、鈣質補充劑	非澱粉類蔬果、葉酸含量高的食物、魚、含硒食物及補充劑
	增加罹癌率	紅肉、加工肉品、酒精飲料（男性）、體脂、腹部脂肪圍積	酒精飲料（女性）	乳酪、含動物性脂肪食物、含添加糖的食物
食道癌	降低罹癌率		非澱粉類蔬菜、水果、含維生素 C 的食物	含纖維的食物、含葉酸以及維生素 E 的食物、活動量
	增加罹癌率	酒精飲料、體脂		紅肉、高溫料理的加工肉品、瑪黛茶
肺癌	降低罹癌率		水果、含類胡蘿蔔素的食物	非澱粉類蔬菜、含硒食物及補充劑、含槲皮素食物
	增加罹癌率	β 胡蘿蔔素補充劑、體脂（停經後）	腹部脂肪圍積（停經後）	紅肉、加工肉品、奶油、總脂肪偏高的飲食
攝護腺癌	降低罹癌率		含番茄紅素的食物、含硒食物及補充劑	豆科植物、含維生素 E 的食物及補充劑、含槲皮素食物
	增加罹癌率		高鈣飲食	加工肉品、牛奶或乳製品
胃癌	降低罹癌率		非澱粉類蔬果	豆科植物、含硒食物
	增加罹癌率	鹽、醃漬品及過鹹的食物		加工肉品、煙燻食品、煎烤過的動物性食品

參考出處：[131, 134]
*在 2007 年報告中證據力列為可信，但在 2011 年專家小組改為證據力明確。

結腸）以及荷爾蒙有關的癌症死亡率也特別地高。

為減輕全球所面臨的癌症重擔，世界癌症研究基金會（World Cancer Research Fund，簡稱 WCRF）和美國癌症研究協會（American Institute of Cancer Research，簡稱 AICR）所付出的努力值得稱許。他們召集了兩個專家小組，要從現有的證據中，找出飲食和生活型態因素與癌症之間的關聯性強弱。他們針對食物種類、食物成分、

補充劑、飲食模式、體能活動、身體組成和體脂進行詳細的檢視，並在報告中提出上述因素與 17 個潛在癌症好發部位的罹癌風險之相對影響的判斷。這些報告發表於 1997 年和 2007 年，至今仍被認為是該領域最具權威性和影響力的報告。[130, 131] 這兩大機構的「持續更新計畫」（Continuous Update Project）仍繼續監測科學發現，並建立了中央數據庫，讓專家小組得以在新證據出現時進行審查和修訂建議。

P.48 表 2-4 提供了 2007 年研究結果的簡化版，因為它們與 6 種最直接受食物選擇影響的癌症有關。列為「明確」或「可信」的證據，被認為其權威性足以納入公共衛生目標（針對醫療衛生專業人員）和個人建議（針對社區、家庭和個人）；列為「可能有關」或「關聯性有限」的部分，儘管足以顯示出關於降低或增加癌症風險的整體趨勢，但還無法作為公共衛生目標和個人建議的依據。

對降低罹癌率提出的建議

WCRF ／ AICR 專家小組根據這些可信及明確的調查結果，建立了一套公共衛生目標和針對個人的建議。這些建議非常有可能成為抗癌的最佳防護措施，包括健康基本原則、人體運作機制和／或知識現況的簡要評論。[131]

體脂。在正常體重範圍內，盡可能維持精瘦的體態。整個兒童期和青春期的 BMI 值，都應維持在正常範圍下限較為理想。21 歲以上開始，則應維持在正常範圍內。整個成年期都應避免體重和腰圍增加。

雖然保有一些體脂似乎可預防停經前的乳癌，但體脂過度增加的話，又會增加食道癌、大腸直腸癌、胰臟癌、腎臟癌、膽囊癌、肝癌及乳癌（停經後）的罹病風險。體脂增加會導致荷爾蒙和類荷爾蒙化學物質的變化，如第一型類胰島素生長因子（IGF-1）、胰島素、瘦體素（leptin）和性類固醇，進而增加胰島素阻抗性。上述所有變化都可能引發發炎反應，間接提高罹癌機率。

體能活動。將保持活動力視為日常生活的一部分。人體需要適度的運動，建議以每天至少快走 30 分鐘為目標。體能提升後，每天進行 60 分鐘以上的中度運動，或 30 分鐘以上的劇烈運動。避免黏在沙發上看電視等久坐不動的習慣。

一些證據顯示，欠缺活動可能與肺癌和胰臟癌有關。數據一致表明，保持活動力可預防大腸癌、乳癌（停經後）和子宮內膜癌，而且可能可以預防與體脂過高相關的癌症。可預防罹癌的機制會因不同癌症而異，例如體能活動會縮短飲食中的致癌物質滯留在腸道的時間，因此可能可以減少罹患大腸癌的機率。有研究便指出，活動量大的人罹患大腸癌機率減少了 50%。[132] 運動也有利於荷爾蒙的代謝並降低體脂。

多少量算是安全範圍？

當哈佛大學公共衛生學院營養系主任兼流行病學家沃爾特‧威利特（Walter Willet）被問及「吃多少紅肉算是安全範圍？」時，他如此回答道：「幾乎所有的事物都是一樣的，食用的頻率和數量都會影響罹癌率，並沒有明確的切點。就像輻射，我們無法說哪個劑量可算安全。」[135]

容易增加體重的食物及飲料。限制高熱量食品的攝取，並避喝含糖飲料，高熱量加工食品則應盡少食用（堅果和種子等未加工食品不在此限，並無證據顯示它們可能導致體重增加）。專家們也呼籲人們少喝果汁，盡可能地少吃速食。

高熱量食物和含糖飲料不僅會使人攝入過多熱量，也會使體重增加，間接提升罹癌風險。通常，額外添加脂肪和糖的加工食品熱量都很高，雖然含糖飲料被水分稀釋過，熱量沒那麼高，但它們不如固體食物具飽腹感，反而容易在不知不覺中喝得過多。

植物性食物。飲食盡量以植物性食物為主，每天至少攝取 5 份 [7]（至少 400 g）各種非澱粉類的蔬果；每一餐都盡量食用未加工的穀物和／或豆科植物；限制精製澱粉類食物的攝取；以澱粉質根莖或塊莖類蔬菜為主食的人，也應確保攝取 5 份非澱粉類蔬果和豆科植物。

植物性食物對人體全身都具有保護作用。本報告包括的 17 個癌症部位之中，有 14 個部位會因攝取植物性食物而降低罹癌風險。由於植物性食物的熱量通常相對較低，但每大卡（kcal）的營養素（如維生素和礦物質）含量卻較高，所以有助於降低超重和肥胖的機率，並提升營養狀態。此外，這些食物含有大量的保護性化合物，包括膳食纖維、抗氧化成分和植化素，都有助於保護身體以避免可能致癌的細胞損傷。

相較於 2007 年，WCRF ／ AICR 如今更強烈建議大眾採取植物性飲食，包括膳食纖維含量高的食物，如全穀物、水果、蔬菜和豆類。最近一項整合分析報導，對於纖維攝取量偏低的人，每增加 10 g 的膳食纖維，就能降低 10% 的大腸直腸癌風險。[113] 自 2007 年發表研究以來，這項持續更新的計畫在 2011 年，將含有膳食纖維的食物，在防癌的證據力上從「可信」改列為「明確」，加強了其可預防腸癌的判定。[134]

---

7 審訂注：在台灣，蔬菜類生重以 100 g 為 1 份。

對於純素飲食的結論

從 WCRF ╱ AICR 專家小組的調查結果和建議來看，可預期的是，規劃完善的純素飲食能提供成效卓著的抗癌保護，特別是與飲食選擇密切相關的癌症形態。純素食者不僅體型較瘦，也攝取更多的膳食纖維、非澱粉類蔬果及豆科植物。他們從食物中攝取到更多的葉酸和抗氧化維生素，不吃肉類或動物性脂肪，規避乳製品，總脂肪攝取量較少。

動物性食物。限制紅肉的攝取，並避吃加工肉品。食用紅肉（牛肉、豬肉、羊肉和山羊肉）的人，應將食用量限制在每週低於 500 g，並且將加工肉類（以煙燻、醃製或鹽漬方式保存的肉類，如培根、薩拉米香腸、燻牛肉、鹽醃牛肉和火腿）減至最低。

2007 年公布的報告中，將紅肉和加工肉品與大腸直腸癌相關的證據力列為可信。也有少數證據指出，紅肉會導致食道癌、肺癌、胰臟癌和子宮內膜癌；加工肉品會導致食道癌、肺癌、胃癌和攝護腺癌；而煎肉、BBQ 烤肉或煙燻肉類都會導致胃癌。

2011 年「持續更新計畫」發布新聞稿指出，自 2007 年報告以來進行的 10 項新研究，更進一步加強了紅肉、加工肉品兩者皆與腸癌有關的證據。根據這篇回顧研究，如果一個人每天食用 100 g 的紅肉，罹患腸癌的風險會增加 17%；如果每天食用 100 g 的加工肉類，罹患腸癌的風險則會增加 36%。[134]

雖然科學家還不確定為何紅肉會增加罹癌風險，但可知所有這些肉類中存在的血基質鐵，會產生致癌化合物。加工肉類中的硝酸鹽（nitrate）、亞硝酸鹽（nitrite）和氮—亞硝基化合物（N-nitroso compounds），經高溫烹調後，也會產生異環胺（heterocyclic amines）等已知的致癌物質。

酒精飲料。節制酒精性飲料，男性每天飲酒以不超過 2 杯為限，女性每天不超過 1 杯。有明確的證據顯示，酒精會增加口腔癌、咽喉癌、食道癌、腸癌（男性）及乳癌的風險。酒精可能也會增加女性罹患肝癌和腸癌的風險。證據顯示**所有**類型的酒精飲料都脫不了關係，而且沒有所謂的安全攝取量。基於癌症的調查數據，應完全避免飲酒。

由於酒精本身就是一種溶劑，有可能使致癌物質更容易進入人體細胞，並且會產生乙醛（acetaldehyde）等活性代謝物，衍生出自由基（free radical）。更糟的是，酒精和菸草的加乘作用會增加罹癌風險，因為酒精會降低人體對於菸草所引發基因

突變的修復能力。

食品保存、加工與製備。少吃鹽，避吃發霉的穀物或豆類，避免鹽漬、醃製、過鹹的食物，也不要用鹽作為食物防腐劑。限制食用添加鹽的加工食品，以確保每日鈉的攝取量少於 2400 mg（也就是約 1 小匙＝ 6 g 的鹽）。要知道，我們吃入的鹽只有 11% 來自餐桌上或烹調過程中加入的，其他大多數是來自加工食品（更多關於鈉的資訊，詳見 P.212 ～ 215）。絕對不要吃發霉的穀類或豆類。

　　某些食品保存、加工和製備的技術，可能會增加罹癌風險。在檢視人們食用加工肉類、鹽漬食品和利用醃製、煙燻、醋漬保存的食物時，發現了強而有力的證據，證明它們的確會增加罹癌風險。鹽被認為是導致胃癌的可能原因。專家小組評估，如果每個人都能將鹽分攝取控制在 2400 mg（也就是 6 g 的鹽），則可預防群體中的 14% 人口罹患胃癌。

膳食補充劑。盡可能從飲食中滿足營養需求，不建議另外服用補充劑來預防癌症。雖然服用某些補充劑的確有益健康，譬如純素食者應補充維生素 B_{12}，以及居住在北緯地區的人應多補充維生素 D 等，但研究一般都未發現補充劑可降低罹癌率；有些證據甚至指出，高劑量補充劑可能會增加罹癌風險。

　　補充劑很少含有來自食物中、天然存在的保護性化合物之完整綜合營養素。舉例而言，維生素 A 錠便無法取代橘色、黃色和紅色蔬果中，可維持人體健康的類胡蘿蔔素（carotenoid）。基於這個因素，專家小組建議不要仰賴補充劑，而應廣泛攝取各式各樣的蔬果和其他植物性食物來預防癌症。

純素與奶蛋素食者的罹癌率

那麼，純素食者的罹癌率如何呢？有證據指出，罹癌機率會受終生、甚至是兒童時期的生活抉擇所影響。儘管目前有一些關於素食族群癌症發病率的資料，但可能還需要很長一段時間，才能獲得終生實行純素飲食者相關的可靠數據。另一方面，幾乎所有關於素食者的癌症研究都顯示，其發病率都比一般族群來得低。有一些（但不是全部）研究還表示，相較於同樣注重健康的非素食者，素食者的癌症發病率也較低。

　　少數研究報告列出了各種飲食組別（包括純素食者）的癌症發病率，雖然這些數據大部分都是將純素食者和其他素食者綜合統計；但「AHS-2」最近提出的一項數據，則已將純素與其他類型素食的受試者分開。

　　2012 年，「AHS-2」發布了一份檢視超過 6.9 萬人癌症發病率的研究報告，其中有近 3,000 例的癌症病例。與葷食的基督復臨安息日教會教徒相比，純素食者的

罹癌風險低了 16%，罹患婦女癌症的風險低了 34%。而該研究中的奶蛋素食者罹癌風險低了 8%，罹患胃腸道癌症風險低了 24%。[136]「AHS-2」的第二項研究報告表示，與非素食者相比，純素食者的癌症死亡率低了 8%，奶蛋素食者則低了 10%；男性純素食者的癌症死亡率比，男性非素食者低了 19%。[23]

2014 年，「EPIC-Oxford」小組在追蹤了平均近 15 年和 4,998 例的癌症病例後，公布了 61,647 名英國男性和女性的癌症發病率調整結果。與注重健康的葷食者相比，純素食者整體罹癌率低了 19%，奶蛋素食者低了 11%，海鮮素食者則低了 12%。

在奶蛋素與純素食者（歸在同一組）中，罹患胃癌的風險降低了 63%，多發性骨髓瘤降低 77%，淋巴／造血組織癌降低 36%，膀胱癌則降低了 38%。該研究對奶蛋素和純素食者罹患攝護腺癌、乳癌和大腸癌的比率則分別進行統計。縱使研究結果在統計學上未具顯著意義，但與健康意識較強的葷食者相比，純素食者的攝護腺癌發病率低了 38%，奶蛋素食者低了 13%，海鮮素食者則低了 24%；與葷食者相比，純素食者女性罹患乳癌的機率低了 13%，奶蛋素食者低了 6%，海鮮素食者則比葷食者高了 7%。一個令人驚訝的發現是，純素食者中大腸癌罹病率較高，儘管只有 19 例，而且在統計學上未具顯著意義。[137]

純素飲食之於癌症治療

許多證據和軼事都報導過，關於癌症患者攝取大量或完全只吃植物性飲食的絕佳反應。雖然這些證據引人感興趣，但並不能證明因果關係，也禁不起科學檢視。

關於純素飲食對癌症影響的研究，結構設計嚴謹的很少見，但有項研究值得一提。在一項 2005 年美國的攝護腺癌研究中，對於罹患早期攝護腺癌並選擇常規治療的男性，檢測其生活型態因素（純素飲食、運動、壓力管理、團體治療）介入治療的影響[138]，並將參與受試者隨機分配到對照組或生活型態介入組。

1 年後，對照組中的 6 名男性，他們依據病況惡化程度和／或攝護腺特異抗原（PSA）指數的增加，開始進行常規治療，生活型態介入組中則無人需要進行治療。結果顯示，對照組的攝護腺特異抗原增加了 6%，生活型態介入組則下降了 4%。此外，生活型態介入組的攝護腺癌細胞生長受抑制的程度，比對照組高了近 8 倍。這項研究提供了有力的證據顯示，生活型態因素（包括純素飲食）可有效減少早期攝護腺癌的惡化，但其他形式的癌症患者是否也能因此獲得類似的益處，仍需進一步研究。

純素與奶蛋素食者的癌症代謝標記

一些研究檢視了純素食者，或者受指示採行純素飲食的受試者體內的癌症代謝標記。雖然癌症的代謝標記不像心臟病或糖尿病那樣明確，但確實提供一些值得參考的資訊。有項研究比較了以下 3 組人的癌症代謝標記 [139]（IGF-1、一種已知的癌化促進劑）：以未加工生食為主的純素食者、耐力運動員，以及遵循西方飲食的非素食者。研究結果發現，純素食組的癌症代謝指標比西方飲食組低得多，也明顯低於長跑運動員（即便他們已控制體脂率）。其他幾種癌症風險代謝指標的測試結果，也都顯示純素食者和耐力運動員比西方飲食組有利，尤其是純素食者最具優勢。

第二項研究檢視了 292 名女性純素食者、奶蛋素食者和葷食者的 IGF-1 指數。IGF-1 指數較高時，可能導致罹患乳癌的風險增加。純素食者的平均血清 IGF-1 濃度，比葷食或奶蛋素食者低了 13%。不只如此，女性純素食者中，IGF 結合蛋白的程度較高，這表示可利用的 IGF-1 數量減少，進而降低純素食者的罹癌風險。[140]

芬蘭的一項小型研究中，比較了 40 名女性幾項有關癌症預防的檢驗指標，其中 20 名採純素飲食（以生食為主），20 名採非素食飲食。[73] 與非素食者相比，純素食者的 DNA 損害較小，和／或 DNA 的損傷防護力較佳。

在芬蘭的另一項研究中，針對採行純素飲食（以生食為主）1 個月的參與者，評估他們的癌症代謝標記變化。之後他們恢復一般非素食飲食 1 個月，再與全程採行非素食飲食的對照組進行比較。[141] 研究人員在研究中，測量了 4 種不同糞便酵素的活性，每種糞便酵素已知都會產生可能增加罹癌率的有毒化合物。在參與者開始純素飲食後 1 週內，他們體內 4 種酵素的活性都顯著下降，約降低了 33 ～ 66%；參與者開始純素飲食後的 2 週內，另外 2 種有毒代謝物從 30% 下降到 60%；當參與者恢復普通飲食時，這些有利的變化很快就消失了。在飲食型態並無改變的對照組成員中，則未觀察到糞便酵素和代謝物的變化。

一些研究已經證實，純素飲食（以生食為主）對腸道菌的正面影響。[142-146] 此外，奶蛋素和純素飲食中發生的一些代謝變化，還可能提供額外的抗癌保護：

- **終生減低雌激素受體刺激。**較低的雌激素濃度和終生減少雌激素受體刺激，可能會降低罹患乳癌風險。[147-151]
- **降低潛在致癌的膽酸（bile acid）濃度。**人體內將膽酸轉化為致癌性更高的次級膽酸的細菌，會因此減少。結腸 pH 值較低時，也能降低製造這種負面轉化過程的酵素活性。[152-157]
- **較大體積、較重以及較柔軟的糞便，都能增加排便的頻率。**排便次數增加，便能縮短潛在致癌物質傷害腸道內壁的時間。[149, 152, 158, 159]

- **減低糞便中致突變物質含量（破壞 DNA 的物質）。** 減少糞便中引發突變物質破壞 DNA 的機會，進而降低罹患大腸癌的風險。[160-164]
- **減少氧化壓力。** 較少的氧化產物和增加體內抗氧化成分，都能防止 DNA 損傷，可能會降低罹癌風險。[40, 43, 165-169]

生的植物性食物能提供更好的防癌效果嗎？

目前尚不確定什麼類型的植物性飲食，能提供最佳的抗癌保護作用；但我們確知的是，植物性全食物（全食物蔬食）絕對是解答中的重要角色，而生的蔬菜似乎又比烹調過的更加有益。

超過 20 多項研究，曾調查生的和煮熟蔬菜與癌症風險之間的關聯性。這些研究並未針對採行生食純素飲食[8]（raw vegan diet）的人，反而聚焦在特定的食物或食物成分可能帶來的好處。雖然多數研究已顯示，蔬菜攝取得愈多，罹癌風險就愈低；但與食用烹調過的蔬菜相比，食用生菜在這方面的結果則更為一致。[170]

2007 年，WCRF ／ AICR 飲食和癌症報告引用 23 項研究，針對只攝取生菜的人另外進行罹癌風險的統計。[131] 在這些報告中，有 16 項顯示食用生菜並提高攝取量，能使罹癌風險明顯降低。紐約哥倫比亞大學和西雅圖弗雷德哈欽森癌症研究中心（Fred Hutchinson Cancer Research Centre）的研究人員，在全面性地審閱文獻之後，提出了生菜的防癌效果為何比煮熟蔬菜更好的幾個原因。[170]

- 烹煮過的蔬菜會減少對人體的保護性物質，如維生素 C 和植化素，因為這些物質具水溶性和熱敏性。
- 某些植化素被酵素轉化成活性形式後，具有很強的抗癌效果，但食物一旦被加熱後，酵素便失去了作用（更多關於植化素和酵素的資訊，詳見 P.278 ～ 280）。
- 食物經烹煮後，會改變其物理結構及生理效應，例如可能減少非水溶性纖維，降低食物與致癌物質結合的能力。
- 高溫烹調食物會導致損害 DNA 的化合物形成，如丙烯醯胺（acrylamides）、異環胺、多環芳香烴（polycyclic aromatic hydrocarbons）和糖化終產物（AGEs）。（更多關於這些化合物的資訊，詳見 P.286 ～ 287）。

我們也知道，生食有利於改變腸道菌群，減少可能增加罹癌風險的有毒代謝物。

---

8 編注：以新鮮未烹煮、有機、潔淨的植物性食物為主，並以最天然的方式生食。同時也不食用動物性食物，以及經人工干擾（如農藥、化學肥料、化學添加物、輻射等）或污染的食物。

生食製備技術可增強食物中保護性物質的含量，或是這些化合物的利用率。舉例來說，將蔬果榨汁會去除可能抑制營養素和植化素吸收的植物細胞壁和植酸（phytate），催芽能增加食物中的營養素和植化素（更多相關資訊，詳見 P.278 ～ 279）。然而我們也必須知道，烹調可殺死潛在的有害生物，提高某些營養素如類胡蘿蔔素的生物利用率，減少抗營養因子，並提高某些食物的消化率，比如富含蛋白質的豆科植物。含水量高的烹調方法較佳，例如蒸煮，因為這種料理方式能使氧化產物降至最低，烹調溫度則應維持在 100℃ 或更低。

欲知更多資訊，可參閱本書作者另本著作《邁向生食純素飲食：生食純素飲食必備指南》（*Becoming Raw: The Essential Guide to Raw Vegan Diets*, Book Publishing Company, 2010）。

大豆對罹患乳癌機率的影響

關於大豆產品對癌症風險的影響，特別是對於乳癌，一直處於爭論不休的情況。大豆在豆科植物中較為獨特，因為它們含有俗稱異黃酮（isoflavone）的植物性雌激素，會跟雌激素受體位點結合。不過，植物性雌激素與人體內的雌激素不同，而且活性通常較弱。植物性雌激素在與受體結合時具有選擇性[9]，因此也被稱為選擇性雌激素受體調節劑（SERMs）。在人體的不同組織中，雌激素受體的類型，決定了異黃酮是否產生微弱的類雌激素作用或抗雌激素作用。[171]

多年來，人們對於大豆中所含的植物性雌激素，是否會像人體雌激素一樣產生作用，並增加癌細胞生長一事一直有所疑慮；醫生也因此警告雌激素受體陽性乳癌患者，應避免攝取大豆製品。然而最近的研究表示，在生殖細胞（例如乳房和子宮組織）中，異黃酮比較偏向發揮抗雌激素的作用；而在造骨細胞中，表現則類似微弱類雌激素的作用，異黃酮在兩種情況下都顯現有益的效果。[171, 172]

迄今為止的證據指出，終生攝取大豆，實際上可能有助於預防乳癌及改善乳癌的預後。[173, 22] 以下是關於大豆與乳癌研究結果的概述：

- 在兒童期及青春期攝取大豆製品，終生都能降低罹患乳癌的風險。[174-178]
- 在亞洲人口中，大豆異黃酮攝入量與乳癌罹患風險兩者之間，存在顯著的逆相關；即食用愈多大豆製品，罹患乳癌的機率愈低，不過這樣的關聯性並未

---

9 審訂注：植物性雌激素在與受體結合時具有兩種選擇：一是類雌激素效果，另一是抗雌激素效果。當植物雌激素的結構和雌激素有點類似但又不完全一樣時，以鑰匙來形容，植物性雌激素便是一把可以插進鑰匙孔，但不一定開得了門的鑰匙；在某些門（某些器官）可能開得了（發揮得了作用），這種情況就是類雌激素效果。反之，開不了門的狀況就等於空佔了位置，卻讓真正有效的雌激素無法與受體結合，因而發揮不了作用，所以就具有抗雌激素效果。

在西方人口中發現。[178-182]

• 大豆製品與亞洲人乳癌罹患風險之間的逆相關，在停經後婦女的身上，又比停經前婦女更為顯著。[180, 183]

• 大豆異黃酮中的大豆苷元（daidzein），可被細菌代謝為一種稱為 S 型雌馬酚（S-equol）的化合物，雖然相關研究不多，但確實可提供額外的抗癌保護。而亞洲人腸道中製造雌馬酚的細菌，也多於西方人。有趣的是，一項研究報告指出，素食者體內產生 S 型雌馬酚的可能性，是非素食者的 4.25 倍。[184, 185]

• 大多數研究顯示，攝取大豆異黃酮並不影響乳癌復發，甚至還能降低乳癌致死率，即便是雌激素受體陽性的乳癌患者，和使用荷爾蒙治療的乳癌患者也是如此。[186-192] 然而，韓國一項小型研究發現，大豆異黃酮攝入量過高（主要來自黑豆）時，儘管它可大幅降低了第二型人類表皮生長因子受體陰性（HER2-negative）乳癌患者的復發率，但卻會增加第二型人類表皮生長因子受體陽性（HER2-positive）乳癌患者的復發率。[193]

• 針對中國和美國女性的合併分析發現，大豆異黃酮攝入量最高（≥10 mg）的女性，死於乳癌的可能性降低了 17%，乳癌復發的可能性則降低了 25%。[194]

• 一個統合分析針對已經得到乳癌患者的中國和美國人研究顯示，與大豆攝取量最低的乳癌患者相比，攝取量最高的死亡率降低了 16%，癌症復發率降低了 26%。停經的女性中，較高的大豆攝取量可使雌激素受體陰性（ER-）乳癌患者的復發率降低 36%，雌激素受體陽性（ER+）乳癌患者的復發率降低 35%。[195]

• 大豆食品具有的任何抗癌防護作用，似乎都和它們的異黃酮含量有關。[22, 173]

• 帶有 BRCA1、BRCA2 乳癌遺傳基因（會增加乳癌罹患風險的突變基因）的受

試者中，大豆產品攝取量最高的前四分之一人口，其罹患乳癌的風險降低了61%，被認為與攝取大豆有關；反之，帶有相同乳癌遺傳基因，但肉類攝取量最高的前四分之一人口，其罹癌風險幾乎是原來的 2 倍。 [196]

重點：大豆的攝取通常能預防乳癌，或不影響罹癌率。而在乳癌的復發率及致死率，似乎能透過攝取大豆而降低。適量攝取（每天 2 份）傳統大豆食品（例如豆腐和豆漿）的族群中，潛在的助益最為明顯。

另一個值得注意的是，大豆攝取量也與降低攝護腺癌罹病率，以及減少攝護腺癌細胞生長有關。[171, 197-199]

純素飲食抗癌的優勢

根據目前可獲得的證據，純素食者在罹癌風險方面占有優勢。純素食者可以採取許多措施，將純素飲食的效益最大化。雖然現在評估純素飲食在癌症治療方面的潛力還為時過早，但規劃完善的純素飲食，似乎是任何治療方案的合理輔助。以下情報，有助於規劃最佳保護力的純素飲食：

§ 給純素食者的十大防癌飲食情報

1. 多吃植物性全食物，盡可能選擇當地的有機食品。

2. 每天的飲食中，至少包含 9 份蔬菜和水果，並加強攝取各色蔬菜和大量深色綠色葉菜。

3. 從各種植物性食物中所攝取的膳食纖維量，以每日至少 35 g 為目標。

4. 盡量少吃加工食品，特別是含有精製碳水化合物的食品。

5. 屏除含反式脂肪酸的產品。

6. 從堅果、種子和酪梨等脂肪含量高的原型全食物，來獲得所需的大部分脂肪，以確保足夠的必需脂肪酸（更多關於必需脂肪酸的資訊，詳見 P.124 ～ 125）。

7. 每天都食用生菜，並多自行催芽食物。

8. 烹調食物時，主要以水蒸煮的方式調理，例如清蒸和燉煮。

9. 使用可增強免疫力的香草和辛香料來調味，諸如薑黃、薑、大蒜、羅勒、奧勒岡、迷迭香和香菜。

10. 以純淨乾淨的水為飲料首選。其他的健康飲料包括新鮮蔬菜汁[10]和富含抗氧化成分的茶，例如綠茶。

---

10 審訂注：與蔬果汁不同，指純蔬菜製作無額外添加水果的飲品。

第二型糖尿病

根據美國疾病管制與預防中心（Centers for Disease Control and Prevention，簡稱CDC）的數據，美國糖尿病發病率在過去 50 年內增加了 9 倍以上，從 1950 年代後期的 0.9%，增加到 2010 年的 8.3%。若按照目前趨勢繼續下去，美國疾病管制與預防中心估計，到了 2050 年，將有多達三分之一的美國成年人會罹患糖尿病。[200, 201]

據統計，糖尿病是美國的第七大死因。然而這項數字卻掩蓋了大多數糖尿病患者並非死於糖尿病，而是死於心臟病、腎功能衰竭和其他與糖尿病相關併發症的事實。不過，美國並非唯一糖尿病激增的國家，糖尿病已成為二十一世紀全球性的瘟疫，無論貧窮或富裕的國家都無法倖免於難。

哪些人容易罹患糖尿病？

有些人認為，第二型糖尿病多是因先天不良基因，而非不良生活習慣所引起。雖然某些人確實帶有易感基因，但基因只是一把上了膛的槍，飲食和生活型態才是扣動扳機的關鍵。

馬紹爾群島人便是個慘痛的案例。馬紹爾群島位於夏威夷西南邊約 3,700 公里處，人口約 6 萬。遺憾的是，據統計，15 歲以上的馬紹爾群島住民中，有 28% 患有第二型糖尿病，35 歲以上的則有 50%。

70 年前，糖尿病在該地幾乎聞所未聞。雖然島民基因的變化從那時起即遭忽視，但飲食和生活型態有著深刻的變化。1940 年代的馬紹爾島住民身材苗條、體能很好，靠務農和捕魚為生。他們的飲食包括魚類和其他海鮮，以及椰子、麵包果、芋頭、露兜樹（pandanus）和綠色葉菜等食用植物。這些食物都是透過體力勞動所獲得，有助於人們燃燒熱量並保持健康。

今日的馬紹爾群島人普遍習慣久坐不動，主要都食用進口的加工食品。我想大概沒什麼別的飲食方式，會比他們目前所採行的，能更有效地誘發第二型糖尿病。馬紹爾群島典型的成人早餐，包括蛋糕甜甜圈或淋滿糖漿的鬆餅和咖啡；而兒童則是經常以冰棒、洋芋片、汽水或撒了果汁粉（Kool-Aid）的乾泡麵，作為一日的開端。午餐和晚餐主要是吃糯米飯配肉或魚，最喜歡吃的肉類是罐頭午餐肉、罐頭醃牛肉、雞肉和諸如火雞屁股的各種肉類，而且往往搭配含糖飲料一起下肚。

為了扭轉馬紹爾群島的流行性糖尿病，一家專門協助偏僻南太平洋島嶼醫療任務的基督教非營利組織——Canvasback Missions Inc.，與羅馬林達大學（Loma Linda University）一起和馬紹爾群島衛生部合作。他們在 2006 年，投入了一項以生活型態為主的糖尿病研究，由本書的合著者布蘭達·戴維斯擔任首席營養師，負責設計

和實施飲食治療計畫。

　　針對每個介入期間，約有一半的合格參與者，被分配到變動因素介入實驗組；另一半則被分配到對照組。實驗組成員在 3 ～ 6 個月期間，接受飲食和生活方式的指示；對照組則接受標準的治療（來自醫生和／或其他醫護人員所提出的多運動、吃得健康，並服用適當藥物的建議）。6 個月控制期結束之後，對照組就納入實驗組（儘管他們的數據從此不能用於分析）。

　　生活型態介入的兩個關鍵因素是飲食和運動。該治療的主要目標，是克服胰島素阻抗並盡可能恢復胰島素敏感性。飲食的主要目標則在於維持血糖控制、減少發炎反應、減少氧化壓力，和恢復營養狀態（關於這些參數如何實際實行，詳見 P.277 ～ 283）。為完成這項計畫，飲食參數的設定如右頁：

表 2-5 關於飲食攝取與糖尿病罹病風險的觀察性研究

研究名稱，論文主作者，發表年分	受試者樣本數（追蹤時間）	可能提高罹患率的膳食因素	可能降低罹患率的膳食因素
胰島素阻抗及動脈粥狀硬化研究 里斯（Liese），2009	880 名男性及女性（5 年）	紅肉、精製穀類、豆類（以墨西哥辣醬、墨西哥捲及二度油炸豆類加工製品的形式）、炸馬鈴薯、蛋、乳酪、番茄（以義大利麵醬及披薩鋪料的形式）	
多族群之動脈粥狀硬化研究 奈勒頓（Nettleton），2008	5,011 名男性及女性（5 年）	紅肉、高脂乳製品、精製穀物製品、豆類、番茄醬等番茄加工食品。	綠色葉菜、水果、全穀類、堅果、種子、低脂乳製品
倫敦大學學院主導的「白廳二期研究」 布魯納爾（Brunner），2008	7,731 名男性及女性（15 年）		蔬菜、水果、全麥麵包、多元不飽和脂肪酸含量高的人造奶油
墨爾本研究 哈基（Hodge），2007	31,641 名男性及女性（4 年）	紅肉、加工肉品、炸魚、加入大量油脂烹調的馬鈴薯	沙拉、烹調過的蔬菜、全穀類
歐洲癌症與營養前瞻性調查－波茨坦（Potsdam）研究 海德曼（Heidemann），2005	192 個案例及 382 個控制對照組（追蹤時間未知）	紅肉、加工肉品、禽肉、精製麵包、汽水、啤酒	新鮮水果
芬蘭莫拜爾（Mobile）臨床醫學研究 蒙托南（Montonen），2005	4,304 名男性及女性（23 年）	紅肉及加工肉品、奶油、高脂牛奶、馬鈴薯	水果及蔬菜
護理師健康研究 馮（Fung），2004	69,554 名女性（14 年）	紅肉及加工肉品、糕餅甜食、炸薯條、精製穀類	蔬菜、水果、全穀類、魚、禽肉、低脂乳製品
專業醫護人員追蹤研究 范達姆（van Dam），2002	42,504 名男性（12 年）	紅肉及加工肉品、糕餅甜食、炸薯條、精製穀類、高脂乳製品	

參考出處：[202]

- 採行植物性飲食，並且是全食物。
- 最少量的精製碳水化合物。
- 最少量的穀麥粉，例如麵粉。
- 控制全穀類食物的份量。
- 極高纖食物（每天 40 ～ 50 g 或更多）。
- 著重於攝取富含黏稠纖維的食物，例如亞麻仁籽、燕麥、大麥、豆類、關華豆膠（guar gum）、洋車前子種子（psyllium seeds）。
- 來源健康的適量脂肪，例如堅果、種子和椰子（將來自脂肪的總熱量控制在 20 ～ 25%）。
- 低飽和脂肪（小於總熱量的 7%）。
- 零反式脂肪酸。
- 足夠的 omega-3 脂肪酸（可食用魚類）。
- 植化素和抗氧化成分含量高的食物。
- 減低來自食物中的氧化物質。
- 低升糖負荷的食物。
- 適量的鈉（每天低於 2300 mg）。

在最初的 2 ～ 4 週內，這個計畫的成果非常出色。參與者的空腹血糖，平均可降低超過 70 mg/dL（4 mmol/L）；每週平均體重減輕約 1 kg；總膽固醇、低密度脂蛋白膽固醇、三酸甘油酯及血壓也都急遽下降。到了第 12 週，糖化血色素（HbA1c，也稱為 A1C 或 A1c 血紅素，測量 2 ～ 3 個月的血糖控制指標）下降 2 點，高敏感度 C- 反應蛋白下降 1.2 點。參與者更一致反應，其腿部、手臂和關節的疼痛大幅減少，或甚至完全消失。許多人注意到身體活力和頭腦清晰度提升，夜間如廁次數減少，以及慢性便祕的症狀迅速解除，大多數參與者因此停用糖尿病藥物。

12 週後，改善的進度視參與者實行計畫的決心而有所不同。堅持這項計畫的人持續有所進展，有些人完全逆轉了病況，再也不需要服用藥物，而且血糖指數維持在正常範圍內。馬紹爾群島人的實驗結果證明了，幾近純素飲食的生活型態對健康的貢獻。

糖尿病及飲食模式

植物性飲食在許多研究中，均顯示出正面的成果。2011 年，研究人員廣泛地審視了飲食模式、營養素和食物，與罹患糖尿病相關的全球流行病學及臨床試驗證據。[202] 研究論文作者的總結如下：

表 2-6 各飲食組別的糖尿病罹患率

在 2009 年的「AHS-2」研究中，初期糖尿病罹患率基線數據（收集期間為 2002-2006 年）					
	純素食者	奶蛋素食者	海鮮素食者*	半素食者*	非素食者
參與人數	2,731	20,408	5,617	3,386	28,761
2009 年糖尿病罹患率（%）	2.9	3.2	4.8	6.1	7.6
BMI 值	23.6	25.7	26.3	27.3	28.8
隨所有因素調整的勝算比**	0.51	0.54	0.7	0.76	1
隨所有因素調整、BMI 值除外的勝算比**	0.32	0.43	0.56	0.69	1

「AHS-2」於 2 年後（2011 年），追蹤在基線期間未罹患糖尿病受訪者進展為糖尿病的發病率數據					
	純素食者	奶蛋素食者	海鮮素食者*	半素食者*	非素食者
參與人數	3,545	14,099	3,644	2,404	17,695
自基線期間後，進展為糖尿病的發病率（%）	0.54	1.08	1.29	0.92	2.12
隨所有因素調整的勝算比	0.381	0.618	0.79	0.486	1
隨年齡調整的勝算比	0.228	0.461	0.597	0.38	1

參考出處：[4, 203]

* 「海鮮素食者」與「半素食者」指的並非真正的素食者，而是飲食中以素食為主的人。海鮮素食者是吃素食加魚類等海鮮之人；半素食者是指每週吃不到 1 次，但每月不止 1 次食用肉類、禽肉或魚類的人。

** 勝算比：「所有因素」根據年齡、性別、BMI 值、種族、教育程度、收入、運動量、觀看電視頻率、睡眠習慣和飲酒量進行調整。勝算比比較的是兩組不同人罹患糖尿病的概率。如果一組的勝算比是 1.0，表示糖尿病發病率與對照組（在此研究裡即非素食者）相同；如果一組人的勝算比小於 1.0，表示糖尿病發生率低於對照組。

> 「在維持理想體重的同時，再加上提倡所謂的謹慎飲食（prudent diet，即攝取較多可促進健康的推薦食材，特別是植物性食物，以及攝取較少紅肉、肉類製品、甜食、高脂乳製品和精製穀物）；或採行富含橄欖油、水果和蔬菜的地中海飲食，包括全穀物、豆類和堅果、低脂乳製品，以及適度飲酒（以紅酒為主）。以上兩者似乎是降低糖尿病罹患率的最佳策略。」[202]

本報告所審查的觀察性研究概要，總結於表 2-5。研究報告依出版日期、由新至舊列出。研究報告顯示，與糖尿病罹患率增加最明顯相關的飲食因素，幾乎完全來自兩類食品──動物製品和加工食品，包括紅肉、加工肉品、高脂乳製品、反式脂肪、油炸食品、汽水和精製碳水化合物食品（白麵粉和含糖製品）；而與糖尿病

罹患率降低最密切相關的飲食因素，是植物性的食物或食物的組合，例如蔬菜、水果、全穀物和膳食纖維。

純素及接近純素飲食族群的糖尿病罹患率

雖然大眾可能預期純素及接近純素飲食族群的糖尿病發病率應該較低，但在 2009 年「AHS-2」發布各種飲食組別糖尿病發病率的數據之前，其實完全欠缺相關資訊。[4]「AHS-2」的受試者皆為基督復臨安息日教會教徒，基本上是一個不抽菸、幾乎不喝酒，而且普遍注重健康的群體。這意謂著所有研究的飲食組別，本來就有偏健康取向的共通點。

在這項研究中，超過 6 萬名參與者，完成了 50 頁關於健康狀況和生活型態選擇的問卷（數據收集基線為 2002 ～ 2006 年）。問卷的其中一題是，受訪者是否被診斷出患有糖尿病。在 2009 年初步研究結果中，純素食者只有 2.9% 被診斷出罹患糖尿病，而非素食者為 7.6%（見 P.62 表 2-6）。

「AHS-2」隨後在 2011 年發布了第二份報告。這是在第一份調查問卷 2 年後，向 4.1 萬多名參與者所提出的後續問卷調查結果。報告提供了在之前未診斷出罹患糖尿病的參與者中，關於病程進展的資訊。[203] 這 2 年期間，純素食者只有 0.54% 罹患糖尿病，而非素食者為 2.12%（見 P.62 表 2-6）。

而那些可能會影響研究結果的生活型態因素，在這份資料中的數據都進行了相關的調整。譬如，有些數據會依據複合因素（即「所有因素」）來進行調整，包括年齡、性別、BMI 值、種族、教育程度、收入、運動量、觀看電視頻率、睡眠習慣和飲酒量。這些因素都已被考慮在內，以便能個別觀察出與糖尿病發病率關聯性最高的飲食差異。依所有因素進行調整後，純素食者罹患糖尿病可能性（勝算比 ＝ 0.51），與 2009 年報告中的非素食者相比低了 49%，與 2011 年的報告相比則低了 62%（勝算比 ＝ 0.381）。除了 BMI 值以外，一些資料數據已針對其他所有因素進行了調整，所以能看出飲食和體脂都是影響糖尿病發病率的原因。例如在 2009 年的報告中，對 BMI 值以外的所有因素調整了數據後顯示，純素食者罹患糖尿病的風險（勝算比 ＝ 0.32）比非素食者低了 68%。

最後是 2014 年的一項研究，比較了同樣注重健康的一群台灣佛教志工的糖尿病發病率，他們是採行素食（接近純素 [11]）和葷食。依據年齡、BMI 值、教育程度、家族糖尿病史、運動量、吸菸和飲酒因素調整後的數據顯示，採行素食（接近純素）飲食與較低的糖尿病機率有關，素食者有糖尿病的比率，比葷食者：男性低了 51%

---

11 編注：Near vegan diet。原則上採素食飲食，但可接受少量食用一些食品包裝上看不出含有動物性原料，或者不會導致動物死亡的動物性副產品，例如蜂蜜。

（勝算比＝ 0.49）；停經前婦女低了 74%（勝算比＝ 0.26），停經後婦女則低了 75%（勝算比＝ 0.25）。[204]

根據這些研究結果可知，純素和接近純素飲食預防糖尿病的效果極佳；即便將 BMI 值和其他生活型態因素也考慮進來，跟一般飲食方式相比，差異仍舊很大。

紅肉及加工肉品與糖尿罹病風險增加皆有關，可能是由於肉類中的飽和脂肪和血基質鐵，或加工肉類的硝酸鹽和亞硝酸鹽成分。[203] 純素食和接近純素食者或許是因為攝取了更多的植物性全食物，並且規避肉類，所以享有健康方面的優勢。

純素食族群中的糖尿病代謝指標

以糖尿病代謝指標來量測純素飲食的效果時，純素飲食的好處更加獲得進一步的證實。2005 年，美國有項研究針對一般純素食者（非特殊純素飲食者 [12]）與非素食對照組，在飲食攝取、胰島素敏感性和肌肉細胞內脂質（IMCL）含量進行了評估。[205] 肌肉細胞內脂質，是積聚在細胞內的脂肪，它會干擾胰島素作用並增加胰島素阻抗。而純素食者的比目魚肌纖維（soleus muscle fiber，代謝葡萄糖的主要部位）內的脂質含量明顯較低。研究人員還表示，純素食者的 β 細胞功能明顯更好；這代表純素食者產生胰島素的胰臟 β 細胞，比非素食者能更有效地發揮作用。這些結果都顯示，純素食者的代謝比對照組的非素食者來得更好。

純素飲食也為超重的停經婦女帶來明顯好處。美國責任醫療醫師委員會（Physicians Committee for Responsible Medicine，簡稱 PCRM）在 2005 年進行了一項研究。他們將 64 名超重、但未罹患糖尿病的停經婦女，隨機分配到低脂純素飲食組或國家膽固醇教育計畫第二階段指示飲食組（NCEP II）。[206] 經過 14 週的飲食治療後，純素食組的體重減輕超過 50%（5.8 kg）；相較之下，NCEP II 組則減輕 3.8 kg。在純素食組中，空腹血糖共下降 6.5 mg/dl（0.36 mmol/L）；而 NCEP II 組則下降了 1.8 mg/dl（0.1mmol/L）。純素組的胰島素敏感性增加 1.1，NCEP II 組的胰島素敏感性增加 0.3。

2007 年，一個德國研究小組測量了純素飲食對血糖濃度（升糖指數〔GI〕及升糖負荷〔GL〕）的影響。[207]（更多關於 GI、GL 的資訊，詳見 P.180 ～ 182）純素食者攝取了大量的膳食纖維，平均每天接近 57 g，純素食組的飲食內容平均 GI 值為 51。相比之下，4 項大型研究報告指出，普通族群中有 20% 的人，其飲食內容 GI 值最低範圍為 64 ～ 72，其餘族群的飲食則有更高的 GI 值。

此外，純素食族群所測得的平均 GL 值是 144，與針對葷食者的觀察性研究相

12審訂註：意指非「生食純素者」（Raw Vegan），或「果食純素者」（Fruitarian）。

比，屬於低至中等。例如，在「護理人員健康研究」（Nurses' Health Study，簡稱NHS）中，GL 值是落在 117 ～ 206。研究論文作者得出以下結論：相較於非素食飲食，純素食飲食因為攝取了大量蔬果、全穀物、豆科植物和堅果，因此有著低 GI 和低 GL 的特點。證據亦顯示，如此的差異，使得純素食飲食在糖尿病及心血管疾病的罹病風險上佔有優勢。[207]

2007 年，另一項美國研究報告顯示，與耐力運動員和遵循標準西方飲食的人相比，採行純素生食飲食的受試者，其空腹血糖、空腹胰島素、胰島素阻抗和發炎狀況（測量高敏感度 C- 反應蛋白濃度）都有明顯降低。[67]

純素飲食之於糖尿病治療

大量的報告指出，採行植物性或純素飲食可完全逆轉第二型糖尿病。一些機構如魏瑪中心（Weimer Center）、真北健康中心（TrueNorth Center）、喬爾・傅爾曼博士（Dr. Joel Fuhrman）網站、美國生活型態中心（Lifestyle Center of America）、生命之樹（Tree of Life）、麥肯道格爾醫生健康和醫療中心（Dr. McDougall's Health and Medical Center）、關島的「健康生活計畫」（Newstart in Guam）以及馬紹爾群島的糖尿病健康中心（Diabetes Wellness Center），皆提供生活型態規劃療程，並記錄了所有參與者成功逆轉糖尿病的過程。雖然各個計畫所設計的澱粉、脂肪和生食含量各不相同，但它們共同的飲食基礎都是攝取未加工的植物性全食物。這些飲食的特點為：富含膳食纖維、植物化合物與抗氧化成分、低飽和脂肪酸、零反式脂肪酸及零膽固醇。

美國首次以純素飲食成功治癒糖尿病的報告，於 1994 年發表。21 名患有第二型糖尿病和糖尿病神經病變（神經損傷）的患者，接受了 25 天的居家治療，除了運動以外，並採行低脂（總熱量的 10 ～ 15% 來自脂肪）、高纖、不含精製食物的純素食飲食。

在 4 ～ 16 天內，21 名患者中，有 17 人完全消除了與糖尿病神經病變相關的疼痛，雖然麻木感持續存在，但有明顯改善。25 天內，體重平均減輕近 5 kg，空腹血糖下降，胰島素需求減少五成；5 名參與者不再需要口服降血糖藥物。針對這 17 人的後續追蹤指出，有 71% 的人持續參與計畫，除了 1 人以外，其他 16 人的糖尿病神經病變症狀皆持續獲得緩解，或有進一步的改善。[208]

從那時起，PCRM 研究人員及其同事進行了幾項試驗，以測試低脂純素飲食（無熱量限制）在第二型糖尿病治療方面的效果。有一項捷克的研究同樣也比較了限制熱量的接近純素飲食（純素食加上每天不超過 1 份低脂優格），對於治療第二型糖尿病的效果。[209]

這些隨機對照的臨床試驗顯示，以純素飲食治療第二型糖尿病比傳統食療更為有效。PCRM 研究小組於 1999 年的初步試驗研究中發現，與謹慎的傳統食療相比，低脂純素飲食與降低體重、血脂、空腹血糖和糖化血色素的關聯性更高。[210] 這樣的結果值得關注，因為即便純素食者並未限制熱量、碳水化合物或飲食份量，而且還攝取了更多的碳水化合物，但對於口服糖尿病藥物的需求卻降低了更多。

PCRM 在 2004 年啟動了第二項研究，這次是針對 99 名第二型糖尿病患者進行為期 74 週的追蹤調查。參與者以隨機的方式，將 49 名分配至純素飲食組、50 名分配至美國糖尿病協會（American Diabetes Association，簡稱 ADA）飲食組，並遵循 ADA 於 2003 年公布的飲食方針。2006 年，該研究公布了前 22 週的臨床發現。[211] 在這段期間，雖然兩組的糖尿病標記都有顯著改善，但純素食組的改善幅度比對照組更大。

2009 年，該研究發布了 74 週的追蹤結果 [212]。相較於起始點，在第 22 週時，兩個飲食組別對大多數的臨床標記的影響都有所改善，但整體來說，在第 74 週時純素食組相較於 ADA 飲食組，則顯現出更大的差異。同樣值得注意的是，以往對於純素飲食的接受度經常引發質疑，而這項研究參與者則認為此研究證明了，純素食和 ADA 指示的飲食都是可接受的。[213]

2011 年的一份報告，將 PCRM 研究在 22 週時的 GI 值和 GL 值進行了比較 [214]。純素食者的 GI 值較低，代表在食物的選擇上整體 GI 值較低、GL 值較高。GL 值反映了碳水化合物的總攝入量，純素食組在 22 週時平均每天攝取 245 g 的碳水化合物；相反地，ADA 指示飲食組每天平均卻只吃了 170 g。雖然在這次的研究中，GL 值與體重減輕或糖化血色素的變化無關，但 GI 值往往是減重的預測指標。GI 值每減少 1 點，參與者的體重便會減少約 0.2 kg；回推來看，體重減輕也可視為是糖化血色素降低的前兆。

即便有許多已發表的文獻都強調極低脂純素飲食，但也鮮少有觀點認為，高脂肪植物性全食物不利於預防和／或逆轉第二型糖尿病。相反地，有相當多的證據顯示，高脂肪植物性食物（尤其是堅果）可能有益身心。在「護理師健康研究」中，即使在調整了其他危險因子之後，食用堅果醬和花生醬，也與罹患糖尿病風險呈現逆相關。[215] 每週吃 5 份或更多堅果的人，與完全或幾乎不吃堅果的人相比，發展成糖尿病的風險下降了 27%；而每週吃 5 份或更多花生醬的人，也比完全或幾乎不吃堅果的人降低了 21%。

「護理師健康研究」在針對罹患第二型糖尿病女性子群的研究報告中更發現，每週吃 5 次或 5 次以上的堅果或花生醬的人，與完全或幾乎不吃堅果或花生醬的人相比，她們罹患心血管疾病及心肌梗塞（心臟病發）的風險降低了 44%。[216] 研究

人員認為，這是由於堅果對血膽固醇指數[217]、氧化壓力[218, 219]、炎症標記物[215, 220]及血糖控制[219, 221-224]的有利影響，進而提供能對抗這類疾病的保護。

堅果和其他高脂肪植物性食物的 GI 和 GL 值非常低，且近期證據顯示，食用堅果能減緩餐後血糖濃度和胰島素反應。[223, 224] 吃堅果搭配馬鈴薯、義大利麵、米飯或麵包之類的高碳水化合物餐點時，即便碳水化合物的攝取量增多（但堅果僅含少量碳水化合物），仍可減緩血糖反應。這可能是因為堅果延緩了食物流進小腸的速度。[223, 224]

儘管大多數研究都聚焦在堅果上，但種子也能提供至少相同、甚至是更多的益處。種子的蛋白質含量更高（種子中約有 12 ～ 30% 的熱量來自蛋白質，堅果中則約有 4 ～ 15% 的熱量來自蛋白質），且種子的脂肪含量略低，而且維生素 E 含量通常也比堅果來得高，必需脂肪酸含量也高於堅果（核桃除外）。

純素飲食的缺點

雖然純素飲食很顯然可預防糖尿病，但維生素 D 和 B₁₂ 的攝取量稍嫌不足，這使得純素飲食有時顯得不盡理想，而且反而可能加速糖尿病程的發展。近期的證據指出，許多糖尿病或初期糖尿病患者的維生素 D 偏低，然而缺乏這種營養素可能會促使病況惡化。[225]

常用於治療糖尿病的藥物，例如二甲雙胍類降血糖藥（metformin），可能會減少維生素 B₁₂ 的吸收，並進一步降低體內的 B₁₂ 狀態，進而增加同半胱胺酸濃度和周邊神經病變（導致手腳疼痛和麻木的神經損傷）。[226] 在科學評論文章中可發現，維生素 B₁₂ 是治療糖尿病所引起周邊神經病變的有效方法[227]，甚至比常規用藥更加有效。[228]

Omega-3 脂肪酸狀態偏低，可能會增加糖尿病患者罹患憂鬱症的風險。[229] 長鏈 omega-3 脂肪酸對於預防憂鬱症的效果似乎最好，不過它們對胰島素敏感性和代謝控制的影響甚弱，臨床試驗顯示其效應極小，甚至有負面影響。[230]

純素飲食對抗糖尿病的優勢

第二型糖尿病是二十一世紀的瘟疫，它並非透過病毒或細菌傳播，而是由於消費文化和生活型態的轉變，間接助長飲食過度和低活動量。雖然研究中提倡以純素飲食來治療糖尿病還處於早期階段，但迄今公布的數據證實，全食物純素飲食似乎比傳統療法更加有效。馬紹爾群島人和健康生活型態導向的醫療中心，他們努力的成果證實了，規劃完善的純素飲食可逆轉某些人的第二型糖尿病。

為了盡可能提高純素飲食在治療或預防第二型糖尿病的潛在益處，必須以植物

性全食物作為飲食的基礎，如蔬菜、水果、豆科植物、堅果、種子和全穀物。謹慎設計飲食也同樣重要，以確保攝入所有足夠的營養素，尤其是維生素 B$_{12}$、D，以及必需脂肪酸。

骨質疏鬆

如果你問一般人哪種食物最能強健骨骼，他們可能會回答牛奶或乳製品。對大多數消費者來說，流行的廣告口號「你喝牛奶了嗎？」已經和「強健骨骼」劃上等號。各個年齡層的人都以為不喝牛奶可能會危害健康，但事實證明，攝取最多鈣質（同時也是吃了最多乳製品）的消費者，也無法避免罹患骨質疏鬆症。實際上，他們發生骨質疏鬆症的機率，甚至比一些鈣質攝入量低得多的人還要高。

雖然有些人認為，這代表乳製品會導致骨質疏鬆，但證據並無法證實這一點。大量針對飲食和生活習慣相近，但乳製品攝取量不同的消費者群體的研究發現，攝取較多乳製品的人，他們的骨密度往往比沒吃乳製品的人更好。所以其中究竟發生了什麼事？

簡單來說，骨質疏鬆症並不是因為「缺乏牛奶」，它甚至不是因為「缺乏鈣質」所引起的疾病。骨質疏鬆症是一種許多因素交互作用而引發的疾病。鈣質對骨骼健康很重要，但透過選擇其他飲食方式和生活型態也能增強鈣質的影響力，而且不需要仰賴來自於動物的牛奶。

沒有人會質疑牛奶是富含鈣質的來源（每杯 250 ml 的牛奶能提供約 300 mg 的鈣質），但這不表示牛奶對人類的重要性勝過於鹿奶。順道一提，鹿奶所含鈣質還是牛奶的 2 倍。[231] 在石器時代，人類無法從其他物種獲得動物奶時，鈣質攝取量估計每天平均有 2,000 mg 或者更多，主要來自野生的綠色葉菜和其他植物性食物，而非來自於動物奶。[232]

純素食者的骨質狀態如何？

純素飲食並不能保證使骨骼強壯，但也不會妨礙骨骼的發展。如果飲食規劃得當，可以在不攝取一滴牛奶的情況下，維持良好的骨骼健康。然而，目前關於純素食者骨骼健康狀態的研究並不多，而現有的數據對純素飲食不是那麼有利。

15 項原始研究（original study）檢視了純素或接近純素食者的骨骼健康狀態。[233-247] 12 項研究估測了純素食者的骨密度（bone mineral density，簡稱 BMD）、骨礦質含量和／或骨頭寬度，並與奶蛋素食者和／或非素食對照組進行比較。[233-244] 上述的兩項研究，都對純素食者的骨密度和骨折發生率或骨折風險提出報告。[245, 246] 一組研究人員的報告中，則是將純素食者與其他飲食組別的骨折發生率

進行比較。[247]

在評估骨密度的 14 項研究中，有 8 項報告顯示，相較於奶蛋素食者或非素食者，純素食者的骨骼健康指標明顯較低 [233-239, 246]，骨密度平均低了 10 ～ 20%。6 項研究則發現，將純素食者的骨骼健康狀態與其他飲食組相比，這方面的差異很小，或甚至沒有差異。[234, 241-245]

在評估骨折風險或骨折發生率的 3 項研究中 [245-247]，其中有 1 項顯示純素食者的骨折風險增高 [246]，以及 1 項顯示骨折發生率增高。[247] 首先，一項關於台灣奶蛋素和純素食者的研究統計出，長期純素食者（至少 15 年）的腰椎骨折指數不良比其他奶蛋素食者、純素食者高 2.5 倍。[246] 其次是英國的一項大型研究，研究檢視了各種飲食組別的骨折發生率；該報告指出，純素食者的骨折發生率比其他飲食組多了 30%。[247] 再來是越南一項研究發現，純素食者的骨折發生率，與非素食者並無差異。[245]

沒有研究指出，純素食者的骨骼健康狀態比奶蛋素或非素食者明顯更好；但值得注意的是，這些研究中參與者所採行的純素飲食，通常幾乎不含添加鈣質或維生素 D 的食品。不過現今的非乳製品飲品往往額外添加了鈣質和維生素 D[13]，這一直是北美國家自 1990 年代後期以來的普遍作法。在食品中添加營養素，可預期有利於純素食者的骨骼健康以及未來的研究結果。

在審視目前的證據後，純素飲食顯然無法為骨骼疾病提供特別的保護，但仍有合理證據表明，純素食者可以達成並保持良好的骨骼健康。老年人的骨骼健康狀態不僅反映出終生的飲食習慣，也反映了日曬和運動程度。當我們考量影響骨骼健康的飲食因素、以及選擇純素飲食會對這些因素產生什麼影響時，我們可以為純素食者建立起基本法則，以便終生都能增進並保持骨質量。

骨骼的益友與損友

有兩類因素會增加罹患骨質疏鬆症的風險。一種是先天無法改變的，包括遺傳、家族病史、高齡、女性、白種人或亞洲人血統；另一種是可改變的行為，如吸菸、大量飲酒、運動不足、日曬以及規劃不當的飲食。雌激素或睾固酮偏低時，也會增加骨質疏鬆風險，不過這個狀況可以透過治療來改善。

生活型態的選擇，對於人體產生和所能維持的骨骼質量和數量，都會造成深遠的影響。舉例來說，體能活動（尤其是負重運動）會向骨骼傳達訊息，以加強造骨

---

13 審訂注：此處所指的是外國超市購買的到的營養強化植物奶，如豆漿、燕麥奶、榛果奶、杏仁奶等堅果奶……等；或是部分果汁（如柳橙汁）會額外強化鈣質、維生素 D。而在台灣如果要確認購買到的植物奶是否有額外添加鈣質、維生素 D，可查閱營養成分。

作用，有助於增加兒童和青少年時期的骨密度 [248]，並且會隨身體年齡增長保持骨密度。[249]

食物選擇與骨骼健康之間的關聯則更為複雜，而且目前的研究結果並不一致。我們已經知道，飲食因素包括適當攝取鈣、鐵、鋅、銅、硼、氟、鎂、錳和維生素 D、K 與 C，對於骨骼健康有著積極的貢獻。當然，也可以藉由充分的日光浴（見 P.72 ～ 73）以達到良好的維生素 D 狀態。多吃水果、蔬菜 [250] 和大豆食品，可抑制骨骼分解，進而提供保護。[251, 252]

磷是骨骼重要的結構性礦物質，然而，高磷（每日超過 3 ～ 4 g）低鈣的飲食，可能會破壞鈣質平衡而動搖骨本。[253, 254] 此外，雖然一般認為蛋白質也有保護骨骼的作用，但蛋白質攝取量過高反而不利，尤其是當鈣質攝取量低時。[255] 蛋白質過量（特別是動物性蛋白質），會增加代謝性酸負荷和鈣質排泄。若鈣質攝取量不足以彌補這些損失，便可能導致鈣離子負平衡（見 P.71）。純素飲食產生的代謝性酸負荷偏低，且會減少尿鈣排泄量 [256]，但純素飲食通常鈣質含量較低，這也可能對骨骼產生負面影響。

不利骨骼健康的飲食因素。 由於純素食者通常不會攝入既成的維生素 A，因為它不存在於植物中。而且他們的鈉、酒精和咖啡因攝取量往往較低，因此可以保護他們免於這些飲食因素可能造成的不利影響：

- **鈉。** 鈉和鹽會增加尿液和汗排出的鈣質。
- **咖啡因。** 咖啡因似乎會減少鈣質吸收。然而，少量增加鈣質攝入量，可以徹底緩解這種影響，例如在咖啡中添加牛奶，可補償因咖啡因成分而減少的微量鈣質吸收。[232]（添加鈣質的豆漿可能也有相同效果。）
- **酒精。** 長期飲酒過量也會降低鈣質和維生素 D 的吸收，並且可能損害肝臟，減低身體活化維生素 D 的能力。酒精還會減少雌激素的產生，進而減損女性的造骨能力。[257, 258]
- **維生素 A。** 既成的維生素 A 或視黃醇（retinol，從動物性食品和一些補充劑中可獲得的維生素 A），是骨骼生長所必需。然而，攝取量太高會促使骨質分解，並干擾維生素 D 增進鈣質吸收的作用。而來自植物的維生素 A 先質，如 β 胡蘿蔔素，則沒有這方面的影響。[258, 259]

既成的維生素 A 過量，在生命週期的各個階段可能都會產生不良影響。由於過量維生素 A 可能對嬰兒有害，因此建議孕婦應避免攝取富含大量維生素 A 的食物，例如動物肝臟和其他動物內臟。[260] 維生素 A 的上限攝取量（UL）為每日 3,000 mg

視黃醇當量（RE），1 份 100 g 的牛肝，即含有近 9,600 RE 的維生素 A。對於骨折高風險的停經婦女，美國國家醫學院（Institute of Medicine，簡稱 IOM）建議，將既成的維生素 A 攝取量進一步限制在每日 1,500 mg RE。因為過量攝入會進一步損害骨骼強度。[260, 261]

許多飲食因素都會對骨骼健康產生正面影響，而純素食者往往攝取更多這些因子，包括鉀、葉酸、水果、蔬菜、維生素 K、C，可能還有大豆食品。但另一方面，他們的鈣質、維生素 D 和蛋白質攝取量往往較低，這些營養素對於維持骨質恆定同樣至關重要。鈣、維生素 D 和蛋白質這三種關乎純素食者骨骼健康的營養素，在純素食提倡者之間一直是主要的爭議。

關於鈣質這個複雜難解的問題

鈣質對骨骼健康的重要性是無庸置疑的。事實再清楚不過：鈣是骨骼中主要的結構性礦物質，它對於建構和維護骨骼組織都是必要的。鈣質對身體的正常運作也至關重要，而且血鈣也受到精密的控制。如果飲食中攝取的鈣不足以維持血鈣濃度，人體就會迅速從骨骼中提取額外的鈣質，以避免發生悲劇。然而，骨骼若是將過量的鈣轉移到血液中，就可能導致骨質疏鬆症。

純素食者該為此而擔心嗎？在審視純素食者骨骼健康狀態的現有數據時，約有三分之二的研究顯示，鈣質攝入量與骨密度之間為正相關。在其他飲食族群的報告中，倒是沒有發現鈣質攝取量增加帶來的明顯好處。在兩項關於骨折發生率的研究中，其中一項針對亞洲參與者的研究發現，非素食者的鈣質攝取量幾乎是純素食者的 2 倍，但骨折發生率並沒有太大差異（純素食者為 5.7%，非純素食者為 5.4%）。在這項研究中，純素食者的骨質流失率實際上是較低的（純素食者每年為 -0.86%，非純素食者每年為 -1.91%）。[245]

第二項「EPIC-Oxford」的研究報告指出，英國的純素食者的骨折發生率與其他飲食組相比，增加了 30%[247]。然而，約有 45% 的純素食者，每日的鈣質攝取量低於 525 mg，甚至比攝取量一樣很低的其他飲食組（奶蛋素、海鮮素食者和非素食者），還少了 6%。若只比較每天平均攝取超過 525 mg 鈣質的參與者，純素食者的骨折發生率與其他飲食組則大致相同（骨折率與葷食者相同，但略低於奶蛋素食者和海鮮素食者）。

根據這些有限數據的比較，白人純素食者可能比亞洲素食者更需要從飲食中獲取更多鈣質。這可能與遺傳或骨骼結構、飲食習慣或生活型態因素有關，例如日曬或負重運動。

鈣和骨骼健康之間這種有點模稜兩可和無法預測的關係，並不是只發生在純素

食族群身上。一些每日平均鈣質攝取量少於 400 mg 的非素食族群，他們的骨質疏鬆症發生率，也低於每日平均攝取超過 1,000 mg 的族群。

2 項整合分析（1 項針對停經前婦女 [262]、1 項針對停經婦女 [263,264]）報告指出，鈣質攝取與骨密度之間呈現微弱的正相關。針對 33 名停經前婦女研究的整合分析顯示，鈣質攝取量較高者的骨密度增加了 13%。[262] 研究論文作者認為，停經前婦女每天補充約 1,000 mg 的鈣質，可預防大多數骨骼部位每年 1% 的鈣質流失。對停經婦女進行的整合分析發現，每天補充 500 ～ 2,000 mg 鈣質，可使全身骨密度增加 2.05%。[263,264]

另外的 2 項整合分析，檢視了鈣質攝取量與骨折發生率之間的關係，並發現攝取量增加並未帶來明顯的益處。第一項分析發現，超過 28,511 名停經婦女，在每天增加 300 mg 的鈣質攝取量後，她們的髖部骨折風險並未明顯下降。[265] 而第二項分析發現，飲食中的鈣質攝取量，並沒有與較低的男性或女性髖部骨折風險有明顯相關（儘管較高的攝取量，會為男性帶來些許微不足道的好處）。[266] 令人意外的是，這項整合分析顯示，鈣質補充劑與降低非脊椎性骨折的風險無關，並且反而會增加 64% 的髖部骨折風險。[266]

當我們了解到，鈣質攝取量並非決定鈣平衡（鈣的吸收和排泄的淨值）的唯一因素時，也揭開了鈣質這個複雜難解的問題，而它甚至不是最重要的。一個研究團隊的報告指出，鈣平衡之中只有 11% 取決於鈣質攝取量，還有 15% 取決於鈣吸收量，其餘 74% 則取決於鈣排泄量（51% 經由尿排泄，23% 經由糞便排泄）。[22] 如果飲食會影響鈣吸收並增加鈣排泄，那麼攝入量也必須高到足以彌補這些損失。另一方面，如果飲食中的鈣質大部分都能被人體吸收，也能盡可能減低排泄量，飲食中的鈣質需求量就用不著這麼多了。

經過謹慎規劃的純素飲食可以維持人體的鈣平衡，只是許多純素食者的鈣質攝取量往往不足。當所有其他飲食因素相同時，較高的鈣質攝取量似乎能為純素食者提供保護。那麼，純素食者需要多少的鈣呢？這完全都取決於飲食設計是否完善，以及其他諸如運動等的生活型態因素。如上所述，有充分證據表明，鈣質攝入量每天低於 525 mg 時，可能會危害純素食者的骨骼健康。在更明確的研究發布之前，純素食者最好能達到膳食指南所建議的鈣質攝取量（更多關於鈣質的資訊，詳見 P.192 ～ 196）。

維生素 D 流失

在維持骨骼健康上，維生素 D 也扮演了重要的角色。當血鈣濃度開始下降時，身體會將維生素 D 轉化為活性形式，以增加鈣的吸收和利用，並減少鈣流失。考慮到鈣

的吸收與排泄對於整體鈣平衡的貢獻後，就不難理解為何維生素 D 與鈣一樣，都與骨骼的健康息息相關。

不幸的是，純素食者所攝取的維生素 D 往往比非素食者少。此外，生活在偏冷氣候中或陽光曝曬時間不長的人，經常達不到理想的維生素 D 濃度。從歷史上來看，人類主要是藉由日曬獲取維生素 D，因為除了脂肪含量高的魚類，很少有食物是維生素 D 的可靠來源。但隨著人類往遠離赤道的區域遷移、穿上衣物、為了保護自己免受天災人禍而待在室內，後來又居住在霧霾瀰漫的城市裡，缺乏維生素 D 變得普遍。各國衛生當局回應這個問題的解決方法，便是在日常必需品的牛奶中添加維生素 D。儘管現在許多種類的植物奶中都添加了差不多等量的維生素 D[14]，但從這些來源的總攝取量來看，通常無法滿足純素食者對維生素 D 的飲食需求。

大量證據顯示，當維生素 D 攝取較多時，會帶來其他健康方面的好處。2010 年，美國國家醫學院公布了新的維生素 D 飲食參考攝取量（DRI）：1 ～ 70 歲的建議飲食攝取量（RDA）從原先的標準增加了 50%，變成 15 mcg（600 IU）；超過 70 歲則是 20 mcg（800 IU）。

即便這項新的膳食參考攝取量提高了不少，但許多專家認為需要更高的每日攝取量（大約 25 ～ 50 mcg〔1,000 ～ 2,000 IU〕），才能盡可能減少罹患維生素 D 相關疾病和失調的風險。純素食者以此為目標似乎是合理的，尤其是當他們曝曬於陽光下的時間有限（更多關於維生素 D 的資訊，詳見 P.235 ～ 244）。

關於蛋白質的悖論

多年來，純素食者普遍認為，徹底規避動物性蛋白質能預防骨質疏鬆症，而流行病學證據增強了這項論點。因為在動物性蛋白質消耗量大的已開發國家，即使人民的鈣質攝取量很高，骨質疏鬆症的發生率卻更高。

一般的理論是，動物性蛋白質富含會提高血液酸度的胺基酸。但人體維持血液 pH 值的機制相當嚴格，為了中和這些酸，身體的緩衝系統會迫使骨骼進行這項工作，將骨中的鹼性物質（鈣）釋放出來。然而一旦鈣與過量的血液酸中和後，就會隨尿液排出，因此大家認為隨著大量攝取動物性蛋白質的時間愈久，就會導致骨質流失和骨質疏鬆症。

有鑑於動物性蛋白質與鈣質流失之間的這種關聯性，純素食者應該因此享有免於骨質疏鬆症的特權，而且也不需像葷食者一樣得從飲食中攝取那麼多的鈣質。以上聽起來雖然合乎邏輯，但這項理論並未得到科學研究的支持。事實證明，蛋白質

---

14 編注：此處指國外的產品，請見 P.69 注 13 說明。

和骨骼健康之間的關聯其實複雜得多。此外，如果這個關於動物性蛋白質的假設是正確的，純素食者的骨骼健康數據，理應展現出更好的結果。

雖然某些研究指出，蛋白質的高攝取量與鈣離子負平衡有關 [268]，包括會降低骨密度 [269]，並增加骨折率 [270]，但也有其他研究案例的骨密度獲得改善 [271]，並降低骨折風險。[272, 273] 在更多的系統性文獻回顧和整合分析中，不是發現蛋白質攝取量與骨折風險之間並無明顯關聯，就是發現蛋白質的微小益處。[274, 275] 然而有些證據也顯示，產酸飲食 15 可能會因為抑制造骨活動和刺激骨骼流失，而造成負面影響。[1]

蛋白質似乎會促進一些不利於骨骼健康的代謝活動，但同時也支持其他有益於骨骼健康的活動。要如何解釋這種有點混亂和矛盾的關係呢？我們知道高蛋白質攝取量會導致尿鈣流失，不過，若是從全食物中攝取蛋白質，而非另外單獨從濃縮的蛋白質補充劑攝取時，這些損失就不那麼重要。雖然長期以來大家普遍認為，飲食中蛋白質所引起的代謝性酸負荷會導致尿鈣流失，但最近的證據指出，這可能也與其他的身體運作機制有關。[276]

飲食中的蛋白質已被證實可增加鈣的吸收，並增強造骨活動。當我們同時衡量蛋白質的正面和負面影響時，看起來蛋白質通常能對骨骼提供適度保護，特別是當鈣質攝入量足夠，且蔬菜水果也吃得夠多時。[277]

對純素食者來說，獲取足夠的蛋白質，似乎是維持強健骨骼不可或缺的重要因子，近期的一項研究報告強烈支持了這項論點。該研究對 1,865 名女性持續追蹤 25 年，彙報她們發生腕部骨折的風險。這項研究參與者有 40% 是素食者，這些人當中攝取最多富含蛋白質植物性食物（例如豆科植物、仿肉加工品和堅果）的人，其腕關節骨折的風險最低；而每週食用少於 3 份富含蛋白質植物性食物的人，腕關節骨折的風險最高。[278]

建構純素飲食的優勢

許多證據都指出，純素食者和其他飲食類別群族一樣，都需要長期關注骨骼健康；同時也表示純素飲食的設計，必須更注重那些對骨骼健康有利與不利的眾多因素。

將骨骼健康也考慮進來的話，比起葷食，純素飲食擁有更多的優點。其最具保護性的特點如下：

15審訂注：關於產酸飲食與產鹼飲食，即食物的礦物質在體內代謝後會產生酸性以及鹼性離子，共同參與身體的酸鹼平衡作用。若該食物中的灰分含有較多的陽離子（鉀、鈣、鎂、鈉等），代謝後就會呈現鹼性；若該食物中的灰分含有較多的陰離子（磷、硫、氯等），代謝後會呈現酸性。即使食物代謝後會產出酸性或鹼性的產物，但食物也無法大幅度的影響身體的酸鹼值，因為身體有十分嚴謹的緩衝系統，能讓酸鹼值維持在 pH7.35 ～ 7.45 之間。

- **蔬果攝取量較高**。純素食者比非素食者食用更多的水果和蔬菜。
- **鈉攝入量較低**。純素食者多半攝取更多的全食物以及較少的加工食品（飲食中所攝取的鈉，有 77% 來自加工食品），因此總體的鈉攝取量也許較低。
- **酒精及咖啡因攝取量較低**。純素者多半傾向攝取較少的酒精及咖啡因，這兩樣都可能導致骨質流失。
- **對骨骼有益的維生素攝取量較高**，如維生素 K、C 及葉酸。
- **造骨所需的礦物質攝取量較高**，包括鉀、鎂和硼。
- **大豆食品攝取量較多**。大豆異黃酮含有潛在的保護效果。
- **足夠的蛋白質**，但又不至於過量。
- **素食飲食含有比其他飲食更多的產鹼食物**。

相反地，計畫不周的純素飲食將有損骨骼健康。純素食者必須認識並避免常犯的錯誤：

- **鈣質攝取量過低（每日少於 525 mg）**。雖然某些人口即便鈣質攝取量相對較低，但仍能維持正常的骨骼健康狀態。一般西方的純素食者似乎都需要更多鈣質。
- **維生素 D 不足**。源於陽光曝曬時間太短，或飲食中缺乏添加維生素 D 的食品。
- **蛋白質太少**。攝取量低於建議標準時，可能會危害骨骼健康。畢竟蛋白質是建構骨骼的必需成分，它可促進鈣質吸收與骨骼形成。
- **熱量攝取不足**。缺乏熱量會導致體重過輕（常發生在純素食者身上），這是骨質疏鬆症的高危險因子。

透過規劃完善的飲食，純素食者終其一生都能保有極佳的骨骼健康狀態。符合營養需求的飲食、不抽菸、少喝酒及不過量的咖啡因，對終生的骨骼健康也有寶貴貢獻。此外，定期從事負重運動，向骨骼發出強而有力的訊號，能創建成骨細胞和加強骨幹。關於純素食者構建和維持強健骨骼的實用訣竅，詳見 P.195「使骨骼更強健的紮實對策」。

其他疾病

研究人員檢視了特定的飲食模式，與其他多種疾病風險之間的關聯性。在這些研究中，他們將採行純素食和其他素食類型的人，與同樣注重健康的非素食者進行比較；又或者在某些情況下，將採行純素食與標準西式飲食的人進行比較。雖然目前證據有限，但純素飲食對於降低白內障、膽結石、纖維肌痛症、腎臟病、憩室症、甲狀

腺功能低下和類風濕性關節炎等的罹病風險，和／或能有效治療上述這些疾病都有所關連。此外，純素飲食有可能增加或減少罹患失智症的風險，不過要視多項因素而定。

白內障

白內障是全球人口中導致失明的主因，而且罹患白內障的風險會隨年齡增長而增加。2011 年，「EPIC-Oxford」的報告指出，肉類攝取量與罹患白內障風險之間有很強的關聯。發病率會依重度葷食者、輕度葷食者、海鮮素食者、奶蛋素食者到純素食者的順序遞減。[279] 本研究檢視了 27,670 名參與者（皆為 40 歲以上）的數據，追蹤調查至少 15 年。在調整了許多變數後，研究顯示與重度葷食者相比，純素食者罹患白內障機率低了 40%。儘管這項研究並未證明吃肉會導致白內障，但確實突顯出值得更深入的調查。

失智症

根據幾年前大眾媒體的頭條新聞，關於豆腐的謠言開始四處流傳，聲稱食用豆腐會引發失智症，以及純素飲食可能對大腦健康有害。隨著證據的浮現，體內維生素 B_{12} 不足的純素食者，罹患失智症的風險確實可能更高；但對於 B_{12} 狀態良好的純素食者來說，風際實際上會更低。

1993 年，「AHS-1」的研究結果表明，失智症發病率會隨著肉類攝取量增加而上升。[280] 這項研究檢視了兩個獨立的世代研究，在研究一，將純素食者和奶蛋素食者依相同年齡、性別和居住區域，與食用大量肉類的人進行比較。吃肉、雞禽和魚類的受試者，他們罹患失智症的可能性，是奶蛋素或純素食者的 2 倍多。

研究二則未配對受試者的各項條件，結果顯示，儘管奶蛋素和純素食者比起非素食者，都有延緩發病的趨勢，但三者之間的失智症發病率並無明顯差異。

2013 年，「AHS-2」公布了一項關於神經系統疾病（例如阿茲海默症和帕金森氏症）的初步研究結果。素食者（包括純素食者）與非素食者相比，罹病風險低了 7%；男性的罹病風險甚至低了 14%。儘管這些發現在統計學上未具顯著意義。

這些調查結果顯示，奶蛋素和純素食者免於罹患失智症的原因有很多。飲食以植物為主的人較少有肥胖問題，血膽固醇濃度較低，且較不容易罹患高血壓，這些因素都可能有助於保護大腦。此外，植物性飲食通常含有較高的植化素和抗氧化成分，對大腦也有所助益。

不過在「牛津素食者研究」中，關於英國素食者的報告結果則是不太理想。[281] 雖然只有 36 個案例死於精神性和神經疾病，但該研究報告指稱，素食者死於失智

相關疾病的人數，為非素食者的 2.2 倍。雖然造成這種差異的原因目前還不清楚，但素食者體內 B12 狀態欠佳，是最有可能的原因。

眾所皆知，維生素 B12 狀態不佳可能會導致記憶力減退和腦功能障礙。2000 ～ 2011 年的 4 篇文獻探討指出，B12 狀態欠佳與同半胱胺酸升高、失智症和阿茲海默症發病率之間，顯然有直接的關聯。[282-285] 2008 年所進行的第 5 項整合分析發現，服用維生素 B12 補充劑，可改善那些未被診斷出失智症、但體內同半胱胺酸濃度較高的老人的認知能力。遺憾的是，維生素 B12 補充劑對於已經罹患失智症或阿茲海默的人，沒有任何益處。[286]

2000 年時，一項針對 3,000 多名居住在夏威夷的日本成年人所進行的追蹤研究報告指出，40 ～ 60 歲中期 [16] 攝取最多豆腐的人，在 70 ～ 90 歲時發生認知能力下降的可能性提高了 2.4 倍。[287] 這項調查結果，為純素食界帶來了極大的衝擊。

不幸的是，頭條新聞並沒有進一步提到，這項調查只收集了兩次食物攝取量的資料，分別在基線調查（baseline）的 60 歲中期，以及 70 歲初期，而且調查收集的食物數量有限，直到大約 20 年後才測量參與者的認知能力。在這 20 年期間的食物選擇，可能比幾十年前吃過的豆腐影響更大。還有些人認為，在中年時期食用較多豆腐的人，大多來自貧困的移民家庭，而在他們早年的兒童時期沒能獲得足夠的營養。無論如何，這些發現都引發科學界的好奇與進一步研究的興趣。

在同年發布的一項針對日裔美國老年人（65 歲以上）的研究中，豆腐攝取量與認知評分較低之間的關係非常薄弱，但僅限在基線調查有使用荷爾蒙補充療法的女性。[288] 經過 2 年的追蹤，事實證明，食用豆腐與男性或女性的認知能力下降無關（不管是否有使用荷爾蒙補充療法）。

2008 年，印尼的一項研究報告表示，食用天貝與記憶力評分略微提高有關，食用豆腐則造成記憶力略為下降。研究論文作者認為，兩者有所差異的最合理解釋，是印尼產製天貝和豆腐的方法不同。在印尼製作豆腐時，通常會添加甲醛（formaldehyde），但天貝並沒有。[289] 2010 年，同一批調查員重新檢視了參與者在 56 ～ 97 歲之間，豆腐的攝取量與認知能力之間的關係。他們發現，同時食用豆腐和天貝，可以改善相對年輕的參與者（平均年齡 67 歲）的即時記憶力，但這種關聯性在平均年齡 80 歲的參與者中則不顯著。[290]

這些後來的這些研究消除了部分消費者的擔憂，並且在其他的研究中提供了更多的證據。至目前為止，大約有 13 項臨床研究，檢測了大豆食品與認知能力之間的關聯性。其中 10 項研究發現，食用大豆對人體有益 [291-300]，有 3 項研究則顯示食

---

16 編注：年齡歲數中所謂的早期（early）、中期（mid）、後期（late），指的是以 10 年為一個級距時，分別處於前、中、後期。以 40 歲早期為例，意指約 40 ～ 43 歲，中期為 44 ～ 46 歲，後期為 47 ～ 49 歲。

用大豆並無特別利弊。[301-303] 沒有任何一項臨床試驗證實，食用大豆與認知能力下降之間存有因果關係。

這些研究傳達了以下訊息——純素食者的記憶力是否會受到損害或增強，一切都取決於飲食和生活方式的選擇。確保每日攝取可靠的維生素 B$_{12}$ 來源，對於強化大腦功能是非常重要的。服用 B$_{12}$ 補充劑的純素食老年人，實際上可能有助於記憶力，因為動物性食品中的 B$_{12}$ 對 50 歲以上族群來說，是不可靠的 B$_{12}$ 來源（更多關於維生素 B$_{12}$ 的資訊，詳見 P.226 ～ 235）。

葉酸和維生素 B$_6$ 也很重要，不過，這些營養素在大多數的純素飲食中都很常見。身為純素食者額外的好處，是他們往往攝取大量的抗氧化成分和植化素，這似乎可以維持腦部的健康。當然，純素食者若能維持足夠的活動量、充分的休息、避免吸菸及過量飲酒，並時時保持大腦的靈活度及腦力激盪，就能進一步減低認知能力下降的危機。

憩室症

憩室症是個總稱，包括兩種腸憩室病（大腸結腸中出現小囊袋）和憩室炎（囊袋發炎或感染）。通常，憩室病很難被注意到，或是只會引起相當輕微的症狀；而憩室炎通常較為嚴重，症狀從輕微的腹脹、脹氣，到會使人虛弱的腹痛、嘔吐、腹瀉和發燒都有。

雖然憩室症在非洲農村，和其他以未高度加工高纖飲食為主食的地區很少見，但這種痛苦的病症在西方國家極為普遍。憩室症的罹病風險會隨著年齡增長而上升。一些研究表明，70 歲以上的人當中，有多達 60% 受憩室症所苦。[304] 1971 年，有研究小組發布了一份開創性的報告並指出，憩室症其實是因為缺乏膳食纖維所造成。[305]

一系列令人印象深刻的證據都支持這項理論。[306-308] 1979 年，一項英國研究報告指出，素食者罹患憩室炎的機率只有非素食者的一半左右。有趣的是，這項研究中的素食者所攝取的膳食纖維量，是非素食者的 2 倍。[309]

2011 年，「EPIC-Oxford」發布的研究結果中，比較了不同飲食組別之間的憩室症發病率。研究群體包括 47,033 名男女，其中 15,459 名是奶蛋素或純素食者（人數約三分之一）。在這些參與者中，有 812 人在追蹤調查期間罹患了憩室症。依據所有干擾因子調整過後的數據顯示，相較於葷食者，奶蛋素食者罹患憩室症的風險降低了 27%，純素食者更是降低了 72%（值得注意的是，只有 4 名純素食者罹患憩室症）。在這項研究中，憩室症的罹患風險與膳食纖維攝取量呈反比。與纖維攝取量最低（男女都是每日低於 14 g）的人相比，纖維攝取量最高者（女性每天超過

25.5 g，男性每天超過 26.1 g），罹患憩室症的風險降低了 42%。[310]（更多關於純素食者纖維攝取量的資訊，詳見 P.160 ～ 168。）

儘管一些研究發現，肉類攝取量與憩室症之間存在著正相關 [306, 307, 111]，但「EPIC-Oxford」的研究並未顯示出，肉類消費量與葷食者憩室症發病率之間存在顯著的關聯。研究論文作者認為，因為這個健康意識相對高的群體所攝取的肉類份量太少，以致於無法對罹病風險產生影響（他們平均每天食用約 90 g 的肉類）；又或者是因為肉類攝取量的差異範圍太小，而無法檢測出明顯的關聯性。肉類攝取量高，往往代表纖維攝取量低，吃肉也會對糞便菌相造成負面影響，包括可能降低腸壁完整性，使得腸壁變得脆弱，且更容易形成囊袋，引發憩室症。[310]

膽結石

膽結石通常被視為西方飲食習慣下的產物。到目前為止，還沒有研究檢測過純素食者膽結石的形成率，不過已有充分證據透露，純素飲食可提供一定程度的保護。

1985 年，一項針對 800 名 40 ～ 69 歲女性的研究報告指稱，即使控制了干擾變數，非素食者罹患膽結石的風險仍比素食者高出 1 倍以上。[312] 德國的一個研究小組，在 3 項小型研究中均指出，與非素食者相比，素食者的膽結石發病率明顯降低 [313-315]，儘管第 4 項研究顯示沒有顯著差異。[316]

一項針對 80,898 名女性、為期 20 年的「護理師健康研究」指出，長期攝取較多植物性蛋白質，可能與降低膽囊切除術（摘除膽囊）的風險有關。[317] 對同一組女性的另一項評估則指出，食用蔬果會對減少膽結石形成方面帶來有利的影響。[318] 第三項針對同一群體女性 [319] 的研究則發現，每週吃 142 g 或更多堅果的女性，與不吃堅果的女性相比，罹患膽結石的風險大幅降低。同個研究小組在針對另一組男性群體的研究中，也提出了類似的有利結果。[320]

儘管對這方面的相關性仍有疑問，但我們已知許多飲食因素都會影響膽結石形成的風險，像是暴飲暴食（導致過重或肥胖），就與風險增加有密切的關係；[321] 其餘像是大量攝入飽和脂肪酸、反式脂肪酸、膽固醇 [322-324] 和精製碳水化合物 [325]，也被認為會增加風險。相反地，多攝取膳食纖維 [326, 327]、植物性蛋白質 [317]、不飽和脂肪酸 [328]、多吃蔬菜和水果 [318]，都有機會能降低風險。

在所有飲食模式中，純素飲食發生過重和肥胖的機率最低，飽和脂肪酸和膽固醇攝取量最低，以及膳食纖維、植物性蛋白質、蔬果的攝取量最高。因此，雖然目前缺乏明確數據，但能合理假設純素食者罹患膽結石的機率，甚至低於奶蛋素食者。

腎臟病

2013 年，「AHS-2」在發布的第一份報告中，將素食者（包括純素食者）與非素食者腎臟病發病率進行比較。素食者罹患腎臟病的風險，比同樣具有健康意識的非素食者低了 52%，且結果具有統計的顯著意義。[23]

高蛋白飲食會加速慢性腎臟病患者的腎功能下降，這是已知的事實。[329] 傳統上，會建議末期慢性腎臟病患者採行低蛋白飲食（不超過 0.6 g× 體重公斤數），而這份被微量允許的蛋白質，主要來自高生理價的動物性食品，例如雞蛋、肉類、禽肉和魚類。 一般的經驗法則是，在慢性腎臟病患者有限的蛋白質攝取量之中，至少有四分之三應來自動物性食品，而植物性蛋白質不可超過四分之一。此外，應限制鈉、鉀、磷和液體的攝取，以減少腎功能受損時積聚在血液中的有毒廢物。

一般認為，純素飲食極度不適合腎臟病患者。然而，由於大眾認識到純素飲食（飽和脂肪低、零膽固醇、膳食纖維含量高）能顯著改善高血脂、高血壓和動脈粥狀硬化等可能加重腎臟病惡化的疾病，因而開始對植物性飲食感興趣。

大量的證據指出，富含植物性蛋白質的飲食不同於富含動物性蛋白質（特別是肉類蛋白）的飲食，並不會助長腎功能衰退 [329]。雖然動物和植物性蛋白質可能都會引發腎損傷，並加速慢性腎臟病的進展，但植物性飲食畢竟能提供適度但足量的蛋白質。

一個研究小組彙報了兩項臨床試驗並發現：食用植物性蛋白質可減少尿蛋白，對腎臟的損傷也比動物性蛋白質來得小，而且這些變化與蛋白質總攝取量無關。[330, 331] 研究論文作者作出了以下的結論：「修正蛋白質的攝取方式（來源），而不是一味地限制攝取。飲食被證實對於慢性腎功能衰竭的長期治療可能是有益的。」

第二個研究小組調查了輕度腎功能衰竭患者，從無限制蛋白質或傳統的低蛋白飲食，轉變為額外添加必需胺基酸的特殊純素飲食時所產生的影響。[332] 研究論文作者認為，對於患有輕度慢性腎功能衰竭的患者，純素飲食可取代傳統的低蛋白飲食。接受純素飲食的受試者，也顯現出與傳統低蛋白飲食相似的益處——即減輕腎絲球過濾負擔，改善體內酸鹼平衡並減緩腎病進展。然而，純素飲食與非素食低蛋白飲食相比，還有其他的附加好處，像是飽和脂肪酸較少、零膽固醇和淨酸產量較低等。研究的參與者還認為，純素飲食比傳統的低蛋白飲食更加經濟且美味。

最後，2014 年的一項研究報告表示，罹患第三至五期慢性腎臟病的孕婦，在遵循純素或接近純素的低蛋白飲食 [17]（vegan or vegetarian low-protein diet）並額外服用

17審訂注：所謂的「純素或接近純素的低蛋白質飲食」，乃因該研究設計主要是以純素飲食為主，但當某些受試者達不到熱量攝取目標時，研究中允許該受試者攝取少量的牛奶和優格（每日 100～150 ml）。也因此在研究中使用「vegan–vegetarian」一詞。

酸酸（keto acid）補充劑的情況下，能降低生下低出生體重兒的風險，且對於母體的腎功能或蛋白尿無不利影響。[333]

控制飲食中的磷攝取量，也是管理慢性腎臟病的關鍵策略。富含蛋白質的食物是磷的主要來源。一項短期研究的調查人員，將植物與動物性食物中磷含量相等的飲食進行比較，結果顯示——源自植物的磷，對慢性腎臟病患者體內磷指數的負面影響，要小於源自動物的磷。[333] 研究論文作者說明：「這些結果如果能在更長時間的研究中得到證實，未來向慢性腎臟病患者建議食用以穀物為主的植物性蛋白質，便有了立論基礎；同時也能允許病人增加蛋白質攝取量，而不會對體內的磷指數產生不利影響。」[334]

植物性飲食的一項有趣優勢，與磷的吸收形式有關。有機磷來自全食物（動物和植物性食物都算），而無機磷則存在於加工食品中。無機磷（例如添加到汽水和加工乳酪中的磷）原則上能被人體完全吸收，但有機磷必須先被人體轉化為無機磷才能吸收。因此，富含蛋白質的動物性食品中，只有總體40～60%的磷會被吸收[335]；相較之下，某些植物性食物中的磷是以植酸的形式存在，人體對它的吸收率僅有20～50%[335]，因此更能妥善控制磷的攝入量（更多關於植酸的資訊，詳見 P.189）。

最後，有人也提出植物性飲食對於超重或肥胖的慢性腎臟病患者，還有其他附加的好處；因為這樣的飲食往往熱量密度較低、膳食纖維含量高，因此更可能維持健康的體重。正如美國營養學會看待素食飲食的立場所述，「對慢性腎臟病患者而言，以大豆食品為主的純素飲食似乎營養充足無虞，而且可能有助於緩和病況。」[1]

甲狀腺功能低下

2013 年，「AHS-2」發布了有關各種飲食組別罹患甲狀腺功能低下風險的研究結果。純素食者的盛行率比非素食者低了11%，儘管奶蛋素食者的盛行率反而高出9%（但此數據未達統計學顯著意義）。此外，純素食者罹患甲狀腺功能低下的風險，比非素食者低了22%；而甲狀腺功能低下的罹病風險，也與女性、白人種族、較高的BMI 值、較高的教育程度等條件呈正相關。[336]

雖然純素飲食與 BMI 的降低有關，乃是出於人體保護機制，但即使在控制BMI 和其他干擾變數後，純素食者的優勢仍然存在。這些發現有些令人意外。因為純素飲食中，往往較容易攝取到含有較多甲狀腺致腫物質（goitrogens）的食材，例如十字花科蔬菜及大豆製品，同時碘的攝取量也較低。然而幾乎沒有證據表明，在碘攝取量充足的情況下，含甲狀腺致腫物質的食物會造成任何問題；但這也可能跟純素食組別的日常飲食中，富含足夠、可靠的碘來源（應該是添加碘的鹽或昆布）有關。

類風溼性關節炎

類風濕性關節炎是一種自體免疫疾病，會引發關節、關節周圍組織和重要器官的慢性發炎反應。自體免疫疾病的發生，是因為人體誤以為自身組織受到外來病毒或細菌入侵，因而產生抗體試圖攻擊並摧毀它們。類風濕性關節炎可能會導致肌肉、關節、軟骨和內臟器官的嚴重疼痛、損傷及退化。隨著病況惡化，骨骼也會受損而導致嚴重變形。雖然研究指出，飲食介入療法可能是某些類風濕性關節炎患者的有效治療方案；但迄今為止，多數實驗規模較小且為期較短，因而減弱了研究結果的價值或統計學意義，但研究結果還是令人感到振奮。

芬蘭的研究小組進行了 7 項研究，報告指出生食純素飲食（living-food vegan diet，即富含益生菌和酵素的生食）對類風濕性關節炎患者的有利影響。[337-343] 研究參與者描述自己疼痛、晨僵、關節腫脹和其他類風濕性關節炎症狀明顯減少了。在該病的標記物檢驗（血液、尿液和 X 光檢查）中，還觀察到更多較小的益處。在參與者身上，還看到了許多正向的健康變化，包括糞便菌群的良好變化、血膽固醇指數降低，以及具保護作用的抗氧化成分濃度增加。

瑞典研究小組在兩項研究中，檢視了無麩質純素飲食對類風濕性關節炎患者的影響，並與均衡的非素食飲食作比較。[344, 345] 在第一項研究中，經過 1 年的治療，純素食組有 40.5% 的患者病況明顯好轉（達到美國風濕病學學會訂定的 ACR20 基本標準）；非素食組只有 4% 的人有改善跡象。[344] 第二項研究的重點在於類風濕性關節炎患者的血脂變化。在純素食組中，總膽固醇、低密度脂蛋白膽固醇和氧化的低密度脂蛋白膽固醇都下降（BMI 也是），三酸甘油酯和高密度脂蛋白膽固醇濃度則沒有變化。炎症標記物在純素食組中也獲得大幅改善。無麩質純素飲食證實對於類風濕性關節炎患者，具有保護心臟和抗發炎作用。[345]

極低脂純素飲食對類風濕性關節炎患者會產生什麼影響？一個美國團隊對此進行了研究。儘管該研究缺乏對照組，但參與者的疾病相關症狀測量值都明顯下降，除了晨僵仍持續存在，體重和 C 反應蛋白（炎症評估指標）也都降低了。[346]

許多研究測試了各種植物性飲食的差異，其中一些還包括植物性飲食療法尚未引入前的斷食法。[347-359] 儘管結果是變動的，但報告中包括了糞便菌群的良好變化、疼痛及僵硬減輕，類風濕性關節炎測量指標也有所改善。

純素飲食有許多機制可以改善類風濕性關節炎症狀。構成純素飲食基礎的蔬菜、水果和其他植物性全食物，是具保護作用的抗發炎和抗氧化成分的主要來源 [360]。這些飲食都不含紅肉和加工肉類等動物性食品，加工食品通常也很少，而上述這些食物都與炎症化合物有關。[361, 362]（有證據顯示，動物性食品會增加某些人罹患類風濕性關節炎的風險 [363, 364]，即便近期一項研究駁斥了這些調查結果。[365]）

一項研究指出，純素飲食組的抗發炎植化素（例如存在於洋蔥和蘋果的槲皮素〔quercetin〕、茶和綠花椰菜的山奈酚〔kaempferol〕、核桃和葡萄的楊梅黃酮〔myricetin〕）攝取量，是非素食飲食對照組的 10 倍以上。在生機純素食組血液中測得的類胡蘿蔔素，也比非素食對照組高出 2～6 倍。[338]

另一項研究報告更顯示，糞便中所存在的炎症標記物明顯減少。[341] 純素飲食攝取的纖維量大幅增加，促進了腸道規律性，並縮短了有害化合物從腸道吸收進入到血液的時間。[338] 但是當參與者恢復往常的飲食後，這些好處便會消失。

研究人員還觀察到，採行純素飲食時，有利於改變腸道中微生物群落或細菌的平衡。[338-341, 343] 值得注意的是，與對照組相比，類風濕性關節炎患者的糞便菌群發生了明顯的變化。[366] 專家認為，腸道菌群運作的機制會影響類風濕性關節炎的病況，因為它們產生的一些有害分解產物，會如同外來入侵者一般，從腸道進入到血液中，而人體的直接反應就是製造抗體來攻擊這些「外來入侵者」。但在某些情況下，這些抗體也會攻擊健康組織。[338]

關於所有類型的植物性飲食，皆能成功減少類風濕關節炎症狀的另一個熱門理論，便是這種飲食通常能減輕體重，進而減輕疼痛關節的壓力。一組研究人員彙總了三項研究結果來檢視這個論點。他們在每項研究中，運用不同類型的植物性飲食（純素食、奶蛋素和地中海飲食）來治療類風濕性關節炎。[367] 在 3～4 個月的試驗期間，所有飲食組別的平均體重減輕了 2.4 kg。當研究人員分析體重與類風濕性關節炎症狀兩者的變化時，並未發現體重減輕與症狀改善之間存在顯著的相關性。這並不表示減輕體重對於減緩類風溼性關節炎症狀的可能性就被排除，暫且撇開減重效果不談，植物性飲食仍然能對此疾病提供其他正面的效果。

舉例來說，一些專家認為純素飲食帶來的好處，是它去除了會讓類風濕性關節炎患者過敏並加劇敏感性的食物[368]，如乳製品、蛋和魚等常見的誘因；很多純素飲食更剔除了小麥和其他含麩質穀物、茄科植物和柑橘類水果。排除這些誘因的任何飲食，都可能有利於對這些特定食物敏感的人。然而，即使納入含麩質穀物和茄屬蔬菜，許多類風濕性關節炎患者似乎也都從純素飲食中獲益。

不管它們的運作機制如何，對於某些類風濕性關節炎患者來說，純素飲食似乎提供了有目共睹的益處。有限的證據表示，生食或生機飲的成效可能更為卓著，但需進行更大規模的長期研究加以證實。

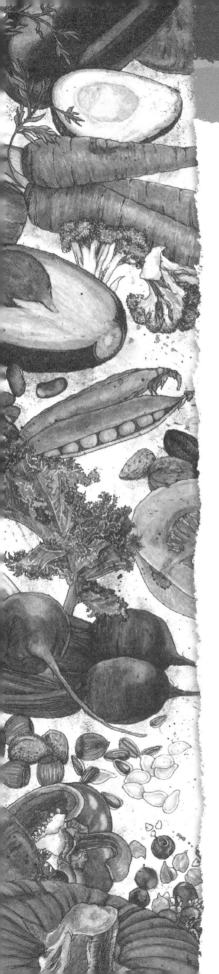

植物性蛋白質的力量

「想想地球上最大型的動物，如大象、水牛、長頸
鹿等巨大哺乳動物，牠們不吃肉，那要從何處獲得
蛋白質？從地表生長出來的植物即富含蛋白質，這
些動物就是從植物獲取蛋白質，而人類也是一樣。」

——醫師、作家兼講者麥克·克萊柏

想到北美、澳洲、歐洲，以及那些與西方飲食模式相似
的族群，便不會訝異於這麼多人在提到蛋白質時，只聯
想到動物性食品。目前，在世界上的這些地區，有三分之二的
蛋白質攝取量來自動物性食品，只有三分之一來自植物；然
而，在世界其他地區的比例則正好相反。有 65% 的蛋白質來
自植物（47% 來自穀物；8% 來自豆科植物、堅果和種子；9%
來自蔬菜；1% 來自水果），在少量食用動物性食品的情況下，
也能達到營養均衡。[1, 2]

很多人僅將肉類、蛋、乳酪及其他動物性食品視為蛋白
質，並預設純素飲食的蛋白質攝取量一定不足。純素食者經常
被問到的第一個問題就是：「你從何處獲得蛋白質？」另一方
面，許多純素食者也理所當然地認為，任何純素飲食的蛋白質
攝取量都是足夠的。畢竟，每株植物和植物細胞都含有一定數
量的蛋白質。

這兩種心態都不完全符合實際情況。確實，所有穀物、豆
科植物、堅果、種子和蔬菜都是蛋白質來源，甚至水果都含有
少量蛋白質。因此，無論何種性別、身材或活動量，純素食者
都可以從飲食中輕鬆達到建議的蛋白質攝取量。但如果是只以

水果為主的果素飲食（或某些生食純素飲食），的確有可能缺乏蛋白質；純素飲食也可能造成熱量過低（為減肥而採行純素食）、吃進過多的素食垃圾食品（如薯片、脂肪、精製加工食品和甜食），或者缺乏豆科植物（各種豆類、豌豆、扁豆，大豆食品和花生）。

構建蛋白質的基礎是胺基酸（碳、氫、氧和氮分子），其中一些因為人體無法自行製造，而必須從飲食中獲得，因此被稱為必需胺基酸（IAAs）。每種必需胺基酸都存在於植物和動物性食品，而其他可以透過身體從必需胺基酸自行合成的，則被稱為非必需胺基酸。

蛋白質作為肌肉和骨骼的構成要素，對身體結構和活動來說非常重要。各種蛋白質能維持健康（以抗體和其他免疫系統成分的形式）、完成化學反應（如酵素）、協調活動（如激素）、扮演載體（移動氧分子和電子）。成年人需要蛋白質來維持和汰換細胞，嬰兒與兒童則需要更多蛋白質來增長新細胞。

因為二十世紀初和中期許多動物研究的結果，使得人類飲食中的植物性蛋白質的品質被低估。這些研究通常以幼鼠為研究對象，而幼鼠與人類對於蛋白質的需求卻是大大地不同。老鼠在出生 4 天內，體重會比出生時增加 1 倍，幾週內就會發展成熟且有明顯的生理外觀差異，例如全身持續長滿毛皮（由特定蛋白質和胺基酸組成）。因此，牠們需要鼠奶、牛奶和其他動物食品中的高濃度蛋白質來源。幼鼠無法靠人類母乳存活（顯然，母乳是適合人類嬰兒的）。在實驗中，老鼠被餵食單一食物（如乳酪或小麥）作為唯一的蛋白質來源，這種條件與人類偏好的多樣飲食型態截然不同。由單一植物性食物組成的飲食，無法維持幼鼠的快速生長。

當時，科學家沒考慮到老鼠與人體生理學之間的不同，或實驗室條件與典型人類飲食模式間的差異。那個時代的觀點，使科學家傾向將大多數植物性蛋白質歸類為「不完全蛋白質」。事實上，植物性蛋白質絕對夠完整，有著人類所需的所有必需胺基酸（儘管未達幼鼠所需的比例和濃度）。結合各種植物性食物的純素飲食，無疑能提供完整蛋白質，亦即必需胺基酸的必要組合。[3-6]

雖然植物可提供人類營養所需的全部蛋白質，但對於植物性蛋白質不如動物性蛋白質的誤解至今仍然存在。很可惜的是，人們對於肉品有著複雜的社會和文化看法，再加上早期對於蛋白質品質的科學評估，是以動物研究為根據，因而共同促成了這種錯誤觀念。[1]

如今在世界上發展較為繁榮的地區，純素食者有機會選擇均衡的植物性飲食，來維持自身和地球的健康，而且遠比以肉類為主的飲食更好。在發展中國家，一些純素食和接近純素食的居民堪稱世上最健康的人群；而當飲食以單一穀物為主，且豆科植物及蔬菜攝取量不足，則有熱量不足的疑慮。單一穀物（通常是白米或小

麥），只能供給有限的離胺酸（lysine，必需胺基酸的一種），然而這種局限可能影響生長和某些健康層面。[1, 4, 7]

由牛肉產業贊助的實驗毫無意外地顯示出，在這些有所局限的飲食中加上肉類，便能改善營養狀況。然而，毫無疑問的，科學家也確立了透過植物性蛋白質的綜合飲食，能支持人類理想的生長及健康狀態。藉由在原有飲食中，加入比牛肉更經濟實惠且營養豐富的豆類和蔬菜，此一方法在發展中國家展現了優異的成效。[8, 9] 舉例而言，馬拉威引入花生、樹豆和大豆作為村民的農作物，便帶來很好的成果。[8, 10]

◈ 正確看待植物性蛋白質

相較於動物性蛋白質，儘管植物性蛋白質有時被認為較「不完整」，但這個看法並不正確。事實上，存在於動物性食品中的必需胺基酸都來自植物。無論動物是直接還是間接食用植物（有可能是獵食其他吃過植物的動物），重點在於必需胺基酸都是由植物所製造的；所以人們必須食用動物以獲取必需胺基酸的假設，其實是種謬誤。均衡的純素飲食由各種食物所組成，每種食物的必需胺基酸相對含量不同。當飲食中包含各種植物性食物，而它們當中的胺基酸比例互補時，便可供應正確的胺基酸組合，以打造和維持強健的身體。

將植物性蛋白質與動物性食品或精製植物性食品（如大豆分離蛋白）做比較時，人們對於植物性蛋白質總會產生「蛋白質品質差強人意」的另一個誤解。所謂的蛋白質品質，是指胺基酸的組合和消化率。確實，植物性全食物中的蛋白質消化率較低，但消化率的差異可透過略微增加蛋白質的建議攝取量來彌補。這一點也不難，而且還附帶提供了更加豐富的營養成分，像是全穀物、豆科植物和蔬菜提供包括膳食纖維、維生素、微量礦物質和植化素等（植化素不存在於動物性食品中，而精製植物食品則大量去除了此成分）。

必須在同一餐攝取互補蛋白質，不再是攝食鐵則

40 多年前，有一種出於植物性蛋白質「不夠完整」的概念而流行的理論指稱，人們必須在同一餐中食用互補的植物性蛋白質，才能獲得全方位的必需胺基酸。這種同一餐中必須混吃某些植物性食物的理論和假設，已被證實是不必要的，而且已被大眾拋諸腦後。研究確立了人們可以藉著在一天中吃進各種美味的植物性食物，來輕鬆獲取全方位的必需胺基酸，因此整體的食材組合非常重要。

各種食物組合中的蛋白質胺基酸比例確實不同，譬如多數種子和豆類提供豐富的離胺酸，但甲硫胺酸（methionine）較少；相反地，穀物往往是甲硫胺酸的良好

來源，但離胺酸含量低。當成年人在 24 小時內攝取了豆類和全穀物時，人體全天都會透過將胺基酸匯聚到胺基酸池，用以建構優質的蛋白質。對兒童而言，特別是當總蛋白質攝取量很少的時候，一起攝取穀類及豆類則可能產生較大的益處。然而，研究並未表明每餐都必須以這樣的組合攝食。[1, 11] 目前已證實，整體飲食以 76% 的穀物和 24% 的豆類混合在一起，即能滿足學齡前兒童的蛋白質需求。[12]

不管理論如何，除了那些極度貧困的人們，世界各地的消費者都已經習慣在他們的蔬食餐點中混搭各種食材。對於負擔得起以穀物作為主食的人，他們會混吃豆類和全穀物，這種飲食方式能提供最佳的胺基酸組合，而且通常還會搭配蔬菜、堅果或種子一起食用。[13] 在東南亞，餐點通常以豆腐和米飯為主；衣索比亞人則喜愛扁豆和苔麩 1；埃及人的日常伙食則以蠶豆和小米為主；蘇格蘭人長期倚賴白豆湯（white bean soup）和燕麥餅；法國和法裔加拿大人則偏愛精緻調味的豌豆湯，並搭配現烤麵包；常負重往來山路的尼泊爾人，靠印度豆糊和小米維持身體的蛋白質；南美洲和墨西哥人熱愛以黑豆或墨西哥花豆燉煮而成的多彩料理，並搭配藜麥、米飯或以小麥和玉米製成的墨西哥玉米薄餅（塔可餅）；波士頓以焗豆和黑麥麵包聞名於世；而在美國南部，最受歡迎的食材組合是米豆（眉豆）泥和玉米麵包；北美地區則以易於製作的花生醬三明治為主食。

◈ 蛋白質建議攝取量

維持良好的健康需要多少蛋白質？即使體重相同，每個人對於蛋白質的實際需求也各有不同。建議攝取量 2（Recommended Dietary Allowance，簡稱 RDA）是個寬鬆數值，涵括高於平均要求的安全界限，以滿足 97.5% 健康人口的需求，包含了最高需求量的族群。與身材嬌小的人相比，身材較壯碩的人通常需要更多蛋白質來維持身體運作。RDA 也反映了這個事實，因此單位以 g/kg/day（蛋白質克數／體重公斤數／每日）來表示（請注意：1 kg=2.2 lb）。過重或肥胖者體內多餘的脂肪組織，僅需相對較少的蛋白質來維持。因此，建議攝取量所依據的體重，是以理想或健康範圍的體重為計算基準，但 RDA 並未明確說明這點。RDA 是以能提供優質蛋白質的飲食為基準。在純素飲食中，可藉由混吃穀物、豆科植物、堅果、種子和蔬菜，輕鬆達到蛋白質的建議攝取量（更多關於純素飲食中蛋白質品質的資訊，詳見 P.91）。

隨著營養學的快速進化，各種營養素的建議攝取量不斷被重新審視並逐步修

---

1 譯注：Teff 又稱「衣索比亞畫眉草」，是種穀粒極小的糧食作物，營養價值極高，富含胺基酸、蛋白質、各種微量元素、植物纖維等，鈣含量比牛奶還高，鐵含量是小麥的 2 倍。衣索比亞是全球唯一食用苔麩的國家。
2 審訂注：RDA 的定義是：根據充足的科學資料而定，可滿足特定年齡層及性別的健康人群中 97 ～ 98 % 的人一日所需要的攝取量。

純素食成年人的蛋白質建議攝取量為 0.9 g/kg/day

表 3-1 理想或健康體重★相應的蛋白質建議攝取量

體重（lb）	體重（kg）	蛋白質建議攝取量 （單位：g，四捨五入計）
120	54	49
135	61	55
150	68	61
165	75	68
180	82	74
195	88.5	80

計算純素食成年人蛋白質建議攝取量

以理想體重或正常體重範圍體重為 61 kg 的人為例，計算方式是 61×0.9=55 g 蛋白質；

以理想體重或正常體重範圍體重為 75 kg 的人為例，就是 75×0.9=68 g 蛋白質，依此類推。

自行計算：

將你的體重 ＿＿ kg×0.9= ＿＿ g，就可得知你的一日蛋白質建議攝取量。★★

———————
★ 審訂注：BMI 值計算公式為：BMI = 體重（公斤）／身高的平方（公尺）。健康成人之 BMI 值應介於 18.5 ～ 24
　之間為理想範圍（此範圍不適用於運動員、健身者、老人、兒童）。
★★審訂注：台灣衛福部「國人膳食營養素參考攝取量」第八版（民國 109 年）蛋白質增修版：19 ～ 70 歲成人建議
　攝取量為每公斤體重 ×1.1 g，71 歲以上為每公斤體重 ×1.2 g。

訂。雖然蛋白質建議攝取量過往長期設定在 0.8 g/kg/day，但最近的研究指出，略微增加攝取量可能可為健康帶來益處。[14-17] 因此世界衛生組織和一些專家，已將「安全」的蛋白質建議攝取量校正為 0.83 g/kg/day。[12, 17]

　　美國醫藥學會食物營養理事會（Food and Nutrition Board）在假設素食者每天都會攝取各種不同來源的植物性蛋白質的前提下（奶蛋素食者還外加蛋和乳製品），發表了「現有證據尚不足以單就素食者，加以定義蛋白質的需求量」的聲明。[15] 為了彌補許多植物性食品中較低的蛋白質消化率，一些小型研究和幾位純素營養學專家贊同，成人純素食者的蛋白質最低建議攝取量，應該要略高於一般人，至少是表 3-1 中所示的 0.9 g/kg/day [18, 19]；有些人甚至建議應該再多一點，例如 1 g/kg/day。而植物性飲食要到達這樣的標準並非難事。[20, 21]

老年和年輕人的蛋白質需求

在生長期間，身體需要大量蛋白質來構建新的骨骼、肌肉和其他組織。因此，與成人相比，兒童**每公斤體重**的蛋白質建議攝取量相對較高，嬰兒 1 歲以內每公斤體重所需的蛋白質，幾乎是成人的 2 倍。幸好母乳的蛋白質品質非常好，嬰兒配方奶粉則緊隨其後。雖然僅有 5% 的熱量來自於蛋白質，嬰兒在母乳的哺育下仍能健康成長。這偶爾也引發一些人主張成人的蛋白質需求應該差不多低便足夠。只不過，與其他食物蛋白質相比，人類母乳中的蛋白質的消化率很高，而且胺基酸的平衡非常適合嬰兒需求。此外，嬰兒每公斤體重比成人需要**更多**的熱量，因此滿足蛋白質需求的熱量佔比較低。

再加上因為孩童的身體很小，實際所需的蛋白質數量也很少。通常，6 ～ 12 個月大的嬰兒每天需要約 11 g 蛋白質；4 ～ 8 歲兒童每天需要約 19 g。關於蛋白質建議（安全）攝取標準，會從一歲時約 1.14 g/kg/day，到成人期約 0.83 g/kg/day 逐漸遞減。[15, 17] 當然，女性懷孕和哺乳期間的蛋白質需求量，肯定高於沒有懷孕的女性（更多關於這些需求的資訊，詳見第 9 章）。

60 歲之後，成人身體運用蛋白質的能力可能會下降，因此對老年人來說，蛋白質建議攝取量至少要達到 0.9 g/kg/day，若能達到 1 g/kg/day 則更佳（詳見 P.370 ～ 371）。[22-25]

運動員的蛋白質需求

為了具備足以參與大多數體育活動的能量，運動員需要額外的熱量。然而，他們理想的燃料是碳水化合物而非蛋白質。儘管缺乏支持性證據，但專家指出人們普遍存在一種誤解，認為「所有」運動員都需要更多的蛋白質。[27] 在美國營養與飲食學會（Academy of Nutrition and Dietetics）、加拿大營養師協會（Dietitians of Canada）與美國運動醫學會（American College of Sports Medicine）的聯合立場書報告《營養與運動表現》（Nutrition and Athletic Performance）中即陳述：「由於沒有大量證據證明，從事耐力或阻力運動的健康成人需要額外補充膳食蛋白質，而目前的蛋白質和胺基酸膳食參考攝取量，並未特別確認定期運動的個人和競技運動員的獨特需求。」[27] 因此，對大多數從事規律運動以保持身材的純素食者來說，0.9 g/kg/day 的蛋白質攝取量已很充足。

而對於舉重選手而言，無論實行何種飲食確實都需要更多的蛋白質。純素食的舉重運動員，建議攝取 1.3 ～ 1.9 g/kg/day，特別是在需要增肌的階段。[27, 28] 純素食的耐力運動員在訓練時，也需更多蛋白質，建議範圍通常為 1.3 ～ 1.5 g/kg/day。[27, 28]

這樣的蛋白質攝取量並不難實現，因為運動量大的人，胃口和食量也較大。

　　雖然要製備或獲取富含蛋白質的純素食品或許不是那麼地簡單或容易，但只要透過穀類、豆科植物、大豆食品加上堅果和種子（或種子醬）的組合，依舊能提供競技運動員足夠的蛋白質。而對於想保持輕盈、精瘦的人，豆類、豌豆和扁豆可提供特別的好處，因為它們的蛋白質含量高但脂肪含量極低[3]（見 P.102 ～ 108，表 3-5）。在義大利麵醬裡拌些煮熟或罐裝的扁豆很方便；炒菜時可以添加豆腐；在沙拉撒上大量鷹嘴豆或其他豆類。想進一步提升蛋白質的含量，可以在打果昔時添加以豌豆、米、種子或大豆為基底的純素蛋白粉（更多關於運動營養學的資訊，詳見第 13 章；關於提供多種熱量和蛋白質攝取量的菜單，請參閱 P.472 ～ 475）。

　　外出旅行時則需稍加計畫，有時甚至得臨機應變，尋找或自製富含蛋白質的飲食和零食。一個簡單的花生醬三明治，就能輕鬆提供跟一塊漢堡排一樣多的蛋白質，而蔬菜、種子、以及堅果也能為增加每日的蛋白質含量有所貢獻。世界上超過一半的蛋白質來自穀物，所以別偏廢穀類、麵包和義大利麵[2]（穀類中約有 10 ～ 15% 的熱量來自蛋白質）。最後，一些異國餐館往往是旅人的救贖，請參考 P.481 查找友善純素食者的餐廳列表。

◇ 蛋白質的品質

蛋白質的建議攝取量需將蛋白質品質也考慮進來，而蛋白質品質則取決於雙重因素：消化率和胺基酸的組成。

消化率

消化率指的是生物利用率，或蛋白質實際被人體吸收的程度，其程度會受到植物細胞壁所含的纖維量高低而有所差異。這種纖維大部分無法被人體消化，它會攜帶一小部分蛋白質，完整無缺地穿過體內腸道。假如透過精製方式除去食物的植物細胞壁，像是從大豆中萃取出大豆分離蛋白（isolated soy protein），不含纖維的精製蛋白質就變得和動物性蛋白質一樣容易消化。

　　關於如何評估蛋白質的消化率，存在相當大的爭議。一般來說，如果一個人從蛋白質來源吸收 96% 的氮並排出 4%，那麼這種蛋白質的消化率就被評為 96%。依據特定食物、其製備方法和使用的分析方法，消化率等級可能會因來源不同而有所差異。總體而言，美國和中國飲食中的蛋白質消化率被評為 96%；在巴西和印度飲食中的米飯及豆類，其蛋白質消化率為 78%。[17]

3　審訂注：以台灣食品成分資料庫（2019 版）之紅扁豆仁為例，每 100 g 僅含 2.1 g 脂肪，蛋白質則為 25.3 g。

表 3-2 各種食物中蛋白質的消化率

植物性食物	消化率（%）
（精製）白麵粉或麵包	96
大豆分離蛋白	95
花生醬	95
豆腐	93
全麥麵粉或麵包	92
燕麥片	86
扁豆	84
黑豆、腰豆、花豆和鷹嘴豆	72-89
動物性食物	消化率（%）
蛋	97
奶、乳酪	95
牛肉、魚	94

參考出處：[2, 13, 17, 29, 20]

乍看之下，比起全麥麵包，白麵包可能是更好的蛋白質來源。或許有人也會認為，因為大豆分離蛋白的消化率高，所以比豆腐或烹煮過的豆類更好。然而，選擇食物並非如此簡單。雖然加工的植物性食品可以透過去除細胞壁中的纖維和其他物質，來增加蛋白質的消化率，但同時也會剝奪食物中寶貴的維生素、礦物質和植化素。但從另外一個層面而言，飲食中涵納一些加工或精製的植物性食品，對消化系統功能還不健全的小孩，或者對熱量或蛋白質需求特別高的人來說，亦有助於飲食平衡（熱量密度高的食物，如蔬果泥和堅果醬等，有助於滿足有此需求者）。

食物製備技術也會影響蛋白質消化率。例如透過烹煮豆類和扁豆，或在催芽蕎麥、豌豆芽的過程，都會使蛋白質開始分解，進而在人體中具有更好的吸收率。[31-34] 當浸泡豆類、穀物或孵芽（或催芽）時，其中的蛋白質會分解成更小分子的蛋白質，開始了消化程序的第一步驟。[31, 32]

純素食者可以在烹調植物性食物之前，先進行浸泡和催芽程序。事實已證明，生豌豆在浸泡 6 小時後，蛋白質消化率增加 8%；浸泡 18 小時後，會增加 31%。浸泡和烹調，可使蛋白質消化率提高 25 ～ 30%，浸泡後用壓力鍋烹煮，甚至會增加至 30 ～ 33%，是未浸泡就烹煮的乾燥豌豆的 2 倍。在豆科植物中，這種變化被認

為與植物酵素的活化有關。活化的酵素可促使蛋白質降解，並破壞可能會限制消化的植酸和胰蛋白酶抑制劑。[31, 35-37]

　　生豌豆發芽 48 小時，可使蛋白質消化率增加 25 ～ 28%。更進一步的好處是，發芽 6 天的豆芽已證明可去除大部分（70 ～ 100%）有時會導致脹氣的寡醣。[36-39]（催芽還能略微補充像是離胺酸這種含量可能較少的必需胺基酸）進而提高蛋白質品質（見 P.93）。[40]

蛋白質消化率修正的胺基酸分數（PDCAAS）

目前已建立一個稱為 PDCAAS（Protein Digestibility Corrected Amino Acid Score）的評分系統，用以表示特定食物的蛋白質品質。PDCAAS 是以食物消化率和必需胺基酸的組成，來推估或測量出一名健康人的必需胺基酸需求量的評分方法。得分最高（1.00 或 100%）[4] 的蛋白質表示易於消化，且其必需胺的基酸含量皆符合或超過人體需求。PDCAAS 是營養學家之間熱烈討論的主題，評分系統工具也不斷在改進完善中。[3]

　　大豆分離蛋白的 PDCAAS 值為 1.00，因為它含有比例極佳的必需胺基酸，而且在去除纖維之後，消化率也因而提高。雞蛋和酪蛋白也被歸為 1.00；豆腐和牛肉視其消化率（列於表 3-2）和必需胺基酸含量，列為 0.9 或更高；其他豆科植物分數較低，因為甲硫胺酸含量較少，而且植物細胞壁中的纖維也會影響消化率。[15] 不過，舉個可能改變觀點的例子，近期研究指出，長期攝取特定蛋白質後，人體會產生適應作用，因此，一旦身體習慣純素飲食一段時間，對植物性蛋白的利用和消化率可能會比先前預估的更好。[3, 6, 17, 42]

胺基酸組成

評估食物的蛋白質品質時，必須將其必需胺基酸的組成，與人體整體的必需胺基酸需求來進行評分。在體內，單個蛋白質分子是種複雜的結構，由許多以特定序列排列的胺基酸組成，折疊成不同的立體結構。根據不同的胺基酸序列和三維位置所組成的蛋白質分子，便成為酵素、血紅素（hemoglobin）或肌蛋白，或具有其他的功能。

　　人體需要大約 20 種不同的胺基酸，來構建這些蛋白質分子 [15]，其中有 9 種必需胺基酸，需要透過飲食攝取：異白胺酸、白胺酸、離胺酸、甲硫胺酸、苯丙胺酸、蘇胺酸、色胺酸、纈胺酸和（針對嬰兒的）組胺酸。人體可利用上述這些必需胺基酸，以及其他細胞中可利用的成分，來合成其他的胺基酸。[15, 29, 43, 44] 上述每一種必

---

4 審訂注：數值大於 1 時，也以 1 來計算。

需胺基酸都存在於所有的植物性食品之中，只是每種植物性蛋白質的含量各不相同。植物性食物中也含有其他幾種被稱為「條件式必需」胺基酸，因為它們可以由人體自行合成，只是在某些疾病狀況下[5]，這種胺基酸的合成可能受限。[44]

植物性食物中的離胺酸和色胺酸

純素食者特別關注的 2 種必需胺基酸，是離胺酸和色胺酸。離胺酸是生長和構建蛋白質所必需。對於一些童年時期飲食選擇受限的貧困者，離胺酸攝取量低是導致身材較矮小的部分原因。[3] 這種必需胺基酸會相對短少，是因為提供人體大部分熱量的小麥、米飯或其他穀物所含的離胺酸偏低。順帶一提，最近的研究指出，煮熟白米中的離胺酸，比以往認定的更容易為人體所利用；而且日常飲食中離胺酸含量略微偏低的人，身體能自然適應低攝取量，而更有效地利用體內現有的離胺酸，並善加儲存。[45] 此外，烹煮生米前如果先烘烤或翻炒至褐變，會降低離胺酸含量。[46]

　　成人的離胺酸需求一直是有所爭議的主題，因為人體對於離胺酸具有某種重新利用的能力。[3] 世界衛生組織（WHO）已確立成人所需的離胺酸是 30 mg/kg/day；美國國家醫學院（IOM）設定的建議攝取量為 38 mg/kg/day。[3, 5, 17] 透過攝取來源良好、足量的植物性食物，如豌豆、豆類和扁豆，便可獲得足夠的離胺酸。以豆科植物為主的蛋白質補充劑，也能增加蛋白質和離胺酸的攝入量。3 份豆類可能就提供了每日約二分之一的蛋白質建議攝取量，和三分之二的離胺酸攝取量（有關份量大小的示例，詳見 P.466〈純素餐盤〉；菜單見 P.472 ～ 475）。

　　生食純素飲食有可能短少或完全缺乏豆科植物。新鮮豌豆仁或發芽的扁豆、豌豆和綠豆，都是可獲取蛋白質、離胺酸和色胺酸的生食豆科植物來源。實驗顯示，豆科植物發芽時，離胺酸和其他必需胺基酸都有小幅增加。[47, 48] 如鷹嘴豆等較大顆的豆類種子也可孵芽，但這類催芽過的豆類必須經過烹煮，才能破壞既存的抗營養因子，例如胰蛋白酶抑制劑和血球凝集素（hemagglutinin）。[49]

　　表 3-3 顯示腰果、開心果、南瓜籽、蕎麥、藜麥和毛豆及其他大豆食品，也是離胺酸的良好來源。大豆食品尤其貢獻一定量的蛋白質和離胺酸。以素肉食品為例，以大豆為主成分所製作的素肉，其離胺酸含量高於以麵筋蛋白[6]製作的素肉。常被當作穀物食用的類穀物（植物學上不同於穀物），例如蕎麥、玉米和藜麥，每份能提

5　審訂注：在某些疾病或特定的生理狀況下，人體對某些非必需胺基酸的需求會大量提高。以燒燙傷為例，此時人體修復對於精胺酸（arginine）的需求量會增加，但合成速率並不會因此增加。此時，精胺酸即成為「條件式必需胺基酸」的一種。

6　審訂注：麵粉製品例如麵腸、麵筋，在洗去碳水化合物之後，其蛋白質較為濃縮，所以乍看之下也含有不少蛋白質。但即使如此，其某些必需胺基酸的含量都明顯低於人體需求之標準，如：色胺酸、蘇胺酸、離胺酸，故仍需搭配其它豆類等食物，以利胺基酸互補。

表 3-3 各種食物的蛋白質、離胺酸和色胺酸含量

食物	蛋白質（g）	離胺酸（mg）	色胺酸（mg）
豆科植物（除特別標明，否則都是烹煮過的）	平均：9.7	平均：594	平均：111
豆類（紅豆、白豆），1/2 杯（125 ml）	9.1-9.2	630-690	90-110
豆類（黑豆、米豆、鷹嘴豆、蔓越莓豆（cranberry beans）、大北豆（great northern kidney beans）、紅腰豆、皇帝豆、綠豆、白腰豆、粉紅斑豆（pink beans）、花豆（pinto beans），1/2 杯（125 ml）	7-8.7	450-600	90-100
扁豆，1/2 杯（125 ml）	8.9	620	80
花生醬，2 大匙（30 ml）	8.1	220	70
花生，1/4 杯（60 ml）	9.4	340	84
生豌豆仁，1 杯（250 ml）	7.9	460	54
切半的豌豆仁，1/2 杯（125 ml）	8.6	620	100
大豆，1 杯（250 ml）	15.1	953	210
豆漿（濃），1/2 杯（125 ml）	6.3-11	180-710	50-120
紮實的天貝，1/2 杯（125 ml）	16.3	800	170
板豆腐或硬質豆腐（水分略少），1/2 杯（125 ml）	10.9-21.1	550-1,380	130-330
堅果、種子及其磨製而成的醬	平均：5.4	平均：219	平均：85
杏仁，1/4 杯（60 ml）	7.7	190	70
腰果，1/4 杯（60 ml）	6.2	290	90
磨碎的亞麻仁籽，1/4 杯（60 ml）	5.1	241	124
榛果，1/4 杯（60 ml）	5.1	140	60
胡桃，1/4 杯（60 ml）	2.3	70	20
松子，1/4 杯（60 ml）	4.7	170	41
開心果，1/4 杯（60 ml）	6.3	350	80
南瓜籽，1/4 杯（60 ml）	9.9	370	186
葵花籽，1/4 杯（60 ml）	7.4	304	103
中東芝麻醬＊（tahini），2 大匙（30 ml）	5.2	167	116
核桃，1/4 杯（60 ml）	4.4	120	50
穀類（除特別標明，否則都是煮過的）	平均：3.5	平均：119	平均：40
白麵包，切片，30 g（1 oz）	2.8	60	30

食物	蛋白質（g）	離胺酸（mg）	色胺酸（mg）
全麥麵包，切片，30 g	3.9	50	30
乾燥蕎麥仁，1/4 杯（60 ml）	5.6	286	82
乾燥玉米粉，1/4 杯（60 ml）	2.5	70	20
小米，1/2 杯（125 ml）	3	60	33
燕麥，1/2 杯（125 ml）	3.1	150	40
藜麥，1/2 杯（125 ml）	4.3	230	50
糙米，1/2 杯（125 ml）	2.7	100	32
白米，1/2 杯（125 ml）	2.2	80	20
義大利麵，1/2 杯（125 ml）	4.3	100	56
全麥義大利麵，1/2 杯（125 ml）	3.9	90	48
野米，1/2 杯（125 ml）	3.5	150	40
蔬菜（除特別標明，否則都是生的）	**平均：1.6**	**平均：80**	**平均：19**
酪梨，1/2 杯（125 ml）	1.5	100	20
煮過的綠花椰菜，切塊，1/2 杯（125 ml）	2	120	30
中型胡蘿蔔，60 g	0.6	30	0
煮過的白花椰，切塊，1/2 杯（125 ml）	1.2	60	20
黃玉米，1/2 杯（125 ml）	2.5	100	20
煮過的茄子，切塊，1/2 杯（125 ml）	0.4	19	0
羽衣甘藍，1 杯（250 ml）	2.3	140	30
蘿蔓萵苣，1 杯（250 ml）	0.6	30	0
中型烤馬鈴薯，180 g（6 oz）	4.3	220	40
煮過的馬鈴薯，1/2 杯（125 ml）	1.4	89	23
生的菠菜，1 杯（250 ml）	0.9	52	12
烤紅肉地瓜，1/2 杯（125 ml）	2.4	100	50
中型番茄，120 g	1.1	33	9
煮過的蕪菁，搗成泥，1/2 杯（125 ml）	0.9	32	11
水果（除特別標明，否則都是生的）	**平均：0.8**	**平均：40**	**平均：10**
中型蘋果，180 g	0.5	22	2
中型香蕉，120 g	1.3	59	11

食物	蛋白質（g）	離胺酸（mg）	色胺酸（mg）
椰棗，1/4 杯（60 ml）	0.9	24	5
芒果，切塊，1/2 杯（125 ml）	0.7	50	21
柳橙，135 g	1.2	62	12
草莓，1/2 杯（125 ml）	0.5	20	12
特殊補充劑（舉例）			
Naturade 大豆蛋白，1/3 杯（28 g）	24	1,552	305
Naturade 無大豆蛋白，1/3 杯（28 g）	22	1,455	228
乾燥螺旋藻，1 大匙（9 g）	4	212	65
Vega Sport 健身用補充植物性蛋白粉，1 份（36 g）	25	1,780	240
動物性食品（除特別標明，否則都是煮過的）	平均：11.1	平均：955	平均：108
牛肉漢堡排，60 g	15.2	1,250	70
大顆雞蛋，50 g	6.3	456	80
2% 減脂牛奶，1 杯（250 ml）	8.5	670	100
鮭魚，60 g	15.3	1,450	180
火雞胸肉，60 g	10.2	950	110

參考出處：[53-57]

* 審訂注：中東芝麻醬（tahini）是一種無糖無鹽的淺焙白芝麻醬，風味比中式白芝麻醬溫和清淡許多，可以在進口食材網路通路購得。如果臨時要使用卻買不到，也可以用中式白芝麻醬替代，營養價值差不多，但風味差異會較大。

** 審訂注：不同品種的食材營養價值相近，一般飲食可互相替換：台灣較難購得的蔓越莓豆、大北豆、紅腰豆、白腰豆、粉紅斑豆，均可用花豆替換；不同品種的南瓜也可用台灣方便購得的南瓜品種替換；羽衣甘藍可用芥藍替換。紅腰豆除了可用花豆替代，若是買罐頭紅腰豆，可先用熱水燙過瀝乾即可，罐頭型式不太影響其蛋白質含量。台灣只買得到乾椰棗，表格中的新鮮椰棗 1/4 杯（60 ml）所含有的營養成分，換成乾椰棗的話，大約只需攝取約 50 g 即可。

供比小麥和米更多的離胺酸。

在生食純素飲食中，發芽的種子和穀物是不錯的離胺酸來源。目前已證實種子和穀物（燕麥、米和小米）發芽時，它們的離胺酸含量會增加[40, 41, 50-52]；玉米發芽 5 天，所含的離胺酸百分比也會翻倍；小麥發芽 10 天則增加了 65%。[40]

對於兒童早期的快速生長來說，較多的離胺酸固然是必要的，但到了成年時期，則是色胺酸對維持身體組織格外重要。血清素（serotonin）是一種神經傳導物質，是大腦用來調節情緒、行為和認知的重要化合物，而色胺酸這種胺基酸，便是血清素唯一的前驅物質。人體只需要少量色胺酸，約 4 mg/kg/day，因此對大多數成年人來說，每日所需攝取的色胺酸約為 200 ～ 400 mg。[3, 17, 53]

豆科植物中特別是大豆食品，以及種子類（尤其南瓜籽），均含有豐富的色胺

酸。在純素食和生食純素飲食中，色胺酸的良好來源包括菠菜、豌豆、堅果（如腰果、核桃、杏仁、松子、開心果和夏威夷豆）和巧克力。蕎麥和小米等類穀物所能提供的色胺酸，比玉米或米多；小麥也含有適量色胺酸。[54]

表 3-4 列出 P.466〈純素餐盤〉中各食物類別的蛋白質、離胺酸和色胺酸平均含量；這些平均值是以表 3-3 所列的各食物品項之含量來計算。表 3-4 列出的是最小份量的數字，請注意許多食物的份量相對較小。1/2 杯（125 ml）煮熟的麥片、米飯或義大利麵加 2 片麵包，等於穀類的 3 份份量，活動量大的人可能會攝取超過 3 份。只吃水果或採行生食純素飲食的人，因為欠缺穀類和豆科植物，顯然可能會較缺乏這些胺基酸；以罐頭玉米或米飯為主，同時並缺乏豆類攝取的純素飲食也是。

表 3-4 各食物類別的蛋白質、離胺酸和色胺酸含量

食物類別	1 份的蛋白質平均含量（g）	1 份的離胺酸平均含量（mg）	1 份的色胺酸平均含量（mg）	P.466〈純素餐盤〉中各食物類別的最小份量	根據 P.466〈純素餐盤〉最小份量的每日最低攝取量		
					蛋白質含量（g）	離胺酸含量（mg）	色胺酸含量（mg）
豆科植物	9.7	594	111	3	29.1	1,782	333
堅果和種子	5.4	219	85	1	5.4	219	85
穀類	3.5	119	40	3	10.5	363	357
蔬菜	1.6	80	19	5	8	400	95
水果	0.8	40	10	4	3.2	160	40
總體含量					56.2	2,924	910
每公斤體重的目標攝取量					0.9	38	4
以 60 kg 的人為例之目標攝取量					54	2,280	240

參考出處：[53-57]

肉鹼

離開胺基酸這個主題之前，需要先探討一下肉鹼（carnitine），牛磺酸（taurine）於下一段討論。肉鹼藉由攜帶脂肪酸進入細胞中的粒線體（mitochondria，身體的能量生產中心）代謝以產生能量，並將產生能量過程中所生成的多餘產物帶出體外。人體會在肝臟和腎臟中，將離胺酸（豆科植物為良好來源）和甲硫胺酸（富含於穀物和蔬菜）合成為肉鹼，合成量通常能滿足大多數人的需求。肉鹼的合成倚賴維生素

C、菸鹼酸、維生素 B₆ 和鐵 [58]，上述礦物質和維生素都能在均衡的純素飲食中大量獲得（關於礦物質和維生素來源，詳見 P.216 表 6-2 及 P.268 表 7-3）。

肉鹼本身存在於牛肉中，在其他動物性食物中則較少，僅有蘆筍或花生醬三明治等少數純素食品中含有微量肉鹼 [59-63]；此外，酵母也會產生肉鹼。因此，研究顯示純素食者血漿中的肉鹼濃度略低於非素食者，但仍在正常範圍內。一般認為，純素食者能維持足夠的肉鹼濃度，是由於體內產量充足，以及腎臟有效地重新利用流失的肉鹼。[58, 61, 64-67]

肉鹼向來被當成減肥和改善運動表現的健康補充劑而大肆宣傳，即使美國運動醫學會、美國營養與飲食學會和加拿大營養師協會認為這樣的描述「並不名符其實」。[27] 但早產兒需要補充肉鹼，因為他們沒有能力自行合成；還有因飲食缺乏蛋白質，導致欠缺可製造肉鹼的胺基酸的人（如酗酒者），也須額外補充。一小部分人還發現，補充肉鹼有助於減少偏頭痛、低血糖或肌肉無力症；對於患有第二型糖尿病的人，肉鹼還可改善低密度脂蛋白膽固醇濃度。[68, 69]

美國藥局就有販售純素的乙醯左旋肉鹼補充劑，而且連膠囊成分也是素食的（在加拿大則需處方箋才能購買）。然而，每天攝取 2 ～ 4 g 肉鹼補充劑可能會導致不良副作用，例如噁心、腹瀉和散發魚腥味般的體臭。[70] 此外，懷孕期間或有甲狀腺問題和癲癇病史的人，不可服用肉鹼。

膳食肉鹼的攝取量，與心臟病和攝護腺癌相關，因此純素食者的肉鹼攝取量較低，反而可能對健康有很大的好處。近期研究表示，非素食者的腸道菌，會將從動物性食品或補充劑攝入的肉鹼，轉化成已知的有毒化合物氧化三甲胺（TMAO），這可能會增加動脈粥狀硬化的風險，並導致中風或心臟病發。肉類以外的動物性食品，也可能導致氧化三甲胺濃度升高。[71]

牛磺酸

牛肉等動物性食品含有牛磺酸（taurine，其原文名稱源自拉丁語的牛之意，因而有此名）。牛磺酸通常不存在於植物性食物中，不過生的發芽扁豆中，每公克含有 1 ～ 26 mg（淨重）的牛磺酸。[72] 貓需要牛磺酸，這對牠們來說是必需胺基酸，因此牠們需以肉類為主食，或額外補充牛磺酸。

然而，人類與貓不同，在嬰兒期之後，可以自行從體內的甲硫胺酸和半胱胺酸合成牛磺酸。[73-75] 嬰兒、特別是早產兒確實需要膳食牛磺酸，不過在母乳和嬰兒配方奶粉中都有。[76] 除了特定疾病狀況，研究並未指明嬰兒期之後的一般孩童需額外補充牛磺酸。

◈ 食物中營養素的重量百分比 vs. 熱量占比

有兩種方式可以用來顯示食物所含熱量的營養素數量或比例，一般會擇一使用。一種是它們所含的脂肪、蛋白質和碳水化合物的「重量百分比」。例如，寫著「2% 牛奶」的「減脂」乳飲品，代表每 100 g 牛奶中含有 2 g 的脂肪，剩餘的重量則由 3 g 的蛋白質、6 g 的碳水化合物（乳糖）以及 89 g 的水所組成。

有時也會用脂肪、蛋白質和碳水化合物的**熱量占比**來描述食物，但這在營養成分表上會呈現出相當不同的結果。當身體將脂肪、蛋白質和碳水化合物轉化為熱量時，每公克脂肪產生約 9 kcal，每公克蛋白質或碳水化合物產生 4 kcal，水則不含熱量。因此，在「2% 牛奶」中，27% 的熱量來自蛋白質、38% 來自碳水化合物、35% 來自脂肪。以這個角度來看，這樣的飲品實際上應稱為「35% 牛奶」，而不是「2% 牛奶」。

以模擬 2% 牛奶之熱量占比的原味豆漿做比較，每 100 g 中有 32% 的熱量來自蛋白質、33% 來自碳水化合物、35% 來自脂肪（即使是非牛奶的仿乳飲品，脂肪含量也與牛奶相似，但所含的飽和脂肪少了很多，而且不含膽固醇）。另舉米漿[7]為例，約 3% 熱量來自蛋白質、82% 熱量來自碳水化合物、15% 熱量來自脂肪。

◈ 針對蛋白質、碳水化合物和脂肪的熱量建議範圍

為求飲食的整體均衡，一整天的熱量中，應有 10 ～ 20% 的熱量來自蛋白質、50 ～ 75% 的熱量來自碳水化合物、15 ～ 30% 的熱量攝取自脂肪為目標。這個原則是綜合世界衛生組織（WHO）和美國國家醫學院（IOM）兩個主要衛生機關，針對可提供足夠熱量的飲食中，各營養素供給熱量的理想配比建議。[15, 17, 75]

• **蛋白質**。理想情況下，10 ～ 20% 的熱量應來自於蛋白質。對大多數人而言，10 ～ 15% 來自蛋白質的熱量已經足夠。總熱量攝入量低的人（如老人或節食者）應以此範圍的上端為目標（即 20%）。當攝取的熱量不足，例如正在執行減肥計畫的人，其蛋白質的熱量占比應為 15 ～ 20% 左右，否則減輕的不僅是體重，體內蛋白質和肌肉量也會跟著流失。

「美國全國健康及營養調查 III」（National Health and Nutrition Examination Survey III，簡稱 NHANES III）的代表性研究指出，年齡在 50 ～ 65 歲之間、蛋白質攝取量大於 20% 的人，整體死亡率增加了 75%，癌症死亡人數增加 4 倍；隨後的 18

---

7 審訂注：米漿雖然是素食者十分常見的飲品之一，但它並非植物性蛋白質的主要供給來源，其主成分為碳水化合物。

年間，死於第二型糖尿病的人數增加了 5 倍（若蛋白質攝取來源為植物性食物，這些統計數據則不成立）。[108]

・**碳水化合物**。應由碳水化合物提供 50 ～ 75％的熱量，儘管生食純素飲食的碳水化合物提供量較少，卻仍能維持健康體況。

・**脂肪**。在大多數飲食中，應由脂肪提供 15 ～ 30% 的熱量。一些富含堅果、種子和酪梨的生食純素飲食，其脂肪熱量占比較高（例如 35%），但仍在健康範圍之內。[49]（更多相關資訊，詳見 P.116 ～ 117 的「脂肪建議攝取量」）但另一方面，希望逆轉心血管疾病或其他慢性疾病的人，可從低至脂肪佔總熱量 10% 的低脂治療飲食受惠。[78-80] 令人驚訝的是，如 P.102 表 3-5 所示，萵苣和其他綠色葉菜在不添加任何一滴沙拉醬時，也能提供 8 ～ 13% 來自其脂肪的熱量。[8]

如表 3-5 所示，肉類、蛋和乳酪被視為蛋白質的重要來源，總熱量中有 24 ～ 39% 是來自蛋白質，然而上述食物的熱量中約有 60 ～ 75% 來自脂肪，所以將其視為脂肪的主要來源而非蛋白質，也不足為奇。幸好每種未精製的植物性全食物都含有少量或適量的蛋白質，很多都提供了 25 ～ 35% 來自蛋白質的熱量，卻少了動物性食品含有的脂肪和膽固醇。綠色蔬菜和豆科植物中，蛋白質的熱量占比在 10 ～ 37% 之間；豆腐的蛋白質含量稍高，純素仿肉當然也較高；堅果、種子和穀物中的蛋白質熱量占比為 9 ～ 17%；含量範圍最底端的是水果，蛋白質的熱量占比只有 2 ～ 10%。

表 3-5 顯示了食物中巨量營養素的熱量、蛋白質克數和熱量分布。需注意的是，營養素含量可能因品種或作物而異，因此無需對不同數據庫之間的差異感到驚訝。表 3-5 的數據僅代表一般概況，對於某些包裝食品不同品牌之間的差異，請檢視食品包裝上的標示。

8　審訂注：此處指脂肪的熱量占比，以芥藍菜為例，每 100 g 熱量 20 kcal，含 0.3 g 脂肪。0.3x9 kcal=2.7 kcal，即可得知脂肪提供的 2.7 kcal，占總熱量 20 kcal 的 13.5%。

表 3-5 特定食物的總熱量、蛋白質含量，以及蛋白質、碳水化合物與脂肪的熱量占比

食物	每單位熱量	每單位蛋白質含量（g）	來自蛋白質的熱量（%）	來自碳水化合物的熱量（%）	來自脂肪的熱量（%）
豆科植物（除特別標明，否則都是煮熟的）					
紅豆，1/2 杯（125 ml）	147	9	23	76	1
黑豆，1/2 杯（125 ml）	114	8	26	70	4
米豆（眉豆），1/2 杯（125 ml）	105	7	26	70	4
鷹嘴豆，1/2 杯（125 ml）	134	7	21	65	14
蔓越莓豆，1/2 杯（125 ml）	120	8	27	70	3
毛豆，1/2 杯（125 ml）	100	10	41	37	22
炸鷹嘴豆泥餅，3 塊，51 g	170	7	16	37	47
大北豆，1/2 杯（125 ml）	104	7	27	69	3
腰豆，1/2 杯（125 ml）	112	7	27	70	3
扁豆，1/2 杯（125 ml）	115	9	30	67	3
生的扁豆芽，1 杯（250 ml）	82	7	28	68	4
皇帝豆，1/2 杯（125 ml）	115	7	25	72	3
綠豆，1/2 杯（125 ml）	94	7	28	68	4
生的綠豆芽，1 杯（250 ml）	31	3	32	64	4
白腰豆，1/2 杯（125 ml）	127	7	23	73	4
花生，1/4 杯（60 ml）	207	9	17	11	72
花生醬，2 大匙（30 ml）	192	8	16	12	72
生的豌豆芽，1 杯（250 ml）	154	11	23	73	4
花豆，1 杯（250 ml）	122	8	25	71	4
大豆，1/2 杯（125 ml）	157	15	36	21	43
原味豆漿，1 杯（250 ml）*	80-140	6-11	21-33	33-53	20-35
切半的豌豆仁，1/2 杯（125 ml）	116	8	27	70	3
天貝，1/2 杯（125 ml）*	160	15	35	18	47
板豆腐，1/2 杯（125 ml）*	183	20	40	11	49
特定品牌的純素漢堡排，75-90 g*	70-95	10-14	45-61	27-55	0-24
純素火腿片，60 g*	77	13	85	14	1
純素熱狗，42-70 g*	45-163	7-14	26-92	5-13	0-67
純素絞肉，60 g*	65-85	10-14	53-71	27-47	0-7
白豆，1/2 杯（125 ml）	124-127	8-9	25-27	70-71	2-4
堅果與種子（除特別標明，否則都是生的）					
杏仁，1/4 杯（60 ml）	207-213	7-8	13	13	74
杏仁醬，2 大匙（30 ml）	203	5	9	13	78
原味杏仁奶，1 杯（250 ml）*	60	1	7	55	38

食物	每單位熱量	每單位蛋白質含量（g）	來自蛋白質的熱量（%）	來自碳水化合物的熱量（%）	來自脂肪的熱量（%）
巴西堅果，1/4 杯（60 ml）	230	5	8	7	85
大顆的巴西堅果，1 顆	31	0.7	8	6	86
腰果，1/4 杯（60 ml）	188	6	12	21	67
腰果醬，2 大匙（30 ml）	188	6	11	18	71
奇亞籽，1/4 杯（60 ml）	196	6	12	34	54
磨碎的亞麻仁籽，1/4 杯（60 ml）	144	7	14	23	63
榛果，1/4 杯（60 ml）	212	5	9	10	81
火麻籽**，1/4 杯（60 ml）*	227	13	27	28	55
火麻籽奶**，1 杯（250 ml）*	130	4	13	65	22
胡桃，1/4 杯（60 ml）	187	2	5	7	88
松子，1/4 杯（60 ml）	227–229	5–10	8–16	7–9	75–85
開心果，1/4 杯（60 ml）	178	7	14	19	67
罌粟籽，1/4 杯（60ml）	179	6	13	17	70
南瓜籽，1/4 杯（60 ml）	180	10	17	12	71
白芝麻仁，1/4 杯（60 ml）	237	8	12	7	81
完整的白芝麻粒，1/4 杯（60 ml）	206	6	12	15	73
中東芝麻醬，2 大匙（30 ml）	178	5	11	14	75
葵花籽仁，1/4 杯（60 ml）	210	7	13	13	74
葵花籽醬，2 大匙（30 ml）	185	6	13	18	69
黑核桃，1/4 杯（60 ml）	190	8	15	7	78
核桃，1/4 杯（60 ml）	194	5	9	8	83
荸薺，1/4 杯（60 ml）	30	0.4	5	94	1
穀類（除特別標明，否則都是煮熟的）					
莧籽，1/2 杯（125 ml）	133	5	15	72	13
大麥仁*（pearl barley），1/2 杯（125 ml）	102	2	7	81	6
黑麥麵包，切片，30 g	78	3	13	75	12
白麵包，切片，30 g*	80	3	14	75	11
全麥麵包，切片，30 g*	74	4	21	67	12
蕎麥，1/2 杯（125 ml）	82	3	14	81	5
生的蕎麥芽，1 杯（250 ml）	65	2	14	80	6
乾燥的粗玉米粉，1/4 杯（60 ml）	110	2	9	82	9

---

* 編注：俗稱洋薏仁、小薏仁或珍珠麥。是將大麥加工去除外殼並拋光，以進一步去除部分或全部麩皮層後的偏灰白色大麥仁。

** 編注：火麻籽又稱為大麻籽，在台灣列屬於「毒品危害防制條例」管制項目，火麻及其相關產品（包括火麻籽奶、火麻籽油）皆不得供為食品原料使用，請注意相關規定，以免觸法。在台灣建議可購買營養價值相近的亞麻仁籽或奇亞籽來替代。

食物	每單位熱量	每單位蛋白質含量（g）	來自蛋白質的熱量（%）	來自碳水化合物的熱量（%）	來自脂肪的熱量（%）
墨西哥玉米薄餅（tortilla），15 cm（6 吋）*	65	2	10	79	11
卡姆小麥（Kamut），1/2 杯（125 ml）	133	6	17	78	5
小米，1/2 杯（125 ml）	109	3	12	80	8
燕麥，1/2 杯（125 ml）	88	3	14	67	19
乾燥的藜麥，1/4 杯（60 ml）	159	6	15	71	14
藜麥，1/2 杯（125 ml）	117	4	15	71	14
中粒糙米，1/2 杯（125 ml）	115	2	8	85	7
中粒白米，1/2 杯（125 ml）	128	2	8	91	1
原味米漿，1 杯（250 ml）*	66	0.6	3	84	13
義大利麵，1/2 杯（125 ml）	117	4	15	80	5
全麥義大利麵，1/2 杯（125 ml）	92	4	16	80	4
斯佩爾特小麥（Spelt），1/2 杯（125 ml）	130	6	16	78	6
生的小麥草，1 杯（250 ml）	226	9	14	81	5
墨西哥全麥薄餅，30 g*	89	3	12	67	21
野米，1/2 杯（125 ml）	88	3	15	82	3
蔬菜（除特別標明，否則都是生的）					
煮熟的蘆筍，1/2 杯（125 ml）	21	2	34	59	7
所有品種的酪梨，201 g	324	4	5	17	78
加州酪梨，136 g	227	3	4	19	77
佛羅里達酪梨，304 g	365	7	7	24	69
所有品種酪梨，切塊，1/2 杯（125 ml）	123	2	5	17	79
新鮮羅勒切碎，1/2 杯（125 ml）	10	1	44	37	19
四季豆，1/2 杯（125 ml）	17	1	20	77	3
甜菜葉，1 杯（250 ml）	9	1	33	63	4
甜菜根汁，1/2 杯（125 ml）	41	1	12	88	0
煮熟的甜菜根，切塊，1/2（125 ml）	29	1	14	83	3
青江菜或小白菜，1 杯（250 ml）	10	1	36	53	11
煮熟的綠花椰菜，1/2 杯（125 ml）	29	2	23-24	57-68	9
抱子甘藍，1/2 杯（125 ml）	28	2	24	66	10
高麗菜，切碎，1 杯（250 ml）	22	1	18	79	3
大白菜，切碎，1 杯（250 ml）	15	1	29-33	67-71	0
紫高麗菜，切碎，1 杯（250 ml）	28	1	16	80	4
胡蘿蔔，19 cm（7 又 1/2 吋）	30	1	8	87	5
煮熟的胡蘿蔔，切塊，1/2 杯（125 ml）	42	1	9	88	3
胡蘿蔔汁，1/2 杯（125 ml）	48	1	9	88	3
煮熟的白花椰菜，1/2 杯（125 ml）	14	1	26	59	15
西洋芹，切碎，1 杯（250 ml）	9	0.4	17	74	9

食物	每單位熱量	每單位蛋白質含量（g）	來自蛋白質的熱量（%）	來自碳水化合物的熱量（%）	來自脂肪的熱量（%）
西洋芹梗，28-30 cm（11-12 吋）	10	0.4	17	74	9
西洋芹根，切碎，1 杯（250 ml）	66	2	13	81	6
香菜，1 杯（250 ml）	19	2	27	58	15
寬葉羽衣甘藍，切碎，1 杯（250 ml）	11	0.9	27	63	10
白／黃玉米，1/2 杯（125 ml）	66	2	13	76	11
黃瓜切塊，1/2 杯（125 ml）	8	0.4	18	74	8
蒲公英葉，1 杯（250 ml）	26	2	20	68	12
煮熟的茄子，切小塊，1/2 杯（125 ml）	14	0.4	11	83	6
苦苣，1 杯（250 ml）	9	0.7	25	66	9
大蒜，3 g	3	0.2	16	81	3
大蒜瓣，1/2 杯（125 ml）	101	4	16	81	3
綠色生菜蔬果汁，1 杯（250 ml）**	36	3	35	58	7
辣根，1/2 杯（125 ml）	72	3	18	78	4
菊芋，1/2 杯（125 ml）	55	1	10	90	0
羽衣甘藍，切碎，1 杯（250 ml）**	35	2	22	67	11
羽衣甘藍汁，1 杯（250 ml）**	64	6	39	50	11
生的昆布，1/2 杯（125 ml）	18	1	14	76	10
韭蔥，切碎，1 杯（250 ml）	57	1	9	87	4
奶油萵苣，切碎，1 杯（250 ml）	7	0.7	33	55	12
結球萵苣，切碎，1 杯（250 ml）	11	0.6	22	71	8
散葉萵苣，切碎，1 杯（250 ml）	6	0.5	30	62	8
紅葉萵苣，切碎，1 杯（250 ml）	5	0.4	33	55	12
蘿蔓萵苣，切碎，1 杯（250 ml）	8	0.6	24	63	13
蘑菇，1/2 杯（125 ml）	11	1	37	60	3
乾香菇，1/4 杯（60 ml）	122	10	31	62	7
芥菜，1 杯（250 ml）	15	2	34	60	6
煮過的秋葵，1/2 杯（125 ml）	18	2	27	66	7
橄欖，1/2 杯（125 ml）	77	0.6	4	7	89
青蔥，5 g	5	0.3	19	77	4
青蔥，切碎，1 杯（250 ml）	32	2	19	77	4
紅／黃／白色洋蔥，1/2 杯（125ml）	34	1	10	88	2
香芹，切碎，1 杯（64 g）	23	2	27	57	16
煮熟的防風草根，切塊，1/2 杯（125 ml）	63	1	6	91	3
豌豆，1/2 杯（125 ml）	62	4	26	70	4
豌豆莢，1/2 杯（125 ml）	22	1	26	70	4
中型甜椒，119 g	24	1	14	79	7
甜椒，切塊，1/2 杯（125 ml）	16-24	1	14	79	7

食物	每單位熱量	每單位蛋白質含量（g）	來自蛋白質的熱量（%）	來自碳水化合物的熱量（%）	來自脂肪的熱量（%）
辣椒，1/2 杯（125 ml）	32	2	17	79	4
烤中型馬鈴薯，173 g（3 吋）	189	4	8	91	1
煮熟的馬鈴薯，1/2 杯（125 ml）	52	1	10	89	1
中型櫻桃蘿蔔，2-3 cm（3/4-1 吋）	0.8	0	16	79	5
蘿蔔嬰，1 杯（250 ml）	17	2	29	28	43
櫻桃蘿蔔，切塊，1 杯（250 ml）	9	0.4	16	79	5
白蘿蔔，18 cm（7 吋）	61	2	12	83	5
白蘿蔔乾，1/2 杯（125 ml）	157	5	11	87	2
煮熟的瑞典蕪菁，切塊，1/2 杯（125 ml）	33	1	12	83	5
菠菜，切碎，1 杯（250 ml）	7	1	39	49	12
乾燥螺旋藻，1 大匙（15 ml）	22	4	58	24	18
煮熟的橡實南瓜，1/2 杯（125 ml）	57	1	7	91	2
煮熟的奶油南瓜（白胡桃南瓜），1/2 杯（125 ml）	41	1	8	90	2
彎頸南瓜及其他夏季南瓜，1/2 杯（125 ml）	18	1	15	73	12
煮熟的哈伯南瓜（hubbard），1/2 杯（125 ml）	60	3	17	74	9
煮熟的地瓜，1/2 杯（125 ml）	125	2	7	91	2
櫻桃番茄，17 g	3	0.2	17	74	9
義大利番茄或李子番茄，62 g	11	0.6	17	74	9
中型番茄，120 g	22	1	17	74	9
番茄，切塊，1/2 杯（125 ml）	17	1	17	74	9
風乾番茄，1/2 杯（125 ml）	70	4	18	73	9
煮熟的蕪菁，1/2 杯（125 ml）	27	1	12	85	3
蕪菁葉，切碎，1 杯（250 ml）	19	1	16	77	7
西洋菜，切碎，1 杯（250 ml）	4	1	60	34	6
烤山藥，1/2 杯（125 ml）	90	2	9	90	1
迷你櫛瓜，12 g	2	0.3	40	47	13
櫛瓜，切塊，1 杯（250 ml）	20	2	25	67	8
水果（除特別標明，否則都是生的）					
蘋果，切塊，1/2 杯（125 ml）	32	0.2	2	95	3
中型蘋果，180 g	95	0.5	2	95	3
蘋果乾，1/4 杯（60 ml）	110	1	4	96	0
杏桃（35 g）	17	0.5	10	83	7
杏桃，切塊，1/2 杯（125 ml）	40	1	10	83	7
杏桃乾，1/4 杯（60 ml）	77	1	5	93	2
香蕉乾，1/4 杯（60 ml）	86	1	4	92	4

食物	每單位熱量	每單位蛋白質含量（g）	來自蛋白質的熱量（%）	來自碳水化合物的熱量（%）	來自脂肪的熱量（%）
中型香蕉（118 g）	105	1	4	93	3
香蕉，切片，1/2 杯（125 ml）	71	0.9	4	93	3
黑莓，1/2 杯（125 ml）	31	1	11	80	9
藍莓，1/2 杯（125 ml）	45	0.6	5	90	5
藍莓乾，1/4 杯（60 ml）	140	1	3	97	0
哈密瓜，切塊，1/2 杯（125 ml）	28	0.7	9	87	4
秘魯番荔枝★，1/2 杯（125 ml）	73	1	5	92	3
椰肉乾，1/4 杯（60 ml）	122	1	4	13	83
新鮮椰奶，1/2 杯（125 ml）	292	3	4	9	87
野生酸蘋果，切片，1/2 杯（125ml）	42	0.2	2	95	3
新鮮醋栗，1/2 杯（125 ml）	31–35	0.8	8–9	87–88	3–5
桑特無籽小葡萄乾，1/4 杯（60 ml）	103	1	5	94	1
去核椰棗，切碎，1/4 杯（60 ml）	104	0.9	3	96	1
榴槤，切塊，1/2 杯（125 ml）	179	2	4	66	30
新鮮中型無花果，6 cm（2 又 1/4 吋）	37	0.4	4	93	3
無花果乾，1/4 杯（60 ml）	129	2	4	92	4
歐洲醋栗，1/2 杯（125 ml）	33	0.7	7	82	11
瓶裝葡萄汁，1/2 杯（125 ml）	77	0.7	4	95	1
葡萄柚，246g	103	2	7	90	3
葡萄柚汁，1/2 杯（125 ml）	51	0.7	5	93	2
葡萄柚瓣，1/2 杯（125 ml）	37	0.7	7	90	3
葡萄，1/2 杯（125 ml）	31	0.3	3	93	4
新鮮芭樂，1/2 杯（125 ml）	56	2	13	75	11
香瓜，切塊，1/2 杯（125 ml）	31	0.5	5	92	3
奇異果，切塊，1/2 杯（125 ml）	57	2	7	86	7
中型奇異果，69 g	42	0.8	4	86	10
羅甘莓★★（loganberries），1/2 杯（125 ml）	31	1	11	80	9
芒果，207 g	135	1	3	94	3
芒果，切塊，1/2 杯（125 ml）	54	0.4	3	94	3
芒果乾，1/4 杯（60 ml）	106	0	0	100	0
中型柳橙，1 個（131 g）	62	1	7	91	2

★　審訂注：秘魯番荔枝又名冷子番荔枝，是番荔枝科植物，原產於秘魯、厄瓜多及智利。果實外形與鳳梨釋迦相似，表皮有層疊的鱗狀，但不像釋迦凸起那麼明顯。因不耐壓，所以很少出口。依據美國農業部資料顯示，祕魯番荔枝每 100 g 含有 1.57 g 蛋白質，所以單以蛋白質含量來看時，可用鳳梨釋迦（每 100 g 含有 1.5 g 蛋白質）來替換，普通釋迦的蛋白質含量則再略高一些（每 100 g 約 2.2 g）。

★★　編注：是覆盆子和黑莓的雜交品種，漿果果實為長橢圓形，類似桑椹，體積約有覆盆子的兩倍大，成熟時呈深酒紅色。具有一種討喜的酸味，經常用來製作甜點和果醬。以蛋白質含量來看時，可用黑莓或桑椹來替換。

食物	每單位熱量	每單位蛋白質含量（g）	來自蛋白質的熱量（%）	來自碳水化合物的熱量（%）	來自脂肪的熱量（%）
柳橙汁，1/2 杯（125 ml）	56	0.9	6	90	4
柳橙瓣，1/2 杯（125ml）	45	0.9	7	91	2
木瓜，切塊，1/2 杯（125ml）	27	0.4	6	91	3
桃子，切塊，1/2 杯（125ml）	30	0.7	8	87	5
桃子乾，15g	37	0.7	7	93	0
中型桃子，150g	58	1	6	88	6
西洋梨，切塊，1/2 杯（125ml）	41	0.3	2	96	2
中型西洋梨，178 g	103	0.7	2	96	2
西洋梨乾，對切，35 g	92	0.7	3	95	2
鳳梨，切塊，1/2 杯（125ml）	41	0.4	4	94	2
李子，76 g	35	0.5	5	86	0
李子，切塊，1/2 杯（125ml）	45	0.7	5	86	9
加州蜜棗，1/4 杯（60ml）	104	1	4	95	1
葡萄乾，1/4 杯（60ml）	123	1	4	95	1
覆盆子，1/2 杯（125ml）	30	0.6	7	84	9
草莓，1/2 杯（125ml）	24	0.5	7	86	7
草莓乾，1/4 杯（60ml）	75	0.5	3	97	0
西瓜，1/2 杯（125ml）	23	0.5	7	89	4
油品及甜味劑					
亞麻仁油，1 大匙（15ml）	122	0	0	0	100
細砂糖，1 大匙（15ml）	48	0	0	100	0
楓糖漿，1 大匙（15ml）	52	0	0	99	1
橄欖油，1 大匙（15ml）	119	0	0	0	100
動物性食品					
燉煮或烤牛絞肉，60 g	152	15	39	0	61
中度熟成切達乳酪，30 g *	118	8	24	4	72
烤雞胸肉，60 g	118	18	63	0	37
大顆雞蛋，50 g	72	6	33	3	64
2% 減脂牛奶，1 杯（250ml）	121	8	27	39	35
烤紅鮭，60 g	101	15	63	0	37

參考出處：[54, 55]

* 請同時詳閱包裝上的食品標示說明。

** 成分數據由 Cantest 實驗室分析。綠色生菜蔬果汁的原料包括羽衣甘藍、蘿蔓萵苣、檸檬汁、黃瓜、蘋果、西洋芹、檸檬，食譜出自布蘭達‧戴維斯和薇珊托‧梅麗娜所著的《邁向生食純素飲食》（ *Becoming Raw* ）。

◈ 純素食者的蛋白質與熱量攝取

純素食者平日攝取的膳食蛋白質足夠嗎？自 1982 年以來，對居住在美國、澳洲、法國、德國、義大利和英國的純素食者所進行的研究顯示，他們的平均蛋白質攝取量占總熱量 10 ～ 14%，完全符合建議值。[11, 81, 82]

北美、澳洲和歐洲的研究顯示，純素食男性每日平均攝入 1,982 kcal、純素食女性為 1,668 kcal。相較之下，一項對越南純素食女性的研究顯示，她們每日平均攝入的熱量非常低，只有 1,130 kcal。[11] 比一般人攝取的熱量略低，可能是純素食者 BMI 值相對較低的原因之一。

此外，西方的生食飲食中源自於蛋白質的熱量也可能較低。德國一項針對 43 名純素生食飲食者所進行的研究，顯露了截然不同的情況，他們的飲食只有 8.2% 的熱量來自蛋白質，男性和女性在這樣的純素生食飲食之中，每日平均攝入 1,888 kcal。[11, 83]

為作比較，美國和加拿大進行了全國調查，對象包含所有飲食類型的男性和女性，結果顯示 60 歲以下成年人的蛋白質攝取量，約占總熱量的 15%， 60 歲以上則占了 16%，且總熱量攝取量皆高於純素食者。[15]1999 ～ 2000 年美國全國健康及營養調查顯示，20 ～ 39 歲美國男性攝取的平均總熱量為 2,419 kcal，40 ～ 59 歲為 2,196 kcal，60 歲以上為 1,772 kcal。相同的調查顯示，20 ～ 39 歲美國女性攝取的平均總熱量為 2,028 kcal，40 ～ 59 歲為 1,828 kcal，60 歲以上為 1,534 kcal。數據顯示加拿大人的熱量攝取量與美國人相似。[84, 85]

◈ 酸鹼平衡、蛋白質與飲食

過去幾十年，在純素食和其他族群中一直盛行一種假說，亦即將高蛋白（特別是動物蛋白質）飲食與骨質疏鬆症連結。這個理論是基於肉類和其他動物性食品在體內會產生酸的前提。此外，在美國飲食中舉足輕重的兩種穀物——小麥和米也會產生酸。一般推測人體會從骨骼提取帶鹼性作用的鈣來中和酸，之後隨尿液排出。流行病學研究又進一步支持該理論，因為在動物性蛋白質攝取量最高的國家中，骨質疏鬆症的發病率確實升高。就在這個看法幾乎已成定案之時，最近的證據卻顯示出蛋白質對於人體的正面影響，包括蛋白質可促進食物中的鈣吸收，以及有助於骨骼建構等效益，可抵銷其所導致的尿鈣排泄。換句話說，蛋白質可幫助身體吸收更多的鈣，而隨尿液流失的鈣質只有一點點。[86]

這個課題很複雜，因為骨骼強健度是許多因素相互作用的函數，包括諸多礦物

質和維生素以及運動。確實，過量的動物性蛋白質可能會產生酸，而根莖、塊莖、葉菜及其他蔬菜和水果則產生鹼。以蔬果和豆科植物為主的飲食能支持骨骼強健，這些食物都富含鉀，可以將成酸飲食的因素抵銷掉。研究更證實，健康的骨骼需要足夠的蛋白質攝取量，這是骨基質的關鍵部分，而豆科植物和蔬菜顯然貢獻良多。[49, 87-95]

◇ 大豆與健康

雖然大豆在純素飲食中並非必需品，但涵納一些大豆食品對兒童和成人而言，是種可輕易達到蛋白質、離胺酸和色胺酸建議攝取量的、既簡單、效果又好的方法。大豆以其優質蛋白質而聞名，堅實可靠的研究，顯示它可預防某些慢性疾病。但同時，圍繞大豆的爭議也依然存在。[96] 爭議的根源在於科學論點的好與壞，又或許因為大豆食品會對動物食品業構成威脅。

關於大豆的可靠科學事實

研究證實，大豆食品會產生以下影響：

• 大豆對於少數甲狀腺功能低下，或者缺碘者的甲狀腺功能會產生影響。對這些人來說，限制大豆食用量直到問題獲得改善，是合理的作法。[11, 96-98] 解決方法還包括調整罹患甲狀腺功能減退症、且碘攝取量不足患者的甲狀腺荷爾蒙治療藥物，問題很容易就能解決（更多關於碘和其他影響甲狀腺功能之食物資訊，詳見 P.202）。

• 大豆異黃酮能與體內的雌激素受體（ER）結合，尤其與 ER β 受體有較強的親和性。這表示異黃酮具有雌激素的某些有益作用，但卻沒有所有這些激素的影響。[97-99] 大量的研究探討了大豆對這些受體的親和性，以及對女性健康的影響。事實證明，適量食用大豆（即每天 1 ～ 3 份）可保護女性免受乳癌威脅，而且這種保護作用可能與兒童期食用大豆尤其相關。對罹患乳癌的人來說，大豆以及大豆異黃酮可降低乳癌復發和死亡風險。大豆也可能減少熱潮紅和皺紋。[96, 98-101]

有顯著證據指出，每天吃 1 ～ 2 份大豆食品（例如豆腐、豆漿或天貝），可降低低密度脂蛋白膽固醇。每日攝取約 1 份大豆食物，也證實可使罹患攝護腺癌機率降低 26 ～ 30%。[96, 9 8, 100]

錯誤引用科學事實

一些關於大豆的科學事實，一直以來被那些誤解科學、或每當有科學論文發表時就

危言聳聽的人所曲解，導致謠言失控。其中的一些錯誤訊息，是來自針對 2 名每天固定食用 14 ～ 20 份大豆食物的男性（其中一人大部分攝取的熱量幾乎都來自大豆食品）之研究，結果出現如乳房組織增大和性欲減退等健康問題。這兩個案例在減少大豆攝取量之下，健康和性欲皆恢復正常。[103, 105, 106]

這樣不均衡的飲食會引發問題，一點也不令人意外。這兩種情況不應被解釋為，男性及其他家庭成員不宜適度攝取大豆食品。眾所皆知，每天食用 2 或 3 份大豆食品是適當且健康的攝取量 [96, 98, 100, 102, 103]，但不應該為了大豆而排擠掉其他有益健康的植物性食物。

一些反對大豆的宣傳，與生的大豆研究有關（生大豆含有胰蛋白酶抑制劑，可能對許多物種有毒），而且是以特別不適合食用大豆的老鼠或鸚鵡等為研究對象。被迫採行生大豆飲食的鸚鵡或老鼠，牠們的健康狀況，自然無法與每天食用好幾份、以一般傳統方法烹製的大豆食品的人類相比。

不同型態的大豆食品

不同型態的大豆食品擁有諸多益處。[96, 98, 103] 豆腐和豆漿是應用廣泛的大豆食品，在亞洲幾個世紀以來的飲食中，已證實其營養特性與健康益處。用於製作豆漿和豆腐的大豆，必須經過浸泡和烹煮，這些程序可提高其消化率和礦物質利用率。天貝也是如此，製作時的發酵過程，可促進腸道菌群的健康以及身體對礦物質的吸收。毛豆或者是自栽的新鮮大豆，都是可以在蒸熟後直接從豆莢中取出豆仁食用的全食物。大豆分離蛋白的蛋白質品質也獲得高度評價。若要優先考量便利性，以大豆為原料的純素仿肉或蛋白粉，也許更為方便。但一般而言，最好是食用傳統型態的大豆食品來獲得廣泛的營養素，並控制鈉的攝取量。與其認定某種型態的大豆食品最好，不如將它們當做不同的飲食偏好或用餐選項，而且盡可能偏重有機和非基改產品。[15, 54, 96, 98, 107]

大豆食品的重點結論

除非是選擇「薯片和汽水」或只吃水果的飲食型態，否則透過供給充足熱量的純素飲食，很容易就能獲取足夠的蛋白質。在大家學會以簡單、美味的方式，將豆類、豌豆、扁豆和大豆食品納入日常飲食之前，規劃菜單可能會是個挑戰。這些高蛋白成分可提供鐵、鋅、離胺酸、色胺酸和其他豐富營養素，還有助於穩定血糖，也因此，本書特別強調豆科植物的運用。另一本由梅麗娜與喬瑟夫·佛瑞斯特（Joseph Forest）合撰的配套著作《純素煮義》（*Cooking Vegan,* Book Publishing Company, 2012），則提供美味、富含蛋白質的沾醬、麵包抹醬、湯品、主菜和甜點等食譜。[108]

書中除了豆科植物、蔬菜、種子、堅果和穀類以外，還包括更多其他種類的食材，
供應人們健康充足的蛋白質以及許多其他營養素。

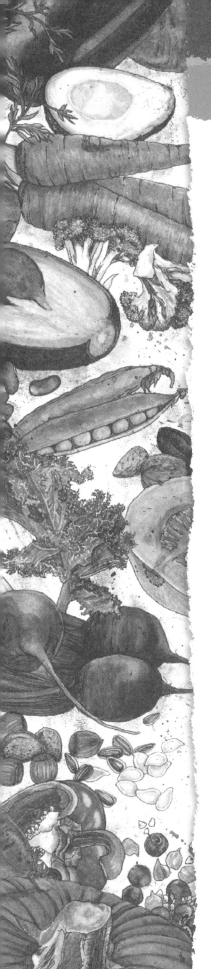

均衡的脂肪攝取

「選擇最佳脂肪的最好方法，是挑選比例合宜的優
質食物。如果你期望單靠一個救世主，就能找到通
往良好飲食與健康的途徑，我只能說門都沒有！」

——醫學博士、耶魯大學疾病預防研究中心
創辦主任大衛・卡茲（David Katz）

數十年來，消費者一直對脂肪（或是缺乏脂肪）之於健康的影響價值有著許多疑惑。許多純素食者認為，植物性飲食在營養方面的致勝王牌，就在於它完全不含動物脂肪和膽固醇。然而，成為純素食者並不能保證擁有健康的脂肪攝取量。儘管純素飲食通常能控制飽和脂肪酸、反式脂肪酸和膽固醇的攝取量，但對於必需脂肪酸則一直有所疑慮。事實上，一些專家認為，排除魚類的飲食無法提供理想的 omega-3 脂肪酸攝取量。因此他們主張應針對純素食者和其他避吃魚的人，需要有其他的長鏈 omega-3 脂肪酸的直接來源（非魚類）。

關於理想膳食脂肪含量的激烈辯論方興未艾，圍繞著最佳脂肪來源的討論也同樣熱切，留給純素食消費者許多懸而未決的問題。例如各種脂肪之間有什麼區別？哪些是對純素食者最有價值的來源？椰子油究竟健康抑或有害？每個人都應留意食物包裝上的「不含油脂」資訊嗎？飲食中僅依靠植物來源的 omega-3 脂肪酸時，純素食者是否需減少攝取富含 omega-6 脂肪酸的食物？純素食者在人生各個階段的理想脂肪攝取量應該是多少？

對脂肪的初步認識

脂質。脂質是一個有機化合物家族,其中大部分不溶於水。最廣泛認知的脂質包括:脂肪酸、固態脂肪和液態油類(三酸甘油酯)、固醇(如膽固醇)、磷脂質(如卵磷脂)、脂溶性維生素、植化素,以及蠟(wax)。雖然脂肪只是脂質的其中一種類型,但脂肪和脂質這兩個詞通常可互換使用。

脂肪酸。脂肪酸是脂肪和油的基本成分,同時也是乳化劑。三酸甘油酯有 3 個脂肪酸鏈;單酸甘油酯(monoglyceride)和二酸甘油酯(diacylglycerol)分別有 1 和 2 個脂肪酸鏈,這些不同長度的鏈結由碳原子所構成(碳鏈),碳原子上又連結氫和氧原子。每個脂肪酸鏈可以是飽和、單元不飽和或多元不飽和,取決於鏈結中可連接氫原子的碳原子數。僅有 1 個開放性碳原子的脂肪酸鏈(含有 1 個雙鍵),是單元不飽和脂肪酸;有 2 個或多個開放性碳原子的(含有 2 個或多個以上的雙鍵),為多元不飽和脂肪酸;不具備開放性碳原子的脂肪酸鏈(不含雙鍵),稱為飽和脂肪酸。根據食物中脂肪、油或乳化劑的類型,食物內可能含有不同數量的飽和脂肪酸、單元不飽和脂肪酸以及多元不飽和脂肪酸。

飽和脂肪酸。飽和脂肪酸的碳鏈無法再繼續容納氫原子,所有碳原子都與 2 個氫原子鍵結。飽和脂肪酸是自然形成的,儘管透過氫化可將單元不飽和脂肪酸或多元不飽和脂肪酸,轉化為飽和脂肪。以飽和脂肪酸為主成分的三酸甘油酯,在室溫下通常呈固態。

縱使這是個備受爭議的話題,但飽和脂肪的高攝取量,一直被視為與冠狀動脈疾病(CAD)以及胰島素阻抗風險的增加有關。[1-4] 西方飲食中,大部分的飽和脂肪來自動物性食物,魚類中約有 20 ~ 30% 的脂肪是飽和脂肪,禽肉有 33%,紅肉有 40 ~ 44%,乳製品有 62%。在大多數的高脂植物性食物中,只有 5 ~ 20% 的脂肪屬於飽和脂肪,唯一例外的是熱帶植物提煉油。椰子油含約 87% 的飽和脂肪酸,棕櫚仁油約 85%,棕櫚油約 50%。

單元不飽和脂肪酸(MUFA)。單元不飽和脂肪酸的碳鏈中,有 1 個位點缺少氫鍵結(只有 1 個不飽和點,即含有 1 個雙鍵)。富含單元不飽和脂肪酸的油,在室溫下通常是液態,但冷藏後會變得混濁濃稠,例如橄欖油。

單元不飽和脂肪酸已被證明對健康沒有影響,或有些微益處,對血液中的膽固醇濃度則有微幅影響。以單元不飽和脂肪酸,取代飽和脂肪酸、反式脂肪酸或精製碳水化合物,可降低總膽固醇和低密度脂蛋白膽固醇,並使高密度脂蛋白膽固醇略微增加。[5, 6] 橄欖、橄欖油、芥花油、酪梨和堅果(核桃、白胡桃〔butternuts〕和松子除外),都是單元不飽和脂肪酸最豐富的飲食來源。

多元不飽和脂肪酸(PUFA)。多元不飽和脂肪酸的碳鏈中,有超過 1 個以上的位點缺少氫鍵結(不飽和點超過 1 個,即含有 2 個以上雙鍵)。富含多元不飽和脂肪酸的油,在室溫和冷藏時都呈液態。多元不飽和脂肪酸有兩個不同的家族,分別是 omega-6 脂肪酸和 omega-3 脂肪酸。

多元不飽和脂肪酸通常對健康有益。當它們取代飲食中的飽和脂肪酸、反式脂肪酸或精製碳水化合物時,總膽固醇和低密度脂蛋白膽固醇會降低,高密度脂蛋白則可能略微增加。[7] 蔬菜油、種子、堅果、穀物、豆科植物和其他植物性食物,都是多元不飽和脂肪酸的主要飲食來源。

必需脂肪酸（EFA）。大多數生存所需的脂肪酸可以由人體自行製造，但有 2 種已知的必需脂肪酸無法在體內合成，必須從食物中獲得，分別是 omega-6 家族的亞麻油酸（linoleic acid，簡稱 LA）和 omega-3 家族的 α - 次亞麻油酸（alpha-linolenic acid，簡稱 ALA）。人體使用亞麻油酸和 α - 次亞亞麻油酸來製造高度不飽和脂肪酸（highly unsaturated fatty acids，簡稱 HUFA），這是大腦、神經系統和細胞膜的關鍵組成部分。亞麻油酸和 α - 次亞麻油酸之間的平衡，會對健康產生重大的影響，特別是對於沒有從直接來源攝取長鏈 omega-3 脂肪酸的人。

　　膽固醇。每個活細胞結構都需要膽固醇。由於人體每天會自行合成約 800 ～ 1,000 mg 的內生性膽固醇，因此不需從飲食中額外補充。雖然在植物中發現了微量的植物固醇★，但膽固醇的主要來源是動物性食物，而且集中在雞蛋和動物內臟中。膽固醇（外源性膽固醇）攝取量過高，可能會增加罹患慢性疾病的風險，尤其是心臟和血管疾病。

　　植物固醇。植物固醇是天然存在於植物中的固醇，在消化過程中透過與膽固醇競爭，有助於阻止腸道吸收膽固醇。所有植物性全食物都含有少量的這類化合物，不過蔬菜油、種子、堅果、酪梨、小麥胚芽、豆科植物和芽菜是最集中的來源。以植物性食物為主的飲食所攝取的植物固醇，自然也高於葷食。

　　氫化。氫化的程序，是將氫原子加到含有多元不飽和脂肪酸鏈的液體油中，使氫原子附著在不飽和碳原子上。氫化作用會將液態油類轉化為半固態或固態脂肪，例如人造奶油。這是一種人為的控制程序，主要是為了改變液態油熔點以及其他物理性質，以符合需求。大多數油類只有部分氫化，因為完全氫化會產生飽和脂肪。部分氫化油脂可延長食品的保存期限，提高烹調時油脂的熔點（允許以更高溫烹調），並改善運用它們料理時的食物質地和口感。

　　反式脂肪酸。氫化過程中，將氫原子加到不飽和碳鏈中的 1 個位點時，即會產生反式脂肪酸，原本彎曲的脂肪酸分子結構因而變成直線結構，對細胞膜功能會產生不良影響。在部分氫化的過程中，會形成反式脂肪酸，使液態油脂變成固態脂肪，飲食中約有 90% 的反式脂肪酸皆由此而來。（另外 10% 是在反芻動物的前胃中，脂肪經生物氫化作用自然產生的）。

　　蔬菜油最初是部分氫化，作為豬油和奶油等動物脂肪的健康替代油脂。然而研究發現，它們對人類健康的危害甚至比動物脂肪更大。[8] 氫化作用產生的反式脂肪酸，大大增加了心血管疾病風險 [9-12]，因此，目前北美地區正致力於將人造反式脂肪酸從食品供應鏈中去除。

　　天然存在於動物性食品中的反式脂肪酸，似乎不像工業氫化過程中所產生的那樣具破壞性。[11] 但有證據顯示，與人造的反式脂肪酸相比，這些天然的反式脂肪酸，可更大幅降低胰島素阻抗患者的胰島素敏感性。[13] 此外，天然的反式脂肪酸會降低高密度脂蛋白膽固醇，並顯著增加脂質的過氧化和自由基的產生。[14] 所以，不管是天然或人工的反式脂肪酸，都應盡量避免攝取。

★　審訂注：植物固醇（phytosterol）與膽固醇結構類似，在體內會與膽固醇競爭受體。植物固醇本身並不具備膽固醇功能，反而會干擾腸道吸收食物來源中的膽固醇，有利於減少膳食來源膽固醇的吸收。

◈ 純素食者理想的脂肪攝取量

世界各地健康人口之間的脂肪攝取量差異很大。亞洲農村居民的傳統飲食有 10 ～ 15% 的熱量來自脂肪；而地中海地區的人口通常有超過 35% 的熱量來自脂肪。[15, 16] 這樣的差異，即使在多數居民常保健康、90 多歲仍生龍活虎的五處所謂「藍區」[1] 地帶也是如此。例如日本沖繩的傳統飲食脂肪含量很低；加州羅馬林達和哥斯大黎加尼科亞半島居民脂肪攝取量適中；義大利薩丁尼亞島和希臘伊卡利亞島民飲食中脂肪含量則較高。毫無疑問地，儘管整體飲食相當重要，但從脂肪中獲取的熱量占比，顯然不是健康和長壽的關鍵因素。[1, 17]

那麼，這些具健康優勢族群的飲食，有哪些共同之處呢？所有藍區的居民，大多以植物性飲食為主，很少食用高度加工的速食和即食食品，只有特殊場合才食用肉類；羅馬林達的基督復臨安息日教會素食教徒甚至完全不吃肉。藍區的研究人員兼作者丹‧布特尼（Dan Buettner）表示，「豆類、全穀物和從自家花園採收的蔬菜，是所有這些長壽飲食的基礎」。[18] 除此之外，其中 1 個或多個地區的居民飲食中，還包括堅果、大豆食品、富含抗氧化成分的辛香料和紅酒。圖 4-1 顯示了三處藍區人口（沖繩、羅馬林達和薩丁尼亞島）共通的生活型態因素圖。在希臘的伊卡利亞島，飲食的基礎為蔬菜（包括馬鈴薯和野生綠色蔬菜）和豆類，肉和糖的攝取量很低；哥斯大黎加的尼科亞半島，則以墨西哥玉米薄餅、豆類和熱帶水果為主食。

關於藍區與全球其他健康人口攝取的脂肪熱量占比差異頗大這一點，也同樣反映在純素食者群體中。光譜的一端是無油、超低脂的擁護者，另一端則是生食、無穀、無豆科植物的酪梨愛好者。無論是哪種方式，只要攝取的脂肪質量良好，熱量不過量，兩端的飲食似乎都有促進健康的效果。

脂肪建議攝取量

大多數主要的健康組織都認為，脂肪攝取量至少應占總熱量的 15 ～ 20%、最高不超過 35%，也同意應限制飽和脂肪、反式脂肪酸和膽固醇的攝取量。[1, 2, 19]

世界衛生組織已將一般人應攝取的膳食脂肪目標，設定在總熱量的 15 ～

---

1 譯註：Blue Zone，這個詞最初是二十世紀初由比利時人口統計學家米謝爾‧普蘭（Michel Poulain）和義大利醫生吉亞尼‧佩斯（Gianni Pes）所提出。他們發現義大利薩丁尼亞島努奧羅（Nuoro Sardinia）的百歲男性人瑞人數占西方國家之冠，調查人員當時用藍色筆在地圖上畫了一圈邊界。不久後，探險家與國家地理研究員丹‧布特尼及流行病學家、醫生、營養學家、人類學家和人口統計學家團隊開始尋找其他「長壽熱點」。研究人員目前確定了五個藍色寶地，分別為哥斯大黎加的尼科亞半島（Península de Nicoya）、義大利薩丁尼亞島的奧里亞斯特拉（Ogliastra）和巴爾巴賈（Barbagia）、希臘的伊卡利亞島（Icaria）、日本的沖繩和加州的羅馬林達（Loma Linda）。藍區居民的共同特點是攝取大量綠色蔬菜、水果、全穀和豆類的植物性飲食，而且活動量大。

圖 4-1 藍區的生活型態因素

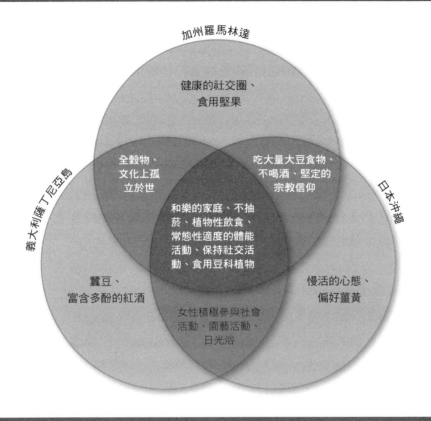

加州羅馬林達

健康的社交圈、
食用堅果

全穀物、
文化上孤
立於世

吃大量大豆食物、
不喝酒、堅定的
宗教信仰

義大利薩丁尼亞島

日本沖繩

和樂的家庭、不抽
菸、植物性飲食、
常態性適度的體能
活動、保持社交活
動、食用豆科植物

蠶豆、
富含多酚的紅酒

慢活的心態、
偏好薑黃

女性積極參與社會
活動、園藝活動、
日光浴

參考出處：[272]

30%。對於活動量高、飲食富含蔬菜、豆科植物、水果和全穀類的族群，上限則略微放寬至總熱量的 35%。[19] 此外，處於生育年齡的女性[2]，建議以總熱量的 20% 為攝取底限。世界衛生組織還建議飽和脂肪攝取量應低於總熱量的 10%（高危險患病族群為 7%），反式脂肪酸攝取量應低於 1%。

在北美，除了 1 歲以內的嬰幼兒時期，美國國家醫學院並未替總脂肪訂出建議膳食攝取量（RDA）、足夠攝取量（AI）或上限攝取量（UL），反而是採用巨量營養素可接受範圍（acceptable macronutrient distribution range，簡稱 AMDR）。[1] 根據與疾病風險相關的證據，脂肪的 AMDR 隨年齡而變化，並以總熱量占比來表示：

- 成人：20 ～ 35%
- 兒童（4 ～ 18 歲）：25 ～ 35%
- 兒童（1 ～ 3 歲）：30 ～ 40%

---

2 編注：指 15 ～ 49 歲處於生育年齡的女性，簡稱育齡婦女。

- 嬰兒（6～12個月）：40%
- 嬰兒（出生～6個月）：55%

　　美國國家醫學院的報告中，並未設定飽和脂肪、膽固醇或反式脂肪酸高標，因為無論吃進多少，這幾項因素所引發的疾病風險都會增加。但是該報告確實建議盡可能少吃這些化合物，同時在飲食中攝取其他重要的必需營養素。

　　美國心臟協會（American Heart Association）強烈建議所有2歲以上的美國人，將脂肪攝取量限制在每日總熱量的25～35%以下、飽和脂肪低於每日總熱量的7%、反式脂肪酸則是低於每日總熱量的1%，並建議多數人每日攝取的膽固醇應低於300 mg（冠狀動脈疾病患者每日低於200 mg）。[2] 儘管美國糖尿病協會未提出總脂肪攝取量的範圍，但確實建議糖尿病患者將飽和脂肪攝取量維持在低於總熱量的7%以下，盡可能減少攝取反式脂肪酸，並維持膽固醇攝取量低於每日200 mg。[20]

針對純素食者的建議脂肪攝取量

儘管美國國家醫學院並未特別針對純素食者的總脂肪攝取量提出建議，但也不能因此斷定純素食者在脂肪酸的需求量上，與非素食者有所不同。針對生食純素者（raw vegan）有限的研究證據指出，如果脂肪是來自植物性全食物，例如堅果、種子和酪梨，即便總脂肪攝取量較高仍可維持健康狀態。[21-23] 目前已證實，亞洲人口脂肪攝取量低於總熱量的15%時，可安全且有效地治療和逆轉慢性病，只是一般不建議健康的個體採取這麼低的攝取量，也不適用於兒童或青少年。

　　表4-1提供了在脂肪攝取量不同的情況下，飽和脂肪酸、單元不飽和脂肪酸和多元不飽和脂肪酸的目標攝取量。這個指導原則也易於針對更高或更低的熱量攝取加以調整。

純素食者的實際脂肪攝取量

在常見的純素飲食中，總脂肪攝取量占總熱量的18～36%，平均約為30%。[24] 雖然與標準美式飲食[3] 脂肪熱量占總熱量的36%相較[25]，一般純素食者總脂肪攝取量明顯低了6%，但與葷食相比，純素飲食中脂肪來源的差異更值得注意。

　　純素食者不會攝取到膽固醇，飽和脂肪也只有葷食者的一半左右，至於反式脂肪酸的攝取量，則視即食食品、速食，以及其他含部分氫化植物油的高度加工食品攝取量多寡而有所不同。有限的研究比較了葷食者、素食者和純素食者的反式脂肪

3　審訂注：標準美式飲食，standard American diet（SAD Diet）：大量的攝取高度加工的碳水化合物、加工肉品、脂肪加工製品、含糖食品等。這類食物多屬於熱量密度高，營養密度低，並缺少膳食纖維、維生素、礦物質，以及額外添加大量的油、鹽以及糖。

表 4-1 不同脂肪攝取量下，約略的目標攝取量（以 2,000 kcal 的飲食為例）

總熱量中來自於脂肪的熱量占比（%）	約略的脂肪目標攝取量（g）	飽和脂肪酸（g）	單元不飽和脂肪酸（g）	Omega-6 多元不飽和脂肪酸（g）	Omega-3 多元不飽和脂肪酸（g）
10	22.5	5	5	10	2.5
15	33	8	10	12	3
20	44.5	11	16	14	3.5
25	56	12	24	16	4
30	66.5	14	30	18	4.5
35	77	14	40	18	5

酸攝取量，結果顯示素食者略低於葷食者，而吃全食物的純素食者攝取量甚至少到可以忽視。[26]

生食純素者的總脂肪攝取量，平均約占總熱量的 36%，因為這種飲食型態是以堅果和種子為主要的蛋白質來源。此外，採生食飲食者吃進的澱粉類食物（如穀物、豆科植物和澱粉類蔬菜）往往較少，因此來自脂肪的熱量比例較高。

極低脂飲食的利弊

一些備受敬重的素食與純素食權威人士和組織，建議將脂肪攝取量限制在低於總熱量的 10%。[27-30] 極低脂飲食的主要論點是，脂肪會增加罹病風險，尤其是諸如心臟病、第二型糖尿病等慢性疾病，以及某些癌症。研究人員已清楚證實，將來自於脂肪的熱量攝取減至低於 10%，同時並大幅減少對人體有害脂肪的攝取，可成功治療心臟病，有相當多的患者甚至還顯著逆轉病況。[27, 29, 31] 有一項研究指出，相較於常見的美國糖尿病協會建議飲食，低脂純素飲食在治療第二型糖尿病方面更為有效。[30]

可惜的是，還沒有研究比較過，極低脂純素飲食與攝取較多全食物脂肪的純素飲食兩者的效果差異。然而，極低脂飲食為數千名患有致命慢性病的人，提供了有效的介入性治療。考慮到這些疾病對患者的影響是那麼地大，極低脂飲食的價值可說是不容忽視。

低脂飲食的擁護者，強烈反對任何脂肪和油脂的使用。他們認為這些食物對於健康的飲食並非必需，而且排除它們能增加飲食中的營養素密度（每大卡的營養素

含量）。但請注意，所有藍區的人口都有使用油品，沖繩人用量不多，但地中海居民吃的可不少。

極低脂純素食倡導者也建議，盡量減少高脂植物性食物的攝取。然而根據研究檢視，攝取高脂防的植物性全食物，對健康的影響相當正面。事實上，剔除或嚴格限制高脂肪植物性食物，可能會使某些個體處於劣勢。因此，建議健康的純素食成年人，將來自於脂肪的熱量攝取量維持在 15% 以上，兒童則應設定較高的最低攝取量。此外，還應考量下述極低脂飲食的其他潛在缺點：

• 排除高脂肪植物性食物和油脂的極低脂純素飲食（脂肪熱量占總熱量 10% 或更低），可能無法提供足夠的必需脂肪酸，以維持人體的最佳健康狀態。僅以蔬果、穀物和豆科植物為脂肪來源時，必需脂肪酸含量（omega-6 和 omega-3 脂肪酸）通常只達美國國家醫學院建議量的一半，即便納入像是大豆製品（豆腐和豆漿）等高脂食物能增加攝取量，但必需脂肪酸仍可能低於每日足夠攝取量（AI）[4]。

雖然必需脂肪酸不足的影響尚不明確，但看來純素食者必須審慎以對，以求達到這些營養素的每日足夠攝取量。在脂肪占總熱量來源的 10% 飲食中，加入約 30 g 的種子和／或核桃，即可使 2,000 kcal 的飲食，由脂肪所提供的熱量提升至 15%。為滿足 omega-6 和 omega-3 這兩種必需脂肪酸的每日足夠攝取量，純素食者應選擇脂肪酸比例均衡的種子或堅果（如火麻籽[5]或核桃），或分別富含 omega-3 和 omega-6 的食材組合（如亞麻仁籽加南瓜籽，或奇亞籽加葵花籽）。

• 與含有適量膳食脂肪的飲食相比，採行極低脂飲食時，人體對於脂溶性維生素（維生素 A、D、E 和 K）和脂溶性植化素的吸收可能會顯著減低。[1, 32-35] 脂溶性維生素和植化素對健康極為重要，在多種疾病的預防和健康情況方面，都具有關鍵作用。在飲食中包含少量的脂肪，以利人體能最大化的吸收這些保護性的元素，才是真正理想的飲食模式。

美國國家醫學院表示，脂肪攝取量過低時，也會間接造成鋅和一些 B 群維生素攝取量過低。[1] 由於鋅是純素飲食中特別需注意的營養素，尤其是對兒童而言，最好能在飲食中納入富含鋅和高脂肪的植物性食物，例如堅果和種子。

• 極低脂、高碳水化合物的飲食，特別是當碳水化合物的來源都是精製過的，

---

4 審訂注：當研究數據不足，無法訂出 RDA，因而無法求出建議攝取量時，則以能滿足健康人群中每一個人為原則，以實驗或觀察（流行病學的）數據估算出的攝取量，稱之為足夠攝取量（Adequate Intakes，簡稱 AI）。

5 編注：火麻籽又稱大麻籽，在台灣列屬於「毒品危害防制條例」管制項目，火麻及其相關製品（包括火麻籽奶、火麻籽油）皆不得供為食品原料使用，請注意相關規定，以免觸法。在台灣建議可購買營養價值相近的亞麻仁籽或奇亞籽來替代。

這會導致高密度脂蛋白膽固醇下降和三酸甘油酯升高。高密度脂蛋白膽固醇太低和三酸甘油酯偏高，都可能增加冠狀動脈疾病、代謝症候群和第二型糖尿病的罹患風險。[1, 36]

藉由避吃精製碳水化合物，轉而取自植物性全食物（例如豆科植物、蔬菜和全穀物）的碳水化合物，可避免三酸甘油酯濃度升高。純素食者和其他採行低脂植物性飲食族群的高密度脂蛋白膽固醇濃度，通常略低於一般人，但是罹患冠狀動脈疾病的風險也較低。雖然極低脂全食物的純素飲食，會使得高密度脂蛋白膽固醇進一步下降，但這是總膽固醇降低的自然結果，不至於增加健康上的風險。高密度脂蛋白膽固醇的主要功能，是移除血液中多餘的膽固醇，當需要移除的膽固醇較少時，所需的高密度脂蛋白膽固醇也會較少，體內製造量便較少。

• 極低脂、高纖維的飲食，可能無法提供人體足夠的能量，特別是對於嬰兒及兒童[1]；高熱量需求的成年人也會發現，要在極低脂飲食中攝取到足夠的熱量是有點挑戰性的。

能充分維持兒童發育和生長所需的最低脂肪標準，目前尚無定論，不過針對葷食人口的研究發現，在整體熱量充足的飲食中，來自脂肪的熱量只要 21% 便已足夠。現在也還不清楚攝取大量高膳食纖維的純素食兒童飲食，是否需要更高的脂肪攝取量。不過針對素食和純素食人口營養不良的研究報告顯示，嚴格限制脂肪攝取的飲食，會無法充分維持兒童成長及發育。[37, 38] 一項針對營養不良純素嬰兒的研究指出，14 ～ 16 個月大嬰兒的攝取總熱量中，來自脂肪的熱量，只佔了總熱量的 17%。[37]

還有一些證據表明，低脂飲食可能導致兒童慢性腹瀉[1]，因此，除非有另外的研究證明，否則純素兒童最好嚴守巨量營養素脂肪的可接受範圍（AMDR 詳見 P.116 ～ 117）。

• 高脂肪植物性食物提供有價值的營養素，包括各種抗氧化成分（如維生素 E 和硒）、微量礦物質和一系列的保護性植化素。但是當消費者選擇食物的首要考量是避開脂肪時，或許會降低飲食的整體營養價值。恪守零脂肪原則，可能會導致人們選擇更不健康的產品，因為這些產品只是不含脂肪而已。

舉例來說，謝絕更有營養的發酵生杏仁乳酪[6]和亞麻仁籽餅乾，卻選擇營養價值較低的椒鹽捲餅和紅色甘草糖；不用自製的檸檬芝麻醬，卻容許零脂肪但含有大量糖分的市售量販沙拉醬。如此的權衡標準，將會削弱極低脂飲食的價值。

---

6 編注：將生的杏仁浸泡去皮後，加入鹽以及穀物發芽時的浸泡水攪打成細泥，再經發酵所製成、質地類似乳酪的發酵食品。

高脂飲食的利弊

高脂飲食（總熱量的 35% 以上來自脂肪）長期以來被認為，是導致肥胖和各種慢性病的原因。然而，一些健康人口傳統上採行的飲食方式，攝取的總熱量中有 35% 是來自脂肪，像是地中海居民和許多生食擁護者，都是很好的例子。[39, 40] 一些衛生當局都認為，地中海式飲食是健康的最佳選擇而大力推廣，並鼓勵大量運用更高脂的食物，特別是橄欖油。[39]

在 1980 年，美國醫師安瑟爾‧基斯（Ancel Keys）經典的「七國研究」（Seven Countries Study）指出，受試者的總脂肪以及飽和脂肪攝取量，與冠狀動脈疾病之間有強烈的關聯性。[41, 42] 這項清楚明確的關聯指出：冠狀動脈疾病的發病率與脂肪攝取量成正比。不過有個群體是重要的例外，也就是希臘克里特島（Crete）的居民。克里特居民攝取的總熱量中，平均有 37% 來自脂肪，但在所有研究國家的居民中，他們罹患冠心病機率最低，甚至低於總熱量平均只有 11% 來自脂肪的日本人。

克里特島居民（以及其他健康的地中海族群），與同樣採高脂飲食、但較不健康的族群的不同點，在於他們的脂肪來源。傳統的克里特島飲食，包含豐富的植物性食物和橄欖油，而且，在肉類、雞禽和魚類的攝取量每人每天平均不到 56.7 g。宗教活動也在他們的飲食中發揮作用，估計有 60% 的受試者在大齋期 [7] 的 40 天內禁食。另外還有一群人，也遵循著希臘東正教會的飲食戒律，齋戒規定一年內有近180 天必須捨棄肉、魚、乳製品、雞蛋和乳酪，而且在某些星期三和星期五不能食用橄欖油。[43] 基斯的研究結果並未提及這些宗教習俗，或將其納入影響因素。不過克里特大學醫學院（University of Crete Faculty of Medicine）的指導專家認為，常態限制某些食物、特別是動物性食物，對健康有顯著而正面的助益。[43]

這樣的地中海式飲食，提供了一個極具說服力的論點——也就是在未攝取過多熱量的情形下，比起份量，脂肪的品質更能成為預測健康狀況的因子。再者，即使主要攝取的是單元和多元不飽和脂肪酸，攝取過量也可能增加健康風險。一些對於高脂飲食的主要批評，包括了：

• 脂肪和液體油（例如酥油和蔬菜油）主要提供大量的熱量，但營養成分或其他保護性成分（例如膳食纖維和植化素）卻很少。因此，高脂飲食可能稀釋了營養密度，使得滿足營養素的建議攝取量難上加難，尤其是那些在飲食中原本含量就不多的營養素。特別值得關注的是反式脂肪酸的來源，例如氫化蔬菜油，以及用這些脂肪製備或製造的食品。

---

7 譯注：Lent，又稱四旬期，封齋期一般是從聖灰星期三（大齋節第一天）到復活節的 40 天，基督徒視之為禁食和為復活節作準備而懺悔的季節。

• 有證據顯示，極高脂的飲食模式（總熱量的 42 ～ 50% 來自脂肪），可能會增加凝血作用和血栓形成的數項指標，進而增加罹患心臟病的風險。[44, 45] 其他高脂飲食也與一些慢性病相關，例如心血管疾病、代謝症候群、第二型糖尿病、膽囊疾病和某些癌症。特別是富含飽和脂肪酸和／或反式脂肪酸的高脂飲食，與這些疾病有舉足輕重的關聯。[1, 19, 46] 無論如何，純素飲食在這些脂肪攝取量上往往偏低，而且生食純素飲食幾乎杜絕了反式脂肪酸。

• 採行高脂飲食會增加整體的熱量攝取，導致體重增加。[1] 脂肪所含熱量是蛋白質或碳水化合物的 2 倍以上，因此儘管食物份量較少，卻容易攝取到更多熱量。對於過重和肥胖高風險族群，建議適量攝取即可。

• 一些證據指出，與採行低脂飲食的人相比，在採行高脂飲食者的體內，將必需脂肪酸（EFA）轉換為生物活性較高的高度不飽和脂肪酸（HUFA）的數量相對較少。[47]

• 高脂飲食可能會增加氧化作用對身體組織的損傷，自由基更容易與多元不飽和脂肪酸之中相對不穩定的分子發生反應 [48]，因此攝取更多這類脂肪的人，可能會承受更高風險。較高的氧化壓力，與心臟病、癌症、第二型糖尿病、關節炎、隨年齡增長的相關疾病、神經系統疾病以及其他疾病皆有關聯。[48, 49]

關於高脂與低脂飲食的重點歸納

科學事實已清楚明瞭地指出，廣泛攝取脂肪能支持並促進健康，但有兩個重要的前提。首先，消費者必須達到熱量的平衡，其次是必須選擇健康的脂肪來源。如果大部分的膳食脂肪來自原型或最低限度加工的植物性食物，即使脂肪攝入量相對較高，也能維持良好的健康。相反地，當脂肪來自高度加工食品、速食或即食食品時，即便脂肪攝入量低，也會產生負面後果。

雖然極低脂植物性飲食擁有強力證據，支持其作為慢性病、特別是心血管疾病的治療方法；但這並不代表所有飲食都需如此嚴格地限制脂肪攝取，也不表示所有純素食者都得奉行這種飲食方式，而且極低脂飲食也不一定適合所有的純素食者。

在為健康的純素食族群建立適當的脂肪攝取量指導方針之前，必須考慮諸多因素，因為需求會因個人而異，而且隨著人生不同階段都有變化。理想的脂肪攝取量必須能支持生命的每個階段，以維持良好的健康狀況，包括快速生長和發育期（例如孕期、嬰兒期和兒童期），而且必須確保良好的必需脂肪酸狀態、脂溶性營養素和植化素的充分吸收，以及身體所有系統的順利運作。

脂肪含量高的全食物（例如堅果、種子、酪梨和橄欖），不應該為現代社會盛行的慢性病背黑鍋。事實上，如果選擇這些有益健康的脂肪來取代加工脂肪和油品，較高脂的植物性飲食確實能促進健康。雖說如此，使用過多的液體油品會稀釋植物性飲食的營養價值，應適量攝取。

對於治療心血管疾病，極低脂純素飲食實際上值得進一步探索，但必須包含必需脂肪酸的食物來源（見 P.124 ～ 132）。為了對抗過重或肥胖，應盡量減少以提供熱量為主且營養價值低的飲食來源，包括脂肪和液體油脂。不過適量食用堅果和種子（譬如每天約 30 ～ 60 g）確實能健康地減重。

體重符合健康標準的純素食者，應注重攝取富含各種營養的植物性食物，包括脂肪含量較高的植物性食物。飲食中可以添加少量的新鮮壓榨植物油，不過它們並非健康飲食的必要條件。

◇ 將體內的必需脂肪酸狀態極大化

有兩種必需脂肪酸是生存不可或缺的，因為人體無法自行製造，必須從食物中獲得，分別是亞麻油酸（linoleic acid，簡稱 LA）和 α- 次亞麻油酸（ alpha- linolenic acid，簡稱 ALA），然後人體再從亞麻油酸合成其他複合脂肪酸，亞麻油酸是 omega-6（n-6）脂肪酸家族的母體，而 α- 次亞麻油酸是 omega-3（n-3）家族的母體。亞麻油酸和 α- 次亞麻油酸之所以被稱為母體脂肪酸，是因為人體利用它們製造出高度不飽和脂肪酸，也稱為長鏈多元不飽和脂肪酸（ long-chain polyunsaturated fatty acids，簡稱 LCPUFA），進而再構成每個脂肪酸家族。人體可以透過一系列延長和去飽和反應，在體內合成高度不飽和脂肪酸，或直接從食物中獲得（詳見 P.125 圖 4-2 的合成反應，以及 P.126 表 4-2 必需脂肪酸與高度不飽和脂肪酸的飲食來源）。

例如，在 omega-6 脂肪酸家族中，亞麻油酸可以轉化為 γ- 次亞麻油酸（GLA）、雙同 γ- 次亞麻油酸（DGLA）和花生四烯酸（arachidonic acid，簡稱 AA）。或者，我們也可以直接從月見草、琉璃苣或黑醋栗籽油攝取到 GLA，還有從動物性食品（例如肉類和乳製品）直接獲取 AA。

至於 omega-3 脂肪酸家族裡的 α- 次亞麻油酸，可轉化為十八碳四烯酸（SDA）、二十碳五烯酸（EPA）和二十二碳六烯酸（DHA）。SDA 也可以直接從藍薊油（echium oil）、黑醋栗籽油（black currant seed oil）、火麻籽和火麻籽油或魚類中獲得。EPA 和 DHA 可以直接從魚類（兩種都含有）、雞蛋（僅含 DHA）、海藻類（含少量 EPA）或微藻（兩種都含的單細胞生物體）中獲得。

亞麻油酸及 α- 次亞麻油酸經歷一系列反應，使這些脂肪酸形成更多不飽和點

（desaturation，去飽和反應），並且延長鏈結（elongation），進而產生高度不飽和脂肪酸（見表 4-2）。兩種脂肪酸相互競爭同樣的去飽和酶，因此過量的那個會降低另一個脂肪酸的轉化率。通常 α - 次亞麻油酸（ALA）在這個過程中較為有利，但是有個重要的關鍵點是，當攝取的亞麻油酸（LA）比 α - 次亞麻油酸（ALA）來得多時，會導致更多轉化酶被 omega-6 脂肪酸（LA）占據，進而減少 α - 次亞麻油酸（ALA）轉換為 EPA 和 DHA。[50-53]

高度不飽和脂肪酸比必需脂肪酸更具生物活性。它們代謝後製造出多種類激素化合物，這些化合物對數種身體功能有顯著影響，包括血液凝固、血壓控制、免疫反應、細胞分裂、疼痛控制和發炎反應。身體會利用高度不飽和脂肪酸產生許多不同的化合物，包括類二十碳酸（攝護腺素〔prostaglandins〕、前列環素〔pros- tacy-clins〕、血栓素〔thromboxanes〕和白三烯素〔leukotrienes〕）、保護素（protectins）及消散素（resolvins）。

雖然人體需要來自兩個脂肪酸家族的類二十碳酸，但取得兩者間的平衡是有益的，特別是當飲食中沒有包含 EPA 和 DHA 的直接來源。此二大家族中形成的類二

圖 4-2 必需脂肪酸的代謝過程

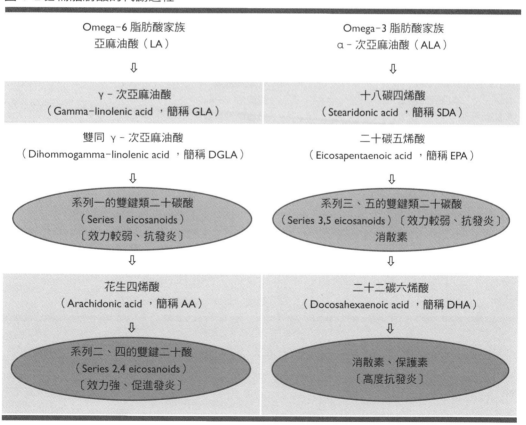

必需脂肪酸與高度不飽和脂肪酸來源

　　亞麻油酸和 α-次亞麻油酸這兩種必需脂肪酸，其主要來源是陸地和海洋植物，最豐富的來源則是種子和核桃。

　　高度不飽和脂肪酸（AA、EPA 和 DHA）最常見的飲食來源，是動物性食物（儘管 DHA 和 EPA 也可從微藻類和大型藻類中獲得）。表 4-2 列出了高度不飽和脂肪酸的食物來源，表 4-6（P.139～140）則列出各種食物中這些脂肪酸的具體含量。

表 4-2 多元不飽和脂肪酸來源

omega-6 脂肪酸	omega-3 脂肪酸
LA（亞麻油酸） 玉米粒、玉米油 葡萄籽油 火麻籽和火麻籽油* 松子 南瓜籽油 紅花籽和紅花籽油 芝麻、芝麻油 大豆、大豆油* 葵花籽、葵花籽油 核桃、核桃油* 小麥胚芽、小麥胚芽油*	**ALA（α-次亞麻油酸）** 亞麻薺油（Camelina oil） 芥花油（Canola oil） 奇亞籽、奇亞籽油 亞麻仁籽、亞麻仁油 陸生的綠色葉菜及海藻類 火麻籽、火麻籽油* 大豆、大豆油* 核桃、核桃油* 小麥胚芽、小麥胚芽油*
GLA（γ-次亞麻油酸） 黑醋栗籽油 琉璃苣油 火麻籽、火麻籽油 月見草油 螺旋藻	**SDA（十八碳四烯酸）** 黑醋栗籽油 藍薊油（Echium oil） 火麻籽、火麻籽油 海鮮和魚
AA（花生四烯酸） 乳製品 蛋 魚 肉 禽肉	**EPA（二十碳五烯酸）和 DHA（二十二碳六烯酸）** 母乳 蛋** 魚和海鮮，尤其是油脂含量高的深海魚類 微藻類（含植物性 DHA 和 EPA），但不包括藍綠藻 海藻類（EPA 含量較少）

*　火麻籽、大豆、核桃及小麥胚芽都是 LA 和 ALA 的重要來源。
**　多數蛋都含少量 DHA，當蛋雞的被餵養富含 omega-3 脂肪酸的飼料時，則含量會較高。

十碳酸，對人體的影響恰好相反：

- 由 omega-3 衍生物 EPA 形成的類二十碳酸，傾向**減少**血小板凝集（血液細胞黏性）、**改善**血流、**減少**細胞分裂和**增強**免疫功能。
- 由 omega-6 衍生物 AA 形成的類二十碳酸，傾向**增加**血小板凝集、**減少**血流量、**增加**細胞分裂和**抑制**免疫功能。

消散素和保護素是有效的抗發炎物質，可緩解和防止發炎，可說是名符其實；它們主要衍生自 DHA，然而另外也有一系列緩解發炎因子，是來自 EPA。[54, 55]

單就必需脂肪酸而言，純素飲食似乎沒有比葷食占優勢，實際上可能還處於不利地位。這是因為提供 omega-3 脂肪酸的植物性食物來源有限，純素飲食通常缺乏 omega-3 高度不飽和脂肪酸（HUFA）的直接來源。[56, 57]

Omega-3 脂肪酸為構建大腦、神經系統和細胞膜（DHA 在視網膜、大腦和精液中特別豐富）提供原料。對於細胞膜的組成及功能有正面影響、提升細胞內訊息傳導、基因表現和類二十碳酸及細胞介質的產生。有力的證據顯示，這些脂肪酸在預防和調節多種疾病過程中發揮了關鍵作用，包括心血管疾病、高血壓、類風濕性關節炎、自身免疫性疾病和數種癌症。這些脂肪酸或許還能預防失智症、糖尿病和氣喘，雖然證據力較為薄弱。[55, 58–62]

從 ALA 轉換為 EPA 和 DHA

飲食中的 ALA 一旦被吸收到血液中，各有其不同的命運。其中約 15 ～ 35% 會迅速轉換為能量[63]，也可能被併入細胞膜、儲存在脂肪組織中供之後使用，或是轉換為酮體；裂解的碳鏈斷片可再回收利用，用來製造飽和脂肪酸及單元不飽和脂肪酸。

剩餘的部分則會轉換為 omega-3 長鏈多元不飽和脂肪酸（HUFA）。轉換率無法預測，視個人、生命階段和不同的身體組織部位而有所不同。[1, 61, 64] 估計平均有 5% 的 ALA 會轉換為 EPA，而有少於 0.5% 會轉換為 DHA，儘管有一些研究所顯示的轉換率更高。[61, 65]ALA 轉換為 EPA 的轉換率，從約 0.3% 至多達 21% 都有可能，而約有 0 ～ 9% 轉換為 DHA。[66, 67]

攝取 DHA 的直接來源（例如魚或蛋），會在 EPA 轉換為 DHA 的最後階段降低 70% 以上的轉換率。[66, 68]（換句話說，不食用 DHA 的直接來源可提高轉換率，這是身體在沒有直接飲食來源的情況下，維持足夠 HUFA 的機制。）而 DHA 本身最高可以 12% 的轉換率，轉換回 EPA。[69, 70]

ALA 的轉換能力受到多種因素的限制，其中一些與飲食無關。最重要的非飲食因素是性別和遺傳，這兩者都超出我們所能控制的範圍。女性似乎在 ALA 的轉換上

占有優勢，特別是在生育年齡期間。有充分證據顯示，雌激素會促進 DHA 合成，為妊娠或哺乳期做準備。[71] 在此人生階段，ALA 轉換為 EPA 和 DHA 的比率均處於轉換率範圍的最高點。有一項研究發現，年輕女性能將高達 36% 的 ALA 轉換為 HUFA（21% 轉換為 EPA，9% 轉為 DHA，6% 轉換為一種稱為 DPA 的高度不飽和脂酸）。[67] 同一研究團體顯示，年輕男性的轉換率平均為 16%（8% 轉換為 EPA，8% 轉換為 DPA，DHA 的轉換率為 0%）[66]，不過，去飽和酶的遺傳變異會減低某些個體的轉換率。[64, 72, 73] 其他不利於 ALA 轉換的非飲食因素，則包括吸菸、年齡增長和慢性疾病（例如糖尿病、代謝症候群、高血壓和高脂血症）。[74-76]

飲食因素可對 ALA 轉換產生深遠的影響（見表 4-3）。最具影響力的因素是 omega-6 脂肪酸的高攝取量，可使轉換率降低多達 40 ～ 60%。[77-79] 反式脂肪酸也會抑制轉換，酒精和咖啡因若攝取過量也會。[80] 營養不足會降低轉換酶的活性，例如缺乏蛋白質或是維生素、礦物質不足，尤其是欠缺鋅、鎂、菸鹼酸、吡哆醇（維生素 B6）和維生素 C。[75, 81, 82]

雖然禁食可能會降低 ALA 轉換率，但低脂或限制熱量的飲食似乎可以提高轉換率。[75] 一項研究比較了兩種受到控管且條件相近的飲食，兩者攝取的熱量相當，而且 omega-6 與 omega-3 脂肪酸的比例也相似，但脂肪和碳水化合物含量不同。這兩種飲食最主要的差異在於，一個脂肪攝取量相對較低（總熱量中約有 20% 來自脂肪），另一個是高脂飲食（總熱量中約有 45% 來自脂肪）。[47] 研究調查人員發現，低脂飲食比高脂飲食更有利於 ALA 的轉換。（關於影響 omega-3 脂肪酸轉換最大因素的摘要，詳見表 4-3。）

目前已證實，比起 ALA，從直接來源攝取 SDA，更能有效提高 EPA 和 DHA 濃度。[80, 83] 儘管 SDA 在食物中的含量算不上豐富，但藍薊油的脂肪酸中含有 12 ～ 14% 的 SDA，黑醋栗籽油中有 3%，火麻籽油中則有 2%。[84-86] 藍薊油是萃取自一種名為車前葉藍薊（Purple Viper's Bugloss）的植物，原生於歐洲部分地區，但被引進美國和澳洲後，對當地原生種植物具侵略性。

Omega-6 與 omega-3 脂肪酸的比例

上個世紀人類飲食的變化，影響了兩種必需脂肪酸的攝取，即 LA 和 ALA，並且改變了之前存在的自然平衡。專家估計，直至約 100 ～ 150 年前，大多數飲食供給的 omega-6 與 omega-3 脂肪酸比例約為 1：1。[60] 研究指出，在此比例下，兩種必需脂肪酸轉換為長鏈多元不飽和脂肪酸（HUFA）的比率明顯更高。這很有道理，因為如果身體不能將 ALA 轉換為 EPA 和 DHA，人類在沒有魚、海藻以及其他富含這些脂肪酸食物的情況下，根本無法生存。在一個世紀或更久之前，內陸居民可能無法

表 4-3 影響 ALA 轉換之因素

非飲食因素	影響
遺傳基因	去飽和酶的遺傳變異會降低轉換率。
性別	處於生育年齡的女性轉換率比男性更高，可能是由於性荷爾蒙的差異。
年齡	轉換率隨年齡增加而降低。
吸菸	吸菸會抑制去飽和酶，減緩轉換。
慢性疾病	糖尿病、代謝症候群、高血壓和高脂血症（血脂升高）會對轉換產生不利影響。
飲食相關因素	**影響**
Omega-6 脂肪酸	高攝取量會使轉換率降低 40~60%。
營養不良	缺乏蛋白質，以及維生素（菸鹼酸、吡哆醇〔維生素 B_6〕和維生素 C）和礦物質（鋅、鎂）攝取量不足，都會降低轉換率。
極高脂飲食	相較於低脂飲食（20% 脂肪），高脂飲食（45% 脂肪）似乎會降低轉換率。
SDA 的直接來源	相較於 ALA，從食物中直接攝取 SDA 的轉換效率更高。

定期獲取這些食物，因此自身體內的轉換率必須足夠，而且這似乎與他們飲食中均衡的必需脂肪酸有關。

但自此之後，食物供應鏈的巨大變化使得 omega-6 和 omega-3 脂肪酸的比例上升到 10：1，甚至更高。[24, 71, 87] 在純素飲食中的平衡更不穩定，從 8：1 到 18：1 不等。[24] 這種狀況導因於現今的植物性飲食使 LA 的攝取量增加不少。這樣的攝取量，可能會對生長發育、細胞膜功能、發炎反應和許多疾病進程，都產生不利的影響。[60, 62]

關於 omega-6 與 omega-3 脂肪酸的比例是否值得關注一事，仍存在相當大的爭議。然而目前已證實，轉換效率受到兩者比例的顯著影響。[88] 因此，對於純素食者以及其他未從直接來源攝取足夠的 EPA 和 DHA 的人，還有僅依賴從 ALA 轉換以滿足 EPA、DHA 和其他 omega-3 多元不飽和脂肪酸需求的人來說，了解 omega-6 與 omega-3 脂肪酸的比例將會很有幫助。但對於可食用多元不飽和脂肪酸（HUFA）直接來源（例如魚類）的非素食者而言，就不那麼重要了。[89]

儘管我們還不確定 LA 與 ALA 有效轉換的最佳比例，但在假設已直接攝取某些長鏈脂肪酸的狀況下，國際上普遍建議的脂肪酸比例範圍最低為 2：1，最高至 10：1。[56] 雖然純素食者多半都很審慎地將攝取量維持在這個範圍內，但有可信的證據顯示，處於脂肪酸比例建議範圍的下限時，會使轉換更有效率。[60, 87, 90]

加拿大最近的一項研究發現，當飲食中有 1% 的熱量來自 ALA 時，相較於 LA 與 ALA 的比例為 10：1，比例為 4：1 時能產生較多的 EPA，以及較少的 AA。[90] 早期一項研究還發現，4：1 的比例可以使健康的素食者獲得足夠的轉換。[91] 另兩個研究團隊則報告，2.3：1 和 2：1 的比例，分別能達成最佳轉換率。[92, 93] 最後，一項日本研究小組報告，從大豆油轉為使用含有高 ALA 的紫蘇油後，轉換率明顯獲得提升。[94] 這種油品運用上的改變，使得 omega-6 與 omega-3 脂肪酸比例從 4：1 降至 1：1，且 EPA 增加了 44%，DHA 增加了 21%。其他一些研究指出，隨著 ALA 攝取量增加，DHA 也明顯增加，只不過大多數研究持續的時間很短，也很少採用 omega-6 與 omega-3 比例如此低的飲食作為研究主題。其他專家也提出，1：1 的比例能使脂肪酸轉換率最大化 [75, 87]，但現代飲食很難實現這個比例。依據現有的研究證據，2：1 到 4：1 的比例似乎是純素食者的合理目標。[56]

雖然不常見，但純素食者還是有可能攝取過多的 omega-3 脂肪酸。如果避吃堅果、種子、酪梨和其他高脂植物性食物，但攝取大量的亞麻仁籽、亞麻仁油或奇亞籽，omega-6 與 omega-3 脂肪酸的比例可能會降至 1：2 的不利比例，或甚至差異更大（以亞麻仁油為例，它具有非常出色的 omega-6 與 omega-3 的比值——0.28：1，而其中有 57% 是 ALA，這會降低 LA 轉換為 AA 的比率，可能導致缺乏 omega-6 脂肪酸。缺乏症狀包括頭髮乾躁、皮膚起鱗屑、眼睛乾澀、關節疼痛、指甲脆弱等，並且會增加慢性病的罹患風險。

純素食者必需脂肪酸之攝取量和狀態

純素食者的 LA 攝取量，往往略高於非素食者，但純素、奶蛋素和非素食者的 ALA 總攝取量卻差不多（每天少於 1 ～ 3 g）。[52, 56, 61, 95] 關於長鏈 omega-3 脂肪酸攝取量的差異很大這件事，一點也不足為奇：純素食者的攝取量少到可以直接忽視；奶蛋素食者攝取很少；葷食者攝取較多，但完全取決於他們食用的魚量多寡。美國人 EPA 和 DHA 的平均攝取量約為每天 100 mg。[57]

大多數評估純素食者必需脂肪酸狀態的科學研究都指出，純素食者的血液、血漿和血小板中的 EPA 和 DHA 濃度較低，然而純素食者的 DHA 狀態似乎未隨年齡增長而變差。這表示即使轉換率較低，但仍舊能持續進行轉換。[62] 在 9 項研究報告中，與葷食對照組相比，純素食者的 EPA 和 DHA 都較低，EPA 僅有對照組的 12 ～ 79%，而 DHA 僅有 32 ～ 67%。平均來說，純素食者的 EPA 和 DHA 濃度約為葷食者的一半。[52, 62, 95-101] 很有趣也值得注意的是，在較早的研究（1978 ～ 1992 年）中，純素食者的 EPA 和 DHA 濃度明顯低於新的研究結果（1994 年至今）。目前尚不清楚這究竟是因為測量 omega-3 狀態的分析方法有了改變，還是因為近期修訂了必需

海鮮素食者比純素食者健康嗎？

為減少罹患心血管疾病的風險，2010 年《美國人飲食指南》刊載的〈飲食指引建議協會報告〉建議，每週吃至少 240 g 的海鮮。海鮮素食者所攝取的 EPA 和 DHA，無疑遠高於純素食者，因為魚類是這些高度不飽和脂肪酸含量最集中的飲食來源。純素食者幾乎不太能攝取到直接來源的 EPA 或 DHA，除非選擇這方面的強化食品★或額外服用補充劑。

然而，迄今為止的證據仍無法清楚地證明，涵括魚類的飲食比純素飲食具有更明顯的優勢。雖然觀察性研究確實指出，富含 omega-3 脂肪酸（尤其是 EPA 和 DHA）的飲食能減少心血管疾病發作，但臨床試驗結果卻不那麼明確。[103] 即便在純素飲食中添加 EPA 和 DHA，可能對心血管有益，但關於海鮮素食者和純素食者的心臟病發病率比較的證據非常有限。

在一項 1999 年的整合分析中，將純素食者、奶蛋素食者、海鮮素食者和葷食者進行比較，結果在所有飲食組別裡，純素食者的體脂、血壓和血膽固醇濃度最低。然而，奶蛋素食者和海鮮素食者的心臟病死亡率皆低於純素食者（奶蛋素食者和海鮮素食者的死亡率，比葷食者低了 34%，純素食者則比葷食者低了 26%）。[104]

最近的「EPIC-Oxford」調查人員報告，素食者（包括純素食者）罹患心臟病的機率比其他飲食組低了 32%。這是調整了除 BMI 值以外的所有干擾因子後的結果，若將 BMI 也納入考量，則罹病率低了 28%。在這項研究中，海鮮素食者的心臟病發病率與葷食者相同。[105]

魚類之所以具有保護心臟的優異作用的原因，其實與含有 EPA ／ DHA 的成分有關。純素食者和其他不吃魚的人，可以選擇從人工養殖的微藻補充劑中獲取 EPA 和 DHA。與魚不同，人工養殖的微藻不含重金屬（如鉛、汞和鎘）和工業污染物（如多氯聯苯、DDT 和戴奧辛）。考量到 EPA 和 DHA 的需求日益增加，以及魚種和魚群數目正在銳減當中，從替代來源攝取長鏈 omega-3 脂肪酸，也是不錯的辦法（見 P.17 ～ 20）。

★ 審訂注：所謂的「強化」，若英文使用 enriched，是指將食物在加工過程中流失的營養素再強化回去，例如米或麵粉加工過程流失了維生素 B，再把 B 強化回去稱為 enriched。當英文使用 fortified 時，則是指額外添加食物中原來沒有的營養素。但在台灣，「營養強化」普遍通用於這兩種情況。

脂肪酸的建議膳食攝取量。

然而，有一項研究發現，純素食者的 omega-3 脂肪酸狀態並沒有降低。[61]「歐洲癌症與營養前瞻性研究—諾福克分支團隊」（EPIC-Norfolk）評估了不同飲食組別中，近 5,000 名男女的必需脂肪酸攝取量和狀態，其中包括葷食者、海鮮素食者、奶蛋素和純素食者。可惜的是，排除了飲食以外有額外補充必需脂肪酸的對象後，研究中只有 10 名純素食者。從這麼小的群體獲得的結果，可能無法真正反映廣大純素食人口的狀況；又或者在這項研究中被歸類成純素食者的人，只是因為在研究記錄飲食的那 7 天當中剛好吃純素，但平時並非純素食者。

儘管在本研究中，純素食者的所有 omega-3 脂肪酸攝取量都比非素食者低，但兩組血漿中的 EPA 和 DHA 濃度差異並不大。在純素食男性中，血漿中的 EPA 和 DHA 分別是海鮮素食者的 113% 和 81%；純素食女性血漿中的 EPA 和 DHA，分別是海鮮素食者的 77% 和 106%。調查人員表示，純素食者 ALA 轉換為 EPA 和 DHA 的比率，約是其他飲食組別的 2 倍（例如，純素食男性比海鮮素食者男性高出 209%，純素食女性比海鮮素食者女性高出 184%）。

儘管這項研究鼓舞人心，但另一項更大規模的研究卻顯示出不同的結果。「歐洲癌症與營養前瞻性研究—牛津分支團隊」（EPIC-Oxford）是英國一個擁有大量純素食參與者的世代研究，他們報告了 659 名男性的必需脂肪酸狀態，其中包括 232 名純素食者。[62] 這些純素食者血漿中的 EPA 為葷食者的 47%，DHA 為 41%。雖然純素食男性血漿的 EPA 和 DHA 濃度不高，但隨著時間推移（從 1 ～ 20 年不等），仍維持穩定的狀態。[62] 因此，有必要再進一步調查純素食人口的必需脂肪酸轉換率。

最後，來自英國的一組研究人員發現，純素食者母乳中的 DHA 含量，只有葷食者母乳的 38%。在這項研究中，純素食者 omega-6 與 omega-3 的比例約為 18：1，而葷食者約為 10：1。[102]

必需脂肪酸的建議攝取量

因為缺乏判定實際需求量的證據，美國國家醫學院並未針對必需脂肪酸制定建議膳食攝取量（RDA）。[1] 但美國國家醫學院仍針對 LA 訂定了足夠攝取量（AI）：女性每日 12 g、男性每日 17 g。至於 ALA 的足夠攝取量為女性每日 1.1 g、男性每日 1.6 g。[1] 這些訂定的足夠攝取量，並非特指理想的攝取量，而僅僅反映了那些未缺少必需脂肪酸人口的平均攝取量。美國國家醫學院還訂定了 LA 與 ALA 的巨量營養素可接受範圍，分別是 5 ～ 10% 的熱量來自 LA、0.6 ～ 1.2% 來自 ALA。[1, 106-109]

世界衛生組織建議，最好有 5 ～ 8% 的熱量是來自 omega-6 脂肪酸、1 ～ 2% 來自 omega-3 脂肪酸 [106]（相當於每日供給 2,000 kcal 的飲食中，要攝取 2.2 ～ 4.4 g 的 ALA）。同時，許多衛生機構建議每日直接攝取 250 ～ 550 mg 的 EPA 和 DHA。[107-109] 好比歐洲食品安全局（European Food Safety Authority）便提出，成人 10 g LA、2 g ALA，加上 EPA 和 DHA 各 250 mg 這樣的膳食參考值；7 ～ 24 個月的嬰兒則是 100 mg 的 DHA；懷孕和哺乳期婦女則是按建議的 250 mg DHA 成人參考攝取量再外加 100 ～ 200 mg。[110] 雖然美國國家醫學院並未訂定 EPA 和 DHA 的足夠攝取量，但 2008 年召集的一個專家小組重新評估了狀況，建議將 EPA 和 DHA 的足夠攝取量，訂為每日 250 ～ 500 mg。[107]

適合純素食者的建議攝取量

官方一直都沒有單獨針對純素食、奶蛋素食者或其他不吃魚的人，訂定必需脂肪酸的建議攝取量。雖然許多國家的衛生部門建議攝取 EPA 和 DHA，但純素食者無法不靠補充劑就達到標準。可惜的是，關於純素食者是否能透過服用 DHA 和 EPA 補充劑獲益，目前為止尚無答案。

男性和停經後女性 ALA 的轉換效率較低，可能是他們對 omega-3 脂肪酸的需求較少，且主要用於協助細胞膜更新或汰換。再者，DHA 是飲食中最高度不飽和的脂肪酸，也是血液中最容易被自由基氧化的脂肪酸。由於脂肪氧化可能導致既有病況惡化，所以身體有可能在不需要 DHA 時刻意避免製造它。另一方面，屆生育年齡的婦女，特別是懷孕或哺乳期婦女，因為需要更多 DHA，轉換率自然會提升。發育中的胎兒在母親懷孕後期（第三期），每週至少需要 400 mg 的 DHA。[71]

儘管純素食者轉換 EPA 和 DHA 通常較緩慢也不完整，但若他們的 ALA 攝取量充足且飲食均衡，似乎也足以達到大多數健康者的需求。[62, 87, 88] 飲食中涵納長鏈 omega-3 脂肪酸的直接來源，有可能改善純素食者的健康狀況，不過這個問題需要更多研究才能釐清。

儘管我們還不知道純素食者是否會因額外補充 DHA（可能還有 EPA）而獲益，但直接攝取 EPA 和 DHA 與罹患心血管疾病的機率，呈現清楚的逆相關。還有一些有限的證據顯示，直接攝取 EPA 和 DHA，與憂鬱症、認知能力下降以及老年性黃斑部病變呈現逆相關。[107, 111-115]

某些證據顯示，嬰兒的視力、生長、發育和認知能力，會因母親在懷孕、哺乳期間以及嬰兒出生後的前 2 年攝取較多的 DHA 而增進 [116-118]（這項益處在營養不良的孩童身上更加顯著。[118]）。儘管如此，關於純素食兒童生長和發育的研究，並未發現在視力或智力發展上有任何實質上的缺陷，但前提是必須確保兒童攝取足夠的熱量和維生素 B_{12}。[88] 此外，雖然研究純素食成人認知功能的相關數據有限，但有一項研究顯示，118 名純素男性的平均智商為 119。

人們普遍認為，適量增加 omega-3 脂肪酸攝取量，不僅安全而且可能有益健康，因此純素食者盡可能多攝取 omega-3 脂肪酸，似乎是明智之舉（見 P.124 ~ 132）。

增加 ALA 相對於 LA 的攝取量，或在飲食中加入 DHA 的直接來源、甚或 EPA，可確保攝取足夠的 omega-3 脂肪酸。增加 ALA 攝取量，可能是促進其轉換為 EPA 和 DHA 的有效策略；但人體的轉換能力有限，而且新陳代謝上的遺傳差異，可能使得某些人的轉換能力較低。[72, 119] 相反地，在飲食中添加 DHA、或同時含有 DHA 與 EPA 的直接來源，則能有效提升 omega-3 狀態。[69, 88, 120-123]

一項小型試驗顯示，服用 200 mg 的 DHA 為時 3 個月，會使純素食男性血漿中的 DHA 增加 50%。[122] 然而，純素食者獲取富含 DHA 和 EPA 的主要來源（微藻補充劑或強化食品），並非每個人都負擔得起或買得到，因此這兩個選擇都有其局限性（再加上純素食者偏好哪種選項的意見也大相徑庭）。考慮到取得的不確定性和需進一步研究的必要性，是否需要額外的補充劑，就視個人的選擇而定。

以下關於增加必需脂肪酸攝取量的建議，乃是根據國際權威專家在審慎檢視相關文獻與討論後，所得到的推估。一些衛生當局建議每日至少攝取 1.5 g 的 ALA，來幫助人體達到最佳健康狀態，這已超過目前針對女性所建議的足夠攝取量（AI）。[124, 125] 當幾乎完全仰賴 ALA 作為 omega-3 脂肪酸的來源時，純素食者的攝取量應為目前足夠攝取量的 2 倍。[56] 以北美的足夠攝取量為依據，純素食男性每天應攝取 3.2 g 的 ALA，而純素食女性每天應攝取 2.2 g 的 ALA。（關於所有年齡層的建議攝取量，詳見表 4-4。）將足夠攝取量增為 2 倍的同時，也需要將 ALA 的巨量營養素可接受範圍增加到總熱量的 1.2 ～ 2.4%，LA 的巨量營養素可接受範圍則維持在總熱量的 5 ～ 10% 不變。

表 4-4 omega-3 脂肪酸的足夠攝取量以及純素食者的建議攝取量

年齡組別	ALA（omega-3 脂肪酸）的每日足夠攝取量（g）	未包含 EPA/DHA 來源的 ALA 每日建議攝取量（g）	包含 EPA/DHA 的 ALA 建議攝取量
新生兒 -12 個月	0.5	無適用數據*	無適用數據* 母乳的 omega-3 脂肪酸已足夠，若餵食配方奶，則選擇含 DHA 的奶粉。
1-3 歲兒童	0.7	1.4	母乳或 0.7g ALA + 70 mg DHA
4-8 歲兒童	0.9	1.8	0.9g ALA + 90 mg DHA/EPA
9-13 歲男孩	1.2	2.4	1.2g ALA + 120 mg DHA/EPA
9-13 歲女孩	1	2	1g ALA + 100 mg DHA/EPA
14 歲以上男性	1.6	3.2	1.6g ALA + 160 mg DHA/EPA
14 歲以上女性	1.1	2.2	1.1g ALA + 110 mg DHA/EPA
孕期婦女	1.4	2.8	1.4g ALA + 200-300 mg DHA（或含 ≧ 200 mg DHA 的 DHA/EPA）
哺乳期婦女	1.3	2.6	1.3g ALA + 200-300 mg DHA（或含 ≧ 200 mg DHA 的 DHA/EPA）

參考出處：[1]
*嬰兒從母乳（或適的市售配方奶粉）就能獲得 DHA。

當然，儘管增加 ALA 攝取量有助於確保有足夠的原料，可用於轉換為長鏈多元不飽和脂肪酸（HUFA），但這並不確保能達到必須脂肪酸（EFA）的最佳狀態。又或者，純素食者可以從直接來源攝取 DHA，最好也包括 EPA，目標約是 ALA 足夠攝取量的 10%（見表 4-4）。經常從直接來源攝取 DHA 的人，不需要再為目前的足夠攝取量額外增加 ALA。更經濟的選擇是，每週服用 200 ～ 300 mg 的 DHA（加上 EPA 更好）補充劑 2 ～ 3 次。

為確保嬰兒能獲取足夠的長鏈 omega-3 脂肪酸，最好能以母乳哺育 2 年以上。如果在嬰兒 12 個月大前停止餵養母乳，或是以配方奶作為主要乳源，請選擇有添加 DHA 的配方。等到嬰兒開始喝營養強化的全脂豆奶（1 歲以後），就能視情況加入每日能提供 70 mg DHA 的補充劑。對於懷孕和哺乳期婦女，一些專家小組和衛生當局建議 DHA 攝取量至少為每日 200 ～ 300 mg [126-128]，這樣的標準對純素食者來說似乎是合理的。

高量攝取 ALA 的可能風險

關於 ALA 與攝護腺癌以及退化性眼部疾病之間潛在的關聯性，一直存有些許雜音。由於純素食者倚賴富含 ALA 的食物（如核桃、亞麻仁籽、火麻籽和奇亞籽）作為 omega-3 脂肪酸的主要來源，因此這個問題也格外引起人們關注。然而，如果是從植物性全食物中，或者是從儲存和烹調時都已盡量避免變質的油品中獲取 ALA，純素食者其實不需要太過擔心。

在 23 項評估 ALA 與罹患攝護腺癌機率之關聯的研究中，其中 11 項指出，ALA 攝取量較高和／或組織或血液裡的 ALA 濃度較高，與攝護腺癌呈正相關。[129-139] 其餘 12 項研究不是未發現任何關聯，就是發現攝取量及組織或血液裡的 ALA 濃度，和攝護腺癌呈逆相關。[140-151]

此外，6 項整合分析複審了有關 ALA 和攝護腺罹癌風險的證據。[152-157] 其中 1 項研究顯示，ALA 與罹患攝護腺癌之間無顯著相關性 [152]；3 項研究發現 ALA 甚至有些微的防癌保護效果 [154-156]；2 項研究發現 ALA 與攝護腺癌風險增加有關，但儘管如此，關聯性在其中 1 項研究中統計不顯著，而且在調整過發表偏差後，另 1 項研究已移除原先的正相關結論。[153, 157]

有 3 項報告針對「護理師健康研究」（Nurses' Health Study）參與者罹患退化性眼疾的風險進行了評估，眼疾則包括白內障以及與年齡有關的黃斑部病變等。這些研究都發現，ALA 攝取量與罹患眼疾的機率呈正相關。2005 年的一項研究發現，ALA 攝取量最高的人（每天 1.26 g）比攝取量最低的人（每天 0.86 g），罹患白內障的風險高出一點多倍。[158]2007 年一項針對相同群體的研究報告發現，攝取最多

ALA 與最攝取最少的人相比，其水晶體核密度（白內障的危險因子）增加了16%。[159] 最後，另一項 2007 年針對 50 歲以上參與者的研究發現，攝取最多 ALA 與最少的人相比，隨年齡增長而發生的黃斑部病變罹病率增加了 41%。[160]

為什麼有些報告顯示，攝取更多 ALA 的人，罹患攝護腺癌和退化性眼疾的機率會增加？專家認為，答案可能在於 ALA 的飲食來源。在美國和許多西方國家，ALA 的主要飲食來源是肉類和其他動物性食物，其他包括使用含 ALA 的液體油品（例如大豆油和芥花油）所製成的加工食品（例如美乃滋和人造奶油），以及用這些油煎炸或烹調的食品。就這些 ALA 的來源來說，問題可能不在於 ALA 本身，而是 ALA 在加工過程中，因受熱、光照、接觸氧氣和高溫烹調而變質。研究人員還提出，ALA 在飲食中的量，或許只是反映了肉類以及脂肪的高度攝取的一項指標，但並不與健康飲食模式劃上等號。[152]

相反地，核桃、磨碎的亞麻仁籽（亞麻仁籽粉）、火麻籽以及奇亞籽，並非這些研究中主要的 ALA 來源，因此純素食者更不用擔心會攝取過多 ALA。事實上，美國一個研究團隊的一小部分研究發現，患有攝護腺癌的男性，每天在飲食中加入 3 大匙（45 ml 或 30 g）磨碎的亞麻仁籽（亞麻仁籽粉），比起完全不食用的男性，能持續降低攝護腺癌細胞增殖。[161-163]

此外，omega-6 與 omega-3 之間的高比例，會降低 ALA 轉換為 EPA 和 DHA 的轉換率，而 EPA 和 DHA 都存在著可能預防退化性眼疾的作用。[164] 在這種情況下，藉由減少 omega-6、並增加 Omega-3 脂肪酸的攝取來改善兩者比例，將有助於解決這個問題。最後一個可能的解釋是，那些攝取最多 ALA 的人，或許沒有攝取足夠的抗氧化成分來保護這些脆弱的脂肪酸。眾所皆知，西方飲食型態以動物性食物和抗氧化成分含量極低的加工食品為主，要獲取這些保護性膳食化合物，則需要各種植物性全食物，例如綠色葉菜及其他五顏六色的蔬果。

重點： 根據截至目前為止的科學證據，純素食者的 ALA 攝取量還無須做任何調整（欲了解所有年齡層的建議攝取量，詳見 P.134 表 4-4）。同等重要的是， ALA 必須從優質來源獲取，而且要確保在儲存和烹調過程中沒有變質的疑慮。

達到理想的必需脂肪酸狀態

為改善必需脂肪酸的狀態，純素食者應採取一些必要措施，以達到 omega-6 與 omega-3 的最佳比例，進而使 ALA 轉換為 EPA 和 DHA 的轉換率最大化。此外最好也能考慮從直接來源攝取 DHA（最好也包括 EPA）。要達到建議的 2：1 至 4：1 的比例，目標是總熱量的 5 ～ 10% 要來自 LA（omega-6 脂肪酸），以及總熱量的 1.2 ～ 2.4% 來自 omega-3 脂肪酸。以 2,000 kcal 的飲食為例，LA 攝取量要達到 11 ～ 22 g，ALA

則為 2.7 ～ 5.3 g（見表 4-5）。需求更高或轉化能力下降的人，可能需要將 ALA 攝取量提高到範圍上限（總熱量的 2 ～ 2.4%），並且將 LA 降至範圍下限（總熱量的 5 ～ 8%）。

以 2,000 kcal 的飲食為例，需攝取 11 ～ 18 g 的 omega-6 脂肪酸，以及 4.4 ～ 5.3 g 的 omega-3 脂肪酸。

從多元不飽和脂肪獲得總熱量的 5 ～ 10%，以及達到 omega-6 與 omega-3 為 2：1 至 4：1 的理想比例，要在這兩者之間尋求適當的平衡，其實相對簡單。極低脂飲食應包含足夠的種子，以滿足必需脂肪酸的最低需求。如果是脂肪攝取量較為寬鬆的飲食，應著重於攝取富含單元不飽和脂肪酸的食物，例如酪梨和堅果，並加入一些富含 omega-3 的食物（高脂飲食也可以納入新鮮椰子或椰肉乾，這類幾乎全是飽和脂肪、僅含少量 omega-6 且完全不含 omega-3 脂肪酸的食物）。

純素食者可透過以全食物為基礎的飲食，達到充足的必需脂肪酸攝取量，但前提是其中必須包括富含 omega-3 脂肪酸的來源，以平衡這些食物中的 omega-6 脂肪酸（見表 4-6）。酪梨、橄欖和堅果（核桃、白胡桃和松子除外）是富含單元不飽和脂肪酸的來源，儘管它們也含飽和脂肪酸和 LA。每 30 g 堅果平均可提供約 1 ～ 3 g 的 omega-6 脂肪酸。

種子、種子油和大豆，都是多元不飽和脂肪酸的主要來源，包括 omega-6 和 omega-3 脂肪酸。核桃和火麻籽皆提供均衡的 omega-6 與 omega-3 脂肪酸，但火麻籽

表 4-5 特定植物性食物中的必需脂肪酸成分

食物	份量	ALA（脂肪酸所占百分比）	LA（脂肪酸所占百分比）	omega-6 與 omega-3 的比例	ALA（每份）
芥花油	1 大匙（15 ml / 14 g）	9%	19%	2：1	1.3 g
奇亞籽	2 大匙（30 ml / 20 g）	58%	20%	0.34：1	4 g
磨碎的亞麻仁籽	2 大匙（30 ml / 14 g）	54%	14%	0.26：1	3.2 g
整粒亞麻仁籽	2 大匙（30 ml / 20.6 g）	54%	14%	0.26：1	4.7 g
亞麻仁油	1 大匙（15 ml / 14 g）	54%	14%	0.26：1	7.3 g
火麻籽	2 大匙（30 ml / 20 g）	18%	57%	3：1	1.7 g
火麻籽油	1 大匙（15 ml / 14 g）	18%	57%	3：1	2.5 g
生菠菜	1 杯（250 ml / 50-60 g）	58%	11%	0.19：1	0.041 g
核桃	1/4 杯（60 ml / 28 g）	14%	58%	4：1	2.6 g

參考出處：[165, 166]

也提供少量的 SDA。比起 ALA，SDA 更容易轉化為長鏈 omega-3 脂肪酸。亞麻仁籽的 ALA 含量豐富，是為經濟實惠的來源（由於整顆亞麻仁籽往往尚未消化就通過胃腸道，最好在食用前研磨成更小的碎粒）。奇亞籽也是 ALA 的極好來源，不過價格偏貴。

富含 omega-3 脂肪酸的液體油品，不穩定且發煙點低，因此不適合用於加熱烹煮，應直接生飲或以不需加熱的烹調方式來使用（如調製成沙拉醬）。冷壓亞麻仁油、火麻籽油，或者含大量 omega-3 脂肪酸的健康調和油（這些油品中，omega-6 與 omega-3 脂肪酸的比例通常為 1：1 或 2：1）都是不錯的選擇。「黃金液態沙拉醬」（見 P.232）就是提升 omega-3 脂肪酸攝取量的美味方法。

穀物、豆科植物、蔬菜和水果的脂肪含量通常很低，因此它們對脂肪酸攝取的貢獻相當小，唯獨大豆食品例外（豆腐和大豆中，有將近 40% 的熱量來自於脂肪）[8]。而穀物中的脂肪主要是 omega-6 脂肪酸，但不同穀物的 omega-6 與 omega-3 脂肪酸的比例差異很大。例如，燕麥的比例為 22：1、小麥為 13：1、糙米為 10：1、大麥和藜麥為 9：1、黑麥為 4：1，只有野米為 1.25：1。而綠色蔬菜提供的 omega-3 脂肪酸則比 omega-6 脂肪酸來得多。豆科植物和水果所含脂肪中主要是多元不飽和脂肪酸，有些 omega-6 脂肪酸較多，有些是 omega-3 脂肪酸較多。除了一些值得注意的特例（例如：鷹嘴豆的比例為 26：1，扁豆的比例約為 4：1），其餘豆科植物的比例平均約為 1：1。水果的比例平均介於 1：1 和 2：1 之間，蘋果約為 5：1，木瓜則約為 1：5。

以下是有助於整合、並確保必需脂肪酸的攝取與均衡的飲食指南：

• **遵循第 14 章中的指導原則，以達到健康且營養充足的飲食。**攝取足夠的蛋白質、維生素和礦物質，以盡可能地提高將 ALA 轉換為長鏈多元不飽和脂肪酸的能力。避免攝取反式脂肪酸和飲酒過量，咖啡因也是，這些都會降低轉換效率。

• **在每日的飲食中加入 ALA 優質來源的食物。**最豐富的 ALA 植物來源為種子（奇亞籽、亞麻仁籽、亞麻仁油、火麻籽和火麻籽油）及核桃。（雖然綠色葉菜中大部分的脂肪酸都是 omega-3，但生菜的總脂肪含量非常低，10 杯只提供 1 g 的 ALA）。未額外攝取 DHA ／ EPA 補充劑的人，應以從 ALA 中攝取達總熱量的 1.2 ～ 2.4% 為目標（男性約 3.2 g、女性約 2.2 g）；有攝取 DHA ／ EPA 補充劑的人，可將飲食中的 ALA 降低至熱量的 0.6 ～ 1.2%（男性為 1.6 g，女性為 1.1 g）。（關於不同年齡組層的建議攝取量，詳見 P.134 表 4-4。）

---

8 審訂注：不同品種以及種植地，脂肪含量會有些許差距，但不會跟此數據相差太多。

表 4-6 特定食物的脂肪酸組成成分

食物（份量單位二擇一）	總熱量	總脂肪 (g)	飽和脂肪 (g)	單元不飽和脂肪 (g)	omega-6 脂肪酸 LA (g)	omega-3 脂肪酸		
						ALA (g)	EPA (mg)	DHA (mg)
堅果、種子、花生＊和小麥胚芽；除了另外標註的項目以外，其餘份量皆為 30 g，約 3.2 大匙（48 ml）								
杏仁	163	14	1.06	8.8	3.4	0	0	0
白胡桃（butternuts）	174	16	0.37	3	9.5	2.5	0	0
腰果	157	12.4	2.2	6.7	2.2	0.018	0	0
奇亞籽，2 大匙（30 ml）	109	6.9	0.75	0.52	1.3	4	0	0
研磨過的亞麻仁籽，2 大匙（30 ml）	75	5.9	0.51	1.05	0.8	3.2	0	0
整粒亞麻仁籽，2 大匙（30 ml）	110	8.7	0.76	1.6	1.2	4.7	0	0
榛果	178	17.2	1.3	12.9	2.2	0.025	0	0
火麻籽，2 大匙（30 ml）	113	8.7	1	1	5.3	1.7	0	0
夏威夷豆	204	21.5	3.4	16.7	0.37	0.06	0	0
花生＊	161	14	1.9	6.9	4.4	0.001	0	0
胡桃	196	20.4	1.7	11.6	5.8	0.3	0	0
松子	191	19.4	1.4	5.3	9.4	0.05	0	0
開心果	159	12.9	1.6	6.8	3.8	0.073	0	0
南瓜籽	158	13.9	2.5	4.6	5.9	0.034	0	0
芝麻	165	14.3	2	5.4	6.2	0.1	0	0
葵花籽	172	15.1	1.3	5.4	6.8	0	0	0
核桃	185	18.5	1.7	2.5	10.8	2.6	0	0
小麥胚芽，2 大匙（30 ml）	52	1.4	0.24	0.2	0.76	0.1	0	0
食用油：份量為 1 大匙（15 ml）								
芥花油	124	14	1	8.9	2.7	1.3	0	0
椰子油	117	13.6	11.8	0.8	0.25	0	0	0
玉米油	120	13.6	1.7	3.8	7.3	0.16	0	0
棉籽油	120	13.6	3.5	2.4	7	0.03	0	0
亞麻仁油	120	13.6	1.2	2.5	1.9	7.3	0	0
葡萄籽油	120	13.6	1.3	2.2	9.5	0.014	0	0
火麻籽油	126	14	1.5	2	8	2.5	0	0
橄欖油	119	13.5	1.9	9.9	1.3	0.1	0	0
棕櫚油	120	13.6	6.7	5	1.2	0.03	0	0
棕櫚仁油	117	13.6	11.1	1.6	0.2	0	0	0
花生油	119	13.5	2.3	6.2	4.3	0	0	0
紅花籽油	120	13.6	0.8	2	10.1	0	0	0

食物（份量單位二擇一）	總熱量	總脂肪（g）	飽和脂肪（g）	單元不飽和脂肪（g）	omega-6 脂肪酸 LA（g）	omega-3 脂肪酸		
						ALA（g）	EPA（mg）	DHA（mg）
高油酸紅花籽油	120	13.6	1	10.2	1.7	0.01	0	0
麻油	120	13.6	1.9	5.4	5.6	0.04	0	0
大豆油	120	13.6	2.1	3.1	6.9	0.9	0	0
葵花油	120	13.6	1.4	2.7	8.9	0	0	0
高油酸葵花油	124	14	1.4	11.7	0.5	0.03	0	0
核桃油	120	13.6	1.2	3.1	7.2	1.4	0	0
生鮮海藻，份量為 100 g								
紅藻	49	0.16	0.033	0.015	0.002	0.001	46	0
昆布	43	0.36	0.25	0.1	0.02	0.004	4	0
螺旋藻	26	0.39	0.14	0.03	0.064	0.042	0	0
裙帶菜	45	0.64	0.13	0.06	0.01	0.002	186	0
蔬菜								
中型酪梨，210 g	322	29.2	4.3	19.7	3.4	0.25	0	0
大顆的橄欖，10 顆	51	4.7	0.623	3.5	0.37	0.03	0	0
生菠菜，1 杯（250 ml）	29	0.12	0.019	0.003	0.008	0.041	0	0
動物性食品（以作比較）								
鱈魚，90 g	89	0.73	0.14	0.11	0.005	0.001	30	131
大顆雞蛋，50 g	72	4.8	1.6	1.8	0.8	0.024	0	26
野生大西洋鮭魚，90 g	155	6.9	1.1	2.3	0.19	0.321	349	1,215

參考出處：[165, 168]

*花生屬豆科植物類，但為便於比較，故在此列於堅果及種子類別。

• **若有過量的疑慮，請減少 omega-6 脂肪酸攝取量。**經常使用富含 omega-6 脂肪酸的食用油，例如葵花油、紅花籽油、玉米油、葡萄籽油或麻油，可能會導致過度攝取這類脂肪酸。此外，許多加工食品，例如沙拉醬、人造奶油、蘇打餅，奶油餅乾和其他高脂食品，都使用富含 omega-6 脂肪酸的油類來製作。最好使用單元不飽和脂肪為主的油（例如特級初榨橄欖油、有機芥花油、高油酸葵花油），或單元不飽和脂肪酸含量高的油（例如高油酸紅花籽油）來替代。雖然這些油仍有提供 omega-6 脂肪酸，但含量卻少得多。例如，1 大匙富含 omega-6 的油，約有 7 ～ 10 g 的 LA；相比之下，1 大匙橄欖油約含 1 g，1 大匙芥花油含 2.7 g（芥花油同時也提供約 1.3 g 的 omega-3 脂肪酸，達到 2：1 的良好比例）。

食用大量 omega-3 脂肪酸含量低的種子或堅果（例如葵花籽、南瓜籽、芝麻和松子），也會將 omega-6 攝取量提升至超過建議標準。為了將 omega-6 脂肪酸控制在允許範圍內，盡可能減少使用富含 omega-6 的液體油品。每日 2,000 kcal 的飲食中，如果食用富含 omega-6 的種子和松子，份量要限制在 30 g 以下。相對地，可增加 omega-3 脂肪酸攝取量，以平衡大量富含 omega-6 的食物。

雖然大多數堅果和酪梨中的脂肪酸種類主要是單元不飽和，但這些食物確實也會增加 omega-6 的攝取量。多數堅果每 30 g 就含有約 1 ～ 3 g 的 omega-6 脂肪酸（胡桃幾乎達到 6 g），而半顆酪梨則提供不到 2 g。多數穀物所含的 omega-6 脂肪酸也比 omega-3 高了不少，因此在攝取這些食物時，如果能涵括一些富含 omega-3 的來源，將有助於 omega-6 和 omega-3 脂肪酸比例的平衡。

• **考慮選擇 DHA、最好還包括 EPA 的直接來源。**雖然攝取直接提供 DHA（最好還包括 EPA）的補充劑或強化食品並非必要，但有充分證據證明，如此可有效提高 omega-3 脂肪酸狀態。如前所述，對懷孕和哺乳期間以及 ALA 轉換困難的人（例如高血壓或糖尿病患者）而言，足夠的 DHA 可能尤其重要（關於建議攝取量，詳見 P.134 表 4-4）。

最常見的 EPA 和 DHA 來源是魚類和海鮮，唯一的植物來源是海生植物——微藻和海藻。在西方國家中，海藻對於 EPA 攝取量的貢獻並不顯著，但在每日食用大量海藻的國家，例如日本和亞洲其他地區，海藻則是重要來源。雖然海藻確實含有少量高度不飽和的 omega-3 脂肪酸，但脂肪含量還是遠低於大多數蔬菜。100 g 的海藻可提供約 100 mg 的 EPA，但僅含少量 DHA。此外，如果大量食用某些種類的海藻，可能導致碘過量（見 P.205 表 6-1）。

藍綠藻（螺旋藻〔spirulina〕和束絲藻〔*Aphanizomenon flos-aquae*〕）的高度不飽和 omega-3 脂肪酸含量很低。螺旋藻富含一種稱為 GLA 的優質 omega-6 脂肪酸，而束絲藻中約有 40 ～ 50% 的脂肪是 omega-3 脂肪酸 ALA。雖然這兩種藍綠藻都不是 EPA 或 DHA 的重要來源，但一些研究表示，它們可能比陸生植物更能有效促進 omega-3 的轉換。[167]

純素的微藻補充劑，是長鏈 omega-3 脂肪酸最具希望的永續生態供給來源。這些補充劑提供 DHA 或 DHA 加 EPA，雖然普及但價格相對昂貴。對大多數人來說，每天攝取 100 ～ 300 mg（或每週 2 ～ 3 次）是合理劑量。一些額外添加營養素的豆漿、冷壓液體油脂、果汁、穀類麥片或其他加工食品，也會加入從微藻中萃取的 DHA，但添加的量相對很少。

很多人不確定究竟是只吃 DHA 就好，還是要選擇同時具有 DHA 與 EPA 的補

充劑。DHA 是大腦和眼睛的發育及維持其功能的必要物質，而且在懷孕、哺乳期和嬰兒期最為重要。因為從 ALA 轉換為 DHA 的數量可能有限，所以在這些人生階段中攝取足夠的 DHA 極為關鍵。不過，服用結合 DHA 和 EPA 的補充劑或許還有其他益處。EPA 在減少慢性發炎方面能發揮重要的作用，並且可預防某些精神疾病。EPA 和 DHA 似乎都有助心臟健康，因此，結合兩者的補充劑或許是最合適的。

◈ 尋求優質的脂肪來源

正如羅馬哲學家塞內卡（Seneca）所言：「質勝於量。」有愈來愈多具說服力的證據指出，脂肪的品質比數量更加重要，尤其是在未過度攝取熱量時。

自然界中的所有脂肪（無論是源自植物或動物）都含有飽和脂肪酸、單元不飽和以及多元不飽和脂肪酸，其相對數量取決於、或至少部分取決於氣候。在植物中，脂肪的流動性和穩定性都非常重要。一般來說，愈靠近赤道的植物，飽和脂肪的含量也愈高。像是椰子和棕櫚科果實便含有豐富的飽和脂肪酸，以幫助保護和維持植物生長；而酪梨和橄欖生長在較溫和的氣候，所以含有相對穩定的單元不飽和脂肪酸。生長於寒帶氣候的植物中，多元不飽和脂肪酸通常占多數以保持流動性，亞麻仁籽就是一個很好的例子。在動物身上也是一樣，比起冷水性深海魚，溫水性魚類的飽和脂肪含量通常更高，冷水性魚類則含更多高度不飽和脂肪酸 EPA 和 DHA。

雖然食物中的飽和脂肪、單元不飽和、多元不飽和脂肪酸的相對含量會影響人體健康，但我們開始發現，其他因素的影響可能更大，包括人們如何處理、保存和製備食物，以及相對於人們的熱量需求，實際上吃進了多少等等。雖然脂肪曾被當成飲食大敵，但現在則被視為整體食物結構中極有價值的一部分。

新鮮、原型和最低限度加工的植物性食物中，含有最優質的脂肪。所有植物性食物都含有些許脂肪，但堅果、種子、酪梨，椰子和橄欖是所有植物性飲食中，最濃縮的脂肪來源。這些食物中的脂肪如此有益健康的原因之一，是它保留原始狀態，且含有天然的抗氧化成分可防止酸敗。此外，完整的植物性全食物封存了保護性成分，例如蛋白質、未精製的碳水化合物、膳食纖維、植化素、植物固醇，以及各種維生素和礦物質。

植物性食物的脂肪主要為不飽和脂肪，不過椰子和棕櫚科果實除外，它們所含的主要是飽和脂肪。雖然過度攝取飽和脂肪可能會增加罹病風險，但當植物性飲食中的飽和脂肪以全食物形態適量攝取時，幾乎沒有證據顯示會產生副作用。

反觀肉類和乳製品富含的飽和脂肪，與血液中膽固醇濃度和胰島素阻抗增加密切相關。[274, 275] 這些食物中的膽固醇被認為加重了脂肪對健康的影響。證據也指出，

食用動物性脂肪會增加罹患大腸癌機率。[169]

　　乾淨無污染的魚類被廣泛認為是最好的脂肪來源之一，因為脂肪中的長鏈 ome-ga-3 脂肪酸、EPA 和 DHA 含量很高。然而，由於高脂魚類——尤其是食物鏈頂端的馬鮫魚（俗名白腹仔）、鮪魚、劍旗魚和鯊魚等，牠們體內含有包括汞在內的環境污染物，因而降低了整體營養價值。

　　無論是自植物或動物提煉的脂肪，只要是透過食品加工技術進行化學改變，或者暴露於高溫下，都需要特別留意。對健康危害最大的，是透過部分氫化作用進行化學改變和固化的脂肪，油脂會因而產生有害的反式脂肪酸。反式脂肪與許多疾病的惡化有關，它們會增加血液中的膽固醇濃度、引起發炎反應、增加胰島素阻抗性，並與必需脂肪酸競爭進入細胞膜。

　　遺憾的是，因為民眾普遍相信部分氫化的蔬菜油比動物脂肪更健康，縱使幾十年前的研究便已披露它黑暗的一面，但食品製造商仍持續濫用含有反式脂肪酸的部分氫化油。各國政府正在積極努力減少反式脂肪的使用，並且在某些情況下，從食品供應鏈中剔除反式脂肪。

　　任何脂肪或油加熱至 177 ～ 204℃時，通常就會超過發煙點，進而產生會誘發質變的氧化物質。最安全的作法是避免油炸食品，並在高溫烹調時盡量減少用油量。

　　一般而言，精煉油含有較少的易燃固體微粒，因此比未精煉油更耐高溫。不過精煉過程會損害脂肪分子，而且會去除全食物所含的絕大部分保護性成分。未精煉油（適當保存可作為健康脂肪來源）的發煙點較低（93 ～ 107℃），適合拌入沙拉和其他未加熱的食物。

飽和脂肪的爭議：對頭條新聞的斷章取義

長久以來，將飽和脂肪視為「壞的脂肪」的觀點，最近開始遭受抨擊，爭議點在於相關研究認為飽和脂肪不一定會增加心臟病的罹患率。[170-171, 273] 兩個關鍵報告為整個科學界帶來了衝擊，第一個是 2010 年由希芮・塔瑞諾（Siri-Tarino）與同事所進行的 21 項整合分析研究，調查了近 35 萬人的飽和脂肪攝取量和心血管疾病之間的關係。[171] 第二個是喬賀瑞（Chowdhury）與同事，針對超過 51 萬人進行的 76 項整合分析研究。[273] 這兩個研究的結果，與數十年來國內外頒布的飲食建議相矛盾，他們發現飽和脂肪的攝取與這些疾病並無明確關聯。但媒體的狂熱報導隨之而來，使消費者相信飽和脂肪是無辜的，再也不需要對食用牛肉、奶油、培根和布里乳酪有任何顧忌。

　　為什麼會得到這樣的研究結果？首先，這些整合分析中，有許多研究比較的群體飲食型態與西方飲食極為相似，也就是攝取大量的脂肪和飽和脂肪（檢視更多樣

化飽和脂肪攝取量的研究，往往顯示出更大的疾病風險差異）；在這個研究群體中，即使是攝取最少量飽和脂肪的人，也還是高於建議攝取量。其次，這些分析中使用的許多研究，只依靠回想 24 小時內的飲食來決定攝取量，這種方法對於確立長期的飲食模式並不可靠。第三，有幾項研究針對血清膽固醇濃度作了調整，因為這項變數隨飽和脂肪攝取量增加而上升，控制此變數會隱蔽或混淆結果。

自 1990 年代中期以來，10 幾項整合分析和科學評論檢驗了飽和脂肪與心血管疾病之間的關係。[170-181, 273] 這些研究中的其中 9 篇指出，飽和脂肪會增加心血管疾病的罹患風險。[172-181] 2010 年，美國農業部飲食指引建議協會（US Department of Agriculture Dietary Guidelines Advisory Committee）總結了有關攝取飽和脂肪，如何影響心血管疾病和第二型糖尿病罹病風險的證據。他們得到的結論認為，飽和脂肪有害健康的證據非常多；而且，只要將飲食中 5% 的飽和脂肪以多元不飽和脂肪取代，便可降低心血管疾病和第二型糖尿病的罹病風險，並且能改善胰島素反應。[182] 2011 年，一群被召集來審查關於飽和脂肪和心血管疾病相關證據的專家小組，發表了一份共同聲明，其中的結論如下：「來自流行病學、臨床和人體機轉的研究證據一致發現，以多元不飽和脂肪酸（PUFA）取代飽和脂肪酸（SFA）時，能降低冠心病的罹病風險。在採行西方飲食的族群中，將熱量中的 1% 以多元不飽和脂肪酸取代飽和脂肪酸，即可降低低密度脂蛋白膽固醇（LDL），而且可能使冠心病發病率降低 2 ～ 3%。」[274]（有趣的是，撰寫塔瑞諾整合分析報告的兩位共同作者，也隸屬於發表這項聲明的專家小組）。最後，2012 年考科藍實證醫學資料庫[9]評論報告中亦指出，減少飽和脂肪可使心血管疾病突發風險降低 14%。[173]

顯然，媒體的陳述並非全貌。就塔瑞諾的分析，媒體報導解讀為飽和脂肪已獲得平反。事實上，該研究表明，當飽和脂肪被反式脂肪酸或精製碳水化合物取代時，對於罹患心血管疾病的風險並無改善，而且罹病風險還顯著提高。

多年來，消費者被告知以碳水化合物取代飽和脂肪，可以有效降低心血管疾病的罹患風險，因為碳水化合物會降低低密度脂蛋白膽固醇。然而在近期的研究中顯示，以精製碳水化合物（例如白麵粉製品、白飯、含糖飲料和甜點）替代飽和脂肪並沒有任何好處，實際上還可能增加心血管疾病的罹患風險。[172, 174, 183, 274] 精製碳水化合物不僅會降低 LDL（低密度脂蛋白膽固醇），同時也會降低 HDL（高密度脂蛋白膽固醇），並增加三酸甘油酯濃度。

雖然攝取較少的飽和脂肪和較多未精製碳水化合物的族群，確實能預防冠狀動

---

9 譯注：Cochrane，也稱為考科藍合作組織或考科藍協作組織，是獨立、非營利的非政府組織，由超過 3.7 萬名志願者組成，分布超過 170 個國家。考科藍成立的目的，是希望以系統化的方式組織醫學研究的資訊，依照實證醫學的原則來提供醫護專業人員、病人、醫療政策制訂者等人需要的資訊，以便於做出醫療選擇。

脈疾病,但目前仍需要更多的研究,以確認未精製碳水化合物替代飽和脂肪的相對有效性。[183] 有證據指出,含低 GI 碳水化合物來源 [184] 或富含未精製碳水化合物的飲食,對健康都有所助益。[186, 187]

我們向克羅博士(Francesca Crowe,2014 年喬賀瑞整合分析研究報告的共同作者之一)詢問了關於飽和脂肪和心血管疾病罹病風險的證據強度,她回答道:「現有的最佳證據(來自隨機對照實驗)顯示,攝取飽和脂肪會影響血液中的膽固醇濃度,這是心臟病的重大危險因子。因此,目前的方針仍應建議人們盡量減少攝取飽和脂肪。」這個答覆傳達的重點,與 30 年前的訊息相同:充斥動物性食物和加工食品的西式飲食,會增加罹患心血管疾病的風險,而以高纖、植物性全食物(例如蔬菜、豆科植物、水果、全穀物、堅果和種子)為主的飲食,則有防護效果。

健康的高脂肪植物性食物

有些人強烈地反對所有脂肪,包括植物性全食物中的脂肪。然而,數百項科學研究證實,高脂植物性食物不僅應該在我們的飲食中占有一席之地,而且還值得加以推崇。針對這些食物的研究,為純素飲食中較高脂植物性食品的批判,提供了強而有力的反駁。

堅果

雖然堅果有時會因為高熱量而遭受非議,但對於飲食和健康益處都有出色的貢獻。在飲食中添加堅果可提高飲食品質,同時改善多種營養素和保護性飲食成分的攝取量。[188, 189]

營養豐富的堅果含有大量有益的維生素和礦物質,是維生素 E 的重要來源,有助於提高菸鹼酸、硫胺(維生素 B_1)、核黃素(維生素 B_2)、泛酸(維生素 B_5),維生素 B_6 和葉酸的攝取量。堅果也是微量礦物質的寶貴來源,包括鐵、鋅、銅、鈣、硒、鎂、錳、鉀、磷和含量極低的鈉(除非添加鹽)。

堅果是富含抗氧化成分最天然的食物之一(尤其是核桃、胡桃、榛果、開心果和杏仁),還含有豐富的木酚素(lignan)、植物固醇、鞣花酸(ellagic acid)以及許多其他的生物活性化合物。由於它的碳水化合物含量較低,因此堅果(包括種子)是所有植物性全食物中 GI 和 GL 最低的(更多關於 GI 和 GL 的資訊,詳見 P.180 ～ 189)。

堅果中大部分的熱量來自健康的脂肪,主要是單元不飽和脂肪酸(富含多元不飽和脂肪酸的核桃和松子除外)。堅果的飽和脂肪含量低,且不含反式脂肪酸和膽固醇。它們也是植物性蛋白質的良好來源,含有特別豐富的左旋精胺酸(L-arginine），這種胺基酸是一氧化氮的前驅物質，有助於維持血管的彈性和柔韌性，促進血液流動。

因此，堅果某種程度有預防心血管疾病的效果，並可延長壽命。在一些族群中，已發現食用堅果的頻率與所有致死原因呈逆相關。[190] 據估計，固定食用堅果可延長壽命約 2 年 [191]，每天適量攝取 30 ～ 60 g 則是好處多多。

2011 年，一項大型研究比較了人們有吃與沒吃堅果的各種代謝指標，包括心血管疾病、第二型糖尿病和代謝症候群。該數據來自 1999 ～ 2004 年美國全國健康與營養調查（NHANES），有超過 1.3 萬名美國成年人參與。[189] 結果顯示，比起沒吃堅果的人，有吃的人其 BMI 值較低、體重較輕、腰圍較小、收縮壓較低、高血壓發病率較低、高密度脂蛋白膽固醇濃度較高、降低空腹血糖和罹患代謝症候群的比率較低。這些數據呼應了作者的結論，食用堅果減少了與這些疾病相關的多種風險因子。其他研究還指出，堅果對於糖尿病 [192-194] 和代謝症候群 [189, 193, 195] 罹病風險的有利影響。

此外，堅果似乎可以預防冠心病。2010 年發布的兩篇綜論論文指出，食用堅果對於心血管和代謝的廣大好處，包括大幅降低罹患冠心病的風險。[196, 197] 4 個重大的群體研究（「護理師健康研究」、「醫師健康研究」〔Physicians' Health Study〕、「愛荷華州婦女健康研究」〔Iowa Women's Health Study〕和「基督復臨安息日教會教徒健康研究」），也都將「固定食用堅果」與「罹患冠心病的風險降低 35 ～ 50%」兩者相連結。[198-203] 在「基督復臨安息日教會教徒健康研究計畫一」（Adventist Health Study-1，簡稱 AHS-1）所審視的 65 種食品中，堅果預防冠心病的效果最好。相較於不常吃堅果的人，每週食用堅果 5 次以上的參與者，冠心病死亡率因此減少超過 50%。[204]

數十項研究已注意到，食用堅果對血液中膽固醇濃度的有利影響 [188, 196, 205-209]。堅果不僅可降低 LDL（低密度脂蛋白膽固醇）、提高 HDL（高密度脂蛋白膽固醇），似乎還能使那些小而濃稠並且更加有害、會破壞血管壁細胞的低密度脂蛋白微粒正常化。[210] 此外，有初步證據指出，堅果中的化合物可防止發炎和低密度脂蛋白膽固醇氧化，並促進血管內皮細胞功能。[211, 212]

根據「護理師健康研究」的數據，將 30 g 堅果中脂肪形式的熱量，等量取代來自於碳水化合物的熱量，能使冠心病罹病風險降低約 30%；用等量的堅果脂肪替代飽和脂肪，甚至能降低約 45%。[180] 這些研究人員估計，每天食用堅果的人也許可免於冠心病的威脅，增加 5 ～ 6 年的壽命。

堅果可能可以預防和治療中風 [213, 214]、失智症 [215, 216]、膽結石 [217]、和老年性黃斑部病變惡化。[218]

關於堅果一直存在的一項疑慮，是它們可能導致的過重和肥胖。然而，群體健康研究顯示，堅果攝取量與 BMI 或體脂肪之間並無關聯，或呈現逆相關。[198, 219-222] 各種臨床試驗記錄了，當飲食中包含各類堅果時，體重只有微幅改變，或甚至沒有變化。[188, 195, 207, 208, 223-225]

許多可能的人體運作機制可以解釋這種意想不到的現象。[188, 226, 227] 首先，堅果似乎可促進飽腹感，進而減少其他食物的熱量攝取；第二，一些證據指出，攝取堅果會增加基礎代謝率；第三，研究顯示，人體其實並不能有效吸收完整堅果提供的所有熱量，堅果的脂肪分子很大，一部分會隨糞便排出。一個研究小組提出，當這三種機制相結合時，會抵消 55 ～ 75% 堅果所提供的熱量。[227]

一個常見問題是：究竟生的或烘烤過的堅果，何者提供的營養益處較多？多數群體健康研究並未區分生的和烘烤過堅果（或堅果醬）的差異，兩種類型都證明可提供防護疾病的效果。不過，烘烤過的堅果含有丙烯醯胺，以及其他可能會降低益處的氧化產物。[228] 例如，杏仁內部溫度達到約 130℃ 時，就會產生丙烯醯胺 [229]，而市售的堅果烘烤溫度通常為 140 ～ 150℃。[230] 當然，市售堅果醬可能會額外添加脂肪、糖和鹽，因此請詳閱產品標示。

烘烤或浸泡過的堅果會減少植酸含量，不過，如果讓堅果泡到發芽，可增加更多保護性成分（例如植化素和抗氧化成分）的含量和可利用率，例如透過浸泡堅果所釋出的酶，能釋放這些有益的營養素，且不會產生丙烯醯胺。浸泡過的堅果依舊脆口美味，但容易腐壞，應冷藏保存並於幾日內食用完畢（更多關於保存堅果的資訊，詳閱 P.152 專欄）。浸泡過的堅果也可再脫水，應用方式與烘烤過的堅果相同。

種子

針對種子的研究比堅果少，因此，跟人類營養方面有關的價值往往被低估。種子的蛋白質含量占其總熱量約 12 ～ 30% 以上不等，相比之下，堅果中的總蛋白質含量約僅占總熱量的 4 ～ 15%。種子是維生素 E 最豐富的來源之一，並提供一系列的維生素、礦物質、植化素及膳食纖維。這種具高度營養價值的食物，也是健康脂肪酸的豐富來源。南瓜籽、葵花籽、罌粟籽 [10]、火麻籽、芝麻和中東芝麻醬 [11] 都含有豐富的 omega-6 脂肪酸，而亞麻仁籽、奇亞籽、火麻籽和油菜籽，則富含 omega-3 脂肪酸。

亞麻仁籽的 ALA 含量特別高，因此食用亞麻仁籽可大幅平衡 omega-3 和 ome-

---

10 審訂注：罌粟籽在台灣列屬「毒品危害防制條例」管制項目，建議可購買營養價值相近的亞麻仁籽或奇亞籽來替代。

11 審訂注：中東芝麻醬（tahini）是一種無糖無鹽的淺焙白芝麻醬，風味比中式白芝麻醬溫和清淡許多，可以在進口食材網路通路購得。如果臨時要使用卻買不到，也可以用中式白芝麻醬替代，營養價值相似，但風味差異會較大。

ga-6 脂肪酸的比例。它們還提供許多其他營養素，是已知最豐富的木酚素來源（初步證據表示，木酚素可能有助於減少人類癌細胞生長）[231,232]，並且也是硼（boron）的最佳來源之一。此外，它們的可溶性膳食纖維含量非常高。研究指出，食用亞麻仁籽有助於降低血液中的膽固醇濃度[233]，並改善其他一些冠狀動脈疾病指標。[234-236]

與其他植物性食物一樣，亞麻仁籽含有多種抗營養因子，例如植酸、草酸和氰甙（cyanogenic glycosides），這些化合物對絕大多數人沒有健康風險。食用適量的生亞麻仁籽（每天 1～2 大匙）或大量煮熟的亞麻仁籽，對人體健康並無安全疑慮。[237]只不過，當碘攝取量不足時，人體會將氰甙轉化為阻止甲狀腺攝取碘的物質（見 P.202～205）。

於此同時，整粒且發芽的奇亞籽，在生食素食者中的人氣急速竄升。它是唯一一種 omega-3 脂肪酸含量比亞麻仁籽更高的食物。奇亞籽油有多達 64% 由 omega-3 脂肪酸組成[238]，亞麻仁油平均為 57%。奇亞籽飽含抗氧化成分，而且似乎不含亞麻仁籽中的抗營養因子。

火麻籽的營養價值同樣出色，其總熱量約有 20% 來自易消化的優質蛋白質[239]，食用火麻籽可提供一連串可觀的微量礦物質、維生素和植化素。火麻籽油有極均衡的 omega-6 與 omega-3 脂肪酸比例，是少數同時可提供 SDA 和 GLA 的食品之一（見 P.124）。（加上火麻可說是環境友善度高又容易種植的作物，只需 100 天左右即能收成，可長年種植在同一地區，不需殺蟲劑或肥料。除了營養豐富的種子，植物本身還可應用製作超過 25,000 多種不同的產品）。

酪梨

大多數人都知道酪梨富含單元不飽和脂肪酸，但更令人訝異的是它的營養成分、膳食纖維和植化素含量也很高。每公克酪梨含有比其他任何水果更多的葉酸和鉀（比香蕉多 60% 的鉀），而且是維生素 C 和 E 的良好來源。作為高纖食物，1 顆普通大小的酪梨（約 200 g）能提供 13.5 g 的纖維，相當於約 3 個中型蘋果。[165]

酪梨富含類胡蘿蔔素，在所有常吃的水果中，葉黃素（lutein）濃度最高[240]，而且每 100 g 就含有 76 mg 的 β- 谷甾醇（beta-sitosterol），是其他常吃水果的 4 倍以上、其他全食物的 2 倍之多。[241]（像 β- 谷甾醇這類的植物固醇，可能會抑制腫瘤生長、降低腸道對膽固醇的吸收，以及有助於降低血膽固醇濃度。[241]）酪梨同時也是強效的抗氧化成分——穀胱甘肽（glutathione）最豐富的來源之一。

可惜關於食用酪梨對健康影響的臨床數據有限，但其中一項檢視了富含酪梨的飲食，對於女性血脂濃度的影響。研究中，將大量食用酪梨的飲食（有 37% 的脂肪

熱量皆由酪梨提供，佔總熱量的 20 ～ 35%）與美國心臟協會 III（AHA-III）的建議飲食（總熱量大約 20% 來自脂肪，100 ～ 150 mg 膽固醇，以及大量的複合式碳水化合物）[242] 做比較，參與者各採行兩種不同的飲食 3 週。

參與者的總膽固醇在 AHA-III 飲食組別中，平均下降了 4.9%；在富含酪梨的飲食組別中，下降了 8.2%。酪梨飲食組別參與者的高密度脂蛋白膽固醇濃度，在實驗開始前、後，沒有明顯差異；AHA-III 飲食組別的參與者，他們的高密度脂蛋白膽固醇在轉入 AHA-III 實驗之後，下降了 13.9%；從酪梨飲食組轉為 AHA-III 飲食組後，下降 12.8%。這表示酪梨有助於維持高密度脂蛋白膽固醇濃度。

研究還指出，來自酪梨中的生物活性化合物的綜合物質，有益於預防和治療癌症，並可減少某些發炎性疾病。[243] 有一個研究小組指出，酪梨萃取物中的類胡蘿蔔素和生育醇（tocopherol），抑制了體外實驗中攝護腺癌細胞的生長 [240, 243]，單靠葉黃素無法達到這些效益。研究人員還證實，酪梨萃取物會選擇性地誘使人體口腔癌細胞死亡，特別是阻斷癌細胞轉移路徑中的兩個關鍵成分。[244, 245] 最後，來自印度的研究小組指出，酪梨中的植化素會選擇性地抑制癌前病變，以及癌細胞株形成階段中的細胞生長，並誘使細胞死亡，並展現可降低某些化療藥物副作用的潛力。[246]

初步證據顯示，酪梨萃取物能對抗與潰瘍和胃癌有關的幽門螺旋桿菌（Helicobacter pylori）。[247] 酪梨萃取物也被證實可提供抗發炎作用；某些證據指出，它可減輕膝關節和髖關節的發炎症狀。[248, 249]

橄欖

橄欖是由來已久的作物，橄欖被視為地中海飲食的珍寶之一，實在是當之無愧。橄欖是單元不飽和脂肪酸的豐富來源，也是鐵、銅和維生素 E 的良好來源，富含植物固醇以及一系列有益的植化素，特別是多酚化合物。[250, 251] 例如，橄欖油中的主要酚類成分——橄欖苦苷（oleuropein），就是強效的自由基清道夫，可抑制體內細胞的氧化損壞，並保護心臟組織。[252]

橄欖和橄欖油都含有已知具抗癌作用的生物活性化合物，包括木酚素（lignans）、角鯊烯（squalene）和萜類（terpenoid）。[253] 特級初榨橄欖油（EVOO）還富含一種稱為橄欖辣素（oleocanthal）的多酚抗發炎物質。[254]

橄欖比橄欖油更營養嗎？這是當然的。作為植物性全食物，橄欖中含有膳食纖維和多種營養成分。發酵的橄欖也可以成為好菌的良好來源。橄欖油的優點是鈉含量確實低很多，雖然橄欖的鈉含量隨醃製方式不同而各有差異。不過，橄欖油每大匙即含有 120 kcal 熱量，而 10 顆大橄欖僅 50 kcal。

橄欖的供應量急遽成長，幾十年前，還只有兩種常見的橄欖，分別是罐裝黑橄欖和通常塞有甜椒的綠橄欖[12]。今日，即便是美國的連鎖超市也擺有各式各樣、任君挑選秤重販賣的橄欖。多數秤重販賣的櫃檯並未提供營養資訊，以至於無法在選購時做比較，不過，綠橄欖的鈉含量通常大約是黑橄欖的 2 倍。

由於橄欖商品的供應量增加了，避免挑選罐頭黑橄欖會是明智的選擇，因罐頭黑橄欖的丙烯醯胺含量很高，但大多數其他橄欖的丙烯醯胺含量微不足道。[255]（橄欖油則未發現含有丙烯醯胺。）

椰子油——有害之物或奇蹟聖品？

很少有食物像椰子油這樣，同時受到誹謗和讚揚。因為它是食物供應鏈中最為濃縮的飽和脂肪來源，甚至高於豬油或奶油，因此有些人視它為惡名昭彰的健康大敵。毫無意外地，它在主流所認知、對心臟健康有益的食品清單中，被列為「應規避」的項目。

但某些人認為椰子油是青春的泉源，是數十年來最偉大的健康發現。這些倡導者聲稱，椰子油能在阿茲海默症、失智症、癌症、糖尿病、消化系統疾病、心臟病、高血壓、愛滋病、腎臟病、骨質疏鬆症、過重、帕金森症，以及許多其他嚴重疾病的治療上發揮益處。真相究竟為何？

根據現有科學研究，椰子油既構不成威脅也沒那麼神奇。椰子油應該和其他任何油類一樣，就是一種供給高熱量和有限營養素的濃縮食品。需要在特殊場合製備甜點時，它確實提供純素食者一個固態脂肪的選擇；但與其他脂肪和油類一樣，應盡可能節制用量。另一方面，整顆椰子（不同熟成階段）的食用方式，跟其他高脂植物性食物大致相同，只要把它當作富含膳食纖維、維生素 E、植化素，而且還能抗菌的全食物來適量享用即可。

食用椰子油對健康的相對影響仍不明確，有些人認為椰子油沒有害處，因為它不含膽固醇；但其他人則因為椰子油缺乏必需脂肪酸而認為有害。但不能忽視的一個事實是，椰子和椰子油在世界上的許多地方，是膳食脂肪的主要來源，而這些地區的慢性病、包括冠狀動脈疾病的發病率很低。[256-258] 然而在此有個重大前提，那就是上述益處只發生在涵括高纖維植物性食物、且不含加工食品的飲食型態中。

回想 70 年前的馬紹爾群島島民（見 P.57 ～ 60）幾乎沒有糖尿病，他們的傳統飲食包含了各式各樣的椰子食品，估計占總熱量的 50 ～ 60%。當他們捨棄固有飲食，轉向西方飲食那種充斥白麵粉、糖和高脂動物性食品的加工食品型態時，即使

12編注：俗稱紅心橄欖，是一種將橄欖去核後，再塞入紅色甜椒的醃漬橄欖食品，經常作為開胃菜或沙拉配料食用。

仍繼續食用椰子，罹病率也還是上升。在這樣的飲食型態轉換之下，馬紹爾群島人糖尿病發生率的激增，也間接證實了飲食的影響。

椰子油經常被醫護人員列入黑名單的主因，是它所含的飽和脂肪高達約87%。[165] 許多人認為飽和脂肪是動脈阻塞的唯一要犯，但實際上，飽和脂肪具有不同的類型。根據碳鏈的長度，這些脂肪酸對血膽固醇濃度和健康的影響差異極大。短鏈脂肪酸含有 1～6 個碳原子，這類脂肪主要是難以消化的碳水化合物經細菌發酵後的產物。有愈來愈多的證據指出，短鏈脂肪酸對健康十分有益，特別是對於結腸。中鏈脂肪酸含有 8～12 個碳原子，這類脂肪酸能被迅速代謝為能量（相較於短鏈脂肪酸，碳鏈較長的脂肪酸較為容易儲存在脂肪組織中），因而引起科學家和消費者的極大興趣。一些證據指出，中鏈脂肪酸會大大增加總熱量的消耗，可能有助於控制體重。[259] 長鏈脂肪酸含有 13～21 個碳原子，而極長鏈脂肪酸含 22 個或更多碳原子。並非所有衛生當局對每個脂肪酸類別鏈長都有共識，例如，六碳脂肪酸有時被認為是中鏈脂肪酸，十二碳脂肪酸有時被歸類為長鏈脂肪酸。

食物中含量最豐富的飽和脂肪酸是月桂酸（lauric acid）、肉豆蔻酸（myristic acid）、棕櫚酸（palmitic acid）和硬脂酸（stearic acid）。它們的碳鏈長度和主要食物來源是：

- 月桂酸（12 個碳原子）：椰子、椰子油、棕櫚仁油
- 肉豆蔻酸（14 個碳原子）：乳製品、椰子、椰子油、棕櫚油、棕櫚仁油、肉豆蔻油
- 棕櫚酸（16 個碳原子）：棕櫚油、動物脂肪
- 硬脂酸（18 個碳原子）：可可脂、羊脂、牛脂、豬油、奶油

含有 12～16 個碳原子的飽和脂肪酸，會增加低密度脂蛋白膽固醇，而含有 18 個碳原子的硬脂酸（stearic acid）則不會。[260] 但這不代表硬脂酸就沒有健康疑慮。一些證據顯示，硬脂酸的高攝取量可能會對其他心血管疾病危險因子（例如脂蛋白和某些凝血因子）產生負面影響。[180, 260]

碰巧的是，椰子油中大約有 70% 的脂肪，包含了已知會提高血膽固醇濃度的飽和脂肪酸：約 45% 是月桂酸、17% 是肉豆蔻酸、8% 是棕櫚酸，另外 15% 是 6～10 個碳脂肪酸，約 3% 是硬脂酸。[165] 這麼看來，似乎已經不需要再討論了？

但事實並不盡然。椰子油的主要脂肪酸——月桂酸，確實提高了總膽固醇，但它提升高密度脂蛋白膽固醇的程度，似乎大於低密度脂蛋白膽固醇，正向地改變了高密度脂蛋白膽固醇與總膽固醇的比例。[261, 262] 此外，人體會將月桂酸轉化為單月桂酸甘油酯，這是一種抗病毒、抗真菌和防腐化合物，而椰子油正是月桂酸最豐富

防止油脂變質的儲存方式

　　為了防止高脂植物性食物中的不飽和脂肪變質，最好冷藏或冷凍儲存。大多數的帶殼堅果，在室溫下可放置 4～6 個月（較低溫度儲存時間還可再延長）。若儲存在 0～7.2℃ 的冰箱中，帶殼的堅果和種子可保存 1 年以上，保護層被剝除或破壞的堅果和種子，放在冰箱冷藏只能保存 3～4 個月，在冷凍庫可保存 1 年。由於核桃、奇亞籽、磨碎的亞麻仁籽、火麻籽和小麥胚芽含有較多不穩定的 omega-3 脂肪酸，最好能冷凍保存。

　　油品、特別是含有更多營養素的螺旋機榨油，冷藏或冷凍更能保鮮。雖然大多數油脂放在冰箱可保存長達 3 個月以上，但富含 omega-3 脂肪酸的油脂（例如提煉自亞麻仁籽和火麻籽的油類）很快就會變質，應於 4～6 週內食用完畢（為了節約使用，不妨分裝到小瓶子冷藏，其餘部分冷凍保存）。橄欖油可存放在陰涼處，因為它比其他多數機榨油更穩定，不過還是建議冷藏保存。橄欖油冷藏時會變成半固體，但室溫下會再融化成液體。

的食物來源之一。[263-267] 還有證據顯示，椰子產品有抗發炎和抗氧化活性，但要注意，椰子油精製時會去除這些有益的化合物（包括各種植化素，例如酚酸〔phenolic acid〕）。[263, 268, 269] 結論是，椰子製品、包括未熟和成熟的椰肉和椰子水，可納為健康的純素飲食之一部分，但就跟其他脂肪和油類一樣要盡可能少量攝取。

選擇脂肪和油類

飲食中涵括適量的高脂植物性食物，能使用餐時間更加愉悅，而且大大增加飲食的營養價值。如果說 1 份 30 g 的堅果或種子，或者半顆酪梨，對大多數人來說，每天吃 2～3 份這種脂肪含量較高的植物性食物算是剛剛好；運動員和其他熱量需求更高的人，相對地可攝取更多。

　　單獨使用脂肪和液體油則較有爭議。每公克 9 kcal（每大匙約 120 kcal）的脂肪和液體油是單克熱量最高的食物。然而，因為它們每大卡提供的營養成分很少，相較於所有食物而言，營養密度最低，因此不需直接飲用油類。營養豐富的全食物就能提供大多數人所需的所有脂肪。但仍可以在健康的飲食型態中適量的添加些脂肪和液體油，就像它們在全世界許多健康族群的飲食中所擔任的角色一樣。脂肪和油在必要時能增加食物的多樣性、風味和額外熱量，卻不會妨礙消化，還有助於改善脂溶性維生素和保護性植化素的吸收。

　　提煉油品的方法會影響成品的品質和營養價值。連鎖超市所販售的多數蔬菜油都是精煉油，以溶劑萃取的過程，需仰賴己烷（hexane）這種石油副產物，接著加

酸脫膠後加鹼中和，再經過脫色、脫臭和脫蠟，目標是生產出清澈、無色、無味的油，最後通常會添加防腐劑 [13] 以延長保存期限。

螺旋機榨是一種萃取油品的技術，使用螺旋桿或螺旋鑽擠壓出堅果、種子、水果、穀物或豆科植物中的油脂，過程中雖然因摩擦會產生一些熱能，但溫度通常低於 93℃。有些油屬於真正的冷壓油，通常是因該種油品容易萃取，而且在加工過程中產生的熱能很少；不然就是在溫控條件下以保持材料冷卻。因此，與常規精煉的蔬菜油相比，冷壓和機榨油中不僅保留了更多有價值的營養素、抗氧化成分、植物固醇和植化素，還保留了植物原料的豐富色彩和風味，使得螺旋壓榨或機榨油優於精煉油。

冷壓初榨和特級冷壓初榨橄欖油都屬於螺旋機榨油，在各大超市、店舖都買得到。有機和生機食品商店也有販售其他多數機榨油品，富含 omega-3 脂肪酸的油品通常會冷藏存放 [14]。[270]

無論如何，攝取額外添加脂肪和液體油的食品時都應適量。料理沙拉和生食時，使用富含 omega-3 脂肪酸（或必需脂肪酸比例均衡）的油是很好的選擇。（更多關於必需脂肪酸的資訊，詳見 P.124 ～ 142。）最好不要將這些油、尤其是優質的未精製油直接加熱，因為它們的發煙點非常低，而且會迅速質變。

烹調時，精煉油（例如純橄欖油〔pure olive oil〕或有機芥花油）是明智之選，因為它們可以承受更高的溫度。人們常誤以為椰子油是最好的食用油，但其實初榨和特級初榨椰子油的發煙點只有 177℃，只有精製椰子油的發煙點可高達 232℃。[271]

一般來說，植物性人造奶油是一種比精煉油更不健康的選擇，應盡量減少使用。（最健康的抹醬是堅果和種子醬，它們每大卡提供的營養價值，遠高於任何濃縮脂肪或油。）人造奶油是高度加工製品，通常含有不好的添加劑，而且用廉價或來源不可靠的油製成，還可能含有反式脂肪酸。

遺憾的是，聲稱產品不含反式脂肪並不能保證真的沒有。在美國，如果產品每份含量低於 0.5 g，在加拿大是 0.2 g，製造商便可以合法地在營養標示上聲明該產品不含反式脂肪酸。確保產品真正不含反式脂肪的最好方法是閱讀成分清單，如果寫有「部分氫化油」，就表示含有反式脂肪酸。

---

13 審訂注：早期大多使用人工合成的 BHT、BHA 等抗氧化劑，但目前絕大部分是使用維生素 E（生育醇）作為抗氧化劑，來保持油品的新鮮度。
14 審訂注：此處是指國外，台灣商店一般是以常溫存放。

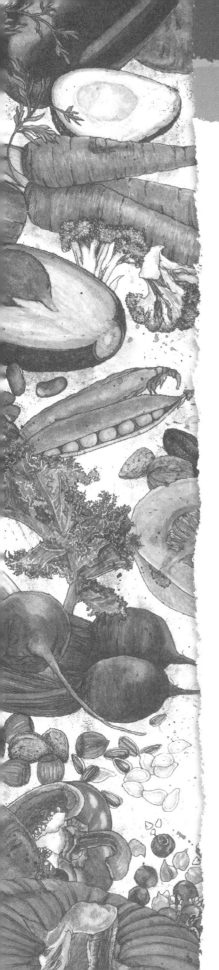

碳水化合物的全貌

「美國是個便祕問題嚴重的國家……如果你排出的
糞便很細小，就需要找間大醫院了。」

——生活型態醫學首倡者、外科醫生、
醫療傳教士丹尼斯‧伯基特（Denis Burkitt）

碳水化合物可說是一種太陽能產物。植物經光合作用產生
碳水化合物，並在轉化為糖分子後，再以各種方式鍵結
儲存於植物中。碳水化合物是身體主要的能量（熱量）來源，
是大腦、神經系統和紅血球的燃料首選。

因此，富含碳水化合物的植物性食物，是人類飲食中最有
價值的食物熱量來源。除了乳製品以外的動物性食物，僅含少
量或甚至不含碳水化合物。富含碳水化合物的植物性全食物，
可減少飢餓感、控制血糖和胰島素代謝，有助於將膽固醇和三
酸甘油酯濃度維持在正常水平。這些食物中不易消化的碳水化
合物（或膳食纖維），也有助於防止便祕和腸道疾病或失調，
進而維持腸胃道健康。相反地，若是攝取精製形式，原有的保
護性成分都被去除之後，碳水化合物就不那麼討喜了。

世界衛生組織建議，我們一天所攝取的總熱量中，應有
55 ～ 75% 來自碳水化合物；儘管 2007 年科學上更新的資訊提
出，低至 50% 的下限是可接受的。[1, 2] 世界衛生組織還補充，
在食物中額外添加的糖，不應超過熱量的 10%。同時，美國國
家醫學院建議的碳水化合物攝取量則略低，範圍是 45 ～
65%。[3] 然而兩個組織都認同，植物性全食物（例如蔬菜、水
果、全穀物、豆科植物、堅果和種子）應扮演供給大部分的碳

水化合物的需求來源。

這些衛生當局將碳水化合物的建議攝取量下限訂於總熱量的 45 ～ 55%，以確保人們能攝取足夠的碳水化合物來滿足熱量需求。這項下限標準也確保人們可以從富含碳水化合物的食物中，攝取到足夠的相關有益化合物，而這些化合物包括了膳食纖維、礦物質、維生素、抗氧化成分和植化素。當碳水化合物攝取量低於總熱量的 45% 時，就代表脂肪或蛋白質攝取量相對過多，可能會增加慢性病的罹患風險。

反之，不超過建議範圍上限（總熱量的 65 ～ 75%），使人們有機會攝取足夠的蛋白質、脂肪和相關的必需營養素。舉例來說，蛋白質攝取低於總熱量的 10%，對純素食者而言可能是不足的，特別是如果混搭的植物性食物種類有限（例如豆科植物很少），或整體蛋白質消化率很差（例如：極為大量、高纖的飲食模式中，充滿難咀嚼的大塊粗食）；對於蛋白質需求量很高的人（例如兒童及運動員）來說，可能也是不夠的。此外，低於總熱量 10% 的脂肪攝取量可能會太低，無法提供足量的必需脂肪酸，以確保脂溶性營養素和植化素的最佳吸收，或是也無法供應足夠熱量（尤其對嬰兒及兒童而言）。[3]

以全球來說，碳水化合物攝取量占總熱量的 40 ～ 80%；發展中國家的攝取量接近此範圍最大值，而西方飲食模式則接近最小值。[4] 在美國，碳水化合物的攝取量平均約為總熱量的 50%，落在美國國家醫學院的建議範圍內，但低於世界衛生組織的建議範圍。[3, 5] 純素食者的碳水化合物攝取量通常較高，平均接近總熱量的 60%。[6] 低脂純素飲食的總熱量中，通常有 75 ～ 80% 由碳水化合物所提供；生食純素飲食和地中海式飲食中，因為含有大量堅果、種子、酪梨和油，通常總熱量中只有將近 50% 是由碳水化合物所提供。[7]

成人及兒童每日碳水化合物的建議攝取量為 130 g，這是依據人體大腦的葡萄糖平均最低使用量而訂定的。大多數成年人平均攝取量為每天 180 ～ 330 g，很容易就超過了。[3] 然而，在肥胖症普及的國家，低碳飲食提倡者聲稱碳水化合物是所有健康問題的根源，因此主張消費者避吃碳水化合物，多選擇肉類和其他富含蛋白質的食物。毫無疑問地，富含精製碳水化合物的飲食雖然會危害健康，但亦有強大的證據指出，植物性全食物中的碳水化合物也具有保護健康的作用。世界各地的長壽人口的飲食模式中，都依賴富含非精製碳水化合物為生。

而現今盛行的低碳飲食，每日只攝取約 20 ～ 70 g 碳水化合物，遠低於建議的膳食攝取量。近期兩篇系統性文獻綜論報導了，遵循低碳飲食者的總死亡率有所增加。首先，在丹麥的研究報告顯示當總熱量中有 20 ～ 23% 或更高的熱量是來自於蛋白質時，總死亡率會增加；反之，心血管疾病的死亡率與植物性蛋白質的攝取量之間則呈反比。[8] 第二個是來自日本的研究，報告中指出採行低碳水、高蛋白飲食

了解常見的碳水化合物相關名詞

　　長久以來，「簡單碳水化合物」（simple carbohydrate）一詞被用於指稱可能會有害健康的碳水化合物來源，而「複合碳水化合物」（complex carbohydrate）則用於區分相對健康的選擇。這種觀點不僅過於簡化，而且從根本來說並不準確。碳水化合物之所以分類為簡單或複合，是與分子結構有關，與食物來源是否健康毫無關係。

　　簡單碳水化合物。 簡單碳水化合物含有 1 或 2 個糖分子。它們存在於全食物（例如水果和蔬菜）或精製甜味劑，或使用這些甜味劑製成的產品中。

　　複合碳水化合物。 含有 3 個以上糖分子的澱粉，被稱為複合碳水化合物。它們存在於全食物（例如全穀物、澱粉類蔬菜、豆科植物、堅果和種子），還有麵粉、澱粉（例如玉米澱粉和馬鈴薯澱粉）以及由這些食品製成的產品中。

　　未精製碳水化合物。 天然存在於植物性全食物中的碳水化合物是未精製的，它們可能是簡單或複合碳水化合物。未精製簡單碳水化合物的食物，包括了水果、果乾和非澱粉類蔬菜（例如綠花椰菜、黃瓜、綠葉蔬菜、甜椒和番茄）等。未精製的複合碳水化合物食物，則包括大麥、藜麥、地瓜和豆類等。

　　精製碳水化合物。 由加工穀物（例如白麵粉）、其他加工過的澱粉類食物（例如玉米澱粉）和／或加工過的甜味劑（例如白糖或紅糖）所製成富含碳水化合物的食物，稱為精製碳水化合物。它們可能含有簡單或複合碳水化合物，汽水、糖果、果醬和果凍都是精製的簡單碳水化合物食品；用白麵粉製成的麵包和義大利麵則屬於精製複合碳水化合物食品。

的人，總死亡率增加了 31%。[9]

　　最後，是一項追蹤了近 13 萬名參與者的哈佛大學研究，報告中顯示，低碳飲食與總死亡率增加 12% 有關。然而，當研究人員根據參與者的蛋白質來源來分析卻發現，那些飲食中富含動物性來源蛋白質、且低碳水化合物的人，總死亡率高出 23%、心血管疾病死亡率高出 14%、癌症死亡率高出 28%。相比之下，那些飲食中富含植物性來源蛋白質、且低碳水化合物的人，總死亡率降低了 20%、心血管疾病死亡率低了 23%。[10] 毫無疑問，低碳水高蛋白飲食在短期內對減肥有效，不過權衡其對總死亡率的長期影響，這種益處便顯得無關緊要。

　　健康的碳水化合物為整個人體提供了安全又有效率的熱量來源，其它剩餘的熱量營養素來源如蛋白質、脂肪和酒精則不盡理想。蛋白質可做為身體的燃料（熱量），但必須先透過肝臟和腎臟分解才能轉換成葡萄糖，如果攝取過多會轉化為脂肪儲存。蛋白質攝取量過高會造成肝、腎負擔，特別是對已患有肝腎疾病的人。

　　脂肪也不是優選的能量來源。如果身體持續使用脂肪而非碳水化合物作為能

量，會累積一種稱為酮體的副產物，在極端情況下可能會導致酮酸中毒，使身體的 pH 值降至危險的低濃度。最後是酒精，攝取量要大到足以作為燃料時，對身體、特別是大腦、肝臟和胰臟都具高度毒性。[3, 4] 剔除上述不盡理想的能量來源，便剩下各種形式的碳水化合物了。

◈ 碳水化合物的科學術語

光合作用使得植物能製造出各種碳水化合物，從簡單醣類（例如葡萄糖和果糖）到複合碳水化合物（例如纖維素〔cellulose〕）都是。植物會將能量儲存起來供日後使用，並藉由串連單醣製造出更大的碳水化合物，也就是澱粉（諸如纖維素的其他複合碳水化合物，可用於製造植物細胞壁）。當幼苗發芽開始生長時，植物會將儲存的澱粉轉化為單醣以支持其生長和新陳代謝，人類也是以類似的方式利用這些碳水化合物。

而像是糖、澱粉和纖維等碳水化合物，就是將單醣（$Cn(H2O)n$）以不同數量與排列方式所聚合而成的各種大分子，其分類包括：

• **單醣**（monosaccharide）。單醣（例如葡萄糖、果糖或半乳糖）是最小單位的碳水化合物，由 1 個單醣構成。單醣不會在腸道中進一步分解，而是直接被吸收到血液中。

• **雙醣**（disaccharide）。由 2 個單醣化學鍵合的醣類稱為雙醣。最常見的雙醣是蔗糖（食用砂糖），它結合各 1 個葡萄糖和果糖分子；麥芽糖結合了 2 個葡萄糖分子；而乳糖則是由各 1 個葡萄糖和半乳糖分子組成。雖然單醣和雙醣都被認為是簡單醣類，但構成雙醣的 2 個單醣之間的鍵結，必須透過酵素（酶）作用，才能使單醣被人體吸收，進而製造能量。相關的酶是蔗糖酶、麥芽糖酶和乳糖酶，分別能分解蔗糖、麥芽糖和乳糖。

• **寡醣**（oligosaccharide）。由 3 ～ 9 個碳鏈相對較短的單醣所組成，可透過加工更為複合的碳水化合物而獲得，例如麥芽糊精。麥芽糊精是一種用於增稠或結合加工食品的麥芽寡醣，可透過酵素轉化和／或酸水解，或兩者分解澱粉而產生的。

其他類型的寡醣，在到達大腸之前不會被人體消化，它們可作為大腸中益菌的燃料，但也可能引發胃脹氣。這種寡糖也稱為益生元或益生質（prebiotics），例如鷹嘴豆三糖（ciceritol）、果聚醣（fructan，例如：菊糖〔inulin〕和果寡醣〔fructooligosaccharide〕）、蜜三糖（raffinose，棉籽糖）、水蘇糖（starchyose）和毛蕊花

糖（verbacose）。（關於更多實用資訊，詳見 P.166〈面對體內產生的氣體〉）。

• **多醣（polysaccharide）**。多醣是葡萄糖聚合物，由 10 個以上、但通常是數百或數千個葡萄糖分子所組成。多醣分為兩組：澱粉和非澱粉多醣（NSP），區別的方式在於植物將它用於能量儲存（澱粉）或是建造結構（NSP，也稱為纖維），還有其消化率。

澱粉是可以被酶分解成葡萄糖分子的可消化多醣，包括直鏈澱粉（amylose）、支鏈澱粉（amylopectin）和修飾澱粉（modified starch）。在食品工業，可作為脂肪的替代品或質地改良劑。

非澱粉多醣是植物細胞壁和植物中難以消化的部分。它們無法被酶分解，構成了大部分被稱為膳食纖維的飲食成分。非澱粉多醣到達結腸時，它們不是經結腸細菌發酵並產生許多有益化合物和能量，就是會隨糞便排出。纖維素（cellulose）、半纖維素（hemicellulose）、黏質（mucilage）、果膠（pectin）和植物膠（plant gum），都是食品中含有的非澱粉多醣。

• **多元醇（糖醇，polyol）**。多元醇既非糖也非酒精，是由單醣或雙醣氫化形成的非糖類碳水化合物。它們的化學結構一部分與糖分子類似，另一部分與醇分子類似。水果和蔬菜中含有少量糖醇，糖醇也可以由糖或澱粉加工後製成，並作為甜味劑使用，雖然甜度略低於糖，但多元醇不會引起蛀牙。由於它們的消化率不佳，所以每公克熱量低於糖或酒精，但攝入過量多元醇時會導致腸胃不適。多元醇包括赤藻糖醇（erythritol）、異麥芽酮糖醇（isomalt，又稱巴糖醇）、乳糖醇（lactitol）、麥芽糖醇（maltitol）、甘露醇（mannitol）、聚葡萄糖（polydextrose）、山梨醇（sorbitol）、木糖醇（xylitol），以及氫化澱粉水解物（hydrogenated starch hydroly-sate）。[3, 4, 11, 12]

◈ 碳水化合物的消化：吸收優質成分

碳水化合物每公克提供將近 4 kcal，蛋白質也是（實際上，1 大匙純蛋白質或碳水化合物供給約 50 kcal）。而當進行營養分析時，無論其消化率如何，所有碳水化合物都計算為每公克提供 4 kcal 熱量。

植物性碳水化合物的相對消化率，取決於植物被食用時的生長階段，植物愈成熟，所含的碳水化合物則愈容易被消化。隨著植物成熟，它們會將儲存的碳水化合物轉化為簡單醣類，使水果和蔬菜的風味更甜。製備食物時，植物細胞因為切碎、研磨、混合、榨汁和烹調而受到破壞時，植物中的澱粉消化酶也因此活化。

碳水化合物一進入口腔中，澱粉酶（唾液中的澱粉分解酶）就會開始切斷澱粉分子之間的一些鍵結。不過，絕大部分的澱粉消化發生在小腸中，其他的酶會分解澱粉，讓單醣得以通過腸壁進入血液。

一旦進入血液，葡萄糖就會被轉換成能量，或者被肝臟利用合成為一種稱為肝醣的儲備碳水化合物。身體只能儲存有限的肝醣，因此多餘的葡萄糖會轉化為脂肪酸，可作為長期脂肪儲存，而且沒有時間限制。同時，單醣類的果糖和半乳糖則能很快速的被肝臟利用，並轉化為葡萄糖，以便立即轉換為能量。如果人體已有足夠的能量供應，它們也可以轉化為短期儲存的肝醣，或是可長期儲存的脂肪酸。

膳食纖維和不易消化的寡醣不會在小腸中分解，進入大腸後，它們會增加糞便的體積或成為腸道菌的食物。因此，許多高碳水化合物且膳食纖維含量高的食物，其中可被人體利用的熱量可能被高估了。換句話說，高膳食纖維食物實際上所提供的熱量，可能比營養資料庫所列的還要少。 一些專家建議，對於完整抵達大腸的碳水化合物（即膳食纖維），熱量計算應為每公克 2 kcal。[4]

膳食纖維確實會提供一些熱量，當它到達大腸時會產生短鏈脂肪酸，這是微生物發酵的副產物。這些脂肪酸被吸收到血液中，過程中便提供了一些熱量。[11]

◇ 膳食纖維只是原封不動地通過腸道嗎？

除了作為熱量的主要來源之外，未精製、富含碳水化合物的植物性全食物，還有助於減少飢餓感、控制血糖和胰島素代謝，並協助維持正常的膽固醇和三酸甘油酯濃度。這些食物也可幫助維持健康的胃腸道，預防便祕和腸道疾病及不適。大多數這些對人體有益的功效，來自於碳水化合物裡不可消化的成分，也就是膳食纖維。

膳食纖維被視為天然的清道夫，是植物中能使物質順暢且有效率地通過人體腸道的成分。它的好處在 1970 年代得到普遍認可，當時研究學者丹尼斯‧伯基特發現，非洲農村人口沒有西方國家普遍盛行的疾病，例如心臟病、糖尿病、肥胖症和腸道疾病（例如大腸癌和便祕）等。他確定非洲人在這方面優於西方人的因素是膳食纖維，而排便量的大小和頻率，則是預測健康與否的最佳指標。

伯基特的這項訊息廣受大眾熱烈採納，麩皮（麥麩）因而成為 80 年代風行的食物，從瑪芬蛋糕到肉餅各種食物中都添加了麩皮。但消費者沒有意識到的是，在飲食中加入麩皮所能提供的好處，並不能與從飲食中攝取各種高膳食纖維的植物性食物相提並論，也就是非洲農民或伯基特所倡導的飲食方式。

膳食纖維的基礎架構

雖然世界各地存在著技術差異，但大多數對於膳食纖維的定義，都包括所有含 10 個或更多單醣的非澱粉多醣（nonstarch polysaccharide，簡稱 NSP）、寡醣（3 ～ 9 個分子）和木質素（lignin，植物細胞壁中的非碳水化合物成分）。[3, 11, 15] 膳食纖維無法被人體小腸中的消化酶所分解。

另一種稱為功能性、新型或添加型的纖維，是由植物萃取或合成的不可消化碳水化合物所組成，具有一定程度的健康益處。而大多數的功能性纖維，都是寡醣（從植物中分離或合成產生）或植物製造的非澱粉多醣。

美國國家醫學院將總膳食纖維定義為「膳食纖維加上功能性纖維的總和」。然而，因為國際科學界認為功能性纖維可能無法提供與膳食纖維相同的生理學益處，因此對於這個定義仍有所爭議。譬如，製造商可以在其他不健康的食品中添加分離或合成纖維，而宣稱其含有高膳食纖維，誤導消費者認為該食品具有營養價值。相對地，植物性全食物才是膳食纖維的天然良好來源，其富含數十種營養成分和植化素，而且在各方面都有益健康。[11]

膳食纖維的類型

傳統上，膳食纖維分為可溶性和不可溶性兩類。可溶性膳食纖維包括了植物膠（gum）、黏質和果膠；纖維素和木質素則是不可溶性膳食纖維。半纖維素和 β-葡聚醣（beta-glucan）的溶解度不同，儘管半纖維素通常是不可溶性[1]，而 β-葡聚醣通常為可溶性。所有富含膳食纖維的食物，都含有可溶性和不可溶性膳食纖維。[11, 16]

多年來，專家認為膳食纖維的溶解度，決定了它的生理效應。一般認為，可溶性膳食纖維會形成膠狀物質，而且是可發酵的，因此有利於調控血糖及膽固醇；不可溶性膳食纖維則與糞便的體積和排便規律性有關。

然而，更近期的研究表示，可溶性與不可溶性膳食纖維的生理效益也不一樣。例如，某些類型的可溶性膳食纖維對血糖或膽固醇幾乎沒有作用，但確實改善了腸道健康和排便規律性。同樣地，一些不可溶性膳食纖維在大腸中可快速且完全地發酵，因此不如預期般可促成糞便體積的增加。

研究得出結論，膳食纖維的黏稠度或發酵能力，不能以是否能溶於水來預測。許多早期的研究是使用分離的纖維進行實驗，而不是採用與這些膳食纖維共存的植物性食物。因此，雖然「可溶性」和「不可溶性」這樣的術語，在提及特定的分離

---

1 審訂注：半纖維素有些為可溶性，有些為不可溶性。

纖維類型時是有用的，但它們對於描述全食物而言用處不大。長期以來，儘管這些術語在研究論文、營養教材和食品標示中，被用來區分膳食纖維的種類，但科學衛生當局正試圖逐步停用這些形容詞彙，改以黏稠度和發酵性來描述。[16]

• **黏性與非黏性纖維。** 黏性纖維和水混合時，會形成凝膠狀或變濃稠，並且具有黏性。非黏性纖維可吸收水分但不會變成凝膠狀。雖然膳食纖維某種程度必須先溶解，才能將水變黏稠或形成凝膠狀，但並非所有可溶性膳食纖維都具有這種特質。膳食纖維的黏稠度，被視為是最有利於健康的好處之一。黏性纖維有助於延緩胃排空，增加進食後的飽腹感，並可穩定血糖，降低血膽固醇。關華豆膠（guar gum）、黏質和果膠都屬黏性纖維；纖維素和木質素則是非黏性纖維；半纖維素和 β-葡聚醣則是兩種皆有，儘管大多數半纖維素不具黏性，而大部分 β-葡聚醣具有高度黏稠性。[17]

• **較易發酵與不易發酵的膳食纖維。** 膳食纖維在結腸中會餵養細菌，而這些微生物藉由發酵膳食纖維，從中獲取能量，並產生短鏈脂肪酸和腸道氣體等副產物。血液吸收短鏈脂肪酸，而後再被身體利用成為能量。丁酸（butyrate）是一種主要的短鏈脂肪酸代謝物，是結腸細胞的首選能量來源。一些既有證據顯示，缺乏丁酸可能會導致潰瘍性結腸炎和大腸癌。[3]

最容易被細菌發酵的膳食纖維種類，包括 β-葡聚醣、關華豆膠、半纖維素、果膠和不易消化的寡醣；植物膠和黏質的發酵最為緩慢，而寡醣發酵最快。不易發酵的膳食纖維類型（例如纖維素、抗性澱粉〔resistant starch〕和木質素）對糞便體積有很大貢獻，麥麩（wheat bran）即是富含這些不易發酵膳食纖維的極佳食物之一。關於各種類型的膳食纖維及其食物來源，詳見表 5-1。

膳食纖維對抗疾病的方式

雖然膳食纖維的益處始於腸道，但也擴展到身體各個部位。高纖飲食對於胃腸和心血管健康、血糖控制以及體重管理都有正面作用：

• **胃腸健康。** 膳食纖維對於預防便祕、憩室症（腸壁中出現向外壓迫的小囊袋）和痔瘡（肛門和直腸中令人疼痛的腫脹組織）極為重要。它還可以預防腸癌（特別是大腸直腸癌）、膽結石和發炎性腸道疾病（例如潰瘍性結腸炎）。高纖飲食增加糞便的重量並使之變軟，幫助它們更容易且更迅速地從結腸排出。雖然不可溶性、非黏性、發酵性較低的膳食纖維（例如纖維素和木質素）在這方面特別有效，但在結腸中可發酵的膳食纖維，也有助於軟化和促進糞便成形。據估計，在結腸發酵的碳

水化合物，每 100 g 會產生約 30 g 的細菌，以促進糞便成形。[3, 11]

許多可發酵的碳水化合物可作為益生質，以刺激結腸中的好菌生長。這些益菌及其製造的發酵產物（二氧化碳、氫氣、甲烷和短鏈脂肪酸），可降低結腸和糞便的 pH 值，抑制有害酵母和壞菌生長。好菌還可增強礦物質吸收、減少食物敏感症和過敏、使致癌物質失去作用、攻擊癌細胞，而且有助於脂肪和糖的代謝。[3, 11]

• **心血管健康。**大量研究顯示，富含膳食纖維的飲食與降低心血管疾病風險皆有關。[19] 一份針對 10 個前瞻性世代研究的匯總分析報告指出，每增加 10 g 膳食纖維，冠狀動脈發病率就會降低 14%，冠狀動脈疾病致死率也減少了 27%[19]（見 P.169 表 5-2 了解常見食物的纖維含量）。另一項針對 4 萬多名男性專業醫療人員的研究報告顯示，相較於膳食纖維攝取量最少的參與者，攝取量最多的人罹患冠狀動脈疾病的風險亦降低了 40%。[20]

雖然很難斷定這些益處是否單純歸功於膳食纖維，還是植物性食物中其他的有益成分，抑或因植物性飲食中相對較少的飽和脂肪、反式脂肪酸和膽固醇含量。然而，研究認為，膳食纖維確實藉由多種機制，發揮了保護人體的作用。一種盛行的理論認為，可溶性黏性纖維與含有膽固醇的膽酸結合後，會隨糞便排出體外。[19] 其他可能的原因，還包括了肝臟合成的脂肪酸減少（因為發酵產物抑制其生產），以及飽足感增加因而減少熱量的攝入。[21] 此外，纖維還可降低血壓、增進纖維蛋白的

表 5-1 特定膳食纖維常見的食物來源

纖維類型	常見食物來源
β – 葡聚醣	燕麥、大麥及蘑菇
纖維素*	穀類、水果、蔬菜、豆科植物、堅果及種子
植物膠和黏質（用於增稠、穩定和增強食物質地）	種子（如洋車前子及關華豆〔關華豆膠〕）、海草萃取物（如鹿角菜膠〔卡拉膠〕和海藻酸）
半纖維素**	水果、穀物（尤其是水果果皮及穀物麩皮）、豆科植物、堅果、種子及蔬菜
木質素	多細長纖維的蔬菜和穀麥類的麩皮
不易消化的寡醣	水果、穀類、豆科植物及蔬菜
果膠	莓果和水果（尤其是蘋果和柑橘類水果）
抗性澱粉	豆科植物、生馬鈴薯、未全熟的香蕉

參考出處：[3, 11, 12, 18]

* 　纖維素占穀類和水果纖維的 25% 左右，占蔬菜和堅果纖維的 33%。

** 半纖維素占植物纖維的約 33%。

酶解作用，並有助於去除血栓，以及增強胰島素敏感性。[19]

• **糖尿病及代謝症候群**。膳食纖維的攝取量，確實與代謝症候群與第二型糖尿病的罹患風險降低有關。[22-25] 特別是可溶性黏性纖維，延遲了小腸對脂肪和碳水化合物的吸收，有益於控管胰島素濃度和血糖反應。延緩碳水化合物和脂肪吸收的作用，也有助於抑制食欲，或許能減少暴飲暴食和體重增加。[11]

• **過重和肥胖**。高纖食物有助於減肥。一般來說，它們在餐盤上和胃裡頭，都占據了較大的空間，同時也需要更多的咀嚼時間。許多高纖食物的能量密度較低，代表它們在一定體積中所含的熱量較少，這些因素都能創造飽足感。[11]

建議與實際的膳食纖維攝取量

採行高纖飲食族群罹患慢性病的比例通常較低，因此，世界衛生組織建議，成人每天應至少攝取 25 g 的膳食纖維 [1]；美國國家醫學院則建議 1 歲以上的民眾，攝取的每 1,000 kcal 熱量中，應含有 14 g 的膳食纖維。[3] 雖然沒有針對膳食纖維設定建議攝取量，但足夠攝取量是依據每 1,000 kcal 需攝取 14 g 的標準而來。根據不同年齡和性別的平均攝取熱量，19 ～ 50 歲男性每日纖維攝取量為 38 g（老年男性為 30 g）；19 ～ 50 歲女性為 25 g（老年女性為 21 g）。國際生命科學會（International Life Sciences Institute）建議，每天可能需要攝取 32 ～ 45 g 的膳食纖維，以達到每日 160 ～ 200 必要糞便量，才能預防便祕。[11]

營養人類學家評估，農業社會之前，人們的膳食纖維攝取量每日為 70 ～ 150 g。[26] 舊石器時代的穴居人顯然吃了很多植物性食物（更多關於此主題的資訊詳見 P.298 ～ 301）。相比之下，西方飲食模式只提供目前建議攝取量的一半左右，或每日約 15 ～ 17 g 的膳食纖維。[27, 28] 研究報告指出，在當代人口中，中國及非洲農村地區的居民都攝取了較高的膳食纖維，前者每日 77 g，後者每日 60 ～ 120 g[26]；而一般純素食者攝取量則一直都超過足夠攝取量。根據 1984 ～ 2005 年間進行的研究，

高纖料理菜單

P.472 ～ 475 中的菜單中，提供了 48 ～ 88 g 的膳食纖維。此外，詳列纖維含量並包含完整營養分析的出色食譜，請參閱梅麗娜與佛瑞斯特合著的《純素煮義》（*Cooking Vegan*），以及本書兩位作者合著的《邁向生食純素飲食》（*Becoming Raw*）。

男性純素食者每日膳食纖維攝取量平均為 45 ～ 50 g，而女性純素食者每天平均有 35 ～ 40 g。[6]

自然而規律的排便

在糞便成形和健康排便方面，純素食者明顯優於其他族群，而且是在西方社會中，膳食纖維攝取量往往超過目前建議量的一個飲食組別。轉向純素飲食通常能解決任何排便不規律的問題，另外也可額外採取以下方法：

• 每天至少吃 1 份豆科植物（1/2 ～ 1 杯，即 125 ～ 250 ml），加入湯裡、燉菜、麵包和肉餅中或撒在沙拉上。注意，加工食品（例如豆腐和純素仿肉）的膳食纖維含量會低得多。

• 每天吃 9 份以上的蔬果，清洗乾淨且不要削去外皮。多多生吃這些食物，每天享用大量的生菜沙拉。烹調蔬菜時，盡量減少調理時間。多選擇纖維含量較高的食物（見 P.169 表 5-2）。

• 多數時候選擇完整的全穀物 2。研磨成粉會打碎纖維，顆粒較小通常也較難累積糞便體積。雖然麥麩能大量增加糞便，但最好倚靠全穀物而非分離的麩皮，因為後者會阻礙礦物質吸收。

• 在食物上撒些種子一起食用，可以增加糞便重量。整顆的亞麻仁籽和洋車前子種子尤其有效，即便是磨碎的種子也很有幫助。

• 使用加工穀物產品時，請選擇全穀類產品。詳閱營養成分標示，以 1 份麵包或義大利麵食中至少含 2.5 g 膳食纖維、1 份早餐穀麥片至少含 5 g 膳食纖維為攝取目標。

• 採用高纖成分的材料來烘焙食品。使用或購買含高纖成分的餅乾、瑪芬蛋糕、麵包或其他烘焙食品。若是自己從頭開始烘焙糕點，以椰棗、加州蜜棗或香蕉取代砂糖；以堅果或種子醬或研磨蘋果泥代替油脂；以粗磨全穀物或發芽穀物麵粉代替精製麵粉；磨碎的亞麻仁籽則可代替雞蛋。

• 選擇高纖的零食。新鮮蔬果、綜合乾果、爆米花、鑲填椰棗 3 或其他未加工的食品，都是很好的選擇。

---

2 審訂注：是指如糙米、燕麥粒、紅薏仁、大麥、黑麥等這種完整無去除麩皮的穀類。
3 審訂注：椰棗剪開去籽後加入堅果（如杏仁、核桃、夏威夷豆、腰果），可直接食用的一種點心。

・攝取充足水分。大多數人每天至少需要 8 杯（2000 ml）液體。

・每天保持運動習慣，無論是快走還是慢跑、有氧運動或瑜伽、游泳、網球等，任何體能活動都能維持腸胃的良好運作。

面對體內產生的氣體

人平均每天會排氣 12 ～ 25 次。腸胃產生氣體，可保護結腸免於基因的損傷而產生致癌可能性。它可以稀釋致癌物質，刺激益菌的生長，改善腸道 pH 值和結腸上皮細胞功能。[11, 29] 當然，排氣這件事在某些場合會成為一種社交包袱。腸胃脹氣所引發的煩惱和尷尬，使得一些人嚴加克制甚至完全迴避豆類和高纖食物。

不過，最近的一項研究發現，與在日常飲食中添加 1/2 杯（125 ml）胡蘿蔔的人相比，只有約 50% 受試者在添加 1/2 杯（125 ml）斑豆、米豆（眉豆）或素食焗豆罐頭時，第 1 週內胃腸脹氣的狀況增加。因攝取豆類而感受到腸胃脹氣增加的受試者，其中有 70% 發現，持續每日食用豆類的第 2 或第 3 週時，脹氣狀況即消退。[30]

氣體產生有兩個主要原因：吞嚥入口的空氣，以及到達大腸的碳水化合物經細菌發酵而產生。以下建議有助於維持適度但不過度的氣體產量。

減少吞嚥入口的空氣量：

・嘴巴閉合慢慢進食。

・徹底咀嚼食物。

・避免飲用碳酸飲料、嚼食口香糖和吮吸糖果。

・確保假牙與牙齦緊密貼合。

減少抵達結腸的未消化碳水化合物之影響：

・**減少豆類中的寡醣**。豆類是最惡名昭彰的脹氣製造者之一，當中引發問題的化合物是蜜三糖（棉籽糖）、水蘇糖和毛蕊花糖，這些都是到達結腸前無法分解的寡糖。因為人體本身無法製造可分解豆類中寡糖鍵結的 α - 半乳糖苷酶（alpha-galactosidase），於是它們在未完全消化的狀態下到達結腸，被結腸中的細菌發酵而產生腸道氣體。不過有許多方法，可減少豆類中的寡糖攝取量：

1. 使用新鮮豆類而非乾燥的，因為它們的寡醣含量要低得多。

2. 只購買幾個月內可吃完的乾豆，豆類存放越久，寡醣含量就越高。

3. 將豆類浸泡約 12 小時或隔夜，瀝除水分後沖洗乾淨，再另備清水烹調。若要浸泡 2 次，請於烹煮前提早準備。若沒有時間事先浸泡，可稍微汆燙一下，再浸泡水中 1 ～ 2 小時，瀝乾水分並沖洗乾淨，然後另備一鍋清水烹煮。煮

豆時，撈除表面形成的白色泡沫，因為泡沫中含有寡醣。

4. 催芽。豆科植物在發芽過程中，會將寡醣轉化為糖類。[31] 發芽的綠豆、扁豆和豌豆可以生吃，其他豆科植物應在發芽後煮熟食用。先將豆子浸泡 12 ～ 24 小時，瀝乾後沖洗乾淨，然後濕孵至少 1 ～ 3 天，或直到出芽。確保每天沖洗和瀝乾豆子 2 ～ 3 次。豆子一旦出芽就表示可以烹煮了，催芽也可減少一半的調理時間。

5. 先從攝取少量的豆類開始，再逐漸增加份量，讓可完全消化寡醣的菌群有更多時間形成。

6. 確保豆子徹底煮熟，未煮熟的豆類更難消化。如果單靠舌頭和口腔頂部能輕易壓碎豆子，就代表已充分煮熟。

7. 罐頭豆類在食用前需先沖洗。

8. 選擇更容易消化的小型豆科植物。問題最少的是不帶皮、豆仁已裂成兩半的豆科植物，例如去皮的綠豆仁、紅扁豆仁和豌豆仁。通常，較小的豆類（例如紅豆和綠豆）比大顆豆類（例如皇帝豆或腰豆）更容易消化。

9. 飲食中涵括天貝和味噌等發酵豆類製品，以及豆腐等的低纖維豆科植物。

• **運用能抵消腸道氣體生成的調味料。**能抑制體內產生氣體而著名的香料有丁

豆科植物的力量

幾世紀以來，豆科植物在南美洲、非洲、中國、中東和印度一直是人民主食；在美國，人均豆科植物消費量約為每年 3 kg。[33] 在仰賴豆科植物為主食的國家中，每年人均攝取量超過 40 kg 是普遍常態。據報導，一些非洲國家（例如肯亞）每年甚至消費高達 66 kg。[34]

豆科植物提供了許多同時也存在於肉類中的關鍵營養素（例如蛋白質、鐵和鋅），以及肉類普遍缺乏但濃縮於植物中的保護性化合物（例如膳食纖維、植物固醇、抗氧化成分和植化素）。近期的證據指出，豆科植物中的非血基質鐵蛋白具高度吸收性，可能比血基質鐵或鐵劑好處更多。[35]（更多關於鐵質的資訊，詳見 P.196 ～ 200。）

美國農業部食品成分和營養數據實驗室（Food Composition and Nutrient Data Laboratories）的研究人員，評估了超過 100 種食品的總抗氧化能力，並發布了相當驚人的結果，豆科植物在 5 項評比中贏得 3 項。另一項研究報告指出，豆科植物是唯一能顯著降低死亡率的食物類別。每日豆類攝入量每增加 20 g，死亡風險就下降 7 ～ 8%。[36] 食用豆科植物也被證實有利於逆轉癌症、心血管疾病和糖尿病發病率，而且還有利於減重。[37]

雖然乾燥豆類含有凝集素（通常與食物過敏有關）和植酸（減少礦物質吸收的物質），但常見的食物製備方法已大幅減少或消除了這些化合物，尤其是凝集素。

香、肉桂、大蒜、薑黃、黑胡椒、興渠（阿魏）[4] 和薑。[32] 墨西哥香料土荊芥和日本昆布，也經常被添加在料理中，以中和食物所含易生成腸道氣體的化合物。

• **改善腸道菌群。**直接服用補充劑形態的益生菌，或用它來製備發酵的純素乳酪、優格和其他菜餚。

• **避免暴飲暴食。**少量多餐，八分飽時便停止繼續進食。

• **限制食用大量添加果糖或糖醇的食物。**小腸無法處理大量的果糖或糖醇（例如山梨醇、麥芽糖醇和木糖醇），當這些糖未被完全吸收時，會被結腸中的細菌所發酵；即使是新鮮水果或果乾中的果糖，若攝取過量也會造成問題。

• **服用活性碳粉。**有報告指出，在食用可能引發胃腸脹氣的食物前服用活性碳粉，能減少腸道氣體量和氣味。[5]

• **食用容易脹氣的食物時，一併服用消化酶補充劑。**若所有其他方法都無效，可考慮服用含人體無法製造的寡糖消化酶 α - 半乳糖苷酶補充劑。

膳食纖維來源

所有的植物性全食物都提供了纖維，因為它正是植物的結構組成物質（動物性食品不含纖維，因為骨骼是動物的結構基礎）。表 5-2 列出了各種食物中的纖維含量。

攝取過多膳食纖維的結果？

攝取植物性全食物並且飲用足量的液體狀況下，要發生膳食纖維過量的情形，雖然並非不可能，但膳食纖維過量這件事，對於透過大量食用濃縮纖維來源（例如麥麩）的人來說，更值得重視。對於孩童而言，極高的膳食纖維攝入量會使飲食太難消化，而危及足夠熱量的攝取，並可能影響生長發育；但對健康的成人來說，很少會造成問題。

膳食纖維可能會與鈣、鐵和鋅結合，因而降低它們的吸收率，儘管這些礦物質在大腸發酵過程中至少已釋放出一部分。短鏈脂肪酸（也是發酵產物）也有助於促進大腸吸收鈣、鐵和鋅。[11] 此外，與精製食品相比，高纖全食物通常也提供額外的礦物質，足以彌補所有的損失。相較之下，如果在其他食物中，常態性地添加植酸含量特高的纖維密集食物（例如麥麩），可能會抑制礦物質吸收，最好能節制運用。若已採行高纖植物性飲食，就要避免服用膳食纖維補充劑（更多關於植酸的資訊，詳見 P.191）。

---

4 譯注：asafetida，原產於中東的植物樹脂，又名阿虞、興渠、芸台等。擁有類似結合硫磺與大蒜的刺激氣味，但在烹調加熱後，原本的臭味會轉變成類似洋蔥或大蒜的柔和香味，能預防和減少腸胃脹氣，且有助消化。

5 審訂注：醫用活性碳主要用於治療藥物中毒之患者，可吸附腸胃道中的藥物。

表 5-2 特定植物性全食物中的膳食纖維含量

每杯或每份食物中的纖維含量	食物及份量
極高纖食物 10-19.9 g	所有煮熟的豆科植物，1 杯（250 ml） 煮熟的去皮豌豆仁，1 杯（250 ml） 中型酪梨，200 g 高纖麥麩脆片，1/2 杯（125 ml）
高纖食物 5-9.9 g	新鮮莓果（覆盆子、黑莓），1 杯（250 ml） 中型水果（亞洲水梨、木瓜、西洋梨），1 顆 果乾（杏桃、無花果、桃子、西洋梨、加州蜜棗、葡萄乾），1/2 杯（125 ml） 新鮮椰絲，1/2 杯（125 ml） 亞麻仁籽，2 大匙（30 ml） 煮熟的穀類（全穀物為主），1 杯（250 ml） 中型烤馬鈴薯或地瓜，1 顆 全麥義大利麵，1 杯（250 ml） 中型朝鮮薊，1 顆
含適量纖維食物 2-4.9 g	新鮮莓果（藍莓、草莓），1 杯（250 ml） 水果（多數種類），中型 1 顆（小型的 2 顆）或 1 杯（250 ml） 新鮮蔬菜（多數種類），2 杯（500 ml）；烹調過的蔬菜，1 杯（250 ml） 堅果和種子（多數種類），1/4 杯（60 ml） 煮熟的穀類（糙米、小米、燕麥），1 杯（250 ml） 全穀物麵包（詳閱食品標示），2 片 白麵粉製的義大利麵，1 杯（250 ml） 爆米花，3 杯（750 ml）
低纖食物 1.9 g 以下	哈密瓜，1 杯（250ml） 果汁或蔬菜汁（所有種類），1 杯（250 ml） 芽菜*（全穀類、豆科植物或蔬菜），1 杯（250 ml） 所有萵苣，2 杯（500 ml） 中型黃瓜，20 cm（8 吋）長 1 條 多數精製穀類（白米、麥糊），1/2 杯（125 ml） 精製冷泡穀麥片，30 g

參考出處：[13]
* 芽菜中的膳食纖維含量遠遠低於相同體積但未發芽的食物，因為只需幾大匙未發芽的種子就能長出 1 杯芽菜（主要成分為水）。此外，種子或豆科植物中的部分膳食纖維，在發芽過程中會轉化為簡單醣類。

◇ 精製碳水化合物：形態改變所產生的問題

雖然大多數碳水化合物源自植物性食物，但以全食物形態食用的卻相對地少。相反地，卻經常將營養豐富的植物，加工成富含脂肪、糖和鹽的誘人食品。

植物性全食物在進行加工或精製時，會破壞或流失許多營養元素。舉例來說，將小麥粒變成白麵粉的過程中，會損失約 80% 的維生素、礦物質和膳食纖維，更別

說還有 200 ～ 300 倍的植化素會因而流失。[14] 將全麥粒碾磨成白麵粉時，穀物的麩皮和胚芽會被去除，只留下胚乳。麩皮就是麥麩，是保護穀物內成分的外殼。（雖然麥麩也能提供營養素和植化素，但最受推崇的成分是膳食纖維。）穀物胚芽含有必需脂肪酸、維生素、礦物質和植化素，以維持新種植小麥的生命和生長。胚芽以外的部分就是胚乳，主要包括澱粉、一些蛋白質，以及微量維生素和礦物質。精製後的最終產物——白麵粉，或許保存期限較長，但幾乎沒有剩餘的營養價值，可維持人類或其他動物的生命。

身體將澱粉和糖代謝成能量的利用過程中，需要許多營養素的參與，而食品在精製時會因此而損失許多這些營養素。食品加工業者為了彌補這種損失，會額外添加一些這類的營養素。例如，小麥精製後通常會額外強化硫胺（維生素 B_1）、核黃素（維生素 B_2）、菸鹼酸、合成葉酸和鐵，但加工過程中所失去的其他維生素和礦物質（例如維生素 B_6、維生素 E、泛酸〔維生素 B_5〕、鋅、硼、硒、鎂、鉀和錳）

全食物中的碳水化合物含量

植物性食物中碳水化合物的熱量占比範圍，從水果和澱粉類蔬菜的約 90%，到堅果和種子的約 12% 均有（見 P.102 表 3-5 和圖 5-1，了解常見食物中碳水化合物熱量更精確的百分比。這些數據是依據目前營養素的分析方法，所有碳水化合物無論纖維含量多寡，皆以每公克 4 kcal 來計算）。

圖 5-1 常見食物中碳水化合物的平均熱量

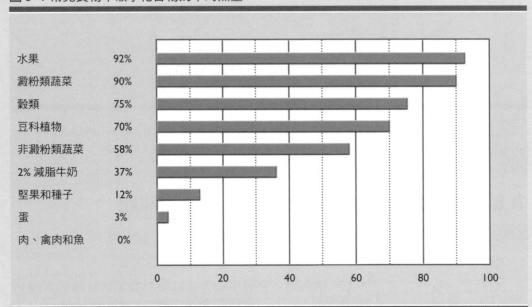

水果	92%
澱粉類蔬菜	90%
穀類	75%
豆科植物	70%
非澱粉類蔬菜	58%
2% 減脂牛奶	37%
堅果和種子	12%
蛋	3%
肉、禽肉和魚	0%

參考出處：[13]

則不會再添加回來，膳食纖維或植化素也一樣。

很少有健康專家會否定加工或精製的碳水化合物會危害健康這件事。低碳飲食提倡者（譬如阿特金斯飲食法〔Atkins Diet〕、高蛋白質飲食法〔Protein Power Diet〕、區域飲食法〔The Zone Diet〕、南灘飲食法〔South Beach Diet〕、原始人飲食法〔Paleo Diet〕）甚至還更進一步聲稱，無論何種來源的碳水化合物，皆會導致肥胖和慢性病發病率上升。

然而，這些反碳水化合物的大師們都忽略了一個事實，那就是世界上許多健康的族群，事實上都採行高碳水飲食，而且他們吃的許多碳水化合物是來自未精製的來源和全食物。未精製的碳水化合物向來都與降低疾病風險有關。真正重要的是，當我們食用時，碳水化合物是否仍保有、或者接近於它原本自然生長時的完整形態。當碳水化合物的來源是蔬果、豆科植物、全穀物、堅果和種子，那麼它們其實仍保有維生素、礦物質、抗氧化成分、植化素、膳食纖維和必需脂肪酸。

甜蜜的誘惑

人類天生就喜好甜食，這是有充分理由的。在自然界中，甜味通常表示安全，而苦味則是種警告標誌。植物中的單醣類也提供合理的葡萄糖濃度，以維持人體系統平穩運作。正常情況下，食用各種蔬菜、水果、豆科植物、穀物、堅果和種子[6]，很難會攝取到過量的糖。

然而，人們將糖從全食物中提煉出來，廣泛添加到烘焙食品、飲料以及其它甜食增強風味。這正是利用人類對於糖的偏愛本能，使得人們對於甜食的喜好逐年上升。在英國，1700 年時的糖平均消費量為 1.81 kg，到了 1800 年則增為 8.16 kg。[38]到了 1900 年的美國，食品中額外添加的糖，人均攝取量估計為每年 29 kg，為全世界最高 [39]；1900 ～ 2005 年之間，這個數字更躍升至每人每年 64.4 kg。

將掉進流理台和丟入垃圾桶的耗損加進來，美國實際的糖攝取量估計為每人每天 30 小匙[7]、約 480 kcal，或相當於 2,000 kcal 飲食熱量的 25%。[40] 汽水和其他含糖飲料約占了美國人糖攝取量的一半。1970 ～ 2000 年之間，非酒精性含糖飲料[8] 的消費量，從每人每天 221 ml 增加到 368 ml，增幅達 70% 之多。[38]

1970 ～ 1995 年之間，糖的攝取量增加了 19%。然而，最值得注意的變化不是消耗的糖量，而是糖的種類。雖然蔗糖（從甘蔗和甜菜提煉的食用砂糖）的消費量下降了 38%，但玉米甜味劑（主要是高果糖玉米糖漿）的攝取量增加了 387%。[40]

---

6 審訂注：以原始型態或是趨近於原始型態的狀況下食用。
7 審訂注：30 小匙的精製糖，約等於 30 顆方糖。
8 編注：指所有不含酒精的飲料，包括果汁、茶、咖啡、調味牛奶、汽水、運動飲料等。

到了 2007 年，添加於食物中的糖，其中有 45% 來自蔗糖，41% 來自高果糖玉米糖漿（HFCS），14% 來自葡萄糖漿、純葡萄糖和蜂蜜。[41]

甜蜜的哀愁

糖本身，無論是單醣（例如果糖）還是雙醣（例如蔗糖），本質上對人體沒有危害。簡單醣類並非毒藥，人體也喜歡把糖當成身體燃料的來源，合理的量對人體並不成問題。事實上，當糖是以植物性全食物的型態食用時，是種寶貴而健康的能量來源。即使在製備營養的食物中添加微量的糖，也不至於危及健康。攝取過量的糖分才是問題，尤其是當它來自於精製的甜味劑。

食用糖最顯而易見的不利影響，便是攝取過多熱量。飲食中攝取的絕大多數熱量若都是來自於糖（多數情況下還包括其他精製碳水化合物），往往會對健康造成不良的後果：

- **減少微量營養素的攝取。**可能會排擠掉營養更豐富的食物。
- **高血壓。**攝取過多糖分可能會使血壓升高。[38, 42]
- **三酸甘油酯升高。**糖會增加三酸甘油酯濃度，果糖的影響尤其嚴重。對於男性、久坐、過重，以及患有代謝症候群的人，影響似乎更大。[2, 3, 38, 41–43]
- **降低高密度脂蛋白膽固醇。**果糖的影響似乎又比蔗糖更大。[3]
- **增加胰島素分泌和胰島素阻抗。**糖會增加血糖濃度和胰島素分泌，果糖還可能導致內臟脂肪（重要器官內和周圍脂肪）的增加，進一步增加胰島素阻抗。[41]
- **增加罹癌風險。**有限的證據指出，高蔗糖攝入量會增加大腸直腸癌的罹病率[2, 44–46]；高乳糖攝入量則會增加卵巢癌罹病率。[2, 44] 另一些有限的證據顯示，高糖分攝入量會增加類胰島素生長因子（IGF-1），進而增加乳癌的罹患風險。[47, 48]
- **攝取過多熱量。**食物中額外添加的糖分、特別是含糖飲料，會使總熱量攝取過多，導致過重和肥胖。[2, 3, 49]
- **牙齒健康狀況不佳。**高糖分攝入量與齲齒密切相關，會損害牙齒健康。[3]
- **非酒精性肝病**（ Nonalcoholic Fatty Liver Disease，簡稱 NAFLD）。約 70% 的代謝症候群患者，也患有非酒精性肝病。過量攝取簡單醣類、尤其是無酒精飲料中的果糖，被認為會導致肝臟中脂肪酸的累積。非酒精性肝病患者罹患動脈粥狀硬化（動脈中布滿斑塊）和心血管疾病的風險，也隨之增加。[43]
- **發炎反應。**促進發炎的物質可能會隨血糖濃度升高而增加，尤其是對胰島素

敏感的人。^[50-53]

• **免疫力下降**。雖然研究非常有限，但短暫的血糖升高和長期高血糖，可能都會對免疫力產生不良影響，並增加受感染的機率。[50-52, 54]

• **增加糖化終產物（AGEs）形成**。有限的研究顯示，果糖與人體細胞內的糖化終產物形成有關，且果糖促使這些化合物生成的可能性，約是葡萄糖的 8 倍。糖化終產物會使多種疾病病況惡化，並加速衰老。[55]

確認安全的糖分攝取量

糖之所以令人擔憂，是因為它可說是一劑毒藥。美國農業部訂定的國人膳食指南建議，來自於額外添加的糖和固態脂肪的熱量，不應超過總熱量的 5 ～ 15%。雖然指南對於糖和固態脂肪皆未訂定明確的攝取量百分比，但假設兩者含量相同，以 2,000 kcal 的飲食為例，則等於每日的糖攝取量應不超過 150 kcal 或約 9 小匙（45 ml）。[56] 美國心臟協會針對添加的糖量則有更明確的指南，即女性每日不超過 6 小匙（30 ml），男性不超過 9 小匙（45 ml）。

試圖遵循這些指導原則的最大挑戰，是確認加工食品中的糖含量，而食品標示則提供了一絲線索。在營養成分標示中，製造商必須以公克（g）為單位，列出每份食品中糖的總含量（包括食品中天然存在的，以及任何額外添加的糖）。1 小匙（5 ml）大約是 4 g 的糖，因此 32 g 的糖相當於 8 小匙（40 ml）。看清楚標示份量也很重要，因為食品標示的份量通常小於消費者預期。

然而，除了成分標示，食品製造商無需另外標示出添加的糖量。如果食物本身不含天然糖分，那麼標示上的所有糖分都是額外添加的（其中的例外是濃縮果汁，標示中已包含額外添加的糖分）。若食物中含有來自水果、果乾甚至蔬菜（例如番茄）的天然糖分，則需進一步仔細檢視成分表。若列表上的含糖量（蔗糖或高果糖玉米糖漿）很高，表示添加的糖量可能也很高。

一些製造商試圖藉由使用幾種不同的甜味劑，來降低成分列表中的糖量。消費者可能不容易辨識出為糖類的食材如下：

• 龍舌蘭糖漿（agave nectar）
• 大麥麥芽糖漿（barley malt syrup）
• 黑糖蜜（blackstrap molasses）
• 糙米糖漿（brown rice syrup）
• 黑糖（brown sugar）
• 蔗糖（cane sugar）

• 蜂蜜（honey）
• 轉化糖漿（invert sugar）
• 乳糖（lactose）
• 麥芽糖漿（malt syrup）
• 麥芽糊精（maltodextrin）
• 麥芽糖（maltose）

- 玉米糖漿（corn syrup）
- 結晶果糖（crystalline fructose）
- 葡萄糖（dextrose）
- 蔗糖塊（dried cane juice）
- 濃縮甘蔗汁（evaporated cane juice）
- 果糖（fructose）
- 濃縮果汁（fruit juice concentrate）
- 葡萄糖 [9]（glucose）
- 高果糖玉米糖漿（high-fructose corn syrup）
- 楓糖漿（maple syrup）
- 糖蜜（molasses）
- 粗糖（raw sugar）
- 米糖漿（rice syrup）
- 原蔗糖（Sucanat）
- 蔗糖（sucrose）
- 糖漿（syrup）
- 未精製蔗糖（turbinado sugar）

含糖飲料之禍根

2008年，美國銷售了超過757億公升的無酒精飲料[57]，這數量等於全美國每位男性、女性和小孩，每天約喝進2杯180 ml。無酒精飲料包括添加糖的所有飲料：一般汽水（不含健怡可樂）、果汁飲品[10]、能量飲料、運動飲料、檸檬汁、粉末調製的甜味飲料、維他命飲料和含糖水果冰茶飲。

180 ml汽水或果汁飲品的糖分，平均可提供約150 kcal熱量，一些含糖飲料甚至更多，相當於每份含10小匙（50 ml）的糖。日常飲食中外加1份180 ml的該類飲料，每年可使體重增加約6.8 kg。儘管消費者可能會認為，減少其他食物的攝取可以抵銷這些熱量，但證據所顯示的卻不同。相較於固體食物而言，當熱量是以液體形式攝取時，不容易使人體的飽食中樞產生飽足感，因而不知不覺的攝取過多熱量。如果人們未刻意以其他方式抵銷這些熱量，就會使體重增加。

事實上，科學研究一直將攝取非酒精飲料與體重增加兩者連結在一起。[58, 59] 大量飲用這些飲料也與骨質疏鬆症和蛀牙有關。[60] 研究人員最近還指出了飲用汽水與肺部疾病之間驚人的關聯，例如會引發慢性阻塞性肺病和氣喘。[61]

這背後所透露的基本訊息很簡單，那就是成人及兒童都應避免喝含糖飲料，天然且不含熱量的飲料最好，例如水、汽泡水（可擠點檸檬或萊姆汁）或者香草茶。其他的健康選擇還有鮮榨蔬果汁（果汁的熱量和天然糖分含量較高，因此應節制飲用；與氣泡水混合的話，就是含糖汽水的絕佳替代品）。

---

9 譯注：dextrose和glucose都是葡萄糖，有時會替換使用。但因為glucose長久以來較為人熟知為葡萄糖，某些食品製造商怕葡萄糖予人含糖分的聯想會不利販售，改用大眾較不熟悉的dextrose一詞意圖轉移焦點。因此在商業性販售的食品標示上最近常見dextrose一詞。

10 譯注：在此指原汁含有率在5%以上的種類。

最健康的含熱量甜味劑

具健康意識的消費者對甜味劑一向有褒有貶，但各種簡單醣類之間差異相對較小，大多數糖基本上是葡萄糖、果糖，或是結合上述兩者的型式。

有些人會根據對血糖濃度或血糖指數的影響來選擇甜味劑（更多關於血糖指數的資訊，詳見 P.180 ～ 187）。純葡萄糖會使血糖很快地升高，純果糖則不會。然而，食用較多果糖也沒有益處，因為過量攝取時，它似乎比葡萄糖更具破壞性。

雖然少數甜味劑含有微量營養素，但大多數營養成分在正常攝取量之下，對營養需求並無顯著貢獻。一個值得注意的例外是黑糖蜜，2 大匙（30 ml）可提供多達 400 mg 的鈣質、7 mg 的鐵、1,200 mg 的鉀和 200 mg 的鎂（詳見營養成分標示）[13]，這比 1 杯（250 ml）牛奶含有更多的鈣質；比 8 oz（240 g）牛排富含更多鐵質；比 2 根大香蕉含有更多的鉀；比 1 杯（250 ml）藜麥含有更多鎂[11]。（最好選擇有機糖蜜以避免農藥殘留。）

椰棗糖是將椰棗乾磨碎製成，因此屬於全食物甜味劑，而且比其他多數的糖類更加營養豐富，但價格昂貴且不易購買。其他低度精製的糖，例如楓糖漿和椰糖（自椰子花苞的花蜜加工而成），比重度精製的產品營養素略高。

雖然糖的攝取量應盡量減少，但審慎使用並無傷大雅。純素食者的首選是有機、符合公平貿易原則和低度精製的甜味劑。營養最豐富，通常也最經濟實惠的甜點是全食物，包括水果和果乾（例如椰棗）。純素和生食純素的創意料理中，經常使用這兩種食物作為主要的甜味劑。

探究高果糖玉米糖漿

雖然有些證據顯示，食用過量的高果糖玉米糖漿，可能會比蔗糖產生略微明顯的副作用，但這兩種最為廣泛的甜味劑在組成上的差異其實很小。蔗糖含有 50% 的葡萄糖和 50% 的果糖；高果糖玉米糖漿則是 55% 的果糖和 42% 的葡萄糖（HFCS-55），或 42% 的果糖和 53% 的葡萄糖（HFCS-42）。與龍舌蘭糖漿（agave syrup）之類的甜味劑相比，高果糖玉米糖漿的果糖含量不算高，只比主成分為葡萄糖的一般玉米糖漿高。

無論是來自蔗糖、高果糖玉米糖漿還是新鮮水果的果糖，它們的分子都相同。然而在蔗糖中，果糖和葡萄糖分子由化學鍵合著，必須先被酶或酸分解才能被人體吸收[62]；在高果糖玉米糖漿中，果糖和葡萄糖都以游離形式的單醣存在。非常初步的證據指出，與飲料中等量的蔗糖相比，當攝入高果糖玉米糖漿時，血液裡的果糖

11審訂注：礦物質在不同廠牌的 Blackstrap Molasses 含量有所差異，請詳閱營養標示。

甜味劑其他替代品

甜味劑分為兩類：營養性或含熱量甜味劑，以及非營養性或零熱量甜味劑。簡單醣類（如果糖和蔗糖）即屬營養性甜味劑，糖醇也是。

消費者經常將糖醇與零熱量甜味劑混淆，認為它們不含任何熱量。它們雖然不易消化，但平均仍提供其他碳水化合物的大約一半熱量，即每公克約 2 kcal。常見的糖醇包括赤藻糖醇★（erythritol）、異麥芽酮糖醇（isomalt）、乳糖醇（lactitol）、麥芽糖醇（maltitol）、甘露醇（mannitol）、山梨醇（sorbitol）、聚葡萄糖（polydextrose）、木糖醇（xylitol）和氫化澱粉水解物。

雖然糖醇會影響血糖，但它們的影響小於其他碳水化合物。[64, 65] 這項特性使它受到食品製造商的青睞。含有糖醇的產品通常標記為「無糖」，不過大多數專家建議在計算總碳水化合物時，要加入一半的糖醇克數。

糖醇一項額外的好處是，它不像簡單醣類會吸引黴菌或細菌，因此保存期限更久。它們也不會引起蛀牙，因此許多牙齒保健產品中會用它作為甜味劑，例如牙膏和漱口水。但缺點是可能有副作用、特別是一次大量食用時，最常見的負評包括引發胃腸道不適，例如腹痛、脹氣和腹瀉。

非營養性或零熱量甜味劑，包括其產品，比糖還要甜上幾百甚至幾千倍。因此，只要微量使用就能使食物變甜，基本上也不會增加熱量。然而儘管大多數健康組織包括美國糖尿病協會和營養與飲食學會都認可使用，人工甜味劑的安全性仍備受爭議。在美國，食品和藥物管理局除了瑞鮑迪甙 A（rebaudioside A）這種來自甜菊的天然甜味劑之外，另批准使用 5 種人工非營養性甜味劑，包括醋磺內酯鉀（acesulfame K）、阿斯巴甜（aspartame）、紐甜（neotame）、糖精（saccharin）和蔗糖酶（sucralose）。[65]

雖然在美國，瑞鮑迪甙 A 已被批准作為食品添加劑（甜味劑），但由於擔心可能的副作用，甜菊本身僅被核可作為營養補充劑。但在其他數個國家，甜菊是核准用於食品的，像在日本，幾十年來一直是作為主要使用的非營養性甜味劑。最近兩則科學評論發現，甜菊並不會造成健康疑慮 [66, 67]；而第三則評論則報導說，甜菊中的甜菊苷和相關活性化合物，具有降血糖、降血壓、抗發炎、抗腫瘤、止瀉、利尿和免疫調節等特性。[68] 不過，目前僅在有血糖和血壓問題且指標升高的受試者中，才能觀察到甜菊對血糖和血壓的有益作用。

關於使用非營養性甜味劑減肥，以減少碳水化合物攝取量或控制血糖的有效性，這方面的意見相當分歧。實際上，許多食用含非營養性甜味劑食品和飲料的人，往往仗著零熱量而吃得更多。儘管研究存在矛盾 [69]，但幾項大規模研究指出，使用人工甜味劑與體重增加之間呈正相關。[70] 關於這一點，一些專家認為部分的原因，可能是人工甜味劑的強度使人們對甜味麻痺；而且與含有強效人工甜味劑、較不營養的食物相比，帶有天然甜味的全食物（例如水果）可能變得不那麼吸引人。最後，研究也指出，人體脂肪組織中可能具有甜味受體，非營養性甜味劑實際上可能會透過刺激生成新的脂肪細胞，致使體重增加。

重點：人工甜味劑似乎對消費者並無明顯益處，還可能有礙健康。如偏好零熱量甜味劑，含瑞鮑迪甙 A 的產品似乎是最安全的選擇，另一個選擇是審慎使用甜菊製品。只要能適度使用，糖醇似乎沒有危害健康的疑慮。

★ 審訂注：赤藻糖醇可提供熱量（U.S. Data）：0.2 kcal/g，GI 值 =0。參考文獻：Grebecak, M. Sugar alcohols—their role in the modern world of sweeteners; a review. Eur Food Res Technol 241, 1–14 (2015).

濃度更高。研究人員還注意到，與含蔗糖的飲料相比，喝了含高果糖玉米糖漿的飲料後，尿酸和收縮壓會立即略微升高。[63] 這些代謝結果上的差異所造成的長期影響目前還不明確，但看來似乎相對較小。

　　然而，根據迄今為止的科學研究，果糖對於人體的傷害確實比葡萄糖來得大。因為果糖不會顯著提高血糖濃度，所以消費者一直認為富含果糖的甜味劑（例如龍舌蘭糖漿）是更健康的選擇，特別是那些代謝症候群、糖尿病前期或糖尿病患者。然而，果糖攝取過量會超過人體的處理能力，當肝臟必須處理大量果糖時，會迅速將果糖轉化為脂肪酸。某些脂肪酸停留於肝臟中，其餘的便進入血液（如三酸甘油酯），然後進入脂肪細胞。此外，就添加甜味劑對健康的諸多不良影響而言，果糖似乎更大。[38, 41, 55]

◇ 穀物的好處

提到複合碳水化合物時，消費者經常會想到穀物。穀物是禾本科植物的可食用種子，包括小麥、燕麥、黑麥、玉米、米、大麥、卡姆小麥、斯佩爾特小麥、小米、苔麩和黑小麥（triticale）。類穀物（例如莧籽、藜麥和蕎麥）雖然通常也被稱為穀物，並以類似的方式運用，但它們是非禾本科植物的種子。野米是一種水生穀物的種子或果實，也被歸類為類穀物。穀物和類穀物是大多數人的熱量和蛋白質主要來源，也是纖維、維生素 B 群、數種微量礦物質、植物固醇和植化素的重要來源。

　　根據美國農業部 2010 年發布的美國人飲食指南，穀物在健康的飲食中占有一席之地。指南中明確指示，食用的穀物中應有一半以上是全穀物，而且要限制精製穀物的食用量。與此形成強烈對比的，是許多生食和低碳飲食的推廣者，都否定穀物對於飲食的必要性。有些人聲稱穀物不僅非必要，還會引起發炎反應和產酸，導致腸漏症，降低礦物質吸收，而且對關節、牙齒和皮膚都有壞處（大眾認為許多穀物常見的蛋白質，也就是麩質，會造成極大破壞）。那麼，消費者、或更具體地說純素食者，應該遵循哪些建議呢？

　　穀類的攝取份量調整方式是，先選擇其他種類的植物性食物（例如蔬菜、水果、豆科植物、堅果和種子），再依據額外的熱量需求來調整穀物攝取量。熱量需求較低者，穀類的可食用份量就會比較少，熱量需求適中或高的人，便可攝取更多。

　　在大多數情況下，應優先選擇全穀物。多數針對食用穀物對健康影響的研究報告指出，全穀物較有利，精製穀物較為不利。只是，食用全穀物與不吃穀物這兩種人之間的健康差異資訊極少，因為多數人口都將穀物當作主食。穀物對於總營養素攝取量貢獻良多，同時僅有少量脂肪且零膽固醇，還有價格平實、料理應用的多變

化性、保存期限長和提供熱量等優點。

　　不過，低碳飲食的擁護者也不完全是受到誤導。他們的建議可能是基於美國人食用的穀物中，有 90% 都是精製穀物的這項事實。[71] 大眾一致認為精製穀物攝取量的增長，是過重、肥胖和慢性病的重要因素。研究指出，飲食中含有過多精製穀物會導致各種健康的不良後果，這與過量攝取糖分所引發的疾病是類似的。[3, 4, 72-75]

　　另一方面，儘管飲食中應限制精製穀物，不過吃塊比薩、一盤義大利麵或烘烤一批含少許糖的餅乾，還不至於對健康飲食造成危害。事實上，偶爾擺脫全食物能使純素飲食更有趣、愉悅，也能讓非純素食的朋友更有意願加入。不過以日常食物和最佳健康狀況而言，最好還是選擇全穀物勝於精製穀物、完整的全穀物（例如大麥或藜麥）勝於加工過的全穀物（例如全穀麵粉製的麵包或餅乾）。

將小麥脫穀

常見的加工全穀物飲食的內容如：早餐的全穀麥片、午餐的全麥麵包、晚餐的全麥義大利麵，以及塗抹杏仁醬的糙米米香餅作為零食。這些食物都是用全穀物製成，但由於它們經過不同程度的加工，所以仍然不是健康飲食的最佳選擇。發芽或煮熟的完整全穀物所能提供的投資回報，依然是最大的。

　　全穀物的加工程序愈多，營養價值就愈低。隨著穀粒表面積增加，更多部分暴露在空氣中，因而損失更多的養分。例如高溫、光線和氧化，都會破壞寶貴的維生素。P.179 圖 5-2 將加工過的穀物，依據營養素從最高至最低加以排列。最上面的是完整的全穀物，可透過浸泡和催芽進一步增強它們的營養和植化素含量 [76]；接著是切碎的全穀物，再來是滾軋製和磨碎的穀物，最下面是片狀和膨化的全穀物。膨化使得穀物變薄變輕，消化系統能迅速分解，因此對血糖的影響最大。

　　有時，全穀物的碎片（例如燕麥麩皮〔oat bran〕、小麥胚芽和麥麩）仍能在飲食中發揮效益。例如用全麥麵粉製成的烘焙食品中，小麥胚芽可提高維生素 B 群和維生素 E 含量；燕麥麩皮可為飲食提供更多的黏性纖維，有助於控制血糖或降低膽固醇濃度。

與日俱增的麩質恐慌

麩質是一種存在於小麥、斯佩爾特小麥、卡姆小麥、黑麥、大麥和黑小麥（小麥和黑麥混種）的蛋白質複合物。約有 1% 的人口深受乳糜瀉（celiac disease）所苦，這是一種對麩質有著嚴重的自體免疫反應的疾病。多年來，對麩質過敏但在腹腔檢查（檢測血液以查明抗體存在和／或腸組織的顯微鏡檢查）檢測為陰性的患者被告知，麩質可能不是導致他們出現症狀的原因。不過，2011 年馬里蘭大學醫學院腹腔研究

圖 5-2 全穀物的營養等級

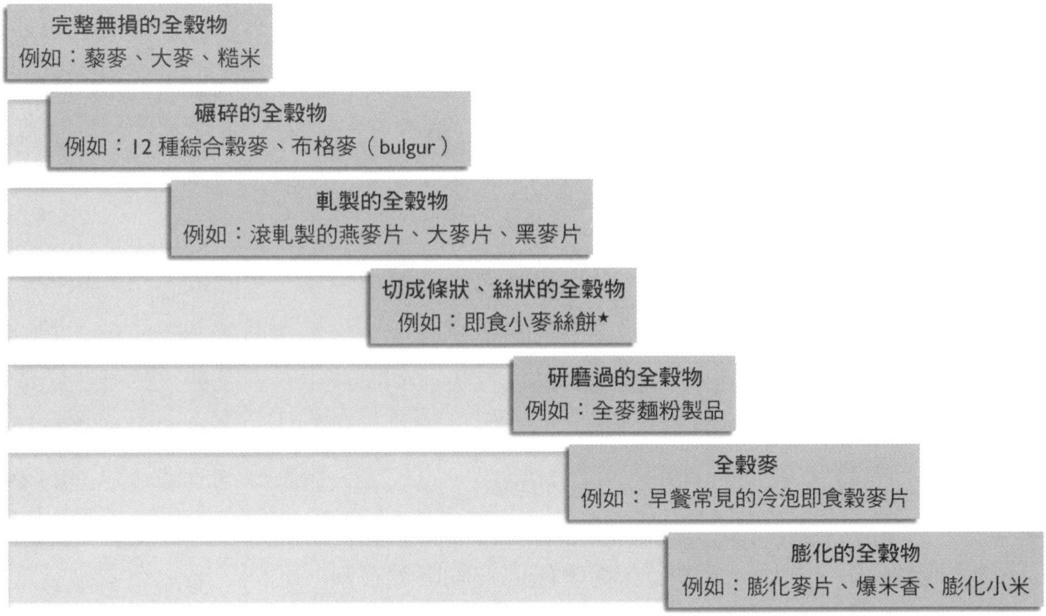

完整無損的全穀物
例如：藜麥、大麥、糙米

碾碎的全穀物
例如：12 種綜合穀麥、布格麥（bulgur）

軋製的全穀物
例如：滾軋製的燕麥片、大麥片、黑麥片

切成條狀、絲狀的全穀物
例如：即食小麥絲餅★

研磨過的全穀物
例如：全麥麵粉製品

全穀麥
例如：早餐常見的冷泡即食穀麥片

膨化的全穀物
例如：膨化麥片、爆米香、膨化小米

參考出處：[13]

★　編注：將麥粒煮熟後壓切成細絲狀，經熱水煮熟後再整型成中空狀，類似即食穀物麥片的形狀，有大小不同尺寸。吃法和即食穀物麥片相同，可搭配牛奶作為早餐，或直接當成餅乾食用。

中心（Center for Celiac Research at the University of Maryland School of Medicine）的專家團隊所發布的開創性研究中指出，非乳糜瀉麩質過敏（nonceliac gluten sensitivity）是種獨特的臨床表現，影響了近 10% 的人口。[77]

在小麥、卡姆小麥和斯佩爾特小麥中，與蛋白質結合形成麩質的是醇溶蛋白（gliadin）和麥穀蛋白（glutenin）。令乳糜瀉患者不適的其他蛋白質，還有黑麥和大麥中的醇溶蛋白。燕麥不含麩質，因此對大多數乳糜瀉患者來說是安全的，除非和小麥、黑麥或大麥共用生產線而受到污染。然而，有一小部分的乳糜瀉患者，對於燕麥中稱為燕麥蛋白（avenin）的蛋白質十分敏感，而且無法耐受。雖然未受污染的燕麥愈來愈普及，但北美大部分的燕麥都與其他穀物共用加工生產線，因此不適合乳糜瀉患者。[78-80]

雖然麩質過敏會引發與乳糜瀉類似的症狀，但症狀較為輕微。乳糜瀉患者會經歷發炎，且普遍伴隨著小腸的受損，導致小腸絨毛萎縮變平和營養素吸收不良，但麩質過敏者則不會。此外，在乳糜瀉的血液測試中，若驗出轉麩醯胺酶（tTG）自體免疫抗體就表示確診，因為麩質過敏者的身體不會產生轉麩醯胺酶。

然而，麩質敏感似乎是一連串麩質相關失調症的一部分，而且會引發嚴重影響健康的可預期免疫反應。研究小組指出，麩質敏感的人，可能會因此而使其他組織、器官和身體系統造成損傷。[77] 與乳糜瀉一樣，麩質敏感症狀通常會影響胃腸系統（腹痛、痙攣、腹脹、腹瀉和便祕），也可能引發任何身體系統問題，而最常見於研究報導的是行為問題（抑鬱、腦霧 12 現象、類似專注力不足兼過動行徑和自閉症）、缺鐵性貧血（疲勞、虛弱、注意力不集中）、關節疼痛、肌肉失調、骨質疏鬆症、腿麻、偏頭痛和鼻竇問題。

　　麩質相關疾病的主要研究者、暨世界知名的乳糜瀉專家艾里西歐・法沙諾醫師（Dr. Alessio Fasano），當他被問及麩質相關疾病似乎突然激增時表示，由於人體缺乏可完全消化麩質的酶，使得未消化的胜肽被吸收到血液中，對某些人的健康造成不良影響。此外，儘管依然存有爭議，但他表示現在的穀物比起過往的品種含有更多的麩質，而且自體免疫性病例正在增加當中，這代表人體難以適應變化迅速的環境。[81]

　　麩質敏感者一定得全然避開食物中任何一點點麩質嗎（如同乳糜瀉患者必須這麼做）？答案並不是非黑即白，因為敏感性是連續漸變的。對於嚴重敏感的人，最好完全迴避麩質；對輕微敏感的人來說，偶爾含麩質的食物不一定會造成問題。其他人可能會發現他們只能耐受含麩質但已經發芽的穀物（例如用發芽穀物製成不含麵粉的麵包，或將發芽穀物製成穀麥片和加入沙拉裡）。雖然發芽確實會降低穀物中的麩質含量，但並不會讓麩質完全消失。幾種較古老的小麥品種以及有機和發酵食品（例如酸種麵包）的麩質，可能也會比較少。

　　即便麩質不是什麼大問題，多吃各種不同穀物也是明智之舉。不同全穀物的膳食纖維、營養素和植化素含量都不盡相同，因此食用各種穀物、無麩質穀物（例如玉米、薏仁、小米、燕麥、米、高粱和苔麩）和類穀物（例如莧籽、蕎麥、藜麥和野米），能提供更均衡的保護因子。

◈ 碳水化合物對血糖的影響

食用含碳水化合物的食物時，體內的消化酶會將它們分解成單醣，讓血液易於吸收。兩種胰臟分泌的激素（胰島素和升糖素）負責調節血糖濃度。隨著血糖升高，胰臟會釋放足夠的胰島素，將多餘的葡萄糖轉移到細胞中，作為能量或儲存供之後使用。當血糖降得太低時，胰臟會釋放足夠的升糖素附著在肝臟受體細胞上，促使足夠的

12譯注：「腦霧」是指人的專注力、記憶力和思考理解力發生失調退化的現象，如同大腦被濃霧籠罩一般。好發於 20 ～ 60 歲的大腦重度使用者，症狀有可能經控制後改善。

全穀物食用指南

- 廣泛攝取不同種類的穀物，將類穀物也包含進來混合食用。
- 如果你有麩質過敏，請選擇無麩質穀物。可食用更多的南瓜、地瓜、玉米和澱粉類蔬菜以補充熱量。
- 不要常態性地在食物中額外添加麥麩皮，因為它含有植酸（見 P.191），會干擾礦物質吸收。
- 盡可能選擇完整的全穀物，並為穀物催芽以增加營養。
- 少吃壓成片狀和膨化的全穀物。
- 節制麵粉甚至是全穀物加工食品的攝取量。

儲備肝醣轉化為葡萄糖，進而恢復血糖濃度。這兩種重要激素的作用，可使血糖保持穩定，以確保能持續為人體組織（特別是大腦）供應燃料。

選擇正確的食物，有助身體維持良好的血糖控制，特別是當調節系統受到挑戰時（例如罹患糖尿病），這一點尤其重要。長期的高血糖，會加速糖尿病併發症進展，包括心血管疾病、失明、神經病變、腎功能衰竭，甚至會導致截肢。對血糖影響較低的食物，可幫助糖尿病患者控制病況，對原本健康的族群也有好處。

近期一個針對 37 項研究的整合分析顯示，對血糖具有高度影響的飲食，會增加罹患第二型糖尿病、心臟病、膽囊疾病、乳癌和所有疾病的風險。[82] 此分析研究使用升糖指數（GI）和升糖負荷（GL）這兩種工具，來評估飲食對血糖的影響。

升糖指數是衡量各種碳水化合物來源，對於血糖濃度影響程度的數值。消化和吸收慢的碳水化合物，是漸進地將糖分子釋放到血液中，GI 值較低；消化吸收快、釋放到血液也快的碳水化合物，GI 值就比較高。高 GI 食物通常會誘發相應的高胰島素反應，不利於長期的血糖控制，還會增加三酸甘油酯，降低具保護效用的高密度脂蛋白膽固醇。[83-85]

研究人員為了確認食物的 GI 值，他們讓一些測試對象吃進含 50 g 碳水化合物的食物，之後將受試者的血糖變化與吃了對照食物（通常是純葡萄糖）後的血糖變化進行比較，並且取得平均值，就得到該食物的 GI 值。GI 值以 0 ～ 100 分級：0 ～ 55 為低，56 ～ 69 為中等，70 以上為高。純葡萄糖的 GI 值是 100；白麵包 GI 值為 75，代表血糖對白麵包中碳水化合物的反應是對純葡萄糖反應的 75%。相比之下，煮熟的大麥相對於葡萄糖的 GI 值是 28。[84]

有時候，這些比較會產生有趣且令人驚訝的結果。譬如蔗糖的 GI 值是 65，比

全麥麵包的 74 還低，原因在於麵包中的糖分子的種類。因為麵包中的澱粉，是以葡萄糖分子鏈結而成的複合碳水化合物。

單醣（葡萄糖、半乳糖和果糖）影響血糖的程度各不相同。果糖和半乳糖必須先經由血液運輸到肝臟，再轉化為葡萄糖、肝醣或脂肪酸，因此它們對血糖的影響程度約為葡萄糖的五分之一。蔗糖中有一半的糖分子是果糖，因而使其相對於純葡萄糖的 GI 值來得低。至於全麥麵包，雖然它的消化吸收可能比蔗糖更慢，但麵包中的葡萄糖會導致血糖的上升幅度，比蔗糖中的葡萄糖加果糖還要大。

GI 值有助於讓我們對 1 份含有 50 g 碳水化合物的食物，會對血糖會造成的影響有個大致的概念。只是，幾乎沒有任何食物，1 份所含的碳水化合物剛好是 50 g，因此研究人員創造了 GL 這種更實用的評測工具，以計算實際食用的碳水化合物份量。GL 值 0 ～ 10 為低，11 ～ 19 為中等，20 以上為高。

高 GI 的食物，其 GL 值並不一定就高。GL 的計算方式是：將食物的 GI 值乘以 1 份食物中所含的碳水化合物克數，再將總數除以 100。舉例來說，西瓜的 GI 值為 72，然而 1 份 120 g 的西瓜僅含 6 g 的碳水化合物，因此需要幾乎 8 份（960 g）的西瓜，才能提供 50 g 的碳水化合物。

120 g 西瓜的 GL 值為 4（GI 值為 72，等於每份 6 g 碳水化合物 ×72÷100）。在確認食物對血糖的實際影響時，碳水化合物的總量與其 GI 值一樣重要。P.185 表 5-3 提供了幾種常見食物的 GI 值和 GL 值。

升糖指數和升糖負荷的局限性

GI 值常被用來判斷食物的健康與否，可惜它並未透露食物的總營養成分、任何有害的污染物或可能存在的氧化產物。含極少量碳水化合物的食物 GI 值很低，GL 值也微不足道，像是肉類、甚至加工肉類或炸肉餅對血糖的影響就很小，但它們有可能隨著時間而大幅增加胰島素阻抗，並對血糖控制產生不良影響。[86-88]

此外，過度倚賴 GI 值作為參考，也可能導致人們選擇了並不健康的高碳水食物。例如，充斥脂肪和鹽的薯片，比相對健康的烤馬鈴薯 GI 值更低，所以有人會選擇薯片。其他不健康的零食，例如巧克力棒（candy bars）、杯子蛋糕和冰淇淋，也被視為可接受的選項，因為它們脂肪含量高，往往落在低 GI 的範圍內。消費者有可能因此被誤導，而避開了更具營養但碳水化合物較高的全食物（例如一些水果、澱粉類蔬菜和全穀物），只因它們的 GI 值相對較高。

一般而言，我們不會單獨只吃一種食物，而是會搭配其他食物一起食用，餐點內容的選擇與搭配，會對於整體的血糖變化影響深遠。例如烤馬鈴薯的 GI 值和 GL 值都很高，但是連皮一起吃，並搭配黑豆花生醬（或扁豆麵包〔lentil loaf〕）和羽

衣甘藍沙拉時，馬鈴薯的糖分就不會一下子被吸收，升糖反應就會變慢。此外，身體還會因為馬鈴薯中的其他許多營養成分而獲益。

雖然依賴食物的 GI 值和 GL 值來選擇食物有其局限性，但適當地利用這些指標，有時會很有幫助。例如比較類似食物或同類食物的 GI 值和 GL 值（例如燕麥片和玉米片）、不同的完整穀物（例如大麥和小米），還有米漿和豆漿等（見 P.185 表 5-3）。

純素飲食的升糖指數和升糖負荷

相較非素食者的飲食，純素飲食總體上 GI 值較低，而 GL 值為低至中等。一項檢視純素食者 GI 值和 GL 值的研究顯示，其平均 GI 值為 51，平均總 GL 值為 144（一天之中所攝取食物的總 GL 值）。

與非素食族群相比，純素飲食在這方面十分有利。在 4 項關於非素食者的大型研究中，處於研究組最低五分位數[13]參與者，其平均 GI 值範圍為 64 ～ 72。另一項研究也指出，該研究組總 GL 值的最低五分位數為 117，最高五分位數為 206。研究論文的作者認為，純素食者的 GI 值和 GL 值比葷食者低，可能是純素食者罹患心臟病和第二型糖尿病機率較低的因素之一。[89]

影響升糖指數的因素

許多食物未出現於 GI 列表中，是因為它們不是幾乎不含碳水化合物（例如肉、禽肉和魚），就是碳水化合物含量不足以實測出 GI，例如非澱粉類的蔬菜，包括綠色葉菜、綠花椰菜、白花椰菜、西洋芹、甜椒和黃瓜等，都是很好的例子。受試者可能需要吃到近 9 杯的量，才能從切成小塊的綠花椰菜中獲得 50 g 碳水化合物，以測量出 GI 值。

正如先前所提到的關於糖和麵包的 GI 值比較，食物的 GI 值有時看似違反常理，其中一些因素或許有助於解釋這些矛盾之處：[84, 85, 88, 90-93]

- **單醣類型**。與果糖或半乳糖相比，葡萄糖對血糖的影響要大得多。GI 值較低的甜味劑含有較多的果糖，但這並不代表它們是更健康的選擇。
- **澱粉類型**。食物中的兩種主要澱粉——直鏈澱粉和支鏈澱粉，這兩者的消化率差異極大。食物中約有 70% 的澱粉是支鏈澱粉，會迅速被血液所吸收；直鏈澱粉消化則較慢。與富含直鏈澱粉的食物相比，富含支鏈澱粉的食物往往

13譯注：五分位數或四分位數、三分位數是統計學會用的分級方式，藉以評斷或形容調查數據落於高或低於平均的範圍或程度。五分位數即是將受調人數均分成五等分（總體各 20%）。

GI 值較高。白米的 GI 值範圍很大即是一例，由於其直鏈澱粉和支鏈澱粉含量差異很大，這也是為什麼有些直鏈澱粉含量低的糙米 GI 值，會比某些直鏈澱粉含量高的白米來得高。[14]

- **膳食纖維含量和類型。**膳食纖維通常會降低食物的 GI 值，富含黏性纖維的食物（例如豆類和大麥），又比富含非黏性纖維的食物（例如麥麩）更有助於降低整體飲食的 GI 值。此外，高纖食物的 GI 值通常低於其精製食品，以直鏈澱粉含量相同的糙米和白米而言，糙米的 GI 值就比較低。

- **物理性的屏障。**豆類和全穀物被充滿纖維質的膜衣所包覆，成為保護種子的物理性屏障。也因為這層屏障，使得酶較難消化它們，因此這些食物的 GI 值較低。

- **食物成熟度。**隨著食物成熟，內含的澱粉會轉化為糖，因此 GI 值也跟著增加。

- **食物經烹調加熱。**同一食物在生食狀態下，會比熟食的 GI 值低。烹調會破壞植物細胞壁，加快澱粉和糖被人體吸收的速度。

- **食物的顆粒大小。**食物顆粒變得較小時，表面積便會增加，因此可以更快地被人體消化吸收。 例如，完整的全穀物比磨碎的穀物 GI 值低得多，完整水果的 GI 值比果泥或果汁低，而豆泥的 GI 值則比全豆來得高。

- **食物密度。**空氣含量較少的食物，比輕而蓬鬆的食物 GI 值來得低。白麵包比密度更高的白麵粉製義大利麵條 GI 值高。膨化穀物[15]也大大增加了它們的 GI 值。

- **結晶性。**生的澱粉是呈結晶狀，其分子以重複的序列排列組織。烹調會破壞這種結構，使澱粉更易消化，進而產生更高的 GI 值。然而，當煮熟的澱粉類食物冷卻時，澱粉某種程度會重新結晶（回凝）使 GI 值降低，例如紅皮馬鈴薯帶皮切丁煮熟後，GI 值為 89；冷藏一夜，隔天不加熱直接食用的話，同樣的馬鈴薯 GI 值則為 56。

- **酸度。**在食物中加入檸檬汁或醋等酸性物質，會降低其 GI 值。即使只是少量的醋（少於 30 ml〔1 oz〕），GI 值也降低了約 30%。發酵會產酸，因而使食物的 GI 值較低，像是優格的 GI 值就低於牛奶，酸種麵包的 GI 值低於一般麵包。

14審訂注：因支鏈澱粉的樹狀分枝結構讓消化酶作用的場所較多，所以來得容易消化，血糖也會上升得比較快。
15審訂注：諸如爆米花、爆米香、爆薏仁、爆小麥仁、仙貝、爆米餅等，都屬膨化穀物。

表 5-3 特定食物的 GI 值和 GL 值

食物	GI 值	GL 值
穀類		
煮熟的大麥，150 g	28	12
白麵包，30 g	75	11
全麥麵包，30 g	74	9
煮熟的蕎麥，150 g	45	13
煮熟的布格麥，150 g	47	12
墨西哥玉米薄餅，50 g	49	11
即食早餐玉米片，30 g	81	20
煮熟的小米粥，150 g	62	22
沖泡即食燕麥片，250 g	79	21
傳統軋製的燕麥片，250 g	55	13
煮熟的藜麥，150 g	53	13
煮熟的糙米，150 g	50-87	16-33
煮熟的白米，150 g	38-109	14-46
原味爆米香餅，25 g	82	17
原味仙貝，30 g	91	23
即時小麥絲餅，30 g	67	13
酸種黑麥麵包，30 g	48	6
煮熟的一般義大利麵，180 g	49	24
煮熟的全麥義大利麵*，180 g	44	18
豆科植物		
罐頭焗豆*，150 g	40	7
煮熟的鷹嘴豆*，150 g	29	7
煮熟的腰豆，150 g	22	6
煮熟的扁豆*，150 g	32	6
發芽的生綠豆，150 g	25	4
煮熟的海軍豆（白腰豆）*，150 g	31	9
搗碎的花生粒，50 g	7	0

* 在此列出的是所有研究的平均值

表格顏色代表的意義：

低 GI 值（≦ 55）或 GL 值（≦ 10）
中 GI 值（56-69）或 GL 值（11-19）
高 GI 值（≧ 70）或 GL 值（≧ 20）

範圍由低至高

食物	GI 值	GL 值
去皮對切的黃豌豆仁，150 g	25	3
煮熟的大豆*，150 g	16	1
堅果		
腰果，50 g	22	3
綜合堅果，50 g	24	4
蔬菜		
生的或水煮的胡蘿蔔*，80 g	39	2
胡蘿蔔汁，1 杯（250 ml）	43	10
水煮玉米，80 g	52	9
水煮歐洲防風草塊根，80 g	52	4
水煮冷凍豌豆仁，80 g	51	4
烤馬鈴薯，150 g	86	22
水煮白皮馬鈴薯，150 g	82	21
水煮南瓜，80 g	64	6
煮熟的地瓜，150 g	70	22
山藥，150 g	54	20
水果		
蘋果*，120 g	36	5
蘋果汁*，250 ml	41	12
杏桃，120 g	34	3
杏桃乾，60 g	31	7
香蕉*，120 g	60	14
哈密瓜*，120 g	68	4
櫻桃，120 g	63	9
椰棗，60 g	42	18
深紫色葡萄，120 g	59	11
奇異果，120 g	58	7
芒果，120 g	51	8
柳橙*，120 g	37	4
柳橙汁，250 ml	50	12
木瓜，120 g	56	5
桃子乾，60 g	35	8
西洋梨乾，60 g	43	12
鳳梨，120 g	66	6
李子，120 g	39	5
草莓，120 g	40	1
西瓜，115 g	76	4

食物	GI 值	GL 值
乳飲品		
牛奶，1 杯（250 ml）	31	4
米漿*，1 杯（250 ml）	86	23
豆漿*，1 杯（250 ml）	32	5
零食		
黑巧克力，50 g	23	6
牛奶巧克力，50 g	43	12
爆米花，20 g	65	7
洋芋片，50 g	56	12
椒鹽捲餅（Pretzels），30 g	84	18
彩虹糖（Skittles），50 g	70	32
糖		
龍舌蘭糖漿，10 g	13	1
果糖，10 g	15	2
葡萄糖，10 g	103	10
轉化糖漿，25 g	63	13
蜂蜜，25 g	61	12
乳糖，10 g	47	5
麥芽糖，10 g	105	11
楓糖漿，10 g	54	10
蔗糖，10 g	65	7

參考出處：[84]

* 在此列出的是所有研究的平均值

表格顏色代表的意義：

低 GI 值（≦ 55）或 GL 值（≦ 10）
中 GI 值（56-69）或 GL 值（11-19）
高 GI 值（≧ 70）或 GL 值（≧ 20）

範圍由低至高

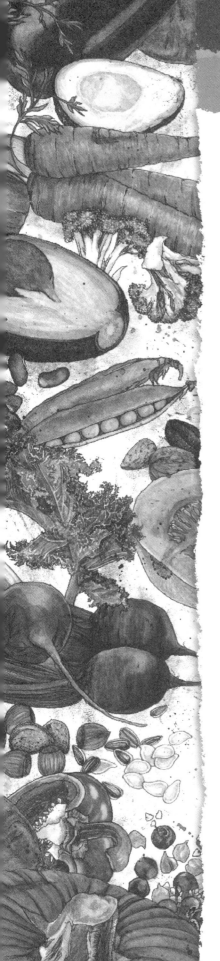

CHAPTER 6

留意攝取的礦物質

「曾經有位農夫對我說：『你不能只仰賴蔬食，因
為它不能提供任何造骨原料。』他虔誠地如此相信
著，並且每天都付出時間務農牧牛，盡心餵飼著他
口中所謂的造骨原料。他走在只吃蔬食的牛隻後頭
一邊這麼說著，儘管遇到各種障礙，牛隻還是強而
有力地拉著他，以及那只笨重的犁。」

——美國哲學家、作家與純素生活倡導者
亨利‧大衛‧梭羅（Henry David Thoreau）

人體從不曾真正地休息過。人的身體夜以繼日地不斷重塑
骨骼，製造酶和甲狀腺荷爾蒙，形成紅血球細胞，並維
持存續生命的體液中精確的酸鹼平衡。礦物質是維持這些系統
機制運作的重要部分，而食物是人體的礦物質來源。

　　但這些礦物質來自何處？作為自然循環的一部分（在細菌
和真菌的幫助下），腐爛的植物將礦物質釋放到土壤中，然後
這些礦物質再被新生植物吸收。因此，任何植物性飲食無疑能
提供每種必需礦物質的理想量。只是，醫療專業人員和大眾普
遍被刻板資訊洗腦，一提到骨骼強健和鈣質就聯想到乳製品，
並且認為比起植物性食物，食用肉類更能獲取鐵質。

　　不需要動物性食品，單靠植物就能獲得所有必需礦物
質——具有上述的認知是件重要的事。純素食者往往特別關心
鈣、鐵、鋅和碘的攝取。本章將探討礦物質的各種功能，並包
括建議攝取量、純素食來源和其他特殊問題。

◈ 礦物質的吸收

礦物質的生物利用率（被腸道吸收的難易度），受到許多因素的影響：

- 礦物質可能與其他物質鍵結（譬如植物中的草酸以及植酸）而失去可利用性。
- 個人的營養狀態會影響礦物質的吸收。例如，比起體內已儲有豐富鐵質的人，儲鐵蛋白（ferritin）濃度低的人，會更有效率地吸收植物性食物中的鐵。
- 年齡或生命期狀態可能是因素之一。女性在懷孕期間，腸道對鈣的吸收力可能會加倍；嬰兒為了應付快速生長的骨骼，鈣質的吸收力也很高。相反地，人在過了 40 歲之後，鈣質吸收率便開始下降。
- 鈣、銅、鐵、鎂和鋅會互相競爭吸收管道，服用單一礦物質補充劑可能會減少其他的礦物質吸收。因此，以鈣片補充劑為例，若想讓餐點中的鐵、鎂、鋅的吸收率最大化，鈣片的服用時機應在兩餐之間。
- 與大量攝取相比，少量攝取鈣、鐵或鋅時，身體會吸收更高比例的劑量。因此，在一天之中的不同時間服用 2 次 250 mg 鈣片，會比單次服用 500 mg 劑量更有效。
- 伴隨礦物質攝入的食物或飲料，會對吸收產生負面或正面的影響。例如，一餐中含有抑制吸收的因素（如牛奶、紅茶和麥麩皮）或增強吸收的因素（如富含維生素 C 的食物），將使鐵的吸收率相差 6 倍，甚至更多。
- 正常的胃酸（鹽酸）酸度會使礦物質離子化，進而提高其生物利用率。隨著年齡增長或頻繁服用制酸劑，會導致胃酸酸度降低，進而減少礦物質的吸收。

如此多可能會影響礦物質生物利用率的因素綜合起來，會讓每個不同個體的情況更加複雜化。[1-3]

礦物質、食物加工和製備過程

精製的全食物（特別是穀物），會顯著影響其礦物質含量（更多資訊詳見 P.169～170）。礦物質可溶於水，因此如果把烹調用水倒掉，礦物質就會隨之流失，蒸的方式能保留較多營養素。礦物質耐高溫，像是火災後殘留的灰燼就是礦物質所形成。美洲原住民霍比族（Hopi）的飲食以植物為主，他們在準備玉米料理時，傳統作法會使用燒焦的玉米芯、豆類蔓藤、杜松灌木和其他植物的餘燼，來強化飲食中的鈣、銅、鐵、磷和鋅。[4, 5]

植酸

要通盤評估人體對礦物質的需求，應考量它們在食物中的形態，因為這會影響礦物質被吸收的難易度。在植物性全食物中，鈣、鐵、鎂和鋅有可能與磷結合，成為被稱為植酸鹽的化合物。這些被鍵結住的礦物質直接吸收率會較低，然而，透過在人們傳統的烹調習慣中，豆科植物、全穀類、堅果和種子所含的礦物質依舊能被釋出。[6-10]

純素食者往往藉由浸泡、發芽、發酵、攪打，或將植物榨汁來提高礦物質的可利用率。在自然界中，植物發芽會釋放礦物質以支持幼苗生長。浸泡種子、堅果、綠豆、扁豆和全穀物，或孵芽菜作為食物時，天然存在的植酸酶（phytases 或 phytatesplitting enzyme，可分解植酸的酶）會被活化，進而釋放被鍵結住的礦物質。當植物性食物被榨成汁或使用食物調理機攪打（blend）時，細胞壁會被破壞而釋出植酸酶，便可增加礦物質的生物利用率。[1, 6-9]

植酸酶也存在於細菌、酵母和真菌當中。植物性食物發酵時，像是大豆被製成天貝或味噌時，超過一半的植酸會被分解。酵母對小麥也有類似影響。不僅如此，酸種麵糰發酵產生的酸度，可使植酸的分解率高達97%。這些常見的食物製備過程，會釋出原先與其他物質結合的鈣、鐵、鎂和鋅，以利人體吸收。[4, 6, 7, 10-12]

飲食還會影響腸道中可分解植酸的微生物菌落。相較於非素食者，素食者（其飲食中原本就含有較多的植酸）的腸道菌落，對植酸與礦物質的複合物擁有更強的分解力。[13] 大家或許覺得植酸本身是有害，但它們的存在也會帶來好處。這些化合物是天然的抗氧化成分，有抗癌、預防心血管疾病和糖尿病的作用。[6, 11, 12] 純素食者通常不需要在飲食中額外添加麥麩皮，因為他們攝取的膳食纖維已經足夠。麥麩皮是植酸的密集來源，可顯著影響礦物質的可利用率。（小麥胚芽的植酸含量低，並不會造成問題。）

草酸鹽

草酸鹽（oxalate）是草酸和礦物質（鈣、鐵、鎂或鋅）的緊密結合物，在食物製備和消化過程中不易被分解。莧籽、甜菜根、甜菜葉、樹薯、韭菜、巧克力調味豆漿、藜（lamb's quarters）、味噌、巴西里、馬齒莧、酸模、菠菜、楊桃、瑞士甜菜（牛皮菜，Swiss chard）和完整的芝麻，都是草酸鹽含量極高的植物性食物（欲查詢明確含量，請上網搜尋搜索美國農業部「特定蔬菜的草酸含量」〔Oxalic Acid Content of Selected Vegetables〕列表）。[14]

在上述礦物質中，鈣與草酸的結合最為緊密。例如菠菜雖富含鈣，但只有約5%

建議攝取量

美國國家醫學院（IOM），建立了一套針對健康族群各種營養素的建議攝取量參考標準，稱為「膳食參考攝取量」。這些數值包括了：建議攝取量（RDA）、足夠攝取量（AI）和上限攝取量（UL）。

RDA 是滿足 97～98% 的健康個體營養需求的平均每日攝取量。AI 則是當數據不足無法定出 RDA 值時，以實驗或觀察流行病學的數據，衍算出健康者實際攝取的營養素量，可被視為某種「最佳衍算值」。UL 是攝取量的上限攝取量，意即此份量即使在沒有醫療指示之下並且長期每天攝取，對於健康族群中絕大多數的人都不會造成不良影響。

此外，美國食品和藥物管理局要求食品標示的營養成分中，需針對維生素 A 和 C、鈣和鐵及可能含有的其他微量營養素（譬如強化或濃縮的結果）個別列出每日攝取值（DV）。這個每日攝取值是根據每日攝取 2,000 kcal 的飲食，以及過去的建議攝取量所得的參考值，其中一些數值會與目前的 RDA 和 AI 相近。[98, 99]

欲知不同年齡層及懷孕和哺乳期婦女的 RDA 和 AI，詳見 P.477。網路上更多相關資訊，詳見 P.480 所列的參考網站。[3, 20, 38, 81, 84, 89]

RDA—建議攝取量　　　UL—上限攝取量

AI—足夠攝取量　　　DV—每日攝取值

的鈣質可被人體吸收，其餘則會跟草酸結合，並且隨糞便排出。菠菜中大部分鐵質仍可被人體吸收，因為草酸鹽主要與鈣結合。撇開礦物質與其他物質鍵結因而降低吸收度的問題，這些綠色蔬菜仍為飲食貢獻了高度的營養價值，因為它們提供豐富的葉酸、維生素 K、β- 胡蘿蔔素，以及不受草酸鹽影響的其他保護性營養素和植化素。[15, 16]

倒掉浸泡食物的水時，一些草酸鹽和與其結合的礦物質也會跟著一起流失。研究指出，汆燙會使菠菜中總草酸鹽含量降低 60%，扁豆則是降低 16%。這是因為草酸鹽溶於烹調的水中，再加上一些草酸鈣複合物在分解後，隨著水被瀝除而流失。[4, 7, 10, 15-18]

草酸鹽存在於體液中，但當這些可能形成結石的鹽類在尿液中濃度過高，且尿液 pH 值為酸性時，沉積物會形成表面尖銳的草酸鈣鹽（最常見的腎結石類型）。事實證明，限制鈣的攝取量不能有效預防這類結石，相反地，鈣可以在腸道中與草酸鹽結合，進而阻止其吸收。攝取產鹼食物（例如蔬果）反而能減少尿液的酸性，

還有避吃動物性蛋白質、少吃高草酸食物、服用檸檬酸鈣補充劑和飲用大量水分，提供了更為成功的解決方案。[19]

◇ 了解礦物質

鈣

透視鈣質

鈣（calcium）是人體最常見的礦物質。人類可經由直接食用植物性食物、人類或其他哺乳動物的乳汁，或者其他飲食來源（例如墨西哥玉米薄餅的傳統加工程序會使用的石灰水）來獲取鈣質。

在畜牧業出現之前，世界上許多地方的人在沒有乳製品的情形下，飲食都富含鈣質（平均每天 2,000 mg 以上）。然而，他們當時食用的許多植物和植物部位，現代人通常不吃。超市中大部分產品都是為了好吃美味或方便通路運輸而販售，而非基於其出色的營養價值。因此，現代人的鈣質攝取量，遠低於早期人類從植物性食物獲取的鈣質。[21-23]

同時，營養教育宣導和乳製品廣告，引導大眾相信人類需要牛奶來滿足鈣質需求。儘管大多數西方國家的飲食指南可能暗示其他可能性，但在人類的歷史上，其他哺乳動物（例如酪牛）的乳汁從來就**不是**人類飲食的根基。酪農業似乎是近年興起的現象，僅在世界上的特定地區發展。在這些地區，物競天擇有利於遺傳適應，讓人們得以在斷奶後還能靠牛奶來維持生長。通常在生命階段初期幾年之後，世界上有多達 70% 的人口體內的乳糖酶產量減少（一種稱為乳糖不耐症的特性），並會喪失消化乳糖的能力。乳糖是人類、乳牛和其他哺乳動物乳汁中的醣類。在南美洲、非洲和亞洲，超過 50% 人口在斷奶後會發展出乳糖不耐症，這些人喝牛奶後可能會出現腹痛、腹脹、胃腸脹氣和腹瀉。在一些亞洲國家和美洲原住民中，這個比率甚至接近 100%。[22-24]

鈣的功能

鈣質以賦予骨骼和牙齒硬度的建構作用而著稱。骨骼是種不斷成骨和蝕骨的動態平衡組織，在成長期和成年早期階段主要是骨骼生成，老年則偏重於蝕骨作用。人體在大約 28 歲時達到骨質量巔峰，而後幾十年整體骨質量會有微小變化；女性停經後和老年期男女，估計每年都會流失 1～2% 骨質。在生長和青春期期間攝取足夠鈣質，有助於避免晚期發生骨折。[25]

鈣也具有重要的非結構性功能，儘管這些功能僅需體內的 1% 鈣質，包括凝血（受傷後所需）、放鬆肌肉（缺乏鈣質的話，肌肉收縮後會持續緊繃）、神經細胞傳導和細胞代謝調節（例如將能量儲存為肝醣）。維持建議的鈣質攝取量可能也有助於預防高血壓。

鈣對於生存至關重要，身體必須將血液和組織間液的鈣質濃度維持在一個特定極小範圍內。鈣濃度下降時，副甲狀腺會偵測並調節，分泌副甲狀腺素以活化維生素 D，此舉能提高腸道吸收率，減少尿鈣流失，迅速提高鈣濃度，必要時還會分解骨骼釋出鈣質。[3, 20]（更多關於鈣質和其他營養素在構建和維持骨骼上發揮的作用，詳見 P.71。）

建議攝取量

針對成人的鈣質建議攝取量為每天 1,000 mg；50 歲以上女性和 70 歲以上男性每天 1,200 mg。50 歲以下的上限攝取量訂為每天 2,500 mg，超過 50 歲則為 2,000 mg。[3, 20]

純素食者攝取量

自 1954 年以來，全球性研究顯示，純素食者每天平均攝取的鈣質約 500 ～ 940 mg，相當於提供 50 歲以下成人建議標準的 50 ～ 94% 左右。[26-30] 許多這些研究中的純素食者無法取得鈣質強化食品，但這樣的情況正在改變。自 1990 年代末期以來，北美地區已普遍販售添加鈣質的非乳飲製品的非乳製飲品，許多其他地區也都能購得這些和其他富含鈣質的純素食品。（有趣的是，美國非素食者的平均鈣質攝取量，也遠低於每個年齡層和性別群體的建議攝取量，尤其是女性和 50 歲以上的成年人。[20, 31, 32]）

純素食者骨折機率較高，確實與鈣質攝取量相對較低有關，但整體而言，植物性飲食似乎不會增加骨質疏鬆症的風險。[30] 除了以下所列的飲食來源，鈣片亦可幫助純素食者輕易達到建議的攝取標準。

飲食來源

各種蔬菜都富含鈣質，特別是草酸鹽含量低的綠色葉菜（綠花椰菜、青江菜、羽衣甘藍、大白菜、西洋菜、芥藍菜、蘿蔔葉），蔬菜中有 40 ～ 60% 的鈣可被人體吸收 [29, 100]；寬葉羽衣甘藍（collard）和蒲公英葉（dandelion greens）屬於草酸鹽含量中等的青菜，也是不錯的鈣質來源；草酸鹽含量高的青菜（甜菜葉、菠菜和瑞士甜菜）鈣質吸收率最差，人體僅能吸收約 5%。[29, 100]

添加檸檬酸蘋果酸鈣（calcium citrate malate）的高鈣果汁，鈣質的吸收率很好

使骨骼更強健的紮實對策

- 遵循 P.466 的「純素餐盤」原則。這項健康的飲食計畫,提供了造骨所需之完整營養素,包括蛋白質、必需脂肪酸、硼、鈣、銅、氟、鎂、錳、磷和鋅等礦物質,還有維生素 B12、B6、C、D、K 和葉酸。

- 每天食用深綠色蔬菜。購物清單中要包括綠花椰菜、羽衣甘藍、寬葉羽衣甘藍、青江菜和大白菜。尋找家裡附近販售優質農產品的市場或市集採購食物,在自家花園、陽台種植蔬菜,或每週宅配一次有機農產品。學習美味的蔬菜烹調方法。用富含礦物質的水來燉湯或烹調穀物。

- 使用鈣為凝固劑★的豆腐來製作料理。豆腐的應用廣泛,從湯到甜點等各種美味佳餚,都可以用它來作為主食材。購買時請檢視食品標示上的鈣質含量,鈣的每日建議攝取量為 1,000 mg。豆腐、天貝和豆漿裡的蛋白質和大豆異黃酮,也有益於骨骼健康。[94]

- 飲用添加鈣質的飲品。添加鈣質的植物奶和果汁,有助於將總體鈣質攝取量提高至建議標準。飲用時記得搖勻,以完整攝取到沉澱於底部的鈣質。

- 不妨將杏仁、杏仁醬、芝麻醬和黑糖蜜納為正餐和零食的一部分。將 2 大匙(30 ml)花生醬換成等量的杏仁醬,可使鈣質攝取量增加 73 mg;將 1 大匙(15 ml)果醬換成等量的黑糖蜜,可使鈣質攝取量提高至驚人的 80 ～ 200 mg(請檢視食品標示以了解精確含量)。

- 控管影響鈣質吸收物質的攝取量。避免攝取大量鹽分、酒精、咖啡因,並且不要吸菸。

- 多曬太陽或補充維生素 D。白天頂著陽光散散步,讓身體能合成維生素 D 以供應一日所需(更多關於此主題的資訊,詳見 P.72)。如果曬不到陽光請補充維生素 D,以確保足夠攝取量。

- 多運動、散步、慢跑、跳舞、打球、健行、參加有氧課程,或進行其他負重訓練以強健骨骼。

- 利用補充劑補充飲食中不足的攝取量,若未達建議標準,必要時可每天額外服用鈣片。

★ 譯注:使用硫酸鈣,也就是俗稱的石膏來作為豆腐凝固劑。

(約 50%);它也被添加於一些植物奶和豆腐中,使其成為良好的鈣質來源(詳查食品標示)。人體可從這兩種食品可吸收到所需 30 ～ 32% 的鈣(約與牛奶和某些礦泉水的吸收率相同)。[33-35]

中東芝麻醬(tahini)和各種豆類的鈣質吸收率約為 20%。[29, 100] 人體從含有植酸的杏仁中,可吸收 14 ～ 21% 的鈣質,不過,杏仁浸泡 8 ～ 12 小時後的吸收量會再增加。[100] 柳橙、無花果、有機黑糖蜜 1(organic blackstrap molasses)和許多植物性食物(少量)都含有鈣質。P.466 中的「純素餐盤」,特別介紹各種食物類別中富

---

1 審訂注:糖蜜,是一種將甘蔗或甜菜製成食糖的加工過程中所產生的副產品,一般多為棕黑色的黏稠液體。本質上與糖差異不大,只是在某些微量礦物質上比普遍的糖多一些,偶而搭配使用是可以的。故不應將黑糖蜜作為鈣質食物的「主力來源」,以免因此攝取過多的糖造成其他健康上的隱憂。

含鈣的食物，另也可詳見 P.216 表 6-2。

鈣質補充劑

許多純素食成人受惠於可提供數百毫克鈣質的補充劑，以補足每日攝取量。綜合維生素礦物質補充劑，通常含有約 200 ～ 400 mg 的鈣質，劑量再高的話會使藥錠太大而難以吞嚥。許多鈣質補充劑在與胃酸一起時的吸收最好，因此在用餐時一併服用效果會更好，但檸檬酸鈣（calcium citrate）和檸檬蘋果酸鈣（calcium citrate malate）可隨時服用。如果在兩餐之間服用，這種形式的補充劑並不會阻礙食物中鐵和鋅的吸收。由於維生素 D 對於鈣質的最佳吸收非常重要，因此含有至少 15 mcg（600 IU）維生素 D 的鈣加維生素 D 補充劑最為有益。

關於攝取的特殊問題

高鹽或高鈉攝取量會增加鈣質的流失。每小匙鹽（6 g）約含有 2,400 mg 的鈉，當鈉從腎臟排出體外時，如此的鈉量會帶走 24 ～ 40 mg 的鈣，時間一久，這種尿鈣損失可顯著影響骨質流失。據估計，假設所有相關鈣質損失都來自骨骼，成年女性如多攝取超出每日需求量 1 g 的鈉，將導致每年的骨質流失率再額外增加 1%。[20]

鐵

透視鐵質

以往的營養學教科書，都因為人體對植物性食物中的非血基質鐵吸收率較低，而將其評定劣於肉類中的血紅素鐵。但我們現在知道，身體對於非血基質鐵的吸收調控機制是比較理想的，能依據身體需求調節其吸收率。如果體內的鐵（iron）儲存量低，身體自然會從植物性食物中吸收更多的鐵；如果儲存量豐富，腸道會吸收較低比例的非血基質鐵。（食物的製備方式和組合也會影響非血基質鐵的吸收。）[2, 29, 36-40]

即使人體內鐵的狀態是足夠的，存在於肉類和血液中的血基質鐵，還是很容易會被立即吸收。鐵一旦被吸收，身體排出過量鐵質的機制就會受到限制。由於鐵是種氧化促進物質，體內存在過多的鐵，可能會損害 DNA 和其他分子。新的研究還表示，大量攝取鐵質和體內過量的鐵質，與阿茲海默症和帕金森症、關節炎、第二型糖尿病、心血管疾病、結直腸癌和其他癌症有關。為了避免鐵質過量，建議從植物攝取非血基質鐵。[2, 29, 36-40]

雖然最好能避免攝取過量的鐵，以避免增加氧化壓力，但人體確實還是需要足

夠的鐵質，來維持生命所需的功能。在純素食者和其他素食者中的缺鐵性貧血，並沒有比非素食者來得常見。不過，缺鐵是全球人類共同面臨的主要營養缺乏問題，無論任何飲食型態皆然，特別是育齡婦女、嬰兒和青少年。在美國，青少年和成人中罹患缺鐵性貧血的機率，女性估計為 2 ～ 5%，男性估計為 1 ～ 2%。[2, 29, 38, 41]

鐵質的功能和損耗

鐵是為紅血球的組成成分之一，扮演著相當重要的角色。它負責人體全身的氧氣運輸，在需要時釋放這種人類賴以維生的物質，並帶走代謝廢物二氧化碳。在肌紅蛋白（myoglobin）中，鐵傳送氧氣至運作中的肌肉。作為許多酵素系統的一部分，鐵在產生細胞能量、免疫系統功能、排除有害物質，以及對於學習和行為的心智發展過程中，都是關鍵因素。[20]

身體不斷地分解紅血球並製造新的紅血球，有效地從老廢的紅血球中回收鐵質。然而，每天從皮膚和腸道內壁脫落的細胞中，都會損失少量鐵質，必須透過食物或補充劑來彌補。

還有其他原因可能導致缺鐵。育齡婦女每個月經血所額外流失的鐵質，從 30 ～ 45 mg 皆有可能，使得她們在飲食上對鐵的需求高於男性。生長和建構新細胞會消耗嬰兒和兒童體內儲備的少量鐵質。青少年則因飛快的成長速度和眾所皆知的不良飲食習慣，也可能面臨鐵質不足；青少女還會因月經而流失不少鐵質。年輕而過胖的女性因不當的飲食減肥，成為另一個缺鐵風險的族群。因為任何原因（如潰瘍或捐血）失血的人，對於鐵的需求量更高。此外，運動員由於氧氣需求量和鐵質耗損量皆高，需求也較高（見第 13 章）。[38, 49]

建議攝取量

男性和停經後女性鐵質的建議攝取量訂為每天 8 mg，育齡婦女每天為 18 mg。[2] 雖然衛生單位未單獨為素食者（包括純素食者）訂定每日建議攝取量，但美國國家醫學院建議，由於植物性食物中非血基質鐵的生物利用率較低，因此建議目標攝取量應為非素食者的 1.8 倍。根據這項原則，建議純素育齡婦女每天應攝取 32.4 mg 的鐵質；其他成人應攝取 14.4 mg；其他年齡層人士，請參閱 P.479 的建議攝取量再乘以 1.8 倍。[29, 38, 42, 43, 49]

建議素食者應攝取更高量鐵質一事是有爭議的，起因於它是基於一個設計不良的研究。在這項研究中，參與者食用的素食飲食中所含能增強鐵質吸收的成分（如

---

2 審訂注：台灣衛福部「國人膳食營養素參考攝取量」第八版（民國 109 年）：大於 51 歲以上男女之建議攝取量為每日 10 mg；10 ～ 50 歲女性每日為 15 mg。

蔬果中的維生素 C 和有機酸）較少，而會干擾鐵質吸收的物質（如單寧）較高。此外，該研究並非針對奶蛋素食者或純素食者進行，相較於非素食者，他們的儲鐵蛋白濃度通常會較低，進而增加了鐵的吸收率。飲食中納入富含維生素 C 的食物，且不常在用餐時喝茶、咖啡、或者使用鈣質補充劑的純素食者，不太需要拘泥於這個建議攝取量。儘管如此，大眾還是普遍認為包括純素食者的素食人士，應攝取比非素食者更多的鐵質。[29, 38, 42, 43, 49]

純素食者攝取量及體內鐵質狀態

研究指出，純素食者鐵的平均攝取量，雖然還不及育齡期的奶蛋素食婦女每日攝取到 32.4 mg 那麼多，但與非素食者差不多或甚至更高，而且也高於建議攝取量。研究顯示，美國的純素食女性每日平均攝取量約為 22 ～ 23 mg，高於非素食對照組；德國的純素食女性平均每天攝取 20 mg；美國的純素食男性平均攝取量明顯高於非素食者。純素食組男女兩性體內的平均鐵質狀態（血紅素、血比容〔hematocrit〕和儲鐵蛋白濃度）都顯示是足夠的，而且據報告指出，還比非純素食者對照組更好。[29, 30]

針對鐵質的實驗室檢驗

有許多常規的實驗室檢驗可反映人體內鐵的狀態，包括血紅素（顯示這種含鐵蛋白質的量）、血比容（表示紅血球濃度）和血清中的儲鐵蛋白（測量體內儲鐵量）。素食者的儲鐵蛋白通常低於非素食者。假如能在飲食中持續補充流失的鐵，這種情況雖然常見，人體並不會有感覺，也不會造成問題。除非會處於飢餓時期好一段時間，否則身體擁有比鐵儲存下限值更多的鐵，並沒有明顯的好處。事實上，儲鐵蛋白較低或許還是優勢，而且可能與改善胰島素敏感性，以及降低罹患第二型糖尿病風險有關。[2, 36, 40, 44] 研究人員也正在研究當人體的儲鐵蛋白較低時，與冠狀動脈疾病、大腸癌和發炎反應風險降低之間的關係。[2, 29, 45]

然而，隨著鐵質耗盡，其他的鐵質狀態指標可能會減少，也許會感到疲倦和畏寒。當血液中血紅素低於正常範圍時，會出現缺鐵性貧血；當身體的氧氣輸送系統受損時，人們可能會感覺精疲力竭、易怒、嗜睡且頭痛、皮膚可能顯得蒼白。人體是否缺鐵很容易診斷，驗血就能知道結果，當缺鐵情況因治療而獲得改善時，也能追蹤得出來。[46]

飲食來源

豆科植物是鐵質的良好植物來源，每杯（250 ml）豆類或扁豆，或每 1/2 杯（125

ml）大豆或豆腐，可提供 3 ～ 6 mg 的鐵（見 P.216 表 6-2）。一份添加鐵質的早餐穀麥片更可提供多達 18 mg 的鐵。[3] 廣泛食用各種蔬菜、燕麥片或其他全穀物、南瓜籽和果乾，便能很快達到建議攝取量。黑巧克力或糖蜜（特別是黑糖蜜）提供了滿足嗜甜欲望同時又可增加鐵攝取量的方法 [4]，但由於糖蜜可能殘留高濃度農藥，所以建議選擇有機品牌。還有，以鐵製炊具烹煮酸性食物（如番茄醬）時，也會溶出一些鐵質到醬汁當中。[2]

關於攝取的特殊問題

從植物性食物中吸收的非血基質鐵比率，會依據身體需要、食物製備方式及飲食組合而有所變化。雖然世界上某些貧困地區人口勉強維生的植物性飲食，確實存在鐵（和鋅）不足的現象，但食物供應和品項充足的地區，基本上都沒有這個問題。[1, 2, 6, 8, 38, 47, 48]

正如 P.191 談及植酸的部分所述，植物性食物經浸泡、發酵、釀造和催芽後，會增加人體對鐵和其他珍貴礦物質的吸收。[48] 草酸對富含鈣和鐵的食物（如菠菜）中的鐵質的吸收率之影響似乎不一的，甚至影響不大，因為相較於鐵，其中的鈣質會先與草酸結合。[15, 16]

同時食用富含維生素 C 的食物（例如紅甜椒或草莓）時，富含鐵的植物性食物吸收率會顯著增加，因為鐵從三價鐵形式轉變為更容易吸收的二價鐵形式。柑橘類水果中的檸檬酸也可增強鐵的吸收。堅持水果必須與其他食物分開食用──這種不合時宜的飲食規則大可拋諸腦後，特別是對於體內鐵質含量低的消費者而言。黃、紅和橘色食物中的 β - 胡蘿蔔素，也有助於鐵質吸收。[2, 6]

純素食者會食用大量蔬菜和水果，所攝取的維生素 C 通常是非素食者的 1.5 倍以上，這對於鐵質的吸收具有顯著優勢。例如，目前已證實，含 75 mg 維生素 C 的 150 ml 柳橙汁，可使同時一起食用的食物中之鐵質吸收增加 4 倍。其他研究也顯示，50 mg 的維生素 C 可使鐵質吸收提高 6 倍。食用 3/4 杯（185 ml）下述任何一種食物，都可提供 50 mg 維生素 C：綠花椰菜、抱子甘藍、白花椰菜、寬葉羽衣甘藍、甜椒、荷蘭豆、哈密瓜、柑橘類水果和果汁、芭樂、木瓜、草莓和維生素 C 強化果汁、還有 1 顆奇異果、1/4 杯（60 ml）紅甜椒，或一大份沙拉。

食物即使經過烹煮，仍會留有一些維生素 C。例如蔬菜在微波之後，維生素 C 含量仍保有 85%、蒸煮後為 70%、氽燙後為 50%（損失因烹調時間和溫度而異）。

---

3 審訂注：因應廠牌的不同會有所差異，請詳閱營養標示。
4 審訂注：純度高且無添加牛奶、奶粉、鮮奶油製作的黑巧克力，雖可提高鐵的攝取量，但可可所含的部分成分會降低鐵的吸收率，故仍建議當成一般甜食看待，而非補充鐵的主要來源。（詳見 P.200）

1 顆大的馬鈴薯在烘烤後，也仍留有 30 mg 的維生素 C。[2, 49-51]

洋蔥和大蒜可使穀物和豆科植物中的鐵（和鋅）可利用率增加 50%，進一步提高鐵的吸收量。[52]

相反的，飲食搭配富含單寧和其他多酚成分的飲料時，像是紅茶、咖啡、可可和紅酒，會減少膳食鐵質的吸收。鈣質補充劑也會抑制鐵的吸收。[2, 6] 為了讓鐵質吸收率極大化，最好與鐵質直接來源的膳食間隔 1 小時，再飲用這些具抑制吸收效果的飲品。

鐵質補充劑

對那些抽血檢驗顯示為貧血的人來說，服用鐵劑或含鐵的綜合維生素礦物質補充劑可能會有所幫助。但最好還是避免過量使用補充劑來補充這種會促進氧化的礦物質。當缺鐵情況改善時，將擁有植物性鐵質良好來源與富含維生素 C 的食物相結合的飲食，是長期維持體內鐵質狀態的更好選擇。[46]

鋅

透視鋅

檢測人體內鐵質狀態的方法既便利也很普及，但是針對鋅（zinc）的檢測卻不太普遍。血漿、紅血球、頭髮和尿液中鋅的濃度過低即代表嚴重缺鋅，會導致生長發育遲緩、免疫力下降、腹瀉、食欲不振以及味覺受損。微量缺乏鋅可能很難被檢驗出來。當體內缺乏鋅時，人體可能會將可用的鋅轉移到最關鍵的需求部位，且會更有效率的吸收鋅，並吸收再利用體內原有的鋅。[2, 53, 93]

缺鋅的個體，在童年和青春期以及成年期的身材可能較為矮小。30 年前，在伊朗和中東其他地區，飲食中植酸含量高、整體食物種類也較少的貧困人口身上，觀察到了缺鋅的影響。在他們的飲食中，幾乎未經酵母發酵的全麥麵餅，提供了總熱量的 50 ～ 75%，有時甚至更多。雖然麵粉含有足夠的鋅、鈣和鎂，但這些礦物質的生物利用率很低。即便有使用酵母，但麵食的製程太短，使得酵母的植酸酶沒有足夠時間分解植酸與礦物質的複合物。[54] 而假如使用以下作法，也許能減緩由此產生的缺鋅症狀：

- 以更長時間發酵的方式製作麵食。
- 購買豆科植物、種子或芝麻醬等富含鋅又經濟實惠的食品。
- 在餐點中加入洋蔥或大蒜，以提高鋅的生物利用率。[52, 54]

諸如南亞和東南亞、撒哈拉沙漠以南的非洲、中美洲和安第斯山脈等地，在這些食物種類有限的貧困人口中也有類似困擾。事實上，世界上高達 20% 的人口缺乏足夠的鋅攝取量或吸收量。[53] 這種影響在從懷孕到青春期的快速增長階段尤其明顯。

以全穀物或精製穀物為主的受限飲食，可能導致這樣的鋅缺乏。穀物精製時雖然會去除大部分會限制鋅吸收的植酸，但也會因此失去大部分的鋅。以精製穀物產品為主的飲食，以及含有大量的糖和脂肪的食品和飲料，其中的鋅含量也很低。[55, 56] 在北美，嚴重缺乏的狀況不常見，反而是邊緣缺乏的狀況經常發生，特別是在孕婦（有時導致早產）以及低收入家庭的兒童身上。[55]

鋅的功能

鋅對於細胞分裂至關重要，並在懷孕期間以及從嬰兒期到青春期的成長過程中，扮演著關鍵的角色。鋅對於免疫反應很重要，是傷口癒合的必要條件。它也是體內約 300 種不同酵素的催化劑，對神經發育極為重要。味覺感知能力也高度倚賴鋅。體內某些組織和體液含有相對高濃度的鋅，包括眼睛的虹膜和視網膜，以及攝護腺、精子和精液。[38, 57, 58] 鋅也是調節男性血清睪固酮濃度的一個因子。[59]

建議攝取量

女性建議攝取量為每天 8 mg，男性為 11 mg。[5] 男性需求較高，部分原因是他們會隨著每次洩精流失 0.6 mg 的鋅 [38]（熱情的純素食者，或許該考慮在床邊放碗腰果、南瓜或葵花籽，以適時補充鋅）。

美國國家醫學院建議，攝取大量未精製穀物和植酸的素食者，可能需要攝取比建議值多 50% 的鋅。然而這一點尚未獲得證實，因為目前缺乏能夠檢測出輕微鋅狀態偏低的臨床檢測。[38, 93]

純素食者攝取量

在美國、英國、加拿大、澳洲和德國進行的 7 項研究中，女性和男性素食者平均都有達到或超過鋅的標準建議攝取量。[29, 30] 在美國和英國的兩項研究中，平均鋅攝取量比建議攝取量少了約 10%。[29] 熱量攝取特別低的純素食者，鋅的攝取量同樣也較低。某些老年人，無論飲食型態如何，都會因為食量有限、飲食不夠多樣化或主要都吃精製食品，而導致攝取量也較低。[60]

---

5 審訂注：台灣衛福部「國人膳食營養素參考攝取量」第八版（民國 109 年）：13 歲以上女性每日 12 mg，男性每日 15 mg。

飲食來源

通常含鐵的純素食品也都含有鋅，例如種子、堅果、豆科植物和豆腐，以及包含燕麥片和糙米在內的全穀物。一項研究確定，儘管吸收率較低，但由於全穀物產品中鋅含量較高，參與者從全麥麵包中所獲得的鋅，會比從白麵包多 50%。[2] 只要看一下 P.216 表 6-2，就能知道種子和種子醬是素食飲食中提供最多鋅的超級巨星。鷹嘴豆泥醬[6]、全穀物的麵包或脆餅，對於兒童和成人都是富含鋅的極佳點心。

關於攝取的特殊問題

諸如醃漬釀造、發酵（麵包）、浸泡（堅果、種子、乾豆類和全穀物）、催芽，以及使用酸種麵糰等食物製備方法，可大大增進鋅的吸收。食物中存在的酸或發酵過程中產生的酸，會分解與鋅結合的植酸，增加鋅的生物利用率。[2, 7, 49] 在鷹嘴豆泥醬或米飯中添加大蒜[7]，可以增加自鷹嘴豆、中東芝麻醬和穀物中所攝取到的鋅含量。[52]

當體內缺鋅時，身體吸收鋅的能力會變得更有效率，自然也會減少鋅流失。當人體對於鋅具有急迫需求時，例如懷孕期間，便會更有效率的加以吸收和儲存。身體也會為了因應低攝取量，而自動產生適應反應。[49, 58, 93]

碘

透視碘

人體只需要微量的碘（iodine），但它對生命和健康乃是不可或缺。世界上大多數的碘都存在於海洋中。土壤中這種礦物質含量因地區不同而有很大差異，因此某些作物富含碘，某些含量就很少。[38, 61]

1920 年代之前，在五大湖以及阿帕拉契（Appalachia）和美國西北部地區很常見缺碘症。自 1924 年以來，北美的製鹽商就已在鹽裡添加碘，為一般人口提供這種必需營養素，並防止一些地區常見的缺碘症[61]，此舉成效頗彰。然而，在歐洲、非洲和亞洲某些地區，以及一些飲食缺乏碘鹽或海藻類的人，缺碘的問題依然存在。

碘的功能

碘是甲狀腺荷爾蒙（三碘甲狀腺素〔triiodothyronine〕或簡稱 T3、四碘甲狀腺素〔thyroxin〕或簡稱 T4）的重要成分，它們會影響體內大部分器官系統。碘對能量代謝極為重要，缺碘會導致代謝功能下降，也就是大家所稱的甲狀腺功能低下。

---

6 編注：在搗成泥的鷹嘴豆中，添加中東芝麻醬、橄欖油、檸檬汁、鹽等材料調味的一種中東傳統食物。

7 審訂注：不食用大蒜者，可改以酸性物質調味，如：醋、檸檬汁等，來提升吸收率。

碘是透過位於喉嚨下部的甲狀腺發揮作用。甲狀腺功能低下會導致甲狀腺腫大，此乃由於甲狀腺為了努力吸收碘而變得極度腫脹[8]。缺碘的其他症狀還有皮膚問題、體重增加和膽固醇濃度升高，成人可藉由增加碘攝取量來逆轉這些問題。缺碘也與乳房纖維囊腫有關。[38]

懷孕期若是缺碘會更加悲慘，因為仰賴碘所製造的甲狀腺荷爾蒙，對胎兒大腦的正常發育極為重要。缺碘會導致全球最嚴重但也最容易預防的發育障礙——一種被稱為呆小症（cretinism）的不可逆轉疾病。即便只是輕度缺碘，也會損害認知能力。[38, 61-66]

建議攝取量

成人建議攝取量為每天 150 mcg，過量可能有害。上限攝取量訂為每天 1,100 mcg（除非另有醫生處方指示）。

純素食者攝取量及甲狀腺狀態

研究顯示，瑞典、德國和英國純素食者的碘攝取量較低。[29]針對波士頓地區調查的 62 名純素食者中，只有三分之一的人額外補充含碘補充劑（14 人）或食用碘鹽（3 人）或昆布（1 人）。如果飲食缺乏這些碘的來源，純素飲食的碘攝取量可能只有約建議標準的 10%。這些人的茹素資歷平均為 5.6 年，而且在研究期間並未出現缺碘症狀。[67]（大量食用海藻類的飲食供給的碘量，甚至可超過 UL。[80]）

對非素食者而言，乳製品可能是碘的重要來源，因為牛奶可能受含碘的消毒溶液所沾染，這種消毒溶液常用於擠奶設備和乳牛的乳頭上，以殺滅與乳牛乳腺炎相關的病原體。[61]麵包也會因為添加麵糰調整劑[9]而含碘，儘管這種情況愈來愈少見。

飲食來源

包括加拿大在內的許多國家，都強制在食鹽中添加碘；美國則無硬性規定，不過大約 70% 食鹽有添加。在加拿大和美國，法令規定 1/2 小匙（3 g）的加碘鹽，應提供當日建議攝取量 150 mcg 的碘，但不同品牌的加碘鹽之間的實際含量可能有異。[61, 68]在英國也無強制食鹽加碘，而且這種作法更少見，添加的碘含量僅為北美的 25% 左右。

---

8 審訂注：當人體缺乏碘時，會引起甲狀腺素的合成減少，此時身體會透過負回饋的作用，來刺激腦下垂體增加 TSH 的分泌，這會刺激甲狀腺濾泡的上皮增加。與此同時，因為甲狀腺球蛋白沒有「碘化」，故不能被上皮細胞利用，而這會造成濾泡腔充滿膠質，引起甲狀腺代償性的腫大。

9 編注：製作麵包時加入麵糰中，用以調整緩衝麵糰發酵時所產生酸度，亦可增加麵筋強度。

不可輕忽碘

純素飲食的碘攝取量可能不足，除非烹調時使用加碘鹽、常食用海藻類或額外服用含碘的補充劑。懷孕期間缺碘尤其危險。

市面上只有一小部分海鹽加碘[10]（請詳閱食品標示）；溜醬油[11]（tamari）、醬油、布拉格胺基酸醬油（Bragg liquid aminos）和味噌都無添加碘。此外，在加拿大和美國，絕大多數用於食品加工和速食品的鹽都未加碘，而這些就占了這兩國消耗鹽量的三分之二以上。[61]

種植在富含碘土壤中的植物，會是良好的來源，但人們並不知道農產品中的碘含量，因此難以確定攝取量。海洋中的植物性食物（海藻類）也是碘的極佳來源，只是要了解它們提供多少碘有些難度；因為不同批所採集的海藻，碘含量差異可能多達 8 倍，像是珊瑚礁附近生長的海藻中含量便較高。碘含量也可能視海藻的乾燥和保存方式而產生變化。要找到精確標示出碘含量的產品供應商或許有點困難，欲確認鹽和海藻類中的含碘量，請詳查食品標示及聯繫製造商。[61, 69]

海帶（昆布）補充錠或許能提供建議的碘攝取量。有些人會遵從指示，每 4 天吃 1/4 小匙（1.5 ml）海帶芽以滿足建議攝取量（見 P.205 表 6-1）。然而昆布中的礦物質含量可能差異很大，即使是適度的攝取，只要經常食用就很容易會超過上限攝取量（UL）。雖然羊栖菜富含礦物質，但不建議消費者多吃，因為它通常含有過量的砷。若要滿足碘的建議攝取量，最好每週數次少量但頻繁地攝取，而不要單次集中吃得太多。[29, 62-64, 69-71]

關於攝取的特殊問題

大豆食品、亞麻仁籽和十字花科的食物（綠花椰菜、抱子甘藍、甘藍、花椰菜、寬葉羽衣甘藍、羽衣甘藍和大頭菜）往往是純素飲食中，營養最豐富的主要食物。在不缺碘的**前提**下，這些食物並不會引發甲狀腺問題；但若碘供應不足，大豆食品中

---

10 審訂注：「海鹽」大多數沒有額外強化碘，除非產品包裝有額外寫「加碘鹽」。台灣本土廠商製造販售的海鹽有些有強化，而且一定會額外標註在外包裝上；但如果是超市賣的進口海鹽，基本上沒有強化，除非有標註「iodized sea salt」才是有加碘的海鹽。

11 譯注：tarami，也譯作玉溜，日本醬油的前身，在發酵過程中以較高比例的大豆和較少的水製成的一種醬油，因此呈濃稠感並有獨特的甘醇。吃壽司或生魚片時桌上放的通常都是「溜醬油」，風味類似醬油但比一般醬油濃稠。

表 6-1 鹽與乾燥海藻中的碘含量

碘的食物來源	提供 150 mcg 碘的食物份量	提供 1,100 mcg 碘（UL）的食物份量
加碘的海鹽或食鹽	1/2 小匙（3 ml）	4 小匙（20 ml）
未加碘的海鹽或食鹽	非碘的食物來源	非碘的食物來源
荒布（arame）	1/2 小匙（2 ml）	1 又 1/5 大匙（18 ml）
食用紫紅藻顆粒	1/2 小匙（2 ml）	3 又 1/3 小匙（16 ml）
昆布	少於 1/16 小匙（0.3 ml）	2/5 小匙（2 ml）
海苔	1 又 1/2 張	10 又 1/2 張
裙帶菜	1 又 1/8 小匙（6 ml）	2 又 3/4 大匙（40 ml）

參考出處：[72-76]

的異黃酮或其他食品中的硫氰酸鹽（thiocyanates）可能會干擾甲狀腺代謝。

解決方法不是避吃這些食物，而是選擇良好的來源來攝取礦物質，以解決缺碘的問題。[29,77,78] 在亞洲，大豆和海藻被視為重要的輔助食品。[78] 發酵（如製成泡菜）會使硫氰酸鹽（thiocyanate）消失。此外，針對波士頓的純素食者研究（P.192）也已證實，硫氰酸鹽的攝取量與純素食者的甲狀腺問題無關。[67]

高氯酸鹽（perchlorate，導致水污染的固體燃料副產物）以及來自肥料和農藥的各種礦物質，會加劇缺碘或攝取量低的人的甲狀腺問題。缺硒也會使碘攝取量低的人其甲狀腺問題惡化。[79]

重點： 攝取足夠但不過量的碘。至於補充劑，如果是使用含有碘的綜合維他命補充品，是較為可靠能得知明確碘份量的方式之一。[62]

鉻

鉻的功能

鉻（chromium）能藉由支援胰島素作用，來幫助碳水化合物的代謝。[38]

建議攝取量

因為沒有足夠的科學證據以定出鉻的建議攝取量，所以設定了每日足夠攝取量。針對 50 歲以下的人士，男性每天應攝取 35 mcg，女性為 25 mcg；老年人則各降低 5 mcg。[38]

純素食者攝取量

目前尚未有人評估過純素食者的鉻攝取量。

飲食來源

不同食物樣本中的鉻含量差異似乎很大，而且沒有大型數據庫可量化這些數值，部分原因是實驗室檢測設備中已含的鉻，會干擾測量的準確度。[81]

全穀物、即食麥麩穀片、四季豆、綠花椰菜、葡萄汁和辛香料含有相對豐富的鉻。雖然不同批食物樣本所含的鉻總量可能不同，但像是 1.5 杯（375 ml）的綠花椰菜或許就能提供一日的需求量，其他蔬菜和水果也能供給少量的鉻，加起來就能補足一日所需。另外，富含維生素 C 的食物也能增進鉻的吸收。[81]

關於攝取的特殊問題

高糖（蔗糖）飲食已證實會加劇鉻的損失。而精製穀物在加工過程中，已喪失其原有的鉻含量。[20, 29, 38, 81]

銅

銅的功能

作為細胞色素 C 氧化酶（enzyme cytochrome-c oxidase）的一部分，銅（copper）在能量代謝中扮演著關鍵作用，它有助於身體儲存食物的能量，以從事需要爆發力的活動。其他含銅的酶可以鎖住具潛在破壞性的自由基，防止它們傷害細胞。銅也是維持大腦和神經系統正常功能所必需的特定的酶，如同人體中其他的酶一樣。銅有助於結締組織、骨骼和紅血球的形成。銅也是黑色素的成分之一，是為賦予皮膚、頭髮和眼睛顏色的關鍵角色。[38]

建議攝取量

成人每天需要 900 mcg。

純素食者攝取量

研究顯示純素食者的攝取量高於非素食者，而且超過足夠攝取量（AI）。[29]

飲食來源

富含銅的食物來源包括蘆筍、酪梨、豆類、椰子、黃瓜、果乾、榴槤、芭樂、羽衣

甘藍、奇異果、扁豆、歐洲防風草塊根、豌豆、馬鈴薯、芒果、蘑菇、堅果、種子、菠菜、螺旋藻、日曬番茄乾、莙薘和全穀製品。30 g 的腰果、巧克力、榛果或種子（南瓜籽、葵花籽或芝麻）或 1/2 杯（125 ml）煮熟的扁豆，即可提供一日所需，甚至更多。

關於攝取的特殊問題

關於植物性飲食是否會提供過量銅的熱烈討論，引起了純素食者的關注。儘管純素食蛋白質來源的銅含量，高於動物性蛋白質來源（特別是相對於鋅含量而言），但研究指出，素食者銅的吸收率明顯比非素食者還低。隨著時間拉長，素食者血漿中銅的濃度往往會減少，隨攝取量增加而降低部分吸收率，而且身體還可能產生適應作用。目前已對純素食者進行這方面的研究，但可預期的是銅吸收量應該差不多，或甚至會大幅減少。[97]

　　服用超過建議攝取量的單一礦物質鋅補充劑，會干擾人體對銅的吸收。[20, 29, 38] 由於銅是種促氧化物質，最好避免額外補充，而且典型的純素飲食也完全不需要再補充。

鎂

鎂的功能

鎂（magnesium）存在於骨骼、牙齒、肌肉和細胞膜中，當骨骼含有足夠的鎂時就不會那麼脆弱。鎂在人體超過 300 多種代謝反應中發揮重要的作用，比起任何其他營養素都來得多。鎂會影響肌肉收縮和心率，幫助礦物質穿越細胞膜進行運輸，並協助神經傳導。它是負責製造能量的礦物質和維生素團隊成員，並在建構蛋白質和 DNA 方面發揮作用。富含鎂的飲食（包含大量的蔬菜和水果）與降低血壓、降低罹患第二型糖尿病、心臟病和中風等疾病的風險有關。[20, 82, 83]

建議攝取量

年輕女性的鎂建議攝取量為每天 310 mg，30 歲後增加至 320 mg；年輕男性為每天 400 mg，30 歲後增加至 420 mg。[12]

12審訂注：台灣衛福部「國人膳食營養素參考攝取量」第八版（民國 109 年）：13 ～ 15 歲女性每日 320 mg、男性 350 mg；16 ～ 18 歲女性每日 330 mg、男性 390 mg；19 ～ 50 歲女性每日 320 mg、男性 380 mg；51 ～ 70 歲女性每日 310 mg、男性 360 mg；71 歲以上女性每日 300 mg、男性 350 mg。

純素食者攝取量

研究顯示純素食者鎂的平均攝取量遠高於非素食者，而且是足夠的。[29, 30]

飲食來源

蔬菜、水果、全穀物和堅果都含有豐富的鎂。它是葉綠素分子的核心元素，為植物提供綠色色素，而且是光合作用的基礎，因此綠色葉菜富含鎂。涵括綠色蔬菜、全穀物和其他植物性食物的多樣化飲食，即可輕鬆達到建議攝取量。精製食品過程中會損失許多營養素，鎂即是其中之一（1 片全麥麵包含有 30 mg 的鎂，但 1 片白麵包只有 5 mg）。老年人若依賴精製食品或攝取太少熱量時，鎂的攝取量可能不足。飲用水中的鎂含量也因地區而異，硬水中的含量較高。

關於攝取的特殊問題

高植酸飲食對鎂的吸收率可能造成問題。用酵母發酵麵包麵糰以及其他食物製備作法（例如催芽、浸泡和醃漬發酵），都能增加鎂和其他礦物質的可用率。

對健康的人而言，食物中過量的鎂並不會造成問題，因為腎臟會排出不需要的量。鎂是某些瀉藥和制酸劑的成分之一，鎂補充劑攝取量過高會導致腹瀉，有時還會引起噁心和痙攣。除非有醫師處方籤，否則成人不應從補充劑攝取每日超過 350 mg 的量；兒童攝取補充劑的上限攝取量（UL）要低得多，太多會導致更嚴重的副作用。[20, 29]

錳

錳的功能

粒線體是細胞的能量工廠，而錳 （manganese）則是粒線體中主要的抗氧化酶之一部分。錳能維持其他酶的活性，骨骼和軟骨形成以及傷口癒合都需要它。[20, 38]

建議攝取量

男性每天的建議攝取量為 2.3 mg，女性為 1.8 mg。

純素食者攝取量

純素飲食輕易就能達到建議攝取量，甚至超過。[29]

飲食來源

富含錳的食物來源包括綠色葉菜、堅果、茶和全穀物。以下任何一種食物皆可提供

大約一日所需：1 杯（250 ml）煮熟的糙米或燕麥片、20 顆胡桃、1.5 杯（375 ml）鳳梨或煮熟的菠菜，或 3 杯（750 ml）綠茶。

關於攝取的特殊問題

大量的錳具有潛在毒性，服用單一礦物質補充劑而非食用食物，可能會導致攝取過量。錳是種促氧化物質，典型的純素飲食不需要、也不建議額外補充錳。[20, 38]

磷

磷的功能

磷（phosphorus）是體內含量第二多的礦物質，僅次於鈣。人體中有大約 85% 的磷存在於骨骼中，它與鈣和蛋白質都是構成骨骼的成分。每個細胞都需要磷來從食物中產生和儲存能量。它是細胞膜和遺傳物質的一部分，且有助於維持人體的酸鹼平衡。[20]

建議攝取量

成人每日的建議攝取量為 700 mg。

純素食者攝取量

加拿大、芬蘭、德國和美國的研究一致表示，純素食者的平均磷攝取量遠高於建議標準。[29, 30]

飲食來源

磷存在於種子中，並以植酸的形式在植物中發揮結構上的作用。在一般典型飲食中，約一半的磷會被人體吸收，一半則與其他物質鍵結。當食物經過浸泡、釀造、醃漬發酵、酵母發麵（leavening）或催芽等製備過程時，大多數的磷和與其鍵結的微量物質就會被釋出。酵母含植酸酶，當全穀物經天然酵母發酵製成麵包時，磷的生物利用率便顯著增加。1/2 杯（250 ml）煮熟的扁豆、2 片全麥麵包或 60 g 的杏仁或花生中，均含有 100 ～ 200 mg 的磷。

關於攝取的特殊問題

磷攝取過多（尤其相對於鈣），比飲食中攝取不足的情況更為常見。這兩種礦物質必須保持平衡，以維持良好的骨骼健康。高攝入量通常是由於食用過多肉類、禽類（禽肉中磷的含量可能是鈣的 10 ～ 20 倍）和可樂（每份含有 500 mg 的磷）所導致。

不過典型的純素飲食不常發生如此超量攝取的情況；事實上，植物性食物中的某些磷會與植酸結合，而且基本上是無法利用的，這一點反而成為純素飲食的好處之一。

固定服用含鋁抗酸劑的人有缺磷的風險，因為鋁會結合腸道中的磷，並阻礙其吸收。[20, 29]

鉀

透視鉀

早期人類食用大量的高鉀植物性食物，而且在無鹽調味下進食，因此，史前時代的人類攝入鉀（potassium）和鈉（sodium）的比例是 7：1；但如今，現代的西方飲食提供鉀和鈉的比例是 1：3。此一比例上的改變，被認為是導致許多慢性病的可能因素。[21, 23, 25, 90]

富含鉀的食物（蔬菜和水果）能使人體的酸鹼平衡偏往鹼性方向移動。[13] 著重水果和蔬菜的飲食方式，因為能攝取足夠的蛋白質和鈣，可能會降低罹患骨質疏鬆症的機率。較高的鉀攝取量似乎還可預防中風、高血壓和腎結石。[20, 84, 90]

鉀的功能

人體神經脈衝的傳導、肌肉收縮和心臟跳動，都仰賴細胞內的鉀和其功能。鉀是為正離子，跟鈉一樣可以導電。事實上，生命本身取決於鉀（主要位於細胞內）和鈉（主要位於細胞外）的相對位置，而體內這些物質的不同濃度，使得細胞膜之間電化學梯度或電位差得以維持。[20, 84]

建議攝取量

關於鉀的最新每日足夠攝取量（AI），成人男性為 3,400 mg，成人女性則為 2,600 mg。[20,84]

純素食者攝取量

調查顯示，典型的美國人鉀攝取量較低，女性平均每天攝取 2,300 mg，男性為 3,100 mg，而有 97% 的受試者未能達到每日建議攝取量。[29, 60] 純素食者就好多了，但也未必都能高於建議標準。在美國以各種純素食族群為對象的研究，鉀的平均攝取量為 3,931 ～ 6,400 mg；英國的為 3,817 ～ 4,855 mg；加拿大的是 3,587 mg；德國的則為 4,460 ～ 5,460 mg。[29, 30]

13審訂注：即使如此，但 pH 值還是維持在一定範圍內（pH 7.35 ～ 7.45）。

飲食來源

很多蔬菜水果都富含鉀，因此純素飲食輕而易舉便能獲取足夠的鉀。雖然香蕉經常被譽為含鉀食物之王，但事實上，抱子甘藍、哈密瓜、葡萄柚、四季豆、草莓和番茄等蔬果，每 1 kcal 的含鉀量都比香蕉多。果乾、酪梨、堅果、種子和豆科植物也是鉀的優異來源。

以下的飲食習慣，可大大提升鉀攝取量：

• 以 1 杯果昔開始一日之計，加或不加綠色蔬菜都好。
• 鼓勵孩子將水果丟入調理機中打成果昔，並將蔬果切片放在點心盤上，培養孩子早點認識這些營養食材的好處。
• 可在午餐或晚餐擇一搭配一大盤沙拉，或者兩餐都吃。在超市多選購新品種的農產品。
• 將富含鉀的食物（詳見 P.216 表 6-2）納入採購清單中。
• 藉由水果滿足嗜甜的欲望，並以果乾代替甜點中的糖。
• 連皮享用烤馬鈴薯，其他外皮可食用的蔬菜也連皮一起吃更好。
• 在湯裡、燉菜和沙拉中加入豆類。
• 在麵包或烤吐司上塗抹堅果或種子抹醬。
• 在早餐的穀物麥片、沙拉和主菜上撒些堅果和種子。
• 在沙拉、三明治、果昔和精力湯中添加酪梨。

硒

硒的功能

身體只需要極少量的硒（selenium）。它被用來製造稱為硒蛋白的強大抗氧化酶，可以保護細胞免受自由基的破壞，並降低罹患癌症和心臟病風險。其他硒蛋白則有助於調節甲狀腺功能、合成 DNA 並參與受精。[20, 79, 85]

建議攝取量

成人每天的建議攝取量為 55 mcg。[14]

純素食者攝取量

針對美國、英國和紐西蘭純素食者的研究顯示，他們都符合建議的硒攝取量。在北

14審訂注：台灣衛福部「國人膳食營養素參考攝取量」第八版（民國 109 年）：16 歲以上男女性每日 55 mcg，孕婦 60 mcg，哺乳婦 70 mcg。

美，以植物性飲食為主的人和非素食者，他們的硒平均攝取量似乎沒有太大差異。來自於植物的攝取量之所以足夠的原因，一般認為，儘管各地區土壤的硒含量不同，但農作物會來往運送分配到各地的關係。[29] 土壤中硒含量較低地區的歐洲純素食者（例如：瑞典），攝取量相對較低。研究指出，德國的素食和純素食者體內的保護性硒蛋白——穀胱甘肽過氧化酶 3（glutathione peroxidase 3）符合足夠標準，而其他一些顯示硒狀態的指標，亦達到高標的 70 ～ 80%。[29, 86]

飲食來源

俗稱的巴西堅果（植物學上屬於種子而非堅果，而且多產自玻利維亞而非巴西），是一種被譽為富含硒的超級食物。如果種植於硒含量高的土壤中，只需要半顆大的巴西堅果就能提供一日所需的硒，然而許多堅果都種植在土壤礦物質含量較少的地區，因此攝入量可能會有所不同。每日建議的硒攝取量也可從 1.5 杯（375 ml）的全麥義大利麵中獲得。另外，豆類、穀物、堅果和種子也是硒的良好來源。[20, 87-89]

關於攝取的特殊問題

植物性食物提供的硒含量，隨著植物生長當地土壤中的硒含量而異。例如美國內布拉斯加州（Nebraska）和達科他州（Dakotas）的土壤富含硒，但在美國其他地區則少得多。許多國家的土壤含硒量很低，實際上，芬蘭甚至還在肥料中添加硒。多食用來自不同地方的食物，有助於確保足夠的攝取量。[2, 85]

硒攝取過量會對人體有毒。成人的每日上限攝取量為 400 mcg。避免服用高於建議標準的補充劑，每天也不要吃超過 3 ～ 4 顆巴西堅果。[29, 85, 86, 88, 89]

鈉

透視鈉

人體從一般飲食中所攝取的鈉（sodium）含量，遠低於今日盛行的速食。[22, 23, 90] 回溯歷史，鹽並不是那麼容易取得，因而極受重視（因此俗稱為「大地之鹽」[15]）。雖然身體需要持續補充鈉，以彌補隨著汗水、尿液、眼淚和其他體液流失的鈉，但在今日，過多的鈉反而造成問題。即使是在烹調或用餐時很少加鹽調味的人，也可能攝入大量鹽分。目前的研究顯示，北美人吃進的鈉，有 77% 來自加工食品和餐館料理，5% 來自烹調時添加的鹽，6% 是用餐時撒在食物上的，12% 則是天然存在於

---

15 譯注：《聖經》中，耶穌將門徒比喻為「大地之鹽」，後衍伸為社會中堅分子，由此便知其重要性。

食物中的鈉。[84, 91]

鈉的功能

由於鈉具有吸濕性，因此在維持細胞外液與細胞內液間之滲透平衡方面，扮演著重要的角色。因為鈉對於神經脈衝傳導所需的電流而言是不可或缺的，所以亦是人體內部傳輸系統的核心部分。鈉也是胰腺所分泌的消化液的一部份。[84]

　　雖然大多數人沒有缺鈉的疑慮，但是長時間從事體能勞動或耐力運動，可能會出現缺鈉的症狀。這是因為流汗導致大量的鹽分流失，通常會伴隨頭痛、噁心、嘔吐、肌肉痙攣、疲倦、定向障礙和暈厥等症狀，特別是在炎熱的環境中容易發生。

建議攝取量

關於鈉的最新每日足夠攝取量（AI），14 歲以上男女為每日 1,500 mg[20, 84]；上限攝取量（UL）為每日 2,300 mg。不過對許多人而言，進一步把攝取量降到 UL 以下，可減少罹患慢性疾病的風險。[84, 91]

　　生物學上維持生命最低需求的鈉攝入量，為每天 180 ～ 500 mg。據估計，舊石器時代的人類每天會攝取 660 ～ 770 mg 的鈉，然而無論在內陸還是沿海地區，攝取量都會因地理區域而異。[22, 23] 為了彌補可能發生的常態性損失，例如在溫暖的日子裡出汗，攝取量下限會訂得比生存所需標準還要高。相對的，在高溫環境下長時間從事體能活動的人，鈉隨著汗液的流失，當下可能需要攝取比上限攝取量更高的份量。

　　對於已罹患高血壓的老年人，鈉攝取過量（每天 2,300 mg 以上）所造成的問題特別大。 在高血壓患者中，約 50% 的非裔美國人和 25% 的美國白種人對鹽敏感，此比例會隨著年齡增長或腎功能降低而增加。[20, 29, 84, 91] 想確認自己是否對鹽敏感的人應檢查血壓，在連續 4 天減少鹽的攝取後，觀察血壓是否降低。有些人可透過避免攝取高鹽分、並將鈉攝取量控制在建議範圍之內或下限，以降低罹患高血壓的風險。高氯化鈉攝取量和高鈉鉀比（high sodium to potassium ratio），可能也與骨骼和尿液中鈣的流失有關。[92]

純素食者攝取量

在美國、加拿大和德國人的純素飲食研究中，鈉的平均攝取量通常都落在建議範圍內。會得到這樣的結果，部分原因可能出自於許多（但非全部）純素食者都傾向避吃加工食品。許多純素飲食的一項明顯優勢，就是低鈉高鉀攝取量之間的良好平衡。不過，在「基督復臨安息日教會教徒健康研究計畫二」（AHS-2）中，北美、英國

擺脫嗜鹹習慣的飲食提點

鈉對於人體而言至關重要。歷經數小時的緊繃工作或劇烈運動後，人確實需要補充隨汗液流失的鈉。然而，沒有從事這些活動的人請遵循以下原則，以防攝取過量：

- 利用檸檬汁和風味特殊的醋替食物提味，有助於消除對鹽的渴望。
- 使用無鹽調味料或調製綜合香草香料作為調味品。
- 慎用鹹調味料。購買低鈉溜醬油並加飲用水稀釋裝在噴瓶中。用等量的飲用水稀釋布拉格胺基酸醬油，調味時噴灑在食物上，而不是直接用倒的。
- 為了突顯添加在食物中鹽的風味，可以將少許鹽撒在食物表面，而不是拌進食物裡。食物表面的鹽與味蕾直接接觸，便能在不過量攝取鈉的情形下，感受到最多的鹹味。
- 減少購買加工食品，因為這些食物「貢獻」了最多的膳食鈉含量。
- 檢視湯品或類似包裝食品的營養成分標示，並選擇鈉含量較低的產品。舉例來說，1/2 杯（125 ml）番茄醬的鈉含量，可能從 20 ～ 700 mg 都有。
- 盡可能少買或避免食用某些食物，像是醃漬酸黃瓜（1 條酸黃瓜可能就含有 900 mg 的鈉）、醃漬橄欖、鹹口味零食和一些罐頭食品。記得檢視純素仿肉、餅乾、穀物麥片、麵包和烘焙食品的成分標示。

以及越南的純素食者鈉的平均攝取量都偏高，介於 2,500 ～ 3,100 mg 之間。[29, 30]

儘管如此，美國非素食者的平均鈉攝取量明顯更高——每天約 3,400 mg，相當於 1.5 小匙（7 ml）的鹽，遠高於上限攝取量，約為舊石器時代飲食攝取量的 5 倍。[84, 91]

飲食來源

西洋芹、菠菜和其他綠色葉菜、胡蘿蔔和胡蘿蔔汁、地瓜和日曬番茄乾等食物，天然就含有鈉，海藻類的含鈉量尤其高。許多純素加工食品都有添加鹽，包括：番茄罐頭、豆類罐頭和罐頭湯品、花生醬、純素仿肉、漢堡和熱狗、麵包和其他烘焙食品、瓶裝醬料和沙拉醬、蔬菜清湯及高湯、橄欖、味噌、零食（如洋芋片、餅乾和爆米花）、純素比薩和可即食的熟食。調味料如溜醬油、布拉格胺基酸醬油和生醬油[16]，每小匙（5 ml）就含有 212 ～ 320 mg 的鈉，請檢視食品標示以了解確切含量。

16譯注：生醬油指的是醬油原汁榨濾後，不另外加熱直接包裝的產品，顏色淡、風味濃郁。

盡可能攝取到礦物質的三項簡單技巧

1. 遵循 P.466〈純素餐盤〉中的原則食用植物性全食物。所有種類的食物都含有礦物質，但在精製食物中的含量卻少了很多。
2. 確保攝取足夠的熱量。實行減肥飲食時，不妨考慮服用綜合維生素礦物質補充劑。
3. 飲食中攝取一些有添加鈣、鋅、鐵、碘的食品。雖然不需這些食品也可能達到建議攝取量，但有它們則更容易達標。

關於攝取的特殊問題

許多純素食者都選擇海鹽而非普通食鹽——也就是精製後再強化碘的食鹽。含碘鹽是碘的良好來源，但海鹽卻缺碘。因為海鹽在水分蒸發過程中會流失碘，多數海鹽也未強化碘。雖然製造商經常宣傳海鹽含有微量礦物質，但含量微乎其微，而且還含有極少量的重金屬，例如鉛。溜醬油、布拉格胺基酸醬油和味噌的碘含量也不多。使用非碘鹽的純素食者，應確保飲食中有可靠的含碘來源。

◈ 確保足夠的礦物質攝取量

純素食品中的礦物質含量，請見 P.216 表 6-2。請比較此表與每一欄頂部所列出的男、女性建議攝取量，以便規劃菜單。

表 6-2 純素食物中的礦物質

★ 審訂注：台灣衛福部「國人膳食營養素參考攝取量」第八版（民國 109 年）：
鐵：19 ～ 50 歲女性每日 15 mg、男性 10 mg；51 歲以上女性、男性每日 10 mg。
鎂：19 ～ 50 歲女性每日 320 mg、男性 380 mg；51 ～ 70 歲女性每日 310 mg、男性 360 mg；71 歲以上女性每日 300 mg、男性 350 mg。
鋅：13 歲以上，女性每日 12 mg、男性 15 mg（以上各數值建議建議不包含孕婦、哺乳婦）

食物	鈣（mg）	銅（mcg）	鐵*（mg）	鎂（mg）	磷（mg）	鉀（mg）	硒（mcg）	鈉（mg）	鋅（mg）
女性建議攝取量	1,000	900	8-18	310-320	700	2,600	55	1,500	8
男性建議攝取量	1,000	900	8	400-420	700	3,400	55	1,500	11
水果（除特別標明，否則都是生的）									
蘋果切塊，1/2 杯（125 ml）	4	20	0.1	3	14	71	0	1	0
中型蘋果，1 顆	11	50	0.2	9	20	195	0	2	0.1
中型杏桃，1 顆	5	27	0.1	4	8	91	0	0	0.1
杏桃乾，1/4 杯（60 ml）	18	110	0.9	11	23	383	1	3	0.1
杏桃切片，1/2 杯（125 ml）	11	70	0.3	9	20	226	0	1	0.2
香蕉乾，1/4 杯（60 ml）	6	98	0.3	27	74	375	1	1	0.2
中型香蕉，1 根	6	90	0.3	32	26	422	1	1	0.2
香蕉切片，1/2 杯（125 ml）	4	59	0.2	21	17	284	1	1	0.1
黑莓，1/2 杯（125 ml）	22	130	0.5	15	17	123	0	1	0.4
藍莓，1/2 杯（125 ml）	5	40	0.2	5	9	60	0	1	0.1
哈密瓜切片，1/2 杯（125 ml）	7	32	0.2	10	12	220	0	13	0.2
秘魯番荔枝，1/2 杯（125 ml）	8	60	0.2	14	22	242	—	6	0.1
椰肉乾，1/4 杯（60 ml）	6	160	0.8	21	48	126	4	9	0.5
野生酸蘋果切片，1/2 杯（125 ml）	10	40	0.2	4	9	113	—	1	—
黑醋栗，1/2 杯（125 ml）	33	50	0.9	14	35	191	0	1	0.2
紅／白醋栗，1/2 杯（125 ml）	20	60	0.6	8	26	163	0	1	0.1
桑特無籽小葡萄乾，1/4 杯（60 ml）	31	170	1.2	15	46	326	0	3	0.2
椰棗切碎，1/4 杯（60 ml）	14	80	0.4	16	23	245	1	1	0.1
榴槤切塊，1/2 杯（125 ml）	8	270	0.6	39	50	560	—	3	0.4
中型無花果，1 顆	18	35	0.2	8	7	116	0	0	0.1
無花果乾，1/4 杯（60 ml）	61	110	0.8	26	25	257	0	4	0.2
歐洲醋栗，1/2 杯（125 ml）	20	60	0.2	8	21	157	0	1	0.1
無糖葡萄汁，1/2 杯（125 ml）	15	20	0.3	13	19	139	0	7	0.1
紅肉葡萄柚，1 個	54	79	0.2	22	44	332	0	0	0.2
葡萄柚汁，1/2 杯（125 ml）	12	40	0.3	16	20	211	0	1	0.1
葡萄柚取瓣，1/2 杯（125 ml）	15	60	0.1	10	10	169	0	0	0.1

食物	鈣（mg）	銅（mcg）	鐵*（mg）	鎂（mg）	磷（mg）	鉀（mg）	硒（mcg）	鈉（mg）	鋅（mg）
葡萄，1/2 杯（125 ml）	7	20	0.1	2	5	93	0	1	0
芭樂，1/2 杯（125 ml）	16	200	0.2	19	35	363	1	2	0.2
香瓜切丁，1/2 杯（125 ml）	5	20	0.2	9	10	205	1	16	0.1
奇異果切丁，1/2 杯（125 ml）	32	120	0.3	16	32	297	0	3	0.1
中型奇異果，1 顆	23	99	0.2	12	23	215	0	2	0.1
冷凍羅甘莓，1/2 杯（125 ml）	20	90	0.5	16	20	113	0	1	0.2
芒果乾，1/4 杯（60 ml）	61	—	0.3	—	—	8	—	15	—
中型芒果，1 顆	37	370	0.5	34	47	564	2	3	0.3
芒果切片，1/2 杯（125 ml）	10	100	0.1	9	12	146	1	1	0.1
中型柳橙，1 顆	52	59	0.1	13	18	237	1	0	0.1
柳橙汁，1/2 杯（125 ml）	14	60	0.3	14	22	262	0	1	0.1
柳橙取瓣，1/2 杯（125 ml）	38	40	0.1	10	13	172	0	0	0.1
木瓜切小塊，1/2 杯（125 ml）	15	30	0.2	16	8	139	0	6	0.1
木瓜泥，1/2 杯（125 ml）	24	50	0.3	26	12	221	1	10	0.1
中型桃子，1 顆	9	100	0.4	14	30	285	0	0	0.3
桃子切片，1/2 杯（125 ml）	5	60	0.2	7	16	155	0	0	0.1
中型西洋梨，1 顆	16	150	0.3	12	20	212	0	2	0.2
剖半的西洋梨乾，1/4 杯（60 ml）	15	170	1.0	15	30	243	0	3	0.2
西洋梨切片，1/2 杯（125 ml）	7	60	0.1	5	8	88	0	1	0.1
鳳梨切丁，1/2 杯（125 ml）	11	100	0.2	10	7	95	0	1	0.1
李子切片，1/2 杯（125 ml）	5	50	0.2	6	14	137	0	0	0.1
加州蜜棗，1/4 杯（60 ml）	19	120	0.4	18	30	323	0	1	0.2
無籽葡萄乾，1/4 杯（60 ml）	21	130	0.8	13	42	313	1	5	0.1
覆盆子，1/2 杯（125 ml）	16	60	0.4	14	19	98	0	1	0.3
整粒草莓，1/2 杯（125 ml）	12	40	0.3	10	19	116	0	1	0.1
西瓜切丁，1/2 杯（125 ml）	6	30	0.2	8	9	90	1	1	0.1
蔬菜（除特別標明，否則都是生的）									
芝麻葉切碎，1 杯（250 ml）	34	0	0.3	10	11	78	0	6	0.1
煮熟的蘆筍，1/2 杯（125 ml）	22	160	0.9	13	51	213	6	13	0.6
所有品種的中型酪梨，1 顆	24	380	1.1	58	105	975	1	15	1.3
所有品種的酪梨打成泥，1/2 杯（125 ml）	15	230	0.7	35	63	589	0	9	0.8
所有品種的酪梨切片，1/2 杯（125 ml）	9	150	0.4	22	40	374	0	5	0.5
中型加州酪梨，1 顆	18	230	0.8	39	73	690	1	11	1.0
加州酪梨打成泥，1/2 杯（125 ml）	16	210	0.7	35	65	616	0	10	0.8
中型佛羅里達酪梨，1 顆	30	945	0.5	73	122	1,067	0	6	1.2

食物	鈣 （mg）	銅 （mcg）	鐵* （mg）	鎂 （mg）	磷 （mg）	鉀 （mg）	硒 （mcg）	鈉 （mg）	鋅 （mg）
佛羅里達酪梨打成泥， 1/2 杯（125 ml）	12	380	0.2	29	49	427	0	2	0.5
新鮮羅勒切碎， 1 杯（250 ml）	79	170	1.4	29	25	132	0	2	0.4
綠色及黃色四季豆， 1/2 杯（125 ml）	20	40	0.6	13	20	110	0	3	0.1
甜菜葉，1 杯（250 ml）	46	80	1	28	16	305	0	91	0.2
甜菜根切片， 1/2 杯（125 ml）	12	50	0.6	17	29	234	0	56	0.2
煮熟的青江菜， 1/2 杯（125 ml）	84	20	0.9	10	26	333	0	31	0.2
煮熟的綠花椰菜， 1/2 杯（125 ml）	33	50	0.6	17	55	241	1	34	0.4
煮熟的抱子甘藍， 1/2 杯（125 ml）	30	70	1.0	16	46	261	1	17	0.3
高麗菜切碎，1 杯（250 ml）	38	20	0.4	11	24	160	0	17	0.2
紫高麗菜切碎， 1 杯（250 ml）	42	15	0.7	14	27	217	0	24	0.2
胡蘿蔔切丁，1/2 杯（125 ml）	22	30	0.2	8	24	216	0	47	0.2
中型胡蘿蔔 1 根	20	30	0.2	7	21	195	0	42	0.2
胡蘿蔔汁，1/2 杯（125 ml）	30	60	0.6	17	52	364	1	36	0.2
煮熟的白花椰菜， 1/2 杯（125 ml）	10	15	0.2	6	21	93	0	10	0.1
西洋芹切丁，1/2 杯（125ml）	21	21	0.1	6	13	139	0	43	0.1
西洋芹粗梗 1 支	26	22	0.1	7	15	166	0	64	0.1
西洋芹塊根，1/2 杯（125 ml）	35	60	0.6	16	95	247	1	82	0.3
寬葉羽衣甘藍切碎， 1 杯（250 ml）	55	14	0.1	3	4	64	0	8	0
黃／白玉米，1/2 杯（125 ml）	2	40	0.4	28	68	207	0	11	0.4
中型削皮大黃瓜，1 條	28	142	0.4	24	42	273	0	4	0.2
削皮黃瓜切片， 1/2 杯（125 ml）	20	100	0.3	17	30	191	0	3	0.2
帶皮黃瓜切片， 1/2 杯（125 ml）	8.32	21	0.1	6.76	12.5	76.4	0.15	1.04	0.1
蒲公英葉，1 杯（250 ml）	109	100	1.8	21	38	231	0	42	0.2
煮熟的茄子，1/2 杯（125 ml）	3	30	0.1	6	8	64	0	1	0.1
苦苣切碎，1 杯（250 ml）	27	0	0.4	8	15	166	0	12	0.4
中型大蒜 1 瓣	5	9	0	0.8	5	12	0	1	0
蒜瓣，1/2 杯（125 ml）	130	210	1.2	18	110	288	10	12	0.8
綠色生菜蔬果汁， 1 杯（250 ml）**	103	1	1.0	32	79	556	—	74	0.4

食物	鈣 (mg)	銅 (mcg)	鐵* (mg)	鎂 (mg)	磷 (mg)	鉀 (mg)	硒 (mcg)	鈉 (mg)	鋅 (mg)
菊芋，1/2 杯（125 ml）	11	110	2.7	13	62	340	1	3	0.1
羽衣甘藍，1 杯（250 ml）	100	210	1.2	24	40	316	1	30	0.3
蘇格蘭捲葉羽衣甘藍，1 杯（250 ml）	145	170	2	62	44	319	1	50	0.3
昆布切碎，1/2 杯（125 ml）	71	50	1.2	51	18	38	0	98	1
乾燥昆布，1 大匙（15 ml）	43	30	0.7	31	11	22	0	59	0.3
韭蔥切碎，1/2 杯（125 ml）	27	60	1.0	13	16	85	0	9	0.1
奶油／波士頓／畢布萵苣切碎，1 杯（250 ml）	20	10	0.7	8	19	138	0	3	0.1
結球萵苣切碎，1 杯（250ml）	14	20	0.3	5	15	107	0	8	0.1
散葉萵苣切碎，1 杯（250 ml）	14	10	0.3	5	11	74	0	11	0.1
紅葉萵苣切碎，1 杯（250 ml）	10	10	0.4	4	8	55	0	7	0.1
蘿蔓萵苣切碎，1 杯（250 ml）	16	20	0.5	7	15	123	0	4	0.1
蘑菇，1/2 杯（125 ml）	2-8	160	0.2	5	44-52	195	5	3	0.3-0.5
芥菜葉，1 杯（250 ml）	61	90	0.9	19	25	209	1	15	0.1
煮熟的秋葵，1/2 杯（125 ml）	65	70	0.2	30	27	114	0	5	0.4
罐頭黑橄欖，1/2 杯（125 ml）	59	180	2.3	3	2	6	1	522	0.2
青蔥切碎，1/2 杯（125 ml）	38	40	0.8	11	20	146	0	8	0.2
中型青蔥，1 根	11	12	0.2	3	6	41	0	2	0.1
紫／黃／白洋蔥，1/2 杯（125 ml）	19	30	0.2	8	25	123	0	3	0.1
巴西里，1 杯（250ml）	89	100	4	32	37	356	0	36	0.7
煮熟的歐洲防風草塊根，1/2 杯（125 ml）	31	110	0.5	24	57	302	1	8	0.2
豌豆，1/2 杯（125 ml）	19	130	1.1	25	83	187	1	4	1
煮熟的豌豆，1/2 杯（125 ml）	23	150	1.3	33	99	229	2	3	1
帶莢荷蘭豆，1/2 杯（125 ml）	14	30	0.7	8	18	67	0	1	0.1
青椒切塊，1/2 杯（125 ml）	8	50	0.3	8	16	138	0	2	0.1
中型青椒 1 顆	12	79	0.4	12	24	208	0	4	0.2
紅椒切塊，1/2 杯（125 ml）	6	10	0.3	9	20	166	0	3	0.2
中型紅椒 1 顆	8	20	0.5	14	31	251	0	2	0.3
青辣椒，1/2 杯（125 ml）	14	140	1.0	20	36	269	0	6	0.4
紅辣椒，1/2 杯（125 ml）	11	100	0.8	18	34	255	0	7	0.2
中型烤馬鈴薯，1 顆	26	336	1.9	48	121	926	1	17	0.6
帶皮煮熟的馬鈴薯，1/2 杯（125 ml）	7	76.5	0.3	16	33	270	0	4	0.2
蘿蔔嬰，1/2 杯（125ml）	10	25	0.2	9	22.5	17.5	0	1	0.1

食物	鈣（mg）	銅（mcg）	鐵*（mg）	鎂（mg）	磷（mg）	鉀（mg）	硒（mcg）	鈉（mg）	鋅（mg）
中型（亞洲）白蘿蔔，1 條	91	389	1.4	54	78	767	2	71	0.5
白蘿蔔切片，1/2 杯（125 ml）	15	30	0.2	6	12	143	0	24	0
煮熟的瑞典蕪菁（rutabaga）切塊，1/2 杯（125 ml）	43	40	0.5	21	50	293	1	18	0.3
乾燥螺旋藻，1 大匙（15 ml）	9	427	2	14	8	97	0	74	0.1
菠菜切碎，1 杯（250 ml）	31	40	0.9	25	16	177	0	25	0.2
煮熟的菠菜，1/2 杯（125 ml）	129	170	3.4	83	53	443	1	67	0.7
烤熟的橡實南瓜，1/2 杯（125 ml）	48	91	1	47	49	473	1	4	0.2
所有夏季品種的南瓜，煮熟，1/2 杯（125 ml）	30	110	0.4	27	43	213	0	1	0.4
所有冬季品種的南瓜，烤熟，1/2 杯（125 ml）	24	90	0.5	14	21	261	0	1	0.2
烤熟的奶油南瓜（白胡桃南瓜），1/2 杯（125 ml）	44	70	0.6	31	29	308	1	4	0.1
烤熟的彎頸南瓜，1/2 杯（125 ml）	28	80	0.5	19	37	215	0	0	0.3
烤熟的哈伯南瓜，1/2 杯（125 ml）	18	50	0.5	24	25	388	1	9	0.2
煮熟的地瓜，1/2 杯（125 ml）	47	160	1.2	31	55	399	1	47	0.4
小番茄，1 顆	2	10	0	2	4	40	0	1	0
番茄切塊，1/2 杯（125 ml）	10	60	0.3	10	23	225	0	5	0.2
綠番茄切塊，1/2 杯（125 ml）	12	90	0.5	10	27	194	0	12	0.1
中型番茄，1 顆	12	70	0.3	14	30	292	0	6	0.2
中型羅馬番茄，1 顆	6	37	0.2	7	15	147	0	3	0
日曬番茄乾，1/4 杯（60 ml）	16	205	1.3	28	51	489	0.8	14.4	0.3
黃番茄切塊，1/2 杯（125 ml）	8	70	0.4	9	26	189	1	17	0.2
煮熟的蕪菁，1/2 杯（125 ml）	40	—	0.2	11	32	215	0	19	0.2
蕪菁葉切碎，1 杯（250 ml）	110	200	0.6	18	24	172	1	23	0.1
荸薺切片，1/2 杯（125 ml）	7	200	0	14	39	362	0	9	0.3
西洋菜切碎，1 杯（250 ml）	43	26	0.1	7	21	119	0	15	0
煮熟的山藥，1/2 杯（125 ml）	40	170	0.7	29	57	502	0	38	0.3
櫛瓜切塊，1/2 杯（125 ml）	10	30	0.2	12	25	171	0	5	0.2
堅果及種子									
杏仁醬，2 大匙（30 ml）	113	300	1.1	91	165	243	1	3	1.1
杏仁，1/4 杯（60 ml）	96	360	1.4	97	176	256	1	0	1.1
大顆的巴西堅果，1 顆	8	82	0.1	18	34	31	91	0	0.2
巴西堅果，1/4 杯（60 ml）	57	620	0.9	133	257	234	681	1	1.4

食物	鈣 （mg）	銅 （mcg）	鐵* （mg）	鎂 （mg）	磷 （mg）	鉀 （mg）	硒 （mcg）	鈉 （mg）	鋅 （mg）
腰果醬，2 大匙（30 ml）	14	710	1.6	84	116	177	4	5	1.7
烤熟的腰果，1/4 杯（60 ml）	16	770	2.1	90	170	196	4	6	2
奇亞籽，1/4 杯（60 ml）	269	390	3.3	143	366	173	24	7	2
磨碎的亞麻仁籽，1/4 杯（60 ml）	81	230	3.2	114	211	243	—	15	0.6
歐洲榛果，1/4 杯（60 ml）	39	590	1.6	56	99	233	1	0	0.8
火麻籽，1/4 杯（60 ml）	27	—	4.9	—	—	—	—	0	—
胡桃，1/4 杯（60 ml）	18	300	0.6	30	70	103	1	0	1.1
松子，1/4 杯（60 ml）	5	450	1.9	86	197	204	0	1	2.2
開心果，1/4 杯（60 ml）	33	410	1.2	38	153	282	2	0	0.7
罌粟籽，1/4 杯（60 ml）	490	550	3.3	118	297	245	4	9	2.7
南瓜籽，1/4 杯（60 ml）	15	440	2.9	194	403	265	3	2	2.6
白芝麻仁，1/4 杯（60 ml）	23	530	2.4	131	254	141	13	18	2.6
完整的白芝麻粒，1/4 杯（60 ml）	356	1,490	5.3	128	230	171	13	4	2.8
中東芝麻醬，2 大匙（30 ml）	43	490	1.4	29	240	140	10	11	1.4
葵花籽醬，2 大匙（30 ml）	21	520	1.3	101	216	187	34	1	1.6
葵花籽仁，1/4 杯（60 ml）	19.1	615	2.28	43.2	234	229	19	3	1.8
黑核桃，1/4 杯（60 ml）	19	425	1	64	163	166	5	1	1.1
英國核桃，1/4 杯（60 ml）	29	470	0.9	47	103	131	1	1	0.9
豆科植物（除特別標明，否則都是煮過的）									
紅豆，1/2 杯（125 ml）	34	360	2.4	63	204	646	1	10	2.1
黑豆，1/2 杯（125 ml）	25	190	1.9	64	127	323	1	1	1
米豆（眉豆），1/2 杯（125 ml）	22	240	2.3	48	141	251	2	4	1.1
黑龜豆，1/2 杯（125 ml）	54	260	2.8	48	149	423	1	3	0.7
鷹嘴豆，1/2 杯（125 ml）	42	310	2.5	42	146	252	3	6	1.3
蔓越莓豆（cranberry bean），1/2 杯（125 ml）	47	220	2	47	126	362	1	1	1.1
毛豆，1/2 杯（125 ml）	49	283	1.8	52	138	358	—	70	1.1
炸鷹嘴豆泥餅 3 個，60 g（2 oz）	32	150	2	49	115	351	1	176	0.9
大北豆，1/2 杯（125 ml）	63	230	2	47	154	366	4	2	0.8
腰豆，1/2 杯（125 ml）	33	200	2.1	39	129	379	1.53	1	0.9
生的發芽扁豆，1 杯（250 ml）	20	290	2.6	30	141	262	0	9	1.2
扁豆，1/2 杯（125 ml）	20	260	3.5	38	188	386	3	2	1.3
嬰兒皇帝豆（baby Lima beans），1/2 杯（125 ml）	28	210	2.3	51	122	386	5	3	1

食物	鈣（mg）	銅（mcg）	鐵*（mg）	鎂（mg）	磷（mg）	鉀（mg）	硒（mcg）	鈉（mg）	鋅（mg）
生的綠豆芽，1 杯（250 ml）	14	180	1.0	23	59	164	1	7	0.4
海軍豆（白腰豆），1/2 杯（125 ml）	66	200	2.3	51	138	374	3	0	1
生的豌豆苗，1 杯（250 ml）	46	340	2.9	71	209	483	1	25	1.3
花生醬，2 大匙（30 ml）	14	150	0.6	50	116	211	2	149	0.9
花生，1/4 杯（60 ml）	34	420	1.7	62	139	261	3	7	1.2
豌豆仁，1/2 杯（125 ml）	23	150	1.3	33	99	229	2	3	1.0
切半的豌豆仁，1/2 杯（125 ml）	14	190	1.3	37	103	375	1	2	1.0
斑豆，1/2 杯（125 ml）	41	200	1.9	45	133	394	6	1	0.9
鈣質添加豆漿，1/2 杯（125 ml）	158–163	110–210	0.5–1.0	19–35	55–134	138–232	3	53–85	0.3–0.6
大豆，1/2 杯（125 ml）	93	370	4.7	78	223	468	7	1	1.0
天貝，1/2 杯（125 ml）	97	490	2.4	71	233	361	0	8	1.0
傳統豆腐（凝固劑為硫酸鈣），1/2 杯（125 ml）***	268–909	280–500	2.1–3.5	49–77	161–253	197–316	13–23	16–19	1.1–2.1
素漢堡肉***	16	140	0.8	2	110	72	—	273	0.8
大白豆，1/2 杯（125 ml）	85	270	3.5	60	107	531	1	6	1.3
穀類（除特別標明，否則都是煮過的）									
莧籽，1/2 杯（125 ml）	58	260	2.6	80	182	188	9	7	1.1
大麥仁，1/2 杯（125 ml）	9	90	1.1	18	45	77	7	2	0.7
黑麥麵包切片，30 g	22	60	0.8	12	38	50	9	181	0.3
全麥麵包切片，30 g	48	—	0.7	23	64	76	11	135	0.5
烤熟的蕎麥仁，1/2 杯（125 ml）	6	130	0.7	45	62	78	2	4	0.5
生的大型玉米 1 根	3	80	0.7	53	127	386	1	21	0.7
卡姆小麥，1/2 杯（125 ml）	9	230	1.8	51	161	184	—	5	1.6
小米，1/2 杯（125 ml）	3	150	0.6	40	92	57	1	2	0.8
燕麥片，1/2 杯（125 ml）	11	90	1.1	33	95	87	7	5	1.2
營養強化義大利麵，1/2 杯（125 ml）	5	70	0.4	13	40	23	16	1	0.4
全麥義大利麵，1/2 杯（125 ml）	11	120	0.8	22	66	33	19	2	0.6
藜麥，1/2 杯（125 ml）	17	190	1.4	63	149	168	3	7	1.1
糙米，1/2 杯（125 ml）	10	100	0.4	44	86	44	10	5	0.6
營養強化白米，1/2 杯（125 ml）	8	60	1.0	10	36	29	6	1	0.4
斯佩爾特小麥，1/2 杯（125 ml）	10	220	1.7	50	154	147	4	5	1.3

食物	鈣 (mg)	銅 (mcg)	鐵* (mg)	鎂 (mg)	磷 (mg)	鉀 (mg)	硒 (mcg)	鈉 (mg)	鋅 (mg)
未額外添加鈣的墨西哥玉米薄餅，30 g***	24	—	0.4	22	94	56	—	14	0.4
未額外添加鈣的墨西哥全麥薄餅，30 g***	32	—	0.7-1.0	6	57	48	—	108-208	0.2
生的小麥草，1 杯（250 ml）	30	300	2.4	94	228	193	48	18	1.9
野米，1/2 杯（125 ml）	3	100	0.5	28	71	88	1	3	1.2
甜食、甜味劑及油脂類									
45-59% 的黑巧克力，60 g	34	—	4.8	88	124	335	—	14	1.2
70-85% 的黑巧克力，60 g	44	—	7.1	137	185	429	—	12	2
楓糖漿，1 大匙（15 ml）	21	0	0	4	0	42	0	2	0.3
糖蜜，1 大匙（15 ml）	41	97	0.9	48	6	293	3.6	7	0.1
Plantation 或 Brer Rabbit 有機黑糖蜜，1 大匙（15 ml）	80-200	—	0.7-3.6	32-100	—	353		0-10	—
橄欖油，1 大匙（15 ml）	0	0	0.1	0	0	0	0	0	0

參考出處：[73, 76]

「一」代表無可效數據可參考。

* 鐵質建議攝取量（見 P.197）

** 出自《邁向生食純素飲食》（*Becoming Raw*）的果汁食譜，以羽衣甘藍、蘿蔓萵苣、檸檬汁、黃瓜、蘋果、西洋芹和檸檬為基礎材料。

***或參閱食品標籤。

　　符合所有必需礦物質及其他營養成分建議攝取量的菜單和美味食譜，請參閱梅麗娜與佛瑞斯特合撰的《純素煮義》（*Cooking Vegan*）。欲知更多純素食菜單和食譜，請參閱戴維斯與梅麗娜合著的《邁向生食純素飲食》（*Becoming Raw*）。

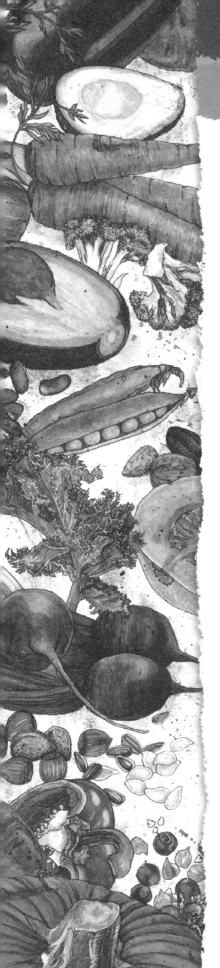

CHAPTER 7

維生素：維持生命的要素

1747 年 5 月 20 日，我接收了在索爾茲伯里（Salis-bury）海上罹患壞血病的 12 名患者。他們的病症跟我所想的很類似……結果在食用柳橙和檸檬後，得到了最快速明顯的改善效果；其中一名病患在食用後，到第六天結束時，已經可以回到工作崗位上了。

——英國皇家海軍外科醫生
詹姆斯・林德（Dr. James Lind）[1]

在 1900 年，美國東北部的許多市中心區域，有 80% 的兒童罹患了佝僂症；而在十九世紀末的爪哇（Java），僅僅 3 個月的監禁，就可能使人因缺乏硫胺（維生素 B₁）而導致死亡。縱觀歷史，人類已知某些特定食物，或者花時間在戶外曬太陽，都具有能預防或治療疾病的神祕特性；而缺乏這些，則可能威脅人體的健康。然而直到一個世紀前，人們才真正認識特定維生素的存在，1913 年首次發現的就是維生素 A。

維生素是維持生命的要素，身體無法自行合成足夠的量，必須從外部來源獲得。雖然礦物質對健康同樣重要，也存在於食物中，但礦物質只是單一元素。維生素具有更複雜的分子結構，將碳原子與其他像是氫、氧等元素結合在一起，有時也包括氮。身體所需的維生素總量很少，每天只需要 0.5 g，然而這些維生素所執行的功能對生命非常重要。有些維生素的作用類似於激素，對於身體有著深遠的影響；維生素 A 控制了生長的某些層面，而維生素 D 則負責調節礦物質的代謝。許多維生素在重要代謝功能中扮演了輔酶的角色。維生素以團隊的方式運作（維生素 A、C 和 E），能保護人體不受自由基的損害，

也能將碳水化合物、脂肪和蛋白質轉化為身體能夠運用的能量形式（維生素 B 群）。

　　雖然純素飲食提供了大量的維生素，但還是需要特別注意維生素 B_{12} 與維生素 D 的攝取；純素食者（與許多非素食者）必須留意這些維生素的問題與來源。本章將檢視維生素在人體中所扮演的角色，並探討能夠滿足建議攝取量的選擇（所有年齡層的建議攝取量，詳見 P.478）。

◇ 避免維生素缺乏

維生素 B_{12}

透視維生素 B_{12}

維生素 B_{12} 是所有維生素中分子結構最大的 [1]，以礦物質鈷（cobalt）為中心。缺乏維生素 B_{12} 是造成純素飲食負面評論的主要因素。不過，服用 B_{12} 營養補充劑和／或強化食品，很容易就能避免缺乏的問題。令人難過的是，醫學文獻或報紙頭條上不時會出現兩種情況：一種是成年人沒有適當補充 B_{12}；另一種則是母親在懷孕期間 B_{12} 攝取量不足，以及嬰兒出生後攝取量不足所導致的發育問題。

功能

B_{12} 是維生素團隊的一員，這個團隊負責將碳水化合物、脂肪與蛋白質轉化成人體可使用的能量。在 DNA 合成中，B_{12} 是不可或缺的，因此對於快速繁殖（例如在生長期間）的細胞，以及骨髓中所產生的紅血球而言，是至關重要的。B_{12} 也負責維持神經纖維周圍的保護性髓鞘（myelin sheath）。

　　在與胺基酸相互作用的方面上，維生素 B_{12} 有助於清除體內的同半胱胺酸。同半胱胺酸是蛋白質分解所產生的潛在有害物質，尤其會從甲硫胺酸這種胺基酸中分解出來。同半胱胺酸可能會損傷脆弱的動脈內壁，並引發心臟病。這樣的損害可能會隨著時間累積，發生在其他方面看起來都很健康的人身上。[2-5]

　　維生素 B_{12} 是由存在於胃腸道（例如口腔或腸道下段）裡的細菌所產生的，然而人體無法依賴這種內部的生產來避免維生素缺乏。口腔中所產生的維生素 B_{12} 份量並不足夠，而腸道下段所產生的部分，則因為在消化道中的位置過低而無法被吸收，因此這些維生素都進到了糞便裡。[2, 4, 5]

1　審訂注：維生素 B_{12} 的形式包括了氰鈷胺素（cyanocobalamin）、甲鈷胺素（methylcobalamin）和腺苷鈷胺素（adenosylcobalamin）、羥鈷胺素（hydroxycobalamin）。

缺乏的症狀

如果缺乏維生素 B12（攝取不足或吸收不足），可能單獨或合併出現以下症狀：[2, 5, 6]

- **巨球性貧血**（megaloblastic anemia）。維生素 B12 能夠促進正常的細胞分裂，因此在缺乏維生素 B12 的情況下，細胞無法正常分裂，血液中就會出現異常巨大的紅血球，這種情況稱為巨球性貧血。在這種情況下，血液的攜氧能力下降，會導致疲勞、虛弱、耐力下降、呼吸短促、心悸和皮膚蒼白等症狀。可以攝取富含葉酸的飲食（即許多純素飲食）來改善這些狀況，因為食物中的葉酸正是參與紅血球分裂過程的一分子。
- **神經損傷**。缺乏維生素 B12 對於神經細胞、脊髓和大腦的影響，可能會引起精神上的變化，例如精神錯亂、憂鬱、躁動不安、喜怒無常、失眠、無法集中注意力，以及生理上的症狀，例如手指、手臂和腿部的刺痛與麻木、平衡困難、感覺缺失，最終導致癱瘓。
- **胃腸道不適**。胃腸道的症狀包括了舌頭刺痛、食欲不振、消化不良與腹瀉。
- **血液中同半胱胺酸濃度升高**。缺乏維生素 B12 會導致同半胱胺酸增加，動脈粥狀硬化斑塊積聚，使得動脈開始堵塞，導致心臟病與中風。過量的同半胱胺酸也會對骨骼健康產生負面影響。[7]

以上這些問題，都可以輕易地透過確保這種必須營養素的可靠來源來避免。成人的缺乏症狀如果能及早發現、及時處理，通常都能夠被逆轉。[2–5, 8–10]

懷孕早期缺乏維生素 B12，很可能會導致胎兒的神經管缺損。對於用母乳哺育的嬰兒而言，如果母親對於飲食來源的 B12 攝取不足，可能會造成神經系統永久性的嚴重損害；而非母乳哺育的嬰兒，若飲食中所含的維生素 B12 過低，也會造成同樣的結果。根據美國國家兒童健康與人類發展研究所（US National Institute of Child Health and Human Development）的資深研究員詹姆斯・彌爾斯醫生（Dr. James Mills）表示，所有育齡婦女都應該特別注意維持足夠的 B12 濃度。[11, 12]

通常，嬰兒會比成人更快顯現出缺乏 B12 的症狀。缺乏 B12 可能會導致食欲不振、失去活力，無法成長茁壯，但並沒有完全一致的症狀表現。嬰兒比成人更容易受到永久性的損害；如果沒有及時修正，B12 缺乏可能會進一步導致昏迷或死亡。有些嬰兒在適當的治療後得以完全康復，但有些則會產生發育遲緩的狀況。[4, 9, 13, 14]

維生素 B12 的實驗室檢測

用於檢測維生素 B12 狀態的實驗室檢驗有好幾種；下面所列出的前兩種，是特別可靠與敏銳的方法。然而，醫生與實驗研究人員可能對其中一些測試並不熟悉。（更

多關於這些實驗室檢測資訊的相關連結，詳見 P.480 的參考資料。）[2, 4, 15-18]

- **全反鈷胺素**（Holo-transcobalamin，**簡稱 Holo-TC 或 Holo-TCII**）。這項測試是測量血液中一種結合蛋白質的數量，這種蛋白質會將 B_{12} 運送到身體組織中。低 Holo-TC 濃度可能反映了早期的維生素 B_{12} 耗損，因此得以在體內儲存量耗盡與臨床症狀出現之前就提供警訊。[6, 15, 17, 18-22, 60]

- **甲基丙二酸**（Methylmalonic acid，**簡稱 MMA**）。當體內儲存量耗盡、達到缺乏程度時，檢測 B_{12} 狀態的最佳敏銳標記是一種名為 MMA 的化合物。在 B_{12} 缺乏的情況下，MMA 會逐漸累積，並且可以從血液或（更容易取得的）尿液中測量得到。[15, 18, 23]

- **同半胱胺酸**。當 B_{12} 短缺時，另一種會在血液中積聚的化合物，就是同半胱胺酸。儘管同半胱胺酸的濃度測試更常用於檢測心臟病風險，不過血液中的高同半胱胺酸濃度也可能反映出缺乏維生素 B_{12} 的情況。這項試驗缺乏明確性，因為高同半胱胺酸濃度也可能是由於缺乏葉酸所導致，但是大多數良好規劃的純素食者都攝取了充足的葉酸。（更多有關同半胱胺酸的資訊，詳見 P.43 ～ 44。）[15, 23]

- **血清或血漿維生素 B_{12}**。一般用於評估 B_{12} 狀態的檢驗方式，就是血清或血漿維生素 B_{12}。在過去，生物化驗無法辨別真正的維生素以及血液中被稱為非活性 B_{12} 類似物的物質，結果因此錯失了發現 B_{12} 缺乏的病例。

  非活性類似物就是在物理結構上跟 B_{12} 類似的分子，但兩者之間並不相同，前者無法在體內發揮維生素的作用。舉例來說，缺乏維生素 B_{12} 的人，如果攝取了非活性類似物的來源（例如螺旋藻或海藻類），即使實際上仍是處於缺乏的狀態，所得到的血清或血漿 B_{12} 測試結果卻會顯示出正常值。[15, 18, 24] 現代放射性同位素與免疫分析法，可以更精確的測量活性型態的 B_{12}。

  血清 B_{12} 參考數值範圍的下限有可能訂得太低。許多實驗室所採用的血清 B_{12} 低標是 200 pg/ml（150 pmol/L）；然而，許多專家建議，這個最小值應該至少要倍增到 405 pg/ml（300 pmol/L）或更高。在日本，被認可的血清 B_{12} 範圍下限高達 550 pg/ml（400 pmol/L），而且已經行之有年。[22, 25, 26] 在實驗室檢測結果接近參考值低標，但仍在某些實驗室參考值範圍內的人，還是可能會發生或發展出一些維生素 B_{12} 缺乏的症狀。

- **紅血球平均體積**（Mean Corpuscular Volume，**簡稱 MCV**）。可能缺乏維生素 B_{12} 的指標測試是 MCV，也就是巨球性貧血（意指紅血球異常巨大）的指標。

如何獲取足夠的維生素 B$_{12}$

遵循以下的其中一種方法,或者任意搭配組合:

1. 每天服用 B$_{12}$(氰鈷胺素)補充劑。選擇至少包含 25 mcg 的 B$_{12}$;大部分的綜合維生素補充劑都提供了 25 mcg 的劑量,通常還更多。有些專家建議,65 歲以下的成人每天最多攝取 250 mcg,而 65 歲以上銀髮族的攝取量則為 500 或 1,000 mcg(過量會排出體外)。[32-34, 37]

2. 每週服用 2,000 ～ 2,500 mcg 的維生素 B$_{12}$ 補充劑 2 次,舌下錠或吞錠皆可。有些專家指出,每週服用 2 次 1,000 mcg 的維生素 B$_{12}$ 補充劑就足夠了,只有比 1% 多一點的部分會被吸收。可以在網路上搜尋便宜的補充劑來源。

3. 每天攝取 3 份 B$_{12}$ 強化食品,每份至少提供 2 mcg 的維生素 B$_{12}$(占每日營養素參考值百分比的 33%)。典型的例子,是強化的植物奶、植物肉(人造肉)、早餐穀麥片與穀物棒(見 P.233)。另一個選擇,則是攝取 2 小匙(10 ml 或 5 g)經維生素 B$_{12}$ 強化的紅星營養酵母(素食者支持配方)★(Red Star Vegetarian Support Formula nutritional yeast)。[2, 4, 16, 17, 38]

★審訂注:或者其他有 B$_{12}$ 營養強化過的營養酵母(Nutritional yeast)品牌。並且需注意,營養酵母(nutritional yeast)與啤酒酵母(brewer's yeast)不同,且多數啤酒酵母基本上都沒有經過 B$_{12}$ 營養強化。

對於葉酸攝取量高(來自於綠色蔬菜、柳橙、豆科植物以及其他富含葉酸的食物)的人,MCV 測試無法測出缺乏 B$_{12}$,因為即使缺乏維生素 B$_{12}$,葉酸也有助於預防巨球性貧血。因此,在這種情況下,雖然 B$_{12}$ 缺乏對於神經的潛在損害持續進行中,而同半胱胺酸的濃度也在升高,所以用 MCV 測試仍然無法檢測出缺乏 B$_{12}$。[2, 4, 17]

如果有人已經或懷疑自己患有 B$_{12}$ 缺乏症,很適合為他們安排上述所列舉的其中兩種測試,例如血清 B$_{12}$(維生素量值)加上 MMA(代謝指標)。而要避免可能的缺乏症狀,更為明智的作法就是確保自己有足夠的攝取量。[15, 17, 26, 27]

建議攝取量

身體需要微量的維生素 B$_{12}$;成人的官方建議膳食攝取量(RDA)是每天 2.4 mcg,這是預防巨球性貧血所需要的量。然而,最近的研究建議,每天必須攝取 4 ～ 7 mcg,才能預防同半胱胺酸與 MMA 的累積。[16, 28] 建議攝取量是假設 B$_{12}$ 的總攝取量來自 2 ～ 3 種不同的來源(例如強化食品),並且在一天中的不同時段食用(身體的 B$_{12}$ 受體可能會因為 1 ～ 1.5 mcg 的小份量就飽和了,儘管這會隨著劑量而變化)。

由於強化食品中的維生素 B_{12} 含量（P.233）可能會因不同批次而有所變化，因此明智的方式，是攝取強化食品並偶爾搭配服用補充劑，因為補充劑的標準化程度較高。[29, 30]

　　如果單次攝取較高劑量的維生素 B_{12}（像是服用補充劑），身體就只能吸收該劑量的一部分。舉例來說，對於 250 mcg 的劑量，身體的 B_{12} 受體只能吸收約 1.5 mcg，而且在 4 ～ 6 小時之內無法再吸收更多。除了 B_{12} 受體的吸收量之外，還有一種完全不同的機制——被動擴散（Passive Diffusion）[2] 約占 B_{12} 總吸收量的 1%。[16, 26, 31-34] 因此，攝取維生素 B_{12} 的頻率愈低，所需要的單次劑量就愈高（詳見「如何獲取足夠的維生素 B_{12}」）。

　　由於缺乏對於一般人及孕期的維生素 B_{12} 毒性報告，因此美國國家醫學院認為，沒有可以訂定上限攝取量的依據。超過建議攝取量被認為是安全的，因為超出的量會從尿液排泄出來。[23, 28, 35] 鈷胺素（cobalamin）本身看起來沒有毒性；如今，每日攝取 1,000 mcg 維生素 B_{12} 的劑量已成為日益增長的現象，但目前尚不清楚長期會造成什麼樣的影響。[194]

　　哪一種形式的維生素 B_{12} 是最好的？氰鈷胺素（cyanocobalamin）是最穩定的，而且被證明最有效果，也擁有最多的研究支持。微量氰化物的存在能穩定維生素 B_{12}，而且不會造成危害。一顆 2,500 mcg 的 B_{12}（氰鈷胺素）補充劑所提供的劑量，僅僅是每日最低氰化物劑量（即對於一個 50 kg 的人可能造成毒害的最低劑量）的 0.2%。[36] 氰化物存在於自然界之中；例如，1 大匙平匙（15 ml）亞麻仁籽的氰化物含量，就等於補充劑的 30 倍，因此毒理學家認為如此少量的氰化物是微不足道的。身體會在攝取後將氰化物移除並解毒，然後鈷胺素就會被轉化為甲鈷胺素（methyl-cobalamin），這是維生素 B_{12} 的活性形式之一。對於吸菸或有腎臟問題的人而言，這種轉化效果可能會比較差，因此他們應攝取甲鈷胺素的直接來源。然而，要決定維生素 B_{12} 這種較不穩定的輔酶形式所需要的確切份量，僅有為數不多的科學研究可參考；如果使用甲鈷胺素，每天可能會需要高達 1,000 mcg 的劑量。[16, 23] 值得注意的是，曝露在光與熱的儲存方式可能會影響維生素 B_{12} 的穩定性。

　　以上建議也適用於孕期及哺乳期間；關於其他年齡的建議量，詳見 P.478。有關維生素 B_{12} 及其相關研究領域的最新資訊，詳見 P.480 的參考資料。

B_{12} 回收與避免缺乏

正如前文所述，缺乏維生素 B_{12} 可能會造成毀滅性的影響。幸好，人體善於修復和

2　編註：為分子進出微生物細胞膜的機制之一。指溶解狀態的小分子，可由高濃度區往低濃度區的移動方式。

重新利用維生素 B_{12}。有些人對於維生素 B_{12} 的回收效率比其他人好；事實上，一些人儘管紀錄上沒有飲食來源，多年來也能避免 B_{12} 缺乏的症狀。然而，我們不應該依賴回收來維持體內足夠的 B_{12} 濃度。成人的儲存量可能維持 1 年或更長的時間，但也可能在幾個月內就發生不足的症狀。

沒有可靠維生素 B_{12} 來源的純素食者，最終會進展到 B_{12} 的缺乏。對某些人而言，這個問題幾個月內就會發生；而對某些人來說，或許要好幾年才會顯現。缺乏維生素 B_{12} 所造成的後果，取決於有多快辨別出並治癒缺乏症。損害可能會是戲劇性的，而在一些長期缺乏的不幸病例中，則是無法逆轉的。

缺乏 B_{12} 的早期症狀，像是虛弱、疲勞和喜怒無常，因為不具有特定性，很容易被誤認為是壓力或老化所致；然而辨別出問題根源所花費的時間愈長，造成永久性損害的風險就愈大。超過 50 歲的人（不論採取何種飲食）都應該留意 B_{12} 缺乏的警訊，因為隨著年齡的增長，可能會出現吸收不良的問題。如果懷疑有 B_{12} 缺乏症，可以請醫生安排實驗室檢測（詳見 P.227）。而如果檢驗結果顯示並確診為 B_{12} 缺乏症，可立刻服用補充劑，以避免發生進一步的健康損害。然而如果在這個階段不將 B_{12} 加入飲食中，可能會加速神經系統的損害，症狀也會變得更嚴重。缺乏 B_{12} 的人會增加罹患心臟病的風險；對孕婦而言，缺乏 B_{12} 對胎兒可能會產生災難性的結果。

假如純素食者具有正常的吸收功能，當他們從補充劑或強化食品所攝取的 B_{12} 達到建議濃度（詳見 P.229 的「如何獲取足夠的維生素 B_{12}」）時，就能預期血清 B_{12} 的濃度會在正常範圍內（見 P.233）。最安全的方法，是在缺乏的症狀出現前，就採用可靠的維生素 B_{12} 來源。在一段時間裡沒有獲得 B_{12} 來源的人，可以去找醫生注射 B_{12}，來迅速恢復正常的濃度。研究證明，持續數週每天服用 2,000 mcg 的口服維生素 B_{12}（氰鈷胺素），也能有效地讓 B_{12} 的濃度恢復正常；然後就可以在 P.229 所列出的三種方案中擇一採用。[39]

純素食者來自於食物與補充劑的維生素 B_{12} 攝取量

研究顯示，純素食者的維生素 B_{12} 平均攝取量遠低於建議攝取量（RDA），其中許多受試者的攝取量，只有成人建議攝取量的 25% 或更少。[17, 40, 41] 達到 RDA 標準的人，通常都有服用 B_{12} 補充劑。評估兒童與青少年純素食者攝取量的 3 項研究中，有 2 項顯示出維生素 B_{12} 不足。[17] 由於進行了這些研究，認真且負責的素食社群（包括生食族群）已認知到，純素食者需要確保這種必須營養素的可靠來源；未來的研究數據應該會反映出維生素 B_{12} 在攝取量上的改善。

液態黃金醬汁

份量：1 又 1/2 杯（375 ml）

菜名中的「液態黃金」，代表其豐富的營養價值遠遠超出它的顏色。這道濃郁的醬汁富含了核黃素（維生素 B_2）以及其他的維生素 B 群。在加入強化的紅星營養酵母（素食者支持配方）後，3 大匙（45 ml）的醬汁可以提供每日所需 B_{12} 攝取量的一半。（同時也提供了每天所需的 omega-3 脂肪酸。）這種美味的醬汁可運用於沙拉、米飯、烤馬鈴薯、蒸綠花椰菜及其他蔬菜上。（加入 1 小匙薑黃可增添更多的金黃色，以及具有保護性的薑黃素〔curcumin〕，而再加入一點黑胡椒則可幫助吸收。）

> 亞麻仁油 1/2 杯（125 ml）
>
> 水 1/2 杯（125 ml）
>
> 檸檬汁 1/3 杯（85 ml）
>
> 蘋果醋、義大利陳年酒醋或覆盆子醋 1 大匙（15 ml）
>
> 溜醬油或布拉格胺基酸醬油 2 大匙（30 ml）
>
> 營養酵母 1/2 杯（125 ml）
>
> 亞麻仁籽（磨碎）1 大匙（15 ml）
>
> 第戎芥末醬 2 小匙（10 ml）
>
> 小茴香（磨碎）1 小匙（5 ml）

將所有食材放進果汁機，攪打至細滑。把醬汁倒進有蓋的罐子，冷藏可存放 2 週。

純素食者的維生素 B_{12} 狀態

對純素食者的各種研究顯示，在使用 MMA、Holo-TCII 或者同時使用兩種指標的情況下，少至 11%、多達 90% 的受試者都缺乏維生素 B_{12}。這些研究是在德國、阿曼王國、荷蘭、英國與美國進行的。通常研究中的受試者成為純素食者都只有幾年的時間。[16, 18, 41, 42, 61, 155] 一項整合分析發現，在比較純素食者與非素食者的血漿同半胱胺酸與血清維生素 B_{12} 數值的 17 項研究中，只有兩項研究發現兩者之間的數值很接近。[61] 這並不是個好消息——但這其實是個很容易完全避免的問題。

　　一項北美研究針對 49 名採取純素或接近純素飲食 2 ～ 4 年，且沒有服用維生素 B_{12} 補充劑的成人進行研究；結果顯示，有四分之三的受試者，具有血清 B_{12} 不足或 MMA 高濃度的現象。這些受試者的維生素 B_{12} 缺乏還處於早期階段，尚未出現任何症狀。一些受試者認為，他們從新鮮蔬果、益生菌、發酵食品、乾燥綠色葉菜、紅藻、海苔、藍綠藻、螺旋藻或腸道產物中，獲得了足夠的維生素 B_{12} 需求量；然而，事實證明並非如此。在一項後續研究中，25 名缺乏維生素 B_{12} 的人持續原有的

飲食 3 週，但進行了一項重要調整。他們被分成三組：

- 第一組添加了維生素 B_{12} 的舌下錠。
- 第二組固定食用紅星營養酵母（素食者支持配方）。
- 第三組服用益生菌。

研究證明，維生素 B_{12} 補充劑可以迅速逆轉缺乏狀態。營養酵母有提供一些效果，但不如補充劑來得可靠；其中一人的 B_{12} 缺乏狀態在 3 週裡並沒有得到徹底的治癒。益生菌則對逆轉維生素 B_{12} 缺乏狀態沒有效果。[29, 44]

不可靠的 B_{12} 來源

以下任何一種都不能作為維生素 B_{12} 的可靠來源：發酵食品、豆芽、菇類、海藻類、螺旋藻，以及生食植物。這些食物中含有很少或甚至根本沒有真正的維生素 B_{12}，其中一些甚至反而提供了比沒有作用更糟糕的類似形式，因為這些類似物質無法滿足人類需求，還可能干擾真正的 B_{12} 發揮作用。雖然海藻類具有某些營養價值，但不應依賴它們作為 B_{12} 的來源；因為當純素食者試著用海苔、紅藻和螺旋藻當作這種必要營養素的來源時，缺乏症狀和實驗室結果都顯示出惡化的現象。[16, 17, 24, 38, 44]

可靠的 B_{12} 來源

經過證實的純素 B_{12} 來源就是補充劑（是絕佳的選擇），以及經過 B_{12} 強化的食物。[44-46]B_{12} 是人類無法從植物性全食物的多樣飲食與陽光照射中獲得的一種維生素。B_{12} 並非來自於動物性食品；無論它存在於強化食品、補充劑還是肉類之中，B_{12} 都來自於微生物。

超市都有販售 B_{12} 強化早餐穀麥片、植物奶與植物肉（人造肉）[3]；可以檢查營養成分標示上每份的 B_{12} 含量。根據過去所建議的攝取量，營養成分標示上的維生素 B_{12} 會用 6 mcg 來表示提供了 100% 的每日營養素參考值百分比。因此當營養標示列出維生素 B_{12} 是每日營養素參考值百分比的 50% 時，1 份食物所提供的維生素 B_{12} 就是 3 mcg。

未經證實但屬可能的 B_{12} 來源

研究顯示，綠球藻（chlorella）與束絲藻含有一些真正的 B_{12}，不過尚未進行足夠的研究，能確定它們在逆轉 B_{12} 缺乏症上的可靠性。初步的研究表明，綠球藻（一種

---

3 審訂注：不同國家販售之商品會有所差異，請詳閱營養標示。

含鈷的藻類）可能是維生素 B_{12} 的合適來源。然而，直到綠球藻經過缺乏 B_{12} 的一定數量人口試驗過，確定它對人體的可利用率、降低 MMA 濃度以及逆轉 B_{12} 缺乏症的效果之前，並不能將它認定為維生素 B_{12} 的可靠來源。在最初的試驗中，以一小組缺乏 B_{12} 的純素食者為受試群體，讓他們每天服用 6 顆束絲藻膠囊，之後，在某些人身上看到了有益的效果，但並非對全部的人都有效。[16, 17, 24, 31, 38, 47-52]

生命初期的維生素 B_{12} 攝取量

在孕期及哺乳期間，可靠的維生素 B_{12} 來源對母親與小孩都特別重要。當哺乳的婦女攝取維生素 B_{12} 補充劑與強化食品時，維生素很容易會從母乳傳遞到她的孩子身上。哺乳婦女的建議攝取量為每天 2.8 mcg，實際攝取量則應該要更多。（詳見 P.229 的「如何獲取足夠的維生素 B_{12}」，以了解全日的強化食品、每日補充劑及雙週補充劑的幾種份量選項。）

在醫學文獻中，B_{12} 缺乏症最顯著、有時也是最悲慘的例子，都與嬰兒有關。如果沒有維生素 B_{12}，嬰兒可能會在幾個月內發生無法逆轉的腦部損傷。體內還沒有建立這種營養素儲備量的嬰兒，必須要有充足的供應才行。（維生素 B_{12} 滴劑是保證充足攝取量的一種選擇。）[4, 11-14, 16]

年長者的維生素 B_{12} 攝取量

維生素 B_{12} 的吸收是個高度複雜的過程，有賴於胃腸道正常功能的運作。然而，大約有 2 ~ 3% 的長者（不論飲食習慣）無法製造足夠的 B_{12} 載體（內在因子〔Intrinsic Factor，簡稱 IF〕）。IF 來自於胃壁的胃壁細胞，是 B_{12} 吸收的必要關鍵，而胃壁細胞所產生的 IF 會隨著年齡的增長而減少。一般而言，來自於補充劑與強化食品的維生素 B_{12}，會先附著在唾液中的載體（稱為 R 蛋白）上，R 蛋白會將 B_{12} 導入小腸的上段。在那裡，胰腺分泌液會局部分解 R 蛋白，再由 IF 接手，將鈷胺素 –IF 複合物運送到迴腸末端的 B_{12} 吸收處。對於因缺乏 IF 而導致吸收障礙的人，每個月注射維生素 B_{12} 已成為常見的治療方法。事實證明，口服劑量（每天 2,000 mcg）是種有效、更容易且侵入性更小的解決方案。為了能診斷出因缺乏 IF 而導致的 B_{12} 過低狀況，建議超過 50 歲的人每 5 年就要檢測一次 B_{12} 狀態。[2, 6, 15, 17, 26, 39, 53-55]

出於不同的原因，身體提取和吸收動物性食品中維生素 B_{12} 形式的能力，會隨著年齡增長而減少。在動物性食品中，B_{12} 與蛋白質是緊密結合的，人體必須用鹽酸[4] 和蛋白酶把 B_{12} 與蛋白質分開。隨著身體老化，以及胃炎與胃萎縮的發生，胃酸

---

4 審訂注：鹽酸（hydrochloric acid）是胃酸的主要成分。

與酶的產量會慢慢減少。（使用氫離子幫浦阻斷劑〔proton pump inhibitor〕也會減少胃酸的產生。）因此，50 歲以上的人有三分之一，可能會失去從動物性食品中吸收 B₁₂ 的能力，並且必須依賴純素食者所採用的 B₁₂ 來源，因為這種來源的 B₁₂ 沒有與蛋白質結合。因此，美國國家醫學院建議 50 歲以上的人（不論飲食模式為何），都應仰賴補充劑或 B₁₂ 強化食品，來滿足 B₁₂ 的需求。[2, 56] 有些專家建議，超過 65 歲的成人，應該將每日 B₁₂ 攝取量增加到 500 或 1,000 mcg。[16] 年長的純素食者如果已經養成以補充劑與強化食品來攝取 B₁₂ 的習慣，就能從中獲益。（詳見 P.229 中的「如何獲取足夠的維生素 B₁₂。」）

維生素 B₁₂ 可有效治療一小部分因維生素 B₁₂ 缺乏所造成的認知障礙與失智症。[57, 58]B₁₂ 缺乏也可能與晚年的憂鬱症有關。[59]

維生素 D

透視維生素 D

從羅馬時代與中國早期，人們就觀察並注意到兒童骨骼畸形的問題。最早對佝僂症[5]（rickets）的詳細醫學描述，出現在 1650 年左右的英國，當時因為工業革命的興起，家庭開始從農場搬遷到煙霧瀰漫的城市中。許多都市兒童長時間在室內工作，而當他們有機會玩耍時，遊戲的場所也不是陽光明媚的草地，而是黑暗狹窄的小巷。據估計，到 1900 年，在波士頓、紐約以及美國東北部的其他工業化城市與北歐的兒童中，有 80% 都罹患這種具破壞性的骨骼疾病。[4, 62-68]

1822 年，一位觀察力很強的波蘭醫生指出，佝僂症所造成之彎曲的腿和變形骨架，在鄉下地方幾乎聞所未聞。在鄉下，兒童全年的大部分時光都能享受到充足的陽光。此外，一位十九世紀的法國醫生也注意到，當時北歐沿岸地區所採用的療法──鱈魚肝油──可以預防或治療這種疾病。事實證明，直接食用魚肝也具有保護作用。在第一次世界大戰過後不久的維也納，哈麗特‧齊克博士（Dr. Harriette Chick）與她的同事們，確認了兩種預防嬰兒佝僂症的有效方法：來自陽光或燈具的紫外線，以及一種脂溶性物質，也就是後來我們所熟知的維生素 D。在接下來的幾十年裡，美國、英國與德國的研究人員發現，維生素 D 可透過陽光照射皮膚來產生，也能透過照射植物固醇（暴露在紫外線下）來產生。[4, 62-68]

識別出這種維生素與其對於骨骼健康的影響，促成了加入維生素 D 來強化牛奶與嬰兒配方奶的措施；上述措施提供了兩種可靠途徑，將這種營養素添加進幾乎所有嬰兒與兒童的飲食之中。牛奶與配方奶被廣為宣傳成維生素 D 的來源；在採取強

---

5 審訂注：因維生素 D 不足、日照不夠或其他疾病，導致體內維生素 D 缺乏，引發鈣磷代謝失常，導致骨骼發育障礙或是畸形。

化措施的地區，佝僂症幾乎被徹底根除了。在 1990 年代末期，強化措施還延伸到像是豆漿這類的非乳製飲品當中。[4, 62-68]

1971 年，維生素 D 被重新歸類成「維生素 D 荷爾蒙」，意味著它兼具了維生素與荷爾蒙的作用。對於住在赤道附近以及一年四季都能曬到陽光的人而言，「維生素 D」是種他們身體能夠充分製造的荷爾蒙，所以並不需要飲食或補充劑的來源。因此，嚴格來說，當陽光充足時，所謂的維生素 D 其實並不具備「維生素」的條件。然而，對於遠離赤道的人而言，因為冬季陽光有限，所以會需要另外的維生素 D 來源。對於世界上任何一個地方（不論地點或氣候）長時間待在室內，或用衣物完全遮蔽身體的人來說也是如此。在這些情況下，天然富含維生素 D 的食物（例如肝臟或某些充分接受日曬的菇類）、維生素 D 強化食品或補充劑都是必要的。[4, 62-68]

熱帶地區當地居民的膚色較深，皮膚的深層黑色素能吸收短波紫外線，並具有天然防曬的作用。當膚色較深的人搬到離赤道較遠的地方時，這種保護性的黑色素就可能成為缺點，因為當皮膚曬到太陽時，黑色素也會減少維生素 D 的產生。在陽光有限的地方，淺色皮膚可能較占優勢，因為能夠產生較多的維生素 D。[4, 62-68]

功能

維生素 D 能夠在需要時增加身體對鈣的吸收，維持血液中鈣的水平，並限制鈣從尿液中流失。維生素 D 同時也能促進磷的吸收。數十年來，維生素 D 在維持骨骼健康上的功能已廣為人知，而目前的研究主要是探討其額外的功能。身體可以藉由被動擴散來吸收每日鈣需求的一小部分。但是人體需要透過鈣質的運輸機制來滿足這種礦物質的需求，而這取決於維生素 D。因此，足夠的維生素 D 與充足的鈣之間，必須要建立起合作的關係。[69] 舉例來說，50 歲以上的人要降低骨折風險，每日至少要服用 20 mcg（800 IU）的維生素 D，加上 1,200 mg 的鈣補充劑，才會達到最佳效果。[70]

許多維生素 D 的專家建議，當維生素 D 攝取量明顯較高時，對整體健康有益。[65, 69, 71, 115] 維生素 D 對整個身體（包括心臟、腦部、胰臟、甲狀腺和肌肉）都有作用，讓身體系統能應付各種日常壓力，並修復壓力對於身體系統的攻擊。維生素 D 控制了細胞的生長與成熟，像是骨骼與免疫系統中的細胞。而透過它對於免疫系統的影響，也有助於對抗傳染病，並減少克隆氏症[6]（Crohn's disease）、多發性硬化症（multiple sclerosis）與類風溼性關節炎的罹患風險。維生素 D 能調節胰臟分泌胰島素，還可預防第一型與第二型糖尿病。而它對於血管肌肉的積極作用，亦有助於調

---

6 審訂注：是一種慢性的發炎疾病，可發生於胃腸道（從口部到直腸）的任一處，通常會影響直腸、大腸和小腸下部（末端迴腸），呈現跳躍式的病灶。常見症狀為腹瀉、腹痛、血便、體重減輕、發燒、營養不良……等。

節血壓，並預防心血管疾病與中風。維生素 D 在人類的生育繁衍，以及在衰老過程中幫助維持認知功能都相當重要。關於其益處的證據，還在持續累積中。[65, 69, 72, 73, 78, 79, 115, 159]

低維生素 D 攝取量與低血清維生素 D 濃度跟大腸癌及其它癌症風險增加有關；充足的維生素 D 似乎能預防乳癌復發。哈佛公共衛生學院（Harvard School of Public Health）營養學系與流行病學系的傑出研究學者愛德華・喬凡努奇（Edward Giovannucci）曾說：「我懷疑有誰能夠找到一種營養素、因子或領域，能夠具有像維生素 D 一樣穩定的抗癌好處。」他補充說，維生素 D 或許能夠預防皮膚癌所造成的死亡[7]。[4, 64, 69, 74-77]

身體所產生的維生素 D

定期接觸陽光、攝取補充劑與強化食品，或者同時採取三種方法，是提升維生素 D 濃度的有效方法。當皮膚曝曬於陽光下時，紫外線會刺激一種稱為 7- 脫氫膽固醇（7-dehydrocholesterol）的膽固醇化合物，成為維生素 D_3（膽鈣醇〔cholecalciferol〕）。然後維生素 D_3 會進入血液，被帶進肝臟裡，並在肝臟轉化成維生素 D（25- 羥基維生素 D〔25-hydroxyvitamin D，簡稱 25(OH)D〕），這就是維生素 D 在血液循環中的主要形式。後者是不具生理活性的形式，也是實驗室檢測所測得的部分。當維生素 D 被運送到腎臟時，就會轉化成活性形式（1, 25- 二羥維生素 D〔1, 25-dihydroxyvitamin D，簡稱 1, 25(OH)2D〕）。從這裡，維生素 D 開始循環到小腸（在這裡刺激鈣的吸收）與整個人體的細胞之中。[73]

身體需要波長 290 ～ 315 奈米的紫外線 B（UVB），才能使皮膚中的 7- 脫氫膽固醇製造出維生素 D。在南、北緯 30 度之內的赤道地區，這些射線全年都很充足。然而有眾多人口整個白天都待在室內，或者居住在陽光不足的地區，這些人就必須採取其他方式來生產維生素 D。從皮膚生產維生素 D 的能力，取決於地理緯度、一年中的時間、一天中的時段、雲層覆蓋程度、膚色、年齡、體重，以及防曬乳的使用、暴露的皮膚面積，以及曝曬於 UVB 之下的時間長度。[17, 62, 66, 75, 80]

- **緯度與一年中的時間。** UVB 的輻射強度並不完全會隨著緯度變化；然而，住在離赤道地區緯度 30 度之外的人，在「維生素 D 冬季」[8] 期間，通常無法從

---

7 編注：關於該結論，愛德華・喬凡努奇在較完整的陳述如下：「他補充說，維生素 D 或許能預防皮膚癌造成的死亡，每一例死於曝曬所導致的皮膚癌案例背後，就有 30 人因增加維生素 D 攝取量而免於一死。」

8 編注：「維生素 D 冬季」乃是指人體因為受到外在環境影響而無法獲得充足日照，以自行製造出足量維生素 D 的期間。影響因素包括了居住在高緯度居民，在進入日照時間短的冬季期間；以及當大氣雲層密、臭氧層濃度高，或者霧霾等因素，使得 UVB 輻射減少的時候。

陽光獲得充足的維生素 D 產量。血清維生素 D 的濃度，是維生素 D 狀態的指標，在「維生素 D 冬季」期間會出現顯著的下降。離赤道距離愈遠，這種冬季時間就愈長。舉例而言，波士頓（北緯 42 度）在 11 月至 2 月期間，就無法接收足夠的 UVB 光照，來產生足夠的維生素 D。在加拿大亞伯達省的艾德蒙頓市（Edmonton, Alberta，北緯 52 度），即使天氣晴朗，「維生素 D 冬季」仍會延長成從 10 月至 3 月。居住在北緯 49 度以北的加拿大人（不論飲食習慣如何），有高達 97% 在冬季或春季會出現維生素 D 不足的情況。[81-85]

- **一天中的時段**。在上午 10 點到下午 3 點之間，是刺激維生素 D 生產的 UVB 最多的時段。因此一天中接收 UVB 射線的最佳時段，出現在影子比身高短的時間裡。

- **雲層覆蓋、霧或霧霾**。雲層覆蓋會使 UVB 輻射減少將近 50%。即使在赤道地區，雲、氣溶膠（aerosol，懸浮微粒）或者高濃度的臭氧，都可能造成「維生素 D 冬季」。[192]

- **阻隔 UVB 射線的物質**。UVB 射線無法穿透玻璃（窗戶）、塑膠、防曬乳和衣物。不常外出或在皮膚上塗防曬乳的人，所產生的維生素 D 就會很少，甚至完全沒有。基於文化或宗教信仰而用衣物遮蔽大部分身體的女性，不論所處的緯度為何，都無法產生足夠的維生素 D，因此可能會罹患成人版的佝僂症，稱為軟骨症（osteomalacia）。

- **UVB 太陽燈**。對某些人而言，每週使用 1 ～ 2 次具有紫外線維生素 D 燈的日曬機，是種適合的解決方案，特別是在冬季。對於是否該使用日曬機是有爭議的，不過可以確定的是，一定要避免過度曝曬。許多專家建議，維生素 D 補充劑是種較安全的選擇。[65]

- **膚色**。膚色會影響人體所需的最少陽光量。隨著膚色加深，需要的光照量就會增加 2 ～ 6 倍不等，不論是曝曬時間或皮膚的曝曬面積都是如此。膚色非常深的人，需要比膚色淺的人多 2 ～ 6 倍的曝曬，才能產生相同份量的維生素 D。皮膚會自我調節，讓身體不會產生過量的維生素 D。[62]

- **曝露的皮膚面積**。曝露的皮膚面積多寡也是項變因。在午餐時間散步 20 分鐘，讓臉和前臂都露出來，與穿著比基尼在泳池邊曬 5 分鐘太陽，兩者所製造出來的維生素 D 份量相當。

- **年齡**。維生素 D 的產生效率會隨著年齡的增長而降低。膚色淺的長者，每天

獲取充足維生素 D 的指南

從陽光獲取

　　根據所在地不同，在陽光和煦季節的晴天裡，膚色較淺的人可以在每天上午 10 點至下午 3 點之間，讓臉部與前臂（不擦防曬乳）平均曬上 15 分鐘的太陽，來製造充足的維生素 D。膚色深的人可能需要曬 30 分鐘。而年長者或體重過重的人，可能需要曬得更久。為了確定效果，建議可以安排血清維生素 D 測試。可能會需要服用維生素 D 補充劑。

從食物或補充劑獲取

　　在「維生素 D 冬季」或血清維生素 D 濃度很低時，就需要仰賴補充劑和／或強化食品。維生素 D 的建議攝取量，是以維生素 D_3 的含量（單位為 mcg）來表示。對於 1～70 歲的人而言，來自食物、強化食品或補充劑的維生素 D 的建議攝取量為每日 15 mcg（600 IU），而超過 70 歲的人則是每日 20 mcg（800 IU）。為了達到最佳健康狀態，許多專家建議，每天攝取 25～50 mcg（1,000～2,000 IU）以上的維生素 D_2 或 D_3；在沒有醫療監督的情況下，維生素 D 的上限攝取量為 100 mcg（4,000 IU）。維生素 D 的建議攝取量仍然是個受到熱烈討論的話題。[2, 33, 63-65, 82, 95, 96, 101, 102]

檢測

　　為了檢查攝取量或日曬方式是否有效滿足個體的維生素 D 需求，可以請醫生檢測血清維生素 D 的濃度，或者使用自我檢測工具（self-testing kit）。[85, 103] 目前，血清維生素 D 的健康標準值差異很大；有位專家說，血清維生素 D 濃度應該至少要達到 40 ng/ml（傳統單位），或者 100 nmol/L（國際單位系統）；然而，大多數的實驗室所認為的「正常」數值較低，而用於分級的血清範圍也有所不同。

可能會需要曬至少 30 分鐘的太陽。不過，從飲食或補充劑中攝取維生素 D，再配合曬太陽，或許是最有效的方式。

• **體重。** 體重過重或肥胖會增加維生素 D 缺乏的可能性。[86-88]

曬太陽所獲得的維生素 D

即使在陽光充足的氣候下，陽光的效果可能也很難預測，因為個體之間的差異性很大。近期在美國夏威夷、亞利桑那州、澳洲以及其他陽光充足地區所進行的研究顯示，有一些居民的維生素 D 產量不足，其中包括了一些固定在戶外活動且沒有擦防曬乳的人。[86, 89-93] 在一項針對 93 名成人（平均年齡 24 歲），且膚色由中等至淺色的研究中，在檀香山（北緯 21 度）的冬季月分裡，有 51% 的人維生素 D 含量較低，

也就是血清維生素 D 少於 30 ng/ml，即使這些人都沒有擦防曬乳，且每週足足曬了 28 個小時的太陽。事實上，有 10% 的人血清維生素 D 少於 20 ng/ml。

曬太陽的風險與益處，一直是爭論不休的熱門話題。雖然過度曝曬可能會增加皮膚癌的風險，但維生素 D 不足也會增加乳癌、卵巢癌、攝護腺癌與大腸癌的風險。由於存在許多變因，有關於如何曬太陽的指南往往都有點含糊不清，或者可以有各種解讀方式。有些專家建議，要在每天早上 10 點到下午 2 ～ 3 點間曬太陽，讓臉部、手臂、腿部或背部（不擦防曬）都曬 5 ～ 30 分鐘，一週進行 3 次。另外一些專家則建議，每天讓臉部與前臂曬 10 ～ 30 分鐘的太陽。（等 30 分鐘過後，就可以使用防曬乳。）[2, 17, 74, 75, 80, 89, 94, 95] 另一種切實的作法，就是盡可能在戶外陽光下度過一段適當的時間，注意避免過度曝曬，並且在必要時，配合攝取維生素 D 的補充劑或強化食品。[2, 17, 75, 80, 95]

維生素 D 補充劑

維生素 D 通常都是單獨服用，形式有錠劑、口腔噴劑、包含在綜合維生素礦物質補充劑中，或者在含有維生素 D 加鈣（也可能還有鎂）的補充劑裡。[95] 維生素 D_2（麥角鈣醇〔ergocalciferol〕）屬於純素，沒有動物性來源。維生素 D_3（膽鈣醇）通常來自於動物，例如魚類、動物皮革或羊毛；不過，現在也有純素的維生素 D_3（來自於地衣）。可以上網搜尋「純素維生素 D」，並指明想要選擇 D_2 還是 D_3，來找到自己所需的商品。

補充劑的份量，是以 mcg 或 IU（International Units，國際單位）來表示，1 mcg 的維生素 D 等於 40 IU。一些研究比較了維生素 D_2 和 D_3 的每日標準劑量（每日至多 100 mcg ／ 4,000 IU），顯示出兩種形式的維生素 D，在維持成人的血清維生素 D 濃度上效果相等。另一些研究，特別是那些使用單次大劑量維生素 D 的研究發現，D_2 的效果較差，這意味著可能會需要更高劑量的 D_2。[88, 95-97] 不論是哪種形式的維生素 D，效果可能都會因人而異。而一項比較補充劑與強化果汁兩者效果的研究發現，兩種類型沒有顯著差異。[96]

維生素 D 的純素來源

不論是植物性或動物性食物，都很少含有維生素 D。在含有維生素 D 的食物種類中，屬於純素的來源是曝曬過 UVB 射線的菇類，因為菇類含有一種化合物，能夠被轉化成維生素 D_2。[98] 一項研究提供了具說服力的證據。在研究中，分別提供了 700 mcg（28,000 IU）的維生素 D 給兩組缺乏維生素 D 的人；一組人從經紫外線光照的蘑菇煮成的湯來獲得維生素 D（100 g 的蘑菇含有 491 mcg 的維生素 D）；另一組

表 7-1 強化食品中維生素 D 含量的範例

食物（份量）	維生素 D 含量
強化早餐穀麥片，30 g	2.6 mcg（105 IU）
強化人造奶油，1 小匙（5 ml）	0.5 mcg（20 IU）
強化豆漿、杏仁奶、米漿或果汁，1 杯（250 ml）	2.5 ～ 3 mcg（100 ～ 120 IU）

參考出處：[44, 45]

則是從補充劑獲得相同份量的維生素 D。兩種治療方法都有效提升了受試者的血清維生素 D。[99]

　　現在有愈來愈多維生素 D 強化的純素食物可選擇，包括了植物奶、果汁與早餐穀麥片。強化食品的供應因國家而異，取決於法規、科學進步程度，以及來自於食品業與大眾的壓力。[17, 45, 92, 95] 表 7-1 列出了各種強化食品的典型維生素含量；也可參見個別商品的營養成分標示。[96]（未強化的植物奶、人造奶油〔乳瑪琳〕以及早餐穀麥片，都無法提供維生素 D。）在含有維生素 D_3 的人造奶油中，原料通常都來自於動物（請聯絡製造商以獲得更明確的資訊）。由於營養成分標示所使用的每日營養素參考值百分比（DV）是 10 mcg 或 400 IU [9]，因此每份提供 50% 每日營養素參考值百分比的食物，就提供了 5 mcg（200 IU）的維生素 D。

純素食者來自於食物與補充劑的維生素 D 攝取量

純素飲食中，維生素 D 的攝取量遠低於建議的濃度。除非有固定攝取補充劑或強化食品，否則純素食者的維生素 D 攝取量比奶素者及非素食者都來得低。這種普遍缺乏的情況不僅限於純素食者而已。北美、歐洲與澳洲的調查顯示，在一般人口中，有二分之一、四分之三，甚至更多的成人，都具有低攝取量與低血清維生素 D 濃度的狀況，這取決於所選擇的最佳範圍 [10]。70 歲以下的成人，大部分的維生素 D 攝取量都只有建議攝取量 15 mcg（600 IU）的 2 ～ 10%；即使是最高攝取量，通常也只比建議攝取量的一半再多一點而已。[17, 104-108] 食品強化的政策正在不斷改變中，或許對這種情況會有所幫助。

　　純素食者之中，欠缺維生素 D 的最大風險族群，包括：母親有低維生素 D 狀

---

9 審訂註：台灣衛福部「國人膳食營養素參考攝取量」第八版（民國 109 年）：0 ～ 50 歲以及懷孕、哺乳婦，每日為 400 IU（10 mcg）；50 歲以上，每日為 600 IU（15 mcg）；上限攝取量（UL）為 0 ～ 12 個月每日 1,000 IU（25　mcg），1 歲以上每日 2,000 IU（50 mcg）。

10 審訂註：目前以 25(OH)D 濃度作為維生素 D 缺乏與否的標的，以 30 ng/mL 為標準值。血清維生素 D 濃度：10 ng/mL 以下為嚴重缺乏，10 ～ 20 ng/mL 為缺乏，20 ～ 30 ng/mL 為不足，30 ～ 50 ng/mL 為充足，50 ～ 70 ng/mL 為理想。

況的全母乳嬰兒、超過 50 歲的成人、膚色深的人（任何年齡）、不運動的人，以及肥胖的人，也就是 BMI > 30 的人（詳見 P.389 的表 12-1）。[82, 85, 86, 91, 92, 93, 95, 109]

維生素 D 的實驗室檢測

人體內活性維生素 D（25- 羥基維生素 D）的最佳濃度標準為多少，關於這一點仍存有爭議，美國國家醫學院也認知到需要進一步的研究。目前，美國國家醫學院認為，血清維生素 D 的濃度在 50 nmol/L 或 20 ng/ml 就足夠了。許多專家與實驗室則建議，要達到最佳健康狀態，血液中的維生素 D 濃度應該要更高，大約在 75 ～ 100 nmol/L（30 ～ 40 ng/ml）左右。

檢測會反映出飲食、補充劑和身體自行合成的維生素 D。[66, 77, 85, 86, 104, 110] 可以由醫生安排檢測，美國的維生素 D 協會（Vitamin D Council）也有提供自我檢測工具（詳見 P.480 的參考資料）。這些測試可以在 3 個月後重新進行，以決定選擇的方案達成所需血液維生素 D 濃度的執行效果。[77, 103]

純素食者的維生素 D 狀態

純素食者在維生素 D 的考量上，常常會面臨到一些問題。究竟應該要採用哪種血清維生素 D 的足量標準，是美國國家醫學院的標準，還是要更高？是否買得到維生素 D 強化食品，以及是否要使用？要不要服用補充劑？個人的膚色、所處的緯度，以及暴露在陽光下的程度如何？研究顯示，有些純素食者似乎在維生素 D 上表現不錯，但有些則不然。

英國（位於北緯 50 ～ 55 度之間）曾進行的一項研究顯示，參與研究的 89 名採取純素飲食約 10 年的淺膚色白種人，平均血漿維生素 D 濃度是 55.8 nmol/L（比美國國家醫學院的建議濃度高，但低於 75 或 100 nmol/L 的較高建議最佳濃度）。而參與這項研究的 1,598 位非素食者也顯示出較低的維生素 D 濃度，不過純素食者的數值依然是更低的。研究參與者的維生素 D 濃度在冬季大幅下降，成為缺乏的狀態。在冬季與春季，只有 20% 的純素食者的血漿維生素 D 濃度超過 75 nmol/L。而在夏季與秋季，數值會攀升；有 45% 的純素食者血漿維生素 D 濃度超過 75 nmol/L。在研究當時，英國的純素食者可以獲得的維生素 D 飲食來源包含了添加維生素 D 的麥片、植物奶以及人造奶油。純素食者比非素食者更苗條（純素食者平均 BMI 為 22.3，詳見 P.389；非素食者平均 BMI 則為 25），而且有 51% 的人都服用維生素 D 補充劑；這些服用補充劑的人，血漿維生素 D 濃度明顯高出許多。[104]

有一項 2009 年的研究，以居住在橫跨北緯 30 ～ 50 度北美地區（大約是美國紐奧良與加拿大溫尼伯〔Winnipeg〕之間）的基督復臨安息日教會純素食與奶蛋素

教徒為對象，顯示出血清維生素 D 會隨著膚色而改變。非西班牙裔的白人中，有二分之一的血清維生素 D 濃度介於最佳範圍（75 nmol/L 或 30 ng/ml 以上），但落入此範圍的黑人只有四分之一。除了食物與補充劑的每日平均攝取量（淺膚色的人為 8.8mcg〔350 IU〕，深膚色的人為 9.4 mcg〔375 IU〕），受試者每天還會花大約 90 分鐘，讓身體約 9% 的皮膚面積接受陽光曝曬。[86] 更近期的一項研究，則是以 100 位美國純素食者為對象，結果顯示，沒有一位受試者能透過補充劑，來達到維生素 D 的建議攝取量。[111]

　　一項以美國密蘇里州聖路易斯（St. Louis, Mo，北緯 38 度）為根據地的研究顯示，平均採取生食純素飲食 3.6 年的 11 名男性與 7 名女性（平均年齡為 54 歲），儘管對於添加維生素 D 的食品及補充劑的攝取量微乎其微，但其血清維生素 D 濃度仍有 42 ng/ml。事實上，這些純素食者的血清維生素 D 濃度，比對照組中年齡與性別相仿的非素食者還高了 2 倍以上。這些生食飲食愛好者十分熱衷於定期曬太陽。[105]

　　一項針對荷蘭（北緯 51 ～ 54 度）採取長壽飲食[11]（Macrobiotic Diet）家庭中嬰兒的研究顯示，在沒有攝取維生素 D 補充劑或強化食品的情況下，一半的嬰兒都出現佝僂症的徵兆。這些嬰兒也都有低血漿維生素 D 濃度的狀況，而且到了冬季還會降得更低。固定服用維生素 D 補充劑和添加維生素 D 飲品的嬰兒，則沒有佝僂症的徵兆。[17, 112]

　　而一項在越南胡志明市（北緯 10 度），針對 88 名超過 50 歲的純素食比丘尼所做的研究顯示，有 27% 的受試者維生素 D 濃度低於 20 ng/ml，而低於 30 ng/ml 的則高達了 73%。與此同時，這些女性並沒有比非素食者出現更多的骨折案例，骨質流失的狀況也稍微少了一些。[106]

生命初期的維生素 D 攝取量

紀錄顯示，生活在緯度較北地區的哺乳母親，如果沒有確保嬰兒的維生素 D 來源，就會出現佝僂症的病例。美國國家醫學院建議，如果要避免這種情況，在孕期及哺乳期每天都要攝取 15 mcg（600 IU）的維生素 D；德國—奧地利—瑞士參考值則將建議攝取量增加到 20 mcg（800 IU）。美國兒科學會（American Academy of Pediatrics）規定，從出生的頭幾天開始，嬰兒的維生素 D 每日攝取量為 10 mcg（400 IU）。[17, 85, 113] 必須要注意避免過量；關於適當攝取量，請諮詢醫生的建議。

---

11 審訂注：長壽飲食由一位日本哲學家所提倡，飲食模式特色是以低脂、高膳食纖維、高複合性碳水化合物，並以素食為主。但植物性食材中，維生素 D 的來源原本就有限（照射過紫外線的菇類除外）。

年長者的維生素 D 攝取量

身體製造維生素 D 的能力，會隨著年齡增長而下降。舉例來說，一個 70 歲老人的皮膚所合成的維生素 D，只有年輕人的 25%。維生素 D 缺乏與肌肉無力有關。研究已顯示，20 mcg（800 IU）的維生素 D 補充劑，可以使缺乏自理能力的老年患者跌倒的機率降低 20% 以上。[85] 採取較高的攝取量，或許是較明智的選擇。

維生素 D 過量的問題

攝取過量的維生素 D，可能會造成鈣質的過度吸收。經過幾週或幾個月，過量的維生素 D 可能會導致成人心臟、腎臟與血管發生不必要的鈣化，以及使兒童的骨骼過早變硬。在某些案例中，成人的維生素 D 攝取量超過每天 100 mcg（4,000 IU）可能會有所幫助，不過在沒有醫療監督下，不建議這麼做。年紀較小的兒童，上限攝取量也較低。[66] 曬過多太陽不會產生有毒程度的維生素 D，然而過度曝露於紫外線之中，可能會造成過早產生皺紋、喪失皮膚彈性、曬傷與皮膚癌的潛在風險。[82]

◈ 抗氧化維生素：A、C 與 E

大氣中的氧氣是生存的必要條件。然而，在食用油變質、切好的蘋果片變成褐色，或者金屬生鏽時，氧氣所造成的不良影響便顯而易見。在人體中，破壞性的氧化反應可能會導致連鎖反應，進而產生一種稱為自由基的失控分子。在人體正常運作的過程中，會形成適量的自由基，能夠被抗氧化成分順利地消滅活性。然而，抽菸、喝酒、食用經高溫烹調的食物，或者暴露在環境污染物、溶劑或輻射中，就會讓自由基的數量倍增，進而損害細胞膜、遺傳物質（DNA）以及必需蛋白質。

防止自由基損害

純素飲食是各種防止氧化損害物質（也就是抗氧化成分）的優質來源。這些物質包括了植化素（見 P.278）、特定酶的成分之一的硒、錳、銅和鋅等礦物質（見第 6 章）、維生素 C 和 E，以及身體會轉化成維生素 A 的類胡蘿蔔素（見 P.247）。抗氧化成分之間是相輔相成的。舉例來說，維生素 C 可以恢復與還原再生使用過的維生素 E 的抗氧化特性（見 P.251），以發揮進一步的作用；而維生素 E 則能防止 β - 胡蘿蔔素氧化。維生素 B 群中的核黃素（維生素 B_2）也有免受自由基損害的保護作用。[4, 116-122, 137]

　　身體仰賴抗氧化成分的穩定供應；假如抗氧化成分耗盡，人體細胞就會很容易受損、生病與老化。隨著年齡的增長，富含抗氧化成分的飲食變得更加重要。探討

抗氧化成分在減少癌症、心血管疾病、白內障、黃斑部病變、神經系統疾病（例如阿茲海默症與帕金森氏症）以及紫外線所引起的皮膚過早老化等風險中所發揮的作用，是個熱門的研究領域。[4, 116-122, 137]

　　研究證明，從植物性食物中獲取抗氧化劑，比仰賴藥物來得更加有效。事實上，研究顯示，高劑量的維生素 A 與 β-胡蘿蔔素補充劑會增加罹患肺癌的風險，反倒是人類幾千年來所依賴的蔬食飲食中所具有多樣及平衡的抗氧化成分，提供了保護的作用。[116, 117, 119, 123, 124]

身體的解毒系統

身體會透過尿液或膽汁，排出一些水溶性的毒素。其他毒素則會被送到肝臟裡，經過第一階段與第二階段的兩階段解毒過程，讓它們變得無害。這兩個階段的酶活動必須要協調得很好，因為在第一階段所形成的中間化合物可能會比原本的毒素更棘手。假如這些中間化合物在第二階段中沒有很快地被處理，就可能發生細胞損傷，或者引發癌症。

　　圖 7-1 簡示了肝臟解毒的概述，並在下方列出了不同步驟中所需的營養素。在第一階段中，解毒酶為毒素提供了電荷，產生了一種能夠在第二階段附著於另一個分子上的化學接頭。在收到電荷後，毒素可能會變成有高度反應性與潛在危險的分

圖 7-1 肝臟的解毒路徑

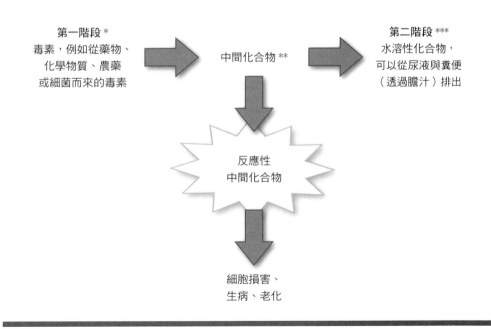

子。不過，抗氧化成分能夠防止這種變化。如果一切都很好（一般情況下是如此），高反應性的分子會很快進入第二階段，並附著在大型水溶性的分子上。這個過程會產生一種水溶性複合物，能夠被身體快速且安全地透過尿液或膽汁排放出去。

解毒所需要的營養素

* 第一階段所需要的營養素，包括某些維生素 B 群（葉酸、菸鹼酸、吡哆醇〔維生素 B₆〕、核黃素〔維生素 B₂〕與維生素 B₁₂）、鐵、特定胺基酸與植化素（類黃酮）。

** 保護細胞不受反應性中間化合物與自由基損害所需的營養素，包括維生素 A（β-胡蘿蔔素與其他維生素 A 先質的類胡蘿蔔素）、維生素 C 與 E；礦物質的銅、錳、硒和鋅；以及十字花科蔬菜中的植化素。

*** 第二階段所需要的營養素，包括了膽鹼（choline）、核黃素、硒、硫，以及特定胺基酸（半胱胺酸與甲硫胺酸）。

參考來源：[119, 125–129, 137]

飲食、生活型態與解毒的關係

顯而易見地，對於身體細胞所面臨的氧化和毒素潛在傷害，飲食與生活型態的選擇可能具有重要的保護效果。了解牽涉其中的營養素交互作用，將說明為什麼多樣化的植物性飲食在維持良好健康的功效上，遠遠超過了補充劑。以下是一些例子：

- **第一階段。** 人體的第一道防線，是一個酶的超級家族，也就是由蛋白質（包括含硫胺基酸半胱胺酸〔sulfur-containing amino acid cysteine〕）與鐵質所構成的細胞色素 P450 酶家族。這些酶將電子或電荷從一處運送到另一處，在有氧的狀態下工作，並且製造出一種高反應性形式的氧，能將有毒分子的結構重新排列。為了讓第一階段能夠順利運作，必須要存在某些特定的維生素 B 群（如上所列），並且以保護性的植化素（例如類黃酮）來輔助。[120, 125, 130]

- **高反應性中間化合物的預防。** 當反應性中間化合物與自由基開始累積時，人體必須依靠營養素（如上所列）來阻斷破壞性的連鎖反應，包括了抗氧化的維生素、酶（由蛋白質加上礦物質的銅、錳、硒或鋅所組成）與植化素。

- **第二階段。** 在第二階段，身體需要供應能與毒素結合的大型水溶性分子，以製造出能夠被排出的水溶性複合物。這種分子的一個例子就是穀胱甘肽，一種由 3 個胺基酸鏈結而成，並且會與硒（存在於巴西堅果之中）產生作用的分子。其他適合的分子，還有胺基酸半胱胺酸與礦物質硫。咀嚼高麗菜、綠花椰菜、抱子甘藍或綠花椰菜的菜苗（芽菜），可以活化蘿蔔硫素（sulforaphane）；這是一種含有硫的分子，能夠預防癌症。此外還有好幾種胺基酸、維生素 B 群中的膽鹼與核黃素，也會在第二階段解毒過程中發揮作用。植物性食物中的膳食纖維是另一項有益的成分，它會與毒素結合在一起，然後隨著糞便排出體外，讓這些毒素不會再被人體重新吸收。[120, 125, 131-133]

　　這個出色的防禦機制保護了 DNA、細胞膜與蛋白質。幸運的是，水果、蔬菜、豆科植物、堅果、種子與全穀類，都提供了所需的營養素與植化素。[119-121, 125, 126, 133-137]

通往疾病之路

某些第一階段酶的活動以及因此產生的危險中間化合物，可能會因為飲酒，或者食用燒烤或燒焦食物所產生的多環芳香烴（Polycyclic Aromatic Hydrocarbons，簡稱 PAH 或 PAHs，見 P.289）而增加。如果暴露在毒素中的機會特別高，所造成的威脅可能會擊潰身體的防禦。然後，潛在的致癌物質就可能會觸發通往癌症的道路。而當過量的精製食品、汽水或酒精排擠掉富含抗氧化成分的植物性食物，就會縮減對身體的保護，很可能讓第一階段、第二階段或兩者都一起失效或超過負荷。如果解毒所需的關鍵營養素耗盡，身體就會變得很容易罹患癌症或其他疾病。[119, 120, 125-128, 137-140]

維生素 A（β - 胡蘿蔔素和類胡蘿蔔素）

透視維生素 A

在開發中國家，飲食嚴重受限於以麵包或米飯為主，許多兒童與成人都因為維生素 A 不足而失明。這種悲慘的狀況，每年發生在 25 ～ 50 萬名兒童身上；然而，如果他們能夠獲取富含類胡蘿蔔素的蔬果或維生素 A，就能夠倖免於難。還有數百萬名兒童與成人因為維生素 A 缺乏，而發生較輕微的視力損害。由於缺乏維生素 A 的兒童免疫系統會隨之變弱，他們也可能因為麻疹、腹瀉或瘧疾而死亡。

　　在食物中存在兩種類型的維生素 A：來自於動物性食物的既成維生素 A，與來自於植物性食物的維生素 A 先質——類胡蘿蔔素。人體能夠將某些類胡蘿蔔素（β- 胡蘿蔔素、α - 胡蘿蔔素和 β- 隱黃素〔beta-cryptoxanthin〕）轉化成維生素 A 的活性形式，也就是視網醇（retinol）。這些類胡蘿蔔素，就是能使新鮮農產品產生橘色、紅色與黃色的色素。類胡蘿蔔素也存在於綠色蔬菜之中，只不過顏色被富含鎂的綠色葉綠素遮蓋了。其他存在於植物性食物的類胡蘿蔔素（番茄紅素、葉黃素與玉米黃素〔zeaxanthin〕）雖然無法轉化成維生素 A，但對健康也有明顯益處。[4, 116, 117, 141]

功能

維生素 A 在細胞分化中扮演著重要的角色，能夠讓細胞特化並執行特定任務，因此效果多元。對眼睛而言，維生素 A 與某些類胡蘿蔔素（葉黃素和玉米黃素）可以改善夜間視力、預防白內障，也能保持角膜的濕潤與健康。維生素 A 是免疫系統功能不可或缺的營養素，可以建立並保持皮膚和黏膜的完整性，形成對細菌和病毒的屏障。許多類胡蘿蔔素，例如胡蘿蔔中的 β-胡蘿蔔素與番茄中的番茄紅素，都是絕佳的抗氧化成分，能夠預防癌症與心臟病。（既成維生素 A 沒有抗氧化活性。）維生素 A 也是骨骼與牙齒生長、繁殖，以及構成與調節激素所必需的營養素。[4, 116, 117, 137, 141]

建議攝取量

維生素 A 的建議攝取量，是以視網醇（維生素 A 的活性形式）來表示：女性每天 700 mcg、男性 900 mcg。[12] 由於不同的類胡蘿蔔素與不同形式的維生素 A 轉化成視網醇的情況不同，用來測量從食物中獲得多少活性維生素 A（視網醇）的單位，是微克視網醇活性當量（micrograms of retinol activity equivalents，簡稱 mcg RAE）。過去是用國際單位（IU）來測量維生素 A，而 1 mcg RAE 等於 3.3 IU。[4, 116, 117, 141]

純素食者的攝取量與狀態

純素飲食因為具有豐富的各色蔬菜和水果，很容易就能提供足夠的維生素 A。純素食者的平均攝取量，據估計女性有 1,500 mcg RAE，男性則是 1,200 mcg RAE。[17] 然而，攝取量會取決於飲食中所包含的特定蔬果。一項以德國採用 95% 生食（主要是水果）的純素食者為對象的研究顯示，有 82% 的受試者血漿類胡蘿蔔素都達到了建議攝取量以上。與維持維生素 A 良好狀態相關的重要因素，就是飲食中應該包括黃色、橘色、紅色和綠色蔬菜與脂肪，因為脂肪能增加類胡蘿蔔素的吸收。[142, 149, 154]

近幾十年來，對於類胡蘿蔔素如何轉化為視網醇的了解已經逐漸改變。雖然過去曾有關於純素食者類胡蘿蔔素攝取量的報告，但一些研究明顯高估了這些類胡蘿蔔素轉化成 mcg RAE 的比例。因此，任何與新研究的比較都應該考慮到這些差異；歷年的純素食者攝取量並不能輕易地以數值表來進行比較。[17]

維生素 A（類胡蘿蔔素）的純素食物來源

類胡蘿蔔素存在於深橘色蔬果（杏桃、哈密瓜、胡蘿蔔與胡蘿蔔汁、芒果、油桃〔加

12審訂注：台灣衛福部「國人膳食營養素參考攝取量」第八版（民國 109 年）：19 歲以上成人每日建議攝取量為女性 500 mcg RE，男性 600 mcg RE。

州甜桃〕、木瓜、甜椒、柿子、南瓜、山藥、地瓜、番茄與番茄產品等）之中，也存在於綠花椰菜、蕪菁、綠色葉菜、海藻類、大蕉和加州蜜棗中。（關於其他來源，詳見 P.268 表 7-3。）每日建議攝取量可以靠 1/2 杯（125 ml）的胡蘿蔔汁、烤地瓜或罐頭南瓜來滿足。1/2 杯（125 ml）的煮熟菠菜、烤奶油南瓜（白胡桃南瓜），或半顆哈密瓜，也可以提供約 470 mcg RAE。[44, 45 137]

特殊事項

烹調能夠增加某些類胡蘿蔔素（例如番茄紅素）的吸收，因此在食用大量的生菜和水果之外，吃一些烹煮過的彩色蔬菜也很有益處。在飲食中添加一點脂肪（來自於種子、橄欖、酪梨或沙拉醬），能夠增加類胡蘿蔔素與其他脂溶性營養素的吸收。榨汁（例如製作胡蘿蔔汁）也能提高類胡蘿蔔素的吸收。[4, 116, 117, 143]

雖然維生素 A 補充劑對於缺乏這種維生素的人非常有益（舉例來說，補充劑可以幫助飲食受限而缺乏蔬果的貧困兒童預防失明），但從補充劑獲取高劑量的維生素 A，可能會增加髖骨骨折以及其他健康問題的風險，因此最好盡量避免。這種維生素的最佳來源是植物性食物，因為植物性食物中的保護性化合物是混合在一起的，比任何一種化合物的個別效果都要強而有力。[144]

根據一項哈佛醫學院的觀點所得到的結論為，「我們現在知道，由補充劑而來的過量維生素，無法比擬富含這些維生素的飲食所帶來顯而易見的好處；我們現在也知道，服用超劑量的維生素可能會造成嚴重的傷害。」[145-147] 人們應該避免在沒有醫療監督下，從補充劑攝取高劑量的維生素 A（超過 3,000 mcg 的視網醇），特別是在懷孕期間，高攝取量可能會導致新生兒的先天缺陷。[4, 116, 117, 145-148] 如果要服用維生素 A 補充劑，也不應超過建議攝取量。一般而言，來自於胡蘿蔔汁或其他富含類胡蘿蔔素食物來源的高攝取量不會對人體造成傷害，但會使皮膚暫時變黃。[4, 116]

維生素 C（抗壞血酸）

透視維生素 C

十五與十六世紀的探索時代，中國人與歐洲人在航海技術上的進步，讓長程的航行成為可能。然而，在這些旅程中，水手會罹患壞血病（scurvy），這是一種會導致他們的身體虛弱、關節疼痛、牙齒鬆動，以及牙齦腫脹以至於無法進食。水手可能會變得幾乎無法行動，最終常會導致死亡。北美的原住民文化已經知道壞血病的存在，並且也具備有療效的解藥，例如松針萃取物或蔓越莓，能在新鮮食物缺乏的冬季治癒這種疾病。儘管有一些歐洲水手成功利用這些解藥自壞血病痊癒，但當時的醫學界仍然不願意採信這種來自於「野蠻人」的有效治療。

經過大量的查探與許多錯誤經驗後，海軍指揮官與醫生對於新的可能性終於願意採取開放的態度，確定了水手生活中造成壞血病的不健康因素，就是缺乏新鮮蔬果。中國人開始種植芽菜來補充海上鮮蔬不足的飲食，而英國皇家海軍則把檸檬或萊姆汁加進水手喝的酒中。（這就是美國俚語中，用「Limeys」來稱呼英國水手的原因；這個詞後來也用以泛指所有英國人。）到了美國內戰時期，人們已經意識到柑橘類水果、馬鈴薯和洋蔥都可以用來預防壞血病與救人一命。這段時期在芝加哥張貼的一個標語上寫著：「別給愛人寄情書，寄洋蔥給他。」

這些蔬果中能夠預防壞血病的成分，就是 1912 年發現的維生素 C（抗壞血酸，ascorbic acid）；而它與壞血病之間的關係，則是在 1932 年被確立；然後在 1935 年，成功合成出維生素 C。而就如同其他維生素一樣，對於維生素 C 在人體中作用的探索，仍在持續進行中。[4, 116, 151]

功能

維生素 C 對於建構膠原蛋白（collagen）非常重要。膠原蛋白是血管壁、疤痕組織、肌腱、韌帶與骨骼的組成成分。缺乏維生素 C 會導致壞血病的症狀，也就是損害牙齦與其他含有膠原蛋白的組織。維生素 C 有助於胺基酸的代謝，也是合成肉鹼（將脂肪分子轉運到體細胞的一種胺基酸）所必需的。（見 P.98）缺乏維生素 C 會導致疲勞，因為沒有了它，身體就無法用脂肪來獲取能量。維生素 C 會在合成神經傳導物質去甲腎上腺素（norepinephrine，又稱正腎上腺素）上發揮作用，而去甲腎上腺素對於腦部功能非常重要，也會影響情緒。

維生素 C 是種高效的抗氧化成分，只要一點點，就可以防止細胞受損。維生素 C 會支持免疫功能，提升人體在壓力狀況下抵抗感染的能力。它也會幫助人體合成甲狀腺荷爾蒙及還原再生維生素 E。蔬果中的維生素 C 有助於心臟健康，能夠預防慢性疾病，並且能夠幫助大量地吸收植物性食物中的鐵。[4, 116, 137, 152]

維生素 C 的實驗室檢測

維生素 C 缺乏通常是根據症狀來診斷，而非驗血。飲食中有規律攝取蔬果的人，不太可能會出現缺乏的現象。

建議攝取量

維生素 C 的建議攝取量，對女性而言為 75 mg，男性則是 90 mg。[13] 吸菸者建議每天

13審訂註：台灣衛福部「國人膳食營養素參考攝取量」第八版（民國 109 年）：19 歲以上成人男女皆為每日 100 mg，孕婦 110 mg，哺乳婦 140 mg。

要額外攝取 35 mg（或者戒菸會更好）。[116]

純素食者的攝取量與狀態

研究顯示，純素食者平均的維生素 C 每日攝取量範圍，是 138 ～ 584 mg。一般而言，這些數值反映了來自於食物的攝取量，而非補充劑。[17, 42]

維生素 C 的純素食物來源

維生素 C 的優質來源，包括了黑莓、綠花椰菜、抱子甘藍、哈密瓜、柑橘類水果與果汁、綠豌豆、芭樂、奇異果、綠色葉菜（瑞士甜菜、寬葉羽衣甘藍、羽衣甘藍、酸模與菠菜）、芒果、木瓜、鳳梨、覆盆子、甜椒、草莓、地瓜、番茄，以及高麗菜家族的蔬菜。整體而言，每天 5 份蔬菜與水果大約能提供 200 mg 的維生素 C。（關於維生素 C 的其他食物來源與含量，詳見 P.268 表 7-3。）研究證明，有機食物所提供的維生素 C，會比用農藥栽種的食物更多。[156]

特殊事項

維生素 C 是超級明星，能夠增加身體從天然與強化的植物性食物中吸收鐵的能力，讓鐵保持可溶形式，並且能夠克服抑制鐵吸收的因素（例如植酸。詳見 P.191）。[116, 157, 158]

維生素 E（α - 生育醇）

透視維生素 E

維生素 E 是 1922 年在菠菜中發現的一種脂溶性維生素，存在於植物油中，於 1968 年被認定為必需營養素。實際上，「維生素 E」一詞指的是一系列相關化合物所構成的家族，而 α - 生育醇（alpha-tocopherol）則是其中在營養方面最重要的形式。

功能

這種抗氧化成分會保護脂肪分子（例如細胞膜中的脂肪分子）免於自由基的損害，穩定細胞膜並防止其破裂。當維生素 E 中和自由基時，會喪失其抗氧化的功能；不過，維生素 C 能夠還原再生它的抗氧化能力。維生素 E 會防止維生素 A（另一種脂溶性維生素）與多元不飽和脂肪酸受到破壞；透過這些保護措施，就能預防很多疾病。低維生素 E 攝取量會增加心臟病的風險，也可能會產生白內障或其他有害的疾病。[4, 116, 137, 160]

建議攝取量

維生素 E 的成人建議攝取量為每天 15 mg[14]（相當於 22.5 IU）。[4, 116, 160]

純素食者的攝取量與狀態

1993 年之前的研究顯示，純素食者的維生素 E 攝取量平均為每天 11 ～ 14 mg；從那時候起，平均攝取量已增加為每天 14 ～ 33 mg。[17, 42] 在一般美國人口中，有 90% 的人未能達到維生素 E 的建議攝取量，平均攝取量為每天 6.9 ～ 8.3 mg，比達到最佳健康狀況所需的量還要少。[4, 116, 162] 採取低脂飲食的人，會增加攝取量不足的風險。

維生素 E 的純素食物來源

維生素 E 存在於酪梨、綠花椰菜、胡蘿蔔、奇異果、綠色葉菜、堅果、花生、種子、全穀類與小麥胚芽中。（關於其他來源與維生素 E 的含量，詳見 P.268 表 7-3。）雖然綠色葉菜似乎並不是脂肪的重要來源，其中還是有大約 10% 的熱量來自於本身所含的植物油。對於採行生食或高度生食的人，一大份沙拉能提供豐富的維生素 E；舉例來說，8 杯（2 L）的生菠菜就提供了三分之一的建議攝取量。而在加入了 1/2 顆酪梨與 3 大匙（45 ml）葵花籽之後，這份沙拉就包含了當日的全部建議攝取量。蒸菠菜會讓體積縮小，同時保存了維生素 E 的營養；因此 1 杯（250 ml）煮熟的菠菜就提供了將近 4 mg 的維生素 E。未精煉的蔬菜油（特別是橄欖油、芥花油、紅花籽油、葵花油、大豆油與小麥胚芽油）都含有維生素 E，能夠防止這些油酸敗（氧化）。然而，當油在精煉時，精煉過程的熱度會破壞維生素 E；因此在某些油中，會添加維生素 E 作為防腐劑。[4, 44, 45, 160, 161]

特殊事項

在植物性食物中維生素 E 的自然形式，也就是 d-α-生育醇（d-alpha-tocopherol），是人體可利用的理想形式，提供了比補充劑更強大的保護。補充劑中的一些維生素 E 無法讓身體充分利用，因此會需要更高的劑量。然而，高劑量的合成形式維生素 E 會對健康造成不良的後果。[160]

14審訂註：台灣衛福部「國人膳食營養素參考攝取量」第八版（民國 109 年）：19 歲以上成人男女性為每日 12 mg，孕婦 14 mg，哺乳婦 15 mg。

◇ 維生素 K 有什麼特別之處？

維生素 K（葉醌和甲萘醌類）

透視維生素 K

維生素 K 是維生素名人堂中比較新的成員，其功能一直到 1974 年才被確認，目前仍在持續研究中。維生素 K 中的「K」來自於德文的「凝血」（koagulation），與這種維生素形成凝血塊的作用有關，是受傷時的重要防禦。維生素 K 缺乏的症狀，包含了凝血功能不良與大量出血。

維生素 K 第一個被發現的形式是維生素 K_1，也就是葉醌（phylloquinone），廣泛存在於植物性食物中，尤其是綠色蔬菜。除此之外，存在於腸道中的典型細菌會合成這種維生素的其他形式，統稱為維生素 K_2，或者稱為甲萘醌類（menaquinone）。（還有一種合成形式是維生素 K_3，或者稱為無支鏈甲萘醌〔menadione〕，可能有毒。）[4, 117]

人體從腸道吸收大量的維生素 K_2。然而，在使用過抗生素後，這個重要的來源可能會暫時被清除，直到腸道中的菌群重新建立起來後才會恢復。來自於細菌的維生素 K_2，會被儲存在人類與其他動物的肌肉與組織裡。由於嬰兒腸道在出生後 5 ～ 7 天才會開始製造維生素 K，因此在出生時會給寶寶注射一劑維生素 K。[15] 很快地，母乳中的細菌或暴露於一般環境中的細菌，就會定居在他們的腸道中了。[4, 117, 163]

功能

維生素 K 能生成使血液凝結的蛋白質，並調節血液中鈣質的濃度，對於骨骼成長與維持骨密度上也發揮了作用。[16] 來自於 1998 年「護理師健康研究」的數據顯示，每天至少吃一次生菜的人，髖骨骨折的風險明顯低於每週最多吃一次生菜的人。從那時開始，研究就表明，200 mcg 的維生素 K 會減少骨折的風險，等同於 1.5 杯（375 ml）的生菠菜、1/4 杯（60 ml）的熟菠菜，或者 1/2 杯（125 ml）的生羽衣甘藍所含有的維生素 K。[4, 117, 163-165, 169]

建議攝取量

由於沒有足夠的科學證據來訂定維生素 K 的建議攝取量，因此只能設定維生素 K 的足夠攝取量，男性為每日 120 mcg，女性則為 90 mcg。[4, 117]

---

15 審訂注：透過肌肉注射，用以預防及控制新生兒之出血症狀。
16 審訂注：骨骼礦物質化時需要特殊的蛋白質跟鈣結合，造骨細胞合成這類蛋白質時需要維生素 K 的參與。

有必要直接攝取維生素 K₂ 嗎？

　　一些健康倡導者建議，人體無法充分地將維生素 K_1 轉化成 K_2，因此人們需要由飲食來源補充維生素 K_2。維生素 K_1 會在血液凝固過程與骨骼建構之類的活動中發揮作用，而維生素 K_2 則能夠用來預防心臟病、關節炎和癌症。

　　雖然維生素 K_2 具有更廣泛的生物活性，但具有健康、正常腸道細菌供應的人，就具備將 K_1 轉化為 K_2 的完善能力。因為缺乏支持攝取維生素 K_2 直接來源的科學證據，美國國家醫學院並未建議直接攝取任何維生素 K_2 的必要性。然而，接受過重度抗生素療法且擔心暫時失去將 K_1 轉化成 K_2 能力的人，可以藉由服用補充劑或食用納豆，來獲取維生素 K_2 的純素來源。每 100 g（比 1/2 杯多一點）的納豆（發酵過的大豆）含有 23 mcg 的維生素 K_1，以及 941 ～ 998 mcg 的維生素 K_2。[45, 167, 168]

純素食者的攝取量與狀態

據估計，美國人口的維生素 K 平均攝取量為每日 300 ～ 500 mcg。純素食者的攝取量預期會更高一些，而且是充足的。雖然沒有關於純素食者維生素 K 攝取量的研究，但由於這些人口攝取大量的綠色葉菜及其他蔬菜，因此預期攝取量的值會很高。一項調查報告顯示，純素食者具有足夠的凝血率，意味著他們的維生素 K 是處於充足的狀態。[17, 166]

維生素 K 的純素飲食來源

綠色葉菜（寬葉羽衣甘藍、蒲公英葉、羽衣甘藍、菠菜、瑞士甜菜與蘿蔔葉）是維生素 K 界的超級明星。其他優質來源還有蘆筍、酪梨、綠花椰菜、抱子甘藍、高麗菜、白花椰菜、葡萄、抹茶、奇異果、扁豆、南瓜、豌豆、大豆油、大豆製品、海苔以及其他海藻類。（關於其他來源，詳見 P.268 表 7-3）而納豆這種源自於日本、富含細菌的發酵大豆製品，是維生素 K_2 獨特的植物性密集來源。

　　維生素 K 的每日建議攝取量，可以由 2 大匙（30 ml）巴西里或羽衣甘藍，或 2 杯（500 ml）蘿蔓萵苣來提供。在沙拉中加入一點酪梨、橄欖、中東芝麻醬或者含油的沙拉醬，可以增加這種脂溶性維生素的吸收。[44, 45, 117] 為了減少營養流失，請避免過度烹調食物。

特殊事項

像是華法林（warfarin）之類的抗凝血劑會阻礙維生素 K 的凝血作用。醫生通常會

建議服用可邁丁錠（Coumadin）以及相關抗凝血劑藥物來預防血栓與潛在心肌梗塞的人，不要食用綠色蔬菜。然而現在一些醫生會採用更健康合理的方式，建議患者規律且適量地攝取這些富含維生素 K 的食物。醫生會建議患者避免大幅度波動的攝取量，並會持續監測他們的用藥，在必要時調整藥量。[4, 117]

◇ 從食物產生能量：維生素 B 群的作用

人體會利用來自於食物的碳水化合物、脂肪與蛋白質產生熱量，而酶和維生素 B 群則在釋放這些熱量中發揮了作用。在類似於繁忙工廠生產線的複雜程序中，9 種不同的維生素 B 都各自輔助了特定的酶。事實上，沒有這些特定維生素或輔酶的輔助，這些酶就無法作用。在熱量代謝上，身體需要硫胺（維生素 B_1）、核黃素（維生素 B_2）、菸鹼酸（維生素 B_3）、泛酸（維生素 B_5）、吡哆醇（維生素 B_6）與生物素（biotin，維生素 B_7）的參與。葉酸（維生素 B_9）與鈷胺素（維生素 B_{12}）是形成新細胞所必需的，這些新細胞能夠傳送氧氣與養分，以便產生熱量；而膽鹼則會協助這對搭檔。

　　當科學家首次發現維生素的存在時，便確認了脂溶性的維生素 A 和水溶性的維生素 B。之後，科學家意識到，「維生素 B」包含了許多對於生命非常重要的不同化合物。維生素 B 群建構了細胞膜、遺傳物質、神經脈衝傳導物質與某些激素所需要的脂肪。由於維生素 B 群是水溶性的，因此可能會隨著浸泡或煮菜的水被倒掉時而流失；此外，身體也會從尿液排出過量的維生素 B 群。

　　在限制熱量時（例如減肥期間），維生素攝取量可能會降至建議值以下，影響人的活力與健康。在這種時候，補充劑就可以補足食物攝取量不足的部分。

硫胺（維生素 B_1）

透視硫胺

硫胺有時也被稱為碳水化合物燃燒劑。缺乏硫胺的症狀，早在西元前 2600 年的中國就已經有了記載。硫胺缺乏症被稱為腳氣病（beriberi），字面意思是「虛弱虛弱」或「不能不能」。在 1870 年代，精製白米變得普及後，腳氣病就成了窮人、囚犯、亞洲勞工與日本軍人的普遍死因；造成不幸的原因出自於，白米在精製過程中去除了含有硫胺的麩皮。雖然較幸運的人可以從其他食物來攝取這類的營養素，但很多亞洲人都依賴白米（以及少數其他食物）作為主要飲食。

　　在這些疾病被認為與感染或其他因素相關的時候，有 3 位醫生（1 位來自日本、2 位來自荷蘭）發現了腳氣病與缺乏硫胺的飲食兩者的關聯性。他們的洞察力在發

現維生素上扮演了關鍵的角色，最終促使了白米的營養強化。在營養強化米中，添加了好幾種（但並非全部）維生素 B 群以及鐵。[170, 171]

硫胺的功能與實驗室檢測

硫胺能幫助碳水化合物轉化為可用的熱量，促進胺基酸代謝，以及維持神經系統的運作。硫胺的狀態，可以透過測定紅血球中這種維生素的活性來評估，但這並不是種常見的測試。[2, 4]

建議攝取量

硫胺的建議攝取量，對女性而言是每日 1.1 mg，男性則是 1.2 mg[17]。[2, 4]

純素食者的攝取量與狀態

研究顯示，純素食者的平均硫胺攝取量都有達到建議攝取量，而且通常會超過建議攝取量的 50 ～ 100%。[17]

硫胺的純素食物來源

許多植物性食物中的硫胺含量為中等，不過很容易在烹調過程中被破壞，最後只剩下一些而已。全穀類與營養強化穀物，以及利用這些穀物製成的食品，還有豆科植物、堅果、種子與營養酵母都是絕佳來源。其他優質的食物來源，還有酪梨、胡蘿蔔汁、玉米、果乾、豌豆和南瓜（詳見 P.268 表 7-3）。[44, 45]

核黃素（維生素 B₂）

透視核黃素

這種維生素的名字，部分來自於拉丁文的 flavius，意思是「金黃色」。這種維生素的顏色與水溶性特質，通常是以攝取綜合維生素補充劑後，尿液呈現淡黃色為證據。如果身體不需要補充劑所提供的所有核黃素，過量的部分會從尿液排出。

核黃素的功能、缺乏症狀與實驗室檢測

核黃素有助於碳水化合物、脂肪與蛋白質轉化為可用的熱量。它會與其他維生素 B 群（菸鹼酸、B₆ 和葉酸）以及鐵相互作用，並支持這些營養素的作用，提供身體對抗自由基和毒素的保護，並參與解毒過程。缺乏核黃素的症狀，包括從嘴角擴散的

---

17 審訂注：台灣衛福部「國人膳食營養素參考攝取量」第八版（民國 109 年）：19 歲以上成人女性每日 0.9 mg、男性 1.2 mg，孕婦每日 1.1 mg，哺乳婦每日 1.2 mg。

疼痛或龜裂 [18]，以及舌頭的發紅、發炎。實驗室檢測可以從血液與尿液檢測出核黃素濃度。[2,4]

建議攝取量

核黃素的建議攝取量，對女性而言為每日 1.1 mg，男性則為 1.3 mg[19]。[2,4]

純素食者的攝取量

研究顯示，純素食者的平均核黃素攝取量通常都會達到建議值，不過還是有可能會不足，一切取決於食物的選擇。[17]

核黃素的純素食物來源

1/2 大匙的營養酵母，即可提供一日的核黃素建議攝取量。[30] 大豆製品、營養強化穀物麥片與酵母萃取物，都是絕佳的核黃素來源。含量中等的優質來源，還包括了杏仁、酪梨、香蕉、綠花椰菜、蕎麥、腰果、營養強化麵粉、四季豆、綠色葉菜、菇類、豌豆、藜麥、海藻類、種子、大豆、地瓜與全穀物。研究證明，發芽會增加苜蓿種子與綠豆的核黃素含量。關於其他來源與核黃素的含量，詳見 P.268 表 7-3。[44,45]

陽光中的紫外線或日光燈都會破壞核黃素。基於這個原因，核黃素含量高的營養酵母，應該儲存在不透明容器或無光線照射的櫥櫃中。[30,172-174]

菸鹼酸（維生素 B₃）

透視菸鹼酸

缺乏菸鹼酸會造成癩皮病（pellagra），而這種病會導致四種「D」的惡化進展：皮膚炎（dermatitis）、腹瀉（diarrhea）、失智症（dementia）與死亡（death）。美國南方與南歐的窮人主要以玉米為主食，他們被發現有缺乏菸鹼酸的症狀。相較之下，許多拉丁美洲人以玉米為主食，但長期以來一直都能避免這種具破壞力的疾病。

用來製作墨西哥玉米薄餅以及其他料理的玉米，首先會用石灰處理，讓它更具風味，也更容易磨成粉。由於將玉米浸泡在鹼性溶液中時會釋放出被鍵合住的菸鹼酸，讓這種維生素更容易被人體吸收；研究證明，經過這種處理能有效預防癩皮病（也會增加飲食中的鈣）。漸漸地，科學研究使人們認識到癩皮病是種飲食問題。如果玉米沒有經過這樣的處理，或者以玉米為基礎的飲食，卻沒有搭配富含蛋白質

18編注：即為口角炎。除了因缺乏維生素 B₂，營養不良、感染與免疫功能低下也會引發口角炎。

19審訂注：台灣衛福部「國人膳食營養素參考攝取量」第八版（民國 109 年）：19 歲以上成人女性每日 1.0 mg、男性 1.3 mg；孕婦第二、三孕期每日 1.2 mg；哺乳婦每日 1.4 mg。

維生素 B₄ 在哪裡？

有一種稱為腺嘌呤（adenine）的物質，曾經被冠上維生素 B₄ 的名號，但後來又被移除了。真正的維生素無法由人體製造，必需從飲食或補充劑提供；但是人體能夠製造出任何需要的腺嘌呤，因此它並不是真正的維生素。這是維生素 B 家族編號系統跳號的典型原因。

的食物（例如花生和其他豆科植物），來補充身體可以轉化成菸鹼酸的色胺酸時，就會罹患這種疾病。[2, 4, 171]

菸鹼酸的功能與實驗室檢測

有兩種輔酶會參與人體產生能量的過程，而菸鹼酸是它們的成分之一。這種維生素有助於維持皮膚、消化道與神經系統的健康。可透過尿液檢驗來檢測是否缺乏菸鹼酸。[2, 4]

建議攝取量

由於每 60 mg 的色胺酸能夠轉化成 1 mg 的菸鹼酸，這種胺基酸與維生素本身，兩者總合供應了整體的菸鹼酸攝取量。攝取量的單位為毫克菸鹼素當量（milligrams of Niacin Equivalents，簡稱 NE mg）。菸鹼酸的建議攝取量，男性為 16 NE mg，女性則為 14 NE mg。營養標示可能只會列出菸鹼酸的毫克數，或者 NE mg（詳見 P.268 表 7-3）。[2]

純素食者的攝取量與狀態

研究顯示，純素食者的平均菸鹼酸攝取量都有達到或略高於建議值。採取低卡飲食的人，正如進行減肥飲食的人一樣，菸鹼酸攝取量都會偏低。[17, 153, 175]

菸鹼酸的純素食物來源

絕佳的菸鹼酸來源，包含了優質的蛋白質供應食物：毛豆、大豆、花生、花生醬、豌豆、天貝、豆腐與其他豆科植物。優質來源還包括了酪梨、蕎麥、秘魯番荔枝[20]（cherimoyas）、果乾、榴槤、營養強化穀物與全穀類、強化麥片、菇類、營養酵母、

20審訂注：秘魯番荔枝又名冷子番荔枝，是番荔枝科植物，原產於秘魯、厄瓜多及智利。果實外形與鳳梨釋迦相似，表皮有層疊的鱗狀，但不像釋迦凸起那麼明顯。因不耐壓，所以很少出口。在台灣可以釋迦替代。

堅果、藜麥、海藻類、種子、中東芝麻醬、野米與酵母醬（yeast extract spread）。[44, 45]
種子、堅果、豆科植物與綠色蔬菜也富含大量的色胺酸。

特殊事項

當核黃素、維生素 B6 或鐵的攝取量很低（如同在極低熱量飲食中的量）時，可能
會妨礙色胺酸轉化成菸鹼酸，因為這些營養素都參與了轉化過程。[2, 4]

在補充劑中，建議的最大上限攝取量是 35 mg。菸鹼酸的藥理製劑，可作為治
療心臟病的降膽固醇藥物。這些較高的攝取量可能會導致臉部、胸部和手臂不適的
潮紅。

泛酸（維生素 B5）

透視泛酸

這種維生素的名稱，來自於希臘文的 pantothen，意思是「來自各處」。它是輔酶 A
的成分之一，存在於所有活細胞中，因此也存在於所有植物性全食物中，在純素飲
食中不太可能會有缺乏的現象。然而，在低熱量的純素飲食中，攝取量可能會不
足。[2, 4, 17, 153]

功能

泛酸在釋放來自於飲食的碳水化合物、脂肪與蛋白質的熱量方面，扮演了主要的角
色。它同時還能幫助建構脂肪（包含了身體所需的任何膽固醇）、類固醇激素以及
其他必要成分，並且也維持細胞之間的溝通。[2, 4]

建議攝取量

沒有足夠的證據來訂定泛酸的建議攝取量，因此只能將成人的足夠攝取量訂為每日
5 mg [21]。[2, 4]

純素食者的攝取量

研究顯示，純素食者的平均泛酸攝取量都有達到或超過建議值。[17, 42]

泛酸的純素食物來源

不論含量多寡，所有的植物性全食物都含有這種維生素。酪梨、營養酵母、葵花籽

---

21 審訂注：台灣衛福部「國人膳食營養素參考攝取量」第八版（民國 109 年）：19 歲以上成人男女性每日 5
mg，孕婦每日 6 mg，哺乳婦每日 7 mg。

與地瓜中的泛酸含量特別地高；綠花椰菜、豆科植物、菇類、堅果、種子與全穀類也都是這種維生素的優質來源。（關於其他來源與泛酸的含量，詳見 P.268 表 7-3。）人體也可能會吸收一些來自腸道細菌所產生的泛酸。[4, 17, 44, 45]

吡哆醇（維生素 B_6）

透視吡哆醇

這種維生素是否能夠有助於人們的夢境更為生動，並增加回想起夢境的能力？獲取足夠的吡哆醇是否能降低女性的經前症候群（Premenstrual Syndrome，簡稱 PMS），並減少懷孕初期的噁心感和孕吐？缺乏吡哆醇是否會增加注意力不足過動症（Attention Deficit Hyperactivity Disorder，簡稱 ADHD）或自閉症的易感性（vulnerability）[22]？補充少量額外的維生素 B_6，是否能幫助老年人保存記憶力，或者對抗憂鬱症？維生素 B_6 號稱的效果受到了謠言的誇大，雖然有些是真的，但很多都沒有科學根據。

研究顯示，吡哆醇確實有助於緩解孕吐。高同半胱胺酸濃度與憂鬱症有關，而維生素 B_6 可以減少同半胱胺酸，可能有助於緩解憂鬱症狀。當 B_6 改善這些情況時，成功的案例會發生在那些一開始缺乏維生素的人身上。富含維生素 B_6 的飲食可能會讓夢境更生動，並在老化時改善記憶力，但這些效果尚未被證實。[59, 176-179]

功能

將胺基酸轉換成熱量，以及建構胺基酸、脂肪酸和神經傳導物質，都需要吡哆醇。當身體需要熱量時，吡哆醇會從儲存的肝醣中取回葡萄糖。它維持免疫系統與其他人體必要的程序。吡哆醇也有助於清除體內的同半胱胺酸，也就是某些代謝過程中所產生的棘手化合物。吡哆醇、葉酸與維生素 B_{12} 會將同半胱胺酸轉化成兩種胺基酸（半胱胺酸與甲硫胺酸），讓身體可以用來建構蛋白質。如果缺乏這三種維生素 B，同半胱胺酸的濃度就會升高，動脈壁可能會因此受損，形成血栓，因而增加罹患心臟病的風險。[2, 4, 177]

建議攝取量

50 歲以下的成人，建議攝取量為 1.3 mg；超過 50 歲以上，女性增加為 1.5 mg，男性為 1.7 mg [23]。[2, 4]

---

22 編注：是由遺傳基因所決定，指不同個體在相同的環境下，其罹患疾病的風險。
23 審訂注：台灣衛福部「國人膳食營養素參考攝取量」第八版（民國 109 年）：19 ～ 50 歲男女性每日 1.5 mg，51 歲以上男女性每日 1.6 mg；孕、哺乳婦每日 1.9 mg。

純素食者的攝取量

研究顯示，純素食者吡哆醇的平均攝取量超過建議值。[17,42]

吡哆醇的純素食物來源

吡哆醇均勻分布在於植物性食物中，特別是水果。舉例來說，3 根香蕉就能提供一日所需的吡哆醇。純素飲食一般都包含了大量富含維生素 B_6 的食物；一些最豐富的來源，包括了酪梨、香蕉、奇亞籽、大豆與葵花籽。其他來源還包括了甜椒、青江菜、高麗菜、胡蘿蔔、白花椰菜、強化早餐穀麥片、芭樂、羽衣甘藍、芒果、海軍豆（白腰豆）與其他豆科植物、秋葵、豌豆、開心果、馬鈴薯、菠菜、南瓜、葵花籽、核桃、荸薺、全穀物、山藥與櫛瓜。（關於其他來源與吡哆醇的含量，詳見 P.268 表 7-3。）[44,45]

特殊事項

吡哆醇很容易在烹調過程中被破壞，也很容易因為浸泡於水中、冷凍或製成罐頭而流失。穀物在精製的過程中，會去除掉吡哆醇，而且即使是營養強化的穀物也不會添加回來。[2,4,17]

生物素（維生素 B_7）

透視生物素

這種維生素不會受到強烈關注，因為缺乏的情形相當罕見；採取植物性飲食者的狀態看起來更是良好。生物素（biotin）的攝取量通常都很足夠，除非攝取的熱量特別低。[17,29] 生物素也有助於指甲的強健。[4]

功能

生物素在與其他維生素 B 群結合後，會參與胺基酸、脂肪與碳水化合物的代謝。[2,4]

建議攝取量

雖然還沒有生物素的建議攝取量，不過成人的足夠攝取量為每日 30 mcg。[2,4]

純素食者的攝取量

關於純素食者或採取任何飲食者的實際生物素攝取量，以及食物中的生物素含量的數據都很少。基督復臨安息日教會所進行的一項研究中發現，純素食者血漿中的生物素濃度，比奶蛋素或非素食者都來得高。[17,180]

有沒有維生素 B$_8$？

　　肌醇（inositol）這種化合物，原本被稱為維生素 B$_8$，但在科學家發現人體能夠從葡萄糖製造出來後，就步上維生素 B$_4$的後塵，一樣被除名了。它已經不再被認為是一種維生素或者必需營養素。肌醇濃度最高的來源是植物性食物，像是水果、穀類、豆科植物與堅果。

生物素的純素食物來源

杏仁、酪梨、香蕉、胡蘿蔔、白花椰菜、玉米、榛果、豆科植物、營養酵母、花生醬、覆盆子、燕麥片、洋蔥、番茄、核桃與全穀物，都是生物素的眾多來源。（關於其他來源與生物素的含量，詳見 P.268 表 7-3。）[44, 45]

特殊事項

生物素是由許多存在於大腸和小腸中的細菌所製造的，並從該處吸收，因而增加了非飲食方面的來源供給。在經歷抗生素療程之後，腸道的合成可能會減少，直到腸道益菌再次繁殖回來才會恢復。[2, 4]

葉酸（維生素 B$_9$，合成葉酸）

透視葉酸

葉酸的名字 folate，與 foliage 一詞，都是來自於同一個拉丁字根 folium，意思是「葉子」。由此知道，綠色葉菜是葉酸的重要來源也不足為奇了。葉酸是維生素 B$_9$ 在食物中的天然形式；而合成葉酸（folic acid）則是在補充劑與強化食品中所使用的較穩定形式，在肝臟裡可以被轉化成葉酸。[2-4] 在 1945 年，葉酸首次從菠菜中被分離出來。從那時開始，許多綠色蔬菜都被加進了絕佳葉酸來源的清單之中；在清單中的，還有柳橙與豆科植物。近年來，穀類製品也會添加合成葉酸來加以強化。

功能

葉酸的輔酶形式，會把小分子轉移到需要它們的部位，來建構 DNA 與胺基酸。在懷孕期間，因為產生大量的細胞分裂，葉酸的需求量會增加；缺乏葉酸會造成神經管缺陷，以及好幾種其他類型的先天性缺陷。

　　葉酸會與維生素 B$_{12}$ 和 B$_6$ 合作，一起清除造成潛在問題的同半胱胺酸累積。它也是合成 S- 腺苷甲硫胺酸（s-adenosylmethionine，簡稱 SAM）的要素，在這個角色

中，它可能可以預防癌症，並有助於改善憂鬱症和退化性關節炎。葉酸也有助於產生健康的精子，減少染色體損傷的風險，並促進兩性的生育能力。[2-4]

這種維生素的合成形式，也就是合成葉酸，在化學成分上與天然葉酸不同，科學家目前正在探索兩者在作用上的相似與相異處。食物中的天然葉酸能夠預防癌症，而補充劑與強化食品中的合成葉酸，實際上則可能會增加乳癌、攝護腺癌、大腸直腸癌、其他類型癌症與氣喘的罹患風險，特別是在總攝取量超過每日 1,000 mcg 的情況下。[4, 181, 182]

葉酸的實驗室檢測

血液中的高同半胱胺酸濃度，可能顯示了缺乏葉酸（不太可能發生在純素食者身上）或維生素 B$_{12}$（很可能發生在沒有服用補充劑的純素食者身上）的情況。缺乏這兩種維生素 B 群也可能造成紅血球無法正常成熟。這些不正常的紅血球會變得大到足以分裂，但卻因為缺乏葉酸以及 B$_{12}$ 而導致無法正常分裂，也無法輸送氧氣，產生所謂的巨球性貧血（macrocytic anemia，「macrocytic」的意思是巨大的細胞）。結果會導致患者變得虛弱、疲累，以及呼吸短促。[2, 4]

建議攝取量

人體對於天然葉酸、從強化食品獲得的合成葉酸，以及空腹服用葉酸補充劑，各有不同的吸收程度，吸收率以後者為最高。這些差異反映在量度單位，也就是用來定義這種維生素攝取量的膳食葉酸當量（dietary folate equivalents，簡稱 DFE）上。

成人從食物中所獲得的葉酸建議攝取量為 400 mcg（0.4 mg），相當於每日 400 mcg DFE（1 mcg DFE 等於 1 mcg 的膳食葉酸）。而跟食物一起服用的合成葉酸補充劑，每 240 mcg 就提供了 400 mcg DFE（1 mcg DFE 等於 0.6 mcg 來自於強化食品，或與食物搭配的合成葉酸補充劑）。空腹服用 200 mcg 的合成葉酸補充劑，會提供 400 mcg DFE（1 mcg DFE 等於 0.5 mcg 空腹服用合成葉酸補充劑）。

由於超過半數的懷孕都不在計畫之中，為了預防胎兒的神經管缺陷，建議可能懷孕的女性，每天應服用 400 mcg DFE 的合成葉酸；然後在整個懷孕期間，每日應服用 600 mcg DFE 的合成葉酸 24。[2, 4, 17, 183] 關於如何從柳橙汁、黑豆、藜麥與萵苣中獲取 600 mcg DFE，詳見 P.310。

個體在攝取葉酸時，不需要高於這些建議攝取量。[182] 事實上，重要的不只是要注意葉酸的最低需求，也要注意來自於強化食品與補充劑的合成葉酸的上限攝取

24審訂注：建議有計畫要懷孕的女性，建議最好先了解自己是否為葉酸代謝異常（MTHFR 基因異常），這可以透過檢測得知，並與醫師或營養師討論補充的劑量。

量。[2, 185] 成人的上限攝取量（包括懷孕的女性）是每日 1,000 mcg DFE，這個數字只計算從補充劑和強化食品而來的合成葉酸，不包含膳食葉酸。膳食葉酸沒有設定上限攝取量（上限攝取量只適用於合成葉酸），因為從豆類、綠色蔬菜、柳橙與其他植物性食物所攝取的天然葉酸，即使含有高劑量，也不會對人體造成不良影響。一個人如果服用 600 mcg 的合成葉酸補充劑，以及 1 份含有 100% 每人每日攝取量的合成葉酸的強化早餐穀麥片（額外的 400 mcg），再加上幾片用葉酸強化麵粉所製作的白吐司（每片約 40 mcg）或 1 杯煮過的營養強化米飯或義大利麵（各提供約 170 mcg DFE），就很容易超過上限攝取量。記得檢查營養成分標示上的含量，以監控合成葉酸的攝取量。[2, 4, 186]

純素食者的攝取量與狀態

研究顯示，純素食者的葉酸攝取量都達到並超過建議攝取量。[17] 一項英國研究指出，純素食者的每日平均葉酸攝取量為 420 mcg；而一項北美研究則回報，純素食者的平均攝取量為每日 723 mcg。[40, 42]

葉酸的純素食物來源

綠色蔬菜、豆類與柳橙是葉酸含量的冠軍。其他絕佳的葉酸來源，還包括了杏仁、蘆筍、酪梨、甜菜根、腰果、強化早餐穀麥片、昆布、奇異果、豆科植物（豆類、豌豆、扁豆與大豆製品）、綠豆芽、營養酵母、柳橙汁、藜麥、葵花籽、菠菜、發芽扁豆以及酵母。在許多國家，會在營養強化麵粉、麵包、麥片、義大利麵、米和玉米粉中添加合成葉酸。（關於其他來源與葉酸的含量，詳見 P.268 表 7-3。）[44, 45]

特殊事項

研究顯示，發芽會讓種子的葉酸含量增加 2 倍以上，黑麥就是一例。[187] 為了吸收葉酸，人體需要攝取足夠的維生素 C 與鐵。葉酸很容易在煮沸時被破壞，不過蒸的綠花椰菜或菠菜中的葉酸流失極少，甚至完全不流失。[188]

在美國、加拿大、澳洲、智利與許多非洲和中東國家，會強制性地在營養強化穀物製品中添加合成葉酸，此舉被認為是降低神經管缺陷發生率 30 ～ 70% 的功臣。然而，這種作法並未被英國與歐洲採用。[176]

在植物性食物中天然存在的葉酸是安全有益的必需品；相反的，合成葉酸則存在著安全疑慮。即使藉由葉酸強化食品減少了人體的其它先天性缺陷，但在年齡增長後，卻可能增加罹患大腸癌的風險。由於人體將補充劑轉化成葉酸的程度有限，從補充劑而來的高攝取量，可能會讓一些未轉化的合成葉酸留在血液裡，因而增加

罹癌的風險。對於服用抗癲癇藥物的人，合成葉酸的高攝取量也可能會引發癲癇。正如先前所述，合成葉酸可能會掩蓋 B₁₂ 缺乏的現象，特別是在服用大量的合成葉酸之後。

　　基於這些理由，美國國家醫學院將合成葉酸的上限攝取量訂為每日 1,000 mcg（1 mg）。一些專家建議，每天攝取 400 ～ 600 mcg 的合成葉酸是安全的；這些量絕對能幫助預防由於準媽媽攝取過少膳食葉酸時，對寶寶造成的先天性缺陷。（更多關於這個主題的資訊，詳見 P.310。）一個絕佳的選擇，就是從食物中獲取大部分或全部所需的天然葉酸，並搭配選擇一些強化穀類製品。這點在純素飲食中很容易做得到。[2, 182, 189]

膽鹼

透視膽鹼

膽鹼（choline）存在於所有動、植物的細胞膜（壁）中，其中也包含了人類細胞。它是一種稱為卵磷脂的脂肪化合物的一部分，並以此形式存在於大腦中。雖然美國國家醫學院在 1998 年正式認定膽鹼為必需營養素，不過對於它是否真的是維生素（必須由食物補充），以及身體是否能夠合成足夠的量來提供所需，專家們的意見仍然分歧。人們從食物中需要獲取的膽鹼份量似乎有相當大的差異，取決於遺傳因素與飲食的組成。當葉酸、維生素 B₁₂ 與胺基酸中的甲硫胺酸攝取量過低時，身體對於膽鹼合成可能會受到限制。[2, 4]

功能

膽鹼有助於脂肪與其他營養素在細胞膜間進行運輸。它被用來建構重要的神經傳導物質，因此對於神經脈衝的傳導至關重要，也有助於記憶與肌肉控制。膽鹼還有助於清除肝臟中的脂肪與膽固醇。[2, 4, 184]

建議攝取量

由於沒有足夠的數據，因此尚未訂定膽鹼的建議攝取量；然而，膽鹼的足夠攝取量訂為女性每日 425 mg、男性 550 mg。[25] 對於想要懷孕的女性而言，攝取膽鹼補充劑可能會有好處，可以預防嬰兒神經管缺陷。[2, 4] 如果採用「純素餐盤」（詳見 P.466）作為指南，飲食很容易可達到足夠攝取量。

25審訂注：台灣衛福部「國人膳食營養素參考攝取量」第八版（民國 109 年）：19 歲以上成人女性每日 390 mg，男性 450 mg，孕婦 410 mg，哺乳婦 530 mg。

表 7-2 純素食物中的膽鹼

★　審訂注：台灣衛福部建議標準，詳見 P.265 注 25。

食物（份量）	膽鹼（mg）
女性的足夠攝取量	425
男性的足夠攝取量	500
豆科植物	
煮熟或罐頭豆類（腰豆、海軍豆〔白腰豆〕、斑豆、素食烤豆），1/2 杯（125 ml）	30～43
毛豆，1/2 杯（125 ml）	33
花生醬，2 大匙（30 ml）	21
煮熟的綠豌豆，1/2 杯（125 ml）	23
豆漿，1/2 杯（125 ml）	30
傳統豆腐，1/2 杯（125 ml）	35
種子與堅果	
杏仁、腰果、開心果或磨碎的亞麻仁籽，1/4 杯（60 ml）	20～22
榛果，1/4 杯（60 ml）	16
胡桃，1/4 杯（60 ml）	10
葵花籽，1/4 杯（60 ml）	18
蔬菜（除特別註明，否則都是生的）	
煮熟的蘆筍、白花椰菜或菠菜，1/2 杯（125 ml）	23～24
中型酪梨，1 顆	28
煮熟的綠花椰菜，1/2 杯（125 ml）	31
紫高麗菜，1/2 杯（125 ml）	6
中型胡蘿蔔，1 根	5
玉米粒，1/2 杯（125 ml）	18
中型青椒或紅甜椒，1 個	7
中型烤馬鈴薯，1 個	26
莎莎醬，1/2 杯（125 ml）	16
中型烤地瓜，1 個	15
番茄醬，1/2 杯（125 ml）	12
水果	
中型香蕉，1 根	12
藍莓，1/2 杯（125 ml）	4
椰棗，4 顆	10

食物（份量）	膽鹼（mg）
中型柳橙，1 顆	16
柳橙汁，1/2 杯（125 ml）	8
中型桃子，1 顆	9
覆盆子、黑莓，1/2 杯（125 ml）	6～7
穀類	
全麥麵包，1 片，30 g（1 oz）	5
小型墨西哥玉米薄餅，24 g	3
生藜麥，1/2 杯（125 ml）	60
煮熟的米飯或燕麥，1/2 杯（125 ml）	9
煮熟的義大利麵，1/2 杯（125 ml）	4
穀類	
烘焙用無糖巧克力，30 g（1 oz）	13
辣椒粉，1 大匙（15 ml）	5
美式芥末醬，1 大匙（15 ml）	3
薑黃粉或咖哩粉，1 大匙（15 ml）	3～4

參考來源：[45, 184, 190]

膽鹼的純素食物來源

由於膽鹼是所有細胞的一部分，因此廣泛分布在植物性食物中，不過關於確切含量的數據有限。大豆製品、藜麥與綠花椰菜，是膽鹼含量特別豐富的來源。[184] 其他的優質來源還包括莧菜、朝鮮薊、抱子甘藍、蕎麥、玉米、菇類、燕麥、小麥胚芽與全麥製品。關於其他來源與膽鹼的含量，詳見 P.266 表 7-2，並上網查詢美國農業部資料庫中的一般食物膽鹼含量（Choline Content of Common Foods）。[190]

特殊事項

卵磷脂（含有膽鹼）是種常見的食品添加劑，可作為乳化劑。卵磷脂也存在於防沾的噴霧式烹飪油中。大多數的卵磷脂是純素的，提煉自大豆油或葵花油；然而，有一些也可能是從蛋黃中提煉出來的。食品標示上可能會包含來源，例如「大豆卵磷脂」。如果想要知道更多關於成分是否為純素的資訊，可以上網參閱瓊・亞庫布（Jeanne Yacoubou）的「素食者期刊的食物成分指南」（Vegetarian Journal's Guide to Food Ingredients）（詳見 P.480 的參考資料）。[191]

◇ 純素食物中的維生素

P.268 表 7-3 列出了各種食物的維生素含量，其中採用了典型的份量單位，像是 1 杯（250 ml）或 1 單位（例如 1 顆蘋果）。美國農業部的網站上還有列出其他營養素的資料。[45]

　　雖然表格與數據庫列出了精準的數字，但自然界存在了更多變數。舉例來說，在充足陽光下生長的植物，會比光照較少的植物含有更多維生素 C。[193]

表 7-3 純素食物中的維生素

維生素 食物（單位）	A (mcg RAE)	C (mg)	E (mg)	K (mcg)	B$_1$ (mg)	B$_2$ (mg)	B$_3$ (mg NE)	B$_5$ (mg)	B$_6$ (mg)	葉酸 (mcg DFE)	生物素 (mcg)
女性的建議攝取量 *	700	75	15	90	1.1	1.1	14	5	1.3 ～ 1.5**	400	30
男性的建議攝取量 *	900	90	15	120	1.2	1.3	16	5	1.3 ～ 1.7**	400	30
水果（除特別註明，否則都是新鮮的）											
蘋果切丁，1/2 杯（125 ml）	2	3	0.1	1	0.01	0.02	0.1	0.04	0.03	2	0.7
中型蘋果，1 個	5	8	0.3	4	0.03	0.05	0.1	0.1	0.07	5	0.8
蘋果乾，1/4 杯（60 ml）	0	1	0.1	3	0	0.3	0.2	0.2	0.3	0.6	2.3
中型杏桃，1 個	34	4	0.3	1	0.01	0.01	0.3	0.1	0.02	3	—
杏桃切片，1/2 杯（125 ml）	84	9	0.3	3	0.03	0.03	0.7	0.2	0.05	8	—
杏桃乾，1/2 杯（60 ml）	127	0.65	2.8	2	—	—	0.15	0.05	0.1	1.5	—
香蕉乾，1/4 杯（60 ml）	3	2	0.1	0.5	0.05	0.06	0.7	—	0.11	4	0.7
中型香蕉，1 根	4	10	0.1	1	0.04	0.09	1	0.4	0.43	24	3.1
香蕉切片，1/2 杯（125 ml）	3	7	0.2	0	0.02	0.06	0.6	0.3	0.29	16	2.1
黑莓，1/2 杯（125 ml）	8	16	0.9	15	0.02	0.02	0.5	0.2	0.02	19	0.3
藍莓，1/2 杯（125 ml）	4	8	0.8	15	0.03	0.02	0.4	0.1	0.04	5	—
哈密瓜切塊，1/2 杯（125 ml）	139	30	0	2	0.06	0.02	0.6	0.1	0.06	17	—
秘魯番荔枝，1/2 杯（125 ml）	0	11	0.2	—	0.09	0.11	1	0.3	0.22	19	—
野生酸蘋果切片， 1/2 杯（125 ml）	1	5	0.3	—	0.02	0.01	0.1	—	—	—	—
黑醋栗，1/2 杯（125 ml）	7	107	0.6	—	0.03	0.03	0.1	0.2	0.04	4	2.8
紅／白醋栗，1/2 杯（125 ml）	1	24	7	12	0.02	0.03	0.1	0	0.04	5	2.8
桑特無籽小葡萄乾， 1/4 杯（60 ml）	1	2	0	1	0.06	0.05	0.6	0	0.11	4	—

維生素 食物（單位）	A (mcg RAE)	C (mg)	E (mg)	K (mcg)	B₁ (mg)	B₂ (mg)	B₃ (mg NE)	B₅ (mg)	B₆ (mg)	葉酸 (mcg DFE)	生物素 (mcg)
椰棗切碎，1/4 杯（60 ml）	0	00	0	1	0.02	0.02	0.6	0.2	0.06	7	—
榴槤切塊，1/2 杯（125 ml）	3	25	—	—	0.48	0.26	1.3	0.3	0.41	46	—
中型新鮮無花果，1 個	4	1	0.1	2	0.03	0.02	0.2	0.2	0.06	3	—
無花果乾，1/4 杯（60 ml）	0	0	0.1	6	0.03	0.03	0.2	0.2	0.06	3	—
歐洲醋栗，1/2 杯（125 ml）	11	22	0.3	—	0.03	0.02	0.2	0.2	0.06	5	0.4
葡萄，1/2 杯（125 ml）	2	2	0	7	0.04	0.03	0.2	0	0.05	2	—
中型葡萄柚，1 個	143	77	0.3	0	0.11	0.08	0.5	0.6	0.13	32	2.5
紅葡萄柚汁，1/2 杯（125 ml）	29	50	0.1	—	0.05	0.03	0.3	0.2	0.06	13	1.3
白葡萄柚汁，1/2 杯（125 ml）	1	50	0.3	—	0.05	0.03	0.3	0.2	0.06	13	1.3
葡萄柚瓣，1/2 杯（125 ml）	56	42	0.2	0	0.02	0.03	0.3	0.2	0.10	13	1.2
芭樂，1/2 杯（125 ml）	27	199	0.6	2	0.06	0.03	1.2	0.4	0.10	43	—
香瓜切塊，1/2 杯（125 ml）	2	16	0	3	0.03	0.01	0.4	0.1	0.08	17	—
奇異果切丁，1/2 杯（125 ml）	4	88	1.4	38	0.03	0.02	0.6	0.2	0.06	24	—
中型奇異果，1 顆	3	70	1.1	71	0.02	0.02	0.4	0.3	0.05	19	—
中型芒果，1 個	182	122	3	14	0.09	0.13	3	0.7	0.40	144	—
芒果切片，1/2 杯（125 ml）	47	32	0.8	4	0.02	0.03	0.8	0.2	0.10	37	—
中型柳橙，1 顆	15	70	0.3	1	0.11	0.05	0.6	0.3	0.08	39	1
柳橙汁，1/2 杯（125 ml）	13	66	0.1	0	0.12	0.04	0.6	0.2	0.05	39	0.7
柳橙瓣，1/2 杯（125 ml）	11	51	0.2	0	0.08	0.04	0.4	0.2	0.06	29	1
木瓜切塊，1/2 杯（125 ml）	36	47	0.2	2	0.02	0.02	0.4	0.2	0.03	28	—
木瓜打成泥，1/2 杯（125 ml）	58	74	0.4	3	0.03	0.03	0.6	0.2	0.05	45	—
中型桃子，1 顆	24	10	1.1	4	0.04	0.05	1.5	0.2	0.04	6	0.3
桃子切片，1/2 杯（125 ml）	13	5	0.6	2	0.02	0.03	0.8	0.2	0.02	6	0.3
西洋梨乾，1/4 杯（60 ml）	0	3	0	9	0	0.07	0.6	0.1	0.03	0	—
中型西洋梨，1 個	2	7	0.2	8	0.02	0.04	0.3	0.1	0.05	12	0.3
西洋梨切片，1/2 杯（125 ml）	1	3	0.1	3	0.01	0.02	0.1	0	0.02	5	0.2
鳳梨切塊，1/2 杯（125 ml）	3	42	0	1	0.07	0.03	0.5	0.2	0.10	16	0.3
李子切片，1/2 杯（125 ml）	15	8	0.2	6	0.02	0.02	0.5	0.1	0.03	4	—
加州蜜棗乾，1/4 杯（60 ml）	17	0	0.2	26	0.02	0.08	1	0.2	0.09	2	—
帶籽葡萄乾， 塞滿 1/4 杯（60 ml）	0	2	0.3	—	0.04	0.07	0.6	0	0.07	1	0.8
無籽葡萄乾， 塞滿 1/4 杯（60 ml）	0	1	0	1	0.04	0.05	0.7	0	0.07	2	0.8
覆盆子，1/2 杯（125 ml）	1	17	0.5	5	0.02	0.02	0.5	0.2	0.04	14	—

維生素 食物（單位）	A (mcg RAE)	C (mg)	E (mg)	K (mcg)	B₁ (mg)	B₂ (mg)	B₃ (mg NE)	B₅ (mg)	B₆ (mg)	葉酸 (mcg DFE)	生物素 (mcg)
整顆草莓，1/2 杯（125 ml）	0	45	0.2	2	0.02	0.02	0.4	0.1	0.04	18	0.8
西瓜切塊，1/2 杯（125 ml）	22	6	0	0	0.03	0.02	0.2	0.2	0.04	2	0.8
蔬菜（除特別註標明，否則都是生的）											
芝麻葉切碎，1 杯（20 g）	25	3	0.1	23	0.01	0.02	0.1	0.1	0.02	20	—
煮熟的蘆筍，1/2 杯（125 ml）	48	7	1.4	48	0.15	0.13	1.5	0.2	0.08	141	0.4
中型的各種酪梨，1 個	15	20	4.2	42	0.13	0.26	4.3	2.8	0.52	163	7.2
各種酪梨打成泥， 1/2 杯（125 ml）	9	12	2.5	26	0.08	0.16	2.6	1.7	0.31	98	4.4
各種酪梨切片，1/2 杯（125 ml）	6	8	1.6	16	0.05	0.10	1.7	1.1	0.20	62	2.8
中型加州酪梨，1 個	10	12	2.7	29	0.10	0.19	3.2	2	0.4	121	4.9
加州酪梨打成泥， 1/2 杯（125 ml）	9	11	2.4	26	0.09	0.17	2.8	1.8	0.35	108	4.4
中型佛羅里達酪梨，1 個	21	53	8.1	—	0.06	0.16	3.5	2.8	0.24	106	—
佛羅里達酪梨打成泥， 1/2 杯（125 ml）	9	21	3.2	—	0.03	0.06	1.4	1.1	0.09	43	—
羅勒切碎，1 杯（250 ml）	118	8	0.4	185	0.02	0.03	0.7	0.1	0.07	30	—
綠色四季豆，1/2 杯（125 ml）	18	6	0.2	8	0.04	0.05	0.6	0.1	0.07	17	0.5
黃金四季豆，1/2 杯（125 ml）	3	9	—	—	0.04	0.06	0.6	0	0.04	20	—
甜菜葉，1 杯（250 ml）	127	12	0.6	161	0.04	0.09	0.4	0.1	0.04	6	—
甜菜根切片，1/2 杯（125 ml）	1	4	0	0	0.02	0.03	0.1	0.1	0.05	78	—
煮熟的青江菜，1/2 杯（125 ml）	191	23	0.1	31	0.03	0.06	0.6	0.1	0.15	37	—
煮熟的綠花椰菜， 1/2 杯（125 ml）	64	54	1.2	116	0.05	0.10	0.9	0.5	0.16	89	0.4
煮熟的抱子甘藍， 1/2 杯（125 ml）	32	51	0.3	116	0.09	0.07	0.9	0.2	0.15	49	—
高麗菜切碎，1 杯（250 ml）	5	34	0.1	71	0.06	0.04	0.4	0.2	0.12	40	1.9
大白菜切碎，1 杯（250 ml）	13	22	0.1	34	0.03	0.04	0.5	0.1	0.19	63	—
紫高麗菜切碎，1 杯（250 ml）	52	54	0.1	36	0.06	0.06	0.6	0.1	0.20	17	1.9
胡蘿蔔切塊，1/2 杯（125 ml）	565	4	0.4	9	0.04	0.04	0.7	0.2	0.09	13	3.4
中型胡蘿蔔，1 根	510	4	0.4	8	0.04	0.04	0.7	0.2	0.08	12	3
胡蘿蔔汁，1/2 杯（125 ml）	966	11	—	19	0.11	0.07	0.7	0.3	0.27	5	—
煮熟的白花椰菜切碎， 1/2 杯（125 ml）	1	29	0.1	9	0.03	0.03	0.5	0.3	0.11	29	0.8
西洋芹切丁，1/2 杯（125 ml）	12	2	0.1	16	0.01	0.03	0.2	0.1	0.04	19	0.1
西洋芹莖，1 根	14	2	0.2	19	0.01	0.04	0.3	0.2	0.05	23	0.1

維生素 食物（單位）	A (mcg RAE)	C (mg)	E (mg)	K (mcg)	B₁ (mg)	B₂ (mg)	B₃ (mg NE)	B₅ (mg)	B₆ (mg)	葉酸 (mcg DFE)	生物素 (mcg)
西洋芹塊根切丁， 1/2 杯（125 ml）	0	7	0.3	34	0.04	0.05	0.6	0.3	0.14	7	—
青辣椒，1/2 杯（125 ml）	47	192	0.6	11	0.07	0.07	1.1	0	0.22	18	—
紅辣椒，1/2 杯（125 ml）	37	114	0.6	11	0.07	0.99	1.3	0.2	0.40	18	2
香菜葉，1 杯（250 ml）	54	4	0	50	0.01	0.03	0.2	0.3	0.02	10	—
寬葉羽衣甘藍切碎， 1 杯（250 ml）	127	13	0.9	194	0.02	0.05	0.5	0.1	0.06	63	—
白玉米，1/2 杯（125 ml）	0	6	0.1	0.2	0.16	0.05	1.7	0.6	0.04	37	—
黃玉米，1/2 杯（125 ml）	7	5	0	0.2	0.12	0.04	1.6	0.6	0.07	32	—
黃瓜連皮切片，1/2 杯（125 ml）	6	3	0	9	0.02	0.02	0.1	0.3	0.02	8	1
蒲公英葉，1 杯（250 ml）	295	20	2	452	0.11	0.15	0.5	0	0.15	16	0.2
日本蛋茄切塊，1/2 杯（125 ml）	1	1	0.2	2	0.04	0.01	0.4	0	0.04	7	—
中型蒜瓣，1 個	0	1	0	0	0.01	0	0.1	0	0.04	0	—
蒜瓣，1/2 杯（125 ml）	0	22	0.1	1	0.14	0.08	1.3	0.4	0.89	2	—
菊芋切片， 1/2 杯（125 ml）	1	3	0.2	0	0.2	0.05	1	0.3	0.06	10	—
羽衣甘藍，1 杯（250 ml）	544	85	0.6	578	0.08	0.09	1.2	0.1	0.19	21	0.4
昆布、海帶切碎， 1/2 杯（125 ml）	2	1	0.4	28	0.02	0.06	0.5	0.3	0	76	—
韭蔥切碎，1/2 杯（125 ml）	39	6	0.4	22	0.03	0.01	0.3	0.1	0.11	30	1.3
奶油萵苣切碎，1 杯（250 ml）	96	2	0.1	59	0.03	0.04	0.3	0.1	0.05	42	1.1
結球萵苣切碎，1 杯（250 ml）	19	2	0.1	18	0.03	0.02	0.2	0.1	0.03	22	1.4
散葉萵苣切碎，1 杯（250 ml）	133	4	0.1	45.5	0.03	0.03	0.2	0.1	0.03	14	0.7
蘿蔓萵苣切碎，1 杯（250 ml）	216	2	0.1	51	0.04	0.03	0.2	0.1	0.04	68	0.9
煮熟的褐蘑菇，1/2 杯（125 ml）	0	1	0	0	0.04	0.20	2.1	0.8	0.05	0	8.1
煮熟的香菇，1/2 杯（125 ml）	0	0	0	0	0.03	0.13	1.2	2.8	0.12	16	—
芥菜，1 杯（250 ml）	311	41	1.2	294	0.05	0.07	0.8	0.1	0.1	111	—
煮熟的秋葵切片， 1/2 杯（125 ml）	12	14	0.2	34	0.1	0.05	1	0.2	0.16	39	—
罐頭黑橄欖， 1/2 杯（125 ml/70 g）	13	1	1.1	1	0	0	0	0	0.01	0	—
青蔥，1 株	7	3	0.1	4	0.01	0.01	0.1	0	0.01	10	0.5
青蔥切碎，1/2 杯（125 ml）	26	10	0.6	103.5	0.06	0.08	0.9	0	0.06	68	3.7
紅／黃／白洋蔥， 1/2 杯（125 ml）	0	6	0	1	0.04	0.02	0.3	0.1	0.10	16	2.9
巴西里，1 杯（250 ml）	270	85	0.5	1,053	0.06	0.06	1.3	0.3	0.06	98	—

維生素 食物（單位）	A (mcg RAE)	C (mg)	E (mg)	K (mcg)	B₁ (mg)	B₂ (mg)	B₃ (mg NE)	B₅ (mg)	B₆ (mg)	葉酸 (mcg DFE)	生物素 (mcg)
歐洲防風草塊根切片，1/2 杯（125 ml）	0	11	0.8	1	0.07	0.04	0.6	0.5	0.08	48	0.1
荷蘭豆，1/2 杯（125 ml）	28	31	0.1	13	0.08	0.04	0.5	0.4	0.08	22	—
綠豌豆，1/2 杯（125 ml）	29	31	0.1	19	0.20	0.1	2.1	0.1	0.13	49	0.4
中型青椒，1 個	22	96	0.4	9	0.07	0.03	0.8	0.1	0.27	12	—
中型紅椒，1 個	186	152	1.9	6	0.06	0.1	1.4	0.4	0.35	55	—
青椒切塊，1/2 杯（125 ml）	15	63	0.3	6	0.04	0.05	0.5	0.1	0.18	8	—
紅椒切塊，1/2 杯（125 ml）	123	101	1.2	4	0.04	0.07	0.9	0.2	0.23	36	—
中型烤馬鈴薯，1 個	1	17	0	3	0.11	0.08	3.2	0.6	0.5	48	—
煮熟的馬鈴薯去皮切丁，1/2 杯（125 ml）	0	6	0	2	0.08	0.02	1.4	0.4	0.22	7	0.2
中型白蘿蔔，1 個	0	74	0	1	0.07	0.07	0.8	0.5	0.16	95	—
中型櫻桃蘿蔔，1 個	0	1	0	0.1	0	0	0	0	0	1	—
白蘿蔔乾，1/2 杯（125 ml）	0	0	0	3	0.17	0.42	2.5	1.4	0.38	181	—
櫻桃蘿蔔切片，1/2 杯（125 ml）	0	9	0	1	0.01	0.02	0.2	0.1	0.04	15	—
瑞典蕪菁切丁，1/2 杯（125 ml）	13	17	0.4	0.3	0.07	0.04	0.8	0.1	0.09	13	0.1
菠菜切碎，1 杯（250 ml）	149	9	0.6	153	0.02	0.06	0.4	0	0.06	62	0
乾燥螺旋藻，1 大匙（7 g）	2	1	0.4	1.8	0.17	0.26	2	0.2	0.03	7	—
煮熟的橡實南瓜切塊，1/2 杯（125 ml）	22	12	0.2	—	0.18	0.01	1.2	0.6	0.21	21	—
煮熟的奶油南瓜（白胡桃南瓜）切塊，1/2 杯（125 ml）	572	16	1.3	1	0.08	0.02	1.3	0.4	0.13	21	—
煮熟的彎頸南瓜打成泥，1/2 杯（125 ml）	10	7	0.1	6	0.06	0.06	0.8	0.2	0.12	25	—
煮熟的哈伯南瓜切丁，1/2 杯（125 ml）	363	10	0.2	2	0.08	0.05	1	0.5	0.19	17	—
各種煮熟的冬南瓜切丁，1/2 杯（125 ml）	282	10	0.1	5	0.02	0.07	0.8	0.2	0.17	22	—
煮熟的深橘色地瓜打成泥，1/2 杯（125 ml）	1,364	22	1.6	4	0.10	0.08	1.7	1	0.29	10	7.4
小番茄，1 顆	7	2	0.1	1	0.01	0	0.1	0	0.01	3	0.7
番茄切碎，1/2 杯（125 ml）	39	13	0.5	7	0.04	0.02	0.7	0.1	0.08	14	3.8
綠番茄切碎，1/2 杯（125 ml）	31	22	0.4	10	0.06	0.04	0.6	0.5	0.08	9	—
中型番茄，1 個	51	17	0.7	10	0.05	0.02	0.9	0.1	0.1	18	4.9
羅馬番茄，1 個	26	8	0.3	5	0.03	0.01	0.4	0.1	0.05	9	2.5
日曬番茄乾，1/2 杯（125 ml）	12	11	0	12	0.15	0.14	3.1	0.6	0.09	19	—

維生素 食物（單位）	A (mcg RAE)	C (mg)	E (mg)	K (mcg)	B₁ (mg)	B₂ (mg)	B₃ (mg NE)	B₅ (mg)	B₆ (mg)	葉酸 (mcg DFE)	生物素 (mcg)
煮熟的蕪菁切丁，1/2 杯（125 ml）	0	14	0	0	0.03	0.03	0.5	0.2	0.08	11	0.1
蘿蔔葉切碎，1 杯（250 ml）	318	35	1.7	146	0.04	0.06	0.6	0.2	0.15	113	—
烤山藥，1/2 杯（125 ml）	4	8	0.2	2	0.07	0.02	0.4	0.5	0.16	11	—
櫛瓜切丁，1 杯（124 g）	7	12	0.1	3	0.03	0.06	0.4	0.1	0.11	16	—
堅果與種子											
杏仁醬，2 大匙（30 ml）	0	2	7.9	0.	0.01	0.30	1.8	0.1	0.03	17	—
杏仁，1/4 杯（60 ml）	0	0	9.5	0.	0.08	0.40	2.4	0.2	0.05	18	23
大顆的巴西堅果，1 顆	0	0	0.3	0	0.03	0	0.1	0	0	1	—
巴西堅果，1/4 杯（60 ml）	0	0	1.9	0	0.21	0.01	0.8	0.1	0.03	7	—
腰果醬，2 大匙（30 ml）	0	0	—	—	0.10	0.06	1.9	0.4	0.08	22	—
腰果，1/4 杯（60 ml）	0	0	0.3	12	0.14	0.07	1.8	0.3	0.14	8	4.5
乾燥的奇亞籽，1/4 杯（60 ml）	—	1	0.2	—	0.26	0.07	6.4	0.4	1.11	29.4	—
椰肉乾，1/4 杯（60 ml）	0	0.3	0.1	0	0.01	0.02	0.4	0.2	0.06	2	—
亞麻仁籽磨碎，1/4 杯（60 ml）	0	0	0.1	2	0.69	0.07	1.3	0.4	0.20	37	—
榛果，1/4 杯（60 ml）	0	2	5.2	5	0.22	0.04	1.7	0.3	0.19	39	26
胡桃，1/4 杯（60 ml）	1	0	0.4	1	0.17	0.03	0.7	0.2	0.05	6	—
乾燥的松子，1/4 杯（60 ml）	0	0	3.2	18	0.12	0.08	2.1	0.1	0.03	12	—
開心果，1/4 杯（60 ml）	6	2	0.8	9.45	0.27	0.05	1.8	0.2	0.53	16	—
罌粟籽，1 杯（141 g）	0	0	0.6	0	0.29	0.03	1.2	0.1	0.08	28	—
南瓜籽，1/4 杯（60 ml）	0	1	0.7	2	0.09	0.05	4.5	0.2	0.05	19	—
白芝麻醬／中東芝麻醬，2 大匙（30 ml）	1	1	1.3	—	0.05	1.04	1.8	0.2	0.05	30	—
白芝麻，1/4 杯（60 ml）	1	0	0.6	0	0.29	0.09	3.7	0.1	0.29	35	4.1
葵花籽醬，2 大匙（30 ml）	1	1	7.4	—	0.02	0.05	3.6	0.4	0.18	77	—
葵花籽仁，1/4 杯（60 ml）	1	0.5	12	0	0.53	0.13	4.7	0.4	0.48	81	—
黑核桃切碎，1/4 杯（60 ml）	1	1	0.6	1	0.02	0.04	1.8	0.5	0.18	10	6
英國核桃切碎，1/4 杯（60 ml）	0	0	0.2	1	0.10	0.04	1.2	0.2	0.16	29	5.6
荸薺切片，1/4 杯（60 ml）	0	1	0.4	0	0.04	0.06	0.3	0.2	0.10	5	—
豆科植物（除特別註標明，否則都是煮熟的）											
紅豆，1/2 杯（125 ml）	0	0	—	—	0.14	0.08	2.3	0.5	0.12	147	—
黑豆，1/2 杯（125 ml）	0	0	0	3	0.22	0.05	2.1	0.2	0.06	135	—
米豆（眉豆），1/2 杯（125 ml）	1	0	0.2	1	0.18	0.05	1.9	0.4	0.09	119	—

維生素 食物（單位）	A (mcg RAE)	C (mg)	E (mg)	K (mcg)	B₁ (mg)	B₂ (mg)	B₃ (mg NE)	B₅ (mg)	B₆ (mg)	葉酸 (mcg DFE)	生物素 (mcg)
蔓越莓豆，1/2 杯（125 ml）	0	0	—	—	0.2	0.06	2.2	0.2	0.08	194	—
鷹嘴豆，1/2 杯（125 ml）	1	1	0.3	3	0.1	0.05	1.7	0.2	0.12	149	—
毛豆，1/2 杯（125 ml）	—	5	0.5	21	0.16	0.12	0.8	0.3	0.08	241	—
炸鷹嘴豆泥餅，3 個（全部 51 g）	0	1	—	—	0.07	0.08	0.5	—	0.06	53	—
大北豆，1/2 杯（125 ml）	0	1	—	—	0.15	0.06	2.2	0.2	0.11	95	—
腰豆，1/2 杯（125 ml）	0	1	0	8	0.15	0.05	2.1	0.2	0.11	122	—
生扁豆芽，1 杯（250ml）	2	13	0.1	—	0.19	0.1	0.9	0.5	0.15	81	—
綠／褐扁豆，1/2 杯（125 ml）	0	2	0.1	2	0.18	0.08	2.5	0.7	0.19	189	—
皇帝豆，1/2 杯（125 ml）	0	0	0.1	2	0.15	0.06	2.2	0.4	0.08	144	—
生綠豆芽，1 杯（250 ml）	1	15	0.1	36	0.09	0.14	1.5	0.4	0.10	67	—
海軍豆（白腰豆）， 1/2 杯（125 ml）	0	1	0	1	0.23	0.06	2.2	0.3	0.13	135	31
花生醬，2 大匙（30ml）	0	0	2.9	0	0.02	0.03	5.6	0.3	0.18	24	31
花生，1/4 杯（60 ml）	0	0	3.1	0	0.24	0.05	6	0.6	0.13	89	27
生豌豆苗，1 杯（250 ml）	11	13	0	—	0.29	0.2	3.9	1.3	0.34	183	—
生豌豆，1 杯（250 ml）	55	58	0.2	36	0.39	0.19	3	—	0.24	94	—
切半的豌豆仁，1/2 杯（125 ml）	0	0	0	5.2	0.2	0.06	2.5	0.6	0.05	67	—
斑豆，1/2 杯（125 ml）	0	1	0.8	3.2	0.17	0.06	1.9	0.2	0.21	155	—
營養強化豆漿，1/2 杯（125 ml）	71	0	0.1	4	0.04	0.24	1	0.1	0.04	12	4.6
大豆，1/2 杯（125ml）	0	1.5	0.3	16.5	0.13	0.25	0.35	0.15	0.20	46.5	—
生天貝，1/2 杯（125 ml）	0	0	—	—	0.07	0.31	5.2	0.2	0.19	21	—
生的傳統豆腐（用鈣作為 凝固劑），1/2 杯（125 ml）	11	0	0	3	0.21	0.14	6	0.2	0.12	39	—
白豆，1/2 杯（125 ml）	0	0	0.9	3	0.11	0.04	1.9	0.2	0.09	77	—
穀類（除特別註標明，否則都是煮熟的）											
莧籽，1/2 杯（125 ml）	0	—	0.2	—	0.02	0.03	0.3	—	0.14	27	—
大麥仁，1/2 杯（125 ml）	0	0	0	1	0.07	0.05	2.2	0.1	0.10	13	0.6
黑麥麵包，1 片 30 g（1 oz）	0	0	0.1	0	0.13	0.10	1.6	0.1	0.02	45	0.3
營養強化白麵包， 1 片 30 g（1 oz）	0	0	0.1	0	0.13	0.06	1.2	0.1	0.02	43	0.2
全麥麵包，1 片 30 g（1 oz）	0	0	0.2	2	0.10	0.06	1.8	0.2	0.06	14	1.7
去殼蕎麥粥，1/2 杯（125 ml）	0	0	0.1	2	0.04	0.03	1.6	0.2	0.07	12	—
中型的生黃玉米，一整根	9	7	0.1	0	0.16	0.06	1.8	0.7	0.1	43	—
生的黃玉米粒，1/2 杯（125 ml）	9	0	0.4	0	0.37	0.17	3	0.3	0.52	16	—

維生素 食物（單位）	A (mcg RAE)	C (mg)	E (mg)	K (mcg)	B₁ (mg)	B₂ (mg)	B₃ (mg NE)	B₅ (mg)	B₆ (mg)	葉酸 (mcg DFE)	生物素 (mcg)
卡姆小麥，1/2 杯（125 ml）	0	—	—	—	0.11	0.03	3.3	—	0.08	11	—
小米，1/2 杯（125 ml）	0	0	0	0	0.10	0.08	1.8	0.2	0.1	17	—
燕麥粥，1/2 杯（125 ml）	0	0	0.1	0	0.09	0.02	1	0.4	0.01	7	—
藜麥，1/2 杯（125 ml）	0	0	0.6	—	0.10	0.11	0.4	—	0.12	41	—
糙米，1/2 杯（125 ml）	0	0	0	1	0.1	0.01	1.9	0.4	0.15	4	—
營養強化白米，1/2 杯（125 ml）	0	0	0	0	0.14	0.01	1.7	0.3	0.08	81	0.8
營養強化義大利麵， 1/2 杯（125 ml）	0	0	0	0	0.2	0.1	2.2	0.1	0.04	88	—
全麥義大利麵，1/2 杯（125 ml）	0	0	0.2	1	0.08	0.03	1.4	0.3	0.06	4	—
生的發芽小麥，1 杯（250 ml）	0	3	0.1	—	0.26	0.18	5.7	1.1	0.30	43	—
野米，1/2 杯（125 ml）	0	0	0.4	0	0.05	0.08	1.8	0.1	0.12	23	0.7
其他											
楓糖漿，1 杯（322 g）	0	0	0	0	0.01	0.03	0	0	0	0	—
亞麻仁油，1 杯（218 g）	0	0	0	1	0	0	0	0	0	0	0
橄欖油，1 杯（216 g）	0	0	2	8	0	0	0	0	0	0	—
紅星營養酵母（素食者支持 配方），1 大匙（15 ml）	0	0	0	0	4	4	23	8.2	3.8	80	21

參考來源：[44, 45]

符號說明：「－」代表沒有可用的數據。

* 關於其他年齡層，詳見 P.478。

** 50 歲以下成人的維生素 B₆（吡哆醇）建議攝取量為 1.3 mg；50 歲以上，女性增加為 1.5 mg，男性增加為 1.7 mg
（審訂注：台灣 RDA 請見 P.260 注 23）。

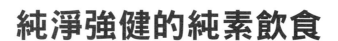

CHAPTER

純淨強健的純素飲食

「健康的身體是靈魂的客舍，
病弱的身體則是靈魂的監獄。」

——英國哲學家培根（Francis Bacon）

每個人都對「人如其食」（you are what you eat）這種說法都很熟悉；然而，很少人會意識到日復一日所吃的食物，實際上就是自己身體的組成成分。食物不僅僅是人體的燃料，也提供了建構、更新和修復身體組織的材料，以及製造腦細胞、肌肉、骨骼、激素與酶所需的原始資源。要達成並維持最佳健康狀態的唯一途徑，就是把慎選食物當成一件重要的事——因為這的確很重要。

選擇食物的第一步，是大量攝取最可能減少疾病風險的食物，以獲得最佳的飲食保護能力。第二步則是儘量減少導致疾病發生與發展的致病因子。在每個步驟中，都必須注意確保充足的營養。這就是純淨純素飲食的本質。

◇ 第一步：獲得最佳保護能力

第一步，就是要讓所攝取的每一分熱量，都有助於健康與治療。幸運的是，植物性食物是飲食中一貫對健康有益成分的濃縮來源。植物提供了抗氧化成分、植化素、植物固醇、膳食纖維、酶、益生質、益生菌、必需脂肪酸、蛋白質、碳水化合物、維生素以及礦物質。這些化合物就像是交響樂，互相合作以關閉促進疾病的基因、減少發炎、提升免疫功能、平衡激素、增強解毒酶、維持血糖濃度、控制血壓與血膽固醇濃度，以及支

持身體所有的系統。雖然這些成分通常都會被分離出來，並且以補充劑的形式銷售，但一般而言，補充劑的效果總是令人失望。證據顯示，這些成分的有益效果，有賴於多種保護性化合物之間所存在的複雜協同作用。

人體的必需營養素包含了蛋白質、脂肪、碳水化合物、維生素和礦物質。這些營養素之間的平衡與交互作用，對於促進與維持健康非常關鍵。其他在植物性食物中的保護性化合物：植化素、酶、植物固醇與益生質，則會輔助這些營養素。雖然這些化合物被認為不是必需營養素，但在促進健康福祉，以及幫助人們抵禦各種慢性疾病的侵害上，都有非常可靠的優良記錄。

植化素

所有植物為了要增進自身的存活率，都會產生稱為植化素（phytochemical，phyto 在希臘文中的意思是「植物」）的化合物。一些植化素決定了植物的顏色、味道、質地和香氣，並且在吸引授粉者與播種者上，扮演了關鍵性的角色。其他植化素則發揮了內部防禦系統的作用，保護植物不受病蟲害與潛在惡劣環境的侵擾。由於個別植物有特定的需求，因此可能有多達 10 萬種不同類型的植化素；通常在單一植物中，可以發現 100 種以上不同植化素的數千份拷貝。[1]

幸運的是，當我們吃下植物，植化素會繼續在人體中發揮它的魔力。無論是作為抗氧化成分、模擬荷爾蒙、減少發炎、防止腫瘤形成、根除致癌物質、刺激酶的形成，或者摧毀細菌，植化素都具有數百種機制，來幫助預防疾病的發生以及對抗現有的疾病。

許多因素可能都會影響食物中植化素的含量，以及其生物利用率。舉例來說，像是土壤、水質、氣候與化學物質的使用等農業因素，就會影響植化素的含量。有機種植的農產品，會比噴灑化學農藥的農產品發展出對抗攻擊更強大的防禦力，因此植化素含量相對地也會更高。[2-4] 另一方面，收成後的儲存方法也可能會降低植化素的濃度。

精製食物的方法會大幅度減少植化素含量，特別是當植物中富含最多植化素的部分（例如小麥粒中的胚芽和麩皮）被去除，或者當加工過程會暴露在刺激性化學物質、高溫或壓力下的時候。而食物的調理過程，例如烹煮、發芽、發酵、攪打、榨汁與打碎等，都可能會對植化素的含量與生物利用率產生正面或負面的影響。

大多數的植化素在生食時能夠更有效地被吸收。舉例而言，生的十字花科蔬菜中異硫氰酸鹽（isothiocyanates）的吸收率，明顯要比煮熟的十字花科蔬菜高很多。[5-8] 一般來說，烹調往往會降低植化素的含量；加熱的強度愈高、時間愈久，植化素的損失就愈大。而且毫無意外地，水溶性的植化素在食物煮沸並倒掉煮過的

水時，最容易流失。

　　但另一方面，烹調會軟化或破壞植物的細胞壁，讓身體更容易提取和吸收某些類型的植化素，特別是類胡蘿蔔素。[9, 10] 舉例而言，煮熟番茄的番茄紅素，比生番茄具有更高的生物利用率，煮熟胡蘿蔔的 β - 胡蘿蔔素也比生胡蘿蔔的生物利用率更高。[11-17] 而無論是生食或熟食，加入少量的脂肪，例如酪梨、中東芝麻醬或橄欖油，都能改善類胡蘿蔔素的吸收。[18-23]

　　生食中的植化素，可以藉由縮減食物顆粒大小與增加表面積（切碎、煮爛、打碎、磨碎、打成泥、刨碎，或者仔細咀嚼）來獲得最佳的生物利用率。[21, 24, 25] 榨汁是更有效的方式，因為這個過程去除了植物的細胞壁，而細胞壁包含了纖維以及其他已知會降低營養素和植化素生物利用率的成分。一些類胡蘿蔔素，像是 α - 胡蘿蔔素、β - 胡蘿蔔素和葉黃素，在蔬菜汁中似乎比生食或熟食的蔬菜都具有更高的生物利用率。[17, 26] 想要提升抗氧化成分與植化素的攝取量，又不想增加飲食量的話，飲用蔬果汁是個可行的方法。

　　發芽與發酵顯著提高了植物性食物的植化素含量。[27-30] 科學研究顯示，將多種植物性食物催芽後，會使其植化素明顯增加。[7, 29, 30-35] 植化素含量之所以增加是可以理解的，因為新生植物的生命需要依賴這些化合物的支持與保護。

　　綠花椰菜苗（青花菜苗）就是個著名的例子，其蘿蔔硫苷（一種硫配糖體〔glucosinolate〕，蘿蔔硫素的前體）的含量，是成熟綠花椰菜的 10 ～ 100 倍。[7, 29] 蘿蔔硫素（一種異硫氰酸鹽）是種人體在第二階段解毒酵素的強效天然誘導劑，可以處理並除去致癌物質（詳見 P.245 圖 7-1）。研究顯示，蘿蔔硫素也是一種優秀的抗微生物劑，對於幽門螺旋桿菌（一種與胃炎、消化性潰瘍與胃癌有關的感染性細菌）非常有效。[36, 37] 最近的證據也顯示，綠花椰菜苗可能會改善第二型糖尿病患者的胰島素阻抗。[38] 最後，蘿蔔硫素似乎可以減少與許多疾病相關的氧化壓力與組織損傷。[39]

實際意義：要攝取最多植化素最有效的方法，就是將各種色彩豐富的植物性食物擺滿餐盤。其中也包括了發芽與發酵食品在內，可以進一步提升植化素含量，選擇有機品種具有同樣的功效。

　　雖然蔬果通常都被認為是植化素的主要供應來源，但這些化合物在所有的植物性全食物中的含量都很豐富。其中最著名的植化素超級巨星，就是深綠色的葉菜類（例如羽衣甘藍、寬葉羽衣甘藍與菠菜）、十字花科蔬菜（包括了綠花椰菜、高麗菜與抱子甘藍）、蔬菜苗（特別是綠花椰菜苗）、紫色與藍色水果（例如藍莓、黑莓與葡萄）、蔥屬蔬菜（特別是大蒜）、香草與辛香料（例如肉桂、丁香、大蒜、薑、奧勒岡與薑黃）、豆類（特別是大豆、小紅豆與其他深色豆類）、堅果與種子（例

如胡桃、核桃與亞麻仁籽）、可可豆、柑橘類水果、茶和番茄。

酵素

存在於生的植物性食物中的酵素，能在兩個方面促進健康：它能幫助特定的植化素轉化成活性形式，也能幫助消化。

　　至少有兩個植物家族中的酵素，能把植化素轉化成高度有益的活性形式。第一個是存在於十字花科蔬菜（例如綠花椰菜、高麗菜、羽衣甘藍和蕪菁）中的黑芥子酶（myrosinase）。黑芥子酶會將硫配糖體轉化成異硫氰酸鹽，而異硫氰酸鹽最有價值的，就是能誘發第二階段解毒酵素。[40, 41] 第二個則是蔥屬蔬菜（包括洋蔥與大蒜家族）中的蒜胺酸酶（alliinase）。蒜胺酸酶會將蒜胺酸（alliin）轉化成大蒜素（allicin），也就是它的活化形式。大蒜素能對抗微生物、細菌、病毒、寄生蟲與真菌感染，減少血液凝塊和降低血脂濃度，防止關節炎與癌細胞活動，並幫助誘導第二階段解毒酵素。[42]

　　黑芥子酶與蒜胺酸酶會在植物組織被破壞時釋放出來，例如當食物被切碎、搗成泥、煮爛或咀嚼的時候。（值得一提的是，將高麗菜榨成汁，會使蔬菜汁中的黑芥子酶活性變高，而菜渣中所殘留的變少。）[43] 在釋放出來後，植化素就會開始酶轉化的過程，轉化成其活性形式。烹調會破壞部分甚至所有的酶，破壞程度則取決於加熱的時間和溫度 [44]，因此食用一些生的十字花科與蔥屬蔬菜，能提供一些健康上的益處。

　　透過打碎或嚼碎來進一步分解植物性食物，植物酶就可以對消化過程做出一些小貢獻。這個過程會在食物停留在胃的上半部時持續進行（在進食後，食物可以在那裡停留 20 ～ 60 分鐘，才會和胃酸徹底混合）。[45, 46] 這個消化前的階段，對整個消化過程的重要性還無法確知。然而，絕大多數食物的消化過程都發生在小腸中，因此相比之下，食物酶對人類消化的可能影響被認為是較小的。[2] 一旦食物落入胃的下半部，並與胃酸接觸時，酸鹼值就會降到 1.3 ～ 2.5 左右；在這樣的酸鹼值下，食物酶大致上會變質或失去活性，因此通常無法在小腸內存活。[45, 47, 48] 最有機會在胃酸中存活，並完好無損抵達小腸的食物酶，是包覆在能存活下來的微生物中的那些酶，例如發酵食品。[49-51] 關於進一步的資訊，詳見戴維斯與梅琳娜的《邁向生食純素飲食》（*Becoming Raw*）。

實際意義：要獲得最多蔬果中所含的食物酶，最好生吃，並且混合一些十字花科與蔥屬蔬菜。添加各種芽菜和發酵食物，可以進一步提高食物酶的含量與功能。

植物固醇

植物固醇（包含了固醇與其對應的飽和形式——甾烷醇）是植物細胞壁中的必要成分，正如膽固醇是動物細胞膜中的必要成分一樣。植物固醇具有雙重的抗動脈粥狀硬化作用。由於植物固醇與膽固醇的結構類似，因此會與動物性食物中的飲食膽固醇互相爭取吸收管道，可有效降低總膽固醇與低密度脂蛋白膽固醇的濃度。此外，植物固醇也能阻止會加劇動脈粥狀硬化的發炎途徑。[52-54]

植物固醇的攝取量，直接與飲食中植物性食物的份量成正比。雖然所有的植物性全食物都是植物固醇的來源，但濃度最高的自然來源為種子、堅果、豆類、小麥胚芽、酪梨、芽菜與蔬菜油。證據顯示，早期人類的飲食富含植物性食物，提供了高達每日 1 g 的植物固醇。[55] 時至今日，混合飲食所得的每日平均植物固醇攝取量，則是 150 ～ 450 mg 不等。[53] 素食中的植物固醇通常比混合飲食中要高，而純素飲食所提供的最多。一份報告指出，參與研究的生食純素飲食者，每天提供了從 500 到超過 1,200 mg 的植物固醇。[56]

研究建議，每天攝取 2 g 的植物固醇，能為那些血膽固醇濃度高的人降低約 9 ～ 15% 的低密度脂蛋白膽固醇。[53] 但這個攝取量的值，與使用補充劑或植物固醇強化食品有關。[52] 由於可降低膽固醇的相關特性，食品工業如今都會在一些產品中添加植物固醇。添加植物固醇的食品種類繁多，包括一些人造奶油、美乃滋、早餐穀物麥片、沙拉醬、豆漿、穀物棒和果汁等。

美國食品藥物管理局（Food and Drug Administration，簡稱 FDA）允許製造商在這些產品的食品標示中，加入關於植物固醇益處的健康聲明。雖然植物固醇強化產品可能會為高膽固醇的葷食者提供一些好處，不過為了提高植物固醇攝取量而在飲食中加入不健康的食物，卻是荒謬之舉。已經採行健康飲食的純素食者，所攝取的植物固醇遠比其他飲食族群要多得多；而且，他們的飲食中不含膽固醇，因此血膽固醇濃度本來就比較低了。

對於那些**實際上**服用植物固醇補充劑或植物固醇強化食品的人，每天超過 2 g 的攝取量並未顯示出額外的好處；而對於某些人來說，愈高的攝取量反而會對健康產生不良的影響。[53]

實際意義：要增加植物固醇攝取量最安全有效的方法，就是食用全食物純素飲食，包含芽菜與高脂植物性食物，例如種子、堅果、小麥胚芽與酪梨等。純素食者並不需要攝取額外添加植物固醇的加工食品。

益生質與益生菌

腸道存在有數兆的微生物。雖然全部至少有 400 ～ 500 種不同物種是腸道的常見居民，但其中 99% 的數量都同屬於 30 ～ 40 種微生物種。住在腸道裡（主要是大腸）的微生物群體，統稱為腸道菌群或腸道微生物相（microbiota）。（這些細菌約占了糞便的 50%。）[57]

雖然身體與腸道菌群的關係絕大部分是互惠的，但有些客人會比其他人更受歡迎。[58] 友善的細菌提供了許多令人印象深刻的生存優勢。舉例來說，它們會產生抗微生物物質來抵抗有害細菌。在小腸裡，益菌藉由增強幾種營養素的吸收、氮循環、維持胺基酸儲存與合成某些維生素（維生素 K 與生物素），來提高營養狀態。

佇留在大腸中的細菌配備有能夠分解纖維的酶。纖維對人體消化酶具有抗性，因此無法在之前的階段被消化。細菌消化纖維後的副產品中，包含了短鏈脂肪酸，能提供日常所需熱量的 10% 以上，有利於碳水化合物和脂肪代謝 [59]，還可預防大腸直腸癌。[57, 60] 除此之外，益菌還支持了免疫系統功能、防止食物過敏，並在腸道組織的發育及成熟中扮演了重要的角色。[57] 腸道細菌與腸壁內的細胞會持續地雙向交流。

如果友善的腸道菌群沒有被充分支持，致病的細菌就可能在身體中立足並繁殖。這些野心勃勃的入侵者，會產生損害腸道內壁的毒素（使其更具滲透性，或者「滲漏」）、降低免疫功能、增加慢性低度發炎、產生感染、破壞新陳代謝，並且造成過重或肥胖。[61-63]

食物的選擇會影響腸道菌群的整體平衡，不管是對人體是友善還是有害的菌群。含有友善微生物群的食物或補充劑，被稱為益生菌（probiotic）；而支持這些健康微生物群的食物，則稱為益生質（prebiotic）。以植物為基礎的高纖飲食會維持益菌的存在，而高脂低纖的西式飲食則會助長致病細菌繁殖。雖然目標並非徹底根除有害細菌（人體也會需要其中一些細菌），但益生菌與益生質都有助於把平衡帶向對健康更有益的比例上。

益生菌是以活性形式到達腸道的活微生物群，能發揮有益健康的效果。發酵食品或補充劑都可以提供益生菌。一些益生菌的最佳素食來源，包括了非乳製優格（杏仁、椰子或大豆優格）、發酵豆類製品（例如天貝與味噌）、發酵堅果或種子乳酪、發酵蔬菜（德國酸菜〔sauerkraut〕）、發酵穀物（回春水 [1]），以及某幾種茶等。

益生質則提供了難以消化的可發酵食物成分，能刺激益菌的生長與活性，通常是作為益菌的食物供應。[64, 65] 益生質在含有無法被胃酶分解的醣類食物中特別的

---

1 譯註：rejuvelac，由小麥泡水發酵製成的一種飲品。

高，尤其是生食（例如菊苣、菊芋、大蒜、洋蔥、韭蔥、香蕉、蘆筍和地瓜）以及益生質強化的食物（例如果聚醣〔菊糖與果寡醣〕）。[65, 66]

　　幾個世紀以來，世界各地的文化都已經意識到益生菌和益生質的價值，如今也得到了研究的強力支持。研究已經證明，益生菌能夠預防或減少跟某些類型的腹瀉、乳糖不耐症以及腸躁症相關的問題。益生菌能減少促進癌症的酶與壞菌所產生的有毒副產品，並且似乎也能促進和保護腸道健康，減少跟發炎性腸道疾病相關的併發症及幽門螺旋桿菌的感染。它還能幫助預防感染性疾病，例如呼吸道感染（普通感冒與流感）、泌尿生殖系統感染，以及嬰兒的過敏和皮膚疾病。也有較薄弱的證據顯示，益生菌可能在降低膽固醇、預防癌症、防止自體免疫疾病與牙齒健康方面，都扮演了有益的角色。[64, 67, 68]

　　每種益生菌的菌株都有特定的健康效果。線上研究能夠告訴我們，在治療特定的疾病上，哪種菌株是最有效的；益生菌補充劑的標示包含了屬、種與菌株。專家建議，一旦開始抗生素療程，就應儘快服用益生菌，並在療程結束後持續服用幾天。一般而言，包含多種微生物的產品比單一類型的更加有效。[69] 大多數的益生菌都需要冷藏，而且有效期限也很重要；不論是哪種菌株，一旦微生物死亡，就不再是益生菌了。典型劑量隨產品不同而有所差異，不過一般而言，劑量愈高（兒童為每日 50 ～ 100 億菌落形成單位〔colony-forming units，簡稱 CFU〕，成人則為每日 100 ～ 200 億 CFU），效果愈好。[70]

實際意義：規劃良好的純素飲食，自然會含有較多的膳食纖維與不易消化的醣，能夠提供現成的益生質來源，成為健康腸道菌群的有力支持。而嚴重依賴加工與精製食品的純素飲食，在這方面則會顯得不足。食用大量生鮮蔬果，同時在飲食中添加一些發酵食品，有助於恢復不是那麼理想的腸道菌群，定期服用多種類菌株的益生菌也有同樣的效果。

◇ 第二步：減少致病因子

在第二步中，我們把焦點轉移到如何降低或消除跟不良健康後果有關的飲食成分上——不僅僅是精製碳水化合物、不健康的脂肪與過量的鈉，還包括了過敏原、化學污染物與 N- 羥基乙醯神經胺酸（N-glycolylneuraminic acid，簡稱 Neu5Gc），詳見 P.291）。一般而言，這些飲食成分比較多集中在動物性食品與高度加工的食物中。這些成分會以各種方式威脅到實現純淨純素食飲食的目標；它們會啟動促進疾病的基因，也可能導致高血壓、胰島素阻抗、提高血膽固醇濃度、發炎、胃腸道疾病與荷爾蒙失調等問題。

食物敏感

在考慮最可能致病的過程時，通常不會想到對食物的不良反應。然而，這些反應可能會顯著提高患病的風險。

雖然「食物敏感」、「食物過敏」和「食物不耐」這些詞彙經常會交換使用，但食物敏感實際上是食物過敏與食物不耐（也稱非過敏性食物不耐〔nonallergic food hypersensitivity〕）的總稱。真正的食物過敏，是對過敏原（通常是蛋白質）的反應，因為免疫系統將其認為是外來侵入者。在大多數情況下，這牽涉到一種稱為免疫球蛋白 E（immunoglobulin E，簡稱 IgE）抗體所釋放的組織胺造成的過敏症狀，例如蕁麻疹、濕疹、流鼻水、耳朵痛、呼吸短促、腫脹、發炎及腹瀉。有 90% 的食物過敏是由以下 8 種食物所引起：牛奶、蛋、花生、木本堅果[2]（tree nuts）、貝類、魚類、小麥與大豆。[71-75] 雖然過敏可能從任何年齡開始，但大多數都出現在幼兒時期，並且在 90% 的案例中，到了 7 歲左右過敏情況就會消失。那些具有嚴重威脅到生命的過敏反應，以及對花生、木本堅果或海鮮過敏的人，最容易持續產生過敏的現象。[76]

非過敏性食物不耐並不會觸發 IgE 誘發型（IgE-mediated）免疫反應。雖然症狀可能跟上面所列真正食物過敏的症狀很相似，但通常會延遲發生，且普遍較不嚴重。即使免疫系統可能會有所反應，不過跟一般食物過敏的 IgE 誘發型免疫反應相當不一樣。在非過敏性食物不耐的情況下，這些不良反應是由對食物的異常代謝、藥理或胃腸道反應所引起的。[71, 72, 74]

當人體缺乏特定酵素來分解某種食物成分時，可能就會發生不良的代謝反應。在一些情況下，嚴重的遺傳代謝條件會阻礙人體產生某種酶；而另一些情況下，人體可能無法製造出足量的特定酶。在無法代謝的食物成分不斷累積，或者因此導致營養缺乏的情況下，就會出現不適的症狀。

這種酶缺乏最普遍的例子，就是乳糖不耐症。在斷奶之後，全球大約有 70% 的人口，身體所產生的乳糖酶都不足以完全分解乳製品中的乳糖（相較於歐洲人，這種狀況在亞洲人身上較常見）。[77] 當這些人攝取乳製品，而乳糖到達大腸時仍無法消化，就會引起腸胃不適。

藥理反應是由於所攝取的食物成分，在某些人身上引起類似藥物的副作用。舉例來說，食用中式餐點中常用來增加風味的麩胺酸鈉鹽（monosodium glutamate〔MSG〕，俗稱味精），對某些人而言可能會引起潮紅、頭痛與腹部不適的症狀。[78] 其他具有潛在問題的食物成分，還包括了葡萄酒中的亞硫酸鹽（sulfite）、熟成乾酪中的酪胺（tyramine）、巧克力中的可可鹼（theobromine），以及加工食品中所使

---

2 審訂注：木本堅果包括腰果、杏仁、榛果、巴西堅果、栗子、夏威夷豆、胡桃（pecan）、山胡桃（hickory nuts）、松子、開心果、核桃。

用的防腐劑、色素和香精。

胃腸道反應是不良食物反應中，與慢性疾病風險最密切相關的類別。腸道中的每一寸，都提供了物質進入身體內部的通道，這是其他器官所沒有的。腸壁（腸道內壁）是一座高選擇性的屏障。當腸壁正常運作時，有助於吸收必要的營養素（一些小分子，像是胺基酸、單醣、脂肪酸、維生素、礦物質、抗氧化成分與植化素），並避免吸收身體不需要的大分子（未消化的蛋白質碎片、細菌，以及其他潛在的有害化合物）。這個關鍵的屏障，如果經常與造成發炎或損傷的食物成分接觸，就可能會被破壞。[79-82] 發炎性疾病，例如克隆氏症，以及壓力、藥物、環境污染物、輻射，或過量的不友善腸道微生物菌群，也可能會造成損害。除此之外，如果腸道內壁的上皮細胞受損，其輸送營養進身體循環的能力就可能會受到侵蝕，導致營養不良的情況。

當腸道的完整性受到損害時，各種身體不需要的分子就可能會滲漏到血液中，引起免疫反應，並且為身體的解毒系統帶來沉重的負擔。這個過程通常被稱為腸漏症（leaky-gut syndrome）。一旦身體不需要的化合物進入循環系統，超敏反應（hypersensitivity）就可能以無數種方式表現出來：

- 焦慮或憂鬱 [83]
- 氣喘 [84]
- 自體免疫疾病 [80]
- 自閉症 [85]
- 癌症 [79]
- 心血管疾病 [86]
- 乳糜瀉與麩質不耐 [80, 87]
- 慢性疲勞 [88]
- 慢性低度發炎 [79, 81, 82]
- 糖尿病（第一型與第二型）[80, 87, 89, 90]
- 胃腸道疾病（腹瀉、腹脹、腸躁症、潰瘍性結腸炎與克隆氏症）[80, 91, 92]
- 荷爾蒙異常（導致過重或肥胖）[90]
- 胰島素阻抗或代謝症候群 [82, 89, 90]
- 關節與肌肉問題（慢性疼痛、類風溼性關節炎）[96, 97]
- 肝功能障礙 [93, 94]
- 偏頭痛 [95]
- 皮膚問題（發癢、濕疹、蕁麻疹、痤瘡、乾癬）[98, 99]

雖然任何食物都可能引發非過敏性食物不耐，但與腸道通透性增加關係最密切的，是麩質（小麥、大麥、黑麥與相關穀物中所含的一種蛋白質）與乳蛋白[3]（dairy protein）。除此之外，西式飲食富含動物性食物與加工食品，這些會促使腸道菌群失衡的因素也包含在內。幸好，在消除這些增加腸道通透性的因素，以及確保足夠的營養後，腸道內壁就能再生並自我癒合。對於某些人而言，像是左旋麩醯胺酸（L-glutamine）、益生菌、鋅與 omega-3 脂肪酸等補充劑可能會有所幫助。

　　為了保護腸道，正確辨別出有害的食物也很重要。傳統的過敏測試（在辨別出真正過敏症方面只有中等效果）通常對辨別非過敏性食物不耐沒有幫助。建議採取過敏原排除飲食的方法，然後進行口服食物誘發測試法（oral food challenge）。[72]這個過程，包含了在飲食中去除引起過敏的可疑食物一段時間（通常是 2～4 週），然後用測試劑量來確定症狀是否重新出現，有時候會在一天當中漸漸增加份量。如果所懷疑的食物有好幾種，可能就適合採用少數食物過敏原排除飲食；在這種飲食中，受試者食用少量低風險食物，每隔 2 天就加入一種新的食物，並且追蹤其反應，以查明哪種是有害食物。有關食物過敏、非過敏性食物不耐、腸道健康以及過敏原排除飲食的進一步資訊，詳見梅麗娜、喬・史提潘尼亞克（Jo Stepaniak）與迪娜・艾倫森（Dina Aronson）所著的《食物過敏生存指南》（*The Food Allergy Survival Guide*, Book Publishing Company, 2004），以及珍妮斯・喬內嘉（Janice Joneja）所著的《健康專業人員的食物過敏指南》（*The Health Professional's Guide to Food Allergies*, Academy of Nutrition and Dietetics〔營養與飲食學會〕, 2013）

實際意義：食物敏感可能是許多疾病過程中的要角。如果遭遇無法解決的健康問題，應該將不良食物反應列為潛在因素來考量。在某些情況下，必須使用過敏原排除飲食來進行探索。

化學污染物

在農作物生長、收成、儲存、加工、包裝或料理過程中，無意間進入食物鏈的有害物質會污染食物。蓄意使用農用化學品[4]，或者在食品加工過程中使用化學添加物，也可能會造成污染。這些物質中，很多都會在環境中持續存在，藉由動物吃植物、人類吃動物，在食物鏈中一層層往上移動（而且濃度會變得更高）。這些化合物對人體健康都會產生不利的影響。[100]不幸的是，世界污染變得愈嚴重，暴露於污染物的程度就愈高。

　　最常見的污染源是加工食品、動物性產品和慣行農法所栽培的農產品。肉類、

3　審訂注：乳蛋白包含酪蛋白（casein protein）和乳清蛋白（whey protein）。
4　編注：農用化學品主要包含了化學肥料、農藥和動物生長調節用藥。

家禽類與魚類之中，這類污染物的含量可能會很高；陸生動物通常會從飼料中攝取相當大量的污染物，而魚類則是從被污染的水中逐漸累積化學物質。

食物污染物可能會對健康造成不利的影響，導致先天性缺陷、神經系統損傷、荷爾蒙異常、重要器官損傷，以及增加罹患慢性病的風險。儘管無法完全消除食物污染物，但限制這些污染物的主要飲食來源，就能夠有效地減少攝取量。食物污染物可分為四大類：

1. **高溫烹調食品。**食物暴露在高溫下，可能會形成異環胺、多環芳香烴、糖化終產物與丙烯醯胺。
2. **環境污染物。**重金屬（例如砷、鎘、鉛和汞）、持久性有機污染物（persistent organic pollutants〔POP〕，例如 DDT、戴奧辛與多氯聯苯），以及包裝材料中的化學物質（例如雙酚 A〔bisphenol A，簡稱 BPA〕與苯二甲酸酯類〔phthalates，簡稱 PAEs〕），都可能會在食物鏈中向上移動。
3. **農用化學品。**用於植物上的農藥，以及用於動物上的動物用藥品（抗生素與激素），都是工業化食品產業鏈的一部分。
4. **人工食品添加劑。**人工食品色素、香料、甜味劑與防腐劑（例如硝酸鈉、亞硝酸鹽與亞硫酸鹽），為加工食品增添了風味、功能和穩定性。

純素食者與非素食者所擔心的食物污染物

§ 丙烯醯胺

主要食物來源：馬鈴薯加工產品（例如洋芋片和炸薯條）、餅乾、脆餅、椒鹽捲餅、吐司、早餐穀麥片，以及用 120℃ 以上加工或烹調的澱粉類食物。

相關健康風險：可能產生致癌物質；可能會破壞 DNA 和神經系統。[101-103]

§ 糖化終產物

主要食物來源：用 155℃ 以上烹調或加工的食物；油炸的肉類（特別是油炸加工肉品）、炸雞、加工乳酪以及其他油炸食品，例如炸馬鈴薯。

相關健康風險：免疫系統功能受損、加速老化、糖尿病、心血管疾病、中風、腎臟病、眼疾、神經疾病與阿茲海默症。[104-106]

§ 砷

主要食物來源：米（以有機或慣行農法種植的白米或糙米）、米製品（米製麵條、

米穀粉、米、米糖漿、米漿、米香、米麩）、魚類和貝類、海藻類（特別是羊栖菜）、雞肉、果汁和飲用水。

相關健康風險：荷爾蒙異常、DNA 損傷、癌症、糖尿病、心血管疾病、神經病變、腦損傷、出生體重過低、死胎、呼吸系統損害與肝臟疾病。[107-110]

§ 人工食物色素與香料

主要食物來源：添加合成染料或香料的加工食品，包括飲料、零食、點心、烘焙食品、脆餅、餅乾、糖果、洋芋片、綜合香料、湯品、醬料、鮭魚、牛肉與柳橙（有時會噴灑人工色素）。

相關健康風險：沒有特定。在某些情況下，會造成食物過敏或敏感、學習障礙與行為改變。[111-114]

§ 人工甜味劑

主要食物來源：「糖尿病」食品、無糖食品（例如口香糖、烘焙食品、冷凍甜點、果醬、果凍和甜食）、無糖飲料與代糖。

相關健康風險：每種甜味劑的差別很大。會造成食物過敏或敏感；在有些人身上可能會造成神經系統的不良影響，也可能對食慾控制產生負面影響。[115-117]

§ 雙酚 A（BPA）

主要食物來源：塑膠食物容器、塑膠袋，以及用於食品與飲料罐內部塗料的環氧樹脂。

相關健康風險：干擾內分泌（對生殖系統、大腦與神經系統的發育和維持、生長及代謝都具有潛在的不利影響）、心臟疾病，以及與某些癌症的相關性；嬰兒與兒童所面臨的風險最高。[118,119]

§ DDT

主要食物來源：魚類、貝類、肉類與乳製品；農產品的含量較少。

相關健康風險：神經系統損害、干擾內分泌、DNA 損害、癌症、出生體重過低、早產與糖尿病。[120]

§ 鉛

主要食物來源：在上釉陶器（特別是墨西哥或亞洲製的）中烹調、裝盛或儲存的食物或飲料；進口糖果與糖果包裝紙；以及調味料（特別是墨西哥製的調味料，例如

辣椒粉）。

相關健康風險：兒童腦部損傷、神經系統損害、高血壓與肝臟受損。[121, 122]

§ 農藥（包括除草劑、殺蟲劑、殺菌劑和滅鼠劑）

主要食物來源：慣行農法栽培的農產品（特別是綠色葉菜與連皮一起吃的農產品，例如蘋果、莓果、桃子和梨子）。在穀類、豆類、堅果、種子與動物性產品中含量較少。

相關健康風險：每種農藥的影響不同。在某些情況下，會造成癌症、神經系統損害與先天性缺陷。[123, 124]

§ 苯二甲酸酯類（PAEs）

主要食物來源：與塑膠和乙烯基接觸的食物，特別是高脂食品，例如全脂乳製品、肉類、魚類與油脂類。

相關健康風險：疑似內分泌干擾素、很可能增加罹癌風險，攝取量高時會導致生殖與發育異常。[125, 126]

§ 多環芳香烴

主要食物來源：高溫烹調的食物（尤其是燻黑的時候），例如烤肉、燻魚、加工穀類製品，以及加熱過的油脂類。

相關健康風險：DNA 損害、內分泌干擾、肺癌、皮膚癌與泌尿生殖系統腫瘤。[127, 128]

§ 亞硫酸鹽

主要食物來源：果乾與蜜餞、果汁、葡萄酒、蘋果酒、啤酒、加工食品（乳酪片、烘焙食品、調味料、早餐穀麥片、餅乾、即食肉品（deli meat）、醬汁、肉汁、貝類、零食、澱粉、甜的醬料以及椰子絲）、乾燥的馬鈴薯、蔬菜和香草植物。

相關健康風險：超敏反應，特別是氣喘。[129, 130]

在純素飲食中要避免或儘量減少的食物污染物

§ 抗生素與抗微生物劑

主要食物來源：肉類、家禽類、魚類、貝類與乳製品。

相關健康風險：致病微生物會對抗生素產生抗藥性（使抗生素對人類效果較差）。

在某些情況下，會造成過敏、腸道菌群的改變、干擾內分泌，以及 DNA 毒性。[131]

§ 鎘

主要食物來源：貝類、肝臟與腎臟。

相關健康風險：腎臟損害、肺臟損害，以及胃部不適。[132]

§ 戴奧辛

主要食物來源：魚類、貝類、肉類與乳製品。

相關健康風險：癌症、內分泌干擾、皮膚問題、免疫抑制，以及生殖系統異常。[133, 134]

§ 異環胺

主要食物來源：肌肉型肉類（牛肉、豬肉、家禽類與魚類），特別是經過燒烤或油炸；其他動物性食品與內臟類（異環胺含量少很多）。

相關健康風險：DNA 損害、大腸直腸癌、胃癌、胰臟癌與乳癌。[1, 135]

§ 荷爾蒙（激素）

主要食物來源：牛肉與乳製品。

相關健康風險：干擾內分泌；有些可能會增加乳癌、攝護腺癌和大腸癌的風險。[136-138]

§ 汞

主要食物來源：魚類（在大型掠食性魚類中最高）。

相關健康風險：神經系統損害。[139-141]

§ 多氯聯苯（PCBs）

主要食物來源：魚類（在最大、魚齡最長以及底棲魚類中最高）以及含有動物性脂肪的食物（牛奶與其他乳製品、肉類、蛋與禽類）。

相關健康風險：神經系統損害、癌症、干擾內分泌、免疫抑制、聽力損失，以及肝臟、皮膚與視力損害。[142, 143]

§ 硝酸鈉與亞硝酸鈉

主要食物來源：醃肉、家禽類與魚類。

N-羥基乙醯神經胺酸（Neu5Gc）

有明顯證據顯示，肉類（尤其是紅肉）會增加罹患癌症的風險。[1]科學家最近發現了這個關聯性的另一個可能因素：Neu5Gc。Neu5Gc 是在除了人類之外，所有哺乳類動物的肉與乳汁中都能發現的唾液酸（sialic acid），因為人類缺乏負責形成這種酸的酶。科學家觀察到，Neu5Gc 在人類腫瘤中聚積，特別是大腸、乳腺、視網膜和黑色素細胞（暗沉色素，主要在皮膚）。

儘管科學家尚未確定 Neu5Gc 為什麼與癌症相關，以及其造成癌症的原因，但 Neu5Gc 的抗體似乎會引發慢性低度發炎。這種發炎隨後會促進生長因子的分泌，而這些生長因子會把營養物質吸收到該區域，並實質地為癌細胞提供養分。[146, 147]

相關健康風險：可能與癌症有關（特別是胃癌、食道癌與大腸癌），也可能跟阿茲海默症、第二型糖尿病與帕金森氏症有關；可能會導致畸胎。[144, 145]

預防環境污染物：純素食的好處

環境污染物的主要大本營，是動物性食物（包含魚類與貝類）、加工食品、慣行農法栽種的農產品，以及其他噴灑農藥的植物性食物。儘管相關研究有限，但迄今為止的證據顯示，跟非素食者相比，奶蛋素與純素食者減少了接觸化學污染物的機會。[148]報告指出，素食女性的母乳中所含的環境化學物質，比非素食女性來得少。[149-151]一項研究比較了 12 名純素食者與一般美國大眾的母乳中 7 種污染物的濃度。結果顯示，除了多氯聯苯之外，其他所有污染物的濃度，在純素食者中最高的值都比一般大眾的最低值更低。（以多氯聯苯而言，兩組的數字沒有顯著差異。）其中有 3 種污染物，純素食者的平均濃度只有一般大眾平均濃度的 1～2% 而已。[150]

一項印度的研究發現，素食者母體血液中的有機氯農藥（也稱為持久性有機污染物）濃度比非素食者要低。[152]而另一項印度的研究調查了不同飲食族群體內，兩種與男性不育和精液質量惡化相關的荷爾蒙干擾化學物質（多氯聯苯與苯二甲酸酯〔PAEs〕）；最高的濃度出現在城市中吃魚的人身上，而最低濃度則出現在鄉村的素食者中。[153]

香港純素食者頭髮中的汞濃度，不到非素食者的十分之一。[154]瑞典的一項研究指出，從葷食改為奶素飲食之後，僅僅 12 個月的時間，就能降低頭髮中的汞、鉛和鎘的含量。[155]而最近韓國的一項研究也顯示，25 名成人待在佛寺中的 5 天內，把飲食改為蛋奶素，結果大幅降低了他們尿液中的 3 種抗生素、4 種苯二甲酸酯（PAEs）類代謝物和一種氧化壓力指標物（丙二醛〔malondialdehyde〕）的濃度。[156]

一項法國研究計算了接觸 421 種農藥的結果，發現與一般大眾相比，純素食者、奶蛋素食者、海鮮素食者與類素食者（以上統稱為素食族群）並沒有任何優勢。[157] 事實上，研究發現，在素食族群中的參與者，過度接觸 41 ～ 44 種農藥（其中有 30 種是海鮮素食者所接觸），而一般大眾過度接觸的農藥，則只有 29 種。這種差異，是由於以蔬食為主的人攝取較多的蔬果所致。另一方面，與一般大眾相比，素食族群中僅有一半的人接觸到高毒性的有機氯農藥（這類型的農藥主要集中在動物性商品中，像是肉類、蛋與乳製品）。該研究的作者總結，在這個相對較小的素食群體中，來自於植物的農藥攝取量，大致上與減少的動物性產品中有機氯農藥的攝取量相抵消。他們補充說，即使素食者接觸某些農藥的風險增加，但他們的飲食仍然對整體健康提供了更多的好處。

實際意義：儘管與葷食相比，素食飲食中所接觸的各種化學污染物質都有減少，但仍然可以採取額外的措施來降低風險：

- **購買有機產品**。藉由選擇有機食物，可以將農藥殘留降到最低。如果擔心價格太高，可以選擇只在具有最高農藥含量的品項上購買有機產品，而在最低含量的品項上繼續購買慣行農法栽種的產品。一般而言，連皮一起吃的食物（蘋果、桃子、梨子和莓果）比去皮食物（鳳梨、香蕉、奇異果與瓜類）具有更高的農藥污染風險。（關於農藥含量高的農產品列表，詳見 P.480 的參考資料。）

- **購買當地食材**。當地農夫市集的農產品，即使不是有機栽培的，農藥含量往往也較少。

- **自家栽種**。自己種植作物，是獲得有機農產品最經濟實惠的方法。用容器或箱子栽種的話，在哪裡都能夠生長。

- **食用前先清洗或去皮**。雖然清洗食物無法完全去除農藥（農藥會滲透表皮），但清洗農產品的確能減少農藥的總含量，去皮也有相同的效果。

- **減少高度加工食品的攝取量**。加工食品常常都含有食品添加劑、防腐劑和氧化產物。儘量減少油炸食物與長時間高溫烹調食物的攝取量。

- **攝取不同的全穀類**。米的砷含量比其他穀物都來得高；多方攝取各種不同的全穀類，有助於減少與砷的接觸。（想知道哪些是米製品，詳見 P.287。）

- **儘量減少使用羊栖菜**。儘管所有的海藻類都可能受到重金屬及其他海洋污染物的污染，但羊栖菜的砷含量特別高。對大多數人而言，最安全的作法，就是偶爾適量攝取羊栖菜（例如在餐廳用餐時少量攝取）。

- **儘量減少接觸具有潛在危險的包裝材料**。用玻璃容器取代塑膠容器，來儲存

與加熱食物。如果要使用塑膠材料，請購買不含雙酚 A 的產品。避免將熱食放在塑膠容器中，或者用塑膠容器加熱食物。避免食用進口的罐頭食品（可能會用鉛封罐），或者存放在上過鉛釉或含鉛玻璃器皿的食物。

- **多吃生食。** 直接吃生食，可以減少接觸烹調時所產生的有害副產物。
- **使用能夠減少有毒化合物生成的烹調方式。** 蒸、燉、滷產生的有害副產物，比油炸、烤與炙燒來得少。如果要使用高溫烹調，儘量避免燒焦或過度烹調。

◇ 餐盤的力量

不論年齡、基因構成、體力活動程度或健康狀況，所有人都有兩個共同的關鍵飲食目標：充足的營養，以及避免（或逆轉）飲食所引起的慢性疾病。低脂飲食、長壽飲食、地中海素食、營養密集素食、生食、以澱粉為主的素食、植物性全食物或水果飲食之中，上述哪種類型的純素飲食最能夠達成這些任務？雖然不同的權威機構提供了不同的答案，但每個人的體質都是獨一無二的，對一個人最有效的方式，可能並不是對所有人最好的。此外，個體的需求在一生中會隨著生命階段而變化，而飲食也必需隨之調整。

最理想的飲食，就是對大腦、骨骼、心臟、腸道與腰圍都有益的飲食，必需要提供所有的營養需求。無論選擇哪種模式，請遵循第 14 章的「純素餐盤」指南。要留意維生素 B_{12} 的攝取，而對於日照不足的人群，還要留意維生素 D 的需求。最終的目標，是設計出一種飲食，讓純素食者從營養充足，進一步達到營養卓越的目標。

以下是常見的純素飲食列表，列出了各種飲食的優缺點，以及每種類型要如何實行，來達成最健康的結果。

§ 飲食：傳統純素飲食（適度且多樣的純素飲食；約有 30% 的熱量來自於脂肪）

優點： 傳統純素飲食要達成營養充足並不困難，也已經被證明能夠預防慢性疾病。這種開放性的養生之道有很好的社會適應性，食材的獲得也相對容易。

缺點： 如果選擇不當，可能會缺乏富含蛋白質、鐵質、鋅（例如豆類）或鈣（例如添加鈣質或其他營養素的植物奶）的食物。如果用精製碳水化合物作為主食，就會減少素食的好處。

如何實踐： 食用廣泛多樣的生鮮與烹調過的植物性食物，仔細選擇包含在混合物中的強化食品或額外添加鈣、B_{12}。滿足每種食物類別的建議攝取量。

§ 飲食：速食（在包裝食品與餐廳中高度使用）

優點：這種飲食對忙碌的人來說很方便。由於這種飲食依賴預先調理好的食品，通常會添加鐵質、維生素 B 群（包括維生素 B_{12}）和維生素 D，因此能提升這些營養素的攝取量。

缺點：速食中所添加的脂肪、糖分和鈉含量很高，保護性的植化素、抗氧化成分與膳食纖維含量很低。這些食物也可能很昂貴。

如何實踐：學習閱讀營養成分標示。選擇成分列表短，以及添加脂肪、糖分與鹽分最少的食物。採用營養的即食食品，例如現做的沙拉以及鮮榨蔬果汁、蔬菜冷盤、鷹嘴豆泥醬配全麥口袋餅、豆類為主的湯品、全麥早餐穀麥片、添加鈣質或其他營養素的植物奶與非乳製優格，以及水果等。

§ 飲食：水果飲食（飲食至少有 75% 是水果，包含不甜的水果，像是番茄與酪梨）

優點：水果飲食（fruitarian diet）具有低卡、低脂、高植化素與高抗氧化成分的特性，能夠避免一般的過敏原。

缺點：以水果為主的飲食可能無法提供足夠的蛋白質、必需脂肪酸，以及重要的維生素和礦物質。這種飲食不適合兒童。牙齒酸蝕是常見的問題。

如何實踐：包含有機綠色蔬菜、堅果、種子、發芽或煮熟的豆類。在水果飲食中所採用的食物都沒有強化或額外添加某些營養素，因此必須服用維生素 B_{12} 補充劑；如果屬於日照不足的族群，也需要補充維生素 D。並且要確保碘的來源。

§ 飲食：低脂純素食（脂肪少於總熱量的 15%）

優點：低脂純素食（low-fat vegan diet）會將有害脂肪減到最低，對於減重以及治療心血管疾病與第二型糖尿病都很有效。這種飲食通常富含營養濃度高的食物，例如蔬菜、水果與豆科植物。

缺點：這類的飲食的必需脂肪酸與維生素 E 含量可能較低，因此或許無法支持脂溶性維生素與植化素獲得最好的吸收。如果在飲食中著重於精製碳水化合物，可能會增加血清中的三酸甘油酯濃度。此外，低脂飲食可能無法為兒童、體重過輕或運動量非常大的人提供足夠熱量。

如何實踐：滿足所有食物類別的建議攝取量，包含能提供 omega-3 脂肪酸的堅果與種子。

§ 飲食：長壽飲食

優點：長壽飲食（macrobiotic diet）主要以全食物為主，加工食品（包含精緻麵粉製

品）所占的比例很低。

缺點：這種飲食可能無法提供足夠的鐵、鋅、離胺酸、必需脂肪酸，或維生素 B$_{12}$ 以及維生素 D。由於這種飲食非常依賴穀類，因此所含的營養密度可能會偏低。

如何實踐：包含大量的蔬菜、水果、豆類、堅果和種子。由於通常會避免額外添加特定營養素的食品或營養強化食品，因此一定要確保碘、維生素 B$_{12}$ 和維生素 D 的可靠來源。

§ 飲食：地中海素食

優點：純素版本的地中海飲食，包含了大量的豆科植物、蔬菜、水果、全穀類、堅果和種子，以及限制加工食品的攝取或極少量的加工食品。這種飲食很有飽足感，風味十足，也跟慢性疾病的低罹患風險有關。

缺點：這種飲食對於過重或高膽固醇的人而言，脂肪量可能會太高。假如飲用太多葡萄酒的話，可能會增加罹癌風險。

如何實踐：多攝取來自堅果、種子、酪梨與橄欖的脂肪，少攝取液體油。選擇以全穀類取代白麵粉製品。

§ 飲食：營養密集素食

優點：營養密集素食（nutrient-dense diet）著重於蔬菜與其他全食物，並提供豐富的維生素和礦物質，同時盡可能減少加工食品和液體油的攝取。如果規劃得當，這種飲食在預防及治療慢性疾病上功效卓著。

缺點：這種飲食不一定會將有害因子納入考量，例如烹調中所產生的氧化產物、環境污染物與自由基等。

如何實踐：在飲食中包含每種食物類別的建議攝取量。根據指示服用補充劑。在飲食中包含大量且種類多元的豆類與綠色蔬菜。

§ 飲食：生食

優點：生食採用最少的加工食品，並避免了一般過敏原。其中損害性的飲食成分很低，保護性成分也很高，並且能避免烹調所產生的問題，例如營養素與植化素流失，以及致癌物質的形成。這種飲食對於避免及治療慢性疾病成效卓著。

缺點：如果規劃不當，生食飲食可能無法達到蛋白質、鐵、鋅、鈣、碘以及維生素 B$_{12}$ 與維生素 D 的建議攝取量。準備食材可能要花很多力氣。如果生食是以特殊產品為基礎，就可能所費不貲。不建議讓嬰兒與兒童採取生食。

如何實踐：要確保滿足所有的營養與熱量需求。食用發芽或煮熟的豆類，來提升蛋

白質、鐵與鋅的攝取量。（生食飲食最多可以包含 25% 的熟食。）將食物採取浸泡、發芽、榨汁、攪打、脫水與發酵的處理方式，來增加營養素的濃度與可利用率。想得到實用指南與具有營養分析的美味食譜，詳見謝麗·索里亞（Cherie Soria）、戴維斯與梅麗娜所著的《生食革命飲食》（*The Raw Food Revolution Diet,* Book Publishing Company, 2008）。

§ 飲食：澱粉為主的素食

優點： 以澱粉為主的素食很實用，也很有飽足感；通常經濟上都負擔得起，具有低脂特性，也只包含適量的加工食品。

缺點： 由於大多數的穀類與澱粉類蔬菜所提供的礦物質、維生素與蛋白質，都比非澱粉類蔬菜和豆類來得少，這種飲食的營養密度可能會偏低，在必需脂肪酸與離胺酸的含量上也較低，可能會造成攝取非常低熱量飲食的人營養不足。

如何實踐： 每天食用 9 份蔬菜和水果，以及至少 30 g 的堅果與種子。在飲食中包含豆類以獲取濃度更高的蛋白質，並選擇營養密集的澱粉，像是藜麥和山藥。確保碘、維生素 B_{12} 與維生素 D 的可靠來源。

§ 飲食：植物性全食物（全食物蔬食）

優點： 如果規劃得當，植物性全食物會含有高含量的抗氧化成分、植化素、膳食纖維、維生素與礦物質。這種飲食在經濟上負擔得起，並且也具有低鈉、低添加脂肪與低糖的特性，在預防與治療慢性疾病上都有成效。

缺點： 著重全食物的飲食可能會缺乏碘、維生素 B_{12} 與維生素 D。準備食材可能要花不少精力。

如何實踐： 在飲食中包含一些輕度加工食品（例如豆腐、添加鈣質或其他營養素的植物奶或非乳製優格），來提升營養素的攝取量，也可以節省準備食材的精力。確保碘、維生素 B_{12} 與維生素 D 的可靠來源。

實際意義： 為了將任何一種純素飲食的保護能力發揮到最大，要多吃全食物的植物性食物，少吃高度加工產品。P.297 表 8-1 提供了每種食物類別中最佳食物選擇的指南。關於份量，詳見 P.466 的「純素餐盤」。

表 8-1 純淨與環保的食物選擇

食物類別	最佳選擇	選擇上的考量
蔬菜	所有的蔬菜與鮮榨的蔬菜汁,特別是深綠色葉菜	盡可能選擇有機蔬菜。食用低草酸鹽的綠色蔬菜(青江菜、羽衣甘藍、大白菜、西洋菜、芥藍、蒲公英葉、芥菜與蘿蔔菜)以獲取鈣質。至少一半的蔬菜量採取生食。主要採用濕煮法,也不要過度烹調。在沙拉醬裡添加一種脂肪來源。選擇柳橙或者黃色的澱粉類蔬菜(地瓜與南瓜)。加入新鮮蔬菜汁,以便作為能吸收最多抗氧化成分與植化素的增強劑。
水果	所有的水果,包含新鮮水果、冷凍水果與果乾	主要食用新鮮的有機水果;烹調會破壞維生素 C。使用新鮮水果或果乾當甜味劑。水果冰沙提供了一種簡單又美味的方法,來增加水果攝取量;如果添加蛋白質與脂肪來源,例如堅果、種子、植物性蛋白質與綠色蔬菜,也可以作為一種近乎即食的餐點。
豆類與豆科植物	豆類、扁豆、豌豆以及它們的豆芽,還有大豆製品與花生	每天都要食用豆類或扁豆。在烹調前將乾燥的豆類浸泡或催芽。請享用發芽的綠豆、扁豆與豌豆。在飲食中涵納大豆製品,像是成分調整豆漿、豆腐、天貝以及其他傳統食物;盡可能選擇有機產品。適量使用純素仿肉,因為它們通常經過高度加工,而且鈉含量很高。
全穀類	發芽、完整、切開或者軋製的全穀類與類穀物(莧籽、蕎麥、藜麥、野米)	催芽會大幅增加植化素與離胺酸的含量,並且減少妨礙營養吸收的化合物。類穀物比其他穀物的營養更密集,而且不含麩質。盡可能使用完整的穀物。適量使用粉類產品,即使是全穀粉也一樣。限制加工產品的使用,像是製成薄片或膨化的全穀物麥片。盡量減少食用精製穀類。
堅果	堅果、堅果醬與堅果乳酪	浸泡堅果可以促進消化,提高植化素含量,並減少妨礙營養吸收的化合物。核桃提供了 omega-3 脂肪酸。選擇天然堅果醬。限制烘烤過堅果的攝取量,特別是用油鹽烘烤或糖蜜的堅果。
種子	種子與種子醬	讓種子發芽,以獲得額外的營養素。浸泡可以促進消化,增加植化素含量,並減少妨礙營養吸收的化合物。使用天然種子醬與富含 omega-3 的種子(奇亞籽、火麻籽與磨碎的亞麻仁籽)。
海藻類	除了羊栖菜之外,所有來自於乾淨水域的海藻類	海藻類提供了必需脂肪酸與碘,但如果源自於污染的水域,可能也會受到污染。避免食用羊栖菜以防砷污染;偶爾食用的話,也請限於非常少的份量。
油脂類	富含單元不飽和脂肪酸或 omega-3 脂肪酸的機榨油	限制添加油品的使用。選擇有機的油品以減少毒素,並冷藏保存。淋在沙拉上時,使用富含 omega-3 脂肪酸的油。在烹調時,使用少量的有機橄欖油、芥花油、椰子油或高油酸的油類。盡量少用加工脂肪,例如人造奶油。
甜味劑	果乾類的糖、黑糖蜜	避免使用精製糖。像是椰棗之類全食物所製成的糖,是比較營養的選擇。黑糖蜜是最營養的甜味劑,但要選擇有機產品。

原始人飲食法：認清事實

舊石器時代的飲食方式是目前最盛行的飲食法，吸引了各式各樣的運動員、減重者與追求健康的人。這種所謂的「原始人」飲食法，基本的前提很簡單，就是認為採用人類在舊石器時代、農業發展前的飲食法，最符合人類的健康需求。這些相對短命的原始人所吃的食物，對於現代相對長壽的人類而言，是否是健康的最佳選擇，一直有著相當大的爭議。

農業發展前的飲食，基本上是以野生的植物、動物與魚類所組成的，飲食內容變化很大，取決於所在地、季節、狩獵與採集技巧，以及可使用的工具等因素。原始人不吃油、糖或鹽，不吃任何盒裝或袋裝的東西，也不喝其他哺乳類動物的奶。現今新原始人飲食的追隨者，試圖透過食用肉類、家禽類、魚類、蛋、蔬菜、水果、堅果和種子，並避免加工食品、穀類、豆類與乳製品，來複製這種飲食方式。

新原始人飲食的追隨者自然而然地認為，他們所攝取的營養很接近舊石器時代人類的攝取量；然而，他們的實際攝取量可能遠遠超過了預期。幾十年來，營養人類學家一直在估算穴居人的營養攝取量。事實證明，純素飲食實際上可能比新原始人飲食更貼近舊石器時代飲食的巨量與微量營養素攝取量。P.299 表 8-2 總結了原始人飲食的建議菜單、純素飲食的建議菜單以及早期人類在舊石器時代真正的飲食，這三者之間的比較結果。這項數據，是將來自熱門的原始人飲食網站所建議的三日原始人菜單、本書第 14 章所推薦的三日純素食菜單，與據推算得知的舊石器時代人類每日平均攝取量進行比較。

表 8-2 也提供了成年男性（M）與非懷孕及哺乳期成年女性（F）的國人膳食營養素參考攝取量（DRI）。在 DRI 隨性別而有所差異的地方，都做了星號 （＊）標記（詳見 P.478 與 P.479）。在新原始人飲食或純素飲食中，比較接近真正舊石器時代飲食的營養素或其他飲食因子，也都將數值加粗標示。

以上比較，顯示出這裡建議的新原始人菜單所提供的蛋白質、維生素 A 與鋅含量，比純素飲食菜單更接近真正的舊石器時代飲食。然而，其中的脂肪與飽和脂肪量大致上比真正的舊石器時代飲食多了 1 倍，膽固醇則幾乎是 3 倍，而鈉含量則是 5 倍。此外，新原始人菜單包含的碳水化合物與膳食纖維，是真正舊石器時代飲食的三分之一，維生素 C 與鈣質也只有二分之一。

即使是 100% 以植物為主的純素飲食菜單，在膳食纖維方面也只提供了舊石器時代飲食估計攝取量範圍中的最低含量；顯然，我們在農業發展前的祖先食用了大量的植物（膳食纖維的唯一來源）。純素飲食所提供的碳水化合物、脂肪、飽和脂肪、纖維、核黃素（維生素 B_2）、硫胺（維生素 B_1）、維生素 C、維生素 E、鐵、鈣、

表 8-2 新原始人飲食、真正的舊石器時代飲食與純素飲食的比較

★ 審訂注：下表數據來自美國的國人膳食營養素參考攝取量（DRIs），台灣衛福部之國人膳食營養素參考攝取量，請至 P.477 掃描 QR Code 查詢。

＊ 原書注：對於育齡婦女而言，鐵質的國人膳食營養素參考攝取量為 18 mg，50 歲後則為 8 mg。

	DRI	新原始人飲食	真正的舊石器時代飲食	純素飲食
熱量（kcal/day）	2,200-2,900	3,000	3,000	3,000
巨量營養素				
蛋白質（%）	10-35	**32**	25-30	14
碳水化合物（%）	45-65	15	35-65	**57**
脂肪（%）	15-30	53	20-35	**29**
飽和脂肪（%）	<10	19	6-12	**6**
膽固醇（mg）		**1,308**	500+	0
omega-6：omega-3（比例）		11：1	2：1	**4：1**
膳食纖維（g/day）	25 (F) 38 (M)	31	70-150	**70**
維生素				
維生素 B_2（mg）	1.3 (F) 1.7 (M)	2.6	6.5	**2.8**
維生素 B_1（mg）	1.1 (F) 1.2 (M)	2.7	3.9	**4.6**
維生素 C（mg）	75 (F) 90 (M)	226	500	**417**
維生素 A（mcg RAE）	700 (F) 900 (M)	**2,436**	3,797	1,513
維生素 E（mg）	15	24	32.8	**31.3**
礦物質				
鐵（mg）	8 (M) 18 (F)＊	25	87.4	**32.3**
鋅（mg）	8 (F) 11 (M)	**33**	43.4	21.3
鈣（mg）	1,000-1,200	643	1,000-1,500	**1,847**
鈉（mg）	<2,300	4,193	768	**2,005**
鉀（mg）	2,600-3,400	4,762	7,000	**6,724**

參考來源：
新原始人飲食數據：建議新原始人菜單中 3 天（週三、週四和週五）菜色的平均值，並調整至 3,000 kcal。[158]
純素飲食數據：從 P.472 ～ 475 的菜單中 3 天菜色的平均值，並調整至 3,000 kcal。
真正的舊石器時代數據：[159, 160]

鈉與鉀的攝取量，的確比新原始人飲食更接近真正的舊石器時代飲食。

為什麼新原始人飲食和真正的舊石器時代飲食，在營養上的差異這麼大？答案就在於現今所食用的蔬菜和肉類，跟舊石器時代的有所差異。據推算，當時所吃的野生動物中，約有 6～16% 的熱量由脂肪提供，而現今的家畜則有 40～60%，其中包括了草飼的家畜。這些野生動物體內也不含激素、抗生素與環境污染物。所有的動物內臟都會被食用，而昆蟲則提供了份量可觀的蛋白質。除此之外，所有在超市可購買的蔬果，實際上都比野生的種類更美味、更易消化，也更容易儲存與運送，而這些是用珍貴的保護性飲食成分為代價所交換而來的。野生植物所含的膳食纖維量，大約是商業生產植物的 4 倍（分別為每 100 g 含 13.3 g 的膳食纖維，以及每 100 g 含 4.2 g。）[160]

當然，從標準西方飲食改為原始人型態的飲食會有一些好處：從飲食中去除了高度加工食品、精製碳水化合物、油炸食品與速食，並鼓勵多攝取新鮮蔬果、堅果與種子。另一方面，現今採用原始人飲食的人，他們的飲食中往往包含了比早期人類更多的肉類，而忽略了把肉類攝取量與慢性疾病風險連結在一起的深刻證據。

儘管穀類與豆類在悠久並深刻的歷史紀錄上，都是世界人口熱量與蛋白質的寶貴來源，但在原始人飲食中都被排除了。所有藍區人口（人們擁有特別長壽與健康生活的區域；詳見 P.116）都經常食用豆類與穀類，這確立了這兩類食物在健康飲食中的地位。

當代的原始人飲食倡導者宣稱，這些食物並非舊石器時代飲食的一部分，但新的研究挑戰了他們的假設。[161] 他們還認為，澱粉類食物中天然存在的凝集素對人類健康有害。食用過多的凝集素，可能會導致嚴重的胃腸道不適。然而，由於豆類與穀類幾乎都是煮熟後食用，而凝集素會在烹調過程中被破壞，因此食用豆類與穀類並不會導致凝集素過量。發芽也會減少植物中的凝集素濃度，不過效果並不如烹調來得好。一般而言，豌豆芽（豌豆苗）、扁豆芽和綠豆芽都可以安心食用，還有發芽穀物天然所含的凝集素也較低。大多數較大型的豆類含有較多的凝集素，應該要徹底煮熟後再食用。

重點：新原始人飲食雖然試圖模仿早期人類的飲食，因而強調食用大量肉類，但卻畫虎不成反類犬。不幸的是，這種飲食模式也忽略了跟食用肉類相關的諸多健康風險，以及因增加食用動物需求所導致的道德問題。在北美，每年有 110 億隻動物因食用目的而被宰殺，其中有 95% 是在工廠式農場的條件下被飼養的。雖然新原始人飲食者鼓勵使用自由放養的動物，但與圈養的動物相比，一般消費者很難負擔得起，也比較不容易購得。原始人飲食的支持者也忽略了近在眼前的環境危機，這些危機

讓食用食物鏈中較底層的食物成為一種生態律令[5]。那些試著模仿祖先飲食的人卻忘了，現今的世界已經不再只是幾百萬人的家，而是必須支持數十億人生存需要的共同體。想要貼近真正舊石器時代飲食的個體，或許應該去探索以植物為基礎的飲食，因為這類飲食可以獲取食用未加工食品的好處，也不會造成巨大的附帶性損害。

◈ 偶爾的放縱

成為純素食者，就像從事令人興奮的烹飪冒險。時至今日，很少有食物還沒被「全素食化」。在地的天然食物超市中，庫存了純素版本的花生醬巧克力、雞塊、牛角麵包、披薩、奶油乳酪、棉花糖、冰棒、美乃滋、排骨，甚至是炸花枝圈。成為純素食者並不等於要放棄生日蛋糕、冰淇淋聖代或者聖誕餅乾。而且純素餐點的主廚們也不斷創作出許多令人驚艷的獲獎菜色，賦予純素料理全新的定義。因此，轉變為純素飲食的過程，已經不像過去那麼困難了。

很多人認為，成為純素食者，就代表了在飲食上永無止盡的犧牲。但跟這樣的印象恰好相反，大多數的純素食者偶爾會放縱一下自己，這是無傷大雅的。不過，放縱的安全程度，取決於個人的整體健康狀況與熱量需求。健康有活力的人比不健康或不愛動的人擁有更多偶爾享受的空間。正在對抗嚴重疾病的人，轉圜的餘地就要少得多；他們最好確保吃進嘴裡的每一口食物，都能促進健康與療效。

沉浸於美食享受時，量產食物的滋味，是完全比不上新鮮全食物的。舉例來說，自製的發酵杏仁奶油乳酪，會比市售的素食奶油乳酪更新鮮，風味也更吸引人。手工製作的純素披薩，會比店裡賣的冷凍純素披薩更好吃，也更經濟實惠。用冷凍水果製成的香蕉芒果冰淇淋，會比市售的純素冰淇淋更加美味。

一旦味蕾習慣了新鮮的全食物所帶來的獨特風味，市售產品嘗起來就會顯得太甜、太油膩與太鹹，並且逐漸失去它們的吸引力。從頭開始烹調食物，讓食用者能夠控制所需營養素的攝取量，並監督潛在有害食物的含量——這正是純淨且具有力量的純素飲食的本質所在。

---

5 編註：Ecological Imperative，自然界中生物生存與環境因素、無機物關係的基本規律，以及影響、約束人在自然中生存活動的生態法則。

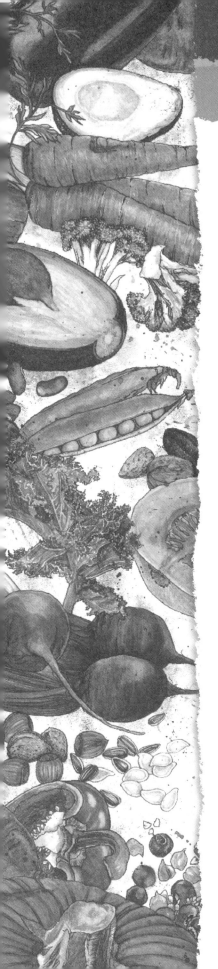

純素媽媽的孕期與哺乳期

> 「規劃良好的純素食、奶素與奶蛋素，
> 適用於一生中的所有階段，包括了孕期與哺乳期。」

——營養與飲食學會（前身為美國營養學會）的
素食飲食意見書（Position Paper on Vegetarian Diets）[1]

在孕期與哺乳期間，均衡的純素飲食能夠給予寶寶最好的開始，為一生的健康打下良好基礎。這是準爸媽熟悉營養知識的重要人生階段。然而，建立最佳的植物性飲食可能是種全新的經驗，身邊好心的親戚朋友，甚至一些健康專家可能都會質疑純素飲食的好處。幸好現在已有充分的資源，因此是成為純素食者的好時機。在孕期與哺乳期間的媽媽們，不論是從超市的熟食、時常光顧的餐廳，或者用最省時省力的方法料理，都可以獲得良好的營養。不管在哪種情況下，都有可能設計出營養充足的純素飲食，而且沒有人們想像中那樣困難。

◇ 孕期的純素飲食營養

在懷孕期間，寶寶發育所需要的營養完全來自於母體。由於寶寶會經常提取媽媽的營養儲備庫存，因此母體能獲得良好營養是件非常重要的事。計畫在接下來幾年內懷孕的女性，應該立即開始進行必要的飲食改變，來建立能夠維持優良健康狀況的飲食模式；如此一來，在懷孕後就會有充足的營養儲備。在梅麗娜與佛瑞斯特所著的《純素煮義》（Cooking Vegan）中，有搭配營養分析的豐富食譜可供參考。

關於純素飲食與懷孕的研究

迄今為止最大規模的懷孕純素食者與其懷孕結果的研究，已於 1987 年完成。研究人員檢驗了一個位於田納西州薩默敦、名為「農場」的純素食社區中，775 名女性的生產護理紀錄。她們的飲食主要包含了大豆製品（豆腐、天貝與添加維生素 B_{12} 的豆漿）、穀類、水果與蔬菜；大多數的食物都是在當地種植的有機作物。這些女性在產前都有補充鐵與鈣的補充劑，定期接受產前檢查，並且具有積極的生活方式。她們不抽菸、不喝酒，也很少喝咖啡。

這份研究獲得了兩項重要的發現。第一，參與者的純素飲食並沒有影響新生兒的出生體重。第二，幾乎沒有任何一名純素食女性罹患子癲前症★（preeclampsia）。在 775 名女性純素食者中，只有 1 名遭遇了這種妊娠併發症，發生率為 0.1%；而在一般人口中，這種健康風險的發生率則為 5 ～ 10%。因此，這項研究的科學家所得到的結論是，可以用純素飲食來支持正常懷孕。事實上，負責這項研究的醫生，即杜蘭大學公共衛生和熱帶醫學學院（Tulane University School of Public Health and Tropical Medicine）的詹姆斯·卡特（James P. Carter）寫道：「由於子癲前症在我們的文化中經常與『速食』（飽和脂肪含量高的食物）以及體重快速增加有關，因此純素飲食有可能可以緩解大部分（即使非全部）子癲前症的癥兆與症狀。」[65, 66]

在一個規模小很多的英國研究中，純素食母親與非素食母親生出來的嬰兒，在出生體重上沒有什麼差別。在這個小樣本群體裡，純素食者與非素食者的子癲前症發生率幾乎沒有差異。[67]

這些對於素食孕婦的研究，是在許多營養強化的純素食產品選擇出現之前所進行的。雖然以植物性全食物為主的飲食是很棒，但在飲食中包含一些精心挑選的即食食品，也能吸引一些純素食者，可以讓日子過得比較輕鬆。

偶爾會出現一些採純素或接近純素飲食的媽媽們妊娠結果較差的報告，尤其是發生在不願意服用補充劑（例如維生素 B_{12} 或維生素 D）的長壽飲食族群中。與導致寶寶虛弱的出生結果有關的飲食，多半是低熱量，或缺乏某些像是維生素 B_{12} 的基本營養素。[68-70] 因此，結論是純素飲食足以充分支持孕期的健康。不過，就像任何飲食一樣，純素食的準媽媽必須注意確保攝取足夠的熱量與其他營養素。

★ 審訂注：俗稱妊娠高血壓，於懷孕 20 週後孕婦出現高血壓，同時伴隨蛋白尿或水腫的症狀。

第一孕期（懷孕前 3 個月）的熱量需求沒有顯著的變化，而在第二孕期與第三孕期也只增加了約 10 ～ 15%。[2] 然而，從懷孕初期開始，對於某些維生素與礦物質的需求量會增加，因此食物的選擇確實很重要。P.318 的菜單範例，就是為了滿足純素食者在懷孕期間的營養需求而設計的。

懷孕前的準備 在懷孕前，準備當媽媽的人應該要達到健康的體重。在懷孕的任何階段中，都不應該採取任何減重飲食（除非在醫療監督下進行）。要確定目前的體

重是否在最佳範圍內,詳見 P.389 表 12-1 的身體質量指數(BMI)量表。對於過重(BMI 25 ～ 29.9)或肥胖(BMI > 29.9)的女性而言,減重能夠減少妊娠糖尿病、高血壓與子癲前症(包含高血壓、水腫與蛋白尿等症狀)的風險。關於健康減重的協助資訊,詳見第 12 章。

對於體重稍微過輕的女性,增加幾公斤的重量可以增加懷孕機會,也能減少早產與嬰兒體重過輕的風險。[3] 詳見 P.388 來確定您目前的體重是否低於健康範圍,以及 P.405 來了解達成最佳體重的實用訣竅。而對於骨架較大的女性,處於 BMI 的健康範圍低標,體重可能會過輕。

為了避免胎兒患有先天性缺陷,請確保純素飲食中具有豐富的葉酸含量——即使在懷孕之前也應如此。這並不困難,因為豆類、綠色蔬菜與柳橙都是這種維生素的絕佳來源。天然葉酸與礦物質鋅(存在於種子、腰果與豆科植物中,也包含大豆製品)對於男性生育能力也很重要。[4, 5] 關於葉酸與其他維生素的來源,詳見第 7 章;關於礦物質,詳見第 6 章。

第一孕期:體重、飲食與補充劑

在懷孕之前,不需要額外的熱量(除非準備當媽媽的人體重過輕);而在第一孕期期間,所需要的額外熱量(如果有的話)也很少。在第一孕期建議增加的體重為 1.6 kg。體重過輕的女性,建議增加的體重為 2.3 kg;而過重的女性則為 0.9 kg。準媽媽的飲食,的確需要很多維生素與礦物質(見表 9-1),因此飲食選擇可能會需要做一些調整,以確保獲得良好的營養。舉例來說,雖然在第一孕期的建議蛋白質攝取量與懷孕前相比並沒有增加 1,但需要富含蛋白質與鐵質的食物,來建構增加的血液供給,特別是在過去沒有優先考量這些營養素的情況下會更加需要。(詳見第 3 章與第 6 章。)豆科植物是優質的食物選擇,不僅提供了蛋白質與鐵質,還有可以預防便祕的膳食纖維。豆科植物也可降低妊娠糖尿病的風險。[6, 7]

想在第一孕期期間吃得好,並不是那麼容易。有 80% 的女性孕吐發生在懷孕第 4 ～ 7 週,通常會在第 12 週時消失。吡哆醇(維生素 B_6)已經被證明可以安全有效地減輕許多女性噁心與嘔吐的症狀;幸運的是,純素飲食富含這種營養素(見 P.261 與 P.268 表 7-3)。在這段期間裡,自然的天性會讓某些女性嗜吃清淡、乾燥、高碳水化合物的食物。[8-10] 低脂、高碳水化合物的食物會迅速通過胃部,被人體快速消化,進而縮短感到不適的時間。有孕吐現象的女性,或許可以常備幾塊餅乾在床邊,晨起時吃一點。薑也是治療噁心感的傳統解藥;吃一些含有薑的餅乾、薑茶、

---

1 審訂注:台灣衛福部「國人膳食營養素參考攝取量」第八版(民國 109 年):第一至第三孕期的蛋白質攝取每日建議皆增加 10 g,哺乳期增加 15 g。

醃薑、薑粉、生薑膠囊或薑汁，都可緩解症狀。減少噁心感的另一種方法，是避免食用或在烹調時使用味道強烈的食物；冷的食物通常接受度會比較高，因為氣味較不明顯。[9]

有時，噁心感是由於飢餓所引起的，因此孕婦應該少量多餐，並經常補充點心。餅乾與鷹嘴豆泥醬是種很營養的組合，扁豆吐司或豆子湯也很不錯。要是無法接受固體食物的話，準媽媽應該試著食用任何吃得下去的東西；果汁、強化豆漿，或者味噌湯都是很好的選擇。如果孕婦在 24 小時內無法進食，也無法飲用足量的液體時，請聯絡她的醫療照護單位。

由於孕吐會干擾孕婦吸收足夠的營養，健康護理人員可能會建議想要懷孕或者處於懷孕早期階段的女性服用多種維生素與礦物質的補充劑，或者專屬於孕婦的補充劑。對於純素食的準媽媽而言，含有維生素 B₁₂、D、膽鹼和合成葉酸，以及礦物質碘、鐵與鋅的補充劑是最有價值的；在網路上搜尋「純素產前補充劑」就可以找到相關資源。大多數的營養素在高劑量時可能有害，因此要避免過度攝取。另外，合成葉酸補充劑是個爭議性的話題，詳見 P.310。

懷孕與哺乳期間，礦物質與維生素的建議攝取量都會有所改變。孕婦需要更多的銅、碘、鋅、維生素 A ／類胡蘿蔔素、核黃素（維生素 B₂）、泛酸（維生素 B₅），以及維生素 B₆、B₁₂ 和 C；在哺乳期間，對於這些營養素的需要量還會更高。其他維生素與礦物質（鎂、鐵、硫胺〔維生素 B₁〕、菸鹼酸和葉酸）的需要攝取量，會在懷孕期間升高，然後在哺乳期間達到平衡或下降。當母親哺乳時，對維生素 E 的需求也會增加。然而，對於一些營養素（鈣質、維生素 D 和 K）的建議攝取量則保持不變。關於 19 歲以下年輕孕婦的建議攝取量，詳見 P.478 與 P.479。

在這些營養素中，有很多只需要吃多一點各式各樣健康的純素食食物，就能簡單滿足這種增量的要求。在第 6 章與第 7 章中介紹了這些營養素的飲食來源，而本章主要在介紹孕婦與哺乳媽媽需要額外留意的營養素。舉例來說，omega-3 脂肪酸是必需脂肪酸（詳見 P.316 與第 4 章），在懷孕期間通常會建議每天補充 200 ～ 300 mg 的 DHA。

在表 9-1 中，特別列出了建議增加攝取量的維生素與礦物質；另外，也特別提供需要最多份量的時期。

第一孕期結束時，孕吐應該已經消失，或者至少在某種程度上得到緩解；準媽媽們可能會經歷頻尿、腹部隆起，也能從超音波設備中聽見胎兒的心跳。

表 9-1 19 ～ 50 歲（未懷孕、懷孕期或哺乳期）女性的建議營養攝取量

* 審訂注：下表的鐵質建議量出自美國疾病管制與預防中心。台灣衛福部之國人膳食營養素參考攝取量，請至 P.477 掃描 QR Code 查詢。

營養素	未懷孕	懷孕期	哺乳期
礦物質			
鈣	1,000 mg	1,000 mg	1,000 mg
銅	900 mcg	1,000 mcg	1,300 mcg
碘	150 mcg	220 mcg	290 mcg
鐵 *	18 mg	27 mg	9 mg
鎂 **	310 ～ 320 mg	350 ～ 360 mg	310 ～ 320 mg
鉀	4,700 mg	4,700 mg	5,100 mg
鋅	8 mg	11 mg	12 mg
脂溶性維生素			
維生素 A	700 mcg RAE	770 mcg RAE	1,300 mcg RAE
維生素 D	15 mcg（600IU）	15 mcg（600 IU）	15 mcg（600 IU）
維生素 E	15 mg	15 mg	19 mg
維生素 K	90 mcg	90 mcg	90 mcg
水溶性維生素			
硫胺（維生素 B_1）	1.1 mg	1.4 mg	1.4 mg
核黃素（維生素 B_2）	1.1 mg	1.4 mg	1.6 mg
菸鹼酸	14 mg	18 mg	17 mg
泛酸（維生素 B_5）	5 mg	6 mg	7 mg
維生素 B_6	1.3 mg	1.9 mg	2 mg
葉酸	400 mcg	600 mcg	500 mcg
維生素 B_{12}	2.4 mcg	2.6 mcg	2.8 mcg
維生素 C	75 mg	85 mg	120 mg

參考來源：[6, 11-15]

* 原書注：表 9-1 顯示了鐵的一般建議攝取量；純素食者與其他素食者的攝取量則可能需要高至 1.8 倍，詳見 P.196 ～ 200。美國疾病管制與預防中心建議，從第一次產檢開始，每天要補充 30 mg 的鐵。

** 原書注：對於鎂，第一個數字是針對 19 ～ 30 歲女性的建議攝取量；第二個則是針對 31 歲以上的女性。

第二與第三孕期

熱量與體重增加

在第二與第三孕期間，所需要的額外熱量會增加。孕婦在第二孕期，每天應該多攝

表 9-2 懷孕期間增加的體重

決定體重增加目標的因素	建議增加的整體體重	第二與第三孕期中，每週的平均體重增加量
正常或最佳孕前體重（BMI 19 ～ 24.9）	11.5 ～ 16 kg	0.35 ～ 0.5 kg
懷孕前體重過輕（BMI < 19）	12.5 ～ 18 kg	0.44 ～ 0.58 kg
懷孕前體重過重（BMI > 25）	7 ～ 11.5 kg	0.23 ～ 0.33 kg
懷孕前肥胖（BMI ≧ 30）	5 ～ 9 kg	0.33 kg
青少年	14 ～ 20 kg	（因人而異）
最佳孕前體重（懷雙胞胎時）	17 ～ 24 kg	（因人而異）

參考來源：[6, 7, 16]

取約 340 kcal，第三孕期則是 450 kcal [2]；確切的份量因人而異，取決於媽媽的代謝與活動程度。[2, 6]

　　第二與第三孕期間的建議增加體重，大約是每週 0.44 kg。對於體重過輕的女性，建議平均每週增加 0.49 kg；對於過重的女性，則約為每週 0.3 kg。[2] 表 9-2 顯示了典型的建議體重增加目標；這些目標會隨著孕前體重、媽媽是成人或青少年，以及所懷的是單胎或多胞胎而有所變化。在懷孕的所有階段中，孕婦都應該遵循醫生與醫療人員的指導，以達成理想的體重增加量。（要確定孕前的 BMI，詳見 P.389 表 12-1。）

蛋白質

在第二與第三孕期間，熱量需求會比懷孕前增加 15 ～ 20%；與此同時，蛋白質的需求量則會增加 50%。從懷孕的第 4 個月開始，孕婦每天需要額外補充 28 g 的蛋白質 [3]（這比非素食者蛋白質建議量的 25 g 還多了 10%，彌補了植物性蛋白質消化率略低的特性）。舉例來說，一名純素食女性在懷孕之前的體重為 61 kg，蛋白質需求為 55 g，那麼在她懷孕的這段期間，每天就需要攝取 83 g 的蛋白質。而懷有雙胞胎的孕婦，每天則需要額外補充 56 g 的蛋白質。

　　為了滿足這些較高的需求，準媽媽在每餐中至少要包含一種富含蛋白質的食物，並且幾乎每樣點心都應該含有高蛋白質。表 9-3 列出了能提供 15 g 蛋白質的食

---

2 審訂注：台灣衛福部「國人膳食營養素參考攝取量」第八版（民國 109 年）：第二孕期的每日熱量攝取建議增加 300 kcal，第三孕期增加 300 kcal，哺乳期增加 500 kcal。

3 審訂注：台灣衛福部「國人膳食營養素參考攝取量」第八版（民國 109 年）：第一至第三孕期的蛋白質攝取每日建議皆增加 10 g，哺乳期增加 15 g。

表 9-3 每份可提供 15 g 蛋白質的食物（以及鐵、鋅、葉酸與膽鹼）

	熱量 （kcal）	鐵 （mg）	鋅 （mg）	葉酸 （mcg）	膽鹼 （mg/100 g）
豆科植物					
煮熟的黑豆，1 杯（250 ml）	230	3.6	1.9	256	*
煮熟的鷹嘴豆，1 杯（250 ml）	270	4.7	2.5	282	*
毛豆，1 杯（250 ml）	165	3.2	2	454	*
煮熟的扁豆，7/8 杯（220 ml）	201	5.8	2.2	314	*
花生，1/2 杯（125 ml）	427	1.6	2.4	106	39
花生醬，1/4 杯（60 ml）	379	1.2	1.9	47	43
生的荷蘭豆或帶莢豌豆，5 又 1/2 杯（1.5 L）	226	11.2	1.5	226	N/A
天貝，1/2 杯（125 ml）	160	2.2	1	20	**
板豆腐，3/8 杯（100 ml/100 g）	140	2.6	1.5	27	28
豆類（或堅果）與穀類的組合					
塗有花生醬或杏仁醬 2 大匙（30 ml）的 全麥麵包，2 片	330	2	2	37 ～ 52	33
豆漿 1 杯（250 ml）搭配燕麥粥 2 杯（500 ml）	320	4	2.2	77	46
素食漢堡排搭配小餐包（檢查營養成分標示）	208	1.4	1.4	100	27
穀類					
全麥麵包，4 片	277	2.7	2	56	21 ～ 27
煮熟的糙米，3 杯（750 ml）	649	2.5	3.7	23	53
煮熟的營養強化義大利白麵， 1 又 3/4 杯（435 ml）***	387	3.1	1.2	179	9
煮熟的全麥義大利麵，2 杯（500 ml）	347	3	2.3	14	**
煮熟的藜麥，2 杯（500 ml）	444	5.5	4	155	85
堅果與種子					
杏仁，1/2 杯（125 ml）	411	2.7	2.2	36	37
榛果，3/4 杯（185 ml）	636	4.8	2.5	114	47
南瓜籽，6 大匙（90 ml）	361	4.3	3.8	28	30
葵花籽，1/2 杯（125 ml）	410	3.7	3.5	159	38

參考來源：[17-19]

* 每 100 g 的食物約有 44 ～ 69 mg。

** 每 100g 的食物約有 31 ～ 35 mg。

*** 以合成葉酸強化（檢查營養成分標示）。

合成葉酸是好還是壞？

　　根據迄今為止的人體研究顯示，在懷孕初期服用少量合成葉酸補充劑的好處遠大於風險。相關研究證實，在懷孕前 1 個月左右以及整個孕期間，服用 400 mcg 的合成葉酸，可以降低嬰兒發生神經管缺陷的風險，也可能降低自閉症與唇顎裂的風險。補充合成葉酸之後，在純素食孕婦的飲食中再添加 200 mcg 的膳食葉酸（食物來源），就能輕易達到建議攝取量。

　　另一方面，包含大量豆類、綠色蔬菜與柳橙並搭配強化穀類或全穀類的飲食，就能提供整個孕期的葉酸建議攝取量，也就是如上所述的 600 mcg。如此一來，可能就不需要補充合成葉酸。

　　總而言之，兩種方案都能有效地提供足夠的葉酸。（不過，確定預防神經管缺陷效果的研究中，只使用了合成葉酸。）

物（與份量）。這些品項通常也提供了鐵、鋅、葉酸與膽鹼。關於食物所含蛋白質更完整的列表，詳見 P.102 表 3-5 與 P.441 表 13-3。

有助於健康懷孕的特定營養素

發育中的胎兒會對母體發出特定的營養要求。在以下章節裡，檢視了懷孕期間特別要注重的礦物質與維生素的作用與建議攝取量。

葉酸

這種維生素在建構胎兒的遺傳物質（DNA）以及其他方面的發育上都非常重要，包括了神經管的早期進化（神經管會發展成大腦與脊髓）。美國國家醫學院建議，未懷孕但特別規劃想要懷孕的婦女，應該以每日攝取 400 mcg DFE（膳食葉酸當量，其中考慮到各種形式的葉酸）為目標；孕婦則應該每日攝取 600 mcg DFE。[14, 20]

　　很多純素食物天然就含有葉酸；這種形式的維生素能夠被人體充分利用（它的另一個名字是維生素 B_9，也的確是「有益健康的」[4]）。豆類、綠色蔬菜與柳橙都提供了豐富的葉酸。[14, 15, 21] 純素食孕婦能夠從柑橘類水果、綠色蔬菜、豆類與全穀類的適當搭配中，獲得一天所需的 600 mcg 葉酸。例如，1 杯（250 ml）柳橙汁提供了 74 mcg 的葉酸，3 杯（750 ml）蘿蔓萵苣供了 192 mcg，1 杯（250 ml）黑豆提供了 256 mcg，1 杯（250 ml）煮熟的藜麥則提供了 78 mcg，全部加起來的總葉酸量，就有 600 mcg。[17, 18, 22]（更多關於葉酸的資訊，詳見 P.256、P.309 表 9-3，以及 P.268

---

4 譯註：benign 的發音與 B_9 相同。

建立富含鐵的飲食

- 攝取富含鐵的食物,例如豆類、扁豆、大豆製品、全穀類、強化穀類產品、種子、果乾、有機黑糖蜜,以及綠色葉菜(P.198～199)。
- 在富含鐵的飲食中,加入具有豐富維生素 C 的食物(例如甜椒、番茄以及柑橘類水果),讓鐵質達到最大的吸收程度(P.199)。
- 在食用富含鐵的食物時,避免飲用茶或咖啡;這些飲料會降低鐵的吸收。(對於奶素與奶蛋素食者,牛奶也有相同的影響。)
- 可以考慮服用含鐵的產前補充劑,或者每日 30 mg 的鐵質補充劑;後者對於缺鐵性貧血是必要的。[6, 27, 29, 31, 34]

表 7-3。)

雖然葉酸是參與細胞分裂所必需的,但過量的合成葉酸可能會將細胞分裂帶往錯誤的方向,增加大腸癌與其他癌症的風險。合成葉酸是種與葉酸相關的合成化合物,因為性質更穩定,價格也更便宜,常被用於補充劑與強化食品(例如營養強化麵包,以及烘焙食品、義大利麵、米、麵粉與麥片)裡。對於從補充劑攝取這種形式的維生素 B_9,專家有很強烈(而且通常是矛盾)的意見,因為身體處理天然葉酸與合成葉酸的方式並不相同。合成葉酸會在肝臟中透過一種身體限量產生的酶,將之轉化成人體可利用的形式。由於這種潛在的不完全轉化,大量攝取合成葉酸,可能會導致未轉化的合成葉酸在血液中循環。明智的作法,就是每天攝取的合成葉酸,不要超過每日總攝取量 1,000 mcg DFE。服用葉酸補充劑的女性,應該要選擇每天提供 400 mcg,或者最多 550 mcg 的補充劑。[23, 24, 25]

鐵

世界上最普遍的營養缺乏症,就是缺鐵;這是不論採取何種飲食(純素、奶蛋素或非素食)的女性都會面臨的問題。[26] 在懷孕初期維持鐵質的良好狀態,以及整個孕期中對於這種礦物質的充足攝取,能夠讓嬰兒獲得較理想的出生體重,也能降低早產的風險。[6, 26-28]

許多在其他方面都很健康的女性,在鐵質上卻沒有達到建議的攝取量,其中也包括了懷孕時期。在孕期中,人體的血液供應會增加 40～50%,來將氧氣輸送給胎兒與其周圍組織。鐵支持了大腦與神經系統的發育;缺鐵可能會對神經與行為上造成終生的影響。為了讓嬰兒能建立自己的鐵質儲備,也會需要充足的鐵。事實上,

足月出生的嬰兒體內所儲存的鐵，有80%是在第三孕期所累積的。早產兒沒有這種累積的優勢，因此從出生開始，就需要補充鐵質。

孕婦對於鐵的每日建議攝取量是27 mg[5]，比懷孕前的建議攝取量增加了50%。而因為一些植物性食物含有降低鐵質吸收的物質（例如植酸），美國國家醫學院進一步建議，素食者所攝取的鐵應該要是非素食者的1.8倍；也就是說，素食者的每日建議攝取量要達到48 mg才行。[13] 然而一些專家質疑，純素食者的建議量是否需要到這麼高？另外，48 mg也超出了每日45 mg的上限攝取量，因此除非有醫囑，否則目標不應超過45 mg。

美國的研究一再顯示，純素飲食所含的鐵，跟奶素與非素食飲食相當，或甚至更高；同時也富含維生素C，能夠大幅增加鐵的吸收。[31, 32] 此外，在懷孕期間，特別是在第二孕期，自然天性會插上一腳，大量增加從植物性食物吸收鐵的效率。富含鐵的純素食物，像是豆類、豌豆與扁豆，往往也含有很高的蛋白質、鋅與維生素B群中的葉酸與膽鹼（詳見P.309表9-3）。（更多關於鐵的資訊，詳見P.196～200，以及P.216表6-2。）

美國疾病管制與預防中心建議，從第一次產前檢查開始，就服用可提供30 mg的鐵質補充劑，這通常也是醫生會開給孕婦的處方；對於貧血或儲鐵蛋白（鐵儲備）低的女性，絕對會需要這些補充劑。補充大劑量的鐵可能會產生毒性，因此不應服用超過醫療人員所建議的劑量。一些專家認為，對於沒有貧血的女性，鐵補充劑是不必要的，實際上也不建議攝取；然而，這樣的方案需要建立富含鐵的飲食來支持才行。[33]

鋅

不論是否為純素食者，許多北美女性飲食中的含鋅量都很低。在懷孕期間，鋅攝取量不足很可能會導致胎兒早產、出生體重過低、產程延長或者其他問題。[31] 鋅參與了細胞複製，也就是複製現存細胞的過程，是發育以及正常出生體重的重要基礎。這種礦物質也是細胞分化所必須的；在這個過程中，細胞會從一般的型態轉變成特殊型態，來執行特定的功能。在選擇產前補充劑時，選擇含有鋅的補充劑是明智的選擇。[31]

孕期的每日鋅建議攝取量，會從懷孕前的8 mg增加到11 mg（哺乳期則會達到12 mg）[6]，準媽媽對於這種礦物質的吸收也會變得更加有效率。鋅的優質來源，包

5　審訂注：台灣衛福部「國人膳食營養素參考攝取量」第八版（民國109年）：第一、第二孕期懷孕婦女鐵的每日建議攝取量為15 mg，第三孕期為45 mg。

6　審訂注：台灣衛福部「國人膳食營養素參考攝取量」第八版（民國109年）：19歲以上成人女性對於鋅的每日建議攝取量為12 mg，懷孕期為15 mg，哺乳期為15 mg。

確保足夠的碘攝取量

選擇包含碘的產前補充劑；一般而言，補充劑會提供 150 mcg 的碘（這是美國甲狀腺協會〔American Thyroid Association〕對孕期與哺乳期的補充劑形式建議攝取量）。[40]

純素飲食中的植物性食物，有機會能夠提供足夠的碘來補足產前補充劑不夠的攝取量。但是由於很難確定份量，請在每天剩餘的 70 mcg 中包含其他選擇：

- 1/4 小匙（1 g）的加碘鹽能提供約 40 ～ 76 mg 的碘。[41]
- 海藻類通常不是理想來源，因為其中的碘含量差異有 6 倍之多。不過如果食品標示上有顯示碘的成分，少量的海藻（像是昆布）也可以作為一種選擇；從昆布攝取過多的碘已被證明會導致健康問題。[42]
- 碘液滴劑可以提供每滴定量的碘。

括了種子與種子醬，還有堅果與堅果醬以及豆類。[6, 17, 18] 最近的研究顯示，懷孕期間食用堅果與花生，並不會增加嬰兒過敏的可能性；實際上，情況可能恰恰相反。[35] 當然，孕婦應該避免會讓自己過敏的食物。（更多關於鋅的資訊，詳見 P.200 ～ 201，以及 P.216 表 6-2。）

碘

碘不僅是甲狀腺荷爾蒙的必要成分，微量的碘對於嬰兒大腦與中樞神經系統的正常發育更為重要——即使是輕度的缺乏，都可能影響認知能力。除此之外，如果在胎兒與幼兒發育的關鍵時期缺乏碘的話，會引發呆小症（一種發育障礙）。這種形式的腦部損傷，發生在世界各地土壤中碘供應不足的地方；而土壤中的碘流失，多半是由於洪水或者山區雨水與冰川沖刷所造成的。即使蔬菜會從土壤中吸收碘，但不同產地的農作物所含的碘份量也不相同。[6, 20, 31, 36, 37]

碘的缺乏很容易避免，而攝取足夠的碘是很重要的——但也不要過量。[13, 38] 孕期的碘建議攝取量為每日 220 mcg。[7] 孕婦體內是否有足夠的碘，是由尿液中的碘濃度來定義，每公升尿液中碘的含量必須達到 150 g 才算充足。[37] 碘的每日攝取量也有上限，對青少年而言為 900 mcg，成人則不論懷孕與否，都是 1,100 mcg [8]。[11, 38]

許多國家都已經採用在食鹽中添加碘的方法，來有效避免碘缺乏。在加拿大與

---

7 審訂注：台灣衛福部「國人膳食營養素參考攝取量」第八版（民國 109 年）：孕期第一至三期每日 225 mcg。

8 審訂注：台灣衛福部「國人膳食營養素參考攝取量」第八版（民國 109 年）：13 ～ 15 歲上限攝取量為 800 mcg，16 歲以上無論懷孕與否，上限攝取量為 1000 mcg。

許多其他國家，食鹽加碘是強制性的措施，而在美國與英國則是選擇性的；請檢視營養成分標示來確認。[38] 然而，一項針對美國波士頓地區純素食者的研究發現，因為大多數參與者沒有使用加碘鹽或服用含碘的補充劑，其中有些人存在缺乏碘的風險。（相反的，波士頓一名純素食者由於大量食用昆布，因此碘攝取過量。）[39]（更多關於碘的資訊，詳見 P.202 ～ 206。）

鈣

雖然胎兒需要鈣質來建構骨骼，但不論懷孕與否或者是否在哺乳期，女性對於這種礦物質的建議攝取量都是 1,000 mg。這種情況是因為鈣的吸收會隨需求增加而更加有效率，在孕期基本上會倍增。綜合維生素補充劑與產前補充劑通常都會提供數百毫克的鈣，來補足飲食中的攝取量。然而，如果孕婦的攝取量不足，骨質中的鈣可能就會被挪用來支持胎兒的成長所需。[6, 12, 31, 43]

許多純素食者的鈣攝取量都低於建議攝取量，因此應該藉由懷孕的機會，養成富含鈣質的飲食習慣。每種食物類別都提供了許多鈣質的絕佳植物性來源，包括了低草酸鈣的綠色蔬菜（青江菜、綠花椰菜、大白菜、寬葉羽衣甘藍、羽衣甘藍與秋葵）、高鈣豆腐、杏仁、黑糖蜜與無花果，以及強化食品（例如鈣質強化柳橙汁、豆漿、其他非乳製飲品與麥片）。如果需要，也可以用補充劑來彌補食物攝取量的不足。[18, 44]（更多關於鈣的資訊，詳見 P.193 ～ 196，以及 P.216 表 6-2。）

維生素 D

這種維生素是鈣質吸收、骨骼健康以及身體許多其他功能的必要元素。對孕婦而言，維生素 D 濃度不足可能會增加子癇前症與流產的風險。[20, 45, 46] 美國國家醫學院建議，不論懷孕與否，女性的維生素 D 攝取量應為 15 mcg（600 IU）[9]。[11, 12] 一些專家建議的攝取量更高，並認為孕婦在冬季期間，每天應該攝取 50 mcg（2,000 IU）的維生素 D，以維持足夠的維生素 D 濃度。[34, 43]（更多關於從陽光、強化食品、補充劑或綜合方式的維生素來源，詳見 P.238 ～ 240。）

維生素 B_{12}

一般而言，純素食者必須要特別注意確保攝取足夠的維生素 B_{12}，尤其是在懷孕期間，足夠的維生素 B_{12} 對於嬰兒是否能健康出生格外重要。有一小部分的純素食者沒有為自己與胎兒確保可靠的維生素 B_{12} 來源，因此造成了令人遺憾的情況——嬰

---

9 審訂注：台灣衛福部「國人膳食營養素參考攝取量」第八版（民國 109 年）：0 ～ 50 歲每日 10 mcg（400 IU）。

在懷孕期間確保充足的維生素 B₁₂ 攝取量

在懷孕（與哺乳）期間，女性必須採用以下其中一種作法：

- 每日服用含有至少 25 mcg 維生素 B₁₂ 的補充劑；如果服用含有 100、250 mcg 或者更高的劑量也無妨。這個劑量可以來自於綜合維生素，也可以是懷孕補充劑的一部分。
- 每週服用 2～3 次 1,000 mcg 的維生素 B₁₂。也可以每週服用 2 次 2,500 mcg 的維生素 B₁₂。
- 每天 3 次食用有額外添加 B₁₂ 的食品（例如早餐穀麥片、純素仿肉，或者紅星營養酵母〔素食者支持配方〕）。每種選擇應該要提供每份至少 1.5 mcg 的維生素 B₁₂；在營養成分標示上顯示 1 份含有至少 25% 每日營養素參考值百分比（DV）的產品，就能提供足夠的份量。明智的作法，是在採取這種方法時，偶爾也服用補充劑。

兒身體虛弱，並且患有癲癇、抽搐，以及不可逆轉的腦損傷與神經損害。最終，有些嬰兒沒有存活下來。這是種災難性的悲劇，而且完全是可以避免的。

當一名純素食媽媽生下的寶寶具有缺乏維生素 B₁₂ 的情況時，純素飲食就會被污名化。此外，一些健康專業人士對於這種「嚴格的養生法」抱持著戒心；在某些情況下，整個醫學界都站在反對純素飲食的立場上，並且反對在諸如孕期與童年時期等較為脆弱的人生階段採行純素飲食。考慮到純素飲食在道德、生態與健康上的益處，這種態度是非常令人遺憾的。[11, 14, 47-49]

孕婦對於這種維生素的建議攝取量是 2.6 mcg（比孕前稍微高一點）。然而，基於許多專家的建議，攝取量應該還要再高一點；而過量的部分會經由尿液排出。媽媽所攝取的維生素 B₁₂，會傳遞到胎兒身上（出生之後，母乳寶寶也會從母乳中獲得維生素 B₁₂）。如果沒有維生素 B₁₂ 的充分來源，就會增加嬰兒早產、神經管缺陷以及其他嚴重併發症的風險。因此，孕婦必須確保這種必需營養素的可靠來源。[47, 48, 50-52]

為了媽媽與新生兒的健康著想，整個孕期與哺乳期都一定要維持健康的維生素 B₁₂ 狀態。詳見 P.226～235 來回顧維生素 B₁₂ 的重要功能、缺乏 B₁₂ 所造成的影響，以及確定 B₁₂ 狀態的檢測方法。血清維生素 B₁₂ 濃度應維持要在 350 pg/ml 以上。對於固定攝取海藻的純素食者，血清維生素 B₁₂ 可能無法準確地反映出真實狀態，這取決於所使用的檢測方法；即使血清 B₁₂ 的真實濃度不足，海藻中所存在的維生素 B₁₂ 類似物也會造成較高的讀數。在這種情況下，可以進行全反鈷胺素（holo-trans-cobalamin）與甲基丙二酸的實驗室檢測，來驗證 B₁₂ 的狀態。[47, 48, 50-53]

吡哆醇（維生素 B₆）

孕期的吡哆醇建議攝取量為每日 1.9 mg。這種維生素攝取量過低，可能會造成嬰兒的出生體重過低。[54] 純素飲食包含了大量富含吡哆醇的食物；其中一些最豐富的來源，有酪梨、香蕉、奇亞籽、大豆與葵花籽。（關於吡哆醇更多的資訊，詳見 P.260 與 P.261，以及 P.268 表 7-3。）

對許多有孕吐症狀的準媽媽而言，研究證明每天 3 次、持續 5 天服用 10 mg 範圍內的吡哆醇，可以安全有效地緩解症狀。[9, 10] 不過，在開始進行這種療法之前，先諮詢醫生是較明智的作法。而且要研究這種療法是否有效，可說是一大挑戰，因為即使沒有進行任何治療，晨吐似乎也會自行緩解或消失。

膽鹼

胎兒需要膽鹼來建立細胞膜與神經衝動的傳導。膽鹼會在胎盤中累積，讓胎兒的生長環境中富含這種維生素。由於膽鹼是動植物中所有細胞膜（壁）的一部分，因此在植物性食物中都有適當的含量，而且分布非常廣泛。膽鹼一直到 1989 年才被歸類為必需營養素。因此，與其他維生素相比，關於許多植物性食物所含膽鹼成分的數據很有限。[14, 15, 19]

膽鹼存在於每種食物類別中，其中也包括了穀類；不過，膽鹼會在精製過程中流失，也無法在營養強化時恢復。女性的飲食中只要含有大量的未精製食物，攝取足夠的膽鹼並不是問題。此外，人體也具有製造膽鹼的些許能力，取決於飲食的其他部分。（更多關於膽鹼的資訊，詳見 P.265、P.266 表 7-2，以及 P.309 表 9-3。）[11, 14, 15, 19]

在懷孕時，膽鹼的建議攝取量會稍微增加一點點，從 425 mg 增加為 450 mg。[10] 植物性全食物為主的飲食足以提供這個份量，因為全植物飲食所攝取的熱量幾乎不會浪費在糖與油上。為了防止潛在的神經管缺陷，建議想要懷孕與正在第一孕期中的女性服用膽鹼補充劑。應檢視所服用的綜合維生素礦物質補充劑標示，來查看膽鹼是否列於其中。[11, 14, 15, 19]

Omega-3 脂肪酸（α- 次亞麻油酸、DHA 與 EPA）

嬰兒需要長鏈的 omega-3 脂肪酸 DHA 與 EPA，來支持視網膜、大腦與中樞神經系統的正常發育。在母體內與母乳中的必需脂肪酸濃度愈高，愈能增進嬰兒健康。雖然正常的人體具有從 α-次亞麻油酸（ALA）合成這些脂肪酸（DHA 與 EPA）的能力，

---

10 審訂注：台灣衛福部「國人膳食營養素參考攝取量」第八版（民國 109 年）：19～30 歲女性每日 390 mg，懷孕期 410 mg，哺乳期 530 mg。

但為了滿足胎兒發育的需要，孕婦的身體在這方面發展出了超凡的能力。寶寶會在孕期最後 10 週內獲得大部分的體脂肪，而這些脂肪，是來自於媽媽飲食中的必需 omega-3 與 omega-6 脂肪酸、母體中製造的 DHA 與 EPA，以及母體的儲備脂肪。重要的是，準媽媽在懷孕初期（甚至在懷孕之前）就應該足量攝取這些有益的脂肪，具備好將長鏈的 omega-3 脂肪酸傳遞給發育中胎兒的能力。[55-60]

儘管孕婦的身體從 ALA 合成 DHA 與 EPA 的能力提升了，但在純素食孕婦與純素食者的母乳中，這些脂肪酸的濃度都比一般人要低。在諸如亞麻仁籽、火麻籽與核桃等食物中的 ALA，能夠合成 DHA 與 EPA 的轉化率，一直是相當多科學研究與爭論的主題（詳見 P.127～128）。

為了能夠將來自於植物的 omega-3 脂肪酸，盡可能轉換為 EPA 與 DHA，純素食者應該把 omega-6 與 omega-3 脂肪酸的比例設定在 2：1～4：1 之間。飲食項目中，要避免含有反式脂肪酸的食物以及菸酒；這些因素都會抑制 DHA 的產生。（人造奶油、餅乾、西點與其他加工食品的標示中，如果有列出部分氫化的植物油，就代表含有反式脂肪酸。）[55-60]

對於純素食的孕婦，專家通常會建議每天攝取約 300 mg 的 DHA（或者 DHA 與 EPA 的組合）。[57, 61-63] 或許可以使用純素可食的 DHA 補充劑。準媽媽也可以攝取從微藻類萃取的 DHA 所強化的食物與油類，不過強化程度通常都很低。根據美國營養與飲食學會的說法，「由於 DHA 對於孕期長度、嬰兒視覺功能與神經發育有益，懷孕與哺乳的純素食者應該要使用微藻類萃取的 DHA 補充劑。」[1] 魚類中的 DHA 是從海洋微藻類而來的，就像這些補充劑中的 DHA 一樣，不過後者並沒有被汞污染，因此是較安全的選擇。要找到適合的補充劑，請上網搜尋「純素DHA」。

菜單的變化

• 用其他類似的品項來取代，例如其他水果、蔬菜或豆類。

• 在不使用大豆的情況下，如果要攝取同樣多的蛋白質，請使用其他植物奶，並將點心中的鷹嘴豆泥醬增加到 2/3 杯（185 ml），然後用 1 杯（250 ml）的扁豆來取代豆腐（或許可以加在湯裡）。

• 想要將液態黃金醬汁替換掉，可以用 2 大匙（30 ml）磨碎的亞麻仁籽、2 小匙（10 ml）的亞麻仁油，或者一把核桃來取代（提供 omega-3 脂肪酸）。

孕期的菜單範例 [17, 18, 64]

早餐
1 杯（250 ml）麥片搭配 1/2 杯（125 ml）藍莓或其他水果，以及 1 杯（250 ml）強化豆漿
1 片全麥吐司塗上 2 大匙（30 ml）杏仁醬或種子醬
1 杯（250 ml）鮮榨的柳橙汁或其他果汁

點心
1/2 杯（125ml）胡蘿蔔條搭配 1/4 杯（60 ml）鷹嘴豆泥醬

午餐
以 1/2 杯（125 ml）調味豆腐、2 片全穀類麵包加萵苣做成的三明治
2 杯（500 ml）拌勻的沙拉搭配 1/2 顆酪梨，以及 2 大匙（30 ml）液態黃金醬汁（P.232）

點心
2 顆無花果或其他水果
2 大匙（30 ml）杏仁或其他堅果、花生或種子
1 杯（250 ml）強化豆漿

晚餐
1 杯（250 ml）豆子（例如黑豆、紅豆或斑豆）搭配 1/2 杯（125 ml）糙米飯
1/2 ～ 1 杯（125 ～ 250 ml）煮熟的羽衣甘藍佐檸檬汁
1 杯（250 ml）番茄片

營養分析： [17, 18] 熱量：2,135 kcal；蛋白質：97 g；脂肪：85 g；碳水化合物：271 g；膳食纖維：60 g；鈣：1,400 ～ 2,109*mg（攝取量取決於所選擇的豆腐、堅果與水果）；鐵：22 mg；鎂：791 mg；磷：1,817 mg；鉀：4,938 mg；硒：94 mcg；鈉：1,451 mg；鋅：15 mg；硫胺（維生素 B_1）：3.2 mg；核黃素（維生素 B_2）：3.4 mg；菸鹼酸：23 mg；維生素 B_6：2.8 mg；葉酸：911 mcg；泛酸（維生素 B_5）：6.1 mg；維生素 B_{12}：5.1 mcg；膽鹼：> 450 mg；維生素 A：1,928 mcg RAE；維生素 C：234 mg；維生素 D：5.6 mcg（221 IU）；維生素 E：18 mg；維生素 K：497 mcg；omega-6 脂肪酸：21 g；omega-3 脂肪酸：6.8 g

熱量百分比—蛋白質：18% ／脂肪：34% ／碳水化合物：48%

　　懷孕菜單範例的特點，是在每一餐與點心中都提供了富含蛋白質的食物；沒有熱量被浪費在不會提供有價值營養的脂肪與糖上。各式各樣的蔬果與豆類，提供了葉酸、鉀與膽鹼。高膳食纖維攝取量搭配上充足的水分與適當的散步，就能幫助預防便祕。豆類、鷹嘴豆泥醬、大豆製品、麥片、堅果與種子提供了銅、鋅以及鐵，不過鐵的含量沒有達到孕期建議攝取量那麼多（建議可能還是需要搭配鐵補充劑），而 omega-6 與 omega-3 脂肪酸的比例大約為 3.5：1。

　　這份基本菜單符合孕婦的營養需求，同時也允許替換食物以增加多樣性，以及添加額外的食物，來稍微增加熱量或滿足口腹之欲。然而，純素食的準媽媽應該要選擇以全食物為基礎的點心，像是以冷凍水果製成的「冰淇淋」，或者堅果和果乾。這份菜單在稍作修改後（P.318），也適用於哺乳期的純素食媽媽。（這是 P.466「純素餐盤」的變化，將豆科植物從 3 份增加到 4.5 份，穀類從 3 份增加到 6 份，蔬菜從 5 份增加到 6 份，並根據需要添加其他食物。）

表 9-4 孕期與哺乳期的範例指南（依食物類別區分）

食物類別	份數	P.318 菜單中的品項（份數）
穀類	6	穀麥片（2）、麵包（3）、米飯（1）
豆科植物	4.5～6	豆漿（2）、鷹嘴豆泥醬（0.5）、豆腐（1）、豆類（1）
蔬菜	6	胡蘿蔔條（1）、沙拉（2）、酪梨（1）、羽衣甘藍（1）、番茄（1）
水果	4	莓果（1）、果汁（2）、無花果（1）
堅果與種子	1～2	杏仁醬加堅果（1）
富含鈣的食物（也屬於上述食物類別）	6	強化豆漿（2）、鈣質強化果汁（1）、高鈣豆腐（1）、無花果（0.5）、黑豆（1）、羽衣甘藍（0.5）

補充劑

產前補充劑或其他種類的補充劑，都應該要包含鐵、鋅、碘、維生素 B_{12} 和 D，或許也可以包含葉酸（P.314）。DHA 則是選擇性的添加物（P.317）。補充劑形式的維生素 A 過量時可能會有害，因此要監控攝取量以避免過量。除非先跟醫療提供者討論過，否則應該要避免使用香草補品與草藥治療。

液體

飲用大量的水與其他無咖啡因的液體。

讓寶寶健康的生活方式

• 避免菸酒；儘量減少接觸咖啡因、農藥與其他有害污染物。在檢查出懷孕之前，女性不需因為懷孕初期所喝過的飲料而感到壓力。不過，一旦確認懷孕，在整個孕期中就應該完全避免酒精性飲料，因為酒精性飲料會毒害胎兒發育中的腦細胞。除此之外，酒精性飲料會從媽媽的血液通過胎盤傳給胎兒，但胎兒的肝臟還不夠成熟，無法處理這種物質。

胎盤是種過濾器，可以過濾掉一定大小的毒素，但無法完全保護胎兒，因此準媽媽一定要盡可能避免接觸有毒物質。在能力範圍內，應該盡量選擇無農藥栽種的有機食品。孕婦不應該使用強效的消炎劑，例如洋甘菊茶和阿斯匹靈。由於存在細菌污染的風險，在懷孕期間不應食用生的芽菜和未經殺菌過的果汁。螺旋藻可能含有來自其他類型藻類的不安全污染物，因此也應避免食用。

其他可能危害到胎兒發育的習慣也是一樣。抽菸會引起血管收縮，進而限制胎

兒的氧氣供應，因此應該完全避免。[71] 雖然還不確定多少咖啡因含量對孕婦來說才是安全的，但通常會建議每日攝取量不要超過 200 mg；愈少可能會愈好。每天 1 杯（250 ml）咖啡（100 ～ 200 mg）、1 杯茶（40 ～ 75 mg）或者 30 g（1 oz）黑巧克力（15 mg）的咖啡因含量看起來是安全的。因此，準媽媽可以放心享受純素食的布朗尼。

• 持續活動。在維多利亞時期，女性懷孕被稱為「禁閉」或「臥床」。然而，在孕期持續活動有許多好處：感覺比較舒服、維持身材，以及強化肌肉來幫助順利生產。雖然準媽媽不應該滑雪、潛水、溜冰、練習體操、騎馬或進行有跌倒風險的運動，但還有很多其他可以從事的愉快活動。每天游泳半小時、進行半小時的水中有氧或孕婦瑜珈，或者散步半小時，以上都是首選的活動。如果準媽媽在懷孕前就有慢跑或騎自行車的習慣，在懷孕後繼續進行大概也不成問題。不過，沒有運動習慣或具有妊娠高風險的孕婦，應該要諮詢醫生，以確保活動的安全程度。[6, 16, 31]

• 享用大豆。在孕期或哺乳期間，應該要避免食用大豆製品嗎？一般而言，對於大豆過敏或者有尚未解決的甲狀腺問題，且同時處於低碘狀態的婦女，避免大豆製品是很重要的。當然，為了懷孕健康，應該要盡快解決低碘狀態與甲狀腺問題。除了這些特殊情況要注意之外，每天食用 3 份以下的大豆製品是既安全又有益的。事實上，攝取大豆製品可能會降低日後罹患乳癌的風險。[4, 72, 73]（更多關於大豆的資訊，詳見 P.110 ～ 112。）

有關孕期與哺乳期間純素食營養的優良參考書籍與網站，詳見 P.480 ～ 482 的參考資料。

◈ 哺乳期的純素飲食營養

母乳還是配方奶？

新手媽媽必須做出的重大決定之一，就是寶寶應該要餵母乳還是配方奶。根據自然天性，母乳是嬰兒最好的食物。但有時出於一些原因而無法餵母乳，在這種情況下，父母也能夠透過市售的鐵質強化配方奶，來確保寶寶的茁壯成長。這類配方奶被設計成盡量貼近母乳，能支持寶寶的健康發育（P.328）。[74-77]

父母絕對不應該試著自行調製配方奶，因為要複製自然配方（意即母乳）並不容易，而且自製配方奶可能會導致兒童發育不良、無法茁壯成長，甚至造成更嚴重的狀況。此外，一般的牛奶、羊奶或植物奶也不適合做為母乳的替代品。在寶寶出生的第 1 年，唯一安全營養且營養充足的選擇，就只有母乳或市售嬰兒配方奶而已。

餵母乳對媽媽與新生兒的好處

餵母乳對媽媽與新生兒的健康都有很多好處。因此，世界衛生組織建議在嬰兒出生的 6 個月內進行全母乳餵養，然後在接下來 6 個月開始吃固體食物，並持續哺乳（搭配副食品）到 2 歲以上。美國兒科學會也有類似的指導原則，建議在頭 4 個月（最好到 6 個月）以全母乳餵養。[28, 76, 78] 即使是短時間的母乳餵養，也是很有益處的。

在母乳中，蛋白質、脂肪與碳水化合物達成了對嬰兒最理想的平衡狀態。母乳低蛋白質、易消化的特性，其胺基酸的平衡很貼近嬰兒的需要，鈉的比例對於嬰兒的腎臟也很理想。母乳提供了充足的維生素、礦物質與 DHA，也含有許多保護性物質，像是抗體、細胞激素、抗微生物物質，以及寡醣。

母乳可預防胃腸道疾病，並支持嬰兒的腸道成熟。母乳寶寶比較不容易感冒，也比較不容易罹患耳道感染、胃部不適、過敏和氣喘。在之後的人生裡，吃母乳長大的人罹患糖尿病、心臟病與兒童白血病的風險較小；不論兒童或成人，過重的情況較少，而且在校表現也比較出色。餵母乳有助於避免過度的體重增加；寶寶喝到滿意就會停止，也不會被父母或照顧者強迫把奶瓶中剩下的最後一點點份量喝完。[79, 80] 此外，母乳的成分會自動調整，來滿足嬰兒隨著時間改變的需要。科學家一直持續研究這種神奇的液體，然而目前還無法精確地將其複製。

餵母乳對於媽媽的好處，包括了產後減重更快（尤其是持續哺乳 6 個月以上），以及降低日後罹患糖尿病、乳癌與卵巢癌的風險。只需要略微增加媽媽的食物攝取量，就能夠支持哺乳，跟購買配方奶、奶瓶與為了安全準備配方奶所需設備的花費相比，更加經濟實惠。母乳總是處於完美的溫度，也符合「食品安全」，因此不需要加熱奶瓶，在外出時也不需要帶一大堆瓶瓶罐罐。最重要的是，哺乳提供了媽媽與寶寶一對一的親密相處時間。

遺憾的是，母乳中通常會發現潛在的有毒環境污染物質；這些物質的含量如果放在一般嬰兒食品中，是無法上市銷售的。媽媽所攝取的肉類、魚類與乳製品，通常都會導致母乳中的地特靈[11]（dieldrin）與多氯聯苯（PCBs）濃度較高。相對而言，研究顯示，跟非素食女性相比，純素食與素食母親的母乳含有較少的毒性污染物質；素食者的母乳具有較少的農藥，像是 DDT、氯丹（chlordane）、飛佈達（heptachlor），也含有較少的工業副產品，像是多氯聯苯。一項美國研究顯示，純素食者的母乳中 6 種污染物質的最高值，比採取標準美國飲食女性母乳中的最低值還要更低。很自然地，以有機食物為主的植物性飲食，是避免毒素的最佳選擇。[6, 31, 81-83]

由於哺乳對於媽媽和寶寶都是種新的經驗，因此在開始時可能要花上一點時

11審訂注：地特靈又稱狄氏劑，是一種已被多國禁用的人造殺蟲劑。人體內的地特靈，大多來自於食用受污染的食物，例如魚、海鮮等。

間。有些寶寶立刻就可以開始吸奶，而有些寶寶則會遇到一些困難。在這些情況下，很多媽媽可以從泌乳專家的幫助中受益。泌乳專家可以幫忙協助找到最佳的哺乳姿勢；例如，在餵奶時，寶寶的整個身體可以被放置在手臂與大腿上（現在媽媽又有腿部姿勢可用了）。許多媽媽們發現，躺餵是很舒適的姿勢，尤其是在夜間餵奶的時候。

給哺乳媽媽的菜單

將 P.318 的菜單經過一些小調整後，就可以作為哺乳期媽媽的一般性飲食計畫。P.466 的「純素餐盤」也是很好的指南，只需將每日的豆科植物份量增加為至少 4.5 份、穀類增加到 6 份以上，並增加富含類胡蘿蔔素的蔬菜與列於隨後章節中的其他營養選擇即可。

在頭 6 個月裡，哺乳媽媽每天需要比懷孕前多攝取大約 500 kcal 的熱量。（為了逐步減去懷孕期間增加的體重，新手媽媽可以選擇每天只額外攝取大約 330 kcal 的熱量，把重點放在高營養價值的食物上，來獲取她和寶寶所需的營養。）而在接下來 6 個月裡持續哺乳，並且體重恢復到理想範圍的媽媽，每天會需要攝取額外的 400 kcal。實際的理想熱量攝取量，取決於寶寶的胃口，以及母乳之外所攝取的食物。[2] 如果是雙胞胎，媽媽對所有的營養都需要增加更多，也包括更多的熱量。跟懷孕期間一樣，少量多餐是確保攝取足夠熱量與蛋白質的好方法。

在哺乳期間，需要進行的關鍵飲食調整，就是增加液體的補充、維生素 A（從黃色、橘色、紅色與綠色食物中而來的類胡蘿蔔素，參見 P.247 ～ 249）與大部分其他營養素的攝取量，以及額外的熱量和添加少量的特定營養素。大豆製品對母乳中異黃酮成分的影響可以忽略不計，因此每天在飲食中包含 2 ～ 3 份的大豆食物是很安全合理的。[6, 31, 84]（關於維生素與礦物質的詳細資訊，詳見 P.307 的表 9-1；關於食物來源，詳見第 6 章與第 7 章。）

液體

在哺乳期間，新手媽媽需要補充大量的液體，並且應該在哺乳用的舒適椅子旁邊，隨時擺放 1 杯水。果汁、豆漿、湯品與果昔也都是適合的飲品。（如果媽媽能避免喝牛奶，或許可以減少母乳寶寶發生腸絞痛的可能性。）

蛋白質

「蛋白質」這個詞，跟德文中「主要」與希臘文中「首先」的意義有關。在正餐與零食中，高蛋白食物（例如豆科植物、全穀類、綠色蔬菜與其他蔬菜、堅果與種子）

都是優先的選項，因為除了蛋白質，它們還能提供大量的鐵、鋅、鈣與其他礦物質，以及許多維生素 B 群。蛋白質的每日建議攝取量在第二與第三孕期是不變的，大約比懷孕前多 25 g 左右[12]。P.318 的菜單提供了 97 g 的蛋白質，適合作為哺乳媽媽的一般飲食計畫，哺乳媽媽也可以依照自己的胃口與需求，來增加食物品項或份量。（詳見 P.309 表 9-3。）

哺乳所需的特殊營養素

在哺乳期間，媽媽身體對營養的需求跟孕期略有不同。以下各節，描述了哺乳期間，礦物質與維生素的作用與建議攝取量。

鐵

在懷孕期間，女性的鐵質建議攝取量很高，不過在哺乳期間，這種需求就會急遽減少。媽媽的身體不再需要增加血液供應，會造成鐵質流失的月經還沒有恢復（至少需要一段時間），而母乳也只含有適量的鐵。因此，對於純素食的哺乳媽媽而言，鐵質建議攝取量是 9 mg[13]（詳見 P.307 表 9-1 與 P.196 關於鐵的章節。）

　　雖然母乳中的鐵質對寶寶來說很容易吸收，但一些新生兒還是可能需要鐵補充劑。美國兒科學會對嬰兒的鐵補充劑提供了以下原則。鐵儲備還未充分建立的早產兒，如果是哺餵母乳，就需要在醫療監督下補充鐵質；如果是哺餵配方奶，則需要選擇富含鐵的配方奶。足月的母乳寶寶，體內的鐵儲備從大約 4 ～ 6 個月開始會逐漸缺乏，因此要從 4 個月開始給予鐵滴劑，直到能夠充足進食富含鐵的食物為止。[28]

鋅

哺乳媽媽對鋅的建議攝取量為 12 mg，比孕期的 11 mg 還要高。[14] 哺乳媽媽必須把飲食中富含鋅的食物列為優先（參見 P.312）。[11, 13, 34]

鈣

在孕期與哺乳期間，鈣的建議攝取量維持不變，都是每日 1,000 mg（詳見 P.334 表

---

12 審訂注：台灣衛福部「國人膳食營養素參考攝取量」第八版（民國 109 年）：懷孕女性對於蛋白質的每日建議攝取量，在第一至第三孕期皆增加 10 g，哺乳期增加 15 g。

13 審訂注：台灣衛福部「國人膳食營養素參考攝取量」第八版（民國 109 年）指出：日常國人膳食中之鐵質攝取量，不足以彌補婦女懷孕、分娩失血及泌乳時之損失，建議自第三孕期至分娩後 2 個月內，每日另以鐵鹽供給 30 mg 之鐵質。

14 審訂注：台灣衛福部「國人膳食營養素參考攝取量」第八版（民國 109 年）：第一、二、三孕期與哺乳期婦女的鋅建議攝取量皆為每日 15 mg。

10-1）。母乳中含有足夠的鈣，是因為媽媽體內產生的生理變化（包括了雙重有效吸收），也因為她可能把一部分儲備在自己骨骼中的鈣傳遞給了寶寶。儘管從飲食與補充劑而來的高攝取量，似乎並不能阻止媽媽暫時性的骨質流失，然而滿足鈣的建議攝取量還是很重要。但不必擔心，研究顯示在斷奶後，媽媽的骨骼鈣質成分就會恢復了。[11, 12, 34]

維生素 D

在哺乳期間，女性對維生素 D 的建議攝取量仍維持在 15 mcg（600 IU）。[15] 建議攝取更多維生素 D 的醫療專家認為，在冬季期間，哺乳媽媽每天應該要獲得 50 mcg（2,000 IU）的維生素 D，以滿足自身需求。如果處在陽光很少或完全沒有陽光的地區，但想要同時滿足媽媽本身與寶寶（從母乳獲得）對維生素 D 的需求，根據估計，她每天會需要 100 mcg（4,000 IU）的維生素 D。[43]

由於母乳中這種維生素的轉換可能不是很穩定，而且母乳中的維生素 D 含量通常都很低，寶寶應在出生後，就直接開始接受維生素 D 滴劑。美國兒科學會建議，在嬰幼兒到青少年時期之間，1 歲以前每天應該攝取 10 mcg（400 IU），1 歲以上則為每天 15 mcg（600 IU）。[16]（更多關於維生素的資訊，詳見 P.235 ～ 244。）[11, 12, 55]

維生素 A（類胡蘿蔔素）

維生素 A 在細胞分化上扮演了重要的角色，可以讓細胞特化，來執行特定的任務。因此，這種營養素的效果是很多元的。骨骼與牙齒的生長、生殖以及荷爾蒙的建構與調節，都需要維生素 A。[13]

在純素飲食中，維生素 A 來自於橘色、黃色與綠色蔬果中的類胡蘿蔔素。P.318 的菜單，從胡蘿蔔、萵苣、羽衣甘藍、番茄和豆漿中，提供了足夠的維生素 A。（更多關於維生素 A 的資訊，詳見 P.247 ～ 249。）

水溶性維生素（維生素 B 群與維生素 C）

一般而言，母乳中的水溶性維生素含量，反應了媽媽從飲食與補充劑所攝取的分量。因此，維持良好的飲食，對於孩子的健康相當重要。P.319 的表 9-4 中，所設計的食物類別與份數，就是為了要涵蓋這些維生素的。

15審訂注：台灣衛福部「國人膳食營養素參考攝取量」第八版（民國 109 年）：成年人的維生素 D 每日建議攝取量為 10 mcg（400 IU）；懷孕期、哺乳期婦女為每日 10 mcg（400 IU）。

16審訂注：台灣衛福部「國人膳食營養素參考攝取量」第八版（民國 109 年）：0 ～ 50 歲為 400 mcg（10 IU）。

在哺乳期間確保充足的維生素 B₁₂ 攝取量

在哺乳（與懷孕）期間，女性必須採用以下其中一種作法：

- 每日服用含有至少 25 mcg 維生素 B₁₂ 的補充劑；如果服用含有 100、250 mcg 或者更高的劑量也無妨。這個劑量可以來自於綜合維生素，也可以是懷孕補充劑的一部分。
- 每週服用 2 ～ 3 次 1,000 mcg 的維生素 B₁₂。也可以每週服用 2 次 2,500 mcg 的維生素 B₁₂。
- 每天 3 次食用額外添加 B₁₂ 的食品（例如早餐穀麥片、純素仿肉，或者紅星營養酵母〔素食者支持配方〕）。每種選擇應該要提供每份至少 1.5 mcg 的維生素 B₁₂；在營養成分標示上顯示 1 份含有至少 25% 每日營養素參考值百分比（DV）的產品，就能提供足夠的份量。明智的作法，是在採取這種方法時，偶爾也服用補充劑。

維生素 B₁₂

哺乳媽媽繼續攝取可靠的維生素 B₁₂ 來源，絕對是非常重要的（見 P.314）。新生兒需要這種營養素，來促進大腦、神經與血球的正常發育；他們的 B₁₂ 來源，就是媽媽的飲食，而非媽媽體內的儲備。在懷孕期間，胎兒會儲存一些維生素 B₁₂，不過假如媽媽缺乏 B₁₂ 的話，胎兒的儲備量幾乎可以忽略不計。在最佳狀況下，新生兒的儲備量在出生後也只能夠維持 3 個月，有時還更少。缺乏維生素 B₁₂ 可能會損害新生兒的大腦發育，造成神經系統的問題。[85-89]

即使哺乳媽媽沒有顯示出任何維生素 B₁₂ 缺乏的症狀，但假如她的維生素 B₁₂ 攝取量不足且儲備量低的話，情況也很危險。為了確保足夠的攝取量，哺乳媽媽需要服用維生素 B₁₂ 補充劑或者額外添加 B₁₂ 的食品，作為自身與新生兒的營養來源。事實上，比起額外添加 B₁₂ 的食品，補充劑是較好的選擇，因為後者能提供更穩定的劑量。[47, 48, 50, 51, 85-89] 本頁上方說明框中的摘要與懷孕部分的摘要相同，但因為很重要，所以再重複一遍。

葉酸

在哺乳期間，葉酸的建議攝取量（500 mcg）會比懷孕時低，但仍高於懷孕前的攝取量（見 P.307 表 9-1）。[12, 14]（更多關於葉酸的資訊，詳見 P.262 與 P.310。）

泛酸（維生素 B₅）與維生素 E

在哺乳期間，泛酸的建議攝取量從孕期的 6 mg 增加到 7 mg。[12, 14, 18] 要調整 P.318 的

菜單來滿足這個建議量，可以把剩下的酪梨包含在餐點內，並在晚餐中加入 3/4 杯（185 ml）的地瓜或菇類，或者將早餐變成 2 杯（500 ml）麥片粥加上 1 大根香蕉。

哺乳媽媽對於維生素 E 的建議攝取量也增加到 19 mg[17]；堅果、種子與酪梨是維生素 E 與泛酸的絕佳來源。[12, 18]（更多關於這些維生素優質來源的資訊，詳見 P.251 與 P.259，以及 P.268 表 7-3。）

膽鹼

母乳富含膽鹼，這種營養素對於寶寶的大腦發育很好；配方奶，包括大豆版本的配方奶，往往提供了較少的膽鹼。[14] 要確保膽鹼的優質來源，詳見 P.309 表 9-3 與 P.266 表 7-2。

Omega-3 脂肪酸（α‑次亞麻油酸、DHA 與 EPA）

在哺乳期間（跟其他人生階段一樣），必須攝取絕佳的 α‑次亞麻油酸（ALA）來源，像是奇亞籽、磨碎的亞麻仁籽、亞麻仁油、火麻籽或核桃（詳見 P.466「純素餐盤」中的建議份量）。ALA 可以被轉換成 DHA，而 DHA 存在於所有細胞中，特別是存在於大腦與眼睛視網膜的灰質之中。

某些飲食選擇會改變純素食媽媽將 ALA 轉化成 DHA 的能力，能夠增加經由母乳傳遞給寶寶的 DHA 含量。在富含 omega-6 脂肪酸的油攝取量降低時，以利維持 omega-6 與 omega-3 脂肪酸的最佳比例，此時人體將 ALA 轉換為 DHA 的效率是最高的（見 P.316）。避免反式脂肪酸、加工食品、油炸食品與菸酒，也會對這種轉換過程有所幫助（見 P.127～128）。

研究顯示，DHA 在嬰兒的心理與視覺發育上扮演了重要的角色。[57] 早產兒需要補充 DHA，因為這種必需脂肪酸在第三孕期中對胎兒的發育非常重要，而早產兒還沒有能力合成自己的 DHA。早產兒的配方奶已經包含了 DHA；類似的配方奶也可用於足月的嬰兒上。[90]

在一項小型的英國研究中，沒有服用 DHA 補充劑的純素食者，母乳中的 DHA 含量大約是非素食者的 38%。[99] 不過，在這些媽媽的飲食中，omega-6 與 omega-3 脂肪酸的平均比例大約是 18：1，遠高於建議的最佳轉換比例。英國研究也顯示了奶蛋素食者母乳中的 DHA 比非素食者要少，雖然美國的研究發現，兩者並沒有明顯的差距。[59] 配方奶所添加的 DHA 份量差異很大（請檢查營養成分標示），可能比母乳中要少，甚至比沒有服用補充劑的純素食者都還要少。

---

17 審訂注：台灣衛福部「國人膳食營養素參考攝取量」第八版（民國 109 年）：哺乳期婦女的維生素 E 足夠攝取量為 15 mg。

服用微藻類萃取的DHA補充劑，似乎是提高母乳中DHA濃度的合理選擇。（與魚油相比，自微藻類中萃取的補充劑為所有的哺乳婦女提供了明顯的好處，因為植物性的補充劑不含環境污染物質。）幾組專家建議的DHA攝取量，範圍在每天200～300 mg之間。[61-63] 哺乳媽媽也可以攝取用微藻類萃取DHA所強化的食品或油品，不過大多數都只含有少量DHA。也可以攝取DHA與EPA的組合，因為兩者某種程度上在體內可以互相轉換。

其他產後注意事項

儘管對於新手媽媽而言，寶寶的需要總是放在第一位，但在寶寶出生的前幾個月裡，新手媽媽也不該忽略好好照顧自己這件事。

- **恢復懷孕前的身材**。純素飲食對於支持逐漸恢復懷孕前的體重有很大的幫助。平均來說，在生產後的頭 6 個月中，女性每個月會瘦 0.8 kg。在哺乳期間，不建議採取更快速的減重，因為嚴重縮減熱量可能會影響到母乳的供應。比較好的選擇，是採取漸進的方式，逐步將運動安排進日常慣例中；散步是絕佳的選擇。

- **樹立飲食榜樣**。不論新手媽媽是否選擇餵母乳，她的飲食都很重要 —— 不僅僅是為了健康而已。寶寶那雙機靈的眼睛，隨時都注視著照顧者的一舉一動；父母的飲食習慣可以為孩子的終生實踐奠定健康的基礎。了解到自己的習慣會對孩子帶來的影響後，如果之前還沒有做到的話，父母通常會在食物選擇上進行重大的改進。

- **時間不夠用**。在哺乳媽媽所面臨的所有新挑戰中，一想到要準備精美的餐點（或者任何餐點）就令人卻步。不過，健康的餐點不一定需要高超的技巧，也不一定要花很多功夫準備。一頓營養的餐點也可以很簡單，例如 1 碗麥片和水果加上植物奶、幾片餅乾夾花生醬和 1 顆蘋果，或者 1 顆烤馬鈴薯加上 1 碗撒上黑豆或鷹嘴豆的沙拉。

為了減少料理的時間，父母可以選用便利的食品：罐頭豆類、冷凍蔬菜、調理包、切好的蔬菜，以及冷凍素食漢堡排或冷凍餐食。快炒提供了無數種的組合方式。在料理大份量受歡迎的豆類菜餚、扁豆或豌豆湯時，諸如慢燉鍋與壓力鍋等省時的家電用品會是很實用的工具。多煮的部分可以作為備菜留到下一餐，也可以分批冷凍，作為之後的餐點。

著眼於容易料理的食物，可以空出更多時間來進行其他的活動。舉例來說，如

果家裡有個正在成長茁壯的寶寶，聰明的媽媽會在哺乳期間選擇豆類、羽衣甘藍和藜麥的組合，作為飲食的主軸，好留些時間給自己恢復身材（藜麥只需 15 ～ 20 分鐘就能煮熟）。這樣的組合可以作為早餐，或者用莎莎醬調味後，作為其他主餐的變化。點心能夠為這樣的基本菜單增添一些樂趣：蔬菜佐鷹嘴豆泥醬、豆腐或酪梨沾醬；米飯或墨西哥玉米薄餅佐堅果醬或種子醬；或者什錦乾果搭配水果或果汁。

最後，與其舉辦準媽媽派對，不如建議朋友或家人提供能讓媽媽稍做喘息的禮物，像是提供冷凍純素食餐點、純素食餐廳或外帶禮券、1 ～ 2 個小時的家事清潔服務或保姆服務，或者 spa 按摩等。

餵奶要餵多久

比起非素食的女性，素食（包括純素食）女性持續哺乳的時間往往會比較長。世界衛生組織與美國兒科學會都支持哺乳 2 年以上，以及從孩子約 6 個月大開始，就引介富含鐵的食物與其他食物（見 P.331）。[28, 76, 77] 根據天性，自然斷奶的年齡在 2 ～ 4 歲之間，身體分解乳糖的乳糖酶會自然而然地逐漸減少。

在某些情況下，媽媽可能會需要用配方奶來補充母乳，以作為新生兒的主要營養來源，或者作為偶爾的選擇。

嬰兒配方奶

美國兒科學會建議，在寶寶出生的第 1 年內，唯一可以接受的母乳替代品只有鐵質強化的嬰兒配方奶。這種配方奶有助於預防缺鐵性貧血的形成。（配方奶中的鐵質濃度比母乳高，不過母乳中的鐵質更容易被吸收。）早產兒由於鐵的儲備量很低，因此缺鐵的風險最高。足月嬰兒的鐵儲備量通常能撐過前 6 個月；之後就應該引介固體食物，特別是含鐵的食物。

嬰兒配方奶雖然欠缺母乳中的某些免疫保護化合物，但也確實提供了充足的維生素 D 與維生素 B$_{12}$。所選用的配方奶還應該添加 DHA。[28, 75]（關於選擇配方奶的網頁連結，詳見 P.480 的參考資料。）標準的配方奶是以牛奶或豆漿為基底，而且都經過了審慎的營養強化，盡可能提供類似於母乳的營養成分。對於希望養育出純素食嬰兒的父母而言，大豆配方奶是最佳的選擇。美國兒科學會與美國全國毒物計畫（US National Toxicology Program）都已經准許嬰兒使用大豆配方奶。[91-95] 大豆配方奶跟以牛奶為基礎的配方奶一樣安全，可以確保正常發育，從 1909 年開始使用以來都相當成功。不過，大豆配方奶不適合用於早產兒或罹患先天性甲狀腺疾病的嬰兒。[100]

在本書付印之際，北美目前市售的嬰兒大豆配方奶幾乎已經是 100% 純素。不

過，這些配方奶含有從羊毛中的綿羊油所提煉出的維生素 D_3，而且至少有一種大豆配方奶含有牛油，不適合純素食者使用，因此購買前要記得檢查食品標示。遺憾的是，通常從光照酵母（irradiated yeast）萃取而來的維生素 D_2，無法包含於標示為「有機」的產品之中，因此有機產品通常都含有維生素 D_3。配方奶公司一直持續在改善他們的產品，並且在有足夠消費者需求的情況下，其中任何一家公司都可以採用維生素 D_2 或地衣萃取的維生素 D_3（植物性來源的維生素 D_3），來生產完全純素食的配方奶。

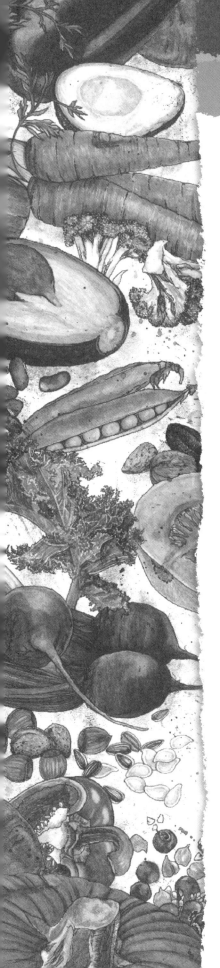

成長中的純素食者

> 「適當規劃的純素、奶素與奶蛋素飲食可以滿足嬰兒、兒童與青少年的營養需求,並促進正常生長。」
>
> ——美國營養與飲食學會(前身為美國營養學會)的素食飲食意見書[1]

滿足嬰兒對營養的需求,可以為他們提供絕佳的生命起跑點,也能為他們的終生健康奠定良好的基礎。從出生到青春期之間的發展特徵,就是突飛猛進的成長以及身體上的其他變化;這些特徵導致這段時期有獨特的生理需求。父母也必須準備好應對策略,來應付青少年認為想擁有更大的飲食自主權的挑戰。本章提供了如何將純素飲食規劃得營養又均衡的指導原則,以支持成長過程的各個階段。

◇ 寶寶的大冒險:引介固體食物

正如第 9 章中所提到的,世界衛生組織與主要的兒科協會都建議,在嬰兒出生後的 4 ～ 6 個月,應該要全母乳餵養,並且持續哺乳到孩子 2 歲以上。

在約 6 個月大之前,母乳、鐵質強化的大豆配方奶或兩者一起(在維生素 B_{12} 和 D 的可靠來源都包含在內的情況下),是新生兒唯一需要的食物。在出生後的前 6 個月提供新生兒足夠的維生素 B_{12} 是非常重要的,再怎麼強調都不嫌多,因為寶寶的維生素 B_{12} 是從母乳而來的(假設媽媽都有攝取可靠的維生素 B_{12} 來源,即可確保母體自身處於絕佳的維生素 B_{12} 狀態)。為了避免不確定性與確保安全的攝取量,美國國家醫學

院建議，純素食嬰兒應該從出生開始就服用 B_{12} 補充劑。而根據美國兒科學會建議，全母乳或部分母乳的寶寶從 4 個月開始，每天應該也要攝取 10 mcg（400 IU）的維生素 D 補充劑，或許也應該給予鐵滴劑，直到能夠攝取足夠富含鐵質的食物為止。大豆配方奶提供了明確份量的維生素 B_{12} 與 D（請檢查營養成分標示加以確認）。[2-9] 在寶寶滿 12 個月後，就可以用全脂的強化豆漿作為替代品，但未滿 12 個月以前不行。

在接下來的 6 個月繼續哺乳（要添加副食品），並一直持續哺乳到 2 歲或者甚至更長的時間，可以帶來許多好處。持續哺乳可以保護寶寶胃腸道與呼吸道不受感染，並且可能預防在之後的人生裡過重與肥胖。較長的哺乳期也可以降低媽媽罹患乳癌的風險，並增進母子之間的連結與感受力。

在寶寶 6 ～ 8 個月大的時期，母乳通常可以提供嬰兒約 80% 的熱量需求，取決於同時間內餵食寶寶的副食品份量。從 9 個月至 1 歲生日期間，母乳提供了大約 50% 的熱量；而在 1 ～ 2 歲間，則可以提供三分之一的熱量。在這個階段，或許可以使用大豆配方奶來代替母乳；有大量證據顯示，嬰兒也可以透過這種食品而成長茁壯。大豆配方奶已經獲得美國兒科學會的認證，占了美國配方奶銷售量的 25%；在出生的第 1 年裡，每 3 個嬰兒當中，就有 1 個是以大豆配方奶所餵養的。[3, 4, 10]（更多關於配方奶選擇的資訊，詳見 P.480 的參考資料。）

在寶寶出生第 1 年中間所添加的食物，提供了許多重要的營養素——尤其是鐵，對於認知能力的發展相當關鍵——也為寶寶的感官體驗帶來了新世界。寶寶在 6 個月大時（有些寶寶可能會早 1 ～ 2 個月），在媽媽懷孕期間時所儲存的鐵會被耗盡。當寶寶可以坐著，把頭抬高，對家人所吃的食物明顯表示出興趣，以及排出反射[1] 消失時，就代表他們已經準備好接受固體食物了。

小於 4 個月的寶寶不應餵食固體食物。必須等 4 ～ 6 個月大時，才能餵食固體食物的其中一個重要原因，是要將食物過敏的風險降到最低。[6] 在此之前，寶寶腸道內壁的過濾能力還沒有完善。腸道內壁是種半透膜，可以阻擋較大的分子並允許消化後形成的小分子通過，以提供人體使用。腸膜扮演了阻擋未消化大分子的有效屏障，能夠防止它們滲漏到血液裡，因而引起過敏反應。大約 6 個月大時，寶寶的腸膜已經發展成有效的過濾器，可以處理較多元的飲食。嬰兒的腸道內壁功能以及其與過敏發展的關係，是個熱門的研究領域。[6, 11]

在適當的階段引進固體食物，也可能有助於避免之後人生中所遭遇的體重問題。舉例來說，喝配方奶長大的孩子，如果在 4 個月大之前就被餵食固體食物，3

---

1 譯注：extrusion reflex，嬰兒的一種反射動作，即用舌頭將固體物頂出。

歲時體型肥胖的可能性會增為 6 倍。[12, 13]

在寶寶滿 6 個月大後，應該儘快餵食固體食物，不要拖太久；這是嬰兒正常學習的最佳階段。假如寶寶沒有經歷這段對於新口味與新口感有興趣的時期，就可能造成挑食或拒絕新食物的狀況。[14] 美國兒科學會的結論是，目前並沒有具說服性的證據顯示，超過 6 個月大後延遲引介固體食物（包括常見的過敏原）能預防過敏反應。[12, 15]

提升寶寶的鐵儲備量

在純素食家庭中，為寶寶引介固體食物的順序和時機跟非素食家庭很類似。過去所建議的順序很嚴格，然而隨著人們對於食物過敏與嬰兒營養更加了解，這些規則也有了調整；許多變化的效果都很不錯。[4, 6, 11]

寶寶首先食用的固體食物，應該要富含鐵質。每天至少要提供 2 次富含鐵的食物。儘管菠菜、瑞士甜菜和甜菜葉都含有鐵質，但幾乎無法被吸收（見 P.191），因此在底下並未列出。[2, 4, 16] 適合寶寶的富含鐵食物包括了：

• 鐵質強化的市售嬰兒麥片
• 煮熟並壓碎的扁豆、豆類與豆腐
• 煮熟並打成泥的羽衣甘藍、綠花椰菜與四季豆
• P.334 表 10-1 與 P.216 表 6-2 列出的食物

父母可以用鐵質強化的各種嬰兒麥片與穀物，作為寶寶吃固體食物的開端；在鐵質強化的麥片中，富馬酸亞鐵（ferrous fumarate）與硫酸亞鐵（ferrous sulphate）都被證明可以有效地提供鐵質。[17, 18] 將鐵質強化的嬰兒配方奶與乾燥的嬰兒或一般麥片混合，可以增加其中的鐵含量。喜歡從充分煮熟並打成泥的全穀物（與母乳或配方奶混合）開始作為副食品的家長，可按照醫生的建議量給予寶寶鐵補充劑，來提供額外的鐵質。

寶寶可以藉著富含鐵質的自製食物成長茁壯，不過他們的消化系統可能還沒準備好接受某些成人食物。舉例來說，在烹調之前讓豆類發芽，能增加礦物質的利用率；寶寶（以及其他的家人）能夠從煮熟的發芽豆類中吸收更多的鐵、鋅、鈣和鎂。然而，不應給寶寶生的發芽豆類，因為其中存在有害的成分（胰蛋白酶抑制劑與血球凝集素），但這些有害成分烹調後就會被破壞。而其他的生豆芽（苜蓿芽、酢漿草、蘿蔔嬰與綠豆芽）可能會導致食源性疾病，因此也不應給嬰幼兒食用。

提供良好鐵質來源的食物，也提供了蛋白質與其他營養素。P.334 表 10-1 列出很多嬰兒食物的鐵、鋅和蛋白質含量，其中包括了市面上的商品與家中自行製備的

食物。在市售產品中，會使用「營養強化」（enriched）與「強化」（fortified）一詞，表示產品添加了諸如鈣、鐵、維生素 B_{12} 或維生素 D 等營養素。營養標示會顯示出產品中添加了哪些營養素。

如果將富含維生素 C 的食物（柳橙、橘子、葡萄柚、哈密瓜、覆盆子、奇異果、鳳梨與草莓），跟鐵質強化麥片或其他富含鐵的食物在差不多同時間一起進食的話，這些水果就可以促進鐵質吸收。實體水果比果汁的效果更好；如果是喝果汁，每天的份量不應該超過 1/2 杯（125 ml）。[2, 4, 19] 相反的，牛奶不是膳食鐵的主要來源，而且會降低鐵的吸收率；不鼓勵讓 12 個月以下的嬰兒喝牛奶的事實，已經被證明對寶寶的健康有益。

下方的表格列出了一些適合寶寶的食物範例。表 10-1 中沒有列出的豆類，跟有列出的豆類具有大致上相同範圍的營養數值。關於蛋白質、鐵和鋅的其他來源，詳見 P.102 表 3-5 與 P.216 表 6-2。檢查調理食品的標示，因為其成分可能會不時有所變化，而且在不同國家也會有所差異。另外要說明的是，下方的嬰兒配方奶之所以

表 10-1 為嬰兒選擇的食品中，鐵、鋅與蛋白質的含量

食物	份量	鐵（mg）	鋅（mg）	蛋白質（g）
母乳與市售即食配方奶				
母乳	976 g（32 oz）	0.3	1.7	10.2
母乳	184 g（6 oz）	0.06	0.3	1.9
嬰兒配方奶，雀巢 Good Start，大豆配方奶加鐵	976 g（32 oz）	12.2	5.9	15.9
嬰兒配方奶，雀巢 Good Start，大豆配方奶加鐵	183 g（6 oz）	2.3	1.1	3
嬰兒配方奶，雀巢 Good Start Supreme，大豆配方奶加鐵	976 g（32 oz）	9.7	5.2	14.2
嬰兒配方奶，美強生 Prosobee，大豆配方奶加鐵	976 g（32 oz）	11.5	7.7	16
市售營養添加與營養強化嬰兒麥片				
嬰兒食品，大麥麥片，乾燥	1 大匙（15 ml）	1.1	0.1	0.3
嬰兒食品，糙米麥片，乾燥即食	1 大匙（15 ml）	1.8	0	0.3
嬰兒食品，燕麥片，乾燥	1 大匙（15 ml）	1.6	0.2	0.4
嬰兒食品，米麥片，乾燥	1 大匙（15 ml）	1.2	0.05	0.2
市售嬰兒食品：豆科植物、蔬菜與水果				
嬰兒食品，豌豆，泥狀	1 罐，95 g（3 oz）	0.9	0.4	3.1
嬰兒食品，四季豆，泥狀	1 罐，113 g（4 oz）	0.8	0.2	1.4
嬰兒食品，四季豆，顆粒狀	1 罐，170 g（6 oz）	1.8	0.3	2
嬰兒食品，地瓜，顆粒狀	1 罐，71 g（2.5 oz）	0.3	0.2	0.8
嬰兒食品，杏桃與蘋果醬，泥狀	1 罐，113 g（4 oz）	0.3	0.05	0.2

食物	份量	鐵（mg）	鋅（mg）	蛋白質（g）
嬰兒食品，加州蜜棗，泥狀	1 罐，71 g（2.5 oz）	0.3	0.1	0.7
在家調理的穀類與麥片				
燕麥片，鐵質強化，即食，用水沖泡；1 包可泡 3/4 杯（177 g）	28 g（1 oz）	10.6	1.1	4.2
燕麥粥，未強化，用熱水沖泡	1/2 杯（117 g）	1	1.2	3
即食乾燥營養添加與營養強化麥片（例如 TOTAL 的全穀物脆片、米香或玉米脆片）	1 杯（14～23 g）	4.4～13	0.14～11.2	0.9～1.4
煮熟的糙米	1/2 杯（97 g）	0.4	0.6	2.5
煮熟的白米，營養強化	1/2 杯（79 g）	1.0	0.4	2.1
煮熟的義大利麵或通心粉，營養強化	1/2 杯（70 g）	0.9	0.5	4.1
義大利麵或通心粉，全麥	1/2 杯（70 g）	0.7	0.6	3.7
小麥胚芽	2 大匙（15 g）	0.1	1.9	3.6
在家料理的豆科植物				
煮熟的黑豆	1/2 杯（85 g）	1.8	1.0	7.6
煮熟的鷹嘴豆	1/2 杯（70 g）	2.4	1.2	7.3
煮熟的毛豆	1/2 杯（78 g）	1.8	1.1	8.4
煮熟的綠豌豆	1/2 杯（80 g）	1.2	1.0	4.3
煮熟的扁豆	1/2 杯（99 g）	3.3	1.3	8.9
煮熟的皇帝豆	1/2 杯（85 g）	2.1	0.7	5.8
煮熟的海軍豆（白腰豆）	1/2 杯（91 g）	2.2	0.9	7.5
煮熟的斑豆	1/2 杯（86 g）	1.8	0.8	7.7
天貝	60 g（2 oz）	1.3	0.9	10.9
板豆腐	1/4 杯（63 g）	1.7	1.0	9.9
其他食物				
杏桃乾	2 片（7 g）	0.2	0.03	0.2
蘋果泥，無糖	1/2 杯（122 g）	0.3	0.04	0.2
酪梨	1/4 個（50 g）	0.3	0.3	1.0
煮熟的綠花椰菜	1/2 杯（78 g）	0.5	0.4	1.9
煮熟的羽衣甘藍	1/2 杯（65 g）	0.6	0.2	1.2
糖蜜	1 小匙（7 g）	0.3	0.02	0
花生醬	2 大匙（32 g）	0.6	0.9	8
加州蜜棗汁	1/2 杯（128 g）	1.5	0.3	0.8
加州蜜棗，去籽	2 個（19 g）	0.2	0.1	0.4
南瓜，罐頭，無鹽、無糖	1/2 杯（122 g）	1.7	0.2	1.4

參考來源：[2, 20]

在此列出，只是因為美國農業部的網站上正好有可用的數據，並沒有要為之背書的用意。[2, 20]

從植物性食物獲取鐵質的好處

有些健康專業人士建議，應該用紅肉作為嬰兒的第一樣食物，以防止這個脆弱的群體罹患缺鐵性貧血。然而，這樣的建議會建立起影響一輩子的飲食習慣，這種習慣會增加罹患心血管疾病、糖尿病、某些類型的癌症、失智症與早死的風險。[22]

我們其實沒必要把含有血基質鐵的食物視為必需的鐵質來源。近期的研究顯示，植物性儲鐵蛋白是膳食鐵很重要且容易獲得的來源。[23] 植物性儲鐵蛋白是透過獨立的運輸系統被身體單獨吸收的，因此不會與其他膳食鐵質來源產生競爭。[24] 植物性食物中的鐵具有優勢，因為總是伴隨著大量的保護性植化素（見 P.278）。這種形式的鐵對於腸道的刺激性較小，也不會像血基質鐵一樣，會促進氧化壓力。還有，在許多植物性食物中存在的維生素 C 與有機酸，能夠進一步增強非血基質鐵（植物性食物中所含的鐵質）的吸收。

鐵質補充劑

美國兒科學會建議，在寶寶 6 個月大前，可能會需要補充口服鐵滴劑來支持鐵的儲備量，而且應該在醫生的指導下進行。[2] 加拿大衛生部（Health Canada）還建議，在必要的時候可以服用鐵補充劑，例如在富含鐵的食物攝取不足的情況下。[4, 25] 對於完全以配方奶為食物的嬰兒，所選擇的配方奶應該要含有鐵；在這種情況下，就不需要另外補充鐵質。[2]

早產兒的個別鐵質補充建議，則應該要由兒科醫生提供。[2, 26]

鐵質缺乏

無論採取什麼樣的飲食，嬰兒最常見的缺乏問題就是鐵質缺乏；這種病症與發育遲緩有關。挪威的一項研究發現，6 個月大的嬰兒中，有 4% 處於鐵質缺乏，12 個月大的嬰兒中則有 12%。[27] 針對全美 1 ～ 3 歲幼兒的「全美健康與營養調查」顯示，這些孩童處於鐵質缺乏的比例為 6 ～ 15%，並且與種族有關。自 1970 年以來，缺鐵性貧血在數十年間逐漸減少，部分應歸功於有鐵質強化的嬰兒麥片與嬰兒配方奶（在使用配方奶的群體中）的普遍使用，以及牛奶的使用減少等因素。[2, 25]

◈ 向寶寶介紹味覺的世界

全世界以及整個人類歷史上的寶寶，都證明了他們能夠藉由各式各樣的成人食物來成長茁壯。想要讓寶寶開始吃固體食物，就需要在生活常規中進行一些改變。為了有成功的開始，最好在寶寶睡得飽、精神好，有支撐坐直身體，並且準備好接受新體驗時，給他嘗試不熟悉的食物。有兩種開始的方法。一種是用湯匙給他食物泥，寶寶可以從食物泥中先學會吞嚥，然後再學會咀嚼。另一種是給他大小合適的軟質固體食物，這種方法有時被稱為「嬰兒主導式斷奶」（baby-led weaning，簡稱BLW）。通常，父母會將兩種方法搭配使用，以下將對此進行詳細的介紹。

細菌很容易造成寶寶消化系統的不適，因此雙手以及任何接觸食物的器具都必須要絕對乾淨。使用容易清潔的高腳兒童餐椅，在下面鋪上墊子；可以放進淋浴間的椅子就很理想。此外，在給寶寶吃之前，所有的熟食都必須先放涼才行。

在嬰兒食物中不應該添加鹽和糖，這樣寶寶才能體驗天然的風味。鹽對於身體的影響開始得很早，在出生後的頭 2 年攝取過多的鹽，跟以後人生中高血壓和心血管疾病的發生有關。還沒有發育成熟的腎臟，無法應付添加的鹽。[28] 寶寶並非天生就對速食有渴望，但是很快就會發展出這樣的偏好。因此，最好盡可能延遲在食物中額外添加鹽與糖的時間。

• **用湯匙餵食食物泥**。通常都會從餵寶寶半湯匙富含鐵的濃稠狀食物開始，每天吃 1 ～ 2 次。寶寶可能會需要幾週的時間，才能理解應該讓食物留在嘴裡，然後吞下去的概念。

儘管大多數市售的嬰兒食品都是泥狀的，而幾十年前的自製嬰兒食品也都是如此，但其實嬰兒食品沒有一定要是泥狀的。與馬鈴薯泥一樣濃稠的食物對寶寶很有價值，因為會鼓勵咀嚼技能的發展。軟質的水果可以用壓泥機或叉子搗成泥；嬰兒食物研磨機、果汁機或食物料理機，都可以將去皮的蔬菜與已去皮、去籽、去粗絲的水果磨成泥。泥狀的食物或許可以經過粗濾，不過這並非必要的步驟。想要從頭開始製作有益健康的嬰兒食品，詳見 P.480 頁的參考資料。[29]

為了方便起見，可以一次準備大量的泥狀食物，然後倒入乾淨的製冰盒裡，用蠟紙蓋好後冷凍。舉例來說，可以把綠色蔬菜（例如羽衣甘藍或寬葉羽衣甘藍）蒸熟或燙過，然後添加少量煮菜水、配方奶或兩者混合來作成菜泥。冷凍好的菜泥冰磚可以倒進冷凍袋或容器中，並貼上註明日期的標籤。菜泥冰磚可以冷凍保存 1 個月，需要的時候就能解凍與使用。

如果沒有立即冷凍起來，也可以把做好的嬰兒食品加蓋後冷藏；2 天後如果沒

有使用，就應該丟棄。為了防止細菌讓還沒有吃的食物壞掉，只要寶寶摸過或湯匙碰過的食物，都應該丟棄。

• **嬰兒主導式斷奶。**用湯匙餵寶寶泥狀食物，可以讓寶寶在學會如何將軟質食物變成可以吞嚥的液體之前，就先學會吞嚥技巧。相反的，在嬰兒主導式斷奶中，寶寶先學會咀嚼食物，探索食物的形狀、質地與味道，然後漸漸學會把食物移到口腔後面，最後學會吞嚥。這種方法的明顯好處，是新食物所提供的感官體驗，例如草莓或酪梨片。吉兒・瑞普利（Gill Rapley）與崔西・穆爾凱特（Tracey Murkett）合著的《BLW 嬰兒主導式斷奶基礎入門》（*Baby-Led Weaning*, Vermilion Publishing, 2008）一書，歸納總結了這種餵食方法。雖然這本書不是為純素食者所寫的，但很容易將這種方法運用在植物性飲食上，書中也包含了一些純素食譜。在網路上可以找到有關這個主題的純素食部落格。

即使是泥狀食物，寶寶也可能會因為一小塊軟質食物噎住而窒息；為了避免這種情況，請確認寶寶的姿勢是挺直坐著，沒有向後傾斜或倒下去（詳見 P.338 的「餵食嬰兒的注意事項」）。幸好，嬰兒在嘴裡的嘔吐反射位置比成人更前面；這種反射可以有效地將食物往前與往外推送，以防止嬰兒窒息，不過照顧者還是必須隨時陪在身邊，並保持警惕。

嬰兒主導式斷奶入門食品的例子，包括了煮熟的豆類或豆腐；每種食物的提供時間都要間隔幾天，直接放在高腳兒童餐椅的托盤或盤子上給寶寶。手指形狀的食物塊往往最容易抓握，例如塗上薄薄一層花生醬的吐司條。時間久了，寶寶就能夠處理更小的食物塊，像是糯米糰、燕麥粥、義大利麵（例如螺旋麵或通心粉），或者煮熟的豌豆。可以在兩次餵奶之間提供這些食物。

在第一次給寶寶豆類（像是鷹嘴豆或皇帝豆）時，一定要充分煮熟，不要像罐裝豆類那樣固著濃稠，才方便寶寶用手指（或牙齦）將其捏碎或弄碎。（在全家人的餐桌上，如果有加工食品或罐頭食品，請確保其中沒有添加鹽分。）

再過幾個月，寶寶就會模仿成人的行為學習用湯匙吃飯。到了一定程度，某些食物可能用鈍頭的嬰兒安全又會更容易進食。隨著吃進的食物愈來愈多，寶寶就會自動調整母乳或配方奶的攝取量。餵奶（母乳或鐵質強化配方奶）可以繼續作為寶寶的主要飲食，直到寶寶滿 2 歲或者更大時。

• **手抓食物。**大約在 6 ～ 8 個月大時，嬰兒就會發現自己可以用整隻手拿起物品的驚人能力，並且最終學會運用拇指與食指來抓取物品。寶寶對這樣的成就會感到很興奮，因此對於探索這項新技能的興趣，常常會大於吃東西。吃得髒兮兮是很正常的，這也是學習的一部分。雖然在這種情況下，父母可能會懷疑食物是否真的

有進到寶寶的胃裡，但在寶寶被允許自己進食的時候，通常都會吃得比較多。

為了預防萬一，只有在寶寶坐在高腳兒童餐椅上時，才能給他固體食物。食物應該要夠軟，讓寶寶能用牙床去咬（而不是用牙齒咀嚼），或者會在口中變軟。符合條件的例子，包括了切成條狀的蒸豆腐、充分煮熟的豆類或扁豆、煮熟的小朵綠花椰菜或白花椰、切成條狀或塊狀的煮軟蔬菜或水果、四季豆（去除粗絲）、小塊的皮塔口袋餅（pita bread）或墨西哥玉米薄餅、塗上鷹嘴豆泥醬或花生醬的吐司條、磨牙餅乾棒、各種形狀的煮熟義大利麵、無糖的即食乾麥片、小塊的捲餅或鬆餅、無鹽餅乾，以及軟質的新鮮水果，像是酪梨、香蕉、奇異果、芒果、甜瓜或木瓜等。

寶寶每次初嚐不同食物後，應該要持續觀察，以確保食物沒有引起過敏反應（見P.339）。如果寶寶沒有產生過敏反應，就可以將這種食物跟其他適應良好的食物混合在一起。很快地，寶寶就可以跟家人一起享用炒豆腐、扁豆咖哩、燉辣椒料理、普羅旺斯燉菜、義大利麵、燉菜、純素披薩、燉飯、烤蔬菜，以及堅果或種子「奶油醬」。（後者就是將堅果醬混合豆漿、水或果汁打勻而成。）給寶寶的食物，不應該添加鹽、糖、溜醬油或布拉格胺基酸醬油。

表 10-2 與 10-3 分別為適合 7 與 11 個月大嬰兒的菜單範例。在某些情況下，可以不用搗碎所提供的食物。請在適當的部份以配方奶取代母乳。寶寶也可以用杯子喝水。在寶寶滿 6 個月之前，或者如果有任何安全上的顧慮，飲用水應該要先煮沸後放涼。

讀懂寶寶的訊號

健康的寶寶知道自己該吃多少。有些寶寶吃得多，有些吃得少；寶寶每天的胃口都不一樣，這是很正常的。在生病和長牙的期間，寶寶可能會吃得較少。寶寶發出的訊號，像是伸出手、把頭轉開或把食物吐出來，將會指引我們餵食開始與結束的時機。

判斷寶寶是否開始吞嚥固體食物的一種方法，就是觀察尿布裡有沒有出現成形的大便。隨著時間的推進，寶寶對食物的咀嚼與消化會愈來愈好。粗濾過的杏桃泥與加州蜜棗泥可能會導致大便比較鬆軟；因此在寶寶的消化系統成熟之前，可以先跳過這些食物。對於 6 個月以上的嬰兒，粗濾過的杏桃泥與黑棗泥或少量的加州蜜棗汁可以幫助預防便祕。[31] 甜菜根或綠色蔬菜會讓大便顏色有明顯的改變，但這是無害的。

不要把寶寶的餐點當成一日三餐來照表操課，應該把它視為在孩子肚子餓且感興趣時的小餵食，一天 4 ～ 6 次。[31] 隨著寶寶愈來愈大，可以直接將少量固體食物放在高腳兒童餐椅的托盤上，餵食就更容易了；之後，還可以將食物放在塑膠盤或

表 10-2 給 7 個月大嬰兒的菜單範例

一天中的時間	提供食物的範例
清早	母乳
早餐	母乳 鐵質強化嬰兒麥片 打成泥的軟質草莓或其他水果
點心	母乳 切成小塊或細條的全穀類吐司
午餐	母乳 蒸豆腐塊 煮熟並打成泥的綠花椰菜或其他蔬菜
點心	母乳 煮熟的無糖加州蜜棗或其他水果
晚餐	母乳 鐵質強化的嬰兒麥片 煮軟並打成泥的扁豆 煮熟並打成泥的地瓜或其他蔬菜
點心	母乳

表 10-3 給 11 個月大嬰兒的菜單範例

一天中的時間	提供食物的範例
清晨	母乳
早餐	母乳 鐵質強化的嬰兒麥片 切碎的草莓、哈密瓜、奇異果或其他水果
點心	母乳 切條的全穀類吐司、瑪芬蛋糕或即食穀片（CHEERIOS）
午餐	母乳 蒸豆腐塊、天貝、大豆優格或豌豆湯 煮熟並打成泥的地瓜、南瓜或糙米 煮熟的綠花椰菜或其他蔬菜
點心	母乳 罐頭水蜜桃片或煮熟的無糖加州蜜棗
晚餐	母乳 鐵質強化的嬰兒麥片 煮軟的扁豆 煮熟並打成泥的胡蘿蔔、山藥或其他蔬菜
點心	母乳

方型的碗裡。當寶寶吃完一小份食物後，可以再給他一些；份量可以逐漸增加。不要強迫餵食固體食物。舉例來說，如果寶寶因為生病而拒絕固體食物，就改用液體食物（母乳或配方奶）取代。到了 11 個月大時，雖然可能還是全天候提供母乳（如表 10-3 所示），但某些餐點則僅限由固體食物來提供。

餵食嬰兒的注意事項

- 寶寶進食時，要待在身旁。
- 不要讓寶寶自己以外的人把食物放進他的嘴裡，包括想要幫忙的大孩子。
- 避免會造成窒息的小塊食物，例如堅果、葵花籽、南瓜籽、花生、生豌豆、玉米粒、爆米花、整顆葡萄（可切半或切成四瓣）、葡萄乾，以及硬的糖果。避免堅硬的大塊新鮮蔬果（胡蘿蔔可以磨碎）、純素「熱狗」或其他圓柱形的食物。
- 杏桃、櫻桃、桃子與李子要去核。
- 不要用湯匙餵食花生醬，把它塗在餅乾或吐司上。
- 教孩子如何充分咀嚼。
- 避免給寶寶紅茶、綠茶、咖啡，以及添加鹽、脂肪和／或糖的食品。
- 檢查嬰兒食品罐上的營養成分標示，確保沒有添加糖。
- 不應該給 1 歲以下的寶寶吃蜂蜜；蜂蜜可能會導致年幼嬰兒未成熟腸道的肉毒桿菌中毒。（而且，蜂蜜也不是純素食物。）
- 為了容易吞嚥，可以將腰果醬或杏仁醬加入營養添加豆漿、水或果汁拌勻稀釋。
- 絕對不要給寶寶加糖或未經殺菌的果汁。將果汁攝取量限制在每天 1/2 杯（125 ml）以下；過多的話，可能會排擠其他重要的食物。果汁可以跟等量的水混合後飲用。
- 盡可能選擇有機的嬰兒食品（自製或市售皆可）。
- 不要試圖說服寶寶吃快一點，或者吃下比他想要的還多的份量。
- 跟寶寶的照顧者溝通上述注意事項。

如何處理長牙時期

雖然寶寶的牙齒通常在 6 ～ 12 個月之間才會開始出現，但也可能早在 3 個月大時就已經開始長牙。在長牙期間，寶寶會比較喜歡涼的東西，來緩解牙齦的疼痛，包括：

- 乾淨涼爽的溼毛巾。
- 冷藏過的塑膠固齒環。

- 一大匙或一大塊自製的新鮮柳橙雪酪。（作法是將去皮、去籽的柳橙切成等分後，跟柳橙汁一起用果汁機打至細滑，然後冷凍約 1 小時，直到整個變硬。[29]）
- 市售或自製的純素食磨牙餅乾棒（可以上網搜尋產品或食譜）。

預防食物過敏

過早引介固體食物（特別是在寶寶 3 個月大或更早的時候）已經被認為與食物過敏的發展有關；目前的建議是等到寶寶約 6 個月大時，再開始食用固體食物。有過敏史的家庭，應該要尋求醫護人員的建議；兒科醫生與過敏專家可以為個案提供引介母乳以外食物的幫助，盡可能降低寶寶過敏的風險。[11, 16, 32, 33]

純素食的父母應該要知道，有高達 94% 的皮下過敏原測試（skin-prick allergy test）會對大豆產生假陽性結果，這意味著大豆有可能看起來是過敏原，但實際上並不是。[11] 真正對大豆的過敏，通常在童年時期就已經形成了。就算孩子對一種豆科植物過敏（例如大豆或花生），也不代表他們對豆類家族的其他成員都會過敏。[16]

關於含麩質麥片與可能引起過敏食物（像是花生與堅果醬）的概念，在最近幾年已經有所改變。[11, 16, 33] 寶寶 6 個月大以後，在哺餵母乳之餘讓寶寶食用麥片，跟寶寶滿 3 個月之前或超過 6 個月很久以後才讓他接觸麥片相比，可能會降低寶寶對於這類穀物的過敏反應。太晚接觸麩質（超過 7 個月大以及斷奶後）可能會增加罹患乳糜瀉的風險。哺乳似乎在減少麩質過敏及潛在過敏原的反應上，扮演了保護的角色，或許是因為母乳支持了免疫系統與腸道成熟的緣故。[32-34]

對於所有的嬰兒，特別是有家族過敏史的嬰兒而言，明智的作法是一次只引介一種新食物，並等待 3 ～ 4 天，觀察寶寶是否有任何反應，然後再引介另一種新食物。（除非個別的成分都已經嘗試過，且沒有產生反應，否則不該引介混合食物。）食物過敏的跡象，可能會出現在皮膚（發紅或發癢）、呼吸道（鼻塞、喘鳴或流眼淚），或者胃腸道（持續的腸絞痛、經常性吐奶或者腹瀉）上。近年來，關於容易引起過敏食物的理想引介時間，準則已經改變了；父母應該遵從家庭醫生或營養師的建議。[6, 11, 12]

對寶寶健康的選擇

液體

作為寶寶頭 6 個月的唯一營養，母乳或配方奶通常都提供了足夠的水分。六個月之後，可以用杯子裝水給寶寶啜飲，也可以每天用奶瓶裝水給寶寶喝。在固體食物取代母乳或配方奶之後，水分的攝取變得更加重要，尤其在天氣炎熱或寶寶發燒時特

別重要。由於鐵質強化嬰兒配方奶營養相當豐富，因此建議寶寶 2 歲前最好喝鐵質強化的嬰兒配方奶，而不是鐵質強化豆漿。[31]

避免奶睡與甜味安撫奶嘴

為了避免可能造成的牙齒損害，不應該讓寶寶抱著裝有配方奶或果汁的奶瓶睡覺，也不該用作白天的奶嘴。如果需要，應該改用奶瓶裝白開水或奶嘴，不要將奶嘴沾上糖、蜂蜜或者其他帶有甜味的東西。[31]

從出生到 18 個月大所需要的其他必需營養素

維生素 B_{12}

在寶寶大部分的熱量都由母乳提供時，哺乳的女性必須確保自己攝取了充足的維生素 B_{12}（詳見第 9 章），因為這種關鍵的營養素會藉由母乳傳遞給寶寶。嚴重的 B_{12} 缺乏症，會導致嬰兒無法逆轉的大腦損害，因此可靠的來源是非常重要的。為了避免不確定性與確保安全，美國國家醫學院建議，純素食嬰兒從出生開始，就應該服用 B_{12} 補充劑。對以全配方奶哺育的嬰兒來說，嬰兒配方奶已經添加足夠的維生素 B_{12} 了。[5]

在寶寶開始吃固體食物之後，每天都應該服用維生素 B_{12} 補充劑，或者應該一天食用 3 次添加 B_{12} 的食品或配方奶。在 6 ～ 12 個月大時，維生素 B_{12} 的建議攝取量為 0.5 mcg，1 ～ 3 歲則是 0.9 mcg [2]；任何超過的量，都會經由尿液排出。（關於不同年齡的維生素與礦物質建議攝取量，詳見 P.478 與 P.479 的附錄。）

維生素 D

對於 1 歲以下的母乳寶寶，建議攝取量為 10 mcg（400 IU），用補充劑的方式給予；這個份量可以由嬰兒配方奶提供，因此喝配方奶的寶寶不需要服用補充劑。[3] 對於新生兒與 6 個月以下的嬰兒，每天不應給予超過 25 mcg（1000 IU）的維生素 D 補充劑。[35] 由於考慮到皮膚癌的風險，目前的作法，是建議 1 歲以下的嬰兒應避免直接曬到太陽。

對於 1 ～ 3 歲的兒童，維生素 D 的建議攝取量為 15 mcg（600 IU）[4]。[35] 除了骨礦化（bone mineralization）的需求，維生素 D 也被認為是預防第一型糖尿病和之

---

2 審訂注：台灣衛福部「國人膳食營養素參考攝取量」第八版（民國 109 年）：0 ～ 6 個月大每日 0.4 mcg，7 ～ 12 個月大 0.6 mcg，1 ～ 3 歲 0.9 mcg。

3 審訂注：寶寶是否要服用補充劑，建議需查閱配方奶標示，或向營養師或醫師詢問。

4 審訂注：台灣衛福部「國人膳食營養素參考攝取量」第八版（民國 109 年）：0 ～ 50 歲為每日 10 mcg（400 IU）。

後人生中其他慢性疾病發展的重要成分。[36]

Omega-3 脂肪酸

雖然沒有必需脂肪酸的建議攝取量，對於 6 ～ 12 個月大嬰兒的足夠攝取量（見 P.192）已被訂為 0.5 g 的 α- 次亞麻油酸（ALA），而 1 ～ 3 歲則為 0.7g；對於純素食兒童，建議攝取量可能會更高。

從母乳或 DHA 強化的嬰兒配方奶中，就可以獲取足夠的 omega-3 脂肪酸。長鏈 omega-3 脂肪酸 DHA 是比較好的選擇；因此可以採取額外的方法，來獲取最多的 DHA。

- 如果哺乳媽媽服用補充劑來源的 DHA，攝取量應該至少要達到每天 200 ～ 300 mg。
- 如果使用嬰兒配方奶，應該要選擇有添加 DHA 的配方奶。
- 如果沒有提供直接的 DHA 來源，就把 ALA 的足夠攝取量加倍。ALA 的來源包括了磨碎的亞麻仁籽、奇亞籽、火麻籽與核桃（核桃可以磨碎後加入麥片、抹醬、餅乾或其他食物中）。此外，還有提供了 omega-6 脂肪酸與 omega-3 脂肪酸比例為 1：1 或 2：1 的優質油品；除了 ALA 之外，有些也提供了 DHA。請閱讀標示來確定適當的份量。ALA 的來源，也可以是提供 omega-3、omega-6 與 omega-9 脂肪酸混合物的複方油品。
- 如果在 1 ～ 3 歲間斷了母奶，孩子改喝營養添加與強化的全脂豆漿，而非配方奶的話，就會需要從以上列出食物中，獲取 0.7 g 的 ALA 再加上 70 mg 的 DHA 補充劑，或者獲取雙倍的 ALA，也就是每天 1.4 g。[37-39]（更多關於 omega-3 脂肪酸的資訊，詳見 P.137 表 4-5 與第 4 章的其他章節。）

◈ 幼兒與學齡前兒童

當幼兒（至少在某些時候）遠離了乳房或奶瓶時，營養需求也會再次產生變化。他們所依賴的食物，會從母乳或配方奶轉移到一般食物，並且擴大了對於質地、口味和自己進食能力的探索。這段改變期間也是生長爆發期，同時孩子也會發現說「不」的力量，因此在營養上可能容易受到影響。成功過渡到健康純素食物的關鍵，就是要具有彈性，能夠隨著孩子的個別喜好進行調整，同時也遵循均衡的飲食計畫。這可以隨著長時間的飲食狀況來平均分配。

營養添加食品或補充劑

維生素 B₁₂

建議攝取量為每日 0.9 mcg。對於較高的劑量,吸收的比例會比較少。兒童應該從以下三種來源之一來獲取 B₁₂:

- 每天服用提供 10 ～ 40 mcg 維生素 B₁₂ 的補充劑
- 一週服用 2 次 375 mcg 維生素 B₁₂ 的補充劑
- 一天攝取 3 次至少含有 0.3 mcg(或 DV 的 5%)添加維生素 B₁₂ 的食品。(可以包括嬰兒配方奶、添加 B₁₂ 的豆漿、添加 B₁₂ 的麥片與營養酵母的一些組合;請檢查標示。由於營養添加食品的維生素含量可能會有變化,有些專家建議,每天或每週也應服用 B₁₂ 的補充劑。)

維生素 D

建議攝取量為每日 15 mcg(600 IU)。[5] 父母應該每天選擇以下其中一種方式,來提供孩子足夠的維生素 D:

- 每天服用提供 15 mcg(600 IU)維生素 D 的補充劑。
- 一天攝取 3 次添加 1.7 mcg(70 IU)維生素 D 的食品(例如 180 ml 或 6 oz 的嬰兒配方奶或添加維生素 D 的豆漿),再加上每天服用提供 10 mcg(400 IU)維生素 D 的補充劑。
- 在上午 10 點至下午 3 點間,讓臉和前臂在太陽底下曝曬;膚色淺的兒童要曬 10 ～ 15 分鐘,膚色深的兒童則需要 20 分鐘。

陽光照射、營養添加食品與補充劑的組合,可以達到很好的效果。由於在北緯 37 度以上的地區,冬季期間無法有充足的陽光照射(見 P.237),因此居住在這些地方的兒童,應該要用補充劑以及營養添加食品來獲取維生素 D。要避免陽光的過度曝曬,每天維生素 D 的攝取量也不應超過 63 mcg(2,520 IU)[6](見 P.235 ～ 244)。[35, 40]

---

5 審訂注:台灣衛福部「國人膳食營養素參考攝取量」第八版(民國 109 年):0 ～ 50 歲為每日 10 mcg(400 IU)。

6 審訂注:台灣衛福部「國人膳食營養素參考攝取量」第八版(民國 109 年):0 ～ 12 個月大的上限攝取量為 25 mcg(1,000 IU),1 歲以上 50 mcg(2,000 IU)。

表 10-4 1～3 歲兒童的典型每日純素食物指南

包含各式各樣的食物，並在兩餐之間提供 1 杯水。

奶品與配方奶：總量為 600～700 ml（20～24 oz）
5 份母乳、市售嬰兒配方奶、營養添加全脂豆漿，或者以上的任意組合。

麵包與麥片：4 份以上（幼兒份量）
1 名幼兒的份量＝
- 1/4 杯（60 ml）煮熟的麥片、穀類或義大利麵
- 1/2 杯（125 ml）即食穀麥片
- 1/2 片麵包或類似大小的墨西哥玉米薄餅、皮塔口袋餅或捲餅

蔬菜：2 份以上（幼兒份量）
1 名幼兒的份量＝
- 1/4 杯（60 ml）煮熟的蔬菜
- 1/3 杯（85 ml）蔬菜汁
- 1/2 杯（125 ml）沙拉或其他新鮮的蔬菜片

水果：2 份以上（幼兒份量）
1 名幼兒的份量＝
- 1/2～1 顆水果
- 1/4 杯（60 ml）煮過的水果
- 1/4 杯（60 ml）果汁（限制一天總量為 1/2 杯）

豆類與替代品：2 份以上（幼兒份量）
1 名幼兒的份量＝
- 1/4 杯（60 ml）煮熟的豆類、豌豆或扁豆
- 60g 豆腐或天貝
- 15～30 g（1/2～1 oz）純素仿肉
- 30 ml 大豆優格
- 1～2 大匙（15～30 ml）花生醬

堅果與種子：1 份以上（幼兒份量）
1 名幼兒的份量＝
- 1～2 大匙（15～30 ml）堅果或種子醬
- 2 大匙（30 ml）堅果或種子

Omega-3 脂肪酸

必需脂肪酸的足夠攝取量設定為 0.7 g 的 ALA。許多專家建議，純素食幼兒的充足攝取量應該加倍到 1.4 g 的 ALA，以支持 ALA 轉換為 DHA，又或者額外的 DHA 可能是有益的。獲得這些必需脂肪的方式有：

- 母乳（關於媽媽的 DHA 來源，詳見 P.326）。
- 含有 DHA 的嬰兒配方奶。
- 能提供 0.7 g ALA 份量的堅果、種子或油品（見 P.137 的表 4-5），加上提供 70 mg DHA 的補充劑（網路上可以找到純素食的 DHA 來源）。
- 能提供 1.4 g ALA 份量的堅果、種子或油品，像是 1/2 小匙（2 ml）的亞麻仁油、1 小匙（5 ml）提供 omega-3、omega-6 與 omega -9 脂肪酸混合物的複方油品、2 小匙（10 ml）的奇亞籽、2 大匙（30 ml）的火麻籽，或者 3 大匙（45 ml）的核桃（見 P.137 表 4-5）。

富含 omega-3 脂肪酸的油品性質不穩定，發煙點較低，因此不應用於烹煮。同時，也可以將奇亞籽添加在煮好的麥片粥中、將火麻籽添加在果昔與麥片裡，以及將核桃添加在麥片、麵包、餡餅與其他食物裡，例如純素青醬和其他抹醬。

碘

建議攝取量為 90 mcg[7]，可以從 1/3 小匙（2 g）的加碘鹽中獲得。[8] 然而，這個份量的加碘鹽也會提供 388 mg 的鈉，比兒童每日建議攝取量（800 mg）的三分之一還要多。

另一種提供碘建議攝取量的可靠方式，就是以補充劑的形式攝取，或者採用補充劑（可能僅提供 50 mcg 的碘）再加上少許加碘鹽的組合。只有當海帶的食品標示有列出碘的份量時，才能夠把海帶列入選擇；否則海帶的碘含量變化很大，可能會不足或超量。

綜合維生素礦物質補充劑

可以給予幼兒含有維生素 B_{12}、D 和碘，以及鈣、鐵和鋅的純素綜合維生素礦物質補充劑，來補足他們從食物獲得這些營養素的攝取量，特別是在飲食看起來不均衡或不足的階段。[41-43] 純素補充劑可以在住家附近的天然食品商店取得，或者上網購買。所有的補充劑都應該放置在兒童拿不到的安全之處。

餐點規劃

離乳時，小孩的營養很容易受到影響。要勝過母乳或嬰兒配方奶並不容易，因為這些都非常適合生命第 1 年的需要。幼兒的飲食會從這些容易消化的液體（為嬰兒的需要量身訂做，其中約一半的熱量來自於高品質的脂肪），轉換到更具挑戰性的各種食物上。

兒童的胃很小，可能每 2 ～ 3 小時就需要用餐，或者吃些營養的點心。幼兒的茁壯必需依賴更健康的植物性高脂食物，例如豆腐、堅果與種子醬、酪梨、大豆優格、大豆配方奶，以及營養添加全脂豆漿。相反的，體積大的食物（例如沙拉）很容易塞滿兒童的小肚子，但所提供的熱量卻很少。為了獲得優質營養，每份正餐應該包含 P.346 表 10-4 中所列出的 3 ～ 5 類食物；而在點心時間，則應該提供至少兩類的食物。任何食物在一天的任何時間裡都可供應。舉例來說，在世界上的某些地

---

7 審訂注：台灣衛福部「國人膳食營養素參考攝取量」第八版（民國 109 年）：1 ～ 3 歲每日 65 mcg，4 ～ 6 歲每日 90 mcg。

8 審訂注：不同品牌的加碘鹽可提供的碘含量會有不同，請致電製造商詢問。

區，早餐固定都會提供扁豆。儘管全穀類食品是絕佳的選擇，但純素食的父母可能會驚訝地發現，低纖維又體積大的精製麵包、麥片、餅乾與義大利麵，也可以成為幼兒飲食中的健康組成部分。富含鐵的食品，像是鐵質強化乾燥麥片與其他列在 P.334 表 10-1 以及 P.216 表 6-2 上的品項，都應該常常提供給幼兒食用。[44]

最好能定時提供餐點。兒童不應該一面吃一面奔跑或遊戲；避免或盡量減少其他會讓幼兒分心的事物（例如電視或平板電腦）。為了避免窒息，餐桌上要將兒童的座位安排在大人旁邊。孩子吃飯要花上一些時間是很正常的，因此大人與其一直催促，不如配合孩子的吃飯節奏。地中海飲食之所以被認為對健康有益，其中一項原因，就是享有悠閒的用餐時光。

健康的點心包括了瑪芬蛋糕（用營養的材料製作，並且冷凍以備不時之需）、大豆優格、一盤切好的蔬菜配上酪梨或豆子沾醬，或者加了火麻籽[9]的果昔。

避免權力鬥爭

假如孩子還不餓，就不該強迫他吃東西。雖然規律的飲食對兒童很重要，但偶爾跳過一餐也無可厚非。藉由決定什麼時候吃飯，以及應該要吃多少，孩子學會的是自信與獨立思考的能力。

正餐與點心時間，提供了一個親子解決獨立性（自己吃）與依賴性（被餵食）問題的舞台。富有創意的方法，會比強迫餵食產生更好的結果。舉例來說，一個小女孩固執地拒絕被餵食，於是家長把湯匙交給她，讓她反過來餵大人。就在食物從大人的下巴滴下來時，兩個人都發出了笑聲，氣氛恢復了和諧，讓這頓飯可以繼續下去。

孩子不應該因為不吃東西而被處罰；這樣的舉動，會推翻他們天生對飽與餓的自然感受。試圖強迫孩子吃東西的父母很可能會失敗，而且會導致孩子產生飲食問題。較好的作法是，父母與照顧者可以決定提供哪些食物，讓孩子自己選擇要不要吃，以及要吃多少。在同一種食物類別中提供多種食物（例如水果可以有香蕉、藍莓或木瓜；穀類可以有麵包、墨西哥玉米薄餅或麵條），可以讓孩子有所選擇，提高他吃東西的動力。孩子可能會在某個或一些場合中拒絕某種食物，但未來還是有可能接受並享用它。

另一方面，父母不需要滿足孩子的每個願望，也不應該用甜點來賄賂孩子；這會提高甜食的地位，讓它看起來更誘人。相反的，最好的作法就是直接拿走孩子沒有吃的食物，並不加任何評論。沒有吃的部分，或者其他營養的選擇，可以在點心

9　審訂注：在台灣可購買營養價值相近的亞麻仁籽或奇亞籽來替代。

時間再次提供給孩子。

　　到 12 個月大時，兒童就可以獨立進食了。父母可以提供營養的手抓食物，並允許孩子根據自己的意願接受或拒絕，來鼓勵孩子自主並避免衝突。雖然「1 ～ 3 歲兒童的典型每日純素食物指南」（見 P.346 表 10-4）很有幫助，但孩子的飲食並不會總是遵循指南上的建議。大人可以建立良好的飲食習慣，並且要有信心孩子會效法他們所樹立的榜樣。

挑食的孩子

孩子所偏愛的下列 5 種食物，看來似乎無法維持他們的生命。不過，在一天中，如果一個體重 11 ～ 15 kg）的孩子喝了 3 杯（750 ml）營養添加與強化豆漿，吃了 2 個花生醬三明治、2 片香蕉，以及 1/2 杯（125 ml）的豌豆，就能獲得足夠的熱量，也獲得了 3 倍的蛋白質建議攝取量。這些食物提供了比建議攝取量還多的維生素 B 群、維生素 A、C、E 與 K、鈣、鐵、鎂、磷、硒與鋅，加上 85% 的鉀，以及超過建議攝取量一半的維生素 D。[10] 儘管「挑食的小孩」堅決不吃家裡的其他食物，但這些簡單的選擇就已經充滿了營養。

　　雖然孩子可能看起來很挑食，但在檢驗他們的食物攝取量、能量與生長狀況後，通常都證明了他們的飲食狀況良好，甚至愈來愈茁壯。他們在用餐時可能會拒吃很多東西，不過餐與餐之間的點心卻一下子就吃完了。這讓點心的選擇變得很重要。

　　父母可以採用其他策略來激發孩子的胃口，例如邀請他們參與簡單的食材準備過程。一位純素食的父親發明了一種他取名為「偷偷摸摸的爸爸布丁」（Sneaky Dad's Pudding）的混合食品，來克服女兒對食物不感興趣的問題。他幫女兒爬上他身邊的凳子，將各種營養的食材放入果汁機裡，包括草莓、香蕉、可可粉或角豆粉（carob powder）、火麻籽、堅果醬、一片酪梨、一點柳橙汁，最後倒入營養添加與強化豆漿加以稀釋混合，來調出所需的濃稠度。然後，他讓女兒按下果汁機的啟動按鈕。身為這道美味組合的共同創造者，女兒很樂意跟爸爸一起分享成果；而爸爸也可以放心，女兒並沒有缺乏營養。

　　即使孩子之前拒絕蔬菜（孩子的確會產生這種暫時的厭惡感），創造力可以確保他們願意吃一些。運用同樣的道理，也可以在瑪芬蛋糕裡添加磨碎的胡蘿蔔、煮熟的南瓜等。孩子喜歡在純素漢堡或塔可餅中包入酪梨、番茄或豆芽等餡料，但他們可能會刻意避開煮熟的菠菜。父母也可以用切好的蔬菜拼盤作為孩子的點心。

　　要鼓勵挑食的孩子，最好的工具就是有恆心。試著營造愉快的用餐時光，並至

---

10 審訂注：此處是因為飲用了 3 杯營養添加與強化的豆漿的緣故。

少包含一種孩子喜歡的食物。可以鼓勵孩子嘗試不一樣的新食物，並在嘗試成功時為他喝采。表 10-5 提出了解決一些常見挑戰的建議方法。

◇ 食物、營養與健康：從幼兒到青少年

雖然大部分的父母在小時候都沒學過如何準備有益健康且美味的純素食物，但現在或許是培養這種技能的理想時機。[45] 如果父母與照顧者是好榜樣，就會啟發孩子建立健康的飲食習慣。一項研究追蹤了 1,254 名 61 ～ 90 歲之間的人從小到大的飲食與健康，結果顯示，諸如吃蔬菜等的良好習慣都是從小養成的。[46]

跟小孩一起共度烹飪時光的大人，會在良好的營養習慣上獲得豐收。餐點規劃與準備可以變成有品質的親子互動與指導時間——即使因為小幫手對這個過程太著迷，導致這些工作會花上更長的時間。餐點不需要很特別或很複雜。事實上，大多數的小孩都不喜歡太花俏的食物，反而更喜歡容易辨認的手抓食物：新鮮的蔬果、

表 10-5 孩子挑食的挑戰與解決方法

成長的正常階段	孩子的觀點	父母的觀點	該怎麼做
拒絕吃東西	我不餓，我要堅持自己的獨立性，或者我需要別人的關注。	必須要用某種方式讓孩子吃飯；發育中的孩子需要食物。	尊重孩子身體（與心靈）的智慧。跳過一餐對一個健康的孩子不會造成傷害；在一段合理的等待時間後，平靜地拿走食物，不需大驚小怪。假如孩子的體重增加程度不足，請帶去看醫生或諮詢健康中心。
極端偏食；只吃一種食物	這種新食物好棒喔！	孩子需要均衡的飲食。	極端偏食在孩子身上很常見，也會出現在大人身上。如果這沒有造成問題，幾天後飲食模式往往就會回到平衡了。
不喜歡新食物	我不喜歡它的味道，或者今天我不想要嘗試新東西。	孩子應該學著喜歡所有的食物，並且配合家裡的飲食模式。	孩子有權利不喜歡一些東西。如果能夠以平常心來看待，過一陣子同樣的食物就有可能被接受了。幼兒可能會在幼兒園或朋友家順利吃下該食物。如果方便的話，父母可以提供同樣食物類別中的另一樣食物替代。
不喜歡煮熟的蔬菜	這些看起來不吸引人，或者味道很怪。	蔬菜富有很多營養。而且孩子應該要吃各種不同的蔬菜。	沒必要每天都吃煮熟的蔬菜。維生素、礦物質以及保護性的營養素可以來自各種各樣的食物。孩子可能會比較喜歡生的或稍微蒸過的蔬菜。假如小孩拒絕所有的蔬菜，但只吃一樣，例如豆莢裡的生豌豆、胡蘿蔔條、香蕉、木瓜或芒果，那麼請注意讓每一種都是高營養價值的食物。孩子會注意到父母對於營養食物的享受態度。
晃來晃去或者玩食物	這些食物的顏色、味道、質地和軟軟的手感好棒喔！而且，我可能也不太餓。	食物不是玩具。此外，吃飯不應該花上一整天。	探索食物跟玩食物是不一樣的。用手指觸碰食物，是孩子把食物放進嘴裡之前自然的探索方式。請允許孩子用這種方式探索。吃飯速度太快的父母，可以藉由這樣的機會來放慢速度。確定孩子吃完飯時，只要把食物拿走就好了。

簡單料理過的豆腐塊、塗上抹醬的吐司或餅乾。純素食的父母，可以透過鼓勵孩子攝取這些食物以及引導他們發展中的味覺，確保孩子會在他們所提供的健康起始基礎上，繼續建立健康的飲食習慣。

最佳的生長狀態

雖然有生長曲線圖與百分比排行這類資料，但孩子的成長其實沒有所謂的「理想」速度。在某些階段，兒童似乎一夜之間就會長高好幾公分，或者從一個胖嘟嘟的幼兒變成纖瘦的大孩子。在其他時期，身高和體重則增加得很少，發育主要發生在其他部分，例如語言或動作技能。如果父母之一或倆人的個子都很矮或很高，遺傳影響也可能反映在下一代身上。

並不是長得愈高就愈好，而且總體來說，發育稍微慢一些，可能會更健康。舉例而言，女孩最快的生長速度與早發的青春期，似乎會提高往後人生中罹患乳癌的風險。不過，如果生長模式有顯著的變化，或許還有其他可能的原因。

美國疾病管制與預防中心（CDC）與世界衛生組織（WHO）已經建立了用於醫療臨床的標準生長曲線圖，並且可以在網路上取得。這些生長曲線圖包括了WHO 的兒童生長曲線圖（出生到 24 個月），反映了主要以母乳哺餵至少 4 個月以及滿 1 歲仍然持續哺乳的兒童之生長狀態。還有 CDC 的兒童與青少年身體質量指數（BMI）百分比計算器也在其中。詳見 P.480 的參考資料。[47, 48, 69]

純素食兒童的生長狀況

在幾十年前，CDC 曾研究 288 名純素食兒童的生長狀況。這些兒童都住在田納西州薩默敦一個名為「農場」的社區中，年齡在 4 個月到 10 歲之間。研究人員認為，他們的父母「對於與素食有關的問題相對比較熟悉」。數據結果顯示，研究群體中的孩子平均身高和體重都在正常範圍內，並且都在 25 ～ 75% 之間。

在「農場」出生的嬰兒具有正常的出生體重，他們的生長曲線也跟典型母乳餵養的兒童相仿。而在純素食兒童離乳時，也很注重能提供大量熱量的營養食品的重要性。[49] 這些孩子攝取了富含維生素 B_{12}、D 與 A 的全脂營養強化豆漿，以及其他營養的純素食物。花生醬三明治是午餐時間最受歡迎的食物。很多孩子在各種菜餚中，都會搭配食用紅星營養酵母（素食者支持配方），這個產品也藉由這個純素食為主的社區，在市場上流行了起來。

營養豐富的食物

為了整個童年與青少年時期的健康成長，兒童需要熱量、礦物質與維生素密集來源

的食物和飲品 [1]，包括：

- 酪梨、堅果醬、種子醬、火麻籽，以及豆製抹醬，例如鷹嘴豆泥醬。
- 全脂營養強化豆漿、豆腐或大豆優格。
- 全穀類麵包、麥片，以及烘焙食品，例如健康的瑪芬蛋糕、能量棒與餅乾。
- 精製並營養強化的穀類產品（例如義大利麵）；偶爾食用就好了，因為這些食物會增加熱量攝取。
- 濃湯或燉菜（1 杯豌豆湯提供了 136 kcal 與 9 g 的蛋白質，而 1 杯荷蘭豆則提供了 26 kcal 與 2 g 的蛋白質）。
- 布丁、冷凍甜點，以及用健康食材製成的奶昔。

在童年與青少年時期攝取大豆製品，可以降低往後人生中的罹癌風險，降幅高達 60%。對女孩而言，大豆異黃酮會在乳房發育過程中影響乳房細胞，為預防乳癌提供一些保護。大多數的亞洲女孩在成長過程中都有食用大豆製品，這可能有助於解釋這些國家乳癌罹患率較低的原因。[50, 51]

在外的飲食

純素飲食讓純素食兒童與眾不同，可能會在學校裡引起一些難處；不過許多父母都發現，這並非很難克服的重大障礙。許多非素食父母都有孩子食物過敏的問題；而有些人則希望在特殊活動中享有更健康的食物。當家長攜手合作幫助教職員規劃與食物有關的活動來支持兒童健康時，就會被孩子們所接受，並且教職員也無需負擔額外的工作，那麼改善後的飲食選擇就能夠順利整合在其中。

有些人希望能夠更永久性地改善當地學校飲食，這些人的盟友，可能包括了對素食主義友善的老師、學校供餐人員，以及其他家長。當然，學校供餐人員會感謝任何對他們的努力具有支持性的想法、意見、鼓勵與讚美。他們可能會有興趣知道，關於改善學校飲食健康的大規模運動正在進行，其中也包括了為想要的人提供素食的選擇。素食者資源組織（Vegetarian Resource Group）提供了許多實際且有用的資源 [52]，美國責任醫療醫師委員會也提供了相關資源（詳見 P.480 的參考資料）。

為了減少午餐便當的挑戰性，請花點錢購買不含雙酚 A 且具有防漏蓋的各種尺寸容器（在戶外用品店都可以買到）。這些容器可以把營養強化豆漿、富含蛋白質的純素湯品、燉菜、鷹嘴豆泥醬、素食漢堡肉或者醃豆腐等，安全地帶去學校與其他特殊活動中。至於像是湯品、燉菜、燉辣椒料理、豆類與素食熱狗等熱食，則可以打包在保溫瓶中，這樣便能妥善地保存好幾個小時（用沸水事先加熱保溫瓶能幫助保溫）。而容易腐壞的冷藏食物，可以放在具有保溫效果的午餐盒，或者放有保

孩子適合生食飲食或水果飲食嗎？

　　條件更加嚴格的飲食（例如水果飲食與 100% 的生食飲食），對於嬰兒與兒童的安全性尚未確立，不過醫學文獻中確實有些不幸的病例報告。這些飲食在熱量、蛋白質、某些維生素以及某些礦物質的含量上可能會非常低，因此不建議這些營養弱勢群體採用。[1]

　　如果父母採用營養均衡的生食飲食（如同布蘭達‧戴維斯與薇珊托‧梅麗娜合著的《邁向生食純素飲食》〔*Becoming Raw*〕中所述），則可以透過添加更多能量密集的食物，將他們的飲食調整並擴展成適合孩子的飲食；這些能量密集的食物，包括了煮熟的豆科植物、穀類，以及澱粉類蔬菜，例如蒸熟的山藥。非常重要的是，必須要提供維生素 B$_{12}$、D 與碘的可靠來源。

冰劑的袋子裡。

　　當孩子到朋友家參加餐會派對時，事先準備好高蛋白的餐點讓孩子帶去，對不熟悉純素料理的主辦人會有很大的幫助。一般而言，其他非蛋白質的餐點都能食用。

在餐廳用餐

帶孩子一起出去吃飯，可能會是愉快的經驗，也有可能是場惡夢。有些孩子是天生的探險家；有些則會想要吃熟悉的食物。對於後者而言，帶著他最喜歡的餅乾、個別包裝的巧克力豆漿、一點點的花生醬、廣受歡迎的三明治，或者他最喜歡的什錦乾果，可能會發揮很大的作用。給孩子一、兩樣從家裡帶來的食物後，其他餐點就隨之容易得多了。

　　如果可能的話，事先規劃也會有幫助，包括了從網路上搜尋對純素食友善的餐廳（詳見 P.481 的參考資料）。民族風味的餐廳是不錯的替代方案，包含了中式、東印度、墨西哥、中東、日式與泰式餐廳。

　　早餐可以包含燕麥粥、麥片、水果、吐司、果醬、花生醬與果汁，這些食物隨處可見。麥片可以直接乾吃，也可以搭配果汁或者分開帶的營養添加植物奶。對於午餐或晚餐，大多數的餐廳一般都會提供米飯、烤馬鈴薯、義大利麵、蔬菜或沙拉；沙拉吧通常都有豌豆、鷹嘴豆、豆類與豆腐。

　　如果是開車旅行的話，帶一大瓶水會很有用，可以拿來清洗路途中所購買的莓果、櫻桃番茄，或者豆莢中的豌豆；帶把刀來切新鮮蔬果也很有用處。

適當的零食

孩子會觀察到朋友吃些什麼，然後很可能會要求吃些零食。如果這些零食是不健康的，有時候就必須溫柔但堅定的說「不」。

然而，零食就一定是有害健康的含糖或高脂食品嗎？在建立終生飲食模式時，健康零食的定義（以及享受它的適當時機）都很值得考量。雖然孩子會要求，但大人不必非得購買不健康的食物和飲料不可。相反的，「零食」可以重新被定義成包括營養的選擇、有機食品、新鮮莓果或果汁。可以用氣泡水加鮮榨柳橙汁或少量果汁，作為汽水的健康替代品。或者也可以用新鮮芒果與柳橙汁、或者水果與非乳製優格來製成冰棒。這並不代表偶爾吃洋芋片、巧克力或糖果是要被禁止的——只是不該成為常態。

有些大人試圖用不健康的食物或飲料來麻痺自己的感覺。如果小孩知道這些「零食」放在哪裡以及這些零食的重要性，其所傳達出的訊息——「零食」是解決生活問題的最佳方法——就會深深烙印在小孩的腦海中。然而，如果孩子不高興但又不餓，食物就不該被當成解藥。關心與愛或許才是最適當的獎勵。

◇ 健康的體重

當孩子吵著要買不健康的食物時，買菜可能會變成一種挑戰。在屈服之前，父母或照顧者應該想想典型的北美飲食，還有它令人擔憂的影響。在 6～19 歲的兒童中，每六個人就有一人過重或肥胖。在過去 20 年裡，美國兒童過重的比例增加了 1 倍；而青少年過重的比例，則變成了 3 倍。[53, 54]

跟青少年體重驚人增加有相同趨勢的，包括了非酒精飲料攝取量的增加、蔬果攝取量的減少，以及缺乏運動。雖然看到有嬰兒用奶瓶喝可樂的景象令人震驚，但這種情況比大多數父母想像的要普遍得多。到了青春期，有 32% 的女孩與 52% 的男孩每天都喝 3「份」以上 240 ml 的汽水。與此同時，只有 21% 的兒童每天吃到 5 份蔬果；而對於學齡兒童的建議份量，是每天至少 6～9 份。[55] 當美國兒童吃蔬菜的時候，有 46% 是在吃炸馬鈴薯。在兒童醒著的時間裡，每 4 小時就有 1 小時是花在看電視上；而看最多電視的人，最容易變得肥胖。更糟的是，看電視往往都會搭配高熱量的零食。[54, 56]

這些習慣是造成直接花在兒童肥胖醫療上的費用成長 300% 的主因。跟具有最佳 BMI 的兒童相比，過重的兒童成年後更容易變得肥胖，也更可能罹患冠心病、高血壓、糖尿病、膽囊疾病、呼吸系統疾病、骨骼問題以及某些癌症。此外，過重的兒童經常會遭遇心理壓力、身體形象不佳，以及自尊心低落的問題。[54]

除了將飲食改變得更健康，還有其他策略，能夠重新把社會趨勢導向身體體能與最佳體重上。舉例來說，當街道規劃了自行車道、人行道照明良好，以及創造出室內與室外休閒活動的空間時，活動程度就會明顯增加。即使多一點點運動都是有益的。[54] 父母應該帶頭提供更健康的飲食與點心，並開始進行適當的體能活動，才能讓孩子在幼兒時期就養成良好的習慣。

12 歲以下的兒童

快速成長的兒童所需要的營養跟成年人截然不同。兒童的身體在這個時期處於卓越的建構過程，在青春期之前的幾年，建構會稍微緩和；進入青春期初期後，這股力量會重新復甦，使身體再次邁向新的建構過程。

　　在 2 歲左右，幼兒的身高體重差不多是 12 kg 與 86 cm。3 年後，同樣的孩子體重可能會增加 50%，也抽高 23 cm。為了支持這樣的成長速度，孩子的飲食必須富含蛋白質、礦物質、必需脂肪酸，以及其他形成新細胞所需要的營養素。全天候的純素食物選擇可以滿足這些需求。

早餐

用健康的餐點展開新的一天，能夠幫助孩子提高注意力、專注力與記憶力，在英文、科學與總體考試成績上表現得更好。[57] 充滿吸引力與營養滿分的早餐，可以包括炒豆腐，或者加了火麻籽、南瓜籽蛋白粉、葵花籽或其他類型營養補給的果昔（見 P.415）。可以用即食綜合果乾堅果穀麥片（muesli）、純素格蘭諾拉麥片[11]（granola）或者不加糖的穀麥薄片，搭配幾罐種子、堅果與椰肉絲，來組成一個早餐吧（類似沙拉吧），就擺在餐桌附近（這樣的布置也提供了方便的點心）。還可以用煮熟的麥片、新鮮水果與營養添加非乳製飲品來補充這些選擇。如果有時間悠閒地享用早餐，也可以和孩子一起做鬆餅，然後再放上水果或果醬。（快速版則可以在烤麵包機裡加熱純素冷凍格子鬆餅。）[58] 這些活動可以增添孩子對烹飪的技巧與信心。

　　提前規劃有助於確保孩子確實吃早餐。對於那些在上學前或去托兒所前睏到無法進食的孩子，可以準備一些食物（例如營養的自製瑪芬蛋糕或堅果醬三明治），讓他們在車上或上午的下課時間，可以搭配 1 杯營養強化豆漿一起吃。

打包午餐

如果午餐能從家裡打包帶出門，應該要包括富含蛋白質的食物與全穀類，來支持整

---

11 編注：一種將傳統燕麥加入各式堅果及果乾，大部分會添加蜂蜜或糖及油脂一起烘烤的酥脆綜合麥片。台灣買得到的市售品，大多都有添加蜂蜜，純素食者在購買前請留意營養標示。

表 10-6 製作純素三明治的穀類產品、抹醬、蛋白質餡料與蔬菜

穀類產品	抹醬	蛋白質餡料	蔬菜
法國長棍麵包 玉米糕 脆皮麵包 雜糧或全麥麵包 皮塔口袋餅 米香餅 春捲皮 黑麥麵包 酸種麵包 墨西哥玉米薄餅 （原味、番茄或菠菜） 全麥麵包或潛艇堡	第戎芥末醬 墨西哥酪梨醬 番茄醬 酸豆橄欖醬 酸黃瓜醬 純素人造奶油 純素美乃滋 黃芥末醬	腰果乳酪（自製） 市售純素乳酪 咖哩豆腐抹醬 炸鷹嘴豆泥餅 調味豆干 鷹嘴豆泥醬（自製或市售的各種口味） 醃製豆腐條 堅果醬 花生醬 墨西哥豆泥 中東芝麻醬 葵花籽或南瓜籽醬 天貝培根或天貝堡 豆腐沙拉 純素漢堡肉（熱或冷） 純素仿肉（熟食切片、素火腿、素義大利香腸、素義大利臘腸或素火雞肉） 純素的肉醬或抹醬	酪梨片 黃瓜片 青蔥 青椒、紅椒 或黃椒片 萵苣 橄欖片 酸黃瓜 紫洋蔥片 德國酸菜 胡蘿蔔絲 豆芽（苜蓿芽、葵花籽芽） 番茄片

個下午所需的能量。有些孩子喜歡在平日都吃同一種三明治；這會讓他有安全感。有些孩子則喜歡輪流帶自己喜歡的食物。在營養上，午餐的重要功能就是孩子願意吃掉，因此應該讓孩子參與選擇午餐的菜單，讓打包午餐袋或便當盒變成一項愉快的晚間（或晨間）任務。

可以用保冷袋裝盛的午餐選擇，包括了大豆優格與豆類、馬鈴薯、義大利麵，以及穀類沙拉。吃剩的披薩、義大利麵與米飯（包括無麩質食品）也很營養。如果孩子喜歡三明治，表 10-6 提供了一些選擇，組合後可以滿足兒童的營養需要；從左列的穀類產品開始，再添加一、兩種抹醬與蛋白質的餡料。如果適合的話，可以用一些蔬菜來裝飾，或者放在旁邊當配菜。

午餐與晚餐

眾所周知，大多數人會反覆吃自己最喜歡的 6 ～ 10 種餐點。歷經時間的考驗，受到兒童喜愛的餐點包括了純素披薩、燉辣椒料理（加或不加素肉都有）、義大利麵醬（添加煮熟的紅扁豆）與義大利麵、素食漢堡、炸鷹嘴豆泥餅，以及塔可餅或墨西哥捲餅。這些餐點如果使用正確的食材，就會非常營養。

我們也應該向兒童介紹各式各樣的健康食物。可以鼓勵他們嘗試世界各地不同

的民族風味料理，或許搭配偶爾的主題日，包括相關的音樂、電影，或者邀請來自於該地的客人一起共進晚餐。如果孩子不喜歡自製的湯、煮熟的蔬菜或者快炒菜餚，讓他們一起幫忙準備食物，有助於讓他們變得「更喜歡蔬菜」；他們可以從花園摘一些萵苣、清洗胡蘿蔔，在當他們能夠安全使用刀具時幫忙切酪梨、西洋芹或櫛瓜。

　　每天的餐點不一定要包含甜點。如果要提供甜點，應該選擇營養的品項，例如冷凍水果「冰淇淋」、新鮮水果沙拉，或者烤水果酥派（fruit crumble）。

點心

如果不想要用花生醬與果醬三明治或者昂貴的垃圾食品作為點心，可以用午餐或晚餐（或者早餐吧）剩下的食物替代，成為放學之後或任何時間肚子餓時的營養點心。儘管很多孩子不介意吃冷的穀物或義大利麵，還是可以加一點番茄醬或花生醬後加熱再吃。在流理台上放 1 碗新鮮水果和幾罐椰棗乾、杏桃乾或無花果乾，來滿足喜歡甜食的孩子。（孩子吃完這些甜食後應該要刷牙。）

「完美」食物日

沒有必要（實際上也幾乎不可能）要求孩子每天都達成完美的營養狀態；更實際的方法，是平均一段時間裡健康食物的攝取量。良好的營養狀態是值得追求的目標，而想要達成所有營養素的建議攝取量，菜單中幾乎沒有容得下垃圾食品的空間。

　　表 10-7 列出了一些菜單範例，這些菜單都超越了兒童三個成長階段的營養需求。每份菜單所提供的蛋白質都超出了需求量（表中顯示了每種食物的蛋白質含量）；而維生素與礦物質的量，則可以跟附錄（P.478 ～ 479）中所顯示的不同年齡建議攝取量進行比較。雖然每份菜單都提供了完整的營養分析，不過蛋白質、維生素與礦物質的確切含量還是會變動，取決於豆漿、素食漢堡肉與其他產品的選擇（請檢查營養成分標示以獲得具體份量）。分析是以公制單位為基準。

　　「菜單一」依賴營養添加的食品，例如鐵質強化麥片，有幾天可以直接乾吃，有幾天則是煮熟了吃。這份菜單不包含豆漿與豆腐，很適合對大豆過敏的孩子。在仰賴非乳製飲品時，記得檢查營養成分標示以確定鈣以及維生素 B_{12}、D 與 A 的含量。請注意豆漿在蛋白質與其他好幾樣營養素上的含量，比大多數其他非乳製飲品都要高得多。1 杯（250 ml）豆漿提供了 6 ～ 8 g 的蛋白質，而大多數其他非乳製飲品則只有 1 ～ 2 g。因此，如果使用低蛋白質的奶品，請確保在每天標準飲食中提供大量富含蛋白質的選擇。「菜單二」包含了天然的全食物，搭配營養強化的豆漿與大豆優格。「菜單三」則提供了可以快速準備的餐點（雖然這三份菜單都很簡單）。活動量大的兒童所消耗的熱量，很可能會比這些菜單所提供的還要多；對於

這些孩子，父母可以選擇增加份量，或添加額外的食物。

健康菜單的額外補充

確保維生素 B$_{12}$ 與 D 的可靠來源，對於兒童非常重要。表 10-7 的菜單，提供了包含這些營養添加與強化食品。然而，補充劑提供的維生素與礦物質含量比營養添加與強化食品受到更嚴格的控制。[44, 60] 兒童應該每隔幾天，或者在攝取量可能不足的期間，以補充劑形式獲得維生素 B$_{12}$ 與 D。

- **維生素 B$_{12}$**。在表 10-7 菜單中，營養添加非乳製飲品與素食漢堡肉提供了維生素 B$_{12}$；一些強化早餐穀麥片也是 B$_{12}$ 以及許多其他營養素的來源。
- **維生素 D**。營養添加非乳製飲品提供了約每杯 2.5 mcg（100 IU）的維生素 D（牛奶也是以同等的份量強化的），而一般菜單所含的維生素 D 都無法達到從一歲到成年的建議攝取量，也就是 15 mcg（600 IU）。因此，維生素 D 必須用補充劑、曬太陽或雙管齊下來補足。對於居住在北緯 37 度以北的兒童，冬季的陽光不足以使人體製造出足量的維生素 D，所以在 10～11 月到 3～4 月之間，補充劑對他們尤其重要（見 P.237～240）。兒童應該要不擦防曬油到戶外曬太陽 10～15 分鐘才會有用。如果要在太陽下待得更久，請多塗一層防曬油保護。

表 10-7 三種不同體重兒童的菜單範例

菜單一：為體重 20 kg 兒童提供約 21 g 的蛋白質攝取量	蛋白質（g）	菜單二：為體重 28 kg 兒童提供約 28 g 的蛋白質攝取量	蛋白質（g）	菜單三：為體重 36 kg 兒童提供約 34 g 的蛋白質攝取量	蛋白質（g）
早餐	總共 8 g		總共 16 g		總共 16 g
• 鐵質強化麥片 1 份	1 g	• 燕麥粥 1 杯（250 ml）	6 g	英式瑪芬蛋糕 1 個	4 g
• 火麻籽仁 2 大匙（30 ml）	5 g	• 磨碎的亞麻仁籽 1 大匙（15 ml）	2 g	杏仁醬 1 大匙（15 ml）	3 g
• 營養添加植物奶 1 杯（250 ml）	1 g	• 營養添加豆漿 1 杯（250 ml）	7 g	• 果昔 1/2 杯（125 ml），以藍莓、1 根香蕉與 1 杯（250 ml）營養添加豆漿製成	9 g
• 鈣質強化果汁 1/2 杯（125 ml）	1 g	• 香蕉 1 根	1 g		
午餐	共 9 g		共 16 g		共 17 g
• 黑豆湯 3/4 杯（185 ml）	5 g	• 義大利蔬菜濃湯 1 杯（250 ml）	6 g	• 三明治 1 個，用 2 片全穀類麵包、2 大匙（30 ml）花生醬與 1 又 1/2 大匙（22 ml）的果醬製成	15 g
• 全麥餅乾 3 片	1 g	• 黑麥餅乾 4 片	1 g		
• 墨西哥酪梨醬 1/2 杯（125 ml）	2 g	• 柳橙或其他水果 1 顆	1 g		
• 生的蔬菜條 1/2 杯（125 ml）	1 g	• 營養添加豆漿 1 杯（250 ml）	7 g	• 胡蘿蔔 1 根	1 g
		• 無花果能量棒 2 根	1 g	• 180 ml 的柳橙或葡萄汁	1 g

菜單一：為體重 20 kg 兒童提供約 21 g 的蛋白質攝取量	蛋白質（g）	菜單二：為體重 28 kg 兒童提供約 28 g 的蛋白質攝取量	蛋白質（g）	菜單三：為體重 36 kg 兒童提供約 34 g 的蛋白質攝取量	蛋白質（g）
晚餐	共 14 g		共 22–24 g		共 25–34 g
• 義大利麵 3/4 杯（185 ml）	6 g	• 墨西哥玉米薄餅 1 片	1–3 g	• 素食漢堡肉 1 個	9–18 g
• 番茄醬汁 1/2 杯（125 ml），佐煮熟的扁豆 2 大匙（30 ml）	2 g	• 墨西哥斑豆泥 3/4 杯（185 ml）	12 g	• 全麥漢堡麵包 1 個	4 g
	2 g	• 1/3 顆酪梨	1 g	• 萵苣 1/4 杯（60 ml）、紫洋蔥 2 片與番茄 2 片、番茄醬或酸黃瓜醬 2 大匙（30 ml）	1 g
• 1/4 杯（60 ml）綠豌豆	2 g	• 切塊的番茄 1/4 杯（60 ml），切碎的萵苣 1/4 杯（60 ml），以及莎莎醬 1 大匙（15 ml）	1 g		
• 營養添加植物奶 1 杯（250 ml）	1 g			• 烤山藥、薯條或山藥 1/2 杯（125 ml）	4 g
• 覆盆子 1 杯（250 ml）	1 g	• 強化巧克力豆漿或草莓大豆優格 1 杯（250 ml）	7 g	• 營養添加豆漿 1 杯（250 ml）	7 g
點心	共 3 g		共 7 g		共 14 g
• 營養添加植物奶 1 杯（250 ml）	1 g	• 葡萄乾或醋栗 1/4 杯（60 ml）	1 g	• 核桃 1/4 杯（60 ml）	4 g
• 香蕉 1 根	1 g	• 吐司 1 片塗上 1 大匙（15 ml）中東芝麻醬與 1 小匙（5 ml）黑糖蜜	6 g	• 營養添加豆漿 1 杯（250 ml）	7 g
• 杏桃乾 1/4 杯（60 ml）	1 g			• 西瓜 2 片	3 g
• 水		• 木瓜 1/2 杯（125 ml）	0 g	• 水	
		• 水			

營養分析：熱量：1,403 kcal ／蛋白質：34 g ／脂肪：38 g ／碳水化合物：245 g ／鈣：1,369 mg ／鐵：14 mg ／鎂：422 mg ／磷：1,148 mg ／鉀：3,338 mg ／鋅：7.7 mg ／硫胺：1.3 mg ／核黃素：6.4 mg ／菸鹼酸：14 mg ／維生素 B_6：1.9 mg ／葉酸：404 mcg ／泛酸：5 mg ／維生素 B_{12}：4.8 mcg ／維生素 A：963 mcg RAE ／維生素 C：132 mg ／維生素 E：13 mg ／ omega-6 脂肪酸：8 g ／ omega-3 脂肪酸：5 g

營養分析：熱量：1,754 kcal ／蛋白質：61 g ／脂肪：44 g ／碳水化合物：295 g ／鈣：1,336 mg ／鐵：17 mg ／鎂：458 mg ／磷：1,453 mg ／鉀：4,144 mg ／鋅：10 mg ／硫胺：1.6 mg ／核黃素：1.7 mg ／菸鹼酸：12 mg ／維生素 B_6：1.8 mg ／葉酸：602 mcg ／泛酸：4 mg ／維生素 B_{12}：7.6 mcg ／維生素 A：600 mcg RAE ／維生素 C：146 mg ／維生素 E：11 mg ／ omega-6 脂肪酸：16 g ／ omega-3 脂肪酸：3 g

營養分析：熱量：2,009 kcal ／蛋白質：72 g ／脂肪：61 g ／碳水化合物：320 g ／鈣：1,402 mg ／鐵：14 mg ／鎂：536 mg ／磷：1,284 mg ／鉀：4,843 mg ／鋅：9 mg ／硫胺：1.5 mg ／核黃素：2.5 mg ／菸鹼酸：21 mg ／維生素 B_6：2.3 mg ／葉酸：391 mcg ／泛酸：6 mg ／維生素 B_{12}：6.6 mcg ／維生素 A：2,975 mcg RAE ／維生素 C：203 mg ／維生素 E：11 mg ／ omega-6 脂肪酸：24 g ／ omega-3 脂肪酸：4 g

參考出處：[20, 59]

- **碘**。碘可以從 1/4 小匙（1.5 g）的加碘鹽攝取，不論是在料理時添加，或者在餐桌上自行添加都行；或者也可以服用補充劑。
- **鉀**。需要大量的水果來滿足建議的鉀濃度；蔬菜也會提供鉀（見 P.216 表 6-2）。如果要在菜單中添加更多食物來滿足額外的熱量需求，水果會是增加這種礦物質攝取量的明智選擇。

青少年的營養：做正確的選擇

青少年的主要任務，是了解自己獨特的身分認同與個性；因此，青少年時期可能會充滿了挑戰。跟營養有關的問題，可能會變成衝突的場域；但如果家長與照顧者可以放鬆心情，並允許青少年逐漸增加自身的獨立性（同時賦予更多的責任），或許這可以成為所有相關的人一起學習的契機。在某些純素食家庭裡，家長會發現青少年決定嘗試成為葷食者。另一方面，有些青少年不受家庭飲食方式的影響，成為了純素食者。如果年輕人願意採取營養充足的純素飲食，非素食者父母通常都很樂意。

如果青少年真誠地投入健康純素飲食的行列，或許在其他家人所吃的植物性食物之外，讓他準備自己的素食漢堡或其他食物來補足營養，會很有幫助。一般而言，當青少年採取純素食的生活方式時，會需要添加蛋白質豐富的豆類、豌豆、扁豆與純素仿肉。幸好，跟非素食的青少年相比，素食的青少年表現的還不錯。

在比較了復臨學校（Adventist schools，主要為素食者，也包含純素食者）的青少年與公立學校的孩子之後，研究發現，素食者的 BMI 比較低，特別是女性的素食者。研究也發現，素食的青少年比非素食青少年有更好的飲食攝取量，也比較不容易產生過重或肥胖的情形。（雖然一些罹患飲食失調症的青少年會遵循純素飲食〔見 P.418 ～ 432〕，但通常是在病發後才採用這樣的飲食，以限制熱量的攝取。）[61, 80]

研究還發現，素食的女孩以及大豆製品攝取量高的女孩，經期開始的時間比非素食女孩平均晚了 7 個月。初經來潮較晚，在健康上具有兩項好處：壽命較長，以及成年後罹患乳癌的風險較低。[62]

一項澳洲研究比較了以素食為主及非素食的青少年。結果顯示，平均而言，素食與接近純素的青少年具有較低 BMI、較小的腰圍、較低的 LDL 濃度，以及較好的總膽固醇與 HDL 比例。兩個族群的身高、血紅素濃度與活動力都很類似；但以素食為主的族群有一項缺點，就是維生素 B_{12} 的濃度較低。[63, 64]

青少年的話題

成年人與青少年具有共同的願望：讓青少年獲得決策的技能。從錯誤中學習，能夠讓青少年學到重要且效果持久的一課。關鍵是在成人與青少年建立新的模式與界限的同時，要幫助青少年避免無法挽回的錯誤。與食物有關，而且可能影響長期健康擔憂包括：

- 補充劑的使用
- 在主要的發育爆發期間，需要增加營養素
- 違反家庭飲食傳統

- 對料理興趣缺缺或缺乏參與
- 沒有以優質營養為優先
- 對皮膚問題或者經前症候群（PMS）的困擾
- 對體重（見第 12 章）與身材（見第 12 與 13 章）感到焦慮
- 產生飲食失調症（見 P.418 ～ 432）
- 改善運動表現或運動參與的飲食（見第 13 章）

純素食的青少年需要維生素礦物質補充劑嗎？

簡短的答案是「沒錯」。不論在任何年齡，充足的維生素 B12 攝取量都是不可或缺的；由於補充劑中的維生素含量是固定的，因此從補充劑形式取得這種維生素最為理想。維生素 D 補充劑對於很少待在戶外，或者住在北緯 37 度以北的青少年（不論採取何種飲食）都很重要；尤其在冬季能照射到的陽光有限，就更加需要補充劑了。關於維生素 D 充足狀態有諸多好處的研究正在不斷累積中。在這個年齡層，對於 9 ～ 15 歲參加高衝擊運動的女孩來說，維生素 D 的攝取量（來自於強化飲品與補充劑）愈高，發生骨折的情況就愈少。[65]（更多關於這些維生素的資訊，詳見第 7 章以及 P.478 的附錄。）

鐵、鋅與鈣（見第 6 章）在青少年時期也很重要。[66] 儘管均衡的純素飲食提供了這些以及其他所有必需營養素，但綜合維生素礦物質補充劑能夠補足任何營養素不足的潛在情況。舉例而言，缺鐵在採取任何一種飲食（包括純素模式）的青少年間很常見，特別是經期中的女孩。此外，雖然青少年可以從好幾份營養添加與強化的植物奶，加上一些高鈣豆腐與其他富含鈣的植物性食物（詳見後文的「鈣、維生素 D 與骨骼建構」）的組合中，達到鈣的建議攝取量（1,300 mg）[12]，但還是建議那些經常未達到建議攝取量要求的人，每天應該使用補充劑來補足差額。

男孩的生長爆發期

在青春期之前，男孩可能約體重 45 kg，身高 157 cm。4 年後，他可能會增加 23 kg 與 18 cm。為了實現這個目標，他需要大量的蛋白質、維生素、礦物質、碳水化合物與必需脂肪酸，而這會反應在明顯增加的胃口上。大家都知道，青少年男孩可能會吃光原本準備給全家人的一桌菜，還誤以為只是單人份。他們可能會在家裡吞掉兩份晚餐，然後在其他地方再上吃一頓。這種強烈的食欲，是人體在這個階段需要額外建構材料的正常反應。

12審訂注：台灣衛福部「國人膳食營養素參考攝取量」第八版（民國 109 年）：13 ～ 18 歲男女每日 1,200 mg。

女孩的生長爆發期

11 ～ 14 歲女孩在生長爆發期開始時，跟同年齡的男孩有差不多的平均體重（45 kg）與身高（157 cm）——事實上，女孩可能比男孩還高出 2 ～ 3 cm 左右。在為期約 4 年的生長爆發期間，她們的生長幅度通常比男孩要少。她們可能會增加約 9 kg 與 5 cm。這 20% 的體重成長仍然需要大量營養的食物來支持。此外，隨著經期的開始，她們對於鐵的需求量也更多了。

鈣、維生素 D 與骨骼建構

在青春期獲得足夠的鈣質，對於增加骨礦化是非常重要的；這個過程會持續數十年，降低之後發生骨質疏鬆的風險。9 ～ 19 歲的年輕人具有特別高的需求量（每天 1,300 mg 的鈣）。[13] 除非特別注意確保足夠的攝取量，否則純素飲食很可能會缺鈣。[1, 67]

鈣的優質來源，包括了營養添加植物奶與果汁、低草酸鹽的綠色蔬菜（羽衣甘藍、芥藍、大白菜、青江菜、綠花椰菜與秋葵）、豆類（大豆、白豆、海軍豆〔白腰豆〕、大北豆與黑龜豆）、黑糖蜜與無花果。一些以傳統方法製作的墨西哥玉米薄餅也會加鈣，請檢查營養成分標示確認。P.466 的「純素餐盤」提供了關於富含鈣質食物與份量的額外指南。遵循這份食物指南的建議，還可以提供許多其他與骨骼建構有關的營養素。

骨骼的健康，不僅只靠適當的營養來維持。參與戶外活動也會在兩方面提供好處。首先，陽光照射在皮膚上時，會促進人體產生維生素 D，進而促進鈣質的吸收、利用與保存。其次，負重運動能透過保持更強壯的骨骼，來鼓勵身體做出反應。

滋養健康的皮膚

在外表的各方面之中，皮膚健康是青少年最感興趣的話題。性荷爾蒙（雄性激素）的激增，會擴大並刺激皮膚中的油脂腺，特別是鼻子周圍以及脖子、胸部與背部的油脂腺。雖然荷爾蒙的濃度相仿，但有些人的身體會比其他人製造出更多的油脂，而某些人皮膚角質脫落（清除廢棄細胞）的效率比較低，就會導致青春痘與粉刺。

要對付這些皮膚瑕疵，重要的是要用清水與溫和的肥皂規律輕柔地清潔皮膚，避免油性化妝品並保持肌膚乾燥。有些青少年發現，某些食物（例如甜食、加工食品、人工調味飲品以及油炸食物）會造成皮膚反應。純素食的青少年在這方面具有優勢，因為他們在飲食中避免了已知會對某些人造成皮膚問題的乳清、牛奶與魚類。

相反的，許多純素食物對於皮膚健康很有益處。像是豆腐、天貝與豆漿等豆類

13審訂注：台灣衛福部「國人膳食營養素參考攝取量」第八版（民國 109 年）：10 ～ 12 歲男女每日 1,000 mg，13 ～ 18 歲男女每日 1,200 mg。

製品，不僅是蛋白質、鐵與鋅的來源，也含有可以保護皮膚健康的異黃酮。而提供了必需脂肪酸的食物，也可以維持健康的皮膚（見 P.124 與 P.468）。水果與蔬菜有助於保持良好膚況，部分的原因是它們提供了滋養的維生素與植化素。富含類胡蘿蔔素的黃、橘、紅與綠色蔬果還可以帶給皮膚溫暖與健康的光澤，科學家發現這會增加對其他人的吸引力；這項事實，可以增加這類食物的魅力。[68]

由於蔬果中包含了 80 ～ 95% 的水分，因此攝取蔬果還有助於滿足人體對於水分的需求。水是人體中重要的清潔劑，可以帶走毒素，並經由腎臟排出。每天喝 6 ～ 8 杯（1.5 ～ 2 L）的水，對於促進皮膚健康的效果不容小覷。

經前症候群（PMS）

儘管月經是人體的自然機能，但有些女孩每個月經期來臨時，都會經歷到劇烈的疼痛。多留意一些與飲食有關的因素，可能會有助於緩解或消除這些不適。

- **低脂高纖的純素飲食。**位於華盛頓特區的喬治城大學（Georgetown University）做過一項研究，發現以植物為基礎的飲食會對經前症候群有益。遭遇輕度或中度經前症候群的女孩或者成年女性，如果將飲食從含有動物性產品與高脂食物，改成具有全穀類、豆類、蔬菜、水果加上維生素 B_{12} 補充劑的模式，她們的經前症候群症狀就會減輕。這些經前症候群的症狀，包括了疼痛的強度和時間、水腫與體重增加。轉換飲食模式的另一個好處，是具有更多的精力。研究人員認為，這些好處可能跟飲食對荷爾蒙濃度的影響有關。[70] 為了減輕經前症候群的影響，請遵循 P.466「純素餐盤」的建議，避免油炸食物，並限制食物中額外添加的液體油品與脂肪。

- **富含硫胺（維生素 B_1）與核黃素（維生素 B_2）的植物性食物。**研究顯示，食物性來源的維生素 B 群中的硫胺與核黃素可以有效減輕疼痛，並改善情緒。這些維生素存在於全穀類、營養強化麥片產品、營養酵母、豆科植物、大豆製品、種子與堅果中（見 P.255 與 P.256）。[71]

- **優質油品。**儘管預防經前症候群的飲食應該適當降低脂肪含量，但包含建議的 omega-3 脂肪酸濃度是很重要的。舉例來說，2 大匙（30 ml）磨碎的亞麻仁籽，或者 1/4 杯（60 ml）火麻籽或核桃，都是添加到每日菜單的絕佳選擇。[72] 而另一方面，幾項設計完善的研究顯示，含有 γ - 亞麻酸的油品，像是琉璃苣油與月見草油，對於緩解經前症候群的症狀並沒有效果。[73]

- **維生素 D。**一項針對大學年齡的女性所做的前導研究顯示，維生素 D 攝取量

較高的女性，經前症候群的發生率較低。這可能與改善鈣質吸收與保存有關，也可能是這種維生素對荷爾蒙或神經傳導物質造成了影響。[74]

• **避免酒精**。研究人員發現，酒精攝取量愈高的女學生，愈容易發生經前症候群。[75-78]

隨時留意青少年的營養

由於青少年可能會渴望隱私與獨立，因此對於家長來說，確保青少年飲食均衡會是項挑戰。父母可以藉由一起吃晚餐的半小時，在尊重孩子需要個人空間與關心他們營養之間獲得平衡；這不僅是家人一起分享的相處時間，還可以監督他們的飲食攝取量。規律進食三餐的青少年，在水果和蔬菜的攝取量上表現得最好。[30]

有多種飲食型態都能夠有效提供青少年所需的營養。以下是其中的幾種；全部的方式，都有輔以維生素 B_{12} 補充劑。

• **「便利型」的生活方式**。父母可以透過在冷凍庫存放能加熱即食的純素漢堡肉餅、「熱狗」以及單人份孩子最喜歡的菜餚，來解決那些決定要依賴快餐為食的青少年。冷凍庫還可以存放一些添加時令水果的瑪芬蛋糕。

沒有時間煮飯的家庭，每週可以請青少年幫忙切碎大量新鮮蔬菜 1 或 2 次；這些切碎的蔬菜應該要保存在容器裡，然後放在冰箱靠門前的位置，旁邊再準備幾種購自超市、不同口味的鷹嘴豆泥醬或墨西哥酪梨醬，方便孩子拿來當零嘴。在超市或雜貨店可以買到營養強化的植物奶、什錦乾果，還有豆子湯、豌豆湯和純素燉辣椒料理的調理包，以及其他即食食品；熟食區則提供了美味的調味豆腐、捲餅、沙拉與主菜。在有時間煮飯的日子裡，如果每個家庭成員都學會製作屬於自己的拿手菜，例如炒菜、義大利麵、泰式咖哩，或者漢堡與沙拉，這些獨特的組合，就能帶來多采多姿且健康美味的一餐。

外賣披薩是終極的即食食品，也可以成為全家人的幸福餐點。請洽詢當地的披薩店，因為很多披薩店現在都有提供純素披薩，上面放了會融化的純素乳酪與無肉的義大利香腸；如果還沒有的話，可以請求他們開始提供純素披薩。當然，也可以訂購沒有加乳酪的披薩，然後自行添加配料——只要再加熱幾分鐘就可以吃了。[79]

• **運動型的生活方式**。青少年經常會參加很多運動，並且增加健身活動來提高他們的運動表現。致力於鍛鍊出強大健康體魄的純素食青少年運動員，對於熱量的需求可能會很高。雖然高蛋白飲食有助於增加肌肉量，但碳水化合物才是身體首選的燃料。

年輕運動員的目標，可能包含每天每公斤體重至少要攝取 1.5 g 的蛋白質。準備大份量的純素燉辣椒料理並冷凍一些起來，或者學習幾種快速的豆腐料理，都能夠提供一系列的高蛋白餐點。來自民族風味餐廳的菜餚，像是印度炸咖哩餃（samosa）、鷹嘴豆料理與小扁豆泥（dahl），可以補充家常菜的不足；而從熟食店或超市可以買到的熟食，例如醃製或調味過的豆腐，則可以提供快速的蛋白質來源。在素食奶昔或果昔中添加大豆蛋白或純素果昔營養增補劑，也有助於達成這個目標。

烤馬鈴薯、米飯、義大利麵、麥片與麵包，都是活動量很大的運動員持續補充所需能量的理想來源。包含了果乾、堅果與種子的什錦乾果，則提供了額外的熱量，同時又可以作為營養的零食。

跟團隊一起旅行的時候，純素食運動員可以使用有防漏蓋的容器，盛裝從家裡或當地超市購買的食物。如果想要在美國各地尋找純素食友善的餐廳，可以用手機下載一個專門搜尋有相關資訊網站的應用程式，或者直接上網搜尋（見 P.480 的參考資料）。

• **注意體重的生活方式**。擔心自己體重與外表的青少年，或許會認為純素飲食是防止體重增加的寶貴工具。[80, 81] 對於青少年而言，設計一種限制熱量同時滿足維生素與礦物質需求的飲食，是種珍貴的學習經驗。[80] 缺乏症可能會造成有害的健康問題。舉例來說，來自於飲食中的鐵質不足，會導致指甲容易脆裂、手腳冰冷、頭暈、頭痛、經常性的感染，還有極度疲勞。[66] 而同時缺乏幾種營養素，則可能導致憂鬱。

在意體重的青少年需要關於飲食健康的資訊，以及方便取得營養食物的管道，像是全穀類或（鐵質）強化的即食穀麥片。他們需要富含維生素 C 的水果與蔬菜有助於吸收鐵質，並且為乾淨清爽又容光煥發的皮膚提供基礎；在廚房流理台上放 1 碗新鮮水果，就是個很好的提醒。避免在家裡存放高熱量、低營養的零食，像是洋芋片、餅乾或純素冰淇淋；這些會讓青少年忍不住想吃，破壞他們的努力。

父母可以從旁協助注意體重的青少年，告訴他們豆類、豌豆與扁豆的脂肪含量低，鐵與鋅含量高，是減重的理想食物。一種實際的方法，就是跟青少年一起煮一大堆豆子湯或扁豆湯，然後將多餘的部分冷凍起來，作為日後的快速餐點。含有各式各樣健康蔬菜的蔬菜丁沙拉，放在有密封蓋的容器裡可以冷藏保存好幾天，為你提供一系列營養豐富的即食餐點。父母可以藉由常備營養強化豆漿、高鈣豆腐、豆類、綠色葉菜以及中東芝麻醬，來確保青少年獲得足夠的鈣。

想要獲得具有完整營養分析的家庭料理食譜，請參考梅麗娜與佛瑞斯特合著的《純素煮義》（*Cooking Vegan*）。

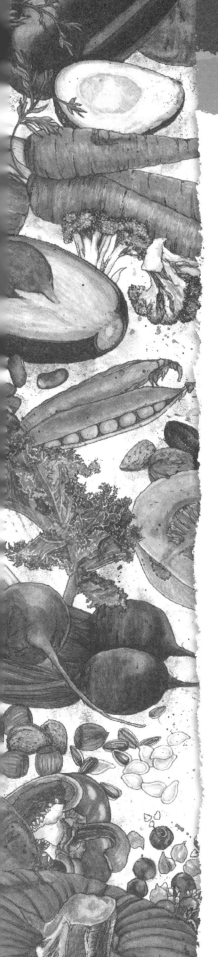

生命的黃金時期：
年長者的營養

> 「我無法理解，為何要求人們採取均衡的素食飲食
> 會被認為是激烈且極端的手段，而醫學上動手術把
> 人體切開，然後要求他們一輩子服用降膽固醇的
> 藥，卻是種保守的作法。」

——迪恩‧歐尼斯醫師（Dean Ornish, MD）

多虧了嬰兒潮，「年長者」的隊伍正在快速增長中（不過別說他們「老」——60 歲相當於 40 歲的新定義）。如今，有八分之一的美國人超過 60 歲，而這個比例預計還會更高且更趨高齡；到了 2030 年，將會有五分之一的人口超過 65 歲。[1]

在 65 歲，人們的平均預期壽命還有 18.8 年。活到 85 歲的男性，預期可以再多活 5.7 年；而 85 歲的女性，則還可以多活 6.8 年。事實上，2001 年在美國有 4.8 萬人超過 100 歲；8 年後，這個數字增加到超過 6.4 萬人。[2] 由於各種生活型態因素，純素食者的壽命可能預期會比一般大眾還要多上幾年。[3] 與非素食者相比，素食者具有更長的端粒 1（telomere，位於細胞染色體末端的結構，是為生物衰老的指標），顯示衰老的過程有稍微減緩。[4]

每 100 名超過 65 歲的美國人之中，就有 1 人是純素食者，3 人不吃肉類、家禽或魚類，還有 46 人每週至少吃一餐素食。[5]

---

1 審訂注：端粒由蛋白質和 DNA 共同組成，可保護染色體。細胞的老化速率取決於端粒。細胞分裂的次數愈多，端粒便愈短。

很多人都意識到，以植物為基礎的飲食與長壽有關。有些人選擇這種飲食，來降低罹患心血管疾病、糖尿病、高血壓、肥胖與某些類型癌症的風險；有些人選擇這種飲食，則是為了防止上述某種病症的復發。一些研究顯示，不吃肉可以降低罹患失智症的風險，讓以植物為基礎的飲食更加吸引人。

對於一些年長者而言，吃素的主要考量是環保，是為了在地球上留下較少的碳足跡。而其他的動機，還有道德、宗教，或者希望能避免對動物造成傷害。不論是什麼原因導致飲食結構的改變（在生命早期或近期），營養的植物性飲食已經被證實是明智的選擇。針對年長素食者（包括純素食者）的研究指出，他們對於許多礦物質與維生素的攝取量，跟非素食者很相近，而且甚至更好；而他們的體重更可能落在最佳範圍裡，也更有可能健康地活得更長久。（見第 1 章與第 2 章。）[6-8, 82]

◈ 隨著年紀改變的營養需求

相較於年輕人，老年人需要的熱量變少，但需要更多的鈣、維生素 D 與 B_6，也可能需要額外的蛋白質。與此同時，除了停經後的女性對於鐵的需求量會降低之外，其他營養素的建議攝取量跟年輕人都完全相同。（更多關於維生素與礦物質建議攝取量的資訊，詳見 P.478 與 P.479 的附錄。）整體而言，年長者的飲食必需具有更高的營養密度。

降低的熱量需求

年長者的熱量需求之所以會降低，背後有兩個主要原因：肌肉量的減少與體能活動的降低。

肌肉組織會燃燒熱量，脂肪組織則不會。淨體重（肌肉組織的重量）往往會隨著年齡而縮減，而體脂肪的百分比則通常會增加。因此，在 60 歲時，女性會比自己 20 歲時少掉 1.6 kg 的肌肉組織。男性損失得更多，在 60 歲時會減少 3.2 kg 的肌肉。這種肌肉組織減少、脂肪組織增加的現象，發生的原因有很多：荷爾蒙改變、基礎代謝率改變，以及運動量減少都是。肌肉量與肌力的損失（sarcopenia，肌少症）可能會引發一系列不良的健康後果，包括了疾病惡化、肢體障礙增加、營養不良，甚至是死亡。[2, 8-10]

在 20～40 歲之間，如果體重維持不變，人體的基礎代謝率每 10 年就會降低 1～2%，之後更會開始加速下降。在接續的每 10 年之中，男性每天會減少消耗 100 kcal，而女性則是每天減少消耗 70 kcal；在很多情況下，所消耗的總熱量降幅更大。然而，許多成年人並沒有隨之調整飲食，於是體重就逐漸增加了。女性在更年期前

後，通常會額外增加 0.45 kg；在這段期間裡，也可能損失更多的肌肉量。[9, 10] 在超過 65 歲的美國成年人中，有三分之一的人屬於肥胖。[2]

雖然我們無法完全控制一些因素，但年長者的活動量減少、肌肉量減少、脂肪量增加，以及多餘體重的累積，都受到了所選擇生活方式的強烈影響。根據美國營養與飲食學會的「老年人飲食與營養意見書」（Position Paper on Food and Nutrition for Older Adults）所述，「比起遵循健康飲食模式的老年人，飲食模式中採用高脂乳製品與甜食的老年人具有更高的死亡風險。」[2] 註冊營養師採用了美國全國健康及營養調查的證據，建議採用純素飲食來避免過重與肥胖，讓 BMI 能維持在最佳範圍內（見 P.389 表 12-1）。[12] 維持健康老年的生活方式，包括了選擇富含蛋白質與營養的純素飲食、每 10 年就降低一些飲食攝取量，以及規律運動。

《高齡者體適能與終身路跑》（Senior Fitness and Lifelong Running）的作者露絲·海德利克博士（生於 1935 年）說：「我深信，我們所選擇的生活方式，會造成茁壯與死亡的差異。」海德利克博士在 1982 年被診斷出乳癌末期（轉移到了骨骼、肝臟與一邊的肺葉）的毀滅性打擊後，她參閱了研究，並立即採用了低脂純素飲食。之後，她的癌症擴散跡象開始逆轉，精力也充沛得驚人。她本來就是個跑者，又加入了鐵人三項的訓練；在接下來的 30 年裡，她贏得了 900 枚獎牌，被譽為「北美十大最健康的女性之一」。她保持著無癌的狀態，並且每天持續跑步、騎自行車、游泳，以及她的全食物植物性飲食。[13, 14]

運動與體適能

遺憾的是，只有不到 5% 的成年人每天進行 30 分鐘的體能活動，而且這個已經很少的比例，還隨著年齡的增長而下降。然而，維持體適能跟避免攝取過多熱量對健康同樣重要，即使是和緩的運動也有幫助。一項針對平均年齡為 70 歲的成年人所進行的德州研究顯示，參與者在跑步機上運動 45 分鐘後，在血液流動與肌肉塑造上的效果都有所改善。[15, 16]

規律運動能夠提升身心的健康，也會改善睡眠品質。規律運動還能降低年長者罹患各種疾病與致殘的風險，包括了冠心病、第二型糖尿病、代謝症候群、中風、高血壓、大腸癌、乳癌、子宮內膜癌、肺癌、過重、認知功能喪失，以及憂鬱症。[2, 17, 18] 規律的體能活動能夠保持肌肉與骨骼強健、增加代謝速率、控制體重，也有助於防止跌倒。

為了身體健康，成年人每天應該要以進行 1 小時體能活動為目標。適合年長者的各項活動，包括了有助於維持骨質的負重運動（散步、慢跑、跳舞、網球與爬山）、維持心臟強健的有氧運動或耐力運動（任何一種負重運動，加上游泳、水上運動、

騎自行車與划獨木舟）、維持肌肉組織的肌力訓練（舉重、提採買的東西、爬樓梯與園藝活動），以及維持柔軟度與平衡的運動（瑜伽、太極拳、伸展運動與皮拉提斯）。年長者也應該鍛鍊他們的平衡感（例如單腳站立），這有助於預防跌倒以及維持認知功能。[16, 17, 19]（想要了解從《美國體能活動指南》〔*Physical Activity Guidelines for Americans*〕所修正的年長者專用運動指南，詳見 P.460。）[16]

在人生的這個階段裡，有些人會對運動產生新的興趣。英國素食者富亞·辛格（Fauja Singh）是位百歲人瑞，在 81 歲時重新發現了自己對於跑步的熱情，此後，他每 2 ～ 3 年就會參加一次馬拉松比賽，跑過的地方有倫敦、紐約與多倫多。在 2011 年，他以 100 歲高齡完成了多倫多湖濱馬拉松賽（Toronto Waterfront Marathon），創下了歷史紀錄，成為史上完成 26 哩長跑年紀最大的人；他僅僅用了 8 小時多一點的時間就跑完全程，比他 9 小時的目標還少。他還成為了 2012 年奧運聖火傳遞的一員。

雖然維持健康可能會需要一些花費，但這可能是種節省的選擇。一項加州研究，回報了 424 名具有行動障礙風險（失去安全獨立行走能力）老人的狀況。研究參與者遵守了以下計畫：每天或幾乎每天進行 30 分鐘的運動，以及每週花 150 ～ 210 分鐘在健身房和家裡運動。研究估計，以運動中心為主的教學與練習課程，為期 34 ～ 52 週的體能活動計畫費用為 1,309 美元，但所避免的殘障相關年度費用，卻高達了 28,206 美元。[20]

維持肌肉的蛋白質

研究已經發現，攝取植物性蛋白質是適合建構與維持肌肉。一項針對從事阻力訓練的 60 ～ 70 歲男性所進行的研究指出，富含大豆的飲食在增進肌肉強度與力量上，跟富含牛肉的飲食一樣有效。這些人都過重（平均 BMI 剛好超過 28[2]），也都是非素食者，體重平均為 89.3 kg）。出於研究目的，研究人員在素食中添加了大豆或牛肉；兩組受試者在 12 週內的每日蛋白質攝取量平均為每公斤體重 1.1 g。他們的計畫包括了每週 3 天在健身房進行的阻力訓練。[21, 22]

不論是牛肉或大豆組的受試者，肌肉量都明顯增加了，而且增加量相等。研究人員發現，存在於肉類中但不存在在大豆中的某些成分（例如肌酸〔creatine〕），並沒有提供額外的好處。因此，結論是大豆蛋白或牛肉蛋白加上運動介入，可以延遲肌肉流失，並且增加肌肉的份量、張力與強度。[21, 22]

一項針對波士頓停經前與停經後婦女所做的研究發現，純素飲食提供了必需胺

---

2 審訂注：此處為 WHO 的標準，台灣肥胖的 BMI 定義為：27 ≦ BMI < 30。

肌肉保養

為了保養肌肉，年長者每天最好依體重來攝取蛋白質，每公斤的健康體重要攝取至少 1 g。★ 對於想要鍛鍊出肌肉的人，短期間攝取較高單位的蛋白質會有所幫助。[24-26]

★ 審訂注：台灣衛福部「國人膳食營養素參考攝取量」第八版（民國 109 年）：71 歲以上成人，每日每公斤體重至少攝取 1.2 g 的蛋白質。

基酸，並且維持了肌肉量，效果跟奶蛋素與非素食飲食一樣好。純素與奶蛋素飲食的平均蛋白質攝取量為每天每公斤體重 1 g（g/kg/day），而非素食飲食則為 1.3 g（g/kg/day）；然而，參與者的肌肉量與必需胺基酸的攝取量都很相似。研究人員總結認為，純素食者的蛋白質與必需胺基酸的攝取量足以維持肌肉量。[24]（更多關於素食蛋白質來源的資訊，詳見第 3 章。）

雖然年長者的蛋白質建議攝取量跟年輕人並無不同，但很多專家都建議，年長者每天至少要攝取 1 g/kg/day 的蛋白質 3；一些專家甚至建議 1.1 g/kg/day。這比純素食成年人的建議量 0.9 g/kg/day 要稍微多了一點點（見 P.89）。[2, 24-26] 由於這個建議攝取量是建立在健康體重的基礎上，不論任何年齡的過重者，都應該要使用應有的健康體重，來計算所需的蛋白質攝取量（見 P.389 表 12-1）。

「基督復臨安息日教會教徒健康研究計畫二」（AHS-2）中有 5,694 名純素食者；其中有 60% 的人在 55 歲以上，63% 的人是女性。他們的平均 BMI 為 24.1，而在每天約 1,800 kcal 的飲食中，蛋白質攝取量約為 72 g；其中蛋白質提供了 14% 的熱量。[27]

第 14 章（P.472 ～ P.475）中的菜單，可以為大多數年長者提供足夠的蛋白質，以及足夠的鐵、鋅以及其他營養素。1,600 kcal 的菜單，提供了 80 g 的蛋白質；對於健康體重為 80 kg 的人而言，這份菜單為每公斤體重提供了 1 g 的蛋白質；對於健康體重為 72 kg 的人，則是提供了每公斤體重 1.1 g 的蛋白質。而 2,000 與 2,500 kcal 的菜單，則分別提供了 76 g 與 97 g 的蛋白質。

對於老年人而言，純素飲食可以提供足夠但不過量的蛋白質，因此相較於含有高比例的肉類、家禽與魚類的飲食更具有特殊優勢；因為攝取過多蛋白質，會加速某些老年人的腎功能衰退。[6-8]

---

3 審訂注：台灣衛福部「國人膳食營養素參考攝取量」第八版（民國 109 年）：71 歲以上成人，每日每公斤體重至少攝取 1.2 g 的蛋白質。

鐵與鋅

對於年長的男性，鐵質建議攝取量為每日 8 mg（跟年輕時一樣）。停經後的女性每個月不會再因月經流失鐵，因此具有跟男性一樣的鐵質建議攝取量 [4]。[28] 植物性來源的鐵，吸收量會比從肉類來的鐵要少；不過，許多純素飲食中維生素 C 的攝取量通常都很高，因此大大增加了鐵的吸收。[8, 12]

由於植物性食物中非血基質鐵的吸收率較低，美國國家醫學院建議，素食者應該將建議攝取量乘以 1.8 倍，因此年長的純素食者的鐵質建議攝取量，會變成每日 14.4 mg。這個建議仍存在著爭議（見 P.197）。[8, 28-31] 不過許多研究顯示，素食者（包括純素食者）的鐵攝取量超過了這個建議值。舉例來說，在「AHS-2」研究中，純素食者鐵質攝取量的中位數是每日 20 mg。[27]

一般人的缺鐵症狀（顯示在低血紅素濃度上），主要發生在住院、療養機構或罹患慢性病的老人身上，可能與胃腸道的慢性出血、牙齒問題、味覺與嗅覺減弱、食欲不振、進食或做菜有困難，或者與貧窮有關。[32] 慢性發炎、慢性腎臟病，或者飲食中的鐵量不足，都會造成貧血。因此，可以預期到一些年長的純素食者很可能會貧血。老年人貧血的併發症，包括了更高的死亡風險、心血管疾病、認知功能障礙、跌倒、骨折、延長住院時間，以及骨密度降低。[33-35] 貧血與「不寧腿症候群」[5]（restless leg syndrome）有關；這種症狀可以用鐵補充劑（以及下列食物）來改善。[32]

鋅的建議攝取量不論男女，從年輕到老都維持不變，女性為每日 8 mg，男性則為每日 11 mg。[6] 在「AHS-2」研究中，純素食者的平均攝取量都在建議攝取量以上。對老年人而言，鋅不足會造成傷口不易癒合、免疫功能降低與皮膚發炎，同時也會影響味覺，因而破壞食欲。吸收不良或服用某些藥物，都可能造成鋅的缺乏。多攝取一些富含鋅的食物，會讓老年人的味覺恢復，皮膚炎痊癒，並改善其他缺鋅的症狀。鋅的補充劑也有助於改善缺乏症狀；不過這些補充劑會干擾其他礦物質的吸收，因此富含鋅的食物應該是第一選擇。[32]

優質蛋白質來源的食物，往往都富含鐵與鋅：燕麥、全穀類產品、強化早餐穀麥片、豆科植物（豆類、豌豆與扁豆）、強化純素肉類代替品、大豆製品、種子（尤其是南瓜籽）與種子醬。其他鐵質來源，包括了杏桃乾、葡萄乾、黑巧克力與黑糖蜜。額外的鋅來源則包括了腰果、胡桃、松子、小麥胚芽，以及新鮮和日曬番茄乾。

---

4 審訂注：台灣衛福部「國人膳食營養素參考攝取量」第八版（民國 109 年）：51 歲以上男女鐵的每日建議攝取量為 10 mg。

5 編注：患者通常在休息時會有疼痛或刺痛等不適感，因此難以入睡，造成白天精神不濟、煩躁不安等症狀，許多患者在睡眠時也會出現肢體抽動的現象。

6 審訂注：台灣衛福部「國人膳食營養素參考攝取量」第八版（民國 109 年）：51 歲以上每日鋅建議攝取量為女性 12 mg、男性 15 mg。

可以將腰果加水打勻後，添加到湯品或醬料中，加熱後湯汁會變得濃稠，形成奶油濃湯般的質地。（更多關於鐵、鋅與這些礦物質純素來源的資訊，見第6章。）

鈣、維生素 D 與骨骼健康

骨折是老年人健康最大的危機，而且通常意味著獨立生活的終點。維持骨骼強壯需要依靠廣泛的營養素：鈣、維生素 D 與蛋白質是關鍵成分。（負重運動也能幫助人體將鈣質留在骨骼中。）充足的鈣質能夠預防或降低骨質疏鬆症、大腸癌、高血壓與其他疾病的風險。[8, 32, 36, 67] 對於女性而言，在更年期階段骨質的流失尤其嚴重，不過可以藉由攝取足夠的關鍵營養素，來減緩流失的現象。

對於超過 50 歲的人，鈣質的建議攝取量從每日 1,000 mg 增加為 1,200 mg。[37] 一些專家建議，65 歲以後更應該增加到每日 1,500 mg [7]，因為身體吸收這種礦物質的能力會隨著年齡的增長而下降。[32]

要滿足一般人的鈣質建議攝取量，只靠食物可能會是項挑戰；年長者的建議攝取量就更不用說了。因此，多使用強化食品或補充劑可能會有幫助。[68] 大量的研究顯示，每天服用 500 ～ 1,200 mg 的鈣質補充劑，能夠減少骨質流失，降低骨折風險。[36]

在「AHS-2」研究中的純素食者，平均都達到了鈣質與維生素 D 的建議攝取量。[27]「德國純素食研究」（German Vegan Study）調查了 154 名 21 ～ 75 歲純素食者的飲食，結果顯示，他們跟骨骼健康有關的營養素攝取量都有達標，除了鈣質（平均為 840 mg）與維生素 D（平均為每日 0.65 mcg）。[38] 在美國、加拿大、芬蘭、法國、英國與紐西蘭所進行超過 60 年的多項研究也顯示，純素食者的每日攝取量遠低於建議攝取量，平均通常是 500 mcg 的鈣與少於 2 mcg 的維生素 D。[8] 非素食者在這兩種營養素的攝取上通常也會偏低。[8] 在緯度偏北的地區，這種低維生素 D 攝取量的確會造成影響（鈣質也是如此）。

P.472 的 1,600 kcal 菜單，提供了將近 1,964 mg 的鈣（取決於所選擇的高鈣豆腐）；而 P.473 的 2,000 kcal 菜單，則提供了 1,294 mg 的鈣。

為了吸收鈣，身體需要維生素 D。除了調節骨質，這種維生素在免疫功能上扮演了必要的角色，並且在其他許多方面都有保護作用。對於 70 歲以上的人，維生素 D 的建議攝取量從 15 mcg（600 IU）增加為 20 mcg（800 IU）[8]；然而，很多專

---

7 審訂注：台灣衛福部「國人膳食營養素參考攝取量」第八版（民國 109 年）：51 歲以上男女每日鈣建議攝取量為 1,000 mg。

8 審訂注：台灣衛福部「國人膳食營養素參考攝取量」第八版（民國 109 年）：51 歲以上的維生素 D 建議攝取量為 15 mcg（600 IU）。

家建議採用高出很多的攝取量（見 P.236）。有各種不同的研究顯示，年長者透過每天服用 500 ～ 1,200 mg 的鈣補充劑，再搭配 800 ～ 900 IU（20 ～ 22.5 mcg）的維生素 D，就能夠降低骨折與跌倒的風險，或者增加骨骼中礦物質的密度。[36, 39, 40] 建議血清維生素 D 濃度至少要在 75 ～ 99 nmol/L 之間，才能提供最佳的骨骼健康狀況。[41]

充足的維生素 D 攝取量所帶來的好處，還不只是骨骼健康。舉例來說，研究顯示，每日攝取 1,000 IU（25 mcg）的維生素 D 補充劑，再搭配約 1,000 mg 的鈣，可以減少牙周炎（periodontitis），也跟較淺的牙周囊袋有關。（當然，規律的牙醫照護也有幫助。）[42] 一項以 961 名住在安養院的女性（平均年齡為 83 歲）為對象的澳洲研究發現，低血清維生素 D 濃度的人死亡率高出了 49%。[43] 低維生素 D 濃度也可能讓人產生過重的傾向。[44]

有很多原因會導致老年人維生素 D 不足的狀態，多半與維生素的主要來源有關：陽光、補充劑與營養添加食品。隨著年齡的增長，皮膚從陽光產生維生素 D 的效能會逐漸降低，肝臟與腎臟對維生素 D 的生產也不再那麼有效率。[32, 36, 45] 因此到了 70 歲，身體製造維生素 D 的能力只剩下 20 歲時的 25%。[45] 影響維生素 D 製造的另一個因素，是由於害怕罹患皮膚癌而不曬太陽。[67]

散步與其他形式的戶外運動具有多重的益處，包括骨骼健康以及促使維生素 D 的產生。然而，住在緯度高於北緯 37 度以上的人，不論年紀多大，儘管花了時間待在戶外，在冬季仍然只有很少或甚至無法製造出維生素 D。想要獲得充足的維生素 D，可以採取以下幾種方法的組合：在早上 10 點到下午 3 點間曬 30 分鐘溫暖的太陽、食用添加維生素 D 的非乳製飲品與麥片，以及服用補充劑。在下一次健康檢查時，或許值得檢查一下維生素 D 的濃度。[36, 39, 45, 67]

從綠色葉菜中所發現的維生素 K，有助於維持骨骼中複雜的蛋白質—礦物質結構。[36, 46] 只要在果昔中加入 2 大匙（30 ml）的羽衣甘藍，或者在午餐或晚餐食用 1/2 杯（125 ml）綠花椰菜、1 杯（250 ml）蘿蔓萵苣，或者 2 杯（500 ml）切碎的高麗菜，都很有益處。[36, 47, 48]

維生素 B₁₂

維生素 B₁₂ 的建議攝取量為 2.4 mcg。然而，根據最新的研究，以及考慮到年長者有限的吸收能力，建議應該要攝取更多的份量；關於成人的選擇，詳見 P.229 或 P.466。一些專家建議，要達到最佳狀態，65 歲以上的人每天應該至少要攝取 500 mcg 的維生素 B₁₂，有些人則最好每天攝取到 1,000 mcg。[29, 49, 50, 52, 83]

身體需要維生素 B₁₂ 來維持神經周圍髓鞘的良好狀態。由於健康的神經系統需

要 B_{12}，一些像是混亂、迷失方向或記憶喪失的症狀，可能都與缺乏這種維生素有關。如果是因為缺乏 B_{12} 而導致這些症狀的話，當維生素 B_{12} 的狀態恢復正常後（有時是藉由注射 B_{12}），症狀也會隨之逆轉。其他缺乏的徵兆，包括了疲勞、憂鬱、易怒、情緒波動、躁動、對生活提不起勁、失眠，或許還可能有聽力減退的情形。

B_{12} 也參與了消除大部分同半胱胺酸的作用。同半胱胺酸是新陳代謝下的麻煩副產物，會增加心臟病發作或者中風、憂鬱甚至失智症的可能性。缺乏維生素 B_{12} 與巨球性貧血有關，也會造成 DNA 鏈受損，讓人更容易罹患癌症。[52-55] 研究已經顯示，對於維生素 B_{12} 濃度低於正常值的素食者，維生素 B_{12} 補充劑能夠改善動脈功能，降低動脈粥狀硬化的風險。[55, 56]

有人可能會以為，年長的素食者比非素食者更容易有缺乏維生素 B_{12} 的風險。然而，純素食者可能已經習慣使用補充劑或營養添加食品來提供 B_{12} 來源，因此，具有優勢。非素食者可能會認為，從肉類與其他動物性產品中就能獲取所有必需的維生素 B_{12}；然而事實上，許多年長者無法再吸收這種形式的維生素。這些人可能會變得缺乏 B_{12}，而使用補充劑的純素食者則得以獲取大量可吸收的維生素 B_{12}。在 80 歲年齡層的一般人口中，有五分之一都處於低 B_{12} 的情況。[52-58]

事實上，所有超過 50 歲的人，都建議需攝取 B_{12} 補充劑或添加 B_{12} 的食品。由於這個族群中，有高達 30% 的人可能無法從動物性產品中吸收維生素 B_{12}，因此美國國家醫學院建議：「超過 50 歲的人應該主要藉由攝取添加維生素 B_{12} 的食品，或含有維生素 B_{12} 的補充劑，來達到他們的建議攝取量。」[49]

要吸收這種維生素，需要胃、胰臟與小腸的正常運作。在動物性產品中，維生素 B_{12} 是跟蛋白質結合在一起的，因此需要鹽酸與消化性的胃蛋白酶（兩者都產生自功能良好的胃壁）來分解複合物，以利在稍後的腸道中吸收。然後，這種維生素會附著在 R 蛋白上，並隨之進入小腸；在小腸中，胰蛋白酶會將 B_{12} 從 R 蛋白上釋放出來，讓它與內在因子（一種醣蛋白）結合，這種形式可以與腸內受體結合而被吸收。隨著年齡的增長，以及可能的發炎情況（胃炎），胃壁細胞所分泌的酸與蛋白酶可能會減少，因此無法吸收肉類、蛋、乳製品以及其他動物性產品中結合形式的維生素 B_{12}。[52, 59] 胃酸的生成量減少，可能會造成 B_{12} 逐漸缺乏的狀態。

在補充劑與強化食品中的維生素 B_{12}，不會以這種方式與蛋白質結合，因此在內在因子的幫助下，可以被腸道正常吸收。由於人們對胃壁的狀態通常不甚了解，因此超過 50 歲的人，不論選擇哪種飲食，都應該要使用補充劑或營養添加食品來獲取維生素 B_{12}。[49]

對於維生素 B_{12} 狀態處於邊緣缺乏的人而言，可能進一步損耗 B_{12} 的情況，包括了腸道手術；手術時使用笑氣；瀉藥、制酸劑，酒精的影響；甲狀腺功能減退；鐵、

研究顯示，只要維持良好的維生素 B_{12} 狀態，純素飲食能減少失智的風險（見 P.76 與 P.235）。有助於避免認知功能減退的生活方式，包括：

- 選擇富含抗氧化成分與維生素 B_6 的食物——大量的蔬菜和水果。
- 服用維生素 B_{12} 的補充劑。
- 確保最佳的 omega-3 脂肪酸狀態，也許每天服用 200～300 mg 的 DHA，或者至少一週 2 次。
- 持續進行身心鍛鍊。

鈣與維生素 B_6 的不足都是。由於缺乏黃金標準測定（gold-standard assay），測量維生素 B_{12} 的狀態會變得很複雜；理想上，測試應該要互相結合。實驗室分析可能會顯示低血清維生素 B_{12} 濃度，或者升高的血清甲基丙二酸（methylmalonic acid，簡稱 MMA）或同半胱胺酸濃度（見 P.227）。[50, 55, 59]

超過 60 歲的人之中，有將近 2% 的人會發展出一種完全不同的 B_{12} 吸收問題，稱為惡性貧血（pernicious anemia）。這是一種自體免疫疾病，特徵是胃黏膜受到破壞與無法產生內在因子；內在因子就是可以將維生素 B_{12} 送到腸道受體，以便 B_{12} 被吸收的轉運醣蛋白。這類患者不論是選擇用飲食或補充劑攝取 B_{12}，都可能會發生惡性貧血；這種病似乎是世代相傳，與遺傳相關。時間一久，B_{12} 缺乏的症狀就會顯現，嚴重的話還可能會致命。[52, 55, 59]

惡性貧血最常見也最有效的治療方法，就是終身定期（例如每月一次）肌肉注射維生素 B_{12}，來跳過腸道吸收的需求。另外，也可以選擇每天口服 1,000～2,000 mcg 的高單位維生素 B_{12} 補充劑。這些大劑量似乎足以滿足低效率的腸道吸收系統，不需要內在因子的幫助。之後應該由醫生持續監控維生素 B_{12} 的狀態。[55, 60]（更多關於維生素 B_{12} 的功能與來源，詳見 P.226～235。）

維生素 B_6

對於超過 50 歲的人，維生素 B_6（吡哆醇）的建議攝取量會從原本的 1.3 mg 向上修正，男性增為 1.7 mg，女性則增為 1.5 mg。[9] 維生素 B_6 參與了胺基酸、碳水化合物與脂肪的代謝，以及血紅素的建構。[52] 可以藉由每天吃 4 份水果（詳見 P.466「純

---

9 審訂注：台灣衛福部「國人膳食營養素參考攝取量」第八版（民國 109 年）：19 歲以上成人每日 1.5 mg，51 歲以上每日 1.6 mg。

素餐盤」的建議），來滿足身體對於這種維生素的需要；水果同時也提供了鉀與膳食纖維。

維生素 B_6 有許多純素來源，包括酪梨、鷹嘴豆與其他豆科植物、營養添加早餐穀麥片、水果（柑橘類除外）、營養酵母、堅果、馬鈴薯、種子、菠菜與全穀類。（請同時參閱 P.259 ～ 260，以及 P.268 表 7-3。）

抗氧化成分

攝取大量富含抗氧化成分植物性食物的老年人，比起攝取較少抗氧化成分食物的老年人，整體健康可能更好，對於疾病也有較好的抵抗力。抗氧化成分能夠降低心臟疾病、各種形式的癌症、白內障、黃斑部病變的風險，甚至也能減少皺紋的產生。[2, 61] 抗氧化成分包含了維生素 A、C、E 與礦物質硒，這些都是強大的保護性營養素，能夠對抗產生上述狀況的自由基損害。對於老年人與年輕人而言，這些抗氧化成分的建議攝取量是一樣的。純素飲食中的抗氧化成分濃度較高（主要是由於蔬菜、水果、種子與堅果的攝取量增加），能夠為純素食者提供相當大的優勢。

舉例而言，素食者藉由攝取大量富含類胡蘿蔔素的黃色、橘色、紅色與綠色植物性食物，能明顯降低白內障的風險；而純素食者的降幅更大。[62] 建議應該從色彩繽紛的植物性食物中，獲得 β - 胡蘿蔔素形式的維生素 A；相反的，從補充劑攝取預先形成的維生素 A（preformed vitamin A，不具有抗氧化潛質），反而會引起骨骼與肝臟的問題。[32]（更多關於抗氧化成分的資訊，詳見 P.244 ～ 252。）

研究顯示，純素飲食中含有豐富的抗氧化成分。非素食者如果改吃低脂純素飲食，在 14 ～ 22 週後，他們的維生素 A 與 C（以及葉酸、鎂、鉀與纖維）的攝取量就會有顯著的改善。[12] 維生素 E 的攝取量也會有所改善，但仍然略低；不過這是可預期的結果，因為這種飲食的脂肪含量低，而維生素 E 是脂溶性的維生素。在飲食中包含一些高脂肪的植物性食物，像是酪梨、種子、堅果、橄欖或鮮榨油品等，就能很快地將維生素 E 提升到建議的濃度。關於硒的優質來源，詳見 P.211。（關於這些營養素的其他來源，詳見 P.216 表 6-2 與 P.268 表 7-3。）

不幸的是，如果老年人的牙齒出現問題，可能就會開始迴避新鮮蔬果。不過，

> 除了一些過敏之外，我還擺脫了大約六種慢性疾病，包括肥胖、脂肪肝、高尿酸（痛風）、火燒心／胃潰瘍／胃酸過多、神經緊張、睡眠問題，以及膽固醇升高。
>
> **伊藤穰一** 純素食主義的風險投重家、億萬富翁與世界經濟論壇（World Economic Forum）全球未來領袖獎（Global Leader for Tomorrow）得主，對於自己成為純素食者的健康改變所做的評論。

老年期採取純素與素食飲食的潛在優勢

　　生活在富裕國家的素食人口,似乎都享有異常良好的健康狀況,特徵是癌症與心血管疾病的罹患率以及總死亡率都很低。這些重要的觀察推動了很多研究,也引發了關於素食者與非素食者之間的三個普遍性問題:

1. 這些觀察結果,是否為較好的非飲食生活型態因素(例如較低的吸菸率與較高的體能活動程度)所導致的結果?
2. 這些觀察結果,是否為減少有害飲食成分(特別是肉類)的攝取量所導致的結果?
3. 這些觀察結果,是否是為了取代飲食中的肉類,而攝取較多有益飲食成分所導致的結果?

目前的證據顯示,這三個問題的答案都是肯定的。

波士頓的哈佛大學公共衛生學院營養學系教授沃爾特・魏勒特(Walter C. Willett)

　　軟質水果、煮過的蔬菜和水果,以及鮮榨或瓶裝果汁,都可以取代較難咀嚼的食物(見 P.381)。烤地瓜與烤南瓜,還有新鮮或冷凍芒果與木瓜,都富含保護性的類胡蘿蔔素(維生素 A)。維生素 C 的每日建議攝取量,可以從 1 杯(250 ml)煮熟的馬鈴薯,加上 1/2 杯(125 ml)煮熟的綠花椰菜中獲得。抗氧化成分無論來自生的或煮熟的綜合蔬菜湯,都能被充分吸收。有關以蔬菜泥、種子和堅果製成的營養美味濃湯、醬汁與餡餅的食譜,參見戴維斯與梅麗娜合著的《邁向生食純素飲食》(*Becoming Raw*)或索里亞、戴維斯與梅麗娜合著的《生食革命飲食》(*The Raw Food Revolution Diet*)。

膳食纖維、液體以及腸道健康

由於便祕與纖維、水和／或運動太少有關,一些老年人經常被排便不規律所困擾。植物性食物提供了膳食纖維,因此純素飲食有助於維持排便規律。在豆科植物、全穀類、蔬菜與水果中的膳食纖維,能夠幫助體內的廢物與毒素持續通過腸道,並且排出體外。(雖然全穀類是最有益處的,但攝取一些精製穀類,可以幫助體弱的老年人與食慾不振的人增加熱量的攝取。[2])

　　植物性飲食中的高纖維攝取量,可以降低憩室症[63]與大腸直腸癌的風險。[84, 85]研究已經證明,純素飲食會改變腸道細菌的平衡,減少不良的微生物(例如大腸桿菌),同時增加能夠減少發炎的微生物。研究顯示,這種改變可以降低第二型糖尿病、高血壓與類風溼性關節炎的風險。[64-66]

　　膳食纖維也能幫助維持血糖值,進而維持兩餐之間處於較穩定的血糖狀態。[2]

不過，一般會建議純素食者避免在食物中添加麥麩皮；多餘的添加這種單一纖維來源不僅不必要，而且還會明顯妨礙礦物質的吸收。

口渴與脫水對於老年人會是個問題，尤其是超過 85 歲，或者住在療養機構的老人；藥物也會影響補水。隨著年齡的增長，口渴的感覺可能會變得比較遲鈍，腎臟濃縮尿液的功能也會減退，因此上廁所的次數可能會比較頻繁；而對於失禁的恐懼，也會導致液體的攝取量減少。幸好，許多蔬果都含有 90% 以上的水分。年長者還是應該要規律地飲用水、花草茶、營養添加與強化的非乳製飲品，重點是要選擇無熱量或低糖分的飲料。[2]

◈ 餐點與菜單

為老年生活規劃餐點與菜單時，P.466 ～ 467 的「純素餐盤」是很實用的指南。對許多人而言，每個食物類別的最小份量就能提供適合的熱量攝取。

舉例來說，年長者常常會發現吃 3 份穀類就很足夠；而且，這對於想要減重的人也是很理想的作法。來自於不同食物的碳水化合物，在吸收、消化與進入血液的速度上差別非常大。而跟穀類相比，在豆科植物中的碳水化合物會緩慢且逐步地釋放到血液中，在餐與餐之間保持較持平的血糖濃度，因此豆類、豌豆、扁豆與大豆製品是餐點規劃的優先選擇。

對於老年人而言，特別應該強調豆科植物與蔬菜的重要性，因為這些食物富含蛋白質以及多種維生素與礦物質。一項針對 70 歲以上老人的國際研究發現，食用豆科植物是「不同族裔的老年人生存最重要的飲食預測指標」。[69]

豐富多樣的植物性食物還具有其他好處。大豆製品中的異黃酮，以及富含抗氧化成分的蔬果，都有助於保持皮膚健康與減少皺紋。[70] 水果很重要，因為能提供鉀、維生素 B_6 與其他營養素。堅果、種子與其所製成的堅果、種子醬提供了重要的礦物質，而其中所含的脂肪會幫助吸收保護性的植化素、礦物質和脂溶性維生素。第 14 章的菜單範例，提供了這些營養素在各種不同熱量選擇下的充足攝取量。

影響營養攝取的變因

雖然在老年時期需要高營養的飲食，但某些因素可能會妨礙這個目標的達成。老年人在咀嚼、吞嚥、消化食物，以及吸收營養素的功能上都可能受損。口腔健康不佳、掉牙、不合適的假牙與牙齒問題，都可能造成咀嚼困難；如果有上述情況，建議轉診至牙科。而胃壁與腸壁狀況的改變，也會影響食物消化與營養的吸收。[32]

到了 70 歲，味蕾就只剩下年輕時的 30% 了。味覺也可能由於服用某些藥物或

缺乏鋅（關於鋅的來源，詳見 P.202 與 P.216 表 6-2）的原因而衰退。遺憾的是，味覺喪失可能會促使年長者使用過量的鹽來調味；但過量的鈉會增加高血壓的風險，導致心臟病、中風與腎臟疾病。[2, 8] 食物應該要用香草植物、辛香料、檸檬汁與其他低鈉的調味料來調味，而年長者應該要檢查營養成分標示，來監控罐頭、冷凍與即食食品中的鈉含量。

除了味覺喪失，食欲減退也可能與健康狀況不佳、認知狀態衰退或與世隔絕有關。一些年長者在為家人或伴侶購物或料理時，可能會享受準備食物的樂趣；但獨自吃飯時，就對這些活動失去興趣。身體殘障、失去行動能力或交通不便，都可能讓準備一頓飯成為挑戰。視力不佳會導致閱讀包裝標示的困難；有限的手力與協調性，會使得打開食物包裝變得困難。

其他方面的健康衰退，也會影響營養狀態。藥物除了會影響味蕾，還可能直接影響營養狀況。例如用於治療消化性潰瘍與胃食道逆流疾病的氫離子幫浦阻斷劑，會引起感染併發症，以及鈣與其他營養素的缺乏。[71]

純素飲食是對抗某些問題的盟友。一些老年人會願意把肉類換成豆腐，是因為後者更容易咀嚼和吞嚥。在調味或醃製後，豆腐就變成了午餐或晚餐菜單中受歡迎的一道菜。嫩豆腐或板豆腐都很容易加入早餐與點心中的果昔裡，提供了容易攝取又美味的蛋白質、鐵、鋅、鈣與許多其他營養素來源。如果果昔的成分包含芒果、柳橙汁與草莓，也會成為維生素 A 與 C 的絕佳來源。

藜麥與燕麥粥是全穀類中容易準備也易於吞嚥的選擇。此外，像是營養強化的軟質白麵包、庫斯庫斯[10]（couscous）與白米飯等精製穀類產品，可能較容易咀嚼，因此會比一些較粗糙的全穀類更容易被接受。使用一些精製穀類，可以為老年人提供適當的平衡，因為純素飲食從蔬菜、水果、豆科植物、堅果與種子醬中，已經提供了非常多的膳食纖維。

如果罹患了消化困難、吞嚥問題、高血壓與其他疾病，可能會需要進行飲食調整，這部分已經超過了本書的範圍；可以處理這些困難的一些資源，包括：

- 對於第二型糖尿病或代謝症候群的患者，可參考戴維斯與梅麗娜所合著的《對抗糖尿病食譜》（*The Kick Diabetes Cookbook,* Book Publishing Company, 2018），以及戴維斯所著的《對抗糖尿病精要》（*Kick Diabetes Essentials,* Book Publishing Company, 2019）。網站：kickdiabetescookbook.com
- 對於罹患纖維肌痛症或類風濕性關節炎的人，生食（且無麩質的）純素飲食

10編注：源自西非的傳統糧食，在北非等地廣泛被當作主食，因為它的外形和顏色近似小米，所以又俗稱「北非小米」。但其實上它並非米食，而是由麵粉或玉米粉添加少量的水和鹽搓揉製成的。

已被證明會有一些幫助；請參考戴維斯與梅麗娜合著的《邁向生食純素飲食》（*Becoming Raw*）。

- 想要獲得對於第二型糖尿病、高血壓與類風溼性關節炎有效的無糖油鹽（SOS-free）純素食譜，請參見加州真北健康診所（TrueNorth Health Clinic in California）的主廚拉姆西斯‧布萊沃（Chef Ramses Bravo）所著的《Bravo！來自真北廚房的促進健康飲食》（*Bravo: Health-Promoting Meals from the True-North Kitchen,* Book Publishing Company, 2012）以及《布拉沃的速簡食譜》（*Bravo Express,* Book Publishing Company, 2019）。
- 想要獲得健康美味又簡單的食譜，而且每道食譜都還附上營養分析的話，請參見梅麗娜與佛瑞斯特合著的《純素煮義》（*Cooking Vegan*）。
- 想要知道如何將食譜純素食化，以及獲得更多食譜的好點子與健康小祕訣，請參見凱洛‧亞當斯（Carol Adams）、帕蒂‧布雷特曼（Patti Breitman）與維吉妮雅‧梅西納合著的《開始純素生活永遠不嫌晚》（*Never Too Late to Go Vegan,* The Experiment, 2014）。[61]

除了上述資源，接下來的列表也包含了製作簡單、營養實惠、色香味俱全且容易咀嚼的餐點好點子。

容易準備的純素餐點品項

早餐或點心

- 在貝果、吐司或者軟麵包塗上堅果醬（或者中東芝麻醬加黑糖蜜），並搭配新鮮水果。
- 營養添加即食乾燥麥片，搭配營養添加與強化非乳製奶品與水果或果汁。
- 加入豆腐、火麻籽或蛋白粉的果昔。
- 熱麥片粥加上新鮮水果、罐頭水果或果乾，以及營養添加與強化植物奶。
- 非乳製優格百匯（parfait）：植物優格加莓果與新鮮水果，然後把堅果、種子或純素格蘭諾拉麥片撒在上面。
- 碎豆腐加上洋蔥、大蒜、菠菜、菇類、甜椒或其他蔬菜一起炒，用營養酵母與薑黃調味，並搭配黑麥吐司以及水果或果汁。

午餐與晚餐

- 用全穀麵包或白麵包製成的酪梨番茄三明治，搭配豆子湯。
- 烤馬鈴薯搭配蒸綠花椰菜與鷹嘴豆，淋上液態黃金醬汁（P.232），並撒上烤過的

葵花籽或南瓜籽（可不加）。

- 烤山藥搭配黑豆與蒸羽衣甘藍。
- 烤豆腐搭配烤肉醬、綠色蔬菜沙拉與蒸山藥。
- 低鈉罐頭豆子、豌豆或扁豆湯，並添加切碎的綠色蔬菜。
- 烤地瓜淋上低鈉罐頭烤豆子或燉辣椒料理，搭配菠菜沙拉。
- 素食漢堡搭配四季豆與烤馬鈴薯塊或山藥薯條。
- 純素披薩與綠色蔬菜沙拉。
- 用軟質墨西哥玉米薄餅、墨西哥豆泥、酪梨、萵苣、莎莎醬與純素乳酪（可不加）製成的塔可餅或墨西哥捲餅。
- 鷹嘴豆泥醬、餅乾與新鮮蔬菜。
- 調味過的米飯加上蔬菜、豌豆、豆類或毛豆。
- 湯品搭配新鮮蔬菜與沾醬。
- 醃製的 3 種豆類沙拉、綠色蔬菜沙拉與湯品。
- 義大利麵搭配預先準備好的醬料與扁豆。
- 義大利麵搭配預先準備好的醬料、綠色蔬菜與鷹嘴豆。
- 花生醬或堅果醬，搭配香蕉三明治。
- 藜麥搭配蔬菜丁與皇帝豆。
- 蔬菜炒調味豆腐或烤豆腐，鋪在糙米飯上。
- 以酪梨、番茄與純素仿肉製成的三明治。

料理小祕訣

- 想使蔬菜湯的質地濃稠，就加入腰果用食物調理機打勻。（攪打後的腰果會在加熱時使湯變得濃稠。）
- 在湯裡加入豆腐塊，可以提升營養；如果想要湯品更加濃稠，可以把豆腐放進湯裡攪打。
- 將碎豆腐和純素美乃滋以及調味料混合，可以作為三明治內餡。
- 要避免麵包壞掉，可以冷凍保存，使用時一次拿一或兩片出來烘烤或製作三明治。
- 料理時可以一次準備足夠的份量，好為接下來幾天的美味餐點預做準備。舉例來說，烘烤大量多種的根莖類蔬菜（馬鈴薯、山藥和甜菜根等）；同時間一起烘烤刷上烤肉醬、花生醬或其他醬料的豆腐片；或者一次就製作大量豐盛的湯品或燉菜。將做好的菜按照每次要食用的份量分裝冷凍起來。
- 乾燥的豆類很經濟實惠；在烹調前先浸泡幾個小時，然後將浸泡的水倒掉，可以減少脹氣（浸泡 2 次效果更好）。一次煮大量的豆類，然後按照每次要食用的份

量分裝冷凍起來。如果使用罐頭豆類，記得購買低鈉的種類，或者在使用前充分清洗，以去除一些鈉。

- 紅扁豆是鐵、蛋白質與鋅的絕佳來源，烹調時間只需要 15～20 分鐘，可以加入番茄醬、其他醬料以及湯品中。
- 在烹調扁豆或豆類時，不辣的咖哩醬能增添絕佳的風味。
- 在各種菜餚中，可以試著用藜麥取代米飯或其他全穀類。藜麥的蛋白質與礦物質含量比其他穀類要高，烹調時間也只需要 15 分鐘；烹調前請沖洗乾淨。
- 購買熟透的軟質水果，像是木瓜、桃子、油桃、芒果、西洋梨、香蕉、甜瓜、奇異果與莓果；為了方便起見，可以按照每次要食用的份量分裝冷凍起來。
- 將較硬的水果（例如蘋果）磨泥加進沙拉裡；也可以將這類水果加以烘烤或燉煮。
- 煮軟的蔬菜通常比較容易食用，包括煮熟的南瓜、山藥、地瓜、櫛瓜、茄子與馬鈴薯。
- 羽衣甘藍去除粗梗後切成細條，或者用食物料理機切碎，然後加進沙拉裡。
- 隨時備有罐頭及冷凍蔬果，可作為點心和配菜，或者在料理中使用。因為減少了腐壞的可能性，這些食品會是經濟實惠的選擇。
- 在訂購像是蔬菜、豆腐或米飯等中式餐點時，可以一次多訂一些，預先備好接下來一、兩餐的份量。
- 花點錢買個好的慢磨機；新鮮果汁可以提供容易吸收的營養。
- 依照個人喜好，來調整第 14 章（P.472、473、474）中的 1,600、2,000 與 2,500 kcal 的菜單。

國外的純素食餐廳

能夠自由旅行與外出用餐的年長者，可能會預見尋找純素食餐廳是個挑戰。不過多虧了科技的進步，旅客可以在巴黎、布拉格、波特蘭、珀斯（Perth）以及其他更多地方，迅速地找到優質的純素食選擇。P.480 參考資料中所列出的網站，都可以用網路或下載手機應用程式來瀏覽。這些網站提供了介紹文章與評論，以及素食與純素食的餐廳選擇。[72]

◈ 對年長者的社區支持

除了住在照護設施中的老人，美國大約有三分之一的老年人處於獨居狀態。由於這些年長者都有行動能力也很獨立，可以自行在家煮飯，也可以到外面餐廳用餐。然

而，當行動能力下降時，他們有可能會漸漸被孤立，也會產生營養不良的問題。

在一些情況下，問題可能出在缺乏資金上。幸好，在美國，老年人農產品市場營養計畫（Senior Farmers' Market Nutrition Program）透過州立與部落機構，提供低收入的年長者（超過 60 歲）食物券，可以在農產品市場、路邊小攤與社區支持的農業計畫中，兌換蔬菜、水果與新鮮的香草植物。[73]

對於前往商店或市場有困難的老人家，也有其他選擇。許多超級市場和一些天然食品商店都有提供送貨到家的服務，其中也包含了熟食區的純素料理品項。其他像是「送餐到府」（Meals on Wheels）等運送食物的計畫，往往都只有素食餐點，卻沒有純素選項；不過，菜單都是根據當地需求所設計的。如果受到鼓勵的話，在地的餐點提供者可能會有興趣實施素食者資源組織專門為「送餐到府」所設計的 4 週輪替菜單（詳見 P.480 的參考資料）。[74]

「美國老人法」（Older Americans Act）指示美國衛生及公共服務部老人行政管理局（US Department of Health and Human Services Administration on Aging）提供資金，來資助營養教育，以及為低收入老人提供送餐到府的服務。而美國農業部的「營養補充援助計畫」（Supplemental Nutrition Assistance Program）以及其他計畫，也都為收入有限的年長者提供了選擇，其中也可能包括了純素品項。[2, 75, 76]

如果可能的話，大多數人都希望繼續住在自己家裡，不過有些人也希望能夠享受到更多的社區氛圍。在一些地區，社區共餐計畫讓老年人得以共聚一堂，享受有其他人陪伴的用餐時光；通常也會提供交通接駁。在另一些地區，合作住宅（co-housing）社區能夠成功解決孤立的問題，同時維持獨立居住的最佳面向。

合作住宅是種互助合作形式的住宅區，雖然居民各自有自己的住房，但會積極參與鄰里區域的設計與營運。合作住宅社區通常每週會在「公共房舍」中提供至少 2 ～ 3 次團體共餐，由一小群居民輪流準備餐點；通常他們會努力配合素食者與純素食者的需求。關於這個主題的書籍，可以參考查克・杜雷特（Chuck Durrett）所著的《銀髮族合作住宅：一種實現獨立生活的社區方式》（*Senior Cohousing: A Community Approach to Independent Living*, New Society Publishers, 2009）。[77]

◇ 照護機構的素食飲食

對於老年人而言，到了某個階段，住在家裡有可能不再是安全或健康的選擇。在美國，如果想尋找適合純素食者的安養院，由基督復臨安息日教會（或許是透過當地的基督復臨安息日教會）營運的安養院值得了解一下。[78] 主流的安養院已經開始認識到素食與純素食的需求了。例如，在全美經營老年生活、醫療保健與住宅社區的

古德曼集團（Goodman Group），已經在旗下所有的機構中，將植物性飲食的選擇列為最優先。該公司的目標，是使居民能夠實現最佳的健康與幸福，並全力支持選擇用飲食與生活方式作為治療工具的居民。此外，奧勒岡州波特蘭市的樂活餐廳（Living Well Bistro），則提供了完全純素食醫院餐廳的典範。[79]

安養院與輔助生活住宅（assisted-living facilities）通常都願意且有能力接納年長的純素食或素食者，特別是如果能夠提供廚房工作人員可行的解決方案，來克服在主菜單中提供純素食主菜的挑戰。例如，適合加熱給一個或少數人食用的富含蛋白質食物，包括了醃製豆腐、素食漢堡或其他純素仿肉（例如素雞、冷凍炸鷹嘴豆泥餅與純素主菜），或者做好大量豆子、豌豆或扁豆湯，然後分裝冷凍起來。工作人員也可以在義大利麵醬中用素食絞肉（veggie ground round）替代、在快炒中用豆腐塊，或者在咖哩中用鷹嘴豆來取代肉類。在烹調大份量的菜餚方面，照護機構人員可參考南西‧柏爾科夫（Nancy Berkoff）所著的《大份量的純素食：適用於任何場合的大份量純素食食譜》（Vegan in Volume: Vegan Quantity Recipes for Every Occasion, Vegetarian Resource Group, 2000）。[80]

◈ 素食與純素飲食專家

對於患有各種疾病或慢性疾病的老年人，諮詢註冊營養師可能會有幫助。美國、加拿大、英國、歐洲與澳洲的飲食協會都有列出素食與純素飲食專門的營養師顧問，能提供飲食療養方面的諮詢，他們對與食物相關的協助之知識豐富，而且可以透過個別協會網站跟他們聯繫。[81] 例如，美國營養與飲食學會擁有一個強大的素食飲食實踐團體，包含了大量線上資源。美國營養與飲食學會與加拿大營養師協會的網站上，都有「Find an RD（搜尋註冊營養師）」的連結；參見參考資源。[81]

◈ 尋求支持與交流的素食社團

雖然本書著重於營養上，但其他生活型態因素也是實現與維持終生良好健康的關鍵：規律運動的習慣、維持愛的關係（不論是長久的親情，還是獲得新的友誼）、正面積極的態度，以及富有幽默感。加入鼓勵優質生活型態的社群，可以幫助人們實現與維持健康的目標。「社群」不再只是意味著一個人接觸的周圍環境；多虧了網路，便捷的電子郵件可以將生活方式與道德價值觀相仿的人迅速串連起來。

不過，面對面接觸仍然有助於建立更穩固的關係。幸運的是，許多社群都有活躍的素食社團，其中的成員包括了從新生兒到 90 幾歲還充滿活力的人，同時也歡

迎輪椅人士的加入。素食社團通常很容易接納新的想法，像是建立年長者的支持或社交團體。社團通常會固定舉辦一人一菜餐會、會議、餐廳聚會，以及年度慶典或食品展覽會。這些活動讓志趣相投的人有機會共聚一堂，結交新朋友，並提供志工支援。只要輸入所在地名稱，再加上素食或純素食的關鍵字，就可以透過網路輕易搜尋到這些社團；年長者可以請在地的圖書館員協助，進行這類的搜尋。

如果有興趣拓展視野的話，可以加入全國與國際級別的聚會；這些活動通常都具備了美食、優秀的講者，以及很棒的參與者。其中一個是每年 7 月在賓州舉行的夏日素食節（Vegetarian Summerfest）；願意旅行的人，還可以瀏覽國際素食聯盟（International Vegetarian Union）的網站，了解在世界各地舉辦的素食節（關於這些活動的連結，詳見 P.480 的參考資料）。

對於在小團體中感覺比較自在的人，「Meetups」網站提供了機會，讓具有共同興趣（例如純素飲食或動物權利）的人能夠聚在一起。網路約會也是認識可能的伴侶或朋友的一種方式。用「vegan on-line dating（純素食線上約會）」的關鍵字搜尋，很快就能找到一堆純素食友善的網站，以及包含純素食者的一般網站。約會對於年長的智者來說，可能是場令人興奮與暖心的冒險，能確保健康飲食所延長的歲月都是幸福快樂的日子。

> 我真心相信，如果我們採用植物性全食物的飲食方式，就能夠把住院醫療費用減少 70 ~ 80%。
>
> 柯林‧坎貝爾（Colin Campbell） 康乃爾大學（Cornell University）營養生物化學系榮譽教授以及《救命飲食》（*The China Study*）作者。

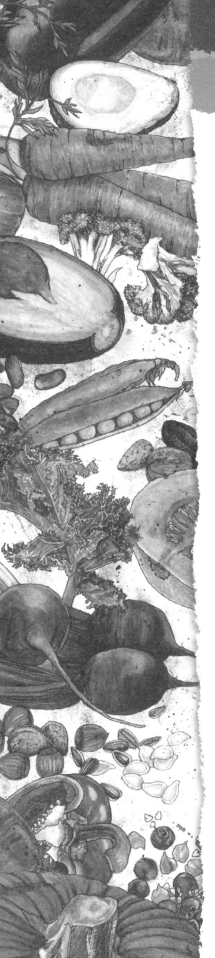

CHAPTER 12

「重」要的事

> 「你對待自己的方式，
> 會成為其他人對待你的標準。」

——美國心理學家與作家
桑妮雅・傅利德曼（Sonya Friedman）

雖然純素食者通常都比非純素食者要瘦，但成為純素食者並不能保證一定會變瘦——純素食者也有各種體型和尺碼。因此，對於過重的人來說，有可能在改為純素飲食之後，卻沮喪地發現連 1 公斤都沒減掉。而對於一直有過瘦困擾的人來說，想要用純素飲食增重，可能是項更大的挑戰。不過無論開始的狀況如何，規劃完善的純素飲食在支持與增進健康的體重上都有強大的效果。

毫無疑問地，美國人在體重控制的領域中絕對需要幫助，因為他們的肥胖程度是全世界數一數二的。美國 20 歲以上的成年人，有將近 70% 都過重或肥胖。超過三分之一的美國成人都是肥胖體型，而只有不到三分之一的人屬於正常體重。[1, 2] 相對來說，有將近 1.6% 的美國人口體重過輕 [3]，而這個比例，從 1960 年代初（當時大約為 4%）一直持續穩定下降。

飲食失調也是愈來愈嚴重的問題。估計有 0.5 ～ 1% 的美國女性患有神經性厭食症（anorexia nervosa）[4]，還有大約 3% 在一生中會罹患暴食症（bulimia）。飲食失調症的發生率，在年輕女性中比較高；大約有 6% 的青少女與 5% 的大學學齡女性受到了影響。[5] 許多人認為，成為純素食者會引發飲食失調。然而，神經性厭食症、暴食症與其他強迫性進食行為，都是受到心理狀態而非特定飲食影響的結果。

以下的討論，闡述了體重問題的原因與後果，也提供了有益健康的飲食行為指南，並為克服特定體重問題提出實用的建議。

◇ 健康體重的定義

對於身高相同的人，並沒有所謂的「理想」體重，因為健康體重除了身高之外，還取決於許多因素的組合：骨骼結構、肌肉量、體脂肪以及體型。不過，一般準則以及諸如身體質量指數（BMI）與體脂肪百分比等其他指標，還是有助於確定一個人是否過重、肥胖或者過輕：

- **過重**。超過健康體重 10% 以上（對大多數人而言，大約比健康體重多了 4.5 ～ 13.6 kg）。
- **肥胖**。超過健康體重 20% 以上（對大多數人而言，比健康體重多了 13.6 kg 以上）。
- **過輕**。低於健康體重 15 ～ 20% 以上（對大多數人而言，比健康體重少了 9 ～ 13.6 kg）。

體重中的脂肪百分比，能夠顯示出一個人的體重是否在健康範圍內。男性體脂肪超過 17%，以及女性體脂肪超過 27%，就意味著過重；男性體脂肪超過 25%，以及女性體脂肪超過 31%，則意味著肥胖。男性的體脂肪很低，不一定代表體重過輕，因為男性運動員的體脂肪可以達到 8% 以下，而身體仍然很健康。不過，女性體脂肪低於 13 ～ 17%（確切的百分比因人而異）時，就可能會引發閉經（amenorrhea，月經停止）。

要獲得準確的體脂肪測量值可能會很困難，而且所費不貲。因此，通常會採用簡單且非侵入式的 BMI，來推算體重是否符合健康標準。一般的作法，是採用圖表或 BMI 計算器（兩者在網路上都很容易取得）。BMI 的計算方式，是用體重（以公斤為單位）除以身高的平方（以公尺為單位）得來的（單位為 kg/m²）。

BMI 18.5 ～ 24.9 是健康體重範圍，BMI 25 ～ 29.9 則被視為過重。肥胖的定義，是 BMI > 30 [1]，而且對於肥胖的程度還有進一步的分級（第一級肥胖：BMI 30 ～ 34.9；第二級肥胖／嚴重肥胖：BMI 35 ～ 39.9；第三級肥胖／極度肥胖：BMI ≧ 40）。BMI<18.5 就屬於體重過輕；輕度體重過輕的範圍，是 17 ～ 18.49，中度體重過輕則是 16 ～ 16.99，而只要 BMI<16，就是嚴重體重過輕。（表 12-1 顯

---

1 審訂註：台灣衛福部「國人膳食營養素參考攝取量」第八版（民國 109 年）：18 歲以上成人體位依 BMI 分為：
　過輕（BMI<18.5）、健康體重（18.5 ≦ BMI<24）、過重（24 ≦ BMI<27）、肥胖（BMI ≧ 27）。

表 12-1 身體質量指數（BMI）

身高（cm）

體重 （kg）	152.5	155	157.5	160	162.5	165	167.5	170	172.5	175.5	178	180.5	183	185.5	188	190.5	193
45.5	20	19	18	18	17	17	16	16	15	15	14	14	14	13	13	12	12
47.5	21	20	19	19	18	17	17	16	16	16	15	15	14	14	13	13	13
50	21	21	20	19	19	18	18	17	17	16	16	15	15	15	14	14	13
52	22	22	21	20	20	19	19	18	17	17	17	16	16	15	15	14	14
54.5	23	23	22	21	21	20	19	19	18	18	17	17	16	16	15	15	15
56.5	24	24	23	22	21	21	20	20	19	18	18	17	17	16	16	16	15
59	25	25	24	23	22	22	21	20	20	19	19	18	18	17	17	16	16
61	26	26	25	24	23	22	22	21	21	20	19	19	18	18	17	17	16
63.5	27	26	26	25	24	23	23	22	21	21	20	20	19	18	18	17	17
66	28	27	27	26	25	24	23	23	22	21	21	20	20	19	19	18	18
68	29	28	27	27	26	25	24	23	23	22	22	21	20	20	19	19	18
70.5	30	29	28	27	27	26	25	24	24	23	22	22	21	20	20	19	19
72.5	31	30	29	28	27	27	26	25	24	24	23	22	22	21	21	20	19
75	32	31	30	29	28	27	27	26	25	24	24	23	22	22	21	21	20
77	33	32	31	30	29	28	27	27	26	25	24	24	23	22	22	21	21
79.5	34	33	32	31	30	29	28	27	27	26	25	24	24	23	22	22	21
81.5	35	34	33	32	31	30	29	28	27	27	26	25	24	24	23	22	22
84	36	35	34	33	32	31	30	29	28	27	27	26	25	24	24	23	23
86	37	36	35	34	33	32	31	30	29	28	27	26	26	25	24	24	23
88.5	38	37	36	35	34	33	32	31	30	29	28	28	27	26	25	24	24
90.5	39	38	37	35	34	33	32	31	31	30	29	28	27	26	26	25	24
93	40	39	37	36	35	34	33	32	31	30	29	29	28	27	26	26	25
95.5	41	40	38	37	36	35	34	33	32	31	30	29	28	28	27	26	26
97.5	42	41	39	38	37	36	35	34	33	32	31	30	29	28	28	27	26
100	43	42	40	39	38	37	36	35	34	33	32	31	30	29	28	27	27
102	44	43	41	40	39	38	37	36	35	34	33	32	31	31	30	29	28
104.5	45	43	42	41	39	38	37	36	35	34	33	32	31	30	30	29	28
106.5	46	44	43	42	40	39	38	37	36	35	34	33	32	31	30	29	29
109	47	45	44	43	41	40	39	38	36	35	34	33	33	31	31	30	29
111	48	46	45	43	42	41	40	39	37	36	35	34	33	32	32	30	30
113.5	49	47	46	44	43	42	40	39	38	37	36	35	34	33	32	31	30

了解 BMI	
BMI<16：嚴重體重過輕	BMI 25 ～ 29.9：體重過重
BMI 16 ～ 16.9：中度體重過輕	BMI 30 ～ 34.9：第一級肥胖
BMI 17 ～ 18.49：輕度體重過輕	BMI 35 ～ 39.9：第二級肥胖或嚴重肥胖
BMI 18.5 ～ 24.9：大多數人的健康體重	BMI ≧ 40：第三級肥胖或極度肥胖

★ 審訂注：上表為美國的 BMI 標準，台灣衛福部之建議標準請見左頁審訂 1 説明。

示了一定範圍內身高體重的 BMI 圖表。）

　　儘管 BMI 對於大多數人都很有用，但也有幾項明顯的限制。最重要的是，BMI 沒有考慮到年齡、性別、人種或種族所造成的身體組成成分差異。[6]BMI 對於白人女性與骨架小的男性可能最為準確。對於具有更多肌肉量或骨架比較大的男性，BMI 就不那麼可靠了。例如，一個 BMI 在 25 以上的男性，依照定義被認為是過重，但假如他的骨架很大而且肌肉發達，實際上可能非常精壯。對於許多男性，以及一些骨架大且屬於肌肉型的女性而言，BMI 將過重的標準上移到 27 可能會更精準一些。BMI 對於一些黑人可能也不太準確，因為黑人的身體更加緊實且肌肉發達，所以高 BMI 也不見得就是過重。不過，黑人的遺傳多樣性比白人更加明顯，因此這種假設並不適用於所有的黑人。

　　同樣的道理，具有小骨架與低肌肉量的人，即使 BMI 低於 18.5，也不一定就是體重過輕。對於這些人而言，過重的標準可能也需要再降低一些。特別是亞洲人，通常在 BMI 只有 23 的時候，就已經會出現像是高血壓與胰島素阻抗等體重過重的不良後果。[7] 在日本與新加坡，BMI 表上過重的標準是 22.9，而非 24.9。[8, 9]

　　此外，BMI 只適用於 20 ～ 65 歲的人，對於非常矮小（身高低於 150 cm）的人不太精確，而對於健美運動員和其他肌肉非常健壯的人來說，也不太有參考價值。孕婦不應該採用 BMI 量表，而是應該遵循醫囑來維持孕期中的健康體重。

體型對於體重的影響

將體型的因素一併考慮，有助於消除一些 BMI 的不一致性。最常見的體型描述方式，就是「蘋果型」與「西洋梨型」身材。體重堆積在髖部以上（主要在腹部）的人，具有蘋果型身材。這種體型在男性中較為普遍。蘋果型身材的人，有時候腰圍甚至會比臀圍還要寬，而且在體重增加時，容易先胖肚子。蘋果型身材的人比較容易累積內臟脂肪，內臟脂肪是體內器官內部與周圍所累積的脂肪，會危害人體健康。相反地，多餘體重累積在腰部以下（在髖部、大腿與臀部）的人，則具有西洋梨型身材。這種體型在女性中很常見。西洋梨型身材的人，臀圍通常會比腰圍大，也具有更多的皮下脂肪。雖然皮下脂肪並非完全沒有健康風險，但危害並不像內臟脂肪那麼大。

　　測量並計算腰臀比，能夠確認體型為蘋果型或西洋梨型。腰臀比的算法，是用腰圍除以臀圍。女性的腰臀比小於 0.8，男性的腰臀比小於 0.9，都被認定為是西洋梨型身材。高於這些數值，則是屬於蘋果型身材。

　　如果沒有過重，體型是蘋果型或西洋梨型都不是什麼大問題。在體重過重或肥胖的情況下，蘋果型身材的人會大大增加罹患心臟病、第二型糖尿病、高血壓與數

種癌症的風險。對於那些只要體重增加，體型就自然成為蘋果型身材的人來說，維持健康體重就變得特別重要。

單靠腰圍數值，就能判斷一個人是否有贅肉。常用的腰圍上限為女性 32 吋（81.2cm），男性 37 吋（94cm），超過這個上限 [2]，就建議不應該再增加體重了。女性腰圍超過 35 吋（88.9cm），男性超過 40 吋（101.6cm）就意味著可能過重，可以預期減重後能夠增進健康。跟 BMI 一樣，對於骨架非常大與非常小的人，這些數字都需要加以調整。

◇ 關於體重的終身解決方法

時至今日，大部分的美國人都積極嘗試想改變體重。大多數的人都想要減重，而少數人則希望能多增加幾公斤。對於大多數人而言，「節食」是個令人沮喪的課題，因為節食無法終生執行，而同樣的體重問題隨著停止節食後又會再次重演。

其實，關於體重有更有效且永久性的解決方法。不論是體重過重、過輕或者遭遇飲食失調，只要簡單的三個步驟，就可以為終身的健康體重設定好方向：

1. **將健康設為第一目標。**要永久擺脫不健康的體重，最首要也最關鍵的步驟，就是把焦點從體重轉移到健康上。當健康與養生成為食物選擇上最優先的考量時，就能預期整體的體重會往正面的方向發展。我們不應該以熱量或作為減重輔助的功能來挑選食物；相反的，應該選擇營養的食物來幫助與保護身體，使食物在維持健康體重的同時，也能提供飲食上的享受與滿足感。
2. **建立健康的習慣。**習慣只是一種重複的行為，所以幾乎不需思考。用能夠恢復健康的習慣，來取代損害健康的習慣。要養成一個習慣時，請選擇一個新的常規，然後認真遵循至少 1 個月。在一個行為重複 1 個月後，差不多就會成為一個良好的習慣了。
3. **正面思考。**在這條追求健康體重的旅程上，不會有面試、考試，也不會有所謂的報復性飲食。當遭遇挫折時，我們應該要好好的回顧與欣賞已經完成的所有建設性改變，同時立下新的目標，繼續前進。正面的肯定可以消除負面的思維。你所踏出具建設性的每一步，都值得慶祝。

開始前的準備

在進行重大的飲食與生活型態改變之前，請做好適當的心理與生理準備：

---

2 審訂注：我國建議腰圍數值女性應小於 80cm、男性小於 90cm。

- **進行身體檢查**。檢查血膽固醇、三酸甘油酯、血糖與 C 反應蛋白（炎症評估指標）的濃度。進行維生素 B_{12}、維生素 D 與鐵質濃度的檢測。檢查血壓與體重。跟醫療照護者一起檢視任何處方藥物治療；一旦開始用健康飲食支持身體，有可能會需要調整或取消藥物治療，因此或許有必要進行嚴格的監控。

- **記錄 3 天的飲食與生活方式**。在 3 個整天（包含 1 個週末假日）中，追蹤所攝取的食物與飲品；明確記錄下料理的方式與份量。標明進食的時間、地點，以及當時的飢餓程度。

  詳細記錄從園藝活動、買菜購物、運動到回覆電子郵件等等的所有活動，並記錄睡眠模式。別忘了也寫下其他正面的活動，像是按摩、做指甲、祈禱時間、打坐，以及愉快的社交活動。最後，記錄所有使用過的成癮性物質（香菸、酒精）。這樣的紀錄提供了有力的現實檢驗工具，也是有參考價值的基準線。

- **設定切實的健康目標**。設定明確、可測量且做得到的短期與長期目標。目標可以包括減重或增重，但這不應該是主要的重點。相反的，應該要選擇能夠鼓勵增進健康的目標，像是增進體適能，增加膳食纖維攝取量，食用更多綠色葉菜與豆類，改善血膽固醇、三酸甘油酯或血糖濃度，更有效地處理壓力，提高精力與警醒度，減少情緒波動，戒菸或減少飲酒量 [3]，增進時間管理，每天晚上至少睡 7 個小時，或者更加有耐心與和善等。一次完成一個目標，如此一來任務就不會負擔太重。即使是很小的變化，在健康方面也會產生很大的回饋。

- **重新儲備食物**。丟掉不能增進健康的食品與其他物品；過度加工的高脂、高糖與高鹽的食品，對健康的影響跟毒品沒有兩樣。購買健康又美味的食物來取代。選擇能夠增進健康又吸引人的食譜，並儲備料理所需的材料。如果可以的話，請考慮投資購買高品質的食物料理設備。

  在以下的章節中，將針對個人所面臨的不同體重挑戰——過重、過輕與飲食失調，提供個別的飲食指南。然而，如果忽視了飲食以外的生活型態因素，就可能會破壞在飲食上所做的努力。儘管飲食失調的人還有其他的考量，不過以下的問題與掙扎，跟每個被體重困擾的人都息息相關。

◈ 過重

純素飲食最吸引人的好處之一就是瘦身。這是對於純素食者既定的刻板印象。然

3　審訂注：酒精非必需營養素，且熱量不低（7 kcal/g），建議戒除飲酒習慣。

而，作為純素食者並不能避免過重或肥胖，成為純素食者也不能保證能夠減重或者維持體重。

對於許多過重的純素食者來說，這樣的刻板印象，只會在原本已經很苛刻的生活方式上徒增壓力，因為有些人可能會認為自己未能達到期望而感到丟臉。然而，成為純素食者唯一的前提，就是要富有同情心。

我們還是想問，純素食者真的在理想體重上佔有優勢嗎？以植物為基礎的飲食，真的能為眼前的體重危機提供可靠的解決方案嗎？一般而言，答案是肯定的。

純素食者過重的盛行率

成為純素食者，的確能有效避免過重與肥胖的問題。在一項針對超過 5.5 萬名女性所做的瑞典研究中，自認為是純素食者的女性，過重與肥胖的風險只有葷食者的三分之一；而素食者與半素食者的風險則是將近一半。[10] 有超過 20 項研究顯示，純素食者比其他飲食族群都要纖瘦，具有較低的 BMI，體脂肪的比例也較低。[11]「歐洲癌症與營養前瞻性研究—牛津分支團隊」（EPIC-Oxford）與美國的「基督復臨安息日教會教徒健康研究計畫二」（AHS-2）這兩項大型研究，比較了純素食者與其他飲食族群（包括注重健康的葷食者、海鮮素食者與奶蛋素食者）的 BMI 與肥胖率。在這些研究中，純素食者的 BMI 最低（P.42）。純素食者的 BMI 範圍在 21.98 ～ 23.6，而注重健康的葷食者則為 23.49 ～ 28.8。[12, 13] 在「EPIC-Oxford」研究中，純素食者的肥胖率低於 2%，而注重健康的葷食者肥胖率則高於 5%。[12]

是什麼為純素食者帶來這些優勢？普遍來說，純素食者傾向於食用較多的膳食纖維，較多的蔬菜、水果和豆科植物，以及較多的全食物。純素食者往往也較少吃高度加工食品和速食，而且不會食用任何肉類與乳製品；這些正是有助於體重管理的因素。[14, 15] 雖然科學一再保證這些優勢，但對於過重或肥胖的純素食者來說，可能提供不了什麼安慰。所以，為什麼不是所有嚼著羽衣甘藍的純素食者，都能受到一樣的保護呢？

純素食者過重的原因

大家都知道，吃得太多與動得太少，是過重與肥胖在全球流行的根本原因。而解決的方法，很明顯地，就在於如何平衡熱量。儘管過重與肥胖確實是熱量失衡的結果，但這些失衡是由於身體、環境與情緒因素複雜的交互作用下所造成的產物。

雖然「多吃就會變胖，少吃就會變瘦」這句話聽起來很簡單，但有很多事情都會破壞這個「熱量進，熱量出」的理論。舉例來說，每天減少 500 kcal，就能在幾週內達到每週減輕 0.45 kg 的成果，但身體很快會適應這種新的常態，因此體重下

降的速度就會趨緩，甚至停滯。事實證明，與脂肪較少的成年人相比，脂肪較高的成年人可藉由減少熱量攝取的方式減輕更多的體重。不管如何，熱量攝取上小小的改變，長久下來仍然可以發揮明顯的減重效果。

「熱量就是熱量」（a calorie is a calorie）這個標準看法也遭受抨擊。愈來愈多的證據顯示，並非所有熱量對身體的作用都相同。[16] 例如，有些食物或食物組合消耗熱量的效果，會比其他食物更好。另外，睡眠、壓力與暴露在環境毒素等因素，都可能會干擾激素，進而影響到脂肪的儲存與分解、熱量消耗以及體重。這些因素對於純素食者的影響，可能跟對於非素食者一樣大。

生理因素

有些人的新陳代謝效率很高。對於這些人來說，好消息是：假如他們被丟在一座沒有食物的荒島上，他們的新陳代謝會減緩，保留起每 1 公克的脂肪，並且慢慢地釋放身體所儲存的能量，以延長生存的時間。但壞消息是，他們更可能生活在源源不絕供應著充滿誘惑與熱量的食物的環境中。在饑荒中最容易存活下來的人，反而最難在富裕的環境下生存。對於代謝效率高的人來說，需要適中的食物攝取量與適當強度的體能活動。

不出意料地，體重增加的風險會受到基因、年齡與性別的影響。男性通常比女性消耗更多的熱量，而且對大多數人而言，在 40 歲以後，新陳代謝會逐漸變慢。非常低熱量的飲食與溜溜球式節食4（yo-yo dieting）只會讓情況更糟，因為這些方式會對身體發出信號，讓代謝踩下剎車，並保存珍貴的能量。

較不常見的狀況，是由於甲狀腺功能低下所引發的過重或肥胖。這種疾病會降低代謝率，導致體重增加，並且通常會讓患者感到發冷、疲倦、虛弱與憂鬱。慢性缺碘可能會引發甲狀腺功能低下，或使症狀惡化，不過在北美的葷食者中是很罕見的，因為食鹽中都添加了碘。然而，避免食用加碘鹽（可能以海鹽、溜醬油或布拉格胺基酸醬油替代）且沒有確保可靠飲食中碘來源的純素食者，罹患這種疾病的風險可能會增加（更多關於碘的資訊，詳見 P.202 ～ 205）。

而像是服用皮質類固醇（corticosteroid）、抗憂鬱與癲癇等藥物，也會減緩新陳代謝，增加食欲，或者引起水腫；這些都會導致體重增加。

環境因素

人類天生就喜歡脂肪、糖與鹽的味道。這些味道在自然界的濃度很低，一度是人們

---

4 編注：溜溜球式節食，指的是為了快速減肥而採用極端的節食方式，導致體重快速下降。但一旦恢復平日的飲食習慣，就會快速復胖，體重曲線就會如同溜溜球般劇烈地上上下下。

用來判斷食物是否安全以及營養的方法，而且能夠支持他們度過食物拮据的時光，為人體提供熱量或者補充流失的營養。然而，當這些風味的來源濃度變得很高，並且成為加工食品的主要成分時，人體與生俱來控制食欲的能力就會失常。這些食物的純素食版本也一樣會造成問題。這絕非偶然。這些食物全都會使人上癮。含有高濃度的糖、脂肪與鹽（全都是純素食材）的食物，跟海洛因、尼古丁和酒精一樣，會刺激大腦的快感中樞。基本上，它們提供了非常多的快感，因此會讓人嘴饞到不行。[17-19]

而食物份量不斷增加，更進一步挑戰了人們自我控制的能力。根據美國疾病管制與預防中心的資料顯示，現今餐廳餐點的平均份量，是 1950 年代的 4 倍。毫無意外地，證據顯示了隨著份量增加，人們也吃得更多。[20] 此外，飲食選擇是否為純素，與自我控制份量的能力並無相關。如今，幾乎任何一種即食食品、零食與速食都有純素的版本，而純素食一詞似乎為產品提供了「健康光環」，不論其份量多寡。

另一方面，自 1950 年代以來，體能的需求急遽下降。人們在各方面都開發出更便利的方式，以盡可能減少體能活動的需求。即使人們想要增加活動量，許多住家附近也缺乏人行道與能夠運動的安全場所。在這些環境下，要保持身材苗條是種愈來愈困難的挑戰。

關於體重增加，另一個比較少被注意到的潛在誘因，就是缺乏睡眠。[21] 雖然睡得比較少看似會消耗更多的熱量，但證據顯示，缺乏睡眠會促進體重增加。睡眠不足的人似乎會更想吃熱量密度更高的食物。此外，一些證據顯示，缺乏睡眠會減少胰島素敏感性，增加飢餓素 [5]（ghrelin，一種增進飢餓感的激素）的濃度，並且降低瘦體素（一種抑制飢餓的激素）的濃度。

情緒因素

對許多人而言，自我保存本能 [6] 與社會壓力對於體重增加的影響，跟飲食過量與運動不足不相上下。即使完全沒有生理上的飢餓感，互動困難、失望、困窘、壓力、操勞過度或者艱困的境遇，似乎都能藉由食物來緩解。當然，社交活動與節慶通常也都會以喜愛的食物和飲料來慶祝。根據感覺反應而非生理上的飢餓感來進食，被稱為「情緒性進食」（emotional eating），公認是導致過重與肥胖的因素。最嚴重狀況的情緒性進食，甚至會導致飲食失調，例如強迫性暴食症（compulsive overeating）或狂食症（binge eating disorder）（更多相關資訊詳見 P.420）。

---

5 審訂注：飢餓素又稱餓鬼素。
6 編註：self-preservation，由佛洛依德所提出，指人有避免傷害、保護自己生命的本能。

過重所造成的健康後果

跟過重和肥胖有關的經濟與健康負擔非常龐大。根據估計,美國在 2008 年與肥胖相關的醫療費用,就高達了 1,470 億美元。[22] 與流行的觀點相反,「健康的胖」其實並不健康。跟具有健康正常體重的人相比,肥胖的人即使看起來代謝狀態良好,仍然具有長期不良健康後果的高風險。[23] 多餘的體脂肪會造成身體基本生理現象的不良改變,進而對於血壓、膽固醇、三酸甘油酯、呼吸道、生育能力、皮膚與關節健康、荷爾蒙以及胰島素作用產生負面的影響。增加多餘的脂肪,會明顯增加許多讓人衰弱而且通常也會致命的病症:[24-26]

- **第二型糖尿病。** 第二型糖尿病的風險與體脂肪有直接的關係,尤其是蘋果型身材的人。隨著體脂肪增加,胰島素敏感性會下降,而胰島素阻抗則會增加。

- **冠狀動脈疾病、鬱血性心臟衰竭與中風。** 體重過重會造成高血壓、高膽固醇、高三酸甘油酯,以及心絞痛(即胸痛),也會顯著增加突發性心臟病、中風或鬱血性心臟衰竭(congestive heart failure)的機會。

- **癌症。** 過重的女性比較容易罹患乳癌、子宮癌、子宮頸癌、卵巢癌、膽囊癌與大腸癌;而過重的男性則會提高罹患大腸癌、直腸癌與攝護腺癌的風險。

- **退化性關節炎。** 過重會增加罹患退化性關節炎的風險,這可能是由於關節承受了額外的壓力,並且侵蝕可緩衝與保護關節的軟骨組織所致。

- **睡眠呼吸中止症。** 睡眠呼吸中止症(sleep apnea)會在睡眠期間引發呼吸暫停,一般的特徵為鼾聲很大,以及濃重的呼吸聲,有時會伴隨著相當長的呼吸間隔。過重的人罹患睡眠呼吸中止症的風險明顯高出很多。

- **痛風。** 痛風(gout)是血液中高濃度尿酸的產物,會導致關節腫痛,通常一次影響一個關節。最常被影響的是腳的大拇趾,不過也會發生在腳踝、膝蓋、手肘、手腕與手指關節上。體重愈是增加,罹患痛風的風險也愈大。

- **膽囊疾病。** 體重過重會明顯增加罹患膽囊疾病與形成膽結石的風險。不過,快速減掉大量體重也會增加形成膽結石的機會。

- **多囊性卵巢症候群。** 多囊性卵巢症候群(polycystic ovarian syndrome)這種惱人的失調特徵發生在育齡婦女身上時,包括卵巢上的小囊腫、月經不規則、臉上長鬍毛、冒青春痘、脖子上出現深色皮膚斑塊,以及體重增加等。這種疾病跟胰島素阻抗以及腹部肥胖有關,會大幅增加第二型糖尿病、心臟病與中風的風險。

關於成為純素食者是否能預防過重與肥胖的不良後果這一點,儘管尚無已發表

的研究可以提供解答，但已有證據顯示，健康的生活習慣能夠顯著降低正常體重、過重與肥胖者的死亡率；而觀察後發現其中獲益最大的，就是肥胖族群。[27] 由於純素飲食通常能夠降低罹患慢性疾病的風險，因此人們可能會預期過重與肥胖的純素食者，也會比過重與肥胖的葷食者享有一些優勢。但是，採取不健康飲食的純素食者，鐵定比注重健康的葷食者要糟糕得多。

營養健康的目標

大家都知道，飲食調整是體重管理很關鍵的部分，但是飲食調整必須歷經長期努力才能成功，而需要調整的程度也往往被人們低估了。除了通常需要限制熱量以外，許多其他的飲食因素也必須互相配合，才能產生理想的結果。某些飲食選擇，基本上會造成代謝功能障礙的連鎖反應，進而損害所有的身體系統。攝取具有豐富多樣性的健康食物，能夠建立起強大的防禦力，來抵擋這類的攻擊。以下的六個健康目標，是實現與維持生命中健康體重的基礎：

1. **克服食物成癮與嘴饞**。談到食物成癮，過度加工與富含脂肪、糖和鹽的食品，基本上就相當於毒品。為了打破這種循環，必須要排除令人上癮的食物。當我們用對健康有真正價值的食物來取代這些食品時，身體就會恢復平衡，擺脫成癮的狀態。到了這個時候，身體就擁有更好的能力，可以處理偶一為之的「成癮性食物」，讓你比較不會嘴饞不已。

要成功克服食物成癮，血糖濃度一定要穩定。食用蛋白質、碳水化合物與脂肪達到良好平衡的餐點會有所幫助。例如早餐穀麥片應該加上堅果、種子與無糖植物奶。早餐所吃的豆類，可以維持整個早晨的精力。在午餐與晚餐則應食用豆科植物、豆腐或天貝。避免高熱量飲料、糖與人工甜味劑，並排除油炸食品。

嘴饞比較不為人知的一個原因，是過敏或敏感；對於一些人而言，麩質是種困擾。但諷刺的是，人們通常會對於他們敏感的食物感到嘴饞。考慮排除可疑的食物 2 ～ 4 週的時間，然後在 2 ～ 4 週之內，再慢慢把它們加回來，一次添加一樣。

2. **控制發炎狀況**。發炎是過重和肥胖以及許多慢性疾病背後的成因之一。飲食因素（包括暴飲暴食）會經由多種方式造成發炎。當脂肪細胞膨脹，會增加促炎激素（proinflammatory hormone），同時減少抗炎激素（anti-inflammatory hormone）。這種失衡的狀態，會促進胰島素阻抗的發生。[28]

引起發炎的其他常見原因，是對個人造成過敏或敏感的食物。環境污染物質、長期慢性壓力與缺乏某些營養素（例如維生素 D 與 omega-3 脂肪酸），也會促進發炎。幸好，在植物性全食物飲食中的蔬菜、水果、豆科植物、全穀類、堅果、種子、

香草與辛香料提供了大量的抗炎化合物，有助於防止發炎。

3. 改善消化。腸道發炎，可能是由過敏或敏感、腸道疾病、寄生蟲、慢性或急性腹瀉，以及其他等因素所引起。發炎的腸道可能會導致肥胖與疾病。「腸漏」是流行的用語，描述了腸道的滲透性增加，讓食物的蛋白質碎屑能夠穿透腸壁，進入到血液中。當蛋白質在血液中循環時，幾乎就會在體內的任何地方開始累積，導致可能的胰島素阻抗或其他不良的症狀。跟腸漏有關最常見的食物，就是過度加工的包裝即食食品，包括了精製糖或精製麵粉產品，以及與超敏反應有關的食物，例如含有麩質的穀類與乳製品。[29-34]

不健康的腸道菌群也會對消化、代謝與免疫功能產生負面影響。證據顯示，這些細菌會產生毒素，可能傷害腸道內壁，造成腸漏。[35-37] 相反的，益菌會製造短鏈脂肪酸，可減少細胞中的脂肪累積，提升代謝，並增進飽食荷爾蒙（satiety hormone）的產生，進而促進瘦身。[38] 低脂、高纖、富含蔬菜的飲食，會增進腸道益菌的繁殖。此外，高品質的益生菌也有助於重新建立健康的腸道菌群。

4. 加強解毒系統。科學家才剛開始認識到體脂肪堆積與環境污染物質（例如雙酚A、重金屬、持久性有機污染物與農藥）之間的關聯。消費者無法完全避免接觸到這些化合物，但他們可以採取措施，來盡量減低接觸量。除此之外，也可以加強有助於排出這些化合物的身體系統。

幸好，純素食者在這兩方面都處於優勢。首先，由於動物性產品（包括魚類）位於食物鏈的上層，因此成為環境毒素的重大來源。毫無意外地，初步證據顯示，素食與純素食人口對於這些毒素的接觸量是較少的。[39, 40] 其次，純素食者通常都會大量攝取的十字花科蔬菜，其中所含的大量植化素，能夠支持身體的解毒過程。許多維生素、礦物質、胺基酸、植化素與抗氧化成分，都參與了解毒的過程，因此良好的營養狀態是很重要的。最後，盡可能食用有機食物，以減少對於農藥的接觸。

5. 平衡荷爾蒙，提升代謝。最佳的健康與代謝狀態，依賴許多身體系統的適當運作，來生產與釋放荷爾蒙，包括了甲狀腺荷爾蒙、壓力荷爾蒙與性荷爾蒙。甲狀腺荷爾蒙負責控制代謝，對體重有很重要的影響。純素食者（特別是避免食用加碘鹽與海藻類的純素食者）在碘的濃度上可能會偏低，而碘是製造甲狀腺荷爾蒙所需要的元素。缺乏硒與維生素D也可能會對甲狀腺功能造成不良的影響。[41, 42]

壓力荷爾蒙皮質醇（可體松）有助於將適當類型與數量的碳水化合物、脂肪或蛋白質，傳送到身體組織。在長期處於壓力或缺乏熱量的情況下，皮質醇的濃度會上升。上升的皮質醇濃度會增加食慾，讓人無法克制地想要攝取富含脂肪與糖分的

食物。[43-45] 除此之外，脂肪會被運送到腹部，成為堆積的內臟脂肪，進而導致心血管疾病與胰島素阻抗。

胰島素阻抗會影響性荷爾蒙。對女性而言，胰島素阻抗會引發多囊性卵巢症候群，導致男性化的症狀，像是不正常的毛髮增長以及不孕。對男性而言，升高的胰島素濃度，會抑制睪固酮的濃度與性欲。[46, 47]

全食物、低血糖負荷、高營養密度的植物性飲食（搭配適當的補充劑），在平衡荷爾蒙與提升新陳代謝上，扮演了關鍵性的角色。此外，壓力管理與體能活動也非常重要。

6. 提升營養狀態。已開發世界的大部分地區都有飲食過量與營養不足的問題。人們攝取了過多的熱量與環境污染物質，以及過多的脂肪、鹽與糖，但卻沒有獲得達成最佳健康所需的足夠元素。純素食者往往會攝取更多的蔬果、膳食纖維，以及多種營養素、植化素與抗氧化成分。不過，即便如此，營養缺乏在純素食者中並不罕見。

當減少熱量來控制體重時，不應該強調高能量密度（每公克含有多少卡路里）的食物。高營養密度（每 1 卡路里含有多少營養）的食物顯得更加重要。用高品質的有機植物性全食物來為身體提供熱量，可以改變基因表現，並減少過重、肥胖與罹患慢性疾病的風險。最佳的選擇是蔬菜（尤其是綠色葉菜）、豆科植物、水果、堅果、種子，以及完整的全穀類（而不是將穀類磨成粉）。

健康的食物選擇

1. 每天至少食用 5 份非澱粉類的蔬菜。蔬菜在自然狀態下，是地球上營養密度最高的食物。1 份蔬菜的份量，生食等於 1 杯（250 ml），熟食則等於 1/2 杯（125 ml）。盡量在飲食中包含各種顏色與種類的蔬菜：在綠色（包含深綠色葉菜類）、紅色、橘色和黃色、紫色和藍色，以及白色的蔬菜中，每種至少都要有 1 份；每天也都應該吃一些生的蔬菜。以煮熟的蔬菜來說，稍微蒸熟的狀態下最有營養。需限制像是地瓜和玉米等澱粉類蔬菜的份量，一天可以吃 1 ～ 2 次，但每次不超過 1/2 杯（125 ml）。飲食中也要包含芽菜，因為它的營養價值高又經濟實惠。

2. 學著愛上豆科植物。每天至少吃 3 份 1/2 杯（125ml）的豆類食物。（剛開始吃的時候，應該要從小份量開始，讓腸道細菌能夠適應增加的膳食纖維攝取。）豆類、扁豆和豌豆是最豐富的膳食纖維來源，提供了餐與餐之間的飽足感與持久力。扁豆與去皮切半的乾燥豌豆仁或新鮮豌豆（含豆莢或只有豌豆仁），其脂肪含量很低，營養成分卻很高。扁豆、綠豆與完整的豌豆是孵豆芽的最佳選擇。其他富含營

健康戰爭中的盟友與敵人

健康體重的十大盟友	健康體重的十大敵人
綠色葉菜	暴飲暴食
非澱粉類蔬菜；海藻類	含糖飲料
芽菜	富含糖的點心（例如冷凍甜點、糖果與糕點）
所有種類的豆科植物	精製澱粉（例如白麵包、貝果、餅乾、甜餅乾）
新鮮水果	過度加工的即食食品
堅果與種子	速食和／或油炸食品
香草與辛香料	過鹹的點心
非精製的澱粉類食物——完整的全穀類、澱粉類蔬菜	含有大量油脂和液體油的食品
無糖的花草茶和茶（例如綠茶）	環境污染物質
水	酒精

養的豆類食品，還包括了豆腐、天貝、無糖豆漿、蛋白粉，以及純素仿肉（不過要記得檢查食品標示）。可以把豆類加在燉菜、湯品與沙拉中，也可以用來製作餡餅、麵包或抹醬。如果使用的是罐頭豆類，請選擇不含雙酚 A 的罐頭。

3. **不要攝取太多穀類。** 隨著熱量需求的減少（例如步入中老年、更年期、體能活動減少等情況），所有穀類的攝取應該要隨之減少，尤其要避免像是白米飯與白麵粉或白米製成的精製穀類產品，以及添加糖與鹽的加工即食麥片。盡量減少各種磨成粉的穀類（例如麵粉），即使是全穀類的麵粉也一樣。（這包含了全穀類麵包、餅乾、甜餅乾、椒鹽捲餅，以及其他麵粉製成的烘焙食品。）

選擇完整的全穀類，例如藜麥、野米、蕎麥、脫殼燕麥粒與大麥，而且對大多數人而言，應該要把份量限制在1/2 杯（125 ml）以內。穀類最健康的食用方式之一，就是讓它發芽。將發芽後的穀類加進沙拉裡，或者當成早餐穀麥片享用（加入水果、堅果、種子，以及非乳製優格或植物奶）。碾碎的穀類（例如布格麥）與軋製穀類（例如傳統燕麥）雖然不如完整的全穀類理想，但也可以作為飲食的一部分。

4. **用新鮮水果來滿足甜食控。** 雖然用蘋果當甜點的想法看起來很無趣，但有很多方法可以將水果變成誘人的餐後甜點。簡單將水果切片，然後運用創意擺盤，就能讓水果看起來很別緻。在切好的水果丁或莓果上，添加一些肉桂、原味非乳製優格或堅果奶油，就能變成賞心悅目的百匯（或稱芭菲）。水果可以用水煮、烘烤或炙烤的方式烹調，都能獲得很棒的風味。有誰會不喜歡吃冰淇淋——而且還不含脂

肪與糖？冷凍的去皮香蕉、莓果、鳳梨、芒果與其他水果，都可以用果汁機攪打後，製成即食的霜淇淋。另外一種作法，是將冷凍的水果跟足量的植物奶或優格一起攪打，製成細滑的冰淇淋。

由於果皮與種子是膳食纖維與植化素特別豐富的來源，應該要食用各種可以吃的種類。果乾的使用量應該要限制在每天 1/4 杯（60 ml）以內；這些食物的天然糖分濃度較高，熱量也比較高。血糖高的人，會建議將水果份量限制在每天不超過 4 份（建議份量詳見 P.358 表 10-7）。

5. **選擇堅果、種子與酪梨作為主要的脂肪來源。** 儘管高脂肪的植物性食物富含熱量，但在群體健康研究與臨床實驗上，都顯示其攝取量與體重增加成反比。[48] 這些高脂肪的植物性食物富含保護性化合物，其中也包括了必需脂肪酸，是健康的重要盟友。每天應該要攝取大約 30 ～ 60 g 的堅果與種子。選擇能提供良好平衡的必需脂肪酸的綜合堅果與種子，例如奇亞籽、亞麻仁籽、火麻籽與核桃。同時也應該包含巴西堅果，作為硒的攝取來源。

食用堅果最好方法之一，就是直接從殼裡面剝出來吃，因為要把堅果從殼裡弄出來，需要花一番功夫，就不容易吃過量。另外，堅果與種子經過浸泡後，可以減少抗營養因子，並增加營養價值。還可以將浸泡過的堅果，藉由脫水、乾燥（如：果乾機）來增加脆度，避免因為烘烤時產生的有害氧化產物。

盡量減少使用油脂與液體油。它們每大匙（15 ml）會提供約 120 kcal 的熱量，但含有的營養素卻少之又少，因為礦物質、植化素、膳食纖維與大多數脂溶性維生素都會在加工過程中流失。部分氫化油品甚至含有有害的反式脂肪酸。請閱讀食品標示，以完全避免使用這些油品。

6. **善用香草與辛香料。** 香草與辛香料是最近才被認定的健康英雄，它們能夠在不增加鈉與脂肪攝取量的情況下，增添食物的風味。好幾種香草與辛香料也能促進代謝、緩解發炎，或者平衡血糖濃度。辛香料中的超級巨星，有黑胡椒、小豆蔻、卡宴辣椒（cayenne）、肉桂、小茴香、丁香、薑、人參、芥菜籽、奧勒岡、迷迭香與薑黃。新鮮種植的香草則可以冷凍或脫水保存備用。

7. **限制過度加工與即食食品的使用。** 這些食物通常都經過多次加工程序，像是研磨、精製和／或部分氫化。為了提升最終產品的品質，食品製造商還會添加糖、鹽、人工添加物、色素或防腐劑。由於人體天生會被這些味道吸引，因此會過度食用熱量密集的食物。貼切的例子，包括了洋芋片與其他鹹點心、糖分高的早餐穀麥片，以及高脂高鹽的冷凍餐點。

並非所有的加工食品都是有害的。為了滿足消費者對於健康的需求，食品製造商也提供了更好的選擇。舉例來說，某些食物可能是半成品，有助於減少烹調時間，但盡量減少加工過程，並且添加很少的成分。像是冷凍香草、低鹽並且不含雙酚 A 的罐頭豆類、帶殼的冷凍毛豆、一些發芽穀物麵包、有機的無糖水果堅果棒，以及一些瓶裝番茄醬等，都是很好的例子。想要找到這些加工最少的食品，請閱讀營養成分標示。

8. 盡量減少使用糖，並且避免人工甜味劑。不論是來自於高果糖玉米糖漿或有機濃縮甘蔗汁的糖，攝取的份量比糖的類型更重要。糖除了是沒有營養的熱量來源之外，也幾乎沒有任何營養價值。請留意食品中所添加的糖；閱讀食品包裝上的標示來查找並避免糖分。在大部分的情況下，如果市售的純素產品不含水果（不論是新鮮或乾燥的），那麼標示上列出的任何糖分，很可能就是額外添加的糖。[7]

要避免人工甜味劑，因為人工甜味劑無法提供對健康實質的幫助，還可能對新陳代謝與食欲控制產生負面影響，破壞為了達成健康體重所做的努力。

9. 選擇正確的飲品。水是最解渴的，而且不含熱量。如果可能的話，請飲用過濾後的水，用過濾器除去氯、鉛、硝酸鹽、微生物與其他環境污染物質，同時留下鈣與鎂等礦物質。

無糖茶也是健康的飲料選擇。研究顯示，綠茶能提高代謝，也可以幫助減重。[49] 想要以最少的熱量補充營養的話，蔬菜汁（尤其是綠色蔬菜汁或番茄汁）或小麥草汁都是很好的選擇。營養但熱量稍高的飲料（新鮮果汁與強化豆漿、米漿或其他植物奶），每杯提供了 100 ～ 150 kcal 的熱量。用一些水果、綠色蔬菜和種子所製作的自製果昔，可以做為健康的代餐，每份 750 ml（24 oz）能提供 400 ～ 500 kcal 的熱量。這種果昔應該被視為代餐，每天的攝取量不應該超過 1 份。市售的果昔通常都會用濃縮果汁製作，因此每份 750 ml 可能會含有高達 800 kcal 的熱量以及 18 小匙（75 g）的糖；因此除非你可以掌握它的成分，否則應該要避免飲用市售果昔。

儘管某些飲料可以增加飲食的營養價值，但一般而言，全食物在體重管理上提供了更大的飽足感。液體無法像固體食物一樣提供飽足感，因此很容易低估飲料所貢獻的熱量。1 杯 375 ml（12 oz）的檸檬汽水（lemonade）、水果調酒（fruit punch）或汽水，含有 120 ～ 150 kcal 的熱量，但卻幾乎沒有任何營養價值。酒精性飲料也會提供驚人的熱量。

添加人工甜味劑的無熱量飲料以及人工甜味劑本身，都不是解決方案。如果需

---

7 審訂註：台灣食品營養標示的「糖」，是單、雙醣的總和。「糖」包含了自然存在的糖與添加糖，因此當「糖」標示不等於零時，不代表產品有額外加糖，要以產品成分來判斷。

純素食者的勝利：作戰計畫

- 每天吃至少 5 份非澱粉類蔬菜。
- 每天至少吃 3 份豆科植物。
- 每天將穀類限制在 3 份以內，只吃完整的全穀類。
- 每天吃 4 份新鮮水果。
- 每天吃 30 ～ 60 g 的堅果與種子。包含至少 1 份富含 omega-3 的核桃、亞麻仁籽、奇亞籽或火麻籽。限制添加的脂肪與液體油。
- 添加風味——大方地使用香草與辛香料。
- 避免食用過度加工的食品。
- 避開添加的糖。
- 飲用白開水。盡量減少攝取有熱量的飲料。
- 根據需要服用補充劑。

要的話，可以在咖啡或茶裡加入甜菊糖來增加甜度，這是較合理的選擇。（更多相關資訊詳見 P.176。）

　　充足的水分對於健康的身體機能與最佳表現都很重要。脫水可能會被誤認為飢餓而導致暴飲暴食。一般而言，水是最好的飲料，因此隨身攜帶水瓶是值得養成的好習慣。

　　10. **考慮使用營養補充劑**。全食物純素飲食可能在維生素 B_{12}、碘與維生素 D（取決於日曬程度）的含量上較低。除非能夠從強化食品中取得這些營養素的可靠來源，否則服用補充劑是較為明智的選擇。這些營養素的目標，大約是每週 2 ～ 3 次 1,000 mcg 的維生素 B_{12}（更多選擇詳見 P.226 ～ 235）、每天 150 mcg 的碘，以及每天 1,000 mcg 的維生素 D（更多選擇詳見 P.235 ～ 244）。綜合維生素礦物質補充劑也是選擇之一，如果可確保綜合維生素礦物質補充劑能作為碘、維生素 B_{12} 與維生素 D 的可靠來源，就不需要額外服用單一補充劑。

改變飲食行為

即使消費者敏銳地意識到哪些食物是有營養的，但在現今很容易造成肥胖的環境下，也可能讓人選擇了不健康的食物。想要下定決心持續抗拒誘惑，就必須對身體的需求有高度的覺察，並且對於會削弱判斷力的誘人環境保持清醒的意識。請考慮採用以下已被證實有效的策略：

• **傾聽身體的訊號**。學習理解身體自然的飢餓訊號，重新找回失去的飲食本能技巧。避免這些雙重誘惑：在不餓的時候吃東西，或者在非常飢餓的時候斷食。有時候，口渴的感覺會被誤認為飢餓。如果飢餓的感覺來襲，可以先喝 1 杯水，然後等個 15 分鐘；如果還是覺得餓，就可以進食。計畫規律的飲食時間，但也要保持彈性。如果沒有餓的感覺，可以跳過一餐，或者採取輕食。慢慢地吃，在覺得舒服的時候就停止，而不要吃到撐為止。

要辨識出情緒或環境所觸發的非生理「飢餓」訊號，並用適當的非食物選擇來滿足這種「飢餓」感。例如，如果你發現自己因為情緒的關係想要在飲食上放縱一下，就以散步、給朋友打電話，或者洗個泡泡浴來代替。如果有強烈的情緒（例如憤怒）觸發了飢餓感，可以用打沙包或者大步怒走幾圈來發洩情緒。

• **正念飲食**。建立健康的習慣，減少盲目飲食[8]的傷害（例如用盲目地吃綠色蔬菜，來代替盲目地吃糖果）。創造一種輕鬆的氛圍，讓用餐時間變得特別。細嚼慢嚥不僅能幫助消化，增進對於食物風味的品嘗，也會減少食物的總攝取量。感謝所有曾為食物付出的每一個人，並懷著感恩的心用餐。直接跟當地農民購買本地農產品，避免購買、支持跟你價值觀不一致的方式所生產的食物。

• **建立健康的習慣**。維持規律的用餐時間；跳過一餐可能會導致下一餐飲食過量。避免在睡前 2 ～ 3 個小時吃東西；進食會提高胰島素濃度，引發脂肪的儲存。身體在睡覺時不需要很多燃料，因此如果真的餓了，可以吃蔬菜或幾片水果充飢。

份量控制可能會是項挑戰。在用餐時間，將整份餐點放在桌上，常常會比分裝在個別碗盤裡要吃得多。開始使用比較小的杯子、盤子和碗也有幫助。在碗盤裡放上建議的份量，並且坐下來吃飯。在餐盤或碗中放進適當的份量後，只留沙拉與蔬菜在餐桌上，把其他食物留在流理台或爐子上。由於站著吃很容易會吃太多，特別是在準備食物的過程中，因此可以在嘴裡咬一支肉桂棒吸吮，或者咀嚼一些薄荷，來避免過度的「試吃」。

小心不要落入「健康光環」的陷阱裡：看到食物標有低卡、低脂、天然或有機，就一次吃很多。雖然這類替代品的熱量可能少了 10 ～ 15%，但大量食用反而會輕易抵消這項好處。

最後，將食物放在視線之外，除非是超級健康，而且是希望能增加攝取量的食物。一面看電視一面吃東西也是採用相同的道理。如果想要讓雙手有點事情做，可以在看電視時做做手工藝、用熨斗燙衣服，或者做些伸展操。

---

8 編注：所謂的盲目飲食，是指人們沒有意識到自己在吃東西的狀態，無關乎是否饑餓或吃什麼東西，而這往往也是導致人們過度飲食的原因之一。

◈ 體重過輕

雖然體重過輕對於兩性都會有影響，但通常發生在女性身上時，比較不容易被意識到這是個嚴重的問題，因為女生總是覺得愈瘦愈好。在體型上，男性會感受到另一種壓力。對他們而言，體脂肪愈低愈好，但纖瘦絕不是件好事。他們的目標通常是精壯的體格，因此會追求足夠的肌肉量。

幸運的是，規劃完善的純素飲食能夠同時滿足男性與女性增重的目標。儘管現代文化往往會推廣以攝取肉類來增加肌肉量，但其實攝取富含蛋白質的植物性食物，也能獲得相同的效果。

純素食者體重過輕的盛行率

純素食者通常具有比奶蛋素食者或一般大眾都低的 BMI 與體脂肪；大多數的純素食者，體重都落在健康範圍內。[12, 13, 50-53] 然而，純素食者體重過輕的盛行率，的確會比一般大眾更高，不過目前的數據仍然非常有限。

一項德國研究顯示，生食純素者體重過輕的比例很高：參與研究的生食純素者中，有 25% 的女性與 14.7% 的男性體重過輕，而參與者所採取的飲食，內容傾向於高份量的水果、低份量的蛋白質。[54] 這個研究小組還指出，研究參與者過重與肥胖的比例非常低，只有 5% 的女性與 6% 的男性有過重或肥胖的情形。一項小型的美國研究發現，有 36% 的純素食研究參與者（25 人中有 9 人）BMI 低於 19。在這項報告中，比預期還要多的純素食者，體重落在過輕的 BMI 標準線附近或以下。最後，「牛津素食者研究」發現，在將近 1.1 萬名素食者與純素食者中，有超過 20% 的人 BMI 介於 18 ～ 20。事實上，BMI 低於 18（體重過輕）的參與者，比 BMI 超過 28（過重）的要多。[55] 關於純素食族群體重過輕的比例，以及所導致的健康後果，還需要更進一步的研究。[56]

純素食者體重過輕的判斷

儘管 P.389 的 BMI 量表提供了實用的指導原則，但其中的臨界值並非對每個人都很準確。仔細考慮以下的因素，有助於判斷較輕的體重是否帶來健康風險，以及是否需要治療：

- **健康狀態**。如果一個人精神不濟或身體虛弱，經常生病而且需要很長的時間才能康復，在排除患病（例如癌症）的可能性之後，很可能是由於體重過輕所引起的。另一方面，一個整體上很健康，精力充沛而且很少生病，即使生

體重過輕與熱量限制的關係

如果體重過輕會增加死亡率，那為什麼關於熱量限制的研究顯示了熱量限制（CR）會延長壽命？體重過輕被解釋成會導致較差的健康狀況，關於上述這點雖然尚無定論，但實際上，這是貧窮、營養不良、不良生活型態與疾病所造成的。相反的，熱量限制研究的參與者大致上都很健康，營養狀態也在合理範圍內。毫無意外地，如果研究對象營養不良，這些跟熱量限制相關的優勢將不復存在。[70]

熱量限制是種長期的飲食介入方式，在提供充足的營養下，減少 10 ～ 30% 的熱量攝取。大多數針對熱量不足族群的流行病學研究，都與營養不良有關，因此無法用於熱量限制的研究上。最明顯的例外是在日本沖繩，傳統沖繩人透過八分飽的飲食方式，有意識地限制熱量攝取，同時維持良好的營養與健康。事實上，沖繩人被公認為過著非常健康的生活，並且號稱是擁有全世界最多精力充沛百歲人瑞的社群之一。沖繩經驗顯示了，熱量限制飲食在維持人類健康上，具有巨大的潛力。

在動物與有機體的臨床研究中，已經證明熱量限制可以延緩老化，並延長壽命。熱量限制在受試體的能量代謝、發炎反應以及許多其他健康媒介上，都能有效減少與老化有關的改變。目前有兩個研究小組正在進行人體的研究，分別是美國國家老化研究所（National Institute on Aging，簡稱 NIA）與熱量限制協會（Calorie Restriction Society，簡稱 CR Society）。NIA 正在進行熱量限制對於人類影響的短期研究。初步的證據顯示，在熱量限制期間，人類所展現的適應性反應，跟其他物種的熱量限制情形很類似。熱量限制協會則針對堅持嚴格熱量限制生活方式的擁護者，進行了長期的研究。研究顯示，這些人的疾病代謝標記發生了好的變化。[71, 72]

雖然研究數據已經證明，熱量限制在疾病風險標記上有好的表現，但專家尚未建議人們應該以熱量限制作為長期的治療飲食。關於個體之間的差異性，以及對於生命各個階段的安全性（例如兒童、青少年、懷孕及哺乳期婦女，以及營養不良風險更大的年長者）仍然存有疑慮。儘管以常識推斷，生長發育期（例如嬰兒期、童年期、青少年時期、孕期與哺乳期）以及營養不良風險較高的族群應該要避免熱量限制，但研究證明，適度的熱量限制對於某些人有可能會很有用。在低熱量飲食中要滿足所有營養需求並不容易，因此在執行上必須要小心謹慎。

病也能很快康復的人，就算是 BMI 偏低，很可能還是處於健康的體重。

- **骨架**。對於骨架小的人而言，即使具有該體型的健康體重，有時 BMI 還是會判定為體重過輕。例如一位骨架小的健康亞洲女性，高 163cm，體重為 48.5kg，計算所得的 BMI 為 18.25，技術上而言，屬於體重過輕。然而，考慮到她的骨骼結構與健康狀態，這名女性很可能處於健康的體重狀態。另一方面，一位骨架大、163cm 的女性，有可能體重在 52.6kg 時還是過輕，即使她

想要獲得附上營養分析的營養菜單與美味的高蛋白食譜，請參閱梅琳娜與佛瑞斯特所著的《純素煮義》（Cooking Vegan）。

的 BMI 落在健康範圍內，而且還接近 20。

- **性別**。男性往往比女性具有較大的骨骼與肌肉，因此在任何身高下，身材瘦的男性通常會比苗條的女性來得重，即使他們的體脂肪百分比較低。雖然BMI 的臨界值對於男性與女性都相同，但相對來說，當 BMI 到達正常範圍（18.5 ～ 20 之間）的下限時，體重過輕的情況在男性身上會比較常見。

- **生活方式**。對於因為不健康的生活方式（例如濫用藥物或不良飲食）而導致體重偏低的人，體重過輕的問題更值得擔憂。不過，如果體重過輕的人採取營養的植物性飲食、避免上癮的物質，並且擁有規律的體能活動，生病的風險就不會太高。

導致純素食者體重過輕的原因

在食物供應充足的人口中，體重過輕的情況相對罕見。儘管如此，由於食物不足所導致的飢餓在富裕國家發生的機會，比很多人所想的更加普遍，這也是世界上體重過輕最常見的原因。

照理來說，體重過輕是相對於能量輸出而言，熱量攝取不足的結果。然而，體重失衡的原因遠比教科書上的計算結果要複雜得多。諸如遺傳、疾病與化學品依賴性 [9] 等生理因素，都可能發揮了作用。此外，有些人生來就帶有苗條的基因。[56] 如果他們的代謝率天生就高，就會比其他同樣身高體重的人需要更多的熱量，來避免體重過輕的情況。而例如憂鬱、飲食失調、壓力、受虐與文化壓力等心理因素，也會破壞健康的飲食模式，減少熱量攝取，導致嚴重且持續的體重減少。其他環境因素，像是運動過度、社交孤立與飲食習慣不良（例如嚴格的飲食限制或者經常性的跳餐不吃飯），也會導致體重過輕。

---

9 審訂注：是指人體對於精神活性（可改變思想）物質，在身體和／或心理方面的成癮症狀，例如麻醉劑、酒精或尼古丁。

純素飲食會讓維持體重更具挑戰性，因為植物性食物含有高纖，通常也具有低脂的特性，會在熱量較少的情況下造成飽足感。幸好，在菜單中移除動物性產品後，還是可以用幾個簡單的步驟，來確保維持健康的體重（見 P.408～418）。

體重過輕的健康後果

雖然跟過重比起來，大多數人寧可體重過輕，但體重過輕也會增加死亡率。體重過輕的人通常比正常體重或過重的人具有更大的風險，即使他們的風險仍然低於肥胖的人。[57] 在「牛津素食者研究」中，BMI 低於 18 的參與者，死亡率比 BMI 介於 20～22 的人要高出 2 倍多。[58] 研究顯示，體重過輕與死亡的關係，在生活習慣不良（例如抽菸、不運動，以及缺乏蔬果攝取）的人身上尤其明顯。[59] 跟其他體重類型的人相比，因呼吸道疾病或其他病症（不包括癌症與循環系統疾病）而死亡的人數，在體重過輕的群體中有所增加。相反的，因心血管疾病、糖尿病、腎臟疾病以及某些癌症的死亡率，則是在肥胖群體中有所增加。[60]

　　體重過輕也可能對免疫反應與感染抵抗力造成負面的影響。蛋白質與熱量攝取不足，會抑制抗體、細胞激素以及達成最佳免疫功能所需之其他化合物的產生。即使是最輕微的單一營養素缺乏，也會威脅到免疫反應。而缺乏鋅、硒、鐵、銅、必需脂肪酸，以及維生素 A、C、D、E、B₆ 與葉酸，可能也會對免疫系統產生非常重大的負面影響。[61-64]

　　體重過輕也會抑制男性與女性荷爾蒙的產生與作用。對女性而言，低體脂會妨礙排卵、誘發閉經，並降低生育能力。[65, 66] 如果已經受孕，但在懷孕期間體重增加不足的話，胎兒的發育會受到威脅，而且胎兒的體形很可能會小於胎齡。而體重過輕的男性，在精子的數量與精液的品質上都會有明顯的下降。[67]

　　體重過輕通常都會與多種營養素缺乏有關。舉例來說，體重過輕的人（特別是育齡婦女）缺乏鐵的風險會增高，進而導致虛弱、疲勞、易怒與臉色蒼白。對於某些人而言，缺鐵還會導致掉髮與畏寒。

　　當身體沒有獲得足夠的熱量時，就會從儲存的肝醣（碳水化合物）中提取能量；而當這些庫存耗盡時，則會傾向使用脂肪為主。然後，身體也會仰賴儲存的蛋白質來獲取胺基酸和熱量，導致肌肉量下降，造成虛弱與疲勞。體重過輕也會觸發骨骼碎裂並降低骨密度，增加骨質疏鬆症的風險。[68, 69]

純素食者增重的好方法

是否該主動追求體重增加的決定，取決於個人的身體感覺。在大多數的情況下，男性會比女性更傾向於修正體重過輕的問題，因為文化上偏好精壯的男性與苗條的女

B_6

性。最有效的增重方法，與減重方法並沒有很大的差異：就是必須能在生活方式上，進行可促進並維持健康與幸福的持久改變。

體重過輕的純素食者還應該考慮到純素生活方式的終極目標。正面的個人榜樣，是個強而有力的工具，能夠鼓勵其他人採取更富有同情心及永續的生活方式。然而，如果純素食者所呈現出來的，是體重過輕且經常不健康的形象，就無法成為可以激發大家想要改變飲食的榜樣。

增重的飲食

1. **增加食物攝取量**。理論上，每天增加 500 kcal，就可以達到每週增加 0.45 kg 的效果；但實際上，增重所需要的熱量，因人而異的變化程度可能很大。大多數體重過輕的成年人，每天會需要 2,500 ～ 4,000 kcal 來增重，而優秀的運動員則需要更多。要達到這個目標，可以選擇熱量密集的純素食物，並增加食用的份量。從遵循「純素餐盤」（見 P.466 ～ 467）開始，然後按照需要，在每個食物組別增加額外的份量。這樣的作法不僅能將熱量的攝取提高到建議量，還能確保滿足所需要的營養。P.474 提供了 1 份 2,500 ～ 2,800 kcal 的菜單，而 P.475 則提供了 4,000 kcal 的菜單。表 12-2 列出了要達到 2,500 ～ 4,000 kcal 飲食時，每種食物每日所需份量的一般原則。理想情況下，應該要全天都攝取這些食物，包括睡前點心（視需要可增加其他時段的點心）。

2. **多吃幾餐**。在兩餐之間以及睡前的點心，在增重上扮演了重要的角色。在一

表 12-2 增重的建議份量

食物類別	每份所含的平均熱量（kcal）*	提供 2,500 kcal 飲食的份量 *	提供 4,000 kcal 飲食的份量 *
豆科植物	120	5	9
穀類	75	8	13
堅果與種子	160	4	6
蔬菜	40	5	7
水果	75	4	6
富含鈣的食物	因人而異	6	8
脂肪與液體油 **	40	4	7

參考來源：[73]
* 份量大小根據「純素餐盤」（P.466 ～ 467）
** 1 份＝ 1 小匙

天只吃一、兩餐的情況下，要攝取足夠的熱量並不容易。將目標訂在一日吃三餐，加上 2～3 次的健康點心。避免跳過正餐，也不要空腹上床睡覺。容易忘記要吃東西的人，可以用計時器來提醒自己。如果早上時間太緊迫，可以在前一晚就準備好隔天的午餐與點心。

每天至少要在目前的飲食中增加 500 kcal。以下這些點心選擇，每樣都提供了大約 500 kcal 的熱量：

- 3/4 杯（185 ml）什錦乾果（堅果、種子與果乾）
- 2/3 杯（165 ml）堅果
- 1 杯果昔（見 P.415 的食譜）
- 1 份香蕉杏仁醬三明治，加上 1 杯（250 ml）營養強化豆漿（或熱巧克力豆漿）
- 3/4 杯（185 ml）純素格蘭諾拉麥片、1 根香蕉，以及 1.5 杯（375 ml）營養強化豆漿
- 20 片餅乾、60 g 純素乳酪、4 片純素肉片與 10 顆橄欖
- 1 個純素瑪芬蛋糕或 1 根能量棒，1 杯（250 ml）椰子優格與 1 顆蘋果
- 60 g 烤皮塔脆片與各 1/2 杯（125 ml）的莎莎醬、豆泥與墨西哥酪梨醬

3. 偷渡額外的熱量。植物性全食物（特別是蔬菜和水果）具有高纖低脂以及相對低熱量的特性。當這些食物成為飲食中的主要部分時，可能會令人感到飽足，但卻無法提供足夠的熱量來增重。在攝取較高熱量的食物時，不僅增加了熱量的攝取，也會讓喜歡的菜餚變得更吸引人。以下的建議不僅能夠增加熱量，也能增添營養與風味：

- 在沙拉中添加豆類、堅果、種子、豆腐與酪梨。用堅果醬或種子醬、酪梨或者高品質的油品來製作沙拉醬。
- 在蒸蔬菜上添加些濃郁的醬汁。
- 在快炒料理、英式或法式砂鍋料理與義大利麵中，加入豆腐、堅果或種子。
- 在水果丁上添加豆漿優格、純素格蘭諾拉麥片與肉桂。
- 用植物奶來烹煮早餐穀麥片（例如全穀類或燕麥）。加入切碎的堅果、種子與果乾。
- 在瑪芬蛋糕或吐司上塗抹堅果醬。
- 採用全脂植物奶（例如豆漿）來取代較低脂的種類。
- 在純素冰淇淋上添加堅果、黑巧克力塊與莓果。
- 用水果條沾酪梨或巧克力的純素慕斯一起吃。

- 在湯品或醬料中加入腰果奶油（用 1/2 杯〔125 ml〕腰果與 1 杯〔250 ml〕水一起打成泥）或椰奶。

4. 用飲料來增加熱量。 在飲食中包含營養且富含熱量的液體，可以輕易地增加總能量的攝取。1 杯（250 ml）果汁（最好是鮮榨果汁）可提供 120 ～ 180 kcal，1 杯（250 ml）豆漿約為 100 ～ 120 kcal，而豆漿或水果奶昔則約為 400 ～ 500 kcal。必須限制搭配餐點的其他液體量，因為低熱量的湯品或無熱量的咖啡或茶會占據胃的空間，因而減少高熱量固體食物的攝取量。對那些很難在正餐時間吃下較多份量的人，可以試著把飲料留到兩餐之間再飲用。

5. 食用脂肪含量較高的純素全食物。 由於純素飲食通常都比非純素飲食含有較高的膳食纖維與較低的脂肪，因此想要在不會增加太多食物份量的條件下，增加熱量最簡單的方式，就是提高脂肪攝取量。將目標訂在從脂肪獲取 20 ～ 35% 的熱量。能量密度最高的植物性食物，有堅果、種子、烘大豆仁（soy nuts）、豆腐、椰子、非乳製產品（植物奶、純素鮮奶油、素食乳酪與純素優格）、酪梨、液體油、能量棒、營養的烘焙食品，以及黑巧克力。表 12-3 提供了各種高熱量純素食品的約略熱量。

表 12-3 高脂食物熱量

食物	份量	熱量（kcal）
綜合堅果（不含花生）	1/2 杯（125 ml）	443
生花生	1/2 杯（125 ml）	414
烘大豆仁	1/2 杯（125 ml）	405
傳統豆腐	1/2 杯（125 ml）	183
豆漿	1 杯（250 ml）	104
酪梨	201 g	322
黑巧克力（含 70 ～ 85% 的總可可固形物）	60 g	340
巧克力印加果★（SaviSeed）運動蛋白能量棒（維加〔VEGA〕）*	1 根	240
燕麥葡萄乾餅乾（Alternative Baking Company）*	1 包 120 g	480
蔬菜油	1 大匙（15 ml）	120

參考來源：[73]
* 市售商品的熱量計算是根據包裝標示所示。

★ 編注：印加果（Sacha Inchi），原生長於亞馬遜河流域熱帶雨林。其種子富含油脂，是良好的 omega-3 植物性來源，品嘗時帶有花生般的風味，所以又稱印加花生。

以下列出了如何將能量密度高的食物添加進餐點中的明確建議：

◎**堅果、種子以及其所製成的醬**。堅果與種子是方便的零食。每天應該吃 1/2 ～ 1 杯（125 ～ 250 ml）的份量。

- 在你待最久的地方（工作場所、學校等地）放 1 包堅果和／或種子。
- 用堅果和種子來製作純素乳酪或醬料。
- 將堅果與種子加進以蔬菜為主的炙烤、餡餅與快炒料理中。
- 在沙拉上撒一些烤過的堅果與種子。
- 將堅果與種子加進烘焙食品、美式鬆餅與格子鬆餅裡。
- 食用含有堅果或種子的能量棒。
- 在吐司和麵包以及醬汁中使用堅果醬。
- 嘗試一下烘大豆仁。
- 在蘋果片或切段的西洋芹塗上堅果醬或中東芝麻醬（無添加鹽糖的淺焙白芝麻醬）。

◎**豆腐**。豆腐是種變化多端、低膳食纖維且相對高脂的純素食品。

- 將嫩豆腐加進奶昔和果昔中。
- 在早餐享用炒碎豆腐。
- 在三明治中使用調味豆腐或含豆腐的無蛋沙拉。
- 將一點油、溜醬油、營養酵母與香草，跟豆腐塊或磨碎的豆腐一起拌炒，來製作沙拉的配料。
- 將豆腐加入拌炒料理、燉菜、咖哩、亞洲風味湯品與千層麵中。
- 用豆腐製作蔬菜烤物與餡餅。
- 享用醃製的烘烤或燒烤豆腐。
- 製作豆腐布丁與豆腐乳酪蛋糕；將豆腐運用於蛋糕、瑪芬蛋糕與餅乾製作上。

◎**非乳製產品**。非乳製食品能夠顯著增加熱量攝取量。大多數的乳製品都很容易能找到純素替代品，包括牛奶、鮮奶油、酸奶油、冰淇淋、硬質乳酪、奶油乳酪、優格與奶油都是。純素替代品之中，一些是用大豆製作的，另一些則是由杏仁、米、椰子、火麻籽、穀類或根莖類蔬菜所製成。這些產品持續不斷地改良，通常既美味又營養。應避免含有部分氫化油、糖與防腐劑的非乳製替代奶品；在購買之前，一定要記得詳閱食品標示。舉例來說，可以用全食物有機大豆製成的全脂市售豆漿來取代牛奶。

　　自己製作非乳製食品來完全控制成分並非難事，杏仁奶或火麻籽奶、發酵腰果

乳酪、水果冰淇淋，或者大豆優格都可以嘗試。

建議大家多多將以下這些產品加進每天的菜單中：

- 製作果昔時，用營養強化植物奶和／或純素優格來取代水。
- 在麥片、布丁、湯品、鬆餅與烘焙食品中使用植物奶與純素優格。
- 享用以非乳製優格為基底的甜點；加入莓果與純素格蘭諾拉麥片或堅果。
- 在三明治與沙拉中加入純素美乃滋，並以純素酸奶油作為沾醬的基底或湯品裝飾（用腰果或豆腐製成的版本）。
- 嘗試製作堅果乳酪；不管是硬質乳酪或奶油乳酪，都可以從頭開始製作。

◎**酪梨**。一小份酪梨就含有很高的熱量，提供了超乎想像的美味與不可思議的變化：

- 用酪梨片來裝飾沙拉。
- 添加檸檬汁或萊姆汁搗碎後，就可以做為沾醬、三明治抹醬或配料。
- 在莎莎醬中加入酪梨塊。
- 在蔬菜皮塔口袋餅三明治中加入酪梨片。
- 在義大利麵或藜麥沙拉中加入酪梨丁。
- 用酪梨泥來增加巧克力布丁的濃稠度。
- 加進馬鈴薯泥中。

◎**甜食**。選對食材，甜食就可以為每天所需的熱量做出有價值的貢獻：

- 免烤乳酪蛋糕、派、餅乾與布朗尼，都是以堅果、椰子、新鮮水果與果乾為基底，因此通常會提供營養密度高的熱量。請參閱戴維斯與梅琳娜所著的《邁向生食純素飲食》（*Becoming Raw*）。
- 在烘焙食品中，採用堅果、種子、椰子與其所製成的醬料，作為部分或全部的脂肪來源。
- 用磨碎的亞麻仁籽做為蛋的替代品。
- 選擇使用椰棗與其他果乾來代替糖作為甜味劑的食譜配方。
- 烘焙時，使用高品質的油來取代氫化脂肪。

6. 大量攝取碳水化合物。將總熱量的 55 ～ 65% 設定來自於碳水化合物。碳水化合物最密集的來源，是穀類與澱粉類蔬菜。最佳的選擇，則是高蛋白的類穀物（例如莧籽、蕎麥與藜麥），以及營養密度高且色彩豐富的澱粉類蔬菜（例如玉米、南瓜、山藥與紫色馬鈴薯）。

- 將穀類浸泡或發芽後，用來製作麥片、沙拉、麵包，以及生食或烘焙甜食。

- 將完整的穀物煮熟後，用來製作沙拉、燉菜、手抓飯與麥片。
- 在烤山藥或烤地瓜中，添加香辣黑豆花生醬。
- 將煮熟的山藥或地瓜加進沙拉中。
- 用鷹嘴豆泥醬或其他以豆類製成的抹醬搭配麵包一起食用。
- 將馬鈴薯加進咖哩、燉菜與炒碎豆腐中。
- 使用添加小麥胚芽的全穀類麵粉，來製作麵包、瑪芬、美式鬆餅與格子鬆餅。
- 將玉米加入醋漬沙拉、湯品與燉菜中。

7. 盡可能提高植物性蛋白質攝取量。 對於體重過輕且肌肉流失的人，建議每天要攝取每公斤體重約 1.2 ～ 1.7 g 的蛋白質，來恢復肌肉量。如果目標不是要大幅增加肌肉量的話，那麼每天每公斤體重 1.2 g 的蛋白質通常就已經很足夠。

表 12-4 富含蛋白質的食物替代品

被取代的食物	蛋白質成分（g）	新選擇	蛋白質成分（g）
糙米 1 杯（250 ml）	5	藜麥 1 杯（250 ml）	8
香脆玉米粒（corn nuts）60 g	5	烘大豆仁 60g	24
早餐玉米片 1 杯（250 ml）	2	燕麥粥 1 杯（250 ml）	6
田園沙拉 4 杯（1 L） 義式沙拉醬沙拉 2 大匙（30 ml）	4	羽衣甘藍沙拉 4 杯（1 L） 佐中東芝麻醬 2 大匙	12
人造奶油 2 大匙（30 ml）	0	花生醬 2 大匙（30 ml）	8
柳橙汁 1 杯（250 ml）	2	蛋白質能量果昔，P.415	40
椒鹽捲餅 30g	3	南瓜籽 30 g	9
蔬菜湯 1 杯（250 ml）	2	扁豆湯 1 杯（250 ml）	9
米漿 1 杯（250 ml）	1	豆漿 1 杯（250 ml）	8
用全穀類麵包做成的番茄三明治	6	用全穀類麵包做成的番茄三明治， 加上 60 g 素火腿片	21
番茄醬 1 杯（250 ml）	3	番茄醬 1 杯（250 ml）， 加上 60 g 素絞肉	15
純素美乃滋沾醬 1/4 杯（60 ml）	0	鷹嘴豆泥醬 1/4 杯（60 ml）	5
炒蔬菜 3 杯（750 ml）	6	炒蔬菜豆腐 3 杯（750 ml）， 加上 1/2 杯（125 ml）傳統豆腐	26

參考來源：[73]

蛋白質能量果昔

份量：1 份

果昔是在純素飲食中添加蛋白質、熱量與營養素特別出色的品項。食物經食物調理機或果汁機攪打後，可以破壞植物的細胞壁，進而提高營養素的吸收率。如果想要冰涼的果昔，可以使用冷凍水果（香蕉在冷凍前要先剝皮），或者在攪打前加入幾顆冰塊。

蛋白粉	1 匙
香蕉	1 根
莓果、桃子或其他水果	1 杯（250 ml）
營養強化豆漿或其他強化植物奶	1 又 1/2 杯（375 ml）

將所有食材放進果汁機或食物調理機，攪打至細滑。打好後要立即飲用。

這道料理提供了約 400 ～ 500 kcal 的熱量，以及約 30 ～ 40 g 的蛋白質，確切的含量取決於所選擇的植物奶品。

§ 最好的果昔能量補給

果昔能量補給與不同的配料，可以添加可觀的脂肪與熱量（例如種子、堅果、種子或堅果醬、酪梨、豆腐或液體油）；有些會添加植化素與抗氧化成分（例如羽衣甘藍、可可粉或角豆粉、香草、香料或枸杞），有些則會添加益菌（例如益生菌粉或非乳製優格）。你可以在上述基本配方中，額外添加下述任何一種或多種食材：

- 2 杯（500 ml）切碎的羽衣甘藍，打成綠色果昔
- 1/2 個小型酪梨（最適合綠色果昔）
- 新鮮香草，例如薄荷、奧勒岡與羅勒（加進綠色果昔）
- 1/2 杯（125 ml）大豆優格或其他非乳製優格；如果想要的話，可以將基本配方中的豆漿減為 1 杯（250 ml）
- 1/4 ～ 1/2 杯（60 ～ 125 ml）的嫩豆腐
- 2 大匙（30 ml）枸杞（將乾枸杞泡水至少 4 小時或隔夜）
- 肉桂、肉豆蔻、薑和／或丁香（加進水果果昔）
- 2 大匙（30 ml）火麻籽、亞麻仁籽或奇亞籽
- 1 ～ 1 又 1/2 大匙（15 ～ 22 ml）可可粉或角豆粉
- 1 大匙（15 ml）冷壓必需脂肪酸油品（採用添加 DHA 的種類）
- 1 大匙（15 ml）杏仁醬或其他堅果醬
- 1/4 小匙的益生菌粉

在計算所需要的蛋白質時，應該用理想體重，而非實際的體重來計算。例如，重 55 kg 的人，健康體重是 66 kg，每天應該至少要以攝取 80 g 蛋白質為目標（66 kg×1.2 g/kg ＝ 79.2 g）。增重飲食要達到這個攝取量並不困難。如果每天攝取 2,500 kcal 與 80 g 蛋白質，大約有 13% 的熱量是由蛋白質所提供（80 g 蛋白質 ×4 kcal/g ＝ 320 kcal；320/2,500 ＝ 12.8%）。這個目標能使讓蛋白質攝取量落在建議範圍之內（總熱量的 10 ～ 15% 來自於蛋白質），足以支持良好的健康。（詳見 P.472 ～ 475 菜單中的蛋白質成分。）

純素飲食可能會缺少蛋白質，尤其在避免豆類製品、堅果與種子的情況下。如果早餐吃冷麥片與米漿、午餐吃番茄三明治與薯條、晚餐吃青醬義大利麵的話，蛋白質攝取量就會不足。請確保每餐都有優質的蛋白質來源。表 12-4（P.414）提供了如何用高蛋白質食物取代低蛋白質食物的建議。關於植物性食物蛋白質含量的完整列表，詳見 P.102 ～ 108 表 3-5。

對於難以達到蛋白質需求的人，純素蛋白粉是種選擇。市面上有很多不同種類的產品（從火麻籽、豌豆、米、大豆與其他植物性食物所萃取的蛋白質）。在果昔中加入蛋白粉，是種方便又美味的方式（詳見 P.415 的食譜配方）。

8. 將健康飲食列為優先事項。 冰箱與櫥櫃經常空空如也的人，以及以外食或即食食品為主的人，可能會需要在生活方式上做出重大調整，以實現增重的目標。想要成功的話，就從計畫開始：

- 規劃一週菜單，列出購物清單，並且每週選一天作為採購日。
- 如果可能的話，整批一次訂購。可以查找超市、量販店與有機食品商店的宅配服務。
- 學習烹飪。報名烹飪課，並且找朋友一起去，讓上課變得更有趣。
- 讓用餐變成一種社交活動。增加跟朋友與家人一起用餐的頻率。主辦一人一

戰勝體重過輕的純素食作戰計畫

- 增加食物攝取量。
- 多吃幾餐。
- 偷渡額外的熱量。
- 用飲料來增加熱量。
- 食用脂肪含量較高的純素全食物。

- 大量攝取碳水化合物。
- 盡可能提高植物性蛋白質攝取量。
- 將健康飲食列為優先事項。
- 強化飢餓感，增進食慾。
- 仔細考慮補充劑與增重輔助品的優缺點。

菜的聚會，邀請朋友一起吃晚餐，或者到素食或純素餐廳享用一餐。（P.481 的參考資料中有純素友善餐廳的連結。）

• 購買一些簡單的純素食譜書，每隔一陣子就嘗試一些新料理，來增添多樣性。

• 購買一個慢燉鍋。早上將食材放進慢燉鍋（請遵照製造商的建議），回家時就會有熱騰騰的一餐。用慢燉鍋來製作穀類、豆類、蔬菜和／或豆腐料理；嘗試各種不同的慢燉鍋食譜，來充分利用這項家電。

• 週末時，可以事先煮好一些方便之後加熱吃的餐點。準備一、兩道主菜、一鍋湯，以及一些健康的烘焙食品。準備足夠好幾天吃的份量，將多餘的部分冷凍起來，以便之後沒時間煮飯時享用。

• 在儲藏室、冰箱冷藏與冷凍庫儲存足夠的健康點心：什錦乾果、能量棒、瑪芬蛋糕、健康的餅乾、裹了巧克力與堅果的冷凍香蕉、免烤純素堅果乳酪蛋糕，以及類似的食品。在車裡、背包或背袋裡、工作場所，或者任何你會長時間待著的地方，都存放一些食物。

• 將果汁機放在隨手可及之處；每天使用果汁機來製作果昔、醬汁，並利用堅果或種子打製植物奶與純素鮮奶油。

9. 強化飢餓感，增進食欲。 有些人很少感覺到餓；他們的胃口可能很小，或者胃容量很小。然而，飢餓與食欲也可能會被心情、壓力程度與體能活動所影響。嘗試以下策略來增進食欲：

• 逐漸增加食物的攝取量，讓胃的空間能夠隨時間慢慢擴張。

• 以攝取能量密度高的食物為主，也就是每卡路里占據胃部空間較少的食物。堅果、種子、果乾、豆類、酪梨與豆腐都是很好的例子。將食物搗碎或壓泥也有助於減少體積。

• 用誘人的香氣來刺激飢餓感。製作麵包，或者買冷凍麵糰來烤。在水裡放一些肉桂棒與丁香，在爐子上用小火燉煮。在販售新鮮食物的攤子前、麵包店與餐廳聞聞一些誘人的香氣。

• 仔細閱讀附有精美食物照片的雜誌和食譜，然後嘗試製作食譜上的料理。

• 選擇大一點的碗、盤子、杯子和餐具。研究證明，使用較大的盤子、叉子與湯匙，可以增加整體的食物攝取量。

• 分成幾道菜來吃；不要把食物都裝在同一個大盤子裡，把主食分裝成 4 道菜。不同香氣與味道的變化，更能增進食欲。

• 重視飢餓感。在飢餓的初始徵兆出現時，就儘快進食。如果飢餓感不是在正餐期間出現，也不想吃一整頓飯，可以考慮喝營養豐富的飲料（例如果昔），

或者吃點有飽足感的點心代替。

- 注意某些食物是否會引起胃腸道不適（脹氣、腹脹或胃不舒服），因為這會降低食欲並減少食物攝取量。有些人發現，他們的身體在最佳狀態下可以應付這些食物（對某些人而言是早晨，對某些人而言則是晚上）。有些食物（像是豆類）自然就會產生氣體，身體需要花一些時間才能適應增加的攝取量。如果這會造成問題，請先攝取較少的份量，然後再逐漸增加份量。關於減少豆類產生氣體的小訣竅，詳見 P.166 ～ 168。

10. 仔細考慮補充劑與增重輔助品的優缺點。市面上有很多增重輔助品，不過大多數都是設計給沒有體重過輕問題的健身人士。因此在嘗試新的補充劑之前，要先調查清楚風險與好處。雖然有些可能被證明有幫助，但有些只是白白浪費錢，或者具有潛在的傷害。美國食品藥物管理局在網路上提供了關於隱含不安全成分健身產品的資訊。在 P.453 ～ 457 中，則檢視了專門設計給健美運動員的補充劑。

醫生可能會建議服用食欲促進劑，來支持增重所做的努力。雖然食欲促進劑可能有效，但有些具有不良的副作用。因此，最好使用其他方法來增加食物攝取量。

綜合維生素礦物質補充劑可能會有所幫助，尤其能幫助那些苦於無法改善飲食品質與穩定性的人。選擇提供鋅、鎂、鉻、硒，或許還有鐵的補充劑（先檢測體內鐵的狀態，用以評估額外增加的量是否有益）。如果發生下述情況時，純素食者會需要額外的補充劑：B_{12} 強化食品選擇不足時，需服用 B_{12} 補充劑；處於陽光有限的地區，需補充維生素 D 補充劑；飲食中未使用加碘鹽，需服用碘補充劑。

◇ 飲食失調

當不斷地在思考關於食物與進食，以及對於體重和身材有不尋常的擔憂，以致於造成個人在生理或情緒健康與日常功能方面的負面影響時，就必須考慮罹患飲食失調症的可能性。

在提到飲食失調時，最常在腦海中浮現的影像，多半是具有神經性厭食症的年輕瘦弱女性。遺憾的是，一直有謠言指稱，成為純素食者會引發飲食失調。然而，一個人是否患有飲食失調症，不是由體重、性別或飲食模式所決定的，而是取決於心理狀態。飲食失調症的特徵，是對於食物、飲食、體重和身材產生極端的情緒、態度與行為。這是種嚴重的心理疾病，發生的話可能會導致威脅生命的生理後果。事實上，在所有心理疾病中，飲食失調症具有最高的死亡率。[73]

好消息是，飲食失調症具有極高的治癒率，而且是可以根治的。對於有飲食失

調風險的人，本章節提供了開始恢復之路所需要的資訊、支持與保證。

飲食失調症的類型

美國精神醫學學會（American Psychiatric Association）界定出 8 種不同的飲食與進食失調類型——其中最廣為認知的 3 種，是神經性厭食症、神經性暴食症（bulimia nervosa），以及狂食症。[75]

神經性厭食症

神經性厭食症的特徵，是導致極度瘦弱的自我飢餓。神經性厭食症有兩種不同的子類型：自我限制型（藉由限制食物攝取量以達成減重目的）以及暴食催吐型（藉由暴食與催吐，或者自我限制加上暴食與催吐的組合，達成減重目的）。在這些神經性厭食症的患者中，有 90 ～ 95% 都是女性。這種病一般都發生在青春期，新發現的病例中，有 40% 是 15 ～ 19 歲的女孩。[76] 其死亡率高達 5 ～ 20%，不過一份近期的報告估計，死亡率大約是 4%。[77]

患病的人會竭盡全力減重，經常在食物、飲食和運動上精心建立很多規矩。食物通常都會被視為敵人，最終的目標，是達成對飲食、熱量與體重的完全控制。在女性身上常見的特徵是月經停止，不過這項特徵在 2013 年從診斷標準中移除了，因為不適用於男性，以及尚未有月經、停經後或服用口服避孕藥的女性。以下是用於診斷神經性厭食症的三項標準：[75]

1. **體重減輕**。持續限制熱量的攝取，會導致非常輕的體重（在年齡、性別、生長軌跡與身體健康方面的最低期望值）。
2. **害怕體重增加**。強烈害怕體重增加或變胖，或者會持續進行干擾增重的行為（即使體重已經非常輕了）。
3. **扭曲的身體形象**。干擾自己既有的體重或身材，身材與體重過度影響自我評估，或者對當前過輕的體重持續缺乏認知。

神經性暴食症

神經性暴食症或暴食症的典型特徵，是重複循環的暴食，以及試圖補償熱量攝取的行為。補償的方式主要有兩種：催吐（包含嘔吐或服用瀉藥、利尿劑或灌腸）與非催吐（通常包括斷食或運動）。分辨神經性暴食症與神經性厭食症的主要特徵，就是體重。雖然暴食症的患者會經歷極大的體重波動，但通常體重都在正常範圍，沒有過輕。儘管暴食症對女性的影響高到不成比例，但也有多達 20% 的患者是男

性。[78] 一些證據顯示，有成癮、強迫症或情緒問題病史的人，可能會增加罹患暴食症的風險。神經性暴食症的診斷，取決於五項標準：[75]

1. **暴飲暴食。** 重複發作的暴飲暴食（吃進份量大到不正常的食物；在發作時無法控制的飲食過量）。
2. **補償行為。** 會重複出現為了防止體重增加的不適當補償行為（例如自發性催吐、過度運動、斷食，以及不當使用瀉藥、利尿劑、灌腸或其他藥物）。
3. **經常性發作的暴食／催吐。** 發作期為每週至少 1 次，持續 3 個月以上。
4. **身材與體重過度影響自我評估。**
5. **非神經性厭食症。**

狂食症

狂食症的特徵，是週期性出現沉迷於大量攝取食物的失控狀態。進食通常發生的很快，而且發生在獨自一人的狀態下，經常會伴隨著罪惡感、厭惡感與羞愧感。雖然狂食症的患者不會催吐，但很多人會週期性地試著用節食或斷食的方式，來限制食物的攝取量。狂食症比暴飲暴食更嚴重，通常都跟飲食行為與隨之出現心理問題的苦惱有關。跟其他飲食失調症比起來，狂食症在男性中較為常見，約有 35% 的患者是男性。[79] 大概有三分之二的患者是屬於肥胖體型，不過有些患者只是過重，甚至是正常體重。[80] 雖然狂食症比神經性厭食症或神經性暴食症更常見，但一直到 2013 年，狂食症才被認定為一種獨立的診斷（之前它一直被認為是一種非典型飲食失調症）。診斷狂食症有賴於五項標準：[75]

1. **暴飲暴食。** 重複發作的暴飲暴食（吃進份量大到不正常的食物；在發作時無法控制的飲食過量）。
2. **與行為相關的不正常進食行為與情緒。** 暴飲暴食的發作，至少與以下情況的其中三種有關：
   • 比平常吃得要快
   • 一直要吃到飽得不舒服時才會停止
   • 在沒有實際的飢餓感時，就吃進大量的食物
   • 因為飲食的份量感覺丟臉而獨自進食
   • 在事後覺得自我厭惡、憂鬱或極度的罪惡感
3. **具有飲食方面的明顯困擾。**
4. **經常性發作的暴飲暴食。** 平均而言，暴飲暴食的情況一週至少發生一次，持

續 3 個月以上。

5. **缺乏補償行為。**不像精神性厭食症或精神性暴食症一樣，沒有補償行為。

其他飲食失調症

不符合神經性厭食症、神經性暴食症或狂食症診斷標準的飲食失調症，通常會落在「其他」類別中，例如其他特定進食或飲食失調症（Other Specified Feeding 或 Eating Disorder，簡稱 OSFED）或者逃避性／限制性飲食失調症（Avoidant/Restrictive Food Intake Disorder，簡稱 ARFID）。這些較少被大眾認識的飲食失調症患者，體重範圍可從嚴重過輕到病態肥胖。重要的是，雖然這些飲食失調類別較不為人所知，但並不代表這些病症比較不嚴重。一項近期的研究顯示，這些「其他」類別的飲食失調症患者，死亡率是 5.2%，而神經性厭食症或暴食症患者的死亡率約為 4%。[77]

不符合任何已知飲食失調類別的飲食異常，就稱為非特定進食或飲食失調症（Unspecified Feeding 或 Eating Disorder，簡稱 UFED）。這類飲食異常的例子，可能包含了健康飲食強迫症（orthorexia）與糖尿病飲食失調症（diabulimia）。健康飲食強迫症的症狀在於極端沉迷於完美飲食，並經常導致情緒的不穩定性與社交孤立。這種執著不在於體重上，而是在健康與純淨方面。他們只吃被視為乾淨或促進健康的食物。食物烹調方式會被嚴格篩選，而且通常會排除油炸與燒烤。儘管這些都是明智的選擇，但具有健康飲食強迫症的人，對健康飲食的追求已經到了一種病態的程度，損害到情緒甚至是生理的健康。糖尿病飲食失調症指的是第一型糖尿病患者盡可能減少胰島素的注射劑量，來努力減少脂肪的儲存（胰島素會促進脂肪儲存）。這種行為會造成慢性血糖升高，增加酮酸中毒以及其他糖尿病併發症的風險。

飲食失調的原因

飲食失調是生物學、心理、家庭、社會與文化等因素複雜交互作用下的產物，也是無法解決的情緒問題的表徵。由於飲食失調涉及了對於食物的沉迷或上癮，而食物是生命中不可或缺的物質，這個事實，使得情況變得更加複雜。

生物與遺傳因素至少決定了性格與心理的部分構成。如果近親之中（例如母親或姊妹）患有飲食失調，個人的患病風險就會隨之升高。[81]

某些心理特質也會增加患病風險。天生就有執著與強迫行為，或者完美主義傾向的人，更容易患病。患者通常會過度擔心其他人對他們的看法，並且難以應付批評。儘管他們很聰明、有職業道德，也有顯著的成就，但仍然會認為自己有所不足。許多人缺乏自信、個人認同與獨立性，而飲食失調則成為他們個人控制的來源。患

> 當你飲食失調時，將無法控制自己的生活；飲食失調會完全掌控你。這種病會偽裝成幫助人達成最終目標的盟友。但實際上，這種病只會藉由說服患者纖瘦是變美以及被當成人看待的唯一方法，讓他們感覺自己像個失敗者。真相比他們想像中要好得多。
>
> 海瑟・瓦克斯曼（Heather Waxman）營養學家，曾罹患厭食症。

者通常會把世界視為非黑即白。舉例來說，瘦是好的，變得愈瘦一定愈好，而變得最瘦顯然也會是最好的。

一些家庭會因為過度保護、控制、過於嚴格以及糾結的關係，助長了飲食失調的發生。這些傾向，強化了自信與個人認同的問題。另一些家庭則因為情感上的冷漠或缺席，加上同時對於外表、成就與成功都有很高的期望，而助長了飲食失調。這樣的情況會讓患者感到被品頭論足、被誤解，以及被孤立。通常在解決衝突以及分享疑慮、恐懼與焦慮上也會有困難。最後，一些證據顯示，如果家長對於食物和飲食立下嚴格的規定，也可能會在無意中增加患病的風險。[82]

社交上弱勢的個體，可能會受到朋友、情人或同事的壓力，而執著於體重與食物上。同儕壓力會延伸到教室、健身房、大學宿舍或舞蹈團體中。如果一個人覺得自己無法融入、被排擠或沒有存在感，可能就會缺乏可以緩解疑慮、恐懼與不安全感的深層社會連結。

文化對於飲食失調發展的風險具有深刻且強大的影響力。西方世界高度稱揚女性苗條的價值，造成了體重對於成功、就業、權力、戀愛與受歡迎的程度都有顯著的影響。很多女性習慣把自我價值與體重計上的數字連結在一起，而媒體更進一步強化了這種壓力。理想女性被描繪成年輕又苗條，而理想男性則無論年齡為何，都被描繪成強壯又健康。

這些性別差異有助於解釋為何絕大多數的飲食失調都發生在女性身上。雖然女性往往都會以人氣明星為榜樣，但很少人認知到，這些女明星中，大約有三分之一的人體重都過輕，而且這些過輕的人數比佔比不到成年女性人口的 5%。[83] 時尚模特兒體重過輕的情況則更加嚴重，平均 BMI 大約是 16.8，低到了危險的程度。模特兒的體重與一般大眾之間的差異，一年比一年要大；模特兒變得愈來愈瘦，而一般人則變得愈來愈胖。在 1960 年代初期，美國女性的平均體重處於正常體重的上限，BMI 是 24.9；而現在則是位在過重的範圍，BMI 為 28.4。[10]

要達成並維持精瘦身材的壓力，在運動員（例如舞者、體操選手、滑冰選手、

10審訂注：此處的 BMI 為美國的分法，台灣衛福部之 BMI 建議標準請見 P.388 注 1。

長跑選手、游泳選手與跳水選手）身上更加嚴重。「女性運動員三聯症」（female athlete triad）這個術語，常常用來描述罹患飲食失調、閉經與骨質疏鬆症的女性運動員。過分熱心的教練與老師會鼓勵節食與減重，但通常只會讓問題更加複雜。

小至貶抑性的評論，大至被強暴的創傷，或者嚴重性介於兩者之間的任何事情，都可能會引發全面性的飲食失調。最常見的觸發原因之一，就是節食。即使體重已經減輕，復胖的恐懼也會引發執著的念頭。通常飲食失調的狀況，會在挑戰或責任增加到讓人開始無法負荷的時期發生。這也可能涉及到重大的生活改變或者損失，包括家人或朋友的離世、搬家、換學校、畢業、離婚、感情問題，以及進入青春期。這些人試圖用限制食物的攝取量、暴飲暴食、催吐、運動或者其他操控食物與飲食的方式，來獲得控制權，但往往卻徒勞無功。

飲食失調的警訊

要怎麼分辨哪些是體重與身材的「正常」擔憂，哪些又是跨過飲食失調危險線的訊號呢？在早期，對於家人與朋友而言，要確知這點可能很有挑戰性，但愈早診斷出來，完全康復的機會就愈大。

有很多警訊顯示了飲食失調的存在。有些跟飲食與催吐行為有關，有些則跟運動、態度與社交行為有關。例如，一個人可能會訂下多個與食物與飲食有關的儀式與規則，執著於閱讀營養成分標示，或者謊報食物攝取量。患者可能會在被「抓到」吃東西的時候出現緊張的反應，或者在浴室開著水龍頭來掩蓋嘔吐的聲音。他可能永遠覺得自己不夠瘦，然後衝動地在超過需要或健康的範圍拚命運動。患有飲食失調症的純素食者，可能會拒絕食用健康的高熱量純素食物。當許多這樣的警訊同時出現時，可能全都指向同一個嚴重的問題（詳見 P.481 的參考資料）。

當飲食失調導致了嚴重的生理改變時，這是需要進行醫療介入的訊號。飲食失調的身體警訊與症狀，大致可分成三種類型。那些極度飢餓所引起的症狀（如神經性厭食症中所見）包括了腹部腫脹、手腳冰冷與極度瘦弱。催吐（如神經性暴食症與暴食催吐厭食症中所見）可能會導致牙齒腐蝕、食道疾病，以及臉部與手部腫脹。暴飲暴食或過度飲食（如狂食症中所見）可能會導致與過重相同的許多健康憂慮。所有的飲食失調疾病，都會增加心臟疾病、消化問題，以及肝臟與腎臟的損害。

純素食者與其他素食者的飲食失調風險

許多專家相信，純素飲食（以及其他類型的素食）會增加飲食失調的風險。一些治療中心會考慮重新引入肉食，作為恢復健康的必要部分。

這些信念，是基於 1997 ～ 2009 年間所公布的數據；這些數據顯示，跟非素食

者相比，素食者心因性的不良飲食態度和行為、限制飲食與飲食失調的發生率明顯高很多。[84-88] 目前，有將近 50% 患有神經性厭食症的青少年與年輕女性，採用了某種形式的素食飲食方式；而與他們同齡的非厭食一般大眾，則只有 6 ～ 34% 採用素食飲食。[89]

雖然從邏輯上來說，可能會得到「素食導致飲食失調」的結論；但證據顯示，患者通常是在發病後才開始採行素食飲食，而且只是用來掩蓋飲食失調的方式。換句話說，素食飲食只是一種被用來限制熱量，以及合理去除高脂、高熱量的動物性食品與其所衍生的加工食品或速食的手段。[89, 90] 一個研究團隊為這種現象取了一個相當適切的名字：「偽素食主義」（pseudovegetarianism）。[91]

這並不是說素食者不會罹患飲食失調症，或者飲食失調的患者不會在患病期間決定成為真正的素食者。這兩種可能性都存在。然而，真正的素食者通常都可以由動機辨認出來。2013 年，一項包含了 160 名女性（其中有 93 人患有飲食失調，67 名為對照組）的研究，檢驗了這群素食者或非素食者成為素食者的動機。將近有一半具有飲食失調病史的受試者，提到了體重問題是她們成為素食者的主要原因；而在對照組中，則沒有任何一位受試者是因為擔心體重而成為素食者的。[89]

在 2012 年，有兩份研究論文為素食主義與飲食失調之間的假定關聯性，提供了寶貴的洞見。第一篇論文顯示，奶蛋素食者與海鮮素食者的飲食模式，並不會比葷食者更嚴格；不過，半素食者（不吃紅肉）與彈性素食者（偶爾會吃紅肉）明顯會比葷食者或奶蛋素食者更嚴格。[92] 此外，素食者吃的動物性食品愈少（換句話說，愈接近純素食者），愈不容易出現飲食失調的徵兆。論文作者特別提到，半素食者與彈性素食者選擇該飲食模式是出於體重方面的考量，而奶蛋素食者與海鮮素食者則是出於道德考量。

第二篇論文（包含了兩項獨立的研究）仔細地將真正的奶蛋素食者與純素食者，從半素食者與葷食者中區分開來。[93] 研究的發現，更加支持了下述論點，也就是半素食者比葷食者或奶蛋素食者發生飲食失調的風險更高。研究人員發現，在所有飲食族群中，純素食者在健康方面評分最高，因此推測，純素飲食實際上可能具有預防飲食失調的保護作用。[93] 雖然這些只是初步的發現，但卻有效地挑戰了傳統的思維。更進一步來看，由於純素食者的另一個導向性（即他們對於動物和環境的關懷）與飲食失調的內在天性導向相反，因此這個結論是有道理的。

為了提供飲食失調的素食患者有效的治療，首先必須要判定，患者是真正的素食者，還是偽素食者。假如是偽素食者，那麼就可以很合理地考慮重新引介動物性食品，作為飲食正常化的有效步驟之一。另一方面，對於真正的素食者或純素食者而言，重新引介動物性食品不僅不必要，還可能造成反效果。出於道德因素而堅守

素食或純素生活方式的人，會抗拒任何嘗試強迫他們放棄這種價值的外力。他們會感到不受尊重與不被理解，以致於很難信任他們的醫療照護者，也很難在恢復治療中誠實地執行醫囑。對於真正的素食者，建議要食用高脂、高熱量的素食。而對於純素食者，這些食物包含了堅果、種子、堅果醬、酪梨、豆腐、豆科植物、澱粉類蔬菜，以及全穀類。

　　患有飲食失調症的純素食者與素食者，應該要問問自己：成為素食者的決定，是否是受到瘦身欲望的影響——還有，現在是否仍是如此？有些人一開始會選擇素食或純素飲食，是把它當成排除易發胖食物的一種方法，但最終卻被道德、生態或健康方面支持這種飲食模式的論點所說服。儘管對於某些人而言，回歸葷食是恢復健康的一部分，但並不是每個人都必須這麼做；恢復健康並不一定需要再度食用動物性食物。純素食者與素食者不需要拋棄這種富有同情心的生活方式所具有的價值與信念，來達到完全的康復。

克服飲食失調

重新回到健康生活方式的第一步，就是承認飲食失調的事實。患者可能會抗拒踏出這第一步，因為他們對於尋求幫助就意味著變胖，或者失去在生活中看似他們唯一能夠掌控的部分感到害怕。

　　恢復健康需要接受一個簡單的真相：飲食失調可能源自於日常生活中對於完美的追求。不過，患者必須意識到，飲食失調絕不是一種控制的方法。事實上，被飲食失調控制，會導致必須放棄實現其他希望與夢想的機會。當一個人成功地成為瘦子中最瘦的人時，唯一會獲得的「獎勵」，可能就是死亡。沒有人會慶祝這樣的成就。相反的，大家將悼念這個悲劇，因為他們失去了一個親切、聰明且摯愛的女兒、姊妹、母親、朋友或同事。

　　想要克服飲食失調，純素食者必須要學著把他們努力用在與其他人和動物身上的同情心，用在對待自己身上。他們需要慶祝邁向健康的每一步，即使那只是一小步；要用正面、耐心與溫柔的態度對待自己，並且將注意力從食物轉移到真正有意義的生活中的其他必要部分。

　　遺憾的是，狂食症的患者所面臨的處境可能要困難得多，因為衛生當局才剛剛開始認識到，這種疾病是真正的飲食失調。醫療照護者可能會以為，過重是暴飲暴食與懶惰的結果，而單純指示患者要少吃多運動。

　　各種飲食失調症之間，只有些微的差異。不過，要克服任何一種飲食失調的第一步，就是承認問題，並且尋求幫助。

康復之路

飲食失調是從心理失調開始，進而產生嚴重的生理後果，因此成為一種身心疾病。僅僅治療心理問題可能會是嚴重的錯誤，因為營養不良本身就會造成心理狀態的改變。然而，僅僅治療身體是種更嚴重的錯誤；這種治療方式忽略了問題的根本，並可能掩蓋症狀，造成情況惡化。

要完全康復是有可能的；然而，痊癒的過程可能要花上幾個月，甚至好幾年的時間。有效的治療計畫，需要能夠同時處理成因與後果的整體方法。最好的實行方式，就是由一個多元專業的團隊，來提供持續且穩定的支持。

一個可信賴的家庭醫師能提供轉診到適當的治療中心，在那裡，特定飲食失調的生理與心理後果都能得到醫療上的評估。對於許多患者而言，開始適當的治療，以及由經驗豐富的飲食失調照護團隊來監控是必要的。神經性厭食症的患者一開始的治療通常都需要住院，而暴食症的患者則較少需要危機介入的處理。而對於狂食症患者，或是醫療專業人士較難判定的非典型飲食失調症患者，就必須收集這些飲食失調的相關資訊，提供給醫生參考。

在醫療評估完成後不久，就應該開始跟經驗豐富的治療師進行個別諮商。這部分的治療處理了控制欲、無效感與自我管理背後的問題，並且探討可能造成飲食失調的任何創傷或虐待事件。這樣的治療有助於建立自信與獨立性，並且能重新找回對於日常生活的控制權。一些人也能從團體治療中獲益，因為團體治療能夠幫助他們建立關係，打破孤立與疏離感。

儘管不是每個人都需要接受家族治療（family therapy），但對於年輕的病患卻是非常重要的，因為家庭對他們而言仍有重大的影響力。家族治療處理了很多互動上會導致患病的破壞性模式，並且能反過來幫助建立起全新健康的家庭動力[11]。

營養諮詢是恢復健康的過程之一，主要的目標是讓飲食正常化。這部分的治療直接矯正了食物與飲食行為。正常飲食有助於讓身體恢復到健康的營養與情緒狀態，也能恢復整體的健康狀況。這意味著需要吃各式各樣的食物，而且份量要能支持適當的體重，並且重新引介因為熱量和／或脂肪含量而被排除的食物。患有飲食失調的純素食者，會需要在飲食中加入高脂與高熱量的植物性食物。

在治療過程中，由於道德因素而選擇純素食的人，在飲食中添加肉類、蛋與乳製品的時候，可能會面臨一些壓力。然而，其實不一定需要添加這些食物；患者仍然可以堅持自己的純素價值，同時攝取均衡又營養充足的飲食。收集一些支持的資源：本章節以及其中所引用的文章，將會是很好的開端。相反地，對於偽素食者，

11編注：家庭動力是家庭成員之間聯繫或互動的模式。

通常會認為重新引介動物性食品，是恢復健康的重要步驟。

正常飲食的指導原則

雖然下一個章節意在作為指導原則，但仍然不能替代飲食失調專家團隊所提供的適當治療。想要接受任何正規治療支持的純素食者，可遵循以下的建議步驟來回歸正常飲食，也請參閱 P.466 的「純素餐盤」以獲得更多的資訊。此外，P.391 的「關於體重的終身解決方法」部分，也提供了實用的建議。

克服限制性飲食

1. **每天至少要吃三餐，再加上 1 ～ 3 次的點心。** 份量少一點的餐點比較容易吃得下去，也比較不容易造成肚子發脹的感覺。理想的情況下，可以包含早餐、一小份晨間點心、午餐、下午茶、晚餐，與一小份晚間點心。

2. **練習按表操課進食，直到身體自我痊癒。** 在患病期間，正常的飢餓感與飽足感可能會運作不良。在這些身體信號回復正常功能之前，請在預定的時間食用定量的食物。（可以請註冊營養師 [12] 幫忙設定滿足營養需求的合理計畫。）以下是進食計畫的範例：

- 早餐（7：00）：1 杯（250 ml）全穀物麥片、2 大匙（30 ml）核桃、1 杯（250 ml）營養強化豆漿、1/2 杯（125 ml）莓果。
- 晨間點心（10：00）：1 顆新鮮蘋果搭配 1 大匙（15 ml）杏仁醬。
- 午餐（12：30）：1 個鷹嘴豆泥醬蔬菜捲或三明治，搭配中東芝麻醬。
- 下午茶（15：00）：180 g 非乳製優格，搭配 2 大匙（30 ml）南瓜籽與 1 小片香蕉。
- 晚餐（17：30）：2 ～ 3 杯（500 ～ 750 ml）炒蔬菜豆腐，配搭 3/4 杯（185 ml）糙米或藜麥。
- 晚間點心（21：00）：375 ml 蛋白質能量果昔（P.415）

3. **慢慢重新引介「不安全」的食物。** 因為高脂成分或高熱量成分而被避免的食物，會被許多患有飲食失調的純素食者認定為「不安全」。這些食物類別，包括了堅果、種子、酪梨、橄欖、油品、大豆製品與其他豆科植物，以及許多穀類產品。要慢慢的用小份量來重新引介這些食物：在沙拉上放酪梨片、在炒菜時丟進一些烤

---

12 審訂注：經我國高考合格者之醫事人員，並領有營養師證書者，得稱「營養師」。非領有營養師證書者，不得使用營養師名稱。

過的杏仁，或者把黑豆加進湯裡。

4. 停止計算熱量。 要結束對於食物的執念，就要避免計算熱量。在恢復期中，要靠著身體的信號，來指引飢餓與飽足的感覺。要在沒有干擾的環境下吃飯或吃點心。再次享受食物帶來的歡愉，並且找回對於能夠帶來最大滿足食物的熟悉感。

5. 避免「忌食」。 購買能夠滋養身體的美味食物；避免只因為脂肪含量或熱量高低而購買某些食物。

6. 讓食物成為治癒身體的藥。 食物是身體的盟友，而不是敵人。讓食物成為提供滋養健康、無限能量與容光煥發的燃料。

戒除暴飲暴食的方法

1. 不要跳過正餐或者餓過頭。 飢餓是所有觸發暴飲暴食的原因中、最強而有力的一個。跳過早餐和／或午餐，就是在為暴飲暴食創造機會。更頻繁的進食，有助於確保飢餓不會導致暴飲暴食。試著每天吃 4 ～ 6 份的小份量餐點。

2. 練習按表操課進食，直到適應正常的飲食方式。 暴食者很容易忘記正常份量長什麼樣子。營養師可以建立一份飲食計畫，列出主餐與點心的明確食物與份量。（這份計畫可能看起來會很像 P.427 的飲食計畫。）想要尋找美國當地對純素友善的營養師，詳見 P.480 的參考資源。

3. 避免誘惑。 不要在家裡放置「誘發性」的食物。如果真的要吃這類食物，也應該限制在跟其他人一起吃飯的時候，例如在餐廳裡。這有助於消除被剝奪感。攝取合理的份量有助於建立自信，讓患者相信這類食物仍然是飲食中安全且可享用的一部分。

4. 為了抑制壓倒性的衝動，建立一種避免不當行為的策略。 最有效的計畫，可能會需要藉著轉換場所，來逃避誘發性的食物。去遛狗、購物、拜訪朋友，或者跑一趟圖書館。如果無法轉換場所的話，可以打電話給很擅長聊天的朋友、靜坐，或者讀一本書。在產生想吃東西的衝動時，開始做一些手工藝或者學習一項技能，讓自己忙碌起來。隨身攜帶一些薄荷糖或口香糖，也有助於度過難關。

5. 擬定備用計畫：合適且不會引起暴食的點心。 真正飢餓的時候，會讓暴飲暴食的風險變得很高，因此要有備無患。針對這些情況，製作一張清單，列出五、六樣合適的點心，並且只吃清單上的食物。選擇吃的時候會需要花點工夫的食物。以

下為不錯的選擇：

- 1 大把帶殼的堅果
- 1 碗爆米花
- 冷凍葡萄、切片蘋果或石榴
- 1 片烤過的黑麥酸種麵包，加上杏仁醬與香蕉
- 切片的草莓搭配非乳製優格與核桃
- 綠色果昔或綠色果汁（慢慢喝）
- 植物性高蛋白布丁（將 1 匙植物性蛋白粉加入無糖杏仁奶中攪勻）

6. **打破祕密進食的循環。**獨自進食是對於暴飲暴食的一種邀請。盡可能跟其他人一起用餐。帶著午餐去公園，規劃定期舉辦一人一菜的朋友聚會，還有去餐廳吃午餐或晚餐。

用健康的行為取代破壞性行為

- **拋開體重計。**體重計秤不出人的價值，反而可能讓飲食失調更加嚴重。
- **參與跟食物無關的活動。**用愉快的活動來代替吃東西。重新點燃失去的熱情，並享受每一項成就。
- **監控運動活動。**對於傾向於過度運動的人，應該適當調整日常習慣，尤其是在體重過輕的時候。例如減少有氧運動，每天不要超過 30 ~ 60 分鐘。用增強肌力與伸展運動來替換有氧運動；如果增加的體重是來自於增加的肌肉量會更健康，也會打造出一個精實又健康的外表。對於過重的人而言，如果沒有固定運動的習慣，增加一些喜歡的活動也可以減少暴飲暴食的機會，有助於控制食欲。參加健行俱樂部、打網球，或者找個可以一起散步的同伴。每週至少要運動 3 ~ 4 次。
- **將生活方式改變成可以增進成功的方式。**詳閱 P.391「關於體重的終身解決方法」章節中的建議。

如何支持患有飲食失調的純素食者

飲食失調患者的家人與朋友可以做很多事，來支持他們恢復健康，並避免情況更糟，其中包括了學習關於飲食失調的資訊。支持者需要有耐心，用不帶批判性的方式，鼓勵患者建立起良好習慣與個人責任。對於 18 歲以下的患者，應給予所需要的醫療協助。而對於 18 歲以上的患者，雖然無法強迫他們尋求幫助，但可以鼓勵他們，提供教育資訊，並且持續給予他們支持。

有關飲食失調的資訊、組織、網站、支持團體與恢復中心[13]，在當地圖書館與網路上都有很豐富的資訊；請用關鍵字「飲食失調」來搜尋。

◇ 食物之外的生活方式選擇

為了達成卓越的健康狀況，每個人（不論身材或體重）都需要仔細思考，做出除了飲食改變之外的其他改變。

1. 讓運動成為每日生活的一部分。 每天運動 30 ～ 60 分鐘，或者一週至少要運動 5 ～ 6 天。最佳的運動選擇，取決於年齡、目前的體適能程度、健康狀況以及個人喜好。要包含各式各樣的運動——散步、慢跑、騎自行車、游泳、健行、瑜伽、球拍運動，以及有氧課程。想要長期堅持運動，就必須選擇能夠樂在其中的活動。

對於長期以來一直久坐不動的人，散步或其他舒適的活動會比較適合。從每天散步 2 ～ 3 次開始，每次 10 ～ 15 分鐘，然後逐漸增加運動的時間。也要從事有氧、肌力訓練與柔軟度運動來達到平衡。

對於整體健康而言，中度的有氧運動（例如快走）結合中度阻力訓練（例如輕度重量訓練）是很理想的。想要從有氧運動中獲得最多的好處，可以考慮間歇式訓練；在高強度運動中穿插較低強度的運動。舉例來說，在慢跑或跑步中穿插散步，或者交替進行慢走與快走。

在一週中非連續的日子裡，包含至少 2 次肌力訓練。在選擇重量訓練時，要挑選足夠的重量來挑戰肌力；在每組訓練結束時，肌肉群應該會感到疲勞。逐漸增加重量，來維持肌肉的發展。在柔軟度方面，在運動後應充分伸展，並考慮增加規律進行的深度伸展活動，例如瑜伽或皮拉提斯。

除了運動之外，身體所進行的每一種具體動作都會增加能量消耗。這些非運動性熱量消耗包括了諸如在從事園藝活動、工作或購物時走動、打掃房子，甚至是坐著踏腳時所消耗的能量。非運動性熱量消耗在能量消耗上所造成的影響，比計畫中的運動更大。比起非運動性熱量消耗低的人，非運動性熱量消耗高的人每天可以多消耗高達 2,000 kcal 的熱量。研究顯示，久坐不動的瘦子，每天站著和移動身體的時間，比肥胖的人要多了 2.5 小時。[93]

對於過重的人，用餐後活動一下會很有幫助。靜止中的肌肉對於血液中循環的糖在利用上會受到限制，但運動中的肌肉不需要大量的胰島素，就能迅速地使用這

---

13 審訂注：在台灣，飲食失調患者可尋求身心科協助。醫學中心的身心科可能會配合其他的科別安排住院治療，其他小診所開設的身心科，可能會自組支持性團體。

些糖。在飯後活動一下筋骨，可以防止過量的糖被儲存成脂肪，還可以避免糖損害身體組織。即使是非常輕度的活動，也可以有效降低血糖，效果跟口服降血糖的藥物相當。[94, 95]

　　一些體重過輕的人，可能會需要把有氧運動減少到每週只有 2 ～ 3 次，每次30 ～ 60 分鐘（至少暫時性的減少）。有氧運動會提升新陳代謝，燃燒熱量，因此可能會抵消增重的努力；然而也不應該完全避免，因為有氧運動會提升心肺功能，維持低體脂。另一方面，建立與維持精瘦的身體組織，是成功增重的關鍵。中度阻力訓練是提升肌肉增長的最佳方式，同時也能確保所有增加的體重，都包含了肌肉與脂肪的健康平衡。阻力訓練通常是以自由重量器材或機械式器材來進行的，但也可以只利用體重（例如伏地挺身或引體向上）或阻力來完成。

　　為了讓任何重量訓練計畫的有效性發揮到最好，應該要：

• 與專業健身教練合作，專業健身教練會制訂符合個人目標與能力的訓練計畫，並且追蹤進度。
• 每週在非連續的幾天裡訓練 2 ～ 3 次，讓肌肉有足夠的時間恢復和增長。
• 以 30 ～ 60 分鐘的運動時間為目標，因為短時間、高強度的運動，比長時間、輕鬆的運動要更有效。
• 從輕的量級開始，然後逐漸增加重量，這樣的形式最完善，而且肌肉也需要新的挑戰。
• 每 6 ～ 8 週改變一次運動的常規項目，以避免停滯期。
• 在伸展訓練前，熱身 5 ～ 10 分鐘，訓練後也要進行 5 ～ 10 分鐘的緩和運動。
• 喝大量的水以保持充足的水分。

　　2. 獲得充足的睡眠。睡眠不足會讓生理和心理的表現都大打折扣，也會導致生病甚至死亡，並破壞為了達成健康體重所做的努力。對於大多數成年人而言，一晚睡 7 ～ 9 小時是合理的睡眠時間。選擇固定的就寢時間，並盡可能遵守規律。將臥室營造成平靜愉悅的空間，並且安排舒緩的睡前活動，例如洗個熱水澡或讀本好書。早上能自動醒來，並且一整天都感到精神奕奕與反應靈敏，就表示晚上睡得很好。

　　3. 管理壓力。生理與心理上的壓力會影響代謝、食欲與荷爾蒙，並破壞身體的免疫系統。對某些人而言，壓力會引發盲目進食；而對另一些人來說，則會造成錯過用餐時間。將壓力管理納入生活常規中，可以讓人在挑戰來臨時做好應對的準備。當然，健康的純素飲食、運動、新鮮空氣、陽光與睡眠都很重要，但在應對壓力時，態度的重要性勝過了這些因素。健康的人際關係，以及對其他人友善貼心舉動懷著

感激之情，都會有所幫助。對許多人來說，靈性的練習（祈禱、靜坐、瑜伽或太極等）奠定了每天壓力管理的基礎。從錯誤中學習，原諒自己與他人犯的錯誤，並且放下過去，繼續前進，如此一來，才能克服日常生活的壓力。

　　4. 避免會成癮的物質。對酒精、香菸或其他藥物成癮，不僅會損害健康，也會改變代謝與食欲。每公克酒精提供大約 7 kcal 的熱量，幾乎是碳水化合物或蛋白質的 2 倍，在某些人身上會造成過剩的熱量攝取，而在另一些人身上則會取代營養食物的位置。雖然抽菸會稍微增加身體的代謝率，但也會成為人類的發育致胖原，如果母親在懷孕期間抽菸，嬰兒過重與肥胖的風險就會顯著增加。[96] 對抗任何成癮現象都可能會增加個人所面臨的挑戰。想要克服這些癮頭，請考慮所有可以運用的支持體系。[14]

14審訂注：台灣有開辦戒菸門診，亦有酒癮治療服務機構，可上網查詢。

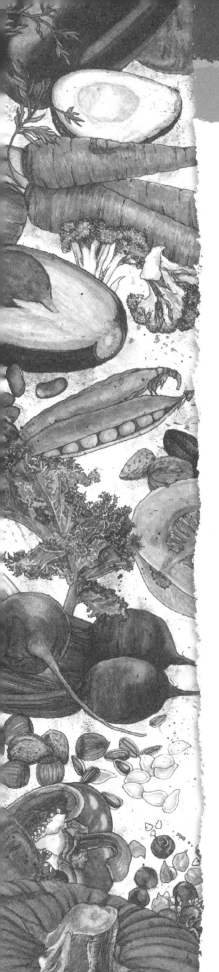

CHAPTER 13

純素食運動員

> 「在成為純素食者將近兩年後，我比以往的任何時
> 候都還要強壯，而且一天天都在進步……開始成為
> 純素食者，來感受純素食的力量吧！」
>
> ——大力士派崔克‧巴博米安（Patrik Baboumian）

純素食運動員是採取植物性飲食的人口中，最具說服力的代表。他們的存在，證明了不需要靠吃雞肉、豬肉或牛肉來使自己速度更快、變得更強壯或更精實；因此什麼都不用說，就能有效地讓唱反調的人啞口無言。

一些運動員相信，純素飲食提供了競爭優勢，尤其是對於耐力運動而言；另一些運動員則認為，純素飲食讓運動員處於劣勢，特別是以肌力為主的運動。雖然證據有限，但還沒有任何證據顯示，植物性飲食在運動表現方面的影響，比其他飲食模式更好或更差。[1-3]

因此，志在躋身世界級選手行列的運動員，以及將開始參加比賽作為目標的業餘運動員，都可以放心地採用純素飲食。因為多樣化且規劃完善的純素飲食，可以提供符合運動表現目標所需的所有營養。事實上，無肉飲食能夠為頂尖運動員提供能量、提升運動表現，並能供應足夠的蛋白質以維持肌肉量的大幅增長。以下僅列出一小部分世界頂尖的純素食運動員（請在網路上搜尋更多從事其他運動的頂尖純素食運動員）：

‧肯姆‧奧森（Cam Awesome）。超級重量級業餘拳擊手；美國隊隊長；美國全國男子比賽冠軍，也是全國金手套（Golden Gloves）得主；是史上贏得最多獎牌的美國業

餘拳擊手。

- 派崔克 · 巴博米安。大力士；歐洲健力冠軍，曾經在 125 ～ 140 kg（275 ～ 310 lb）組創下三項世界紀錄；德國金屬圓木槓鈴推舉錦標賽冠軍；直臂平舉與金屬桶推舉紀錄保持者。

- 布蘭登 · 布瑞澤（Brendan Brazier）。職業鐵人三項運動員及作家；兩度獲得加拿大 50 km 超級馬拉松冠軍。

- 羅伯特 · 齊克（Robert Cheeke）。純素食健美運動員及作家；2005 年國際自然健美協會（International Natural Bodybuilding Association）美國西北部新手健美錦標賽冠軍。

- 馬克 · 丹齊格（Mac Danzig）。美國綜合格鬥家；美國全國業餘綜合格鬥賽（MMA）冠軍，格鬥士挑戰賽（Gladiator Challenge）輕量級冠軍、國際格鬥錦標賽（International Fighter Championship）輕量級冠軍、籠中之王（King of the Cage）世界輕量級冠軍，以及終極格鬥第六季冠軍。

- 史蒂芙 · 戴維斯（Steph Davis）。攀岩運動員；徒手攀岩 5.11 級以上的唯一女性；在極限運動電影中演出，攀登猶他州的礦物峽谷（Mineral Canyon in Utah）；並且登上了 2013 年 3 月的《攀登》（Climbing）雜誌封面。

- 露絲 · 海德利克。鐵人三項冠軍；贏得了 900 多面賽跑、馬拉松、超級馬拉松與鐵人三項的金牌；是她年齡組別中三項世界體適能紀錄的保持者；以 64 歲的高齡，名列於 1999 年「北美十大最健康的女性」之一（其他在名單上的女性，都是 20 或 30 多歲）。

- 史考特 · 朱雷克（Scott Jurek）。美國超級馬拉松冠軍；贏得多項頂尖超跑冠軍，包括了美國全路況 24 小時路跑冠軍（一天跑 165.7 哩〔266.7 km〕——6.5 馬拉松）、153 哩斯巴達馬拉松（Spartathlon；246.23 km）、硬石 100 哩耐力賽（Hardrock 100；160.94 km）、惡水 135 哩超級馬拉松（Badwater 135-mile Ultramarathon；217.26 km）、米沃克 100K 越野賽（Miwok 100K），以及他連續贏得 7 次冠軍的美國西部 100 哩耐力賽（Western States 100-Mile Endurance Run；160.94 km）。《華盛頓時報》（Washington Times）稱他為 10 年來最頂尖的跑者之一，《跑者世界》（Runner's World）將他譽為「跑界英雄」（Hero of Running），而《超跑雜誌》（Ultrarunning Magazine）則三度將他評選為「年度超跑者」。

- 費歐娜 · 奧克斯（Fiona Oakes）。馬拉松選手；七大洲加上北極馬拉松賽速度最快女性的世界紀錄保持人；2013 年南極冰上馬拉松賽（Antarctic Ice Marathon）冠軍（打破了大會紀錄，比舊紀錄快了六分鐘）；北極馬拉松冠軍（打

破了大會紀錄，比舊紀錄快了 44 分鐘）；七大洲馬拉松賽速度最快女性的金氏世界紀錄保持者（每洲時間總和），比舊紀錄快將近 2.5 小時。她同時也是動物庇護所的主人，以及一名消防員。

- 約翰・薩利（John Salley）。退休的職業籃球員、演員與脫口秀主持人；是 NBA 史上第一位參與過三支不同冠軍隊伍的球員。

◇ 為巔峰表現提供能量

運動員的表現，是由四項主要因素所決定的：遺傳、訓練、飲食與動力。儘管一個人對遺傳因素無能為力，但其他因素有很大一部分是取決於個人的選擇。可以好好開發每一種變因，來提供競爭優勢。

單單只靠純素飲食，並不能保證運動員的成功，不過如果將維持體能活動的飲食變得多樣豐富，就可以提高效率。要達成巔峰表現的關鍵，就在於滿足能量需求的同時，也能用健康平衡的方式，來攝取所有的必需營養素。

用來燃燒的能量

肌肉有兩種主要的能量來源：碳水化合物（葡萄糖與肝醣）和脂肪（脂肪酸）。這些燃料很容易從血液中取得，可以從食物攝取中提供，也可以由身體儲備來供應。葡萄糖會以肝醣的形式儲存在骨骼肌與肝臟中；這些儲備提供身體將近 5% 的能量。在持續不到 1 小時的活動所燃燒的燃料中，蛋白質只占了約 2%。而在持續 3 ～ 5 小時的運動中，隨著葡萄糖與脂肪酸的儲備慢慢耗盡，蛋白質的貢獻可以增至多達 5 ～ 15%。[4-6] 大部分的燃料，是以脂肪的形式儲存。[7] 雖然脂肪儲備量在不同人身上的差異很大，但通常足以支持數小時，甚至長達幾天的運動量。

在開始運動的頭幾分鐘，身體幾乎都是靠碳水化合物來獲得能量。隨著運動持續進行，就會開始使用愈來愈多的脂肪。在運動的 20 ～ 30 分鐘之內，燃料的供應大約有一半來自於碳水化合物，一半來自於脂肪。在進行高強度運動時，身體主要的能量來源以碳水化合物為主；而在進行低或者中等強度的運動時，主要的能量來源則以脂肪酸為主。有氧訓練的其中一個好處，就是會增加從脂肪提供的能量比例，將珍貴的肝醣儲備保留下來。[8-11]

在高強度活動中，碳水化合物會繼續提供大部分的燃料，因為人體代謝脂肪的速率不夠快，所以無法提供較高需求活動中所需的全部能量。然而，在更激烈的運動中使用脂肪作為燃料的能力[1]，可以藉著體能訓練而提高。[11, 12] 肝醣儲備通常會在

---

1 審訂注：意即提升身體 beta-oxidation 的能力。

測量運動體適能

　　運動體適能是肌力、柔軟度與心肺功能的函數。最廣泛使用的心肺功能測試，是最大攝氧量（VO2 max）。這種測試單純在檢驗身體使用氧氣的能力，也就是測量一個人在極度費力下，每分鐘可以使用的最大氧氣量。回報的測量值，是以每公斤體重 1 分鐘消耗的氧氣毫升數為單位（ml/kg/min）。每分鐘消耗的氧氣愈多，身體就愈健康。頂尖耐力運動員通常具有最高的 VO2 max，平均結果約為 70 ml/kg/min，而不運動的人平均則約為 35 ml/kg/min。

　　規律的有氧運動可以藉由增加心肺輸送氧氣到肌肉與器官的能力，來提升個人的最大攝氧量。其他像是遺傳、年齡、性別與所在的海拔高度等因素，也會影響最大攝氧量。儘管精確的最大攝氧量測量是在運動實驗室的嚴格條件下完成的，但也可以用跑步機、定時快跑、騎自行車或階梯體適能的測試來估算。最大攝氧量有助於評估一個人的運動表現潛力，不過也只是決定成功的幾項因素之一而已。運動強度通常會被表示為最大攝氧量的百分比：

　　　　低強度運動：小於最大攝氧量的 30%（例如散步）
　　　　中強度運動：最大攝氧量的 31 ～ 69%（例如慢跑）
　　　　高強度運動：大於最大攝氧量的 70%（例如跑步）

中等強度的運動持續 2 ～ 3 小時之內耗盡，而在高強度運動中，則僅能維持 15 ～ 30 分鐘。[11] 當肝醣儲備耗盡，攝取含有碳水化合物的食物或飲料可以快速補充儲備。跟久坐不動的人相比，運動員由於經常接受訓練，也攝取了足夠的碳水化合物，因此通常具有更高的靜態肝醣儲備量。[13]

　　身體所使用的燃料，取決於所進行活動的類型、強度與時間，還有體適能程度。人體有兩種不同釋放能量的途徑：有氧與無氧。

有氧途徑（耐力活動）

有氧的意思就是「含有氧氣」。為了使身體在運動過程中能夠進入有氧途徑來產生能量，必須要向肌肉輸送足夠的氧氣。當運動持續超過 2 ～ 3 分鐘時，有氧模式就會開始居於主導地位。[12] 有氧活動期間所使用的主要燃料，是來自於血液、肌肉與脂肪組織的脂肪酸，以及來自於肝臟與肌肉組織的肝醣。

　　任何長時間使用大肌群的運動，都屬於有氧運動，包括長跑、游泳、騎自行車、越野滑雪、划船、爬山與划獨木舟等都是。有氧運動能訓練心、肺與心血管系統，更快且更有效率地將氧氣輸送到身體每個部位。因此，一個健康的人在有氧運動課程結束後，應該可以更有精神地工作更長的時間，也能更快恢復活力。

無氧途徑（速度與力量的活動）

當心肺無法為肌肉提供足夠的氧氣來進行有氧代謝時，肌肉就會依靠無氧（意思是沒有氧氣）代謝來產生能量。無氧代謝只使用肌肉肝醣和葡萄糖作為燃料。然而，這種燃料消耗過程並不能完全代謝葡萄糖，而且乳酸代謝產生的碎片會堆積，導致灼痛感與肌肉疲勞 [2]。當有足夠的氧氣可使用時，乳酸就可以被完全分解，或者轉化回葡萄糖。

在開始運動的前 2～3 分鐘內，或者當活動強度很高，能量需求超過氧氣供應時，身體就會以無氧模式運作。例如，在 30 秒短跑中，就用掉了將近 25～35% 的肌肉肝醣儲備。[12] 無氧途徑主要集中在速度運動，例如短跑以及其他快速跑道比賽、短距離游泳比賽、籃球、曲棍球、排球、美式足球、棒球、袋棍球（lacrosse）、競速滑冰，以及包含了突然高強度移動的運動，例如舉重、健力、健美、田賽項目與摔角。

◇ 滿足純素食運動員的熱量需求

能量的需求會依年齡、性別、代謝、體型、體重與身體組成而不同，也會與所從事的體能活動類型和總量有關。大多數的運動員，每天會需要 2,000～6,000 kcal。[3] 對於像是超級馬拉松選手史考特・朱雷克這類的頂尖耐力運動員而言，每天的熱量需求可能高達 5,000～8,000 kcal。[14] 高纖植物性飲食可能會減少食物熱量的可利用率，因此需要額外的熱量來彌補損失 [12]，尤其是新陳代謝率較高的運動員會特別需要。儘管一項研究顯示，年輕男性素食者的靜態代謝率（RMR）比其他人高了 11% [15]，但有兩項研究卻發現，條件類似的素食者與非素食者的靜態代謝率並無差異。[16, 17] 而第四項評估素食者與非素食者靜態代謝率的研究則顯示，素食者的靜態代謝率較低。[74]

如果身體的能量需求無法得到滿足，運動員的最佳表現能力就會大打折扣。在沒有適當燃料的情況下，瘦體組織會成為能量來源，導致肌肉量與耐力減低。[12] 如果運動員缺乏能量，或者在持續訓練的努力下，仍無法改善運動表現，可能就需要增加熱量的攝取。

熱量攝取是否充足的最佳指標，就是體重與身體組成。遺憾的是，有些運動員

---

2 審訂注：此處所指的是在運動的當天會產生的肌肉疲勞，與運動隔天俗稱的「鐵腿」不同。運動過程產生的乳酸約在停止運動 1～2 小時後就會排出，恢復到正常值；而運動隔天的痠痛、鐵腿等等，不是因為乳酸堆積造成的，而是「延遲性肌肉痠痛」（delayed onset of muscle soreness，簡稱 DOMS）。這是因為肌肉或結締組織在運動過程中，受到些許受損而後產生發炎所造成的疼痛感，通常 1～2 天內最為明顯，接著就會慢慢轉好。但如果疼痛感超過 4 天可能是拉傷或受傷，請就醫檢查。

會故意限制熱量的攝取，來降低體脂肪及改善身體曲線，或者達到特定體重量級。這種作法會降低新陳代謝率，減少可供給運動的能量，並且損害人體的營養、免疫與內分泌狀態，進而嚴重影響到運動表現。對於年輕的運動員來說，能量攝取不足也會妨礙生長發育。

女性運動員如果經常處於負能量平衡狀態，尤其令人擔憂，因為這是一種被稱為「女性運動員三聯症」綜合症狀的警告信號（見 P.452）。舉例來說，當女性的體脂肪低於臨界值時，月經就會停止。一般而言，女性運動員符合健康的最低體脂肪值為 12%，而男性運動員則為 5%。[12] 運動員的最佳體脂肪比例，可以用最能有效支持整體健康與體能表現的程度來決定。

美國國家醫學院已經開發出計算公式，能夠為能量需求提供合理的估算。雖然這些公式相當繁瑣，但一些網站提供了方便的換算器，可以幫忙處理數學計算，來獲得健康的熱量值（相關連結詳見 P.480 的參考資源）。

純素飲食可以滿足運動員（包括從事極限運動的運動員）的高能量需求。然而，許多植物性食物的體積都很大，因此具有高熱量需求的運動員，在飲食中包含大量熱量密度高的純素選擇是很重要的。此外，在進行大量訓練的過程中，運動員也需要好好利用每次進食的機會，包括大份量的睡前點心。絕佳的選擇包括了果昔、三明治（見 P.350 表 10-5）、全穀類麥片、醋漬沙拉、快炒料理、健康的烘焙點心、豆子湯與燉菜、豆腐、壽司、酪梨、什錦乾果、塗上堅果醬的吐司、能量棒、純素優格搭配水果與純素格蘭諾拉麥片，以及義大利麵等。對於一些運動員而言，更頻繁地用餐與吃點心，可以更輕鬆地滿足能量需求。對於難以攝取到足夠熱量的人，加入更多液體的熱量來源（例如果昔）以及一些精製低升糖食物（例如義大利麵）可能會有所幫助。最近才將飲食轉為純素食的運動員，可能會需要逐漸引入高纖食物（例如豆科植物），以盡量減少腸胃的不適感。[3, 12]（關於如何增加能量攝取的概念，詳見 P.408～418，P.474～475 則列有 2,500～2,800 與 4,000 kcal 的菜單。）

另一方面，吃了比需要量還多的運動員會增加體脂肪，這可能會影響到運動表現。受傷或減少訓練強度的運動員則需要減少熱量攝取，以避免增加過多的體重。

◈ 巨量營養素的管理

在運動員的飲食中，碳水化合物、蛋白質與脂肪的理想分布，不見得跟一般人不同。儘管對於大多數運動員而言，以膳食營養素參考攝取量（DRI）的巨量營養素可接受範圍（即 45～65% 的碳水化合物，10～35% 的蛋白質，以及 20～35% 的脂肪）為目標是很合適的，但一些專家建議，由碳水化合物所提供的熱量應該以 50% 為最

低下限。[12, 18, 19] 目前專家警告，運動員不應採用特定的攝取目標，例如 60：10：30（碳水化合物：蛋白質：脂肪），因為最適當的平衡因人而異，取決於個人的能量與訓練需求。

碳水化合物

碳水化合物提供了運動員的主要燃料，因為它有助於在運動中維持血糖濃度、改善運動能力，並維持肝醣儲備。證據顯示，限制碳水化合物會影響運動表現。運動員應該要攝取足夠的碳水化合物，為訓練提供充足的熱量，並且在運動後及比賽間補充肝醣儲備。

運動員最好以植物性全食物作為碳水化合物的主要來源。純素食者在碳水化合物的攝取上具有優勢，因為在植物性飲食中，碳水化合物的質跟量往往都比較高。全穀類、蔬菜、水果、豆科植物、堅果與種子不僅提供了碳水化合物，也是蛋白質、脂肪、維生素、礦物質與植化素的健康補給──以上這些營養素，都有助於達到巔峰的運動表現。雖然一些精製碳水化合物在訓練目的上可能會很有幫助，但最好審慎使用，特別是對於熱量需求較低的運動員而言。（關於碳水化合物的更多資訊，

表 13-1 每份可提供 50 g 碳水化合物的純素食物

食物	每份份量
杏仁植物奶優格搭配蘋果、肉桂與純素格蘭諾拉麥片（granola）	1 杯（250 ml）杏仁奶優格、1 顆蘋果與 1/4 杯（60 ml）純素格蘭諾拉麥片
冷麥片 1 碗，加入藍莓與營養強化豆漿	30 g 即食麥片、3/4 杯（185 ml）藍莓與 1 杯（250 ml）營養強化豆漿
糙米飯搭配豆腐與蔬菜	3/4 杯（185 ml）糙米飯加上 2 杯（500 ml）蔬菜與 60 g 豆腐
水果果昔	1 根香蕉、1 杯（250 ml）營養強化豆漿、1 匙蛋白粉與 1 杯（250 ml）草莓
瑪芬蛋糕抹杏仁醬，並搭配新鮮柳橙汁	1 個健康的瑪芬蛋糕、1 大匙（15 ml）杏仁醬與 1/2 杯（125 ml）新鮮柳橙汁
豌豆、扁豆或豆子湯搭配黑麥麵包	1 又 1/4 杯（310 ml）豌豆湯、扁豆湯或豆子湯、1 大片黑麥或其他種類的麵包
香蕉花生醬三明治	2 片麵包、2 大匙（30 ml）花生醬與 1 根小香蕉（或 1/2 根大香蕉）
皮塔口袋餅與鷹嘴豆泥醬	1 片皮塔口袋餅、1/2 杯（125 ml）鷹嘴豆泥醬
能量棒	1 根

詳見第 5 章；關於食物中碳水化合物、蛋白質與脂肪的比例，詳見 P.102 表 3-5。）

運動員的碳水化合物建議攝取量，是每天每公斤體重 5 ～ 12 g，取決於當天的活動量。在低強度運動（60 ～ 90 分鐘的中度運動）的日子裡，大多數運動員會需要約 5 ～ 7 g/kg/day；在中度到重度耐力訓練（每天 1 ～ 3 小時）的日子裡，則會需要增加為 7 ～ 12 g/kg/day。而在極限耐力訓練（每天 4 ～ 6 小時）的日子裡，需求量可以高達 10 ～ 12 g/kg/day。[20] 表 13-1 列出了能夠提供 50 g 碳水化合物的多種食物或食物組合。精製食物可能更適合作為賽前餐的一部分。

蛋白質

運動員、教練與訓練員都有個共同的觀念，就是蛋白質是所有營養素中最重要的，而且多多益善。一些運動員遲疑著不敢改採取純素飲食的原因，就是擔心植物性蛋白質是否足以支持最佳表現。儘管運動員通常需要更多蛋白質，但規劃完善的純素飲食能輕易地滿足這些需求。

雖然蛋白質在運動的燃料來源上只占了一小部分，但充足的蛋白質對於維持精瘦的身體組織與運動表現都非常重要。對於身體健康且處於健康體態、適當活動度者，目前的蛋白質建議攝取量（0.8 g/kg/day）被認為相當充足。[3] 然而，美國營養學會（ADA）、加拿大營養師協會（DC）與美國運動醫學會（ACSM）在有關營養與運動表現的聯合立場聲明中建議，對於素食（包含純素食）的運動員，蛋白質攝取量可以提高 10%。大多數素食運動員都能滿足或超過總蛋白質建議攝取量；會建議這樣的增加量，是為了彌補來自於植物性食物的蛋白質相對於動物性食品所減少的消化率。[12] 因此，對於活動量大的純素食者，建議的蛋白質攝取量至少為 0.9 g/kg/day。（見審訂注 3）耐力型運動員的需求則更多，特別是在訓練與恢復期間，而力量型運動員也一樣，特別是在訓練的早期階段與鍛鍊肌肉的時期。專家建議，純素食的耐力型運動員應該攝取 1.3 ～ 1.5 g/kg/day，而純素食的力量型運動員則應該攝取 1.3 ～ 1.9 g/kg/day（這些數字已經比非素食運動員多了 10%）。

舉例來說，體重為 68 kg 的耐力或力量型運動員，每天至少會需要 88.4 g 的蛋白質（68 kg×1.3 g/kg/day）。當純素食者從蛋白質攝取的熱量低於總熱量的 12% 時，可能就無法達到這個目標。例如，如果這位 68 kg 重的運動員每天攝取 3,000 kcal，其中 10% 是來自於蛋白質，則總蛋白質攝取量就只有 75 g（3,000 kcal×0.1 = 300 kcal；300 kcal÷4 kcal/g = 75 g）。因此，雖然純素飲食能夠為運動員提供大量的蛋白質，這種營養素還是值得特別留意。P.472 ～ 475 的 2,500、2,800 與 4,000 kcal 菜單，

---

3 審訂注：民國 109 年衛福部國健署修訂第八版「國人膳食營養素參考攝取量」關於蛋白質的增修，將 19 歲至 70 歲成人的每天攝取建議量，拉升為每公斤體重 1.1 g。

分別提供了 97 g 與 128 g 的蛋白質。表 13-2 總結了純素食者建議蛋白質攝取量的重點摘要。

　　蛋白質攝取量不足，會影響訓練後骨骼肌的維護、修復和合成。[12] 最有可能面臨蛋白質攝取量過低風險的，是那些限制熱量或攝取很少豆科植物、豆腐、天貝與其他肉類替代品的純素食運動員。雖然沒有必要在每餐都食用特定的植物蛋白組合，但純素食運動員每一餐都要攝取蛋白質的優質來源，這是非常重要的。[5] 在攝取足夠蛋白質方面有困難的純素食者，在果昔中添加純素蛋白粉（例如米、豌豆或大豆蛋白）可能對於提升蛋白質攝取量有所幫助。表 13-3 提供了一份食物列表，這些食物每份都能提供約 10 g 的蛋白質。表 13-4 則提供了如何改善一般餐點中蛋白質含量的建議。（關於能提供 15 g 蛋白質的食物，詳見 P.309 表 9-3；關於如何能進一步提升蛋白質的點子，詳見 P.414 表 12-4。）

表 13-2 純素食者（全食物飲食）的蛋白質建議攝取量

活動類別	蛋白質（每天每公斤體重所需公克數）
活動量大的純素食者	0.9 g/kg/day ★
耐力型運動員	1.3 ～ 1.5 g/kg/day
力量型運動員	1.3 ～ 1.9 g/kg/day

參考出處：[12]
★　審訂注：關於國人之蛋白質建議攝取量，請參見左頁審訂注 3。

表 13-3 每份能提供 10 g 蛋白質的純素食物

食物	1 份的份量
杏仁	1/3 杯（80 ml）
黑豆湯	2/3 杯（160 ml）
素肉片＊	3 片
傳統豆腐	120 g（4 oz）
火麻籽	3 大匙（45 ml）
鷹嘴豆泥醬	1/2 杯（125 ml）
花生	1/3 杯（80 ml）
生豌豆仁	1 又 1/4 杯（310 ml）
能量棒＊	1 根
南瓜籽	1/4 杯（60 ml）
蔬菜餡餅＊	1/2 ～ 1 個

參考來源：[21, 22]
＊請檢查食品標示

表 13-4 如何增加餐點中的蛋白質含量

原本的選擇	替代的選擇	增加的蛋白質（約略值）
早餐		
1 又 1/2 杯（375 ml）玉米脆片、1 杯（250 ml）米漿	1 杯（250 ml）天然調味純素格蘭諾拉麥片、1 杯（250 ml）營養強化豆漿	19 g
3 片鬆餅、2 大匙（30 ml）楓糖漿	3 片鬆餅、3 根純素香腸、1/2 杯（125 ml）自製糖漬藍莓果醬	14 g
午餐		
1 又 1/2 杯（375 ml）蔬菜湯、2 片全麥吐司塗上 2 小匙（10 ml）人造奶油	1 又 1/2 杯（375 ml）扁豆湯、2 片全麥吐司塗上 2 大匙（30 ml）花生醬	23 g
3 杯（750 ml）綠色沙拉、2 大匙（30 ml）義式沙拉醬與 2 片大蒜麵包	3 杯（750 ml）綠色沙拉搭配 120 g（4 oz）烤豆腐與 2 大匙（30 ml）白芝麻醬或中東芝麻醬，以及 2 片義式雜糧麵包	13 g
晚餐		
2 杯（500 ml）義大利麵搭配 1 杯（250 ml）義式番茄紅醬	2 杯（500 ml）義大利麵搭配 1 杯（250 ml）義式番茄紅醬與 6 顆素肉丸	16 g
3 杯（750 ml）蔬菜咖哩搭配 1 杯（250 ml）糙米飯	3 杯（750 ml）鷹嘴豆／蔬菜咖哩搭配 1 杯（250 ml）藜麥	15 g
點心		
2 杯（500 ml）以香蕉、藍莓、羽衣甘藍與水打成的綠色果昔	2 杯（500 ml）以香蕉、藍莓、羽衣甘藍、火麻籽蛋白粉 與水打成的綠色果昔	20 g
60 g（2 oz）椒鹽捲餅或爆米花	純素能量棒	6 ～ 14 g*

參考來源：[21, 22]

＊請檢查食品標示

脂肪

在滿足了碳水化合物與蛋白質的需求之後，剩餘的熱量就由健康的脂肪來源供應。根據美國運動醫學會、美國營養學會與加拿大營養師協會的聯合立場聲明，運動員有 20 ～ 35% 的熱量由脂肪所提供。脂肪是一種重要的熱量來源，也是身體必需脂肪酸的唯一來源，提供脂肪的植物性全食物，亦含有保護性植化素，可協助脂溶性維生素 A、D、E、K 的吸收。

將脂肪攝取量減到低於總熱量的 20%，對運動表現並不會有任何益處，一般不建議運動員這麼做。[12] 事實上，有些證據顯示，低脂飲食（來自脂肪的熱量低於 15%）會導致運動引起的閉經，並減少來自於肌肉細胞中所儲存脂肪供應的熱量（這是在長時間的中度到高強度訓練中，要展現出最佳表現所必須的）。[5] 不過專家也建議，運動員從脂肪攝取的熱量最好不要超過總熱量 35% 的上限；高脂肪攝取量可能會妨礙碳水化合物與蛋白質的足夠攝取，尤其是在低熱量飲食中。[12] 最佳的脂肪

攝取量會隨著熱量需求而改變；一般而言，會建議熱量需求較低的人，先滿足蛋白質與碳水化合物的建議攝取量。

　　純素食運動員應仰賴植物性全食物作為主要的脂肪來源，因為這些食物同時也提供了蛋白質、碳水化合物，以及寶貴的維生素、礦物質與植化素。絕佳的選擇包括：堅果、種子、堅果與種子醬、堅果與種子所製成的非乳製奶品與鮮奶油、酪梨、橄欖，以及大豆製品。審慎地使用脂肪與油品，有助於運動員在不增加大量飲食的情況下，滿足其熱量需求。最好避免含有反式脂肪酸的加工食品以及油炸食品。

◈ 微量營養素：純素食運動員所需的維生素與礦物質

毫無意外地，運動員對於維生素與礦物質的需求，比不運動的人所需要的量要多。這些微量營養素在身體使用巨量營養素上扮演了關鍵的角色。維生素與礦物質也是合成、維持與修復肌肉與骨骼組織所需要的元素，更是免疫功能、製造血紅素與減少細胞的氧化損害不可或缺的物質。[12]

　　當運動員的熱量需求被滿足時，通常不需要補充劑，維生素和礦物質的需求量同時也能夠達標或甚至超過。這對所有運動員（包括純素食運動員）而言都不假，只有維生素 B_{12} 與 D 可能會是例外。建議純素食運動員應該要服用維生素 B_{12} 與維生素 D 補充劑，除非能夠藉由強化食品提供足夠的份量（針對維生素 D 而言，就是曬足夠的太陽）。雖然在滿足微量營養素的需求上，綜合維生素礦物質補充劑提供了某種程度的保證，但卻不是必要的。補充劑對於限制熱量攝取（或節食）、飲食失調、飲食不良、懷孕或哺乳期或者受傷恢復期的純素食運動員可能會有益處。在某些情況下，單一營養素補充劑能夠解決特定的醫療或營養問題，例如缺鐵。

　　純素飲食與葷食相比，先天在某些維生素和礦物質的含量就比較高。對於純素食運動員而言，應該要特別留意某些營養素。

維生素

維生素 B 群

維生素 B 群為運動員提供了兩項主要的功能。第一，在代謝提供熱量的營養素時，硫胺（維生素 B_1）、核黃素（維生素 B_2）、菸鹼酸、吡哆醇（維生素 B_6）、泛酸與生物素是不可或缺的。第二，在合成蛋白質以修復組織與產生紅血球時，也都需要維生素 B_{12} 與葉酸。[12]

　　在所有維生素 B 群中，有兩種營養素攝取不足，是純素食運動員要特別注意的：B_{12} 和核黃素（維生素 B_2）。由於植物性全食物缺乏維生素 B_{12}，因此所有的純素食

者（也包含運動員）必須仰賴強化食品和／或補充劑，來確保可靠且充足的供應（更多相關資訊，詳見 P.226 ～ 235）。一些運動員會注射 B_{12}，來提高輸送氧氣到組織的能力，並增進運動表現。然而，儘管注射 B_{12} 對於缺乏 B_{12} 的純素食運動員可能相當有效，但沒有證據顯示，具有良好 B_{12} 狀態的運動員能夠從這種作法中獲益。[5]

核黃素參與了產生能量的代謝過程，因此人體對其的需求，也會隨著訓練量的增加而提高。儘管大部分的純素飲食都提供了充足的核黃素，但一些研究顯示，仍然會有攝取量不足的問題。因此，對於純素食者，特別是活動量非常大的純素食者，在飲食中包含這種營養素的可靠來源是很重要的。P.257 為你列出了核黃素的絕佳來源。[5, 18]

維生素 D

維生素 D 除了在鈣質吸收與骨骼健康上扮演關鍵性的角色，也直接參與了骨骼肌與神經系統的形成與維持。對純素食運動員來說，如果強化食品攝取不足、在室內接受訓練，或者陽光曝曬受限，都會增加缺乏維生素 D 的風險。[12] 雖然對於 19 ～ 49 歲之間的成人而言，維生素 D 建議攝取量為 600 IU（15 mcg），但有愈來愈多的專家建議，每天至少應該要攝取 25 ～ 50 mcg（1,000 ～ 2,000 IU）才足夠。[4]（更多關於維生素 D 的資訊，詳見 P.235 ～ 244。）

抗氧化維生素（維生素 A 先質類胡蘿蔔素、維生素 C 與 E）

運動員所消耗的氧氣量，是非運動員的 10 ～ 15 倍。這可能會觸發運動引起的氧化壓力；而這些氧化壓力，至少可以在一定程度上藉由抗氧化營養素來控制。雖然氧化壓力隨著時間的累積可能會對健康造成傷害，但有些氧化壓力實際上可能是有益的。近期的證據顯示，持續的訓練（與零星的訓練相反）會激發抗氧化防禦系統，進而提供對抗氧化壓力與疾病的長期保護。[12, 23]

一般而言，純素食者比非素食者具有更優越的抗氧化維生素攝取量與狀態。[2, 24, 25] 最可能具有抗氧化維生素狀態低下風險的，是那些吃太少水果、蔬菜、豆科植物、堅果、種子與全穀類的運動員。熱量限制也可能會影響維生素的攝取，而低脂飲食則可能會抑制抗氧化成分的吸收。[12]（更多資訊詳見 P.406）

如果膳食攝取量很充足，則幾乎沒有證據顯示，抗氧化補充劑可以提升運動表現，一般也不建議使用。[12] 然而，膳食攝取量不足已被證明會影響運動員的表現。長時間的劇烈運動會增加對於維生素 C 的需求，因此在美國運動醫學會、美國營養

---

4 審訂注：台灣國人膳食營養素參考攝取量第八版（民國 109 年）：對於維生素 D 的建議攝取量，成年人為每日 10 mcg（400 IU）；懷孕期、哺乳期婦女為每日 10 mcg（400 IU）。

學會與加拿大營養師協會的聯合立場聲明中，建議經常進行長時間劇烈運動的運動員，每天要攝取 100～1,000 mg 的維生素 C。[12] P.472～475 的菜單，提供了 283～425 mg 的維生素 C；詳見列於菜單下方對於維生素 C 與其他營養素的營養分析。P.250 與表 7-3（見 P.268）則列出了絕佳的維生素 C 來源。

有限的證據顯示，維生素 E 可能有助於減少運動所引起的 DNA 損害，並改善恢復能力。維生素 E 存在於酪梨、堅果、種子與鮮榨油品之中（見 P.252）。目前，專家建議運動員對抗氧化成分的攝取不要超過上限攝取量，因為更高劑量的抗氧化成分 5，可能也會產生不良的影響。[13]

礦物質

運動員的礦物質狀態，可能會對其整體的運動表現產生深遠的影響。儘管純素飲食在滿足礦物質需求上綽綽有餘，但純素食運動員還是需要特別留意某些礦物質的狀態。

鐵

運動員中最常缺乏的礦物質就是鐵，尤其是女性耐力運動員。身體需要鐵來處理與運送氧氣，以及讓酶參與能量產生的過程。不良的鐵狀態會降低血液攜帶氧氣的能力，進而增加肌肉疲勞，降低運動的能力、耐力以及整體的運動表現，並且對神經、行為與免疫系統功能造成不良的影響。

當運動員進行有氧訓練時，儲鐵蛋白與血紅素濃度通常都會下降。這種狀況一般被稱為「運動性貧血」，是由於血液量增加進而稀釋紅血球所造成的。運動性貧血是一種對有氧運動有所幫助的適應作用，不應該與真正的缺鐵混為一談，因為這只是暫時性的，不會對運動表現造成負面影響。[12] 對於具有缺鐵性貧血的運動員而言，會建議服用鐵補充劑，因為這不僅能改善檢測數據，也能增加氧氣的攝取、降低心跳速率，並提升運動表現。有一些證據顯示，缺乏鐵但沒有貧血的運動員也可以從鐵補充劑中受益。[12, 26]

在鐵攝取量相仿的情況下，素食運動員的鐵儲備量會比非素食運動員要少，因為來自於植物性食物的鐵較不易被人體吸收。[27, 28] 然而，雖然目前還沒有關於純素食運動員鐵質狀態的報告，但純素食者的鐵攝取量比奶蛋素或葷食者更高，儘管純素食者的鐵儲備通常低於葷食者。[5, 18]

耐力運動員（特別是長跑選手）的鐵需求量，估計會增加70%。[12] 高衝擊運動，

5　審訂注：此處指的是諸如高劑量的維生素 E、C、A 等補充劑。

尤其是長跑中足部著地的衝擊，可能會透過溶血（血液中的紅血球破裂）而引發鐵質流失。[29] 在高強度的耐力活動中，鐵質也會因為出汗或胃腸道出血（通常與服用止痛藥有關）而流失。[30, 31]

美國運動醫學會、美國營養學會與加拿大營養師協會的聯合立場聲明建議：「素食運動員或固定捐血的人，應該要以高於其建議攝取量的鐵質攝取量為目標（即男性 >18 mg，女性 >8 mg）[6]。」[12] 不清楚作者是否考慮了針對素食者增加後的建議量；不過，長跑選手可能需要更加謹慎，以較高的數值為目標（即女性 32 mg，男性 14 mg）。此外，所有的女性耐力運動員最好都要監測自己的鐵質狀態。P.472 ～ 475 的菜單可提供 22 ～ 37 mg 的鐵。

純素食運動員（尤其是仍有經期的女性與耐力運動員）可藉由食用大量富含鐵質的植物性食物與鐵質強化食品，以及在攝取這些食物時搭配富含維生素 C 的來源，以確保攝取與吸收足夠的鐵。缺鐵的運動員可以服用補充劑，恢復鐵在體內的良好狀態或良好水平，並大幅提升運動表現。[12] 然而，有些人對於鐵的吸收很有效率，會造成鐵濃度很高。過量的鐵會成為促氧化劑，對健康產生負面影響，因此在開始使用鐵補充劑之前，應先檢查鐵質狀態。（更多關於鐵的資訊，詳見 P.196 ～ 200。）

鋅

鋅與能量產生、免疫功能，以及協助受損的肌肉修復有關。高強度的運動會導致鋅從汗水與尿液中流失，因而增加鋅的需求量。[3] 當鋅於體內處於不足的狀態，會降低肌肉強度、心肺功能、耐力、代謝率與蛋白質用量，對運動表現造成不良影響。[12] 運動員缺乏鋅也會導致失去食欲、體重減輕、耐力下降，以及增加骨質疏鬆症的風險。[32]

採用高碳水化合物、低蛋白質與低脂飲食的女性運動員與耐力運動員，被認為具有缺乏鋅的風險。[12, 32] 素食和純素飲食，與較低的鋅攝取量以及鋅的吸收量減少有關，因此素食與純素食運動員的風險可能會更高。[3, 18]

純素食運動員想要將鋅維持在充足狀態，可能會需要超過建議攝取量的鋅。鋅的最佳植物性來源，包括豆科植物、豆腐、堅果、種子、全穀類和小麥胚芽。P.472 ～ 475 的菜單可提供 12 ～ 24 mg 的鋅。（更多關於鋅的資訊，詳見 P.200 ～ 202。）通常不建議服用單一營養素的鋅補充劑，因為補充劑通常都會超過 40 mg 的上限攝取量。過量的鋅可能會導致營養失衡，也會造成 HDL 下降。[12] 如果需要服用鋅補

---

6 審訂注：台灣衛福部「國人膳食營養素參考攝取量」第八版（民國 109 年）：對於鐵質的建議攝取量，19 ～ 50 歲男性為每日 10 mcg、女性 15 mg（無懷孕哺乳者）；51 歲以上男女皆為每日 10 mg。

充劑來滿足建議攝取量，最好的選擇，就是含鋅的綜合維生素礦物質補充劑。

鈣

鈣質對於骨骼健康、肌肉收縮、神經傳導以及其他許多身體的反應都很關鍵，因此運動員應該努力達到目前鈣的建議攝取量（每天 1,000 ～ 1,300 mg，具體的量取決於年齡）。對於許多純素食者而言，這意味著除了要食用大量富含鈣的植物性食物之外，還要在飲食中添加一些強化食品，像是非乳製飲品與果汁。

　　當人體的鈣處於缺乏狀態，與壓力性骨折以及骨密度降低有關。[12] 女性運動員在限制熱量、具有飲食失調，以及停經或閉經的情況下，都會增加缺鈣的風險。美國運動醫學會、美國營養學會與加拿大營養師協會的聯合立場聲明建議，具有早發性骨質疏鬆症高風險的女性運動員，應將鈣質攝取量增加到每日 1,500 mg。[12] 對於無法單靠飲食達到建議攝取量的人，則建議服用鈣補充劑。（更多關於鈣的資訊，詳見 P.193 ～ 196。）

鎂

鎂對於肌肉功能有深遠的影響。證據顯示，即使只是稍微缺乏鎂，都會降低運動表現，也會讓劇烈運動的不良影響更加嚴重。舉例來說，缺乏鎂會導致肌肉痙攣。[31] 限制熱量攝取的運動員，包括那些參與具重量分級或注重體型運動的人，會增加缺鎂的風險。[12, 34]

　　由於鎂會從汗水與尿液中流失，高強度的耐力運動會使鎂的需求量增加 10 ～ 20%。[34] 雖然純素食者通常都能攝取足夠的鎂，但重要的是，在飲食中要包含足夠富含鎂的植物性食物，像是堅果、豆科植物、綠色蔬菜與全穀類。對於沒有滿足建議攝取量的人，補充劑是種選擇（可單獨服用，或者與其他營養素結合使用）。（更多關於鎂的資訊，詳見 P.207 ～ 208。）

電解質

運動員對於電解質礦物質（包含鉀、鈉與氯化物）的需求量變化很大，取決於液體流失的狀態。雖然純素飲食中的鉀含量很高（只要包含足夠的蔬菜、豆科植物與水果），但在高強度的耐力運動中，鈉與氯化物會迅速耗盡，而如果這些營養素的補充不足，就會嚴重影響運動表現。耐力運動員對於鈉與氯化物的需求，通常會比上限攝取量更高（超過 2,300 mg 的鈉與超過 3,600 mg 的氯化物）。對於持續超過 2 小時的耐力賽，建議要補充含鈉與鉀的運動飲料。[12]

◇ 用飲食取勝

運動員在比賽或訓練前、訓練中與訓練後所攝取的食物與液體，都會影響到運動表現。與一般大眾相比，運動員需要更多熱量來供應體能活動，也需要更多液體來彌補流汗的損失。

最好能根據運動或比賽的強度與持續時間，來選擇運動員個人所需的主餐、點心與飲料的內容與攝取時間點。水分的補充非常重要；流汗與脫水所導致的體重損失如果超過 2%，就會對運動表現產生不良的影響，尤其是在溫暖的氣候與高海拔地區。脫水也會導致中暑與熱衰竭。[12]

比賽前的食物與飲品

理想情況下，比賽前的餐點應該要能提供足夠維持運動員整場比賽的燃料。時機決定了一切：關鍵是要吃得剛剛好，才能盡可能提高運動表現，同時避免胃中殘留未消化的食物。為了幫助加快消化速度，應該要選擇脂肪與纖維含量相對較低的餐點或點心；而為了提高燃料的利用率，餐點也應該具有高含量的碳水化合物。[35] 用餐的時間愈接近比賽，份量就應該愈少。在比賽前 1 小時內，流質的餐點可能會更方便且更容易消化。

研究顯示，在比賽前 3 ～ 4 小時攝取 200 ～ 300 g 的碳水化合物，可以提高運動表現（有關能提供 50 g 碳水化合物的食物與食物組合，詳見 P.439 表 13-1）。[12] 一般而言，在比賽前 4 小時，碳水化合物的攝取量應該為每公斤體重 4.5 g 左右；而在比賽前 1 小時，則應該為每公斤體重 1 g 左右。

運動前與比賽前的食物，最好是根據個人的耐受度來選擇。曾經發生過噁心、抽筋或嘔吐的運動員，可能需要在比賽前 3 ～ 4 小時內避免攝取固體食物。建議那些容易有胃食道逆流的人，要在比賽前避免會加重症狀的食物（例如咖啡因、巧克力、油膩或油炸的食物，以及碳酸飲料）。而經常腹瀉的人，可能希望在比賽前 24 ～ 36 小時內減少膳食纖維的攝取量。[36]

一般而言，運動員肌肉中儲存的肝醣，足以應付長達 60 ～ 90 分鐘的賽事。在超過 90 分鐘的比賽（馬拉松、鐵人三項、長泳以及具有類似高要求的活動）中，當體內的肝醣儲備完全耗盡時，運動員會感到極度的疲勞（通常被稱為「撞牆期」）。因此毫無意外地，通常在時間較長的比賽之前，運動員會試著提高肝醣儲備。

多年來，運動員都採用一種稱為「肝醣超補法」（carbohydrate loading or carb-loading）的策略。這種策略會先在一段時間內採取相對較低的碳水化合物攝取量，

運動飲料有用嗎？

　　儘管運動飲料的價值在科學界與體育界熱議不停，但大多數的專家都同意，對於一般運動的人而言，用水來補充水分是較好的選擇。對於不運動的人來說，運動飲料可能會成為空熱量的另一個來源。[38] 不過，對於耐力運動員或者參加 1 小時以上高強度活動的人來說，這種飲料在補充能量與補水方面可能會非常有效。

　　運動飲料含有水、糖與其他甜味劑、電解質（例如鈉、氯化物與鉀）、色素、香精、防腐劑，有時候還有維生素與礦物質。這些飲料通常根據所含的碳水化合物份量，被分類為等滲透壓、低滲透壓與高滲透壓三種類型。等滲透壓飲料含有 6 ～ 8% 的碳水化合物，可以幫助運動員很快地補充流汗所損失的液體，同時提供能量補給。這種飲料是參與持續 1 小時以上活動的耐力運動員（例如長跑選手、鐵人三項選手與足球運動員）的飲料首選。低滲透壓飲料僅含有 3 ～ 4% 的碳水化合物，適用於需要液體與電解質但不需要額外熱量的運動員（例如體操選手與摔角選手）。高滲透壓飲料含有最多的碳水化合物（通常都在 10% 以上），一般都會保留到運動後來提升肝醣儲備，不過有些超耐力運動員會用等滲透壓飲料來取代液體與高滲透壓飲料，以滿足高能量需求。

　　對於希望避免運動飲料的運動員來說，椰子水、蔬菜汁、自製運動飲料，或者固體食物與水的組合，都能夠提供合理的選擇。椰子水中的鈉與碳水化合物含量，比一般對耐力運動的建議量低，不過運動員可以結合椰子水與蔬菜汁，來達到絕佳的平衡。椰子水與果汁的組合也是另一種選擇，而且碳水化合物含量比純椰子水要高出很多。自製運動飲料的食譜（一般包含了果汁、水、糖與鹽）上網就查詢得到。

　　最近的研究建議，甜菜根汁中含有硝酸鹽，因此可以透過減少運動中所需的氧氣量，來提升運動表現。[39-41] 甜菜根並非唯一富含硝酸鹽的蔬菜，諸如芝麻葉、菠菜、瑞士甜菜、寬葉羽衣甘藍、青江菜、櫻桃蘿蔔、胡蘿蔔、大黃（rhubarb）與西洋芹等，也都含有大量的硝酸鹽。表 13-5 提供了各種飲料的營養比較。

搭配高強度運動來消耗肌肉中的肝醣。然後在接下來的一段時間裡，逐漸減少運動量，並搭配高碳水化合物攝取量，來超補之前所減少的儲備。更近期的研究指出，運動員並不需要消耗階段來提升肝醣儲備。在比賽前 36 ～ 48 小時內，僅僅藉由逐漸減少運動與攝取高碳水化合物飲食（約為 10 g/kg/day），就足以達到效果。當然，在比賽前與比賽中所攝取的碳水化合物，也會提供額外的燃料。[36]

　　運動員至少要在比賽或訓練的 4 小時前，喝下每公斤體重 5 ～ 7 ml 的水或運動飲料（不過在比賽前不鼓勵攝取過多的液體，因為這會增加在比賽中排尿的需求）。[12] 例如，一名 73 kg 重的運動員，應該要飲用 1.5 ～ 2 杯（375 ～ 500 ml）

表 13-5 列舉運動飲料的營養比較

飲料 （1 杯 /250 ml）	熱量 （kcal）	碳水化 合物（g）	蛋白質 （g）	鈉 （mg）	鉀 （mg）	備註
蔬菜汁 *	54	12	2	137	467	包含了甜菜根、胡蘿蔔與蘋果以增加碳水化合物含量
胡蘿蔔汁	48	11	1	119	310	新鮮的
甜菜根汁	83	19	3	472	571	新鮮的
椰子水（三種品牌的平均值 **）	41	9	0	42	410	也有果汁與水果口味；請檢視標示上的營養成分
新鮮椰子水	46	9	2	252	600	來自於新鮮椰子的汁液
開特力（Gatorade）運動飲料	50	14	0	110	30	原味包含了各種糖、鹽、香料與色素
Powerade 運動飲料，檸檬萊姆口味	78	19	0	54	44	含有高果糖玉米糖漿與人工甜味劑
HydraFuel 運動飲料粉	66	16	0	25	50	粉狀，含有各種的糖
無酒精飲料（可樂）	103	27	0	6	0	糖分太高，無法作為運動飲料

參考來源：產品標示 [21, 42]

* 營養分析是以 1 份含有羽衣甘藍、蘿蔓萵苣、蘋果、胡蘿蔔、甜菜根、西洋芹、黃瓜與檸檬的綠色蔬菜汁來計算。

** 用於分析的椰子水品牌：O.N.E. Plain、唯他可可（vita coco）100% 純天然椰子水、ZICO 天然椰子水。

的液體。進行長時間（超過 1 小時）高強度比賽、而且很少有機會補充水分的運動員，可能會需要在比賽開始前 15 分鐘，預先補充一些液體。[36]

比賽中的食物與飲品

雖然運動飲料與其他熱量來源，對於持續不到 1 個小時的活動通常是不必要的，但在高強度的耐力比賽中，可能會提供一些好處。額外的碳水化合物能幫助維持血糖濃度，如果賽事或活動是在清晨空腹時舉行，就會特別有用。建議使用碳水化合物含量不超過 6 ～ 8% 的飲料；碳水化合物含量超過 8% 的飲料（例如汽水）會降低胃排空的速率。[12]

為了在持續超過 1 小時以上的比賽或活動中延長耐力，建議的碳水化合物攝取量大約是每小時每公斤體重 0.7 g。對於大多數人而言，這代表了在比賽中每小時要

攝取 30 ～ 60 g 的碳水化合物。[12] 有些專家建議，對於持續 3 小時以上的比賽或活動，每小時應攝取高達 90 g 的碳水化合物。[37] 在這樣的情況下，比起一次吃較大份量的食物，每 15 ～ 20 分鐘就攝取一次碳水化合物，是更有效的作法。

對於在比賽前沒有進行肝醣超補、賽前 3 ～ 4 小時沒有進食，或者限制熱量攝取來減重的運動員，在運動中補充碳水化合物尤其重要。攝取的碳水化合物應該以產生葡萄糖而不是以果糖為主，因為果糖是種不太有效率的燃料，而且對某些運動員可能會造成腹瀉。全食物以及由全食物製成的產品（包括水果）都是可接受的；不建議飲用以果糖作為甜味劑的飲料。由於身體每小時只能使用大約 60 g 的單一碳水化合物來源（例如葡萄糖），因此選擇能提供不同類型碳水化合物混合體的食品和飲料，可能較為有利。碳水化合物可以藉由飲料、點心或膠凍的方式攝取。然而，如果選擇的是點心或膠凍，就必須提供充足的飲水。

運動員也需要維持充足的水分，也就是要獲得足夠的液體與電解質（尤其是鈉）。出汗率取決於氣候、體重、遺傳與代謝效率，變化範圍可以從每小時 0.3 ～ 2.3 L，因此不太可能為所有運動員制定一份液體與電解質替代時間表。不過，認真的運動員可以針對特定的活動與狀況，來確立出汗率。

有時候，運動員會因為出汗率超過胃吸收液體的能力，而產生脫水現象。許多專家建議，在比賽中要飲用足夠的液體，來將脫水控制在體重的 2% 以下 [12]，不過有些運動員可以承受更高的比例。[38] 在持續超過 1 小時的耐力賽中，補充鈉可能會很有幫助，因為每流 1 L 的汗，平均就會失去 1 g 的鈉。運動員在流汗時也會失去一些程度的鉀、鎂、氯化物及其他礦物質。

脫水的常見症狀，包括了肌肉痙攣、肌肉疲勞、低血壓、頭暈與頭痛。雖然大多數脫水的情況，都是由於液體的流失量超過攝取量所引起的，但有些運動員可能會在剛開始比賽時就處於脫水狀態，有可能是因為比賽之間的時間間隔太短來不及補充水分，或者他們正在用限制飲食來達到比賽的重量等級。[12, 36]

運動員必須在不過量飲用液體的狀態下保持水分。水分過多會導致低血鈉（hyponatremia，低血鈉濃度），這是一種嚴重的病症，有時甚至會致命。儘管低血鈉症可能會發生在任何攝取過多液體的運動員身上，但在慢速且較少接受完善訓練的運動員之中更加常見，因為他們在賽前、賽中與賽後流的汗較少，喝的液體就容易過量。[12, 36]

在耐力競賽中，選手們可以攝取水分與固體食物（例如能量棒），來補充碳水化合物、能量與電解質，不過這種方法不是很方便。對於許多運動員而言，更實際的選擇是攝取提供液體、能量與電解質的飲料。美國運動醫學會、美國營養學會與加拿大營養師協會的聯合立場聲明建議，適合的飲品每杯（250 ml）應該要提供 6 ～

8% 或者 14 ～ 18 g 的碳水化合物，以及 125 ～ 175 mg 的鈉；不過出汗量特別多的人，可能會需要更多的鈉。流汗對於鉀的狀態影響較少，因此富含鉀的飲食可能就足以在比賽期間維持體內的濃度。然而，一些主管機關建議使用增加鉀的運動飲料，尤其是在耐力賽中特別重要。[12]

比賽後的食物與飲品

在比賽或訓練階段結束後，身體必須要補水、重新增長肌肉與儲備肝醣，並且確保瘦體組織的維持。對於食物與飲品的需求，取決於完成的比賽或訓練階段的強度與時間，以及下個比賽的時程。對於同一天參加超過一項比賽的運動員，比賽間隔的時間非常重要；而對於一天內只參加單一比賽的運動員，比賽後的程序影響相對地會較小。

理想情況下，運動員應該在比賽結束後的 30 分鐘內開始補充肝醣儲備。一般建議以每公斤體重 1 ～ 1.5 g，每 2 小時一次，持續 6 小時的頻率來食用碳水化合物，

給女性運動員的提醒

女性運動員三聯症是種綜合症，以三個相互關聯的狀況為特徵：飲食失調、閉經（月經中止）與骨質疏鬆症。女性想要保持外型非常苗條的欲望，可能會導致一系列危險的後果，首先就是熱量限制與飲食失調。而身體為了回應，會消耗更多脂肪儲備，引發荷爾蒙失調、閉經與骨質流失。

這種綜合症在參與耐力運動（例如長跑）與美感運動（例如舞蹈、體操、游泳與花式滑冰）的運動員身上更為常見。雖然不知道確切的患病率，不過據估計，頂尖女性運動員中約有 25 ～ 62% 患有飲食失調。根據報告顯示，女性舞者的閉經率高達 69%，而女性長跑選手的閉經率也高達 65%。最後，一項有關女性運動員骨骼健康的文獻回顧發現，骨質缺乏症（osteopenia，即低骨密度）的盛行率為 22 ～ 50%，而骨質疏鬆的盛行率則為 0 ～ 13%。[43]

根據美國運動醫學會的資料，具有最高風險的，是那些採取熱量限制飲食、限制食用的食物類型、長時間運動，或者採取素食的運動員。[43] 素食運動員罹患月經不規則症的情況不成比例地高 [44, 45]，而且非常高纖低脂的飲食，已被證明會增加糞便中的雌激素排泄，並降低雌激素濃度。[46] 然而，體重穩定且 BMI 正常素食者的風險似乎並沒有升高。[47] 因此，素食本身並非罪魁禍首，而是素食的限制性飲食特性，吸引了這類運動員（更多資訊詳見 P.418 ～ 430）。

純素食的女性運動員需要確保足夠的熱量、蛋白質與脂肪攝取量。每天攝取的熱量低於每公斤除脂體重 30 kcal，會帶來最明顯的不良影響。[43] 舉例來說，一名 55 kg、體脂肪 12% 的運動員，其除脂體重為 48.4 kg。熱量攝取低於 1,452 kcal（30 kcal×48.4 kg）時，就會顯著增加健康風險。具有高熱量需求的運動員，將低纖食物（例如豆腐、精製穀類與果汁）納入飲食中可能會有所幫助。[35]

尤其是在需要補充肝醣儲備來準備另一場比賽的情況下。舉例來說，一名 73 kg 重的運動員，在比賽後應該要立刻吃 70 ～ 110 g 的碳水化合物，然後 2.5 小時與 4.5 小時之後各再吃一次；而對於一名 55 kg 的運動員，碳水化合物的攝取量則應該為每次 55 ～ 80 g。

　　儘管在兩次比賽之間或訓練日間的休息日中，為身體重新添加燃料並沒有那麼重要，但比賽後的餐點能幫助運動員達成能量攝取目標。食用高升糖指數（GI）的食物，會比食用低 GI 的食物在肝醣耗盡後產生更高的肝醣儲備。一些主管機關建議，碳水化合物與蛋白質的比例應為 3：1，以確保有足夠的蛋白質來進行肌肉組織的合成與修復。表 3-5（P.102）提供了各種食物中來自於碳水化合物與蛋白質的相對熱量（反應了碳水化合物與蛋白質的相對重量，也提供了蛋白質的克數）。其他專家則建議，在運動或比賽後應攝取 15 ～ 25 g 的蛋白質。[12, 35, 37]

　　在比賽或訓練階段後，運動員需要補充流汗所損失的液體與鈉。一般而言，會建議用 6 杯（1.5 L）液體來補充每公斤流失的汗水。這在運動員參與多項比賽，並且賽間間隔時間有限的情況下尤其重要。

◇ 運動增補劑入門

數十年來，運動增補劑的市場一直在持續發展。據估計，在某些運動中，有 76 ～ 100% 的運動員使用這種類型的補充劑。[48] 雖然跟營養增補劑有關的主張很多，但有關增補劑益處的證據卻令人失望。[12] 由於缺乏重視，美國對於健康食品業界監管不周，即使毫無根據，廠商仍被允許在食品標籤上聲明對於身體結構或功能的效果。儘管美國食品藥物管理局負責監管安全性，但食品製造商卻不需負責證明安全性或有效性，因為只需列出成分（包含活性成分），而且不允許有關疾病預防或治療的療效聲明即可——這樣的規則實在太陽春了。在加拿大，補充劑被列為藥品或天然保健食品來管理。如果製造商認定有足夠的科學證據支持，就可以自由地發表功能與治療聲明。[12, 49]

　　全國性與國際性的運動主管機關制定了允許使用運動增補劑的規定，並要求對於運動員進行隨機測試，以避免禁藥的使用與濫用。運動員不能僅僅因為產品在市面上販售，就認為它是安全或有效的。所有產品的安全性、純度與有效性都應該受到檢驗。一般而言，運動主管機關會提倡全食物，而非膳食補充劑。[49]

運動增補劑對純素食運動員有用嗎？

在幾百種運動增補劑中，只有少數對於純素食運動員具有特別的好處。例如，在純

素飲食中可能不足的營養素，就會被視為可能的運動表現增補劑。（關於對純素食運動員可能有幫助的維生素與礦物質，詳見 P.454 ～ 457。）跟葷食的運動員相比，只存在或主要存在於肉類或乳製品中具有人體機能增補潛質的化合物，被認為能夠為純素食者提供更多的好處。建議運動員在服用任何運動增補劑之前，都應該諮詢醫療人員。以下這些運動增補劑，在純素食者的候選清單上名列前茅。

肌肽與 β - 丙胺酸

肌肽（carnosine）是種含有 β - 丙胺酸（beta-alanine，一種非蛋白質的胺基酸）與組胺酸的二胜肽（dipeptide）。肌肽由身體自然產生，在肌肉與腦組織中濃度最高。體內的肌肽生成，取決於 β - 丙胺酸的供應，這種胺基酸在肌肉組織中的量比組胺酸要少。肌肽最為人稱道的能力，就是能在乳酸堆積過程中，藉由增加肌肉的緩衝能力來改善肌肉的收縮性能，並且防禦活性氧（reactive oxygen Species〔簡稱 ROS〕，即不穩定的氧原子，可以在細胞層級上迅速氧化並傷害人體），來提升高強度運動中的表現。[50, 51] 肌肽還因為其令人驚豔的抗氧化與抗發炎特性，被推薦作為一種抗老化物質。[52]

由於肌肽只存在於動物性產品中，因此素食者體內的肌肽濃度往往會比葷食者要低。一項研究發現，素食者體內的肌肽濃度大約是葷食者的一半而已 [53]；而另一項研究則顯示，素食者腿部肌肉組織中的肌肽濃度，比葷食者要少了 17 ～ 26%。[54]

儘管尚未有研究評估，關於 β - 丙胺酸或肌肽補充劑對於肌肉中肌肽濃度低的純素食運動員所造成的影響，但可以合理預期，純素食運動員會比肉食的運動員從補充劑獲得更多的益處。β - 丙胺酸補充劑能有效地提升肌肉中的肌肽濃度。然而，當 β - 丙胺酸的劑量超過 10 mg/kg/day 時，可能就會引起暫時性的感覺異常（paraesthesia，一種像針刺一樣的刺痛或灼熱感，通常出現在腳、腿、手臂和／或手部）。[55]

雖然大多數的肌肽補充劑比 β - 丙胺酸不容易吸收，但一些新形式的肌肽補充劑已被證明有不錯的效果。對於某些人而言，肌肽補充劑會干擾睡眠，不過能充分吸收的形式作用得比 β - 丙胺酸還快，且不會造成感覺異常。目前要普遍建議純素食運動員服用 β - 丙胺酸或肌肽補充劑還為時尚早；不過有證據顯示，某些運動員的確因此而受益。

支鏈胺基酸

由於支鏈胺基酸（branched-chain amino acid〔簡稱 BCAA〕，包含了白胺酸〔leucine〕、

異白胺酸〔isoleucine〕與纈胺酸〔valine〕）在肌肉恢復與免疫功能上的效果，引起了運動營養學家極大的興趣。儘管大多數的研究無法顯現出 BCAA 補充劑能提高運動表現，但有合理的證據表明，BCAA 能夠減少肌肉損傷，促進肌肉蛋白質合成（能減少肌肉痠痛與疲勞），並且調節免疫系統。[53, 54]

設計完善的純素與非純素飲食都能提供足夠的 BCAA；不過，對於頂尖運動員而言，BCAA 補充劑可能也有其價值。目前沒有證據顯示，純素食者能夠從 BCAA 補充劑獲得比非純素食者更多的好處。[3, 12, 56-72]

肉鹼

胺基酸中的肉鹼（也被稱為左旋肉鹼〔L-carnitine〕）對於脂肪酸與蛋白質的代謝很重要。肉鹼普遍因為在減重與運動表現上的效果而為人稱道，有時被捧為燃脂聖品，並且被認為可以節省肝醣及減少乳酸的產生。

肉鹼存在於許多食物中，不過在動物性食物中的濃度遠比植物性食物要高得多。其中一個例外是天貝，每份 100 g 的天貝就含有將近 20 mg 的肉鹼。作為比較，每份 100 g（3.5 oz）的牛排中含有 95 mg、豬肉有 28 mg、鱈魚有 6 mg，而雞肉則有 4 mg 的肉鹼。1 顆中型的酪梨含有約 2 mg 的肉鹼，而其他大多數的植物性食物每份中的肉鹼含量，都低於 0.5 mg。[58]

人體會在肝臟、腎臟與大腦中製造肉鹼。一些證據顯示，習慣性攝取很少肉鹼的成年人，可以透過增加腎臟的再度吸收，以及減少尿液中的肉鹼排泄來補償。純素食者與素食者血液中的肉鹼濃度仍然比葷食者要低，不過顯著的肉鹼缺乏並不常見。[59, 60] 歷經 20 年的研究證明，只有在發生肉鹼缺乏的情況時，才會從肉鹼補充劑獲得生理機能上的好處。[61, 62]

肌酸

肌酸是運動增補劑中最受運動員歡迎的一種，特別是對於健美運動員與其他力量型運動員而言。肌酸也是臨床試驗中明確證實有效的少數營養補充劑之一。肌酸補充劑能夠在短時間爆發的高強度活動（例如衝刺、足球與舉重）中減少疲勞，並且最大幅度地增加淨體重（除脂體重）與提升肌肉強度。[3, 12] 然而，一般不建議在耐力活動中使用肌酸。

肌酸只存在於肉類中，因此純素食者無法從天然食物中攝取。不含肌酸的素食會完全活化合成肌酸的限速酶（rate-limiting enzyme），而攝取肉類則會對這種酶造成抑制的效果。[3] 人體每天會從合成肌酸的前驅物胺基酸中製造出約 1 g 的肌酸；葷食者每天從飲食攝取的肌酸大約也是 1 g。雖然體內的生產有助於補償飲食攝取

的差異，但研究已經證實，素食者與純素食者血液與組織中的肌酸濃度仍比葷食者要低。[63, 64] 研究建議，素食者從服用肌酸補充劑所獲得的好處，可能會比非素食者要更多。[65]

一般而言，肌酸補充劑是人工合成，而且是純素食的。使用補充劑可以使肌肉中的肌酸含量增加 30% 以上，尤其是在原本濃度很低的狀態下。目前最受歡迎的肌酸補充方案，建議以階段性的方式來進行。首先，每天服用 20 ～ 25 g 的肌肉 3 ～ 7 天，接下來的 4 週，每天持續服用 3 g。[3] 長期服用肌酸補充劑的效果仍屬未知，不過一般認為，補充劑對健康的成人而言是安全的。肌酸補充劑最常見的不良反應，是體重增加（通常為體液）、抽筋、噁心與腹瀉。[12]

牛磺酸

牛磺酸是種非必需胺基磺酸（amino sulfonic acid，跟胺基酸不同），存在於動物性食品中，尤其是肉類、魚類與貝類，在陸地植物中僅有微量而已；不過，一些海洋植物（大型藻類與微藻類）則有較高的含量。[66, 67] 雖然人體會自行製造牛磺酸，但有兩項研究顯示，純素食者血漿中的牛磺酸比非純素食者要低（雖然在其中一項研究裡，只有些微的差異），尿液中排出的牛磺酸也較少。[68, 69] 一些證據表明，牛磺酸會提高運動表現，因此通常都會被添加在運動飲料與其他運動增補劑中。目前還沒有任何研究評估牛磺酸補充劑對於純素食者的機能影響，不過一份報告建議，對於想要嘗試的純素食運動員，每天服用 2 次 500 mg 的牛磺酸是很適當的份量。[70]

蛋白質補充劑

目前的證據顯示，當膳食蛋白質攝取量充足時，蛋白質與胺基酸補充劑在增加肌肉量方面的效果，並沒有比食物更好。[12] 然而，對於難以從食物中攝取足夠蛋白質的純素食運動員而言，補充劑是實際且有效的方法。以火麻籽、豌豆、南瓜籽、米和／或大豆蛋白為基底的純素補充劑都很普及。對於已經大量攝取大豆製品（例如豆漿、豆腐、大豆製成的純素仿肉）的運動員來說，選擇其他植物性蛋白質所製成的蛋白粉可能會比較好。一些補充劑提供了綜合植物性蛋白質，能夠增加整體蛋白質的品質。

其他常用補充劑

其他有效的營養增補劑，還有咖啡因與碳酸氫鈉（小蘇打）。咖啡因是種已知的興奮劑，應當僅供適度使用。咖啡因的使用受到某些體育主管機關的限制，過度攝取會造成焦慮、緊張不安、心跳加快、胃腸道不適與失眠。碳酸氫鈉具有血液緩衝劑

的作用，有助於防止疲勞；然而，攝取過多會引起腹瀉。[12]

　　雖然關於運動增補劑的益處目前還沒有決定性的證據，但有好幾種看起來似乎頗有發展性。這些增補劑包括了麩醯胺酸（glutamine）、羥基丁酸甲酯（hydroxy-methylbutyrate）與核糖（ribose）。沒有證據顯示，這些運動增補劑能為純素食者提供比非純素食者更多的好處。

　　目前標榜為運動增補劑的其他市售補充劑，都缺乏科學證據的支持。一些運動增補劑甚至很危險、被禁止或不合法，例如同化類固醇（anabolic steroid）、蒺藜（*Tribulus terrestris*）、麻黃（ephedra）、番木鱉鹼（strychnine）與人類生長激素。[12]

　　總而言之，儘管運動員很少會需要運動增補劑，然而在某些情況下，運動增補劑可能會提高體能表現。如果想使用的話，應該要結合營養充足的飲食一起食用。

◇ 達到巔峰表現

不論所採取的飲食模式為何，要達成最佳運動表現的關鍵，就是在飲食中含有足夠份量與各式各樣營養密度高的全食物，以及保持水分充足。第 14 章中的「純素餐盤」與菜單，提供了不同程度熱量攝取的健康食物選擇。這些菜單也很適合活動量大的純素食者，包括優秀的運動員。對於大多數運動員而言，2,500 ～ 2,800 或 4,000 kcal 的菜單會是最適合的選擇，不過對於需要較少熱量或試著減重的運動員來說，低熱量菜單提供了足夠的蛋白質，在營養上也很充足。

　　表 13-6 列出了不同程度熱量攝取之中、每種食物類別所建議的份數。可以自由改變食物的份數，來適應不同的飲食型態；純素餐盤（見 P.466 與 P.467）建議了每個類別的最少份量。在每個類別中應該要選取富含鈣的食物，在所有熱量層級中滿足每天 6 ～ 8 份的建議份量（見 P.472 ～ 475）。「其他選擇」指的是添加的油、糖或者不符合任何食物類別的品項。不想採用這些「其他選擇」的純素食者，可以從其他食物類別選擇更多的份量，以達成與分配上大致相等的熱量。

實用指南

蔬菜

為了避免難以從這個組別中獲得建議的份量，請在午餐與晚餐中加入蔬菜，並混合使用生的與煮熟的蔬菜。（烹調會壓縮蔬菜的體積，因此可以吃下更多份量。）可以在手邊隨時備有切好的即食蔬菜，當成點心享用。將蔬菜榨成汁可以大量減少體積，因此更容易攝取大份量的蔬菜。將酪梨加入果昔中。可以在網路上搜尋脫水蔬菜片的食譜（羽衣甘藍、櫛瓜與地瓜的成效特別好）。

水果

要增加水果的攝取量,可以將水果加進早餐穀麥片、帶幾片到學校或辦公室當點心、在果昔中加幾片,也可以用水果製作甜點。如果想要的話,可以使用新鮮果汁與果乾,攜帶上也比較方便。

豆科植物

豆類與豆類製品是植物王國的蛋白質發電所,對運動員相當重要。為了滿足建議攝取量,可以用白豆泥來製作沾醬,或者用白豆泥替代法式肉醬裡的肉類;在義大利

表 13-6 不同程度熱量攝取之中,每種食物類別所建議的份數

食物類別 (平均熱量*)	份量	2,000 kcal	2,500 kcal	3,000 kcal	4,000 kcal	5,000 kcal
蔬菜 (30 kcal)	• 1/2 杯(125 ml)生的或煮熟的蔬菜,或者蔬菜汁 • 1 杯(250 ml)生的葉菜	6	8	9	10	12
水果 (60 kcal)	• 1/2 杯(125 ml)水果或果汁 • 1/4 杯(60 ml)果乾 • 1 顆中型水果	4	5	6	7	8
豆科植物 (125 kcal)	• 1/2 杯(125 ml)煮熟的豆類、豌豆、扁豆、豆腐或天貝 • 1 杯(250 ml)生豌豆、發芽扁豆或豌豆 • 1/4 杯(60 ml)花生 • 2 大匙(30 ml)花生醬 • 60 g 植物肉(人造肉)	3	4	5	7	9
穀類 (90 kcal)	• 1/2 杯(125 ml)煮熟的麥片、米飯、義大利麵、藜麥或其他穀物 • 1 片麵包 • 1/2 杯(125 ml)生玉米或發芽的藜麥、蕎麥或其他穀物 • 30 g 即食麥片	8	10	12	14	16
堅果與種子 (200 kcal)	• 1/4 杯(60 ml)堅果與種子 • 2 大匙(30 ml)堅果醬或種子醬	2	2	3	4	6
其他選擇 (80 kcal)	• 2 小匙(10 ml)液體油 • 2 大匙(30 ml)楓糖漿 • 15 g 黑巧克力	1	2	3	4	5

* 熱量計算是數個選項的平均值,而個別品項可能會跟此估計值有很大的差異。

備註:
• 澱粉類蔬菜提供的熱量,至少是其他蔬菜的 2 倍。
• 豆科植物所含的熱量差異很大。更精確的熱量數據,詳見表 3-5(P.102)。花生與花生醬每份含有大約 200 kcal 的熱量(類似於堅果與種子)。
• 全穀類比一般麵包要重一些,熱量也稍微高一點。

麵醬裡加入煮熟的紅扁豆、在布朗尼中加入黑豆泥,也可以在沙拉中加入發芽的豌豆。用帶莢的豌豆當點心。多多嘗試不同的民族風味料理,並使用各種不同的大豆製品,像是豆腐、天貝與純素仿肉。

穀類

隨著熱量需求增加,建議攝取的穀類份量看起來可能很驚人。不過,1 份就只有 1/2 杯(125 ml)穀物或 1 片麵包而已。在一餐中食用 6 份穀類,其實是件相對容易的事。舉例來說,2 杯(500 ml)米飯加一個全穀物麵包,或者 2 杯(500 ml)義大利麵加 2 片大蒜麵包,兩種選擇都提供了 6 份穀類。在早餐中,2 杯(500 ml)燕麥粥配上 2 片吐司,就能提供 6 份的份量。對於想要限制穀類攝取量的人,可以用大份量的澱粉類蔬菜來取代穀類,像是地瓜、山藥、馬鈴薯與玉米,也要在其他食物組別中增加份量。

其他選擇

這個選擇性的類別,包含了脂肪與液體油、濃縮甜味劑(例如是為鐵與鈣重要來源的有機黑糖蜜,或者楓糖漿)、黑巧克力[7],以及其他甜食。雖然沒有需要食用這些食物,不過大部分的人都會吃一些,因此在整體熱量計算中包含這個部分是很重要的。它們可以為餐點與點心增添風味與花樣,並且提升高能量需求運動員的熱量攝取量。

◈ 直面挑戰

身為一名純素食運動員,可能存在特有的挑戰。以下的資訊可以緩解一些常見的憂慮。

身為一名鐵人三項選手,我擔心在外旅行時吃不到像樣的餐點。我該怎麼做,才能確保旅行時能夠獲得足夠的優質食物?

在旅行的時候,一定要隨身攜帶一些喜歡的食物:個別無菌包裝的植物奶、新鮮水果、果乾、堅果、種子、堅果醬、燕麥片或其他麥片、餅乾、麵包、能量棒、即食乾燥湯包(放在個別份量的容器中),以及裝有單一份量豆類的易開罐罐頭。如果住在有冰箱的旅館房間,還可以增加非乳製優格、新鮮蔬菜、鷹嘴豆泥醬、豆

7　審訂注:純素飲食或乳製品過敏者,購買前建議詳閱營養成分標示,部分黑巧克力可能會添加牛奶、奶粉、動物性性鮮奶油等乳製品。

適合每個人的運動

　　人類的身體天生就是設計成用來活動的，即使是那些完全沒有打算要成為優秀運動員的人，也需要運動。規律的運動並不奢侈，而是跟吃飯和睡覺一樣，是基本必需。運動除了能控制體重與身材之外，還能減少死亡與生病的風險、提升免疫功能、抑制發炎、使頭腦清楚、讓睡眠更好、提供更多能量與耐力、鼓舞情緒，甚至還可以改善性生活。

　　為了享受這些好處，每天應該安排 30～60 分鐘的時間，進行任何能夠提供動態與動力的體能運動。對於保持身體健康，有三種主要類型的運動是關鍵：有氧運動、肌力訓練與柔軟度運動；應該要將這三種運動納入每週的例行項目。

　　以下的運動指南，摘錄自《美國人體能活動指南》（*Physical Activity Guidelines for Americans*）：[68]

- **兒童與青少年。**每天進行 1 小時以上中度或劇烈的有氧運動。每週至少進行 3 天的劇烈運動；每週至少進行 3 天的肌力訓練。
- **成人（18～64 歲）。**每週至少進行 150 分鐘中等強度的運動（最好每週有 5 小時以上），或者每週至少進行 75 分鐘的劇烈運動（最好每週有 150 分鐘以上）。每週至少進行 2 天針對所有大肌群的肌力訓練。
- **年長者（65 歲以上）。**遵循上述的成人指南。如果無法達成，在能力所及的範圍內盡可能活動；千萬不要坐著不動。如果有跌倒的風險，就應該進行維持或改善平衡的運動。做輕量的阻力訓練。
- **身障。**在身障允許的範圍內，遵循適合的年齡組別指南。
- **懷孕與產後。**建議之前沒有做過劇烈運動的健康女性，每週至少進行 150 分鐘的中度有氧運動。懷孕之前就有規律進行劇烈有氧運動的女性，在醫療人員的許可下，可以繼續從事相同的運動。

　　為了維持高度的健康，最好能夠每天或幾乎每天運動。對於沒有規律運動習慣的人，可以從 10 分鐘的活動開始，然後慢慢增加。逐漸增加運動的時間、頻率與強度，讓健康目標變得更容易達成，減少受傷的風險，同時還能為生活增添無限的樂趣。[71-73]

類沙拉、素食壽司捲、果汁與豆腐。帶一個盤子、一個碗和一些餐具。購買不同尺寸的防漏容器，可以用來攜帶食物、裝一些剩菜，或者從途中的餐廳外帶一些食物。

　　搜尋純素或純素友善的餐廳（見 P.480 的參考資料）。如果當地沒有素食餐廳，就去民族風味餐廳。大多數的民族風味餐廳都有提供豆科植物或豆腐料理。在美式餐廳中，也可以詢問是否有純素餐點。餐廳收到的請求愈多，以後在菜單上出現純素食選項的可能性就愈大。如果主廚需要一些靈感，可以要求在義大利麵上加一些

蔬菜，可能的話也加一些豆類。可以點米飯與一份炒什錦蔬菜（如果有的話，加些堅果），或者一盤蔬菜搭配烤馬鈴薯。另一種選擇，是一大份沙拉搭配烤馬鈴薯。詢問是否有鷹嘴豆泥醬、堅果、種子或豆類，來使餐點的營養更完整（或者自備一小包腰果或杏仁，來加進沙拉或炒蔬菜中）。

如果是搭乘飛機，就要攜帶充足的食物。必要時，許多航班都售有堅果、鷹嘴豆泥醬與皮塔口袋餅，或者純素三明治。機場裡的墨西哥、中式與日式餐廳以及小商店，也都有提供各種純素的旅行餐點（見 P.480 的參考資源）。

我是大學美式足球隊隊員。大約六個月前，我成為純素食者，體重也減輕了 4.5 kg 左右。我的教練對此不太滿意。我該怎麼恢復體重，或者至少預防體重繼續減輕呢？

純素食物具有較低的能量密度，體積也比較大；你要做的，就是多吃一點。增加份量，同時多吃幾餐。不要跳過任何一餐；一天中讓自己吃一些點心。你也可以考慮用富含營養的果昔作為晚上的點心（見 P.415 的蛋白質能量果昔食譜）。選擇大量高熱量的純素食物，例如堅果醬與種子醬、豆腐與酪梨。攜帶一些方便的點心，以便整天都可食用，特別是在運動前與運動後。綜合乾果、能量棒、三明治與豆干都是很好的選擇。也可以攜帶一些熱量飲品，例如果菜汁或豆漿。（更多關於增重的訣竅，詳見 P.408 ～ 418。）

我是一名健美運動員，最近才將飲食改變為純素食。我的教練嚇壞了，而其他健美運動員也都試著勸我吃肉。他們都認為用純素飲食不可能達成健美運動員的肌肉增長。我想請問，是否有可能成為一名純素食的健美運動員呢？我可以做些什麼來說服他們呢？

要說服懷疑的人最好的方法，就是證明他們錯了。你可以自我教育，努力訓練，並且好好吃東西。查看純素食健美運動的專門網站（見 P.480 的參考資源），其中也包括了一些肌肉強壯體型健美純素食者的卓越範例。跟你的教練分享這些網站。如果想了解飲食中的實際蛋白質含量，可以考慮聘請營養師來進行營養分析；這可以給予你和教練一些信心。跟你的醫療人員討論運動增補劑（像是蛋白粉與肌酸），尤其是在蛋白質攝取量低於每天每公斤體重約 1.5 g 的情況下。多吃一些，來彌補植物性食物為較低能量密度的特性。滿足熱量攝取是必要的，如此才能增加你的肌肉量。

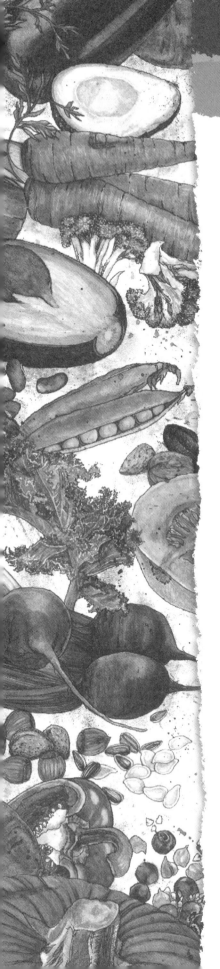

純素餐盤與菜單

「在你擁抱純素食的生活方式之後，就會意識到一
個事實，那就是你比以往擁有更多的食物選擇……
當你把目光轉向時，就能打開一整個全新的世
界——包括新的料理、新的風味、新的質地、新的
香氣，以及新的體驗。」

——作家及生命關懷（Compassionate-Living）專家
柯琳‧派崔克—古卓（Colleen Patrick-Goudreau）

對於那些追求真正具有道德良心世界的人，成為純素食者
是情理之中的選擇。這種選擇，結合了對於動物的慈悲
之心與環境的合理性、健康生活以及（雖然放在最後，但並非
最不重要）令人不可置信的美味佳餚。（而與此價值觀不同的
人，則會尋求其他的方法。）

　　不過，要將前面章節中的數據與建議，轉化成每天的食物
選擇，看起來似乎是項艱鉅的任務。有人可能會問，有沒有可
能把每種維生素、礦物質與必需脂肪酸都考慮進來，再加上必
需胺基酸與膳食纖維，然後制定一份能夠滿足每位成年純素食
者需求的計畫——一項可以用一、兩頁就概括的日常使用計
畫。

　　這就是「純素餐盤」想要達成的目的。使用純素餐盤作為
飲食指南，純素食者就能夠獲得良好的營養，並且踏上終生都
能擁有健康的實踐道路上。以下的指導原則、訣竅與範例菜
單，都是為了讓這段旅途更加愉快充實而設計的。

◈ 透視飲食指南

各國政府都能從維護人民的健康與推銷國家農產品中獲益。隨著上個世紀裡營養知識的不斷進步，這兩項利益促使了政府定期發布有關健康飲食的建議。自 1916 年以來，美國農業部（USDA）持續制定與傳播以科學為基礎的飲食指南與食品採購指南。這些指南以各種形式呈現，而且都適用於素食者，因為其中一直都建議使用豆科植物作為肉類的替代品。[1]

舉例來說，一份 1933 年的美國農業部食品採購計畫（含有 12 種食物類別），是為了在大蕭條所引起的經濟困難情況下，能夠幫助個人獲得營養餐點所設計的。在先前 20 年中，已經鑑定出大多數的維生素。這項指南的各種食物類別，是以特定的營養素為中心，並將富含蛋白質、鐵、鋅的乾豆類、豌豆與堅果；富含碳水化合物的馬鈴薯與地瓜；富含維生素 C 的番茄與柑橘類水果，富含類胡蘿蔔素（維生素 A 先質）的綠色葉菜與黃色蔬菜；其他蔬果；以及富含維生素 B 群的麵粉 1 與麥片，都分別建立一組。奶油、其他脂肪與糖成為三組，而剩下的三組，則為奶類、肉類與魚類，以及蛋類。[1]

1943 年，USDA 發行了《全國戰時營養指南》（*National Wartime Nutrition Guide*），其中將類別濃縮為「基本七類」。到了 1956 年，這些類別又進一步被減少成「基本四類」：奶類、肉類、蔬果，以及穀類與麵包。自從 1980 年以來，在 USDA 與美國衛生及公共服務部發行第一版的《美國人飲食指南》（*Dietary Guidelines for Americans*）之後，飲食指南已經又改版了好幾回。[1]

2011 年，「我的餐盤」（MyPlate）成為了首次包含全純素食選擇的美國農業部飲食指南。這份指南是 2010 年《美國人飲食指南》的視覺呈現。在乳製品的組別中，鈣質強化豆漿（以及 23 種經常食用的牛乳製品）被列為獲取鈣的一種方法。而自 2007 年以來，《加拿大飲食指南》（*Canada's Food Guide*）也已經將營養強化豆製飲品列在奶類與其他替代品的類別中。[2]

「我的餐盤」的註腳中提到：「例如早餐麥片、柳橙汁、米漿或杏仁飲料等鈣質強化食品與飲品，可以提供鈣質，但無法提供乳製品中的其他營養素。」[3] 遺憾的是，除了營養強化豆漿之外，具有高度營養價值的植物性食物也是強大的鈣質提供者（見 P.194），但卻沒有被列在這些奶類替代品之中。不過，一隻腳已經牢牢地卡住了門；在許多人共同不懈的努力下，這扇大門將會敞開，而各種植物性食物將會在國家飲食指南的鈣質來源上，取得應有的地位。

---

1 審訂注：美國在 1940 年代開始對白麵粉進行營養強化。如果只是單純的白麵粉，不會富含維生素 B 群。

放眼美國與加拿大以外的飲食指南，透露了一些訊息。來自於世界其他地區的幾份飲食指南，很容易就能調整成純素飲食。指導墨西哥人的飲食模型，是一個圓形的「好食餐盤」（El Plato del Bien Comer），其中分成了三等分：穀類、蔬菜與水果、豆科植物／豆類與動物性食品。因此，很容易用這份餐盤來進行全部純素食的選擇。

在份量上，菲律賓、墨西哥、葡萄牙、德國與瑞典的全國指南都避免採用明確的定量方法。相反的，他們會建議哪些食物類別應該要採用相對較大的份量。例如，瑞典的「餐盤模型」（Tallriksmodellen）建議，對於需要更多能量或熱量的人，應該攝取較大比例的碳水化合物（馬鈴薯、義大利麵、米飯與麵包）；而對於過重的人，則建議應該裝滿半盤的蔬菜和水果。此外，這份餐盤也將扁豆、鷹嘴豆、豆類與豆腐明確列為動物性產品的替代品。[4, 5]

任何飲食指南在正確使用上，都會呼籲體型瘦小或久坐的人必須意識到，自己對熱量與某些營養素的需求相對較低；而體型較大、運動量很大或正在成長中的人，則應該意識到他們有更多的需求。想要減重的人，會面臨在攝取較少熱量的同時，還得獲取完整必需營養素的挑戰。

◈ 以植物為基礎的飲食指南

經同儕審查的醫學文獻提供了好幾種素食飲食指南，其中也包含了純素的選擇。舉例來說，參加 1997 年第三屆國際素食營養大會（International Congress on Vegetarian Nutrition）的專家，就一起合作提出一份由 5 種食物組別（穀類、豆科植物、蔬菜、水果，以及堅果與種子）所組成，以純素食為基礎的飲食指南金字塔。這個金字塔的頂端，呈現了選擇性的食物（油類、蛋類、乳製品與甜食）。註解中建議，不攝取乳製品與蛋類的人，應該要服用維生素 B_{12} 補充劑。[6-8]

來自於美國責任醫療醫師委員會的「力量餐盤」（Power Plate），則是一份乾淨、簡單且符合直覺的純素飲食指南。這份指南包含了四個大小相同的食物類別（穀類、蔬菜、豆科植物、水果），並且在註腳中強調：「要確定包含維生素 B_{12} 的可靠來源，例如任何常見的綜合維生素或額外添加 B_{12} 的食品。」[9]

由美國營養與飲食學會（AND，前身為美國營養協會）與加拿大營養師協會（DC）所著的聯合論文中，包含了一份飲食指南。這份指南將豆科植物、堅果與種子歸成同一個食物類別，稱為「豆科植物、堅果與其他富含蛋白質的食物」；其他食物類別則為穀類、蔬菜與水果。這份計畫特別標出了每個類別之中、每份能提供 100～150 mg 鈣的食物。在「豆科植物、堅果與其他富含蛋白質的食物」類別中，

富含鈣的食物包括營養強化豆漿、天貝、高鈣豆腐、杏仁、杏仁醬、中東芝麻醬、大豆、烘大豆仁、牛奶、優格與乳酪。[8, 10, 11] 本書的共同作者梅麗娜，跟梅西納與孟格爾斯一起規劃了這份飲食指南，並合著相關科學的文章。[11]

本章的重點——「純素餐盤」是從美國營養與飲食學會／加拿大營養師協會的飲食指南所改編而來的，包含了5種食物類別，在本頁以圖示的形式呈現，而在 P.467 則以表格的形式呈現。彩色的版本可以在網站 becomingvegan.ca/food-guide 上取得。

在表格中，有一欄列出了每種食物類之中，每份能提供 100 ～ 150 mg 鈣質的富含鈣的食物。大多數植物性食物都提供了一些鈣，不過列在這欄裡的食物，鈣的含量特別高。（在圖中，富含鈣的食物顯示在中央的圓圈裡。）圖示中的「其他必需營養素」，指的是需要可靠來源的 omega-3 脂肪酸、維生素 B12、維生素 D 與碘，這些營養素可能無法從這些食物類別中獲取足夠的份量。[12, 13]

在任何一種飲食模式中都一樣，沒有必要每天都滿足每個食物組別的最低攝取量，不過這可以是長期平均的目標。事實上，飲食模式可以有大幅度的變動，但仍然符合營養建議。因此，「純素餐盤」是一種多功能的工具，對於目標是減重的人、熱量需求隨著年齡增長而減少的人、熱量需求高的運動員，以及介於兩者之間的人，都同樣

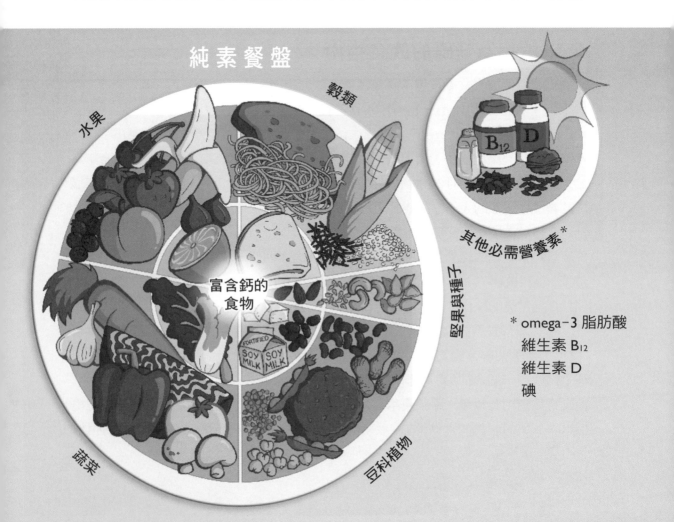

純素餐盤

健康飲食的每日規劃。

食物類別（每日份數）	該組中的食物（份量）	富含鈣的食物：每天選擇 6～8 份（份量）	備註
蔬菜 （5 份以上）	• 1/2 杯（125 ml）生的或煮熟的蔬菜 • 1 杯（250 ml）生的葉菜 • 1/2 杯（125 ml）蔬菜汁	• 1 杯（250 ml）煮熟的青江菜、寬葉羽衣甘藍、大白菜、羽衣甘藍、芥菜或秋葵 • 2 杯（500 ml）生的青江菜、寬葉羽衣甘藍、羽衣甘藍或大白菜 • 1/2 杯（125 ml）鈣質強化番茄汁或蔬菜汁	從整個彩虹光譜中挑選各色蔬菜：藍色、綠色、橘色、紫色、紅色、黃色與白色。每天至少包含 2 份富含鈣質的綠色蔬菜。
水果 （4 份以上）	• 1 顆中型水果 • 1/2 杯（125 ml）水果或果汁 • 1/4 杯（60 ml）果乾	• 1/2 杯（125 ml）鈣質強化果汁 • 1/2 杯（125 ml）無花果乾 • 2 顆柳橙	水果是鉀的絕佳來源。從整個顏色光譜來選擇各色水果；將水果作為甜點。
豆科植物 （3 份以上）	• 1/2 杯（125 ml）煮熟的豆類、豌豆、扁豆、豆腐或天貝 • 1 杯（250 ml）生的豌豆或發芽的扁豆或豌豆 • 1/4 杯（60 ml）花生 • 2 大匙（30 ml）花生醬 • 30 g 植物肉（人造肉）	• 1 杯（250 ml）黑豆或白豆 • 1/2 杯（125 ml）營養強化豆漿或大豆優格 • 1/2 杯（125 ml）高鈣豆腐（在成分表上應該包含鈣）、煮熟的大豆或烘大豆仁	豆科植物提供了大量的鐵、鎂、鉀、鋅、膳食纖維與蛋白質，平均每份含有 7～9 g 的蛋白質。在大部分餐點中包含這個類別的一些品項。
穀類 （3 份以上）	• 1/2 杯（125 ml）煮熟的麥片、米飯、義大利麵、藜麥、其他穀物或穀類製品 • 30 g 麵包 • 1/2 杯（125 ml）生的玉米或發芽的藜麥、蕎麥或其他穀物 • 30 g 即食麥片	• 30 g 鈣質強化麥片 • 1 片鈣質強化墨西哥薄餅	盡可能選擇全穀類。調整穀類的份量，來符合能量需求。一些鈣質強化麥片與墨西哥薄餅的鈣含量會特別高（請檢查營養成分標示）。
堅果與種子 （1 份以上）	• 1/4 杯（60 ml）堅果與種子 • 2 大匙（30 ml）堅果醬或種子醬	• 1/4 杯（60 ml）杏仁 • 2 大匙（30 ml）杏仁醬或芝麻醬	種子與堅果提供了銅、硒、其他礦物質、維生素 E 與脂肪；選擇一些富含 omega-3 脂肪酸的品項（見 P.466）。

好用。「純素餐盤」也能幫助小夫妻與家庭，甚至是採取生食純素飲食的人規劃菜單。

對於剛接觸植物性飲食的新手而言，這份指南似乎建議了很多份量，因此會引發一個問題：有可能在一天之內吃這麼多東西嗎？簡短的回答是肯定的。

「純素餐盤」跟其他許多指南一樣，清楚地說明了每個食物類別中各種食物的份量。請記住，「正常」份量對不同人而言有很大的差異，因此熟悉這份指南中對於「份量」的詮釋是很重要的。實際應用時，在一頓飯裡，人們通常會從一種特定食物類別食用超過一份的份量。舉例來說，食用 1 杯（250 ml）強化豆漿、切片水果、綠豌豆、燕麥粥、義大利麵或米飯的人，其實是吃了 2 份食物。一大碗沙拉可以算成 2 份以上，取決於綠色蔬菜與其他蔬菜所使用的量。在「純素餐盤」中，1份富含鈣的食物也包含在左側欄中列出的 5 種食物類別之中，可以算成 1 份或 2 份。

其他高糖或高脂（但缺乏其他營養素）的食物仍然可以偶爾作為點心，不過在符合建議攝取量的健康飲食中，不論是不是純素食，給予這些品項的空間都很有限。遵循「純素餐盤」，意味著每日的熱量來源大多都是由有益健康的營養食物所提供。

其他必需營養素

要獲得 omega-3 脂肪酸，在每天的餐點中至少應該包含下列的一項食物：

- 2 大匙（30 ml）磨碎的亞麻仁籽或奇亞籽
- 1/4 杯（60 ml）火麻籽
- 1/3 杯（85 ml）核桃
- 1 又 1/2 小匙（7 ml）亞麻仁油
- 1 又 1/2 大匙（22 ml）火麻籽油
- 2 又 1/2 大匙（37 ml）芥花油

這些份量為一般男性提供了足夠的 α-次亞麻油酸（ALA，需求量為 3.2 g 的 ALA），而對一般女性來說，則提供了超過足夠的份量（需求量僅為 2.2 g 的 ALA）。在每週服用 2 ～ 3 次含有 200 ～ 300 mg DHA 的純素補充劑是種選擇，可能對某些人（例如孕婦或糖尿病患者）會有所助益。也可以使用將 DHA 與 EPA 結合的補充劑。（更多關於 omega-3 脂肪酸的資訊，詳見 P.124 ～ 142。）

要獲得維生素 B_{12}，至少應該要包含下列的其中一項，也可能需要較大的份量：

- 每天服用提供至少 25 mcg 維生素 B_{12} 的補充劑
- 每週 2 次，服用提供 1,000 mcg 以上的維生素 B_{12} 補充劑
- 一天食用 3 份添加維生素 B_{12} 的食品，例如植物奶、植物肉（人造肉）或者早

餐穀麥片，每種食品中總共應添加 2 mcg 的維生素 B12，或者 33% 的每日營養素參考值百分比（請檢查營養成分標示）。2 小匙（10 ml 或 5 g）紅星營養酵母（素食者支持配方）也可以作為其中 1 份（更多關於維生素 B12 的資訊，詳見 P.226 ～ 235）。[14-16]

要獲得維生素 D，每天都要曬太陽、攝取添加維生素 D 的食物、服用補充劑，或者運用這些來源的組合：

- **陽光。**將沒有擦防曬乳的臉部與前臂曝露在溫暖的陽光下（早上 10 點到下午 3 點），膚色淺的人曬 15 分鐘，膚色深的人至少要曬 20 分鐘，而年長者則需要 30 分鐘。
- **添加維生素 D 的食物或補充劑。**來自於添加維生素 D 的食物或補充劑的維生素 D 之每日建議攝取量，70 歲以下的人為 15 mcg（600 IU），而 70 歲以上則為 20 mcg（800 IU）。[2] 每天 100 mcg（4,000 IU）以下的維生素 D，被認為是適合成人的安全劑量。[3]（更多關於維生素 D 的資訊，詳見 P.235 ～ 244。）

要獲得碘，應服用含有碘的綜合維生素礦物質補充劑，或者攝取約 1/3 小匙（2 ml）的加碘鹽[4]，來達到碘的每日建議攝取量 150 mcg。（海鹽通常都沒有被碘化。）像是昆布之類的海菜也含有碘，不過這些海藻類的碘含量差異會很大。（更多關於碘的資訊，詳見 P.201 ～ 205。）

關於不同年齡層以及孕期與哺乳期的維生素與礦物質建議攝取量，詳見附錄中的表格（P.478 ～ 479）。

◇ 實用指南

為了確保攝取足夠的營養素與保護性的植化素，以及讓餐點看起來更吸引人，請在每天的餐點裡都包含各式各樣不同的植物性食物。在使用「純素餐盤」規劃最佳飲食時，請遵循下面的指導原則：

- 食用大量的豆科植物；每天至少應該包含 3 份。

---

2 審訂注：台灣衛福部「國人膳食營養素參考攝取量」第八版（民國 109 年）：50 歲以下每日 10 mg（400 IU），51 歲以上每日 15 μg（600 IU）。

3 審訂注：台灣衛福部「國人膳食營養素參考攝取量」第八版（民國 109 年）：1 歲以上之上限攝取量為 50 μg（2,000 IU）。

4 審訂注：不同地區生產的商品，其碘含量會有所差異，需詳閱食品標示。

- 每餐中用各式蔬果填滿至少半個餐盤。
- 如果有使用脂肪、液體油與糖的話，要注意限制攝取量。像是種子、堅果、酪梨與水果等全食物，是脂肪與糖的較良好來源。
- 監控鈉的攝取量。經常使用即食的加工食品，可能會導致攝取過多的鈉；請檢查食品標示，並用未加工的新鮮食物來平衡攝取量。
- 以每天從事 1 小時體能活動為目標，來平衡熱量，促進整體健康。每天運動有助於維持肌力、骨密度、生理平衡與心理健康。
- 保持充足的水分。飲用水、花草茶與蔬菜汁來維持健康，避免腎結石與尿道感染；在炎熱的天氣裡尤其要注意。[17]

◇ 菜單

以下是 4 份提供不同熱量需求的菜單範例。關於體重管理的額外指導，請參閱第 12 章；而關於運動員的營養，則可參閱第 13 章。此外，菜單範例也推薦給以下對象：

- 懷孕或哺乳的女性（P.318），採用 2,135 kcal 與 97 g 蛋白質。
- 7 個月與 11 個月大的嬰兒（P.339 與 P.340 表 10-2 與 10-3）。
- 不同體重的兒童（P.358 的表 10-7）。

亦請參見：
- 表 9-3 提供了每份含有 15 g 蛋白質的食物（P.309）。
- 表 10-1 提供了適合嬰兒的含鐵、鋅與蛋白質食物（P.334）。
- 1 ～ 3 歲兒童的典型每日純素食物指南（P.334 表 10-1）。
- 表 10-7 提供了純素三明治的餡料（P.358）。
- 容易準備的餐點列表，並附上料理祕訣（P.381）。
- 表 12-2 列出了以增重為目的的每日建議食物份量（P.409）。
- 建議飲食失調者按表操課的飲食菜單範例（P.427）。
- 表 12-4 列出了富含蛋白質的食物，有助於增加餐點中的蛋白質含量（P.414）。
- 表 13-3 列出了每份提供 10 g 蛋白質的純素食物（P.441）。
- 表 13-4 列出了富含蛋白質食物，有助於增加餐點中的蛋白質含量（P.442）。
- 表 13-6 列出了不同熱量層級中、各個食物類別的建議份量（P.458）。

以下的 4 份菜單，適合每天需要 1,600、2,000、2,500 ～ 2,800 與 4,000 kcal 的對象。每份菜單後都附有營養分析。（關於不同年齡層的維生素與礦物質的建議攝

取量，詳見 P.478 ～ 479。）

在每個菜單品項後，都有一個英文字母來註明它所屬的食物類別：穀類（G）、蔬菜（V）、水果（F）、豆科植物（L）、堅果與種子（N）、富含鈣的食物（C），以及 omega-3 脂肪酸（n-3）。由於這些植物性全食物營養豐富，因此許多食物不只屬於一種食物類別而已；每個菜單下方，都總結了來自於每個食物類別的總份量。每份菜單下面的營養分析，都是基於可量度的標準；在有數種選擇的情況下，則是根據所列出的第一個選項來分析的。某些營養素可能會取決於所選擇的產品。例如，不同品牌豆腐的鈣含量就會有明顯的差異。使用者可以藉由從同樣食物類別中，選出另一個品項替代的方式，來修改任何一份菜單。

1,600 kcal 的菜單範例

這份高蛋白質、低熱量的菜單，適合身高嬌小、年長者，或者想要減重的人。菜單中的熱量，有 19% 來自於蛋白質，23% 來自於脂肪，58% 來自於碳水化合物。用其他強化非乳製飲品的植物奶來取代豆漿的話，會讓這份菜單減少約 10 ～ 12 g 的蛋白質。

早餐	
1/2 杯（125 ml）煮熟的麥片或 30 g 乾麥片	1 G
1/2 杯（125 ml）覆盆子或其他水果	1 F
1/2 杯（125 ml）營養強化豆漿	1 L、1 C

午餐	
湯：1 杯（250 ml）煮熟的扁豆加 1 杯（250 ml）煮熟的蔬菜（洋蔥、胡蘿蔔、西洋芹）	2 L、2 V
4 片黑麥威化餅或仙貝	1 G
2 杯（500 ml）生的蔬菜（甜椒、小番茄、黃瓜、胡蘿蔔）	2 V
1 又 1/2 杯（375 ml）西瓜或其他水果	3 F

晚餐	
炒什錦蔬菜：2 杯（500 ml）綠色蔬菜（綠花椰菜、大白菜）	2 V、1 C
加 1/2 杯（125 ml）切丁的高鈣豆腐	1 L、1 C
與 1 小匙（5 ml）麻油、1 小匙（5 ml）溜醬油	—
1/2 杯（125 ml）煮熟的全穀類，像是糙米飯、小米或藜麥	1 G
1/2 杯（125 ml）營養強化豆漿	1 L、1 C

點心	
巧克力純素奶昔：1 根香蕉、1/2 杯（125 ml）藍莓、	2 F
加 1 杯（250 ml）強化巧克力豆漿、	2 L、2 C
1/4 杯（60 ml）火麻籽	1 N、1 n-3

每個食物類別的總份數：穀類：3 份／蔬菜：6 份／水果：6 份／豆科植物：7 份／堅果與種子：1 份／富含鈣的食物：6 份／ omega-3 脂肪酸：1 份

維生素 B_{12} 由 3 份營養強化豆漿提供。

維生素 D 由強化豆漿提供；輔以曬太陽或補充劑。

營養分析：熱量：1,597 kcal ／蛋白質：80 g ／脂肪：43 g ／碳水化合物：241 g ／膳食纖維：52 g ／鈣：1,964 mg ／鐵：22 mg ／鎂：680 mg ／磷：1,583 mg ／鉀：4,700 mg ／鈉：826 mg ／鋅：14 mg ／硫胺（維生素 B_1）：1.7 mg ／核黃素（維生素 B_2）：10.9 mg ／菸鹼酸：23 mg ／維生素 B_6：2.2 mg ／葉酸：904 mcg ／泛酸：5.3 mg ／維生素 B_{12}：5.4 mcg ／維生素 A：1,438 mcg RAE（4,746 IU）／維生素 C：283 mg ／維生素 D：10 mcg（400 IU）／維生素 E：13 mg（19.5 IU）／ omega-6 脂肪酸：13.8 g ／ omega-3 脂肪酸：9.7 g

2,000 kcal 的菜單範例

這份菜單中的熱量，有 15% 來自於蛋白質，33% 來自於脂肪，52% 來自於碳水化合物。對於體重在 76 kg 以下的成人（包括業餘運動員）而言，這份菜單含有足夠的蛋白質，符合每公斤體重 1 g 蛋白質的需求。杏仁奶是維生素 E 的來源。黑糖蜜與中東芝麻醬是鈣的優質來源。黑巧克力則提供了鐵與鎂。

早餐	
2 片吐司（總共為 60 g）	2 G
加 2 大匙（30 ml）中東芝麻醬與 1 大匙（15 ml）黑糖蜜	1 N、2 C
1 杯（250 ml）鈣質強化柳橙汁	2 F、2 C

午餐	
墨西哥塔可餅（taco）：1 片墨西哥薄餅與 1 杯（250 ml）黑豆、斑豆或墨西哥豆泥	1 G、2 L、1 C
加 1 顆番茄、1 杯（250 ml）萵苣、1/4 顆酪梨與莎莎醬	3 V
1/2 杯（125 ml）強化杏仁奶	1 C

晚餐	
1/2 杯（125 ml）煮熟的全穀類，像是糙米飯或藜麥，或者 1 個全穀物麵包（30 g）	1 G
4 杯（1 L）羽衣甘藍、蘿蔓萵苣與大白菜組成的沙拉	4 V
佐 2 大匙（30 ml）液態黃金醬汁（P.232）	1 n–3
1/2 杯（125 ml）天貝丁佐檸檬與薑或烤肉醬	1 L

點心	
1/4 杯（60 ml）無花果乾或 1 顆柳橙	2 F、1 C
1/4 杯（60 ml）南瓜籽	1 N
1/2 杯（125 ml）營養強化杏仁奶	1 C
30 g 黑巧克力	—

每個食物類別的總份數：穀類：4 份／蔬菜：7 份／水果：4 份／豆科植物：3 份／堅果與種子：2 份／富含鈣的食物：8 份／ omega-3 脂肪酸：1 份

維生素 B_{12} 由液態黃金醬汁中的營養酵母與強化植物奶提供。

維生素 D 由強化果汁與杏仁奶提供；輔以曬太陽或補充劑。

營養分析：熱量：1,958 kcal ／蛋白質：76 g ／脂肪：76 g ／碳水化合物：268 g ／膳食纖維：48 g ／鈣：1,294 mg ／鐵：22 mg ／鎂：808 mg ／磷：1,867 mg ／鉀：4,847 mg ／鈉：1,100 mg ／鋅：12 mg ／硫胺（維生素 B_1）：3.2 mg ／核黃素（維生素 B_2）：2.2 mg ／菸鹼酸：23 mg ／維生素 B_6：2.9 mg ／葉酸：826 mcg ／泛酸：5 mg ／維生素 B_{12}：5.6 mcg ／維生素 A：1,313 mcg RAE（4,333 IU）／維生素 C：294 mg ／維生素 D：5 mcg（200 IU）／維生素 E：15 mg（22.5 IU）／ omega-6 脂肪酸：20.9 g ／ omega-3 脂肪酸：5.8 g

2,500 ～ 2,800 kcal 的菜單範例

這份 2,500 kcal 菜單中的熱量，有 15% 來自於蛋白質，26% 來自於脂肪，59% 來自於碳水化合物。要將熱量增加到 2,800 kcal，就需要增加更多食物，像是增加 1 片水果或者 2 片餅乾。用維加（Vega One）營養奶昔粉取代種子，能夠將大多數的營養素含量都提升到超過建議攝取量。而一些即食食品，像是植物肉（人造肉）、罐頭烤豆子或罐頭墨西哥辣湯，鈉含量可能會很高；使用者應該要檢查營養成分標示，或者乾脆自己煮，因為自己煮的鈉含量通常會比較低。

早餐	
1 個貝果配上 2 大匙（30 ml）花生醬或 1 杯（250 ml）全穀物麥片加堅果	2 G、1 L
果昔：1 匙（35.9 g）維加營養奶昔粉，或者 1/4 杯（60 ml）葵花籽或火麻籽	1 L、4 C
加 1 杯（250 ml）鈣質強化柳橙汁（或植物奶）	2 F、2 C
和 1/2 根香蕉與 1/2 杯（125 ml）草莓	2 F

午餐	
1 又 1/2 個三明治：3 片全穀類麵包（總共 90 g）	3 G
配上 3 片純素火雞肉片	1.5 L
加 1 顆番茄與 1 杯（250 ml）萵苣	2 V
與 1 大匙（15 ml）純素美乃滋	—

晚餐	
1 杯（250 ml）烤豆子或素食燉辣椒料理	2 L
1 杯（250 ml）烤南瓜或地瓜（山藥亦可）	2 V
1 杯（250 ml）蒸綠花椰菜	2 V、1 C
1 顆烤馬鈴薯搭配 2 大匙（30 ml）純素抹醬	1 V

點心	
1 杯（250 ml）什錦果乾：1/3 杯（85ml）核桃、1/3 杯（85 ml）葡萄乾、1/3 杯（85 ml）杏桃乾	1 N、2 F、1 n-3
1 杯（250 ml）鈣質強化植物奶	2 C

每個食物類別的總份數：穀類：5 份／蔬菜：7 份／水果：6 份／豆科植物：5.5 份／堅果與種子：1 份／富含鈣的食物：9 份／ omega-3 脂肪酸：1 份

維生素 B_{12} 由維加營養奶昔粉與強化植物肉（人造肉）提供，或者添加補充劑。

維生素 D 由強化果汁、植物奶以及維加營養奶昔粉提供；輔以曬太陽或補充劑。

營養分析：熱量：2,501 kcal ／蛋白質：97 g ／脂肪：75 g ／碳水化合物：395 g ／膳食纖維：59 g ／鈣：1,858 mg ／鐵：30 mg ／鎂：772 mg ／磷：1,793 mg ／鉀：6,841 mg ／鈉：2,200 mg ／鋅：24 mg ／硫胺（維生素 B_1）：2.9 mg ／核黃素（維生素 B_2）：2.2 mg ／菸鹼酸：34 mg ／維生素 B_6：4 mg ／葉酸：898 mcg ／泛酸：11 mg ／維生素 B_{12}：4.2 mcg ／維生素 A：988 mcg RAE（3,260 IU）／維生素 C：409 mg ／維生素 D：55 mcg（2,200 IU）／維生素 E：27 mg（40.5 IU）／ omega-6 脂肪酸：20 g ／ omega-3 脂肪酸：5.6 g

4,000 kcal 的菜單範例

這份菜單中的熱量，有 12% 來自於蛋白質，32% 來自於脂肪，56% 來自於碳水化合物。儘管來自於蛋白質的熱量比例並不高，但在沒有依賴大豆的情況下，總蛋白質含量卻很高。其他富含蛋白質的可能選擇，還包括可以作為早餐的炒豆腐，或者大豆製成的素食漢堡肉。

早餐	
2 杯（500 ml）純素格蘭諾拉麥片或 4 塊美式鬆餅或格子鬆餅搭配楓糖漿	4 G
2 顆柳橙或其他水果	2 F、1 C
2 杯（500 ml）強化杏仁奶或其他植物奶	4 C

午餐	
漢堡：2 個全麥漢堡包	4 G
加 2 片營養強化黑豆漢堡肉	1 G、1 L
和番茄片、紫洋蔥、切碎的萵苣與抹醬	2 V
1 又 1/2 杯（375 ml）馬鈴薯沙拉	3 V
1/2 杯（125 ml）芒果，或者 1 顆蘋果或其他水果	1 F

晚餐	
炒什錦：1 杯（250 ml）鷹嘴豆與 1/3 杯（85 ml）腰果	2 L、1.5 N
加 2 杯（500 ml）綠色蔬菜（例如綠花椰菜、秋葵、大白菜）	4 V、2 C
與 1 杯（250 ml）胡蘿蔔或甜椒	2 V
與 1 小匙（5 ml）麻油與 1 小匙（5 ml）溜醬油	—
2 杯（500 ml）麵條或米飯	4 G
1 大匙（15 ml）橄欖油	—

點心	
1/2 杯（125 ml）鷹嘴豆泥醬	1 L
8 片餅乾	1 G
1 顆桃子或其他水果	1 F
1 杯（250 ml）營養強化杏仁奶或其他植物奶（或果汁）	2 C
1/2 杯（125 ml）核桃	1 N、1 n-3
1 根能量棒（68 g）或甜點	—

每個食物類別的總份數：（總量沒有包括能量棒或甜點）穀類：14 份／蔬菜：11 份／水果：4 份／豆科植物：4 份／堅果與種子：2.5 份／富含鈣的食物：9 份／omega-3 脂肪酸：1 份

維生素 B$_{12}$ 由營養強化植物奶與素食漢堡肉提供，或者添加補充劑。

維生素 D 由營養強化植物奶提供；輔以曬太陽或補充劑。

營養分析：熱量：4,002 kcal ／蛋白質：128 g ／脂肪：152 g ／碳水化合物：584 g ／膳食纖維：88 g ／鈣：1,826 mg ／鐵：37 mg ／鎂：910 mg ／磷：2,589 mg ／鉀：6,258 mg ／鈉：2,300 mg ／鋅：23 mg ／硫胺（維生素 B$_1$）：7.4 mg ／核黃素（維生素 B$_2$）：2.5 mg ／菸鹼酸：38 mg ／維生素 B$_6$：3.9 mg ／葉酸：1,646 mcg ／泛酸：16 mg ／維生素 B$_{12}$：3.8 mcg ／維生素 A：1,844 mcg RAE（6,085 IU）／維生素 C：425 mg ／維生素 D：8 mcg（317 IU）／維生素 E：52 mg（78 IU）／omega-6 脂肪酸：33 g ／omega-3 脂肪酸：6g

想要獲得更多菜單，參見梅琳娜與佛瑞斯特所著的《純素煮義》（*Cooking Vegan*）。這本書包含了超過150 種美味的食譜，以及 12 份菜單。每份菜單都以三種熱量層級來呈現（1,600、2,000 與 2,500 kcal），而且每份菜單與食譜都包含了營養分析。其中 8 份菜單提供了來自於世界各地的料理食譜：北美、亞洲複合式、東印度、法式、義式、日式、墨西哥與中東料理。其餘的菜單，則主要著重在生食、簡易菜餚、具有兒童最愛料理的家庭餐點，以及節慶料理。

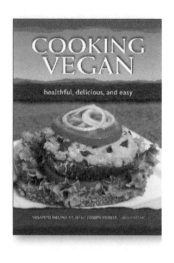

《純素煮義》專闢一章來讓讀者熟悉新食材，包含了健康油品、甜味劑、增稠劑、植物奶、大豆製品、香草與辛香料，以及烹調穀類與豆科植物的具體指引。這本書提供了如何在其他食譜中用純素食取代非純素食品項的說明，以及實用的購物清單、廚房用品清單，還有大廚錦囊。

維生素與礦物質的建議攝取量

國人膳食營養素參考攝取量（DRI）是一組全面性的參考值，是對於健康大眾在維生素、礦物質與其他營養素的每日建議攝取量。DRI 是由美國與加拿大科學家透過獨立且非政府機構的美國國家學院（US National Academies）監督的審查程序所制定，反映了當前科學知識狀態所認知的營養需求。DRI 可用於評估與規劃飲食上。

建議攝取量（RDA）是足以滿足大多數（97 ～ 98%）健康人口需求的單一營養素平均每日膳食攝取量。這個數字可以作為個人的目標，也很可能會超出同一年齡層或性別族群中大多數人的建議攝取量。在以下的表格中，RDA 會以粗體表示。

足夠攝取量（AI）是在沒有足夠數據來決定 RDA 的情況下所建議的攝取量。AI 比較像是對於促進健康所需份量的估計或好的猜想。在表格中，這些數字是用一般的字體而非粗體顯示。

這些數字與上限攝取量（UL）在美國農業部（United States Department of Agriculture，簡稱 USDA）的網站上都可以找得到（https://www.nal.usda.gov/sites/default/files/fnic_uploads/DRIEssentialGuideNutReq.pdf），或者也可以掃描以下的 QR 碼。這個網站上也可以找到有時候會使用的替代量值（例如國際單位 IU）。關於額外的細節與報告，參見網站 https://nam.edu/。UL 是單一營養素最高的每日攝取量，在持續攝取的情況下，仍然被認為是安全的；換句話說，對於大多數人而言，這樣的份量不會造成任何不良健康影響的風險。

更多關於維生素與必需礦物質的詳細資訊，請見本書第 6 章與第 7 章，以及下列網站：

lpi.oregonstate.edu/infocenter/vitamins.html

lpi.oregonstate.edu/infocenter/minerals.html

美國農業部 DRIs

★ 審訂注：國人請參考衛生福利部國民健康署之「國人膳食營養素參考攝取量第八版」，請使用具下載 PDF 功能的 APP 掃碼，或在瀏覽器輸入以下網址下載 PDF。
下載網址：
https://www.hpa.gov.tw>pages>ashx>file>file_13970

國人膳食營養素
參考攝取量第八版

表 A-1 維生素的國人膳食營養素參考攝取量

年齡／人生階段	維生素 A (mcg)	維生素 C (mg)	維生素 D (mcg)	維生素 E (mg)	維生素 K (mcg)	硫胺 (mg)	核黃素 (mg)	菸鹼酸 (mg)	維生素 B₆ (mg)	葉酸 (mcg)	維生素 B₁₂ (mcg)	泛酸 (mg)	生物素 (mcg)	膽鹼 (mg)
嬰兒時期														
0～6個月	400	40	10	4	2.0	0.2	0.3	2	0.1	65	0.4	1.7	5	125
7～12個月	500	50	10	5	2.5	0.3	0.4	4	0.3	80	0.5	1.8	6	150
兒童時期														
1～3歲	300	15	15	6	30	0.5	0.5	6	0.5	150	0.9	2	8	200
4～8歲	400	25	15	7	55	0.6	0.6	8	0.6	200	1.2	3	12	250
男性														
9～13歲	600	45	15	11	60	0.9	0.9	12	1.0	300	1.8	4	20	375
14～18歲	900	75	15	15	75	1.2	1.3	16	1.3	400	2.4	5	25	550
19～30歲	900	90	15	15	120	1.2	1.3	16	1.3	400	2.4	5	30	550
31～50歲	900	90	15	15	120	1.2	1.3	16	1.3	400	2.4	5	30	550
51～70歲	900	90	15	15	120	1.2	1.3	16	1.7	400	2.4	5	30	550
>70歲	900	90	20	15	120	1.2	1.3	16	1.7	400	2.4	5	30	550
女性														
9～13歲	600	45	15	11	60	0.9	0.9	12	1.0	300	1.8	4	20	375
14～18歲	700	65	15	15	75	1.0	1.0	14	1.2	400	2.4	5	25	400
19～30歲	700	75	15	15	90	1.1	1.1	14	1.3	400	2.4	5	30	425
31～50歲	700	75	15	15	90	1.1	1.1	14	1.3	400	2.4	5	30	425
51～70歲	700	75	15	15	90	1.1	1.1	14	1.5	400	2.4	5	30	425
>70歲	700	75	20	15	90	1.1	1.1	14	1.5	400	2.4	5	30	425
孕期														
14～18歲	750	80	15	15	75	1.4	1.4	18	1.9	600	2.6	6	30	450
19～30歲	770	85	15	15	90	1.4	1.4	18	1.9	600	2.6	6	30	450
31～50歲	770	85	15	15	90	1.4	1.4	18	1.9	600	2.6	6	30	450
哺乳期														
14～18歲	1,200	115	15	19	75	1.4	1.6	17	2	500	2.8	7	35	550
19～30歲	1,300	120	15	19	90	1.4	1.6	17	2	500	2.8	7	35	550
31～50歲	1,300	120	15	19	90	1.4	1.6	17	2	500	2.8	7	35	550

單位：g＝公克；mcg＝微克；mg＝毫克

表 A-2 礦物質的國人膳食營養素參考攝取量

年齡／人生階段	鈣 (mg)	鉻 (mcg)	銅 (mcg)	氟化物 (mg)	碘 (mcg)	鐵 (mg)	鎂 (mg)	錳 (mg)	鉬 (mcg)	磷 (mg)	硒 (mcg)	鋅 (mg)	鉀 (g)	鈉 (g)	氯化物 (g)
嬰兒時期															
0～6個月	200	0.2	200	0.01	110	0.27	30	0.003	2	100	15	2	0.4	0.11	0.18
7～12個月	260	5.5	220	0.5	130	11	75	0.6	3	275	20	3	0.86	0.37	0.57
兒童時期															
1～3歲	700	11	340	0.7	90	7	80	1.2	17	460	20	3	2.0	0.8	1.5
4～8歲	1,000	15	440	1	90	10	130	1.5	22	500	30	5	2.3	1.0	1.9
男性															
9～13歲	1,300	25	700	2	120	8	240	1.9	34	1,250	40	8	2.5	1.2	2.3
14～18歲	1,300	35	890	3	150	11	410	2.2	43	1,250	55	11	3.0	1.5	2.3
19～30歲	1,000	35	900	4	150	8	400	2.3	45	700	55	11	3.4	1.5	2.3
31～50歲	1,000	35	900	4	150	8	420	2.3	45	700	55	11	3.4	1.5	2.3
51～70歲	1,000	30	900	4	150	8	420	2.3	45	700	55	11	3.4	1.5	2.0
>70歲	1,200	30	900	4	150	8	420	2.3	45	700	55	11	3.4	1.5	1.8
女性															
9～13歲	1,300	21	700	2	120	8	240	1.6	34	1,250	40	8	2.3	1.2	2.3
14～18歲	1,300	24	890	3	150	15	360	1.6	43	1,250	55	9	2.3	1.5	2.3
19～30歲	1,000	25	900	3	150	18	310	1.8	45	700	55	8	2.6	1.5	2.3
31～50歲	1,000	25	900	3	150	18	320	1.8	45	700	55	8	2.6	1.5	2.3
51～70歲	1,200	20	900	3	150	8	320	1.8	45	700	55	8	2.6	1.5	2.0
>70歲	1,200	20	900	3	150	8	320	1.8	45	700	55	8	2.6	1.5	1.8
孕期															
14～18歲	1,300	29	1,000	3	220	27	400	2.0	50	1,250	60	13	4.7	1.5	2.3
19～30歲	1,000	30	1,000	3	220	27	350	2.0	50	700	60	11	4.7	1.5	2.3
31～50歲	1,000	30	1,000	3	220	27	360	2.0	50	700	60	11	4.7	1.5	2.3
哺乳期															
14～18歲	1,300	44	1,300	3	290	10	360	2.6	50	1,250	70	14	5.1	1.5	2.3
19～30歲	1,000	45	1,300	3	290	9	310	2.6	50	700	70	12	5.1	1.5	2.3
31～50歲	1,000	45	1,300	3	290	9	320	2.6	50	700	70	12	5.1	1.5	2.3

單位：g＝公克；mcg＝微克；mg＝毫克

參考資料

網站

§ 作者網站

《蔬食營養聖經》
becomingvegan.ca
布蘭達・戴維斯
brendadavisrd.com

薇珊托・梅麗娜
nutrispeak.com

§ 一般營養資訊

國人膳食營養素參考攝取量
fnic.nal.usda.gov/dietary-guidance/dietaryreference-in-takes（美國）
https://www.hpa.gov.tw>pages>ashx>file>file_13970
（台灣）

※ 請使用具下載 PDF 功能的
　 APP 掃碼

預估熱量需求計算器
globalrph.com/medcalcs/estimated-energy-requirement-eer-equation/（美國）
km.hpa.gov.tw/obesity/TC/DayHeatCalculate.aspx（台灣）

萊納斯・鮑林研究所的微量營養素資訊中心（Linus Pauling Institute's Micronutrient Information Center）
lpi.oregonstate.edu/infocenter

美國國立衛生研究院膳食補充處（National Institute of Health. Office of Dietary Supplements）
ods.od.nih.gov

食物真相（Nutrition Facts；麥克・葛雷格醫師，實驗室檢驗）
nutritionfacts.org

美國農業部國家標準參考營養數據庫
fdc.nal.usda.gov

維生素 D 評議會的自我測試工具
vitamindcouncil.org

§ 植物性飲食的營養資訊

植物性飲食的營養師
plantbaseddietitian.com

純素食註冊營養師
theveganrd.com

純素食者的健康網站（傑克・諾里斯營養師）
veganhealth.org

美國營養與飲食學會（AND）意見書：〈素食飲食〉
https://www.eatrightpro.org/-/media/eatrightpro-files/practice/position-and-practice-papers/position-papers/vegetarian-diet.pdf

AND 的素食營養膳食實踐團體（搜尋 vegan friendly dieticians、pregnancy、 infants、children 等關鍵字）
vegetariannutrition.net

維生素 B_{12}
veganhealth.org/articles/vitaminb12

§ 食物資訊

〈大豆：有什麼害處？〉的嬰兒配方奶部分
veganhealth.org/articles/soy_harm#formula

給純素食家庭的嬰兒配方奶
becomingvegan.ca/faqs

緬因州沿海蔬菜中的碘
seaveg.com

PCRM（搜尋 school lunch issues）
pcrm.org

〈素食期刊的食物成分指南〉
vrg.org/ingredients

素食者資源組織（搜尋 pregnancy、infants、children、teen、seniors、Meals on Wheels menus，以及其他主題）
vrg.org

〈從頭開始製作有益健康的嬰兒食品〉
vrg.org/recipes/babyfood.htm

§ 嬰兒、兒童與青少年的成長曲線圖

美國疾病管制與預防中心
cdc.gov/growthcharts/who_charts.htm

美國疾病管制與預防中心 BMI 圖表
https://www.cdc.gov/healthyweight/bmi/calculator.html

世界衛生組織成長曲線圖加拿大修改版
dietitians.ca/Secondary-Pages/Public/Who-Growth-Charts.aspx

§ 純素食運動員

偉大的純素食運動員
greatveganathletes.com

不吃肉的運動員
nomeatathlete.com

有機運動員
organicathlete.org

純素食運動員
veganathlete.com

純素食健美運動員
veganbodybuilding.com

純素食者運動論壇
veganfitness.net

§ 飲食失調

飲食失調基金會
eatingdisorderfoundation.org

美國國家飲食失調協會（National Eating Disorders Association, NEDA）
nationaleatingdisorders.org

§ 素食組織與節慶

美國純素者食協會
americanvegan.org

國際素食聯盟（以地區搜尋）
ivu.org

Meetups（搜尋當地純素食團體）
meetup.com

北美素食協會（North American Vegetarian Society, NAVS）
navs-online.org

夏日素食節（NAVS 舉辦）
vegetariansummerfest.org

§ 純素友善餐廳與旅行資訊

快樂牛
happycow.net

PCRM 機場食物評論
pcrm.org/health/reports/2012-airport-food-review

素食者全球飲食網
vegdining.com

全球素食友善指南
vegguide.org

§ 純素食料理

一點慈悲心（A Dash of Compassion）
adashofcompassion.com

艾莉森‧克萊莫（Allyson Kramer）
allysonkramer.com

苦中帶甜（Bitter Sweet）
bittersweetblog.com

脫脂純素廚房（FatFree Vegan Kitchen）
blog.fatfreevegan.com

快樂的草食動物（Happy Herbivore）
happyherbivore.com

健康‧快樂‧生活（Healthy. Happy. Life.）
kblog.lunchboxbunch.com

JL 的純素生活（JL Goes Vegan）
jlgoesvegan.com

楓糖調味（Maple Spice）
maplespice.com

噢，她閃閃發亮（Oh She Glows）
ohsheglows.com

後龐克廚房（PostPunk Kitchen）
theppk.com

加點生機的純素生活（This Rawsome Vegan Life）
thisrawsomeveganlife.com

純素鷹嘴豆（The Vegan Chickp）
theveganchickpea.com

純素烹飪運動（Vegan Culinary Crusade）
veganculinarycrusade.com

純素複合烹飪學院（VeganFusion）
veganfusion.com

純素食的理查（Vegan Richa）
veganricha.com

素食女孩（Veggie Girl）
theveggiegirl.com

美味宇宙（Yum Universe）
yumuniverse.com

§ 動物權運動

為動物採取行動（Action for Animals）
afa-online.org

動物權：以廢除主義為法（Animal Rights: The Abolitionist Approach）
abolitionistapproach.com

動物之聲（The Animals Voice）
animalsvoice.com

不殺生的慈悲（Compassion Over Killing）
cok.net

農場動物權利運動（Farm Animal Rights Movement）
farmusa.org

農場庇護所（Farm Sanctuary）
farmsanctuary.org

美國人道主義協會（Humane Society of the United States）
humanesociety.org

憫惜動物（Mercy for Animals）
mercyforanimals.org

善待動物組織（People for the Ethical Treatment of Animals, PETA）
peta.org

聯合家禽關懷組織（United Poultry Concerns）
upc-online.org

美國為動物吶喊的素食者（Viva USA）
vivausa.org

§ 環境／生態學

美國環境工作團體（Environmental Working Group）
ewg.org

聯合國環境規劃署
unep.org

世界觀察研究會（Worldwatch Institute）
worldwatch.org

書籍

§ 純素食營養

Becoming Raw. Brenda Davis and Vesanto Melina, Book Publishing Company, 2010.

Becoming Vegan: Express Edition. Brenda Davis and Vesanto Melina, Book Publishing Company, 2013.

Cooking Vegan. Vesanto Melina and Joseph Forest, Book Publishing Company, 2012.

The Complete Idiot's Guide to Plant-Based Nutrition. Julieanna Hever, Alpha Books, 2011.

The Dietitian's Guide to Vegetarian Diets. Third Edition. Reed Mangels, Virginia Messina, and Mark Messina, Jones and Bartlett Learning, 2011.

The Everything Vegan Pregnancy Book. Reed Mangels, Adams Media, 2011.

Never Too Late to Go Vegan. Carol Adams, Patti Breitman, and Virginia Messina, The Experiment, 2014.

The Plant-Powered Diet. Sharon Palmer, The Experiment, 2012.

Vegan for Her: The Women's Guide to Being Healthy and Fit on a Plant-Based Diet. Ginny Messina and JL Fields, Da Capo Lifelong Books, 2013.

Vegan for Life. Jack Norris and Virginia Messina, Da Capo Lifelong Books, 2011.

§ 純素健康與生活型態

Defeating Diabetes. Brenda Davis and Tom Barnard, Book Publishing Company, 2000.

Dr. Neal Barnard's Program for Reversing Diabetes. Neal Barnard, Rodale Books, 2008.（繁體中文版：《糖尿病有救了：完全逆轉！這樣做效果驚人》，洪淑芬譯，柿子文化，2011 年出版）

Food Allergies: Health and Healing. Jo Stepaniak, Vesanto Melina, and Dina Aronson, Books Alive, 2010.

Food Allergy Survival Guide. Vesanto Melina, Jo Stepaniak, and Dina Aronson, Healthy Living Publications, 2004.

Food Over Medicine. Pamela Popper and Glen Merzer, BenBella Books, 2013.

Goodbye Diabetes. Wes Younbgberg, Hart Books, 2013.

Meatonomics. David Robinson Simon, Conrai Press, 2013.

Power Foods for the Brain. Neal Barnard, Grand Central Life and Style, 2013.

Real-Life Vegan. Victoria Laine, Friesens Printing, 2013.

The 30-Day Vegan Challenge. Colleen-Patrick Goudreau, Ballantine Books, 2011.

Vegan Main Street. Victoria Moran, Tarcher, 2012.

§ 純素食運動員

Eat and Run. Scott Jurek, Mariner Books, 2013.（繁體中文版：《跑得過一切：天生就會跑主角史考特的跑步與飲食之心》，李穎琦譯，遠流出版社，2013 年出版）

Finding Ultra: Rejecting Middle Age, Becoming One of the World's Fittest Men, and Discovering Myself. Rich Roll, Three Rivers Press, 2012.

Lifelong Running and Senior Fitness. Lantern Books, 2005, Ruth Heidrich. (ruthheidrich.com)

No Meat Athlete. Matt Frazier and Matthew Ruscigno, Fair Winds Press, 2013.

Power Vegan: Plant-Fueled Nutrition for Maximum Health and Fitness. Rea Frey, Agate Surrey, 2013.

Thrive: The Vegan Nutrition Guide to Optimal Performance in Sports and Life. Brendan Brazier, The Penguin Group, 2007.

Vegan Bodybuilding and Fitness. Robert Cheeke, Book Publishing Company, 2010.

Vegetarian Sports Nutrition. Enette Larson-Meyer, Human Kinetics, 2007.

§ 動物權

Animal Liberation. Peter Singer, Harper Perennial, 2009.（繁體中文版：《動物解放》，孟祥森、錢永祥譯，社團法人中華民國關懷生命協會，1996 年出版）

The Animal Manifesto. Marc Bekoff, New World Library, 2010.

The Animal Rights Debate: Abolition or Regulation. Gary L. Francione and Robert Garner, Columbia University Press, 2010.

The Bond. Wayne Pacelle, William Morrow, 2011.

Dominion. Matthew Scully, St. Martin's Press, 2002.

Eating Animals. Jonathan Safran Foer, Little, Brown and Company 2009.（繁體中文版：《吃動物》，盧相如譯，台灣商務印書館，2011 年出版）

Empty Cages. Tom Regan, Rowman & Littlefield Publishers, 2003.（繁體中文版：《打破牢籠》，社團法人中華民國關懷生命協會，2016 年出版）

Eternal Treblinka. Charles Patterson, Lantern Books, 2002.

The Ethics of What We Eat: Why Our Food Choices Matter. Peter Singer and Jim Mason, Rodale, 2006.

The Face on Your Plate. Jeffery Moussaieff Masson, W. W. Norton & Company, 2009.

Farm Sanctuary. Gene Bauer, Touchstone, 2008.

The Lucky Ones. My Passionate Fight for Farm Animals. Jenny Brown, Avery, 2012.

Making a Killing: The Political Economy of Animal Rights. Bob Torres, AK Press, 2007.

Meat Market by Eric Marcus, Brio Press, 2005.

Second Nature: The Inner Lives of Animals. Johnathon Balcombe and JM Coetzee, Palgrave Macmillan, 2010.

Why We Love Dogs, Eat Pigs, and Wear Cows. Melanie Joy, Conari Press, 2010.（繁體中文版：《盲目的肉食主義——我們愛狗卻吃豬、穿牛皮？》，姚怡平譯，新樂園出版社，2016 年出版）

DVD 與影片下載

§ 健康類

《伯達妮的故事》（*Bethany's Story*）
sanaview.com/bethanys-story.aspx

《瀕死胖子的減肥之旅》（*Fat, Sick & Nearly Dead*）
fatsickandnearlydead.com

《食品帝國》（*Food, Inc.*）
takepart.com/foodinc

《食物有多重要》（*Foodmatters*）
https://www.fmtv.com/watch/food-matters

《餐叉勝過手術刀》（*Forks Over Knives*）
forksoverknives.com

《食物的未來》（*The Future of Food*）
thefutureoffood.com

《只需生食：在 30 天內逆轉糖尿病》（*Simply Raw: Reversing Diabetes in 30 Days*）
topdocumentaryfilms.com/simply-raw-reversing-diabetes-in-30-days

《麥胖報告》（*Supersize Me*）
https://www.snagfilms.us/movie/9372/super-size-me.html

《純素食教育》（*Vegucated*）
getvegucated.com

§ 動物權／環境

不殺生的慈悲查訪影片
cok.net/investigations

《我餐桌上的一頭乳牛》（*A Cow at My Table*）
goodknights.org/abbott

《乳牛陰謀》（*Cowspiracy*）
cowspiracy.com

《血色海灣》（*The Cove*）
thecovemovie.com

《地球上的生靈》（*Earthlings*）可在 Youtube 上搜尋中文版影片
earthlings.com

美國人道主義協會的影片
video.humanesociety.org

《緊緊相連的生活：純素主義。為了人類。為了地球。為了動物。》（*A Life Connected: Vegan. For the People. For the Planet. For the Animals.*）
http://www.nonviolenceunited.org/veganvideo.html

《生命的吶喊》（*Meet Your Meat*）可在 Youtube 上搜尋中文版影片
meat.org

《和平王國：真我歸途》（*Peaceable Kingdom: The Journey Home*）、《目擊者》（*The Witness*）
tribeofheart.org

善待動物組織（PETA）的紀錄片、DVD 與影片
peta.org

《鯊魚海洋》（*Sharkwater*）
sharkwater.com

參考文獻

Chapter 1　擴大憐憫之心

1. Spencer C. *The Heretic's Feast: A History of Vegetarianism.* Great Britain: Hartnolls Ltd., Bodmin, 1993.

2. Watson D. *Vegan News.* No. 1, November 1944. (Available online at http://ukveggie.com/vegan_news/vegan_news_1.pdf)

3. Stepaniak J. *The Vegan Sourcebook.* Lincolnwood IL: Lowell House, 1998.

4. Dinshah F. The American Vegan Society. Personal communication.

5. Dinshah J. *Out of the Jungle: The Way Of Dynamic Harmlessness.* 5th Ed. Malaga NJ: The American Vegan Society, 1995.

6. Vegan World Network. Directory.www.vegansworldnetwork.org/world_vegan_directory.php

7. Donald Watson obituary. *The Times.* London England: Dec. 8, 2005.

8. "Vegetus." AZAD Latin to English Dictionary. www.dictionary.com May 27, 2011.

9. Davis J. "Extracts from some journals 1842-48–the earliest known uses of the word 'vegetarian'". *International Vegetarian Union.* July 15, 2010. www.ivu.org/history/vegetarian.html

10. Dimitri C et al. The 20th Century Transformation of U.S. Agriculture and Farm Policy. United States Department of Agriculture. Economic Research Service. *Economic Information Bulletin.* No. 3. June 2005. www.ers.usda.gov/publications/EIB3/eib3.pdf

11. *An HSUS Report: The Welfare of Animals in the Meat, Egg and Dairy Industries.* www.humanesociety.org/assets/pdfs/farm/welfare_overview.pdf

12. Imhoff D. ed. *CAFO: The Tragedy of Industrial Animal Factories.* Berkley and Los Angeles California: Foundation for Deep Ecology, 2010.

13. Safran-Foer J. *Eating Animals.* New York: Back Bay Books, 2009.

14. Humane Society of the United States. *More About Pigs: the underestimated animal.* Nov. 2, 2009. www.humanesociety.org/animals/pigs/pigs_more.html#edn184

15. Helft M. 1997. Pig video arcades critique life in the pen. Wired, June 6. www.wired.com/science/discoveries/news/1997/06/4302.

16. U.S. Department of Agriculture National Agricultural Statistics Service. *Livestock slaughter: 2010 annual summary.* 2011. http://usda.mannlib.cornell.edu/usda/current/LiveSlauSu/LiveSlauSu-04-25-2011.pdf

17. Foreign Agricultural Service, USDA, Livestock and Poultry: World Markets and Trade, April 2011. www.fas.usda.gov/dlp/circular/2011/livestock_poultry.pdf

18. Food and Agriculture Organization of the UN, "Pigmeat Slaughtered/Production Animals," FAOSTAT Database, 2004.

19. HSUS. *An HSUS Report: The Welfare of Animals in the Pig Industry.* Oct. 26, 2010. www.humanesociety.org/assets/pdfs/farm/ welfare_pig_industry.pdf

20. The Weekly Journal of Rural America. PETA Unveils Hog Farm Abuse Video. Posted on Sept. 19, 2008. Iowa Public Television. www.iptv.org/mtom/story.cfm/lead/116

21. *The Merck Veterinary Manual.* Respiratory diseases of pigs: introduction. 2011. www.merckvetmanual.com/mvm/index.jsp?cfile=htm/bc/121400.htm

22. Goihl J. "Transport Losses of Market Hogs Studied" *Feedstuffs.* 28 Jan. 2008.

23. Gay L. "Faulty Practices Result in Inhumane Slaughterhouses," *Scripps Howard News Service*, February, 2001.

24. Pew Commission on Industrial Farm Animal

Production. *Putting Meat on the Table: Industrial Farm Production in America.* 2008. www.ncifap.org/

25. Robbins J. *The Food Revolution.* Berkley CA: Conari Press, 2001.

26. Sanghani R. Chickens Cleverer than Toddlers. June 19, 2013. *The Telegraph.* UK. www.telegraph.co.uk/science/sciencenews/10129124/Chickens-cleverer-thantoddlers.html

27. HSUS. *An HSUS Report: The Welfare of Animals in the Egg Industry.* www.humanesociety.org/assets/pdfs/farm/welfare_egg.pdf

28. Striffer S. *Chicken: The Dangerous Transformation of America's Favorite Food.* New Haven: Yale University Press, 2005.

29. HSUS. *An HSUS Report: The Welfare of Animals in the Chicken Industry.* www.humanesociety.org/assets/pdfs/farm/welfare_ broiler.pdf

30. Compassion Over Killing. *A COK Report: Animal Suffering in the Broiler Industry.* 2004. www.cok.net/lit/broiler/main.php

31. Compassion Over Killing. *A COK Report: Animal Suffering in the Egg Industry.* 2004. www.eggindustry.com/cfi/report/

32. United Egg Producers. *Animal Husbandry Guidelines for U.S. Egg Laying Flocks.* 2010 Edition. www.uepcertified.com/media/pdf/UEP-Animal-Welfare-Guidelines.pdf

33. HSUS. *An HSUS Report: The Welfare of Calves in the Beef Industry.* www.humanesociety.org/assets/pdfs/farm/welfare_calves.pdf

34. Blezinger S. *Cattle today: Rumen function in beef cattle - part 4.* 2000. www.cattletoday.com/archive/2000/May/Cattle_Today91.shtml

35. Mellon M. Testimony Before the House Committee on Rules on The Preservation of Antibiotics for Medical Treatment Act. H. R. 1549. July 13, 2009. www.ucsusa.org/assets/documents/food_and_agriculture/july-2009-pamta-testimony.pdf

36. Waters AE et al. Multidrug-Resistant Staphylococcus aureus in US Meat and Poultry. *Clinical Infectious Diseases* 2011;52(10):1–4. Downloaded from cid. oxfordjournals.org

April 17, 2011.

37. Johnson R, Hanrahan CE. The U.S.-EU Beef Hormone Dispute. *Congressional Research Service.* Dec. 6, 2010.

38. Raloff J. Hormones: Here's the Beef. Environmental concerns reemerge over steroids given to livestock. *Science News.* 2002;161.

39. Best's Underwriting Guide. Meat Packing Plants. 2003. www.ambest.com/sales/bugentry.pdf

40. Schlosser E. Fast Food Nation. New York: Houghton Mifflin Company, 2001.

41. Coppock CE. Selected Features of the U.S. Dairy Industry from 1900 to 2000. Coppock Nutritional Services, San Antonio TX. 2000. www.coppock.com/carl/writings/History_of_Dairy_Production_ From_1900_to_2000.htm

42. HSUS. *An HSUS Report: The Welfare of Cows in the Dairy Industry.* www.humanesociety.org/assets/pdfs/farm/hsus-the-welfareof-cows-in-the-dairy-industry.pdf

43. HSUS. *An HSUS Report: The Welfare of Animals in the Veal Industry.* www.humanesociety.org/assets/pdfs/farm/hsus-the-welfareof-animals-in-the-veal-industry.pdf

44. Mood A. Fishcount.org.uk *Worse things happen at sea: the welfare of wild caught fish.* 2010: chapter 19. www.fishcount.org.uk/published/standard/fishcountfullrptSR.pdf

45. FAO. FAO *Report: The State of World Fisheries and Aquaculture 2010.* www.fao.org/docrep/013/i1820e/i1820e.pdf

46. Myers RA, Worm B. Rapid worldwide depletion of predatory fish communities. *Nature.* 2003;423:280-283.

47. Worm B et al. Impacts of Biodiversity Loss on Ocean Ecosystem Services. *Science.* 2006; 314(5800):787-90.

48. United Nations. Report of the Secretary-General. *The Impacts of Fishing on Vulnerable Marine Ecosystems.* 2006. www.un.org/Depts/los/general_assembly/documents/impact_of_fishing.pdf

49. Clucas I. Discards and bycatch in shrimp trawl fisheries. *Fisheries Circular.* 1997: No.

928, FIIU/C928. Food and Agriculture Organization. 1997.

50. Yue S. An HSUS Report: Fish and Pain Perception. www.humanesociety.org/assets/pdfs/farm/hsus-fish-and-pain-perception.pdf

51. Yue Cottee S. Are fish the victims of 'speciesism'? A discussion about fear, pain and animal consciousness. *Fish Physiol Biochem.* 2012;38(1):5-15.

52. Nordgreen J et al. Thermonociception in fish: Effects of two different doses of morphine on thermal threshold and post-test behavior in goldfish (Carassius auratus). *Applied Animal Behavior Science.* 2009;119(1-2):101-107.

53. Rose JD et al. Can fish really feel pain? *Fish and Fisheries.* 2012; doi:10.1111/ faf.12010.

54. FAO. 2007. *The State of World Fisheries and Aquaculture 2006.* FAO, Rome. ftp://ftp.fao.org/docrep/fao/009/a0699e/a0699e.pdf

55. FAO. *The State of World Fisheries and Aquaculture 2010.* Rome, FAO. 2010. www.fao.org/docrep/W6602E/w6602E09.htm

56. Jenkins DJ et al. Are dietary recommendations for the use of fish oils sustainable? *CMAJ.* 2009;180(6):633-7.

57. Anderson DM. The Growing Problem of Harmful Algae: Tiny plants pose potent threat to those who live in and eat from the sea. *Oceanus Magazine.* Nov. 12, 2004. Updated April 6, 2011. www.whoi.edu/page.do?pid=11913&tid=282&cid=2483

58. Yue Cottee S, Petersan P. Animal Welfare and Organic Aquaculture in Open Systems. *J Agric Environ Ethics.* 2009;22:437–461. www.humanesociety.org/assets/pdfs/farm/organic_aquaculture.pdf

59. HSUS. *An HSUS Report: The Welfare of Animals in the Aquaculture Industry.* www.humanesociety.org/assets/pdfs/farm/hsus-the-welfare-of-animals-in-the-aquaculture-industry-1.pdf

60. WWF. Eating the Earth – graphic. http://assets.panda.org/img/original/good_diet_infographic.png

61. WWF. *Living Planet Report 2012.* http://awsassets.panda.org/downloads/1_lpr_2012_online_full_size_single_pages_final_120516.pdf

62. Attenborough D. "This heaving planet." *New Statesman.* April 27, 2011. www.newstatesman.com/environment/2011/04/ human-population-essay-food

63. Leopold A. *"The Land Ethic".* In Environmental Ethics: the big questions. Ed. Keller D. Singapore: Blackwell Publishing Ltd, 2010.

64. UNEP. *Assessing the Environmental Impacts of Consumption and Production: Priority Products and Materials*, A Report of the Working Group on the Environmental Impacts of Products and Materials to the International Panel for Sustainable Resource Management. 2010. www.unep.org/resourcepanel/Portals/24102/PDFs/PriorityProductsAndMaterials_Report.pdf

65. Carcus, Felicity. UN urges global move to meat and dairy-free diet. *Guardian.co.uk.* June 2, 2010. http://www.guardian.co.uk/environment/2010/jun/02/un-report-meatfree-diet

66. Foley JA. Can we feed the world? *Scientific American.* November 2011:60-65.

67. Seung-Ki M et al. Human contribution to more intense precipitation extremes. *Nature.* 2011;V470:378–381.

68. Pall P et al. Anthropogenic greenhouse gas contribution to flood risk in England and Wales in autumn 2000. *Nature.* 2011;V470:382–385.

69. HSUS. *An HSUS Report: The Impact of Animal Agriculture on Global Warming and Climate Change.* White Papers. www.humanesociety.org/assets/pdfs/farm/animal-agriculture-and-climate.pdf

70. Steinfeld H et al. *Livestock's Long Shadow: Environmental Issues and Options.* Food and Agriculture Organization of the United Nations. 2006.

71. Food and Agriculture Organization of the United Nations. 2010. FAOSTAT. http://faostat.fao.org

72. Koneswaran G, Nierenberg D. Global Farm Animal Production and Global Warm-

ing: Impacting and Mitigating Climate Change. *Environmental Health Perspectives.* 2008;116(5):578-582. ftp://ftp.fao.org/docrep/fao/010/a0701e/a0701e00.pdf

73. United Nations. *Kyoto Protocol to the United Nations Framework Convention on Climate Change.* Kyoto. Dec. 11, 1997. www.un.org/millennium/law/xxvii-23.htm

74. Weber CL, Matthews HS. Food miles and the relative climate impacts of food choices in the United States. *Enviro Sci & Techn.* 2008;42(10):3508-3513.

75. Powell R. Eat less meat to help the environment, UN climate expert says. *The Telegraph News.* Sept. 7, 2008. www.telegraph.co.uk/news/uknews/2699173/Eat-less-redmeat-to-help-the-environment-UN-climateexpert-says.html

76. Pachauri RK. Meat Production and Climate Change. Powerpoint presentation. Sept. 8, 2008. www.scribd.com/doc/13095652/Dr-Pachauri-Meat-Production-and-Climate-Change

77. Weise Elizabeth. Eating can be energy efficient too. *USA Today.* April 21, 2009. www.usatoday.com/news/nation/environment/2009-04-21-carbon-diet_N.htm

78. King SS, McLaughlin RA. *Soil Facts: Fiber Check Dams and Ployacrylamide for Water Quality Improvement.* North Carolina Cooperative Extension. www.soil.ncsu.edu/publications/Soilfacts/AG439-71W.pdf

79. Pimental D et al. Water resources: Agricultural and environmental issues. *Biosciences.* 2004; 54:909-918.

80. U.S. Environmental Protection Agency. *National Pollutant Discharge Elimination System permit regulation and effluent limitation guidelines and standards for concentrated animal feeding operations (CAFOs); final rule.* Federal Register. Feb. 12, 2003;68(29).

81. U.S. Environmental Protection Agency. *Risk Management Evaluation for Concentrated Animal Feeding Operations.* U.S. EPA National Risk Management Labora-tory. May 2004:7. www.epa.gov/nrmrl/pubs/600r04042/600r04042.pdf

82. Schrum C. Hog Confinements Kill Communities: How Industrial-sized Hog Lots are Destroying Rural Iowa. *The Iowa Source.* September 2005. www.iowasource.com/health/CAFO_people_0905.html

83. HSUS. *An HSUS Report: Factory Farming in America: The True Cost of Animal Agribusiness for Rural Communities, Public Health, Families, Farmers, the Environment, and Animals.* White Papers. www.humanesociety.org/assets/pdfs/farm/hsusfactory- farming-in-america-the-true-costof- animal-agribusiness.pdf

84. Nikiforuk A. When Water Kills. Maclean's. 2000;113(24),18-21.

85. Gollehon N et al. Confined animal production and manure nutrients. U.S. Department of Agriculture Economic Research Service. *Agriculture Information Bulletin* No. 771. 2001. www.ers.usda.gov/publications/aib771/aib771.pdf

86. Gilchrist MJ et al. The potential role of concentrated animal feeding operations in infectious disease epidemics and antibiotic resistance. *Environ Health Perspect.* 2007;115(2):313-6.

87. Epstein SS. *A Ban on Hormonal Meat is Three Decades Overdue.* February 2010 www.preventcancer.com/publications/ipublications.php

88. Hogan M, Draggan S. *Overgrazing.* In: Encyclopedia of Earth. Eds. Cutler J. Cleveland (Washington DC.: Environmental Information Coalition, National Council for Science and the Environment). [First published in the Encyclopedia of Earth May 1, 2010; Last revised May 5, 2011.] www.eoearth.org/article/Overgrazing?topic=49480

89. Pimental D, Pimentel M. Sustainability of meat-based and plant-based diets and the environment. *Am J Clin Nutr.* 2003;78(suppl):660S–3S.

90. Marler JB, Wallin JR. Human Health, the Nutritional Quality of Harvested Food and Sustainable Farming Systems. *Nutrition Secu-*

rity Institute. 2006. www.nutritionsecurity.org/PDF/NSI_White%20Paper_Web.pdf

91. Phillips OL et al. Drought Sensitivity of the Amazon Rainforest. Science. 2009: V323(5919): 1344-1347.

92. Union of Concerned Scientists (USC). *Scientists and NGOs: Deforestation and Degradation Responsible for Approximately 15 Percent of Global Warming Emissions.* Nov. 6, 2009. www.ucsusa.org/news/press_release/scientists-and-ngos-0302.html

93. NASA Facts. *Tropical Deforestation. The Earth Science Enterprise Series.* November 1998. www.msu.edu/user/urquhart/professional/NASA-Deforestation.pdf

94. WWF. Amazon Alive: A Decade of Discovery 1999-2009. 2010. http://wwf.panda.org/what_we_do/where_we_work/amazon/publications/?200056/AmazonAliveAdecadeofdiscovery1999-2009

95. Butler, Rhett. *Calculating Deforestation Figures for the Amazon.* 2010. http://rainforests.mongabay.com/amazon/deforestation_calculations.html

96. Margulis S. Causes of Deforestation of the Brazilian Amazon. World Bank Working Paper No. 22. The World Bank, Washington DC. 2004. https://openknowledge.worldbank.org/bitstream/handle/10986/15060/277150PAPER0wbwp0no1022.pdf?sequence=1

97. Nierenberg D. Cattle ranching eating up Latin American forests. *World Watch.* FindArticles. com 03 July 2011. http://findarticles.com/p/articles/mi_hb6376/is_5_18/ai_n29203941/

98. Da Silva JMC et al. "The Fate of the Amazonian Areas of Endemism." *Conservation Biology.* 2005;19.3:689-694.

99. Donham KJ. Community and occupational health concerns in pork production: A review. *Journal of Animal Science.* 2010;88(2):1-31.

100. Agrilife Extension Texas A&M. Health Hints: Safe Practices in and around Confined Spaces Health Hints. December 2009–Vol.13,No.12. http://fcs.tamu.edu/health/healthhints/2009/dec/confined-spaces.pdf

101. Patel Raj. The Value of Nothing: *How to Reshape Market Society and Redefine Democracy.* New York: St. Martin's Press, 2009.

102. Stein J. The Rise of the Power Vegans. *Bloomberg Businessweek.* Nov. 4, 2010, 5:00PM EST. www.businessweek.com/magazine/content/10_46/b4203103862097.htm

103. National Restaurant Association. What's Hot 2013 Chef Survey. www.restaurant.org/Downloads/PDFs/News-Research/WhatsHotFood2013.pdf

104. Foxnews. *Going Vegan Getting Easier.* Jan. 6, 2011. www.foxnews.com/leisure/2011/01/06/going-vegan-getting-easier-popular/www.usatoday.com/money/industries/retail/2011-01-24-trends201124_CV_N.htm

105. The Vegetarian Resource Group (VRG). *How many people are vegetarian?* www.vrg.org/nutshell/faq.htm#poll

Chapter 2　純素飲食的好處

營養的充足性

1. American Dietetic Association. Position of the American Dietetic Association: Vegetarian Diets. JADA. 2009;109(7):1266–1282.

2. International Federation of Red Cross and Red Crescent Societies. World Disasters Report 2011: Focus on Hunger and Malnutrition. Imprimerie Chirat, Lyons, France, 2011.

3. Rizzo NS et al. Nutrient profiles of vegetarian and nonvegetarian dietary patterns. *J Acad Nutr Diet.* 2013 Dec;113(12):1610–9.

4. Tonstad S et al. Type of vegetarian diet, body weight, and prevalence of type 2 diabetes. *Diabetes Care.* 2009; May,32(5):791–6.

5. Spencer EA et al. Diet and body mass index in 38000 EPIC-Oxford meat eaters, fish eaters, vegetarians and vegans. *Int J Obes Relat Metab Disord.* 2003;27(6):728–34.

6. Key T, Davey G. Prevalence of obesity is low in people who do not eat meat. *BMJ.* 1996 Sep 28;313(7060):816–7.

7. Rosell M et al. Weight gain over 5 years in 21,966 meat-eating, fish-eating, vege tarian, and vegan men and women in EPIC- Oxford. *Int J Obes.* (Lond). 2006; 30(9):1389–96.

8. Flegal KM et al. Prevalence and Trends in Obesity Among US Adults, 1999–2008. JAMA. 2010;235–241.

9. National Institute of Diabetes and Digestive and Kidney Diseases (NIDDK) of the National Institutes of Health (NIH). Statistics related to overweight and obesity. 2010. http://win.niddk.nih.gov/statistics/

10. Davey GK et al. EPIC-Oxford: lifestyle characteristics and nutrient intakes in a cohort of 33883 meat eaters and 31546 non meat eaters in the UK. *Public Health Nutrition.* 2003;6:259–268.

11. Larsson CL, Johansson GK. Dietary intake and nutritional status of young vegans and omnivores in Sweden. *Am J Clin Nutr.* 2002;76:100–6.

12. Haddad EH et al. Dietary intake and biochemical, hematologic, and immune status of vegans compared with nonvegetarians. *Am J Clin Nutr.* 1999;70(suppl):586– 93S.

13. Draper A et al. The energy and nutrient intakes of different types of vegetarian: a case for supplements? [published erratum appears in *Br J Nutr.* 1993 Nov;70(3):812]. *Br J Nutr.* 1993; Jan;69(1):3–19.

14. Lockie AH et al. Comparison of four types of diet using clinical, laboratory and psychological studies. *J R Coll Gen Pract.* 1985;35(276):333–6.

15. Ellis FR. Montegriffo VME. Veganism, clinical findings and investigations. *Am J Clin Nutr.* 1970;23:249–55.

16. Guggenheim K et al. Composition and nutritive value of diets consumed by strict vegetarians. *Br J Nutr.* 1962;16:467–71.

17. Hardinge, MG, Stare FJ. Nutritional studies of vegetarians: 1. Nutritional, physical and laboratory studies. *J Clin Nutr.* 1954;2:73–82.

慢性病

18. WHO. Global status report on noncommunicable diseases 2010. WHO Press, Geneva Switzerland. 2011.

19. World Health Organization. The global burden of chronic disease. www.who.int/nutrition/topics/2_background/en/index.html

20. WHO Study Group on Diet, Nutrition and the Prevention of Non-communicable Diseases. *Diet, Nutrition and the Prevention of Chronic Diseases.* Geneva, Tech. Report 797. World Health Organization, 1991.

21. U.S. Department of Agriculture and U.S. Department of Health and Human Services. *Dietary Guidelines for Americans, 2010.* 7th Edition, Washington DC: U.S. Government Printing Office, December 2010.

22. Mangels R et al. *The Dietitian's Guide to Vegetarian Diets: Issues and Applications.* Third Edition. Sudbury MA: Jones and Bartlett Learning, 2011.

23. Orlich MJ et al. Vegetarian dietary patterns and mortality in Adventist Health Study 2. *JAMA Intern Med.* 2013;173(13):1230-8.

心血管疾病

24. World Health Organization. Cardiovascular diseases (CVDs). Media Centre. Fact sheet No. 317. January 2011. www.who.int/mediacentre/ factsheets/fs317/en/index.html

25. Hu FB. Plant-based foods and prevention of cardiovascular disease: an overview. *Am J Clin Nutr.* 2003;78(3 Suppl):544S–551S. Review.

26. Key TJ et al. Mortality in vegetarians and nonvegetarians: detailed findings from a collaborative analysis of 5 prospective studies. *Am J Clin Nutr.* 1999;70(suppl):516S–24S.

27. Thorogood M et al. Risk of death from cancer and ischaemic heart disease in meat and non-meat eaters. *BMJ.* 1994;25;308(6945):1667–70.

28. Fraser GE. Associations between diet and cancer, ischemic heart disease, and all-cause

mortality in non-Hispanic white California Seventh-day Adventists. *Am J Clin Nutr.* 1999;70(suppl):532S–8S.

29. Craig WJ. Health effects of vegan diets. *Am J Clin Nutr.* 2009;89(suppl):1627S–33S.

30. Crowe FL et al. Risk of hospitalization or death from ischemic heart disease among British vegetarians and nonvegetarians: results from the EPIC-Oxford cohort study. *Am J Clin Nutr.* 2013;97(3):597–603.

31. Li D. Chemistry behind Vegetarianism. *J Agric Food Chem.* 2011;59(3):777–84.

32. Kelly BB eds. *Promoting Cardiovascular Health in the Developing World: A Critical Challenge to Achieve Global Health.* Washington DC: National Academies Press (US); 2010.

33. Draper A et al. The energy and nutrient intakes of different types of vegetarian: a case for supplements? *Br J Nutr* 1993;69(1):3–19. [published erratum appears in *Br J Nutr.* 1993;70(3):812].

34. Akesson B et al. Content of trans-octadecenoic acid in vegetarian and normal diets in Sweden, analyzed by the duplicate portion technique. *Am J Clin Nutr.* 1981;34(11):2517–20.

35. Astrup A et al. The role of reducing intakes of saturated fat in the prevention of cardiovascular disease: where does the evidence stand in 2010? *Am J Clin Nutr.* 2011;93(4):684–8.

36. Castelli WP. Making practical sense of clinical trial data in decreasing cardiovascular risk. Am J Cardiol. 2001;88(4A):16F–20F.

37. Vinagre JC et al. Metabolism of triglyceride-rich lipoproteins and transfer of lipids to high-density lipoproteins (HDL) in vegan and omnivore subjects. *Nutr Metab Cardiovasc Dis.* 2013;23(1):61–7.

38. Levy Y et al. Consumption of eggs with meals increases the susceptibility of human plasma and low-density lipoprotein to lipid peroxidation. *Ann Nutr Metab.* 1996;40:243–51.

39. Schwab US et al. Dietary cholesterol increases the susceptibility of low density lipoprotein to oxidative modification. *Atherosclerosis.* 2000;149:83–90.

40. Trapp D et al. Could a vegetarian diet reduce exercise-induced oxidative stress? A review of the literature. *J Sports Sci.* 2010;28(12):1261–8. Review.

41. Rauma A et al. Antioxidant status in long-term adherents to a strict uncooked vegan diet. *American Society for Clinical Nutrition.* 1995;62,1221–1227.

42. Krajcovicova-Kudlackova M et al. Lipid peroxidation and nutrition. *Physiol Res.* 2004;53(2):219–24.

43. Szeto YT et al. Effects of a long-term vegetarian diet on biomarkers of antioxidant status and cardiovascular disease risk. *Nutrition.* 2004;20(10):863–6.

44. Benzie IF, Wachtel-Galor S. Vegetarian diets and public health: biomarker and redox connections. *Antioxid Redox Signal.* 2010;13(10):1575–91.

45. Ahluwalia N et al. Iron status is associated with carotid atherosclerotic plaques in middle-aged adults. *J Nutr.* 2010; Apr; 140(4):812–6.

46. Aderibigbe OR et al. The relationship between indices of iron status and selected anthropometric cardiovascular disease risk markers in an African population: the THUSA study. *Cardiovasc J Afr.* 2011;22(5):249–56.

47. Sanders TA, Key TJ. Blood pressure, plasma renin activity and aldosterone concentrations in vegans and omnivore controls. *Hum Nutr Appl Nutr.* 1987;41(3):204–11.

48. Toohey ML et al. Cardiovascular disease risk factors are lower in African-American vegans compared to lacto-ovo-vegetarians. *J Am Coll Nutr.* 1998;17(5):425–34.

49. Li D et al. The association of diet and thrombotic risk factors in healthy male vegetarians and meat eaters. *Eur J Clin Nutr.* 1999;53(8):612–9.

50. Sacks FM et al. Stability of blood pressure in vegetarians receiving dietary protein supplements. *Hypertension.* 1984;6(2 Pt1):199–201.

51. Appleby PN et al. Hypertension and blood pressure among meat eaters, fish eaters, vegetarians and vegans in EPIC-Oxford. *Public*

Health Nutr. 2002;5(5):645–54.

52. Fraser GE. Vegetarian diets: what do we know of their effects on common chronic diseases? *Am J Clin Nutr.* 2009;89(5):1607S–1612S. Review. Erratum in: *Am J Clin Nutr.* 2009;90(1):248.

53. Pettersen BJ et al. Vegetarian diets and blood pressure among white subjects: results from the Adventist Health Study-2 (AHS-2). *Public Health Nutr.* 2012 Jan;10:1–8.

54. Sacks FM et al. Blood pressure in vegetarians. *Am. J. Epidemiol.* 1974;100:390–8.

55. Armstrong B et al. Blood pressure in Seventh-Day Adventist vegetarians. *Am. J. Epidemiol.* 1977;105:444–9.

56. Armstrong B et al. Urinary sodium and blood pressure in vegetarians. *Am J Clin Nutr.* 1979;32:2472–6.

57. Rouse IL et al. The relationship of blood pressure to diet and lifestyle in two religious populations. *J. Hypertens.* 1983;1:65–71.

58. Liu JC et al. Long-Chain Omega-3 Fatty Acids and Blood Pressure. *Am J Hypertens.* 2011;24(10):1121–6.

59. Houston MC. Role of mercury toxicity in hypertension, cardiovascular disease, and stroke. *J Clin Hypertens.* (Greenwich). 2011;13(8):621–7.

60. Tonstad S et al. Vegetarian diets and incidence of diabetes in the Adventist Health Study-2. *Nutr Metab Cardiovasc Dis.* 2013; 23(4):292–9.

61. Ridker PM. Cardiology Patient Page. C-reactive protein: a simple test to help predict risk of heart attack and stroke. *Circulation.* 2003 Sep 23;108(12):e81–5.

62. Chen CW et al. Total cardiovascular risk profile of Taiwanese vegetarians. *Eur J Clin Nutr.* 2008 Jan;62(1):138–44.

63. Szeto YT et al. Effects of a long-term vegetarian diet on biomarkers of antioxidant status and cardiovascular disease risk. *Nutrition.* 2004 Oct;20(10):863–6.

64. Paalani M, Lee JW, Haddad E et al. Determinants of inflammatory markers in a bi-ethnic population. *Ethn Dis.* 2011 Spring;21(2):142–9.

65. Krajcovicova-Kudlackova M, Blazicek P. C-reactive protein and nutrition. *Bratisl Lek Listy.* 2005;106(11):345–7.

66. Chen CW et al. Taiwanese female vegetarians have lower lipoprotein-associated phospholipase A2 compared with omnivores. *Yonsei Med J.* 2011 Jan;52(1):13–9.

67. Fontana L et al. Long-term low-calorie low-protein vegan diet and endurance exercise are associated with low cardiometabolic risk. *Rejuvenation Res.* 2007;10:225–34.

68. Rauma AL et al. Antioxidant status in long-term adherents to a strict uncooked vegan diet. *Am J Clin Nutr.* 1995;(6):1221–7.

69. Rauma AL, Mykkanen H. Antioxidant status in vegetarians versus omnivores. *Nutrition.* 2000;16(2):111–9. Review.

70. Waldmann A et al. Dietary intakes and blood concentrations of antioxidant vitamins in German vegans. *Int J Vitam Nutr Res.* 2005 Jan;75(1):28–36.

71. Krajcovicova-Kudlackova M et al. Free radical disease prevention and nutrition. *Bratisl Lek Listy.* 2003;104(2):64–8.

72. Krajcovicova-Kudlackova M, Dusinska M. Oxidative DNA damage in relation to nutrition. *Neoplasma.* 2004;51(1):30–3.

73. Verhagen H et al. Effect of a vegan diet on biomarkers of chemoprevention in females. *Hum Exp Toxicol.* 1996;15(10):821–5.

74. Haldar S et al. Influence of habitual diet on antioxidant status: a study in a population of vegetarians and omnivores. *Eur J Clin Nutr.* 2007;61(8):1011–22.

75. Nagyova A et al. LDL oxidizability and anti-oxidative status of plasma in vegetarians. *Ann Nutr Metab.* 1998;42(6): 328–32.

76. Kesse-Guyot E et al. Associations between dietary patterns and arterial stiffness, carotid artery intima-media thickness and atherosclerosis. European Journal of Cardiovascular Prevention & Rehabilitation. 2010; 17(6):718–724.

77. Yang SY et al. Relationship of carotid intima-media thickness and duration of vegetarian diet in Chinese male vegetarians. *Nutr Metab.* (Lond). 2011;8(1):63.

78. Kwok T et al. Vitamin B-12 supplementation improves arterial function in vegetarians with subnormal vitamin B-12 status. *J Nutr Health Aging.* 2012;16(6):569–73.

79. Koeth RA et al. Intestinal microbiota metabolism of L-carnitine, a nutrient in red meat, promotes atherosclerosis. *Nat Med.* 2013;19(5):576–85.

80. Antoniades C, Antonopoulos AS, Tousoulis D, Marinou K, Stefanadis C. Homocysteine and coronary atherosclerosis: from folate fortification to the recent clinical trials. *Eur Heart J.* 2009;30(1):6–15.

81. Veeranna V et al. Homocysteine and reclassification of cardiovascular disease risk. J Am Coll Cardiol. 2011;58:1025–1033.

82. Toole JF et al. Lowering homocysteine in patients with ischemic stroke to prevent recurrent stroke, myocardial infarction, and death: the Vitamin Intervention for Stroke Prevention (VISP) randomized controlled trial. *JAMA.* 2004;291(5):565–75.

83. Bazzano LA, Reynolds K, Holder KN, He J. Effect of folic acid supplementation on risk of cardiovascular diseases: a metaanalysis of randomized controlled trials. *JAMA.* 2006;296(22):2720–6.

84. Bonaa KH et al; NORVIT Trial Investigators. Homocysteine lowering and cardiovascular events after acute myocardial infarction. *N Engl J Med.* 2006;354(15):1578–88.

85. Albert CM et al. Effect of folic acid and B vitamins on risk of cardiovascular events and total mortality among women at high risk for cardiovascular disease: a randomized trial. *JAMA.* 2008;299(17):2027–36.

86. Ebbing M et al. Mortality and cardiovascular events in patients treated with homocysteine-lowering B vitamins after coronary angiography: a randomized controlled trial. *JAMA.* 2008;300(7):795–804.

87. Khandanpour N et al. Homocysteine and peripheral arterial disease: systematic review and meta-analysis. *Eur J Vasc Endovasc Surg.* 2009;38(3):316–22. Review.

88. Song Y et al. Effect of homocysteine-lowering treatment with folic Acid and B vitamins on risk of type 2 diabetes in women: a randomized, controlled trial. *Diabetes.* 2009;58(8):1921–8.

89. Loland KH et al. Effect of homocysteinelowering B vitamin treatment on angiographic progression of coronary artery disease: a Western Norway B Vitamin Intervention Trial (WENBIT) substudy. *Am J Cardiol.* 2010;105(11):1577–84.

90. VITATOPS Trial Study Group. B vitamins in patients with recent transient ischaemic attack or stroke in the VITAmins TO Prevent Stroke (VITATOPS) trial: a randomised, double-blind, parallel, placebo-controlled trial. *Lancet Neurol.* 2010;9(9):855–65.

91. Armitage JM et al. Study of the Effectiveness of Additional Reductions in Cholesterol and Homocysteine (SEARCH) Collaborative Group. Effects of homocysteine-lowering with folic acid plus vitamin B$_{12}$ vs placebo on mortality and major morbidity in myocardial infarction survivors: a randomized trial. *JAMA.* 2010;303(24):2486–94.

92. Holmes MV et al. Effect modification by population dietary folate on the association between MTHFR genotype, homocysteine, and stroke risk: a meta-analysis of genetic studies and randomised trials. *Lancet.* 2011;378(9791):584–94.

93. Wang X et al. Efficacy of folic acid supplementation in stroke prevention: a metaanalysis. *Lancet.* 2007;369(9576):1876–82.

94. Lonn E *et al*: Homocysteine lowering with folic acid and B vitamins in vascular disease. *NEJM.* 2006;354(15):1567–1577.

95. Saposnik G et al. Heart Outcomes Prevention Evaluation 2 Investigators. Homocysteine-lowering therapy and stroke risk, severity, and disability: additional findings from the HOPE

2 trial. *Stroke.* 2009;40(4):1365–72.

96. Lee M et al. Efficacy of homocysteine-lowering therapy with folic acid in stroke prevention: a meta-analysis. *Stroke.* 2010; 41(6):1205–12.

97. Selhub J et al. The use of blood concentrations of vitamins and their respective functional indicators to define folate and vitamin B$_{12}$ status. *Food Nutr Bull.* 2008;29(2 Suppl):S67–73.

98. Oh RC, Brown DL. Vitamin B$_{12}$ Deficiency. *Am Fam Physician.* 2003;67(5):979–986.

99. Li D et al. Platelet phospholipid n-3 PUFA negatively associated with plasma homocysteine in middle-aged and geriatric hyperlipaemia patients. *Prostaglandins Leukot Essent Fatty Acids.* 2007;76(5):293–7.

100. Haines AP et al. Hemostatic variables in vegetarians and non-vegetarians. *Thromb Res.*1980;19:139–48.

101. Mezzano D et al. Vegetarians and cardiovascular risk factors: hemostasis, inflammatory markers and plasma homocysteine. *Thromb Haemost.* 1999;81:913–7.

102. Li D et al. The association of diet and thrombotic risk factors in healthy male vegetarians and meat eaters. *Eur J Clin Nutr.* 1999;53:612–619.

103. Famodu AA et al. The influence of a vegetarian diet on haemostatic risk factors for cardiovascular disease in Africans. *Thromb Res.* 1999;95:31–6.

104. Ernst E et al. Blood rheology in vegetarians. *Br J Nutr.* 1986;56(3):555–60.

105. Pan W-H et al. Hemostatic factors and blood lipids in young Buddhist vegetarians and omnivores. *Am J Clin Nutr.* 1993;58:354–9.

106. Leu M, Giovannucci E. Vitamin D: Epidemiology of cardiovascular risks and events. *Best Pract Res Clin Endocrinol Metab.* 2011;25(4):633–46.

107. Pilz S et al. Vitamin D, cardiovascular disease and mortality. *Clin Endocrinol.* (Oxf). 2011;25(4):633–46.

108. Artaza JN et al. Vitamin D and the cardiovascular system. *Clin J Am Soc Nephrol.* 2009;4(9):1515–22.

109. Ferdowsian H et al. A Multicomponent Intervention Reduces Body Weight and Cardiovascular Risk at a GEICO Corporate Site. *American Journal of Health Promotion.* [serial online]. 2010;24(6):384–387.

110. Ornish D et al. Can lifestyle changes reverse coronary heart disease? The Lifestyle Heart Trial. *Lancet.* 1990;336:129–33.

111. Ornish D. Avoiding revascularization with lifestyle changes: the Multicenter Lifestyle Demonstration Project. *Am J Cardiol.* 1998;82:72T–6T.

112. Ornish D et al. Intensive lifestyle changes for reversal of coronary heart disease. *JAMA.* 1998;280:2001–7. (5-year follow-up).

113. Esselstyn CB. Updating a 12-year experience with arrest and reversal therapy for coronary heart disease (an overdue requiem for palliative cardiology). *Am J Cardiol.* 1999;84:339–41,A8.

114. Esselstyn CB Jr., Gendy G, Doyle J et al. A way to reverse CAD? *The Journal of Family Practice.* 2014;63(7):356-364b.

115. Ellis FR, Sanders T. Letter: Angina and vegetarian diet. *Lancet.* 1976;1:1190.

116. Ellis FR, Sanders TA. Angina and vegan diet. *Am Heart J.* 1977;93:803–5.

117. Jenkins DJ et al. Effect of a diet high in vegetables, fruit, and nuts on serum lipids. *Metabolism.* 1997;46:530 –537.

118. Jenkins DJ et al. The effect of combining plant sterols, soy protein, viscous fibers, and almonds in treating hypercholesterolemia. *Metabolism.* 2003;52:1478–1483.

119. Jenkins DJ et al. Effects of a dietary portfolio of cholesterol-lowering foods vs lovastatin on serum lipids and C-reactive protein. *JAMA.* 2003;290:502–510.

120. Jenkins DJ et al. Direct comparison of a dietary portfolio of cholesterol-lowering foods with a statin in hypercholesterolemic participants. *Am J Clin Nutr.* 2005;81:380–387.

121. Jenkins DJ et al. Assessment of the longer-term effects of a dietary portfolio of cholesterol

lowering foods in hypercholesterolemia. *Am J Clin Nutr*. 2006;83: 582–591.

122. Koebnick C et al. Long-term consumption of a raw food diet is associated with favorable serum LDL cholesterol and triglycerides but also with elevated plasma homocysteine and low serum HDL cholesterol in humans. *J Nutr*. 2005;135(10): 2372–8.

123. Agren JJ et al. Divergent changes in serum sterols during a strict uncooked vegan diet in patients with rheumatoid arthritis. *Br J Nutr*. 2001;85:137–9.

124. Hanninen O et al. Effects of eating an uncooked vegetable diet for 1 week. *Appetite*. 1992;19:243–54.

125. Hanninen O et al. Vegan diet in physiological health promotion. *Acta Physiol Hung*. 1999;86:171–80.

癌症

126. Vossenaar M et al. Agreement between dietary and lifestyle guidelines for cancer prevention in population samples of Europeans and Mesoamericans. *Nutrition*. 2011;27(11–12):1146–55.

127. Jemal A et al. Global cancer statistics. *CA Cancer J Clin*. 2011;61(2):69–90.

128. Lanou AJ, Svenson B. Reduced cancer risk in vegetarians: an analysis of recent reports. *Cancer Manag Res*. 2010;3:1–8.

129. Anand P et al. Cancer is a Preventable Disease that Requires Major Lifestyle Changes. *Pharm Res*. 2008;25(9):2097–116.

130. World Cancer Research Fund in Association with American Institute of Cancer Research. *Food, Nutrition and the Prevention of Cancer: a Global Perspective*. Menasha WI: Banta Book Group, 1997.

131. World Cancer Research Fund/American Institute for Cancer Research. *Food, Nutrition, Physical Activity and the Prevention of Cancer: A Global Perspective*. Washington DC: AICR, 2007.

132. Colditz GA et al. Physical activity and reduced risk of colon cancer: implications for prevention. *Cancer Causes Control*. 1997;8:649–67.

133. Aune D et al. Dietary fibre, whole grains, and risk of colorectal cancer: systematic review and dose-response meta-analysis of prospective studies. *BMJ*. 2011;343.

134. WCRF CUP Press releases. Most authoritative ever report on bowel cancer and diet: Links with meat and fibre confirmed. 23 May 2011 www.wcrf-uk.org/audience/media/press_release.php?recid=153

135. Willet W. Eat like it matters. How diet can prevent disease. *Nutrition Action*. October 2011, page 3.

136. Tantamango-Bartley Y et al. Vegetarian diets and the incidence of cancer in a low-risk population. *Cancer Epidemiol Biomarkers Prev*. 2013;22(2):286–94.

137. Key TJ, Appleby PN, Crowe FL, et al. Cancer in British vegetarians: updated analyses of 4998 incident cancers in a cohort of 32,491 meat eaters, 8612 fifish eaters, 18,298 vegetarians, and 2246 vegans. *Am J Clin Nutr*. 2014;100(Supplement 1):378S-385S.

138. Ornish D et al. Intensive lifestyle changes may affect the progression of prostate cancer. *Journal of Urology*. 2005;174(3): 1065–70.

139. Fontana L et al. Long-term low-protein, low-calorie diet and endurance exercise modulate metabolic factors associated with cancer risk. *Am J Clin Nutr*. 2006;84(6): 1456–62.

140. Allen NE et al. The Associations of Diet with Serum Insulin-like Growth Factor I and Its Main Binding Proteins in 292 Women Meat eaters, Vegetarians, and Vegans. *Cancer Epidemiology, Biomarkers & Prevention*. 2002;11,1441–1448.

141. Ling WH, Hanninen O. Shifting from a conventional diet to an uncooked vegan diet reversibly alters fecal hydrolytic activities in humans. *J Nutr*. 1992;122(4):924–30.

142. Gaisbauer M et al. [Raw food and immunity] [Article in German]. *Fortschr Med*. 1990;108(17):338–40.

143. Peltonen R et al. An uncooked vegan diet shifts the profile of human fecal microflora: computerized analysis of direct stool sample gas-liquid chromatography profiles of bacterial cellular fatty acids. *Applied and Environmental Microbiology.* 1992; 58:3660–6.

144. Peltonen, R et al. Faecal microbial flora and disease activity in rheumatoid arthritis during a vegan diet. *British Journal of Rheumatology.* 1997; 36:64–68.

145. Ryhanan EL et al. Modification of faecal flora in rheumatoid arthritis patients by lactobacilli rich vegetarian diet. *Milchwissenschaft.* 1993;48(5):255–259.

146. Nenonen, MT et al. Uncooked, lactobacillirich, vegan food and rheumatoid arthritis. *British Journal of Rheumatology.* 1998;37:274–281.

147. Key TJ. Endogenous oestrogens and breast cancer risk in premenopausal and postmenopausal women. *Steroids.* 2011;76(8): 812–5.

148. Karelis AD et al. Comparison of sex hormonal and metabolic profiles between omnivores and vegetarians in pre- and postmenopausal women. *Br J Nutr.* 2010;104(2): 222–6.

149. Goldin BR et al. Estrogen excretion patterns and plasma levels in vegetarian and omnivorous women. *N Engl J Med.* 1982 Dec 16;307(25):1542–7.

150. Adlercreutz H et al. Urinary estrogen profile determination in young Finnish vegetarian and omnivorous women. *J Steroid Biochem.* 1986;24(1):289–96.

151. Thomas HV et al. Oestradiol and sex hormone-binding globulin in premenopausal and post-menopausal meat eaters, vegetarians and vegans. *Br J Cancer.* 1999;80(9):1470–5.

152. van Faassen A et al. Bile acids and pH values in total feces and in fecal water from habitually omnivorous and vegetarian subjects. *Am J Clin Nutr.* 1993;58(6):917–22.

153. Reddy S et al. Faecal pH, bile acid and sterol concentrations in premenopausal Indian and white vegetarians compared with white omnivores. *Br J Nutr.* 1998;79(6):495–500.

154. Korpela JT et al. Fecal free and conjugated bile acids and neutral sterols in vegetarians, omnivores, and patients with colorectal cancer. *Scand J Gastroenterol.* 1988;23(3):277–83.

155. Turjman N et al. Diet, nutrition intake, and metabolism in populations at high and low risk for colon cancer. Metabolism of bile acids. *Am J Clin Nutr.* 1984;40(4 Suppl): 937–41.

156. Thornton JR. High colonic pH promotes colo-rectal cancer. *Lancet.* 1981;1(8229): 1081–3.

157. Lewin MH et al. Red meat enhances the colonic formation of the DNA adduct O6-carboxymethyl guanine: implications for colorectal cancer risk. *Cancer Res.* 2006;66(3):1859–65.

158. Birkett AM et al. Dietary intake and faecal excretion of carbohydrate by Australians: importance of achieving stool weights greater than 150 g to improve faecal markers relevant to colon cancer risk. *Eur J Clin Nutr.* 1997;51(9):625–32.

159. Davies GJ et al. Bowel function measurements of individuals with different eating patterns. *Gut.* 1986;27(2):164–9.

160. Reddy BS et al. Fecal factors which modify the formation of fecal co-mutagens in high- and low-risk population for colon cancer. *Cancer Lett.* 1980;10(2):123–32.

161. Kuhnlein U et al. Mutagens in feces from vegetarians and non-vegetarians. *Mutat Res.* 1981;85(1):1–12.

162. Johansson G et al. The effect of a shift from a mixed diet to a lacto-vegetarian diet on human urinary and fecal mutagenic activity. *Carcinogenesis.* 1992;13(2):153–7.

163. Johansson G et al. Long-term effects of a change from a mixed diet to a lacto-vegetarian diet on human urinary and faecal mutagenic activity. *Mutagenesis.* 1998; 13(2):167–71.

164. de Kok TM et al. Fecapentaene excretion and fecal mutagenicity in relation to nutrient intake and fecal parameters in humans on omnivorous and vegetarian diets. *Cancer Lett.* 1992;62(1):11–21.

165. Krajcovicova-Kudlackova M et al. Effects of diet and age on oxidative damage products in healthy subjects. *Physiol Res.* 2008; 57(4): 647–51.

166. Sebekova K et al. Association of metabolic syndrome risk factors with selected markers of oxidative status and microinflammation in healthy omnivores and vegetarians. *Mol Nutr Food Res.* 2006;50(9):858-68.

167. Krajcovicova-Kudlackova M et al. Lipid and antioxidant blood levels in vegetarians. *Nahrung.* 1996;40(1):17–20.

168. Rauma A, Mykkanen H. Antioxidant status in vegetarians versus omnivores. *Nutrition.* 2000;16:111–119.

169. Rauma A et al. Antioxidant status in long-term adherents to a strict uncooked vegan diet. *American Society for Clinical Nutrition.* 1995;62:1221–1227.

170. Link LB, Potter JD. Raw versus cooked vegetables and cancer risk. *Cancer Epidemiol Biomarkers Prev.* 2004;13(9):1422– 35.Review.

171. Oseni T et al. Selective Estrogen Receptor Modulators and Phytoestrogens *Planta Med.* 2008;74(13):1656–1665.

172. Chen X, Anderson JJB. Isoflavones and bone: Animal and human evidence of efficacy. *J Musculoskel Neuron Interact* 2002; 2(4):352–359.

173. Hilakivi-Clarke L et al. Is soy consumption good or bad for the breast? *J Nutr.* 2010;140(12):2326S–2334S.

174. Korde LA et al. Childhood soy intake and breast cancer risk in Asian-American women. *Cancer Epidemiol Biomarkers Prev.* 2009;18:1050–9.

175. Shu XO et al. Soyfood intake during adolescence and subsequent risk of breast cancer among Chinese women. *Cancer Epidemiol Biomarkers Prev.* 2001;10:483–8.

176. Wu AH et al. Adolescent and adult soy intake and risk of breast cancer in Asian- Americans. *Carcinogenesis.* 2002;23: 1491–6.

177. Thanos J et al. Adolescent dietary phytoestrogen intake and breast cancer risk (Canada). *Cancer Causes Control.* 2006;17: 1253–61.

178. Lee SA et al. Adolescent and adult soy food intake and breast cancer risk: results from the Shanghai Women's Health Study. *Am J Clin Nutr.* 2009;89:1920–6.

179. Butler LM et al. A vegetable-fruit-soy dietary pattern protects against breast cancer among postmenopausal Singapore Chinese women. *Am J Clin Nutr.* 2010 ;91(4): 1013–9.

180. Wu AH et al. Soy intake and breast cancer risk in Singapore Chinese health study. *Br J Cancer.* 2008;99(1):196–200.

181. Yamamoto S et al; Japan Public Health Center-Based Prospective Study on Cancer Cardiovascular Diseases Group. Soy, isoflavones, and breast cancer risk in Japan. *J Natl Cancer Inst.* 2003;95(12):906–13.

182. Travis RC et al. A prospective study of vegetarianism and isoflavone intake in relation to breast cancer risk in British women. *Int J Cancer.* 2008;122(3):705–10.

183. Trock BJ et al. Meta-analysis of soy intake and breast cancer risk. *J Natl Cancer Inst.* 2006 Apr 5;98(7):459–71.

184. Setchell KD, Cole SJ. Method of defining equol-producer status and its frequency among vegetarians. *J Nutr.* 2006;136(8): 2188–93.

185. Lampe JW. Emerging research on equol and cancer. *J Nutr.* 2010 Jul;140(7):1369S–72S. Review.

186. Caan BJ et al. Soy Food Consumption and Breast Cancer Prognosis. *Cancer Epidemiol Biomarkers Prev.* 2011;20(5):854–8.

187. Kang X et al. Effect of soy isoflavones on breast cancer recurrence and death for patients receiving adjuvant endocrine therapy. *CMAJ.* 2010;182(17):1857–62.

188. Shu XO et al. Soy food intake and breast cancer survival. *JAMA.* 2009;302(22): 2437–43.

189. Guha N et al. Soy isoflavones and risk of cancer recurrence in a cohort of breast cancer survivors: the Life After Cancer Epidemiology study. *Breast Cancer Res Treat.*

2009;118(2):395–405.

190. Fink BN et al. Dietary flavonoid intake and breast cancer survival among women on Long Island. *Cancer Epidemiol Biomarkers Prev.* 2007;16(11):2285–92.

191. Boyapati SM et al. Soyfood intake and breast cancer survival: a followup of the Shanghai Breast Cancer Study. *Breast Cancer Res Treat.* 2005;92(1):11–7.

192. Zhang YF et al. Positive effects of soy isoflavone food on survival of breast cancer patients in China. *Asian Pac J Cancer Prev.* 2012;13(2):479–82.

193. Woo HD et al. Differential Influence of Dietary Soy Intake on the Risk of Breast Cancer Recurrence Related to HER2 Status. *Nutr Cancer.* 2012;64(2):198–205.

194. Nechuta SJ et al. Soy food intake after diagnosis of breast cancer and survival: an indepth analysis of combined evidence from cohort studies of US and Chinese women. *Am J Clin Nutr.* 2012;96(1):123–32.

195. Chi F et al. Post-diagnosis soy food intake and breast cancer survival: a meta-analysis of cohort studies. *Asian Pac J Cancer Prev.* 2013;14(4):2407–12.

196. Ko KP et al. Dietary intake and breast cancer among carriers and noncarriers of BRCA mutations in the Korean Hereditary Breast Cancer Study. *Am J Clin Nutr.* 2013 Oct. 23. [Epub ahead of print].

197. van Die MD et al. Soy and soy isoflavones in prostate cancer: a systematic review and meta-analysis of randomised controlled trials. *BJU Int.* 2013 Sep 5. [Epub ahead of print].

198. Ahmad IU et al. Soy isoflavones in conjunction with radiation therapy in patients with prostate cancer. *Nutr Cancer.* 2010;62(7):996–1000.

199. Yan L, Spitznagel EL. Soy consumption and prostate cancer risk in men: a revisit of a meta-analysis. *Am J Clin Nutr.* 2009; 89:1155–63.

糖尿病

200. Centers for Disease Control and Prevention. Long-term Trends in Diabetes. Slide Show. October 2010. www.cdc.gov/diabetes/statistics/slides/long_term_trends.pdf

201. Centers for Disease Control and Prevention. National Diabetes Fact Sheet: national estimates and general information on diabetes and prediabetes in the United States, 2011. Atlanta GA: U.S. Department of Health and Human Services, Centers for Disease Control and Prevention, 2011.

202. Salas-Salvado J et al. The role of diet in the prevention of type 2 diabetes. *Nutr Metab Cardiovasc Dis.* 2011;21Suppl 2:B32 Chen X, Anderson JJ. Isoflavones and bone: animal and human evidence of efficacy. *Interact.* 2002;2(4):352–9. Link LB, Potter JD. Raw versus cooked vegetables and cancer risk. *Cancer Epidemiol Biomarkers Prev.* 2004;13(9):1422–35. Review.

203. Tonstad S et al. Vegetarian diets and incidence of diabetes in the Adventist Health Study-2. *Nutr Metab Cardiovasc Dis.* 2013; 23(4):292-9.

204. Chiu T, et al. Taiwanese vegetarians and omnivores: dietary composition, prevalence of diabetes and IFG. *PLoS One.* 2014 Feb. 11;9(2):e88547.

205. Goff LM et al. Veganism and its relationship with insulin resistance and intramyocellular lipid. *Eur J Clin Nutr.* 2005;59(2):291–8.

206. Barnard ND et al. The effects of a low-fat, plant-based dietary intervention on body weight, metabolism, and insulin sensitivity. *Am J Med.* 2005;118(9):991–7.

207. Waldmann A et al. Overall glycemic index and glycemic load of vegan diets in relation to plasma lipoproteins and triacylglycerols. *Ann Nutr Metab.* 2007;51(4):335–44.

208. Crane MG, Sample C. Regression of diabetic neuropathy with total vegetarian (vegan) diet. *Journal of Nutritional Medicine.* 1994;4(4):431.

209. Kahleova H et al. Vegetarian diet improves insulin resistance and oxidative stress markers

more than conventional diet in subjects with Type 2 diabetes. *Diabet Med.* 2011;28(5):549–59.

210. Nicholson AS et al. Toward improved management of NIDDM: A randomized, controlled, pilot intervention using a lowfat, vegetarian diet. *Prev Med.* 1999;29(2): 87–91.

211. Barnard ND et al. A low-fat vegan diet improves glycemic control and cardiovascular risk factors in a randomized clinical trial in individuals with type 2 diabetes. *Diabetes Care.* 2006;29(8):1777–83.

212. Barnard ND et al. A low-fat vegan diet and a conventional diabetes diet in the treatment of type 2 diabetes: a randomized, controlled, 74-wk clinical trial. *Am J Clin Nutr.* 2009;89(suppl):1S–9S.

213. Barnard ND et al. A low-fat vegan diet elicits greater macronutrient changes, but is comparable in adherence and acceptability, compared with a more conventional diabetes diet among individuals with type 2 diabetes. *J Am Diet Assoc.* 2009;109(2):263–72.

214. Turner-McGrievy GM et al. Decreases in dietary glycemic index are related to weight loss among individuals following therapeutic diets for type 2 diabetes. *J Nutr.* 2011;141(8):1469–74.

215. Jiang R et al. Nut and peanut butter consumption and risk of type 2 diabetes in women. *JAMA.* 2002;288:2554–2560.

216. Li T et al. Regular consumption of nuts is associated with a lower risk of cardiovascular disease in women with type 2 diabetes. *J Nutr.* 2009;139(7):1333-8.

217. Griel AE, Kris-Etherton PM. Tree nuts and the lipid profile: a review of clinical studies. *Br J Nutr.* 2006;96(Suppl 2), S68–S78.

218. Jenkins DJ et al. Dose response of almonds on coronary heart disease risk factors: blood lipids, oxidized low-density lipoproteins, lipoprotein(a), homocysteine, and pulmonary nitric oxide: a randomized, controlled, crossover trial. *Circulation.* 2002;106(11):1327–32.

219. Jenkins DJ et al. Almonds decrease post-prandial glycemia, insulinemia, and oxidative damage in healthy individuals. *J Nutr.* 2006;136:2987–2992.

220. Ros E. Nuts and novel biomarkers of cardiovascular disease. *Am J Clin Nutr.* 2009; 89:1649S–1656S.

221. Josse AR et al. Almonds and postprandial glycemia—a dose-response study. *Metabolism.* 2007;56, 400–404.

222. Jenkins DJ et al. Nuts as a replacement for carbohydrates in the diabetic diet. *Diabetes Care.* 2011;34(8):1706-11.

223. Kendall CW et al. The glycemic effect of nut-enriched meals in healthy and diabetic subjects. *Nutr Metab Cardiovasc Dis.* 2011;21. (Suppl 1):S34–9.

224. Kendall CW et al. Nuts, metabolic syndrome and diabetes. *Br J Nutr.* 2010;104(4): 465–73. Review.

225. Penckofer S et al. Vitamin D and diabetes: let the sunshine in. *Diabetes Educ.* 200;34(6): 939–40,942,944 passim.

226. Sahin M et al. Effects of metformin or rosiglitazone on serum concentrations of homocysteine, folate, and vitamin B_{12} in patients with type 2 diabetes mellitus. *J Diabetes Complications.* 2007;21(2):118–23.

227. Sun Y et al. Effectiveness of vitamin B_{12} on diabetic neuropathy: systematic review of clinical controlled trials. *Acta Neurol Taiwan.* 2005;14(2):48–54.

228. Talaei A et al. Vitamin B_{12} may be more effective than nortriptyline in improving painful diabetic neuropathy. *Int J Food Sci Nutr.* 2009;60.(Suppl 5):71-6.

229. Pouwer F et al. Fat food for a bad mood. Could we treat and prevent depression in Type 2 diabetes by means of omega-3 polyunsaturated fatty acids? A review of the evidence. *Diabet Med.* 2005;22(11):1465– 75. Review.

230. Flachs P et al. The effect of n-3 fatty acids on glucose homeostasis and insulin sensitivity. *Physiol Res.* 2014;63.(Suppl 1):S93-S118.

骨質疏鬆症

231. Miller KV, Marchinton L. *Quality whitetails: the why and how of quality deer management.* Mechanicsburg PA: Stackpole Books, 1995.

232. Katz DL. *Nutrition in Clinical Practice a Comprehensive Evidence-based Manual for the Practitioner.* 2nd Edition. Philadelphia PA: Lippincott Williams and Wilkins, 2008.

233. Marsh AG et al. Vegetarian lifestyle and bone mineral density. Am *J Clin Nutr*. 1988;48(3 Suppl):837–41.

234. Hu JF et al. Dietary calcium and bone density among middle-aged and elderly women in China. *Am J Clin Nutr*. 1993;58(2): 219–27.

235. Parsons TJ et al. Reduced bone mass in Dutch adolescents fed a macrobiotic diet in early life. *J Bone Miner Res*. 1997;12(9): 1486–94.

236. Johnson PK. Bone mineral status in vegan, lactoovovegetarian, and omnivorous premenopausal women CA. In: II nutritional status and life cycle issues. *Am J Clin Nutr*. 1999;70(3 Suppl):626S–9S.

237. Outila TA, Lamberg-Allardt CJ. Ergocalciferol supplementation may positively affect lumbar spine bone mineral density of vegans. *J Am Diet Assoc*. 2000;100(6):629.

238. Fontana L et al. Low bone mass in subjects on a long-term raw vegetarian diet. *Arch Intern Med*. 2005;165(6):684–9.

239. Ambroszkiewicz J et al. The influence of vegan diet on bone mineral density and biochemical bone turnover markers. *Pediatr Endocrinol Diabetes Metab*. 2010;16(3):201–4.

240. Hunt IF et al. Bone mineral content in postmenopausal women: comparison of omnivores and vegetarians. *Am J Clin Nutr*. 1989;50(3):517–23.

241. Lau E, et al. Bone mineral density in Chinese elderly female vegetarians, vegans, lacto-vegetarians and omnivores. *Eur J Clin Nutr*. 1998;52(1):60–4.

242. Barr SI et al. Spinal bone mineral density in premenopausal vegetarian and nonvegetarian women: cross-sectional and prospective comparisons. *J Am Diet Assoc*. 1998;98(7):760–5.

243. Wang YF et al. Bone mineral density of vegetarian and non-vegetarian adults in Taiwan. *Asia Pac J Clin Nutr*. 2008;17(1):101–6.

244. Ho-Pham LT et al. Effect of vegetarian diets on bone mineral density: a Bayesian metaanalysis. *Am J Clin Nutr*. 2009;90(4): 943–50.

245. Ho-Pham LT et al. Vegetarianism, bone loss, fracture and vitamin D: a longitudinal study in Asian vegans and non-vegans. *Eur J Clin Nutr*. 2012;66(1):75–82.

246. Chiu JF et al. Long-term vegetarian diet and bone mineral density in postmenopausal Taiwanese women. *Calcified Tissue International*. 1997;60:245–249.

247. Appleby P et al. Comparative fracture risk in vegetarians and nonvegetarians in EPICOxford. *Eur J Clin Nutr*. 2007;61(12): 1400–6.

248. Scerpella TA et al. Sustained skeletal benefit from childhood mechanical loading. *Osteoporos Int*. 2011;22(7):2205–2210.

249. Guadalupe-Grau A et al. Exercise and bone mass in adults. *Sports Med*. 2009;39(6): 439–68.

250. New SA. Intake of fruit and vegetables: Implications for bone health. *Proc Nutr Soc*. 2003;62:889–899.

251. Arjmandi BH, Smith BJ. Soy isoflavones' osteoprotective role in postmenopausal women: Mechanism of action. *J Nutr Biochem*. 2002;13:130–137.

252. Ma DF et al. Soy isoflavone intake increases bone mineral density in the spine of menopausal women: Meta-analysis of randomized controlled trials. *Clin Nutr*. 2008;27:57–64.

253. Fitzpatrick L, Heaney RP. Got soda? *J Bone Miner Res*. 2003;18:1570–1572.

254. Kerstetter JE et al. Dietary protein, calcium metabolism, and skeletal homeostasis revisited. *Am J Clin Nutr*. 2003;78(3 Suppl): 584S–592S.

255. NIH Osteoporosis and Related Bone Diseases: National Resource Center. Other Nutrients and Bone Health At A Glance. 2004.

www.niams.nih.gov/Health_Info/Bone/Bone_
Health/Nutrition/other_nutrients.asp

256. Strohle A et al. Diet-dependent net endog-
enous acid load of vegan diets in relation to
food groups and bone health-related nutrients:
results from the German Vegan Study. *Ann
Nutr Metab.* 2011;59(2-4):117–26.

257. Turner RT, Sibonga JD. Effects of alcohol
use and estrogen on bone. *Alcohol Res Health.*
2001;25(4):276-81.

258. Chakkalakal DA. Alcohol-induced bone loss
and deficient bone repair. *Alcohol Clin Exp Res.*
2005;29:2077–2090.

259. Institute of Medicine. Dietary reference in-
takes for vitamin A, vitamin K, arsenic, boron,
chromium, copper, iodine, iron, manganese,
molybdenum, nickel, silicon, vanadium, and
zinc. Washington DC: National Academies
Press; 2001.

260. Grune T et al. Beta-carotene is an impor-
tant vitamin A source for humans. *J Nutr.*
2010;140(12):2268S–2285S.

261. NIH Osteoporosis and Related Bone Dis-
eases: National Resource Center. Osteoporosis
Handout on Health 2011. www.niams.nih.
gov/Health_Info/Bone/Osteoporosis/osteopo-
rosis_hoh.asp

262. Welten DC et al. A meta-analysis of the ef-
fect of calcium intake on bone mass in young
and middle aged females and males. *J Nutr.*
1995;125:2802–13.

263. Shea B et al. Meta-analyses of therapies for
postmenopausal osteoporosis. VII. Meta-
analysis of calcium supplementation for the
prevention of postmenopausal osteoporosis
Endocr Rev. 2002;23(4):552–9.

264. Shea B et al. Calcium supplementation on
bone loss in postmenopausal women. *Cochrane
Database Syst Rev.* 2004;1(1): CD004526

265. Cumming RG et al. Calcium intake and
fracture risk: results from the study of osteopo-
rotic fractures. *Am J Epidemiol.* 1997;145(10):
926–34.

266. Bischoff-Ferrari HA et al. Calcium intake
and hip fracture risk in men and women: a
meta-analysis of prospective cohort studies and
randomized controlled trials. *Am J Clin Nutr.*
2007;86:1780–90.

267. Committee to Review Dietary Reference
Intakes for Vitamin D and Calcium, Food and
Nutrition Board, Institute of Medicine. *Di-
etary Reference Intakes for Calcium and Vitamin
D.* Washington DC: National Academy Press,
2010.

268. Hegsted M et al. Urinary calcium and
calcium balance in young men as affected by
level of protein and phosphorus intake. *J Nutr.*
1981;111:553–562.

269. Metz JA et al. Intakes of calcium, phospho-
rus, and protein, and physical-activity level
are related to radial bone mass in young adult
women. *Am J Clin Nutr.* 1993;58:537–542.

270. Feskanich D et al. Protein consumption and
bone fractures in women. *Am J Epidemiol.*
1996;143: 472–479.

271. Cooper C et al. Dietary protein intake
and bone mass in women. *Calcif Tissue Int.*
1996;58:320–325.

272. Hannan MT et al. Effect of dietary protein
on bone loss in elderly men and women: the
Framingham Osteoporosis Study. *J Bone Miner
Res.* 2000;15:2504–2512.

273. Wengreen HJ et al. Dietary protein intake
and risk of osteoporotic hip fracture in el-
derly residents of Utah. *J Bone Miner Res.*
2004;19:537–545.

274. Darling AL, Millward DJ, Torgerson DJ et
al. Dietary protein and bone health: a system-
atic review and meta-analysis. *Am J Clin Nutr.*
2009;90:1674–1692.

275. Fenton TR et al. Meta-analysis of the ef-
fect of the acid-ash hypothesis of osteopo-
rosis on calcium balance. *J Bone Miner Res.*
2009;24(11):1835–40.

276. Maalouf NM et al. Hypercalciuria associ-
ated with high dietary protein intake is not
due to Acid load. *J Clin Endocrinol Metab.*
2011;96(12):3733–40.

277. Thorpe MP, Evans EM. Dietary protein and
bone health: harmonizing conflicting theories.

Nutrition Reviews. 2011:69(4): 215–230.

278. Thorpe DL et al. Effects of meat consumption and vegetarian diet on risk of wrist fracture over 25 years in a cohort of periand postmenopausal women. *Public Health Nutr.* 2008;11(6):564-72.

白內障

279. Appleby PN et al. Diet, vegetarianism, and cataract risk. *Am J Clin Nutr.* 2011;93(5): 1128-35.

Dementia

280. Giem P et al. The incidence of dementia and intake of animal products: Preliminary findings from the Adventist Health Study. *Neuroepidemiology.* 1993;12:28–36.

281. Appleby PN et al. Mortality in British vegetarians. *Public Health Nutr.* 2002;5(1): 29–36.

282. Ho RC et al. Is high homocysteine level a risk factor for cognitive decline in elderly? A systematic review, meta-analysis, and meta-regression. *Am J Geriatr Psychiatry.* 2011;19(7):607–17.

283. Nourhashemi F et al. Alzheimer disease: protective factors. *Am J Clin Nutr.* 2000; 71(2): 643S–649S.

284. Selhub J et al. B vitamins, homocysteine, and neurocognitive function in the elderly. *Am J Clin Nutr.* 2000;71(2):614S–620S.

285. Van Dam F, Van Gool WA. Hyperhomocysteinemia and Alzheimer's disease: A systematic review. *Arch Gerontol Geriatr.* 2009 May-Jun;48(3):425–30.

286. Malouf R, Grimley Evans J. Folic acid with or without vitamin B_{12} for the prevention and treatment of healthy elderly and demented people. *Cochrane Database Syst Rev.* 2008;(4):CD004514.

287. White LR et al. Brain aging and midlife tofu consumption. *J Am Coll Nutr.* 2000; 19:242–55.

288. Rice MM et al. Tofu consumption and cognition in older Japanese American men and women. *J Nutr.* 2000(Suppl):676S. (abstract only.)

289. Hogervorst E et al. High tofu intake is associated with worse memory in elderly Indonesian men and women. *Dement Geriatr Cogn Disord.* 2008;26(1):50–7.

290. Hogervorst E et al. Borobudur revisited: Soy consumption may be associated with better recall in younger, but not in older, rural Indonesian elderly. *Brain Res.* 2011;1379:206–12.

291. File SE et al. Cognitive improvement after 6 weeks of soy supplements in postmenopausal women is limited to frontal lobe function. *Menopause.* 2005 ;12(2):193–201.

292. File SE et al. Eating soya improves human memory. *Psychopharmacology.* (Berl). 2001; 157:430–6.

293. Duffy R et al. Improved cognitive function in postmenopausal women after 12 weeks of consumption of a soya extract containing isoflavones. *Pharmacol Biochem Behav.* 2003;75(3):721–9.

294. Fournier LR et al. The effects of soy milk and isoflavone supplements on cognitive performance in healthy, postmenopausal women. *J Nutr Health Aging.* 2007;11(2): 155–64.

295. Thorp AA et al. Soya isoflavone supplementation enhances spatial working memory in men. *Br J Nutr.* 2009;102(9):1348–54.

296. Kritz-Silverstein D et al. Isoflavones and cognitive function in older women: the Soy and Postmenopausal Health In Aging (SOPHIA) Study. *Menopause.* 2003;10(3): 196–202.

297. Islam F et al. Short-term changes in endogenous estrogen levels and consumption of soy isoflavones affect working and verbal memory in young adult females. *Nutr Neurosci.* 2008;11(6):251–62.

298. Celec P et al. Endocrine and cognitive effects of short-time soybean consumption in women. *Gynecol Obstet Invest.* 2005; 59(2):62–6.

299. Celec P et al. Increased one week soybean consumption affects spatial abilities but not sex hormone status in men. *Int J Food Sci Nutr.* 2007;58(6):424–8.

300. Ostatnikova D et al. Short-term soybean intake and its effect on steroid sex hormones and cognitive abilities. *Fertil Steril.* 2007; 88(6):1632–6.

301. Kreijkamp-Kaspers S et al. Effect of soy protein containing isoflavones on cognitive function, bone mineral density, and plasma lipids in postmenopausal women: A randomized controlled trial. *JAMA.* 2004;292:65–74.

302. Ho SC et al. Effects of soy isoflavone supplementation on cognitive function in Chinese postmenopausal women: a doubleblind, randomized, controlled trial. *Menopause.* 2007;14(3 Pt 1):489–99.

303. Pilsakova L et al. Missing evidence for the effect one-week phytoestrogen-rich diet on mental rotation in two dimensions. *Neuro Endocrinol Lett.* 2009;30(1):125–30.

憩室症

304. Sheth AA et al. Diverticular Disease and Diverticulitis. *Am J Gastroenterol.* 2008; 103:1550–1556.

305. Painter NS, Burkitt DP. Diverticular disease of the colon: a deficiency disease of Western civilization. *BMJ.* 1969;2(5759): 450–454.

306. Manousos O et al. Diet and other factors in the aetiology of diverticulosis: an epidemiological study in Greece. *Gut.* 1985; 26:544–9.

307. Aldoori WH et al. A prospective study of diet and the risk of symptomatic diverticular disease in men. *Am J Clin Nutr.* 1994; 60:757–764.

308. Matrana MR, Margolin DA. Epidemiology and pathophysiology of diverticular disease. *Clin Colon Rectal Surg.* 2009; 22(3):141–6.

309. Gear JS, Ware A, Fursdon P et al. Symptomless diverticular disease and intake of dietary fibre. *Lancet.* 1979;1:511–514.

310. Crowe FL, Appleby PN, Allen NE, Key TJ. Diet and risk of diverticular disease in Oxford cohort of European Prospective Investigation into Cancer and Nutrition (EPIC): prospective study of British vegetarians and non-vegetarians. *BMJ.* 2011;343:d4131.

311. Lin OS, Soon M, Wu S, Chen Y, Hwang K, Triadafilopoulos G. Dietary habits and right-sided colonic diverticulosis. *Dis Colon Rectum.* 2000;43:1412–8.

膽結石

312. Pixley F et al. Effect of vegetarianism on development of gall stones in women. *Br Med J. (Clin Res Ed).* 1985;291:11–12.

313. Kratzer W et al. Gallstone prevalence in Germany: the Ulm Gallbladder Stone Study. *Dig Dis Sci.* 1998; 43:1285–1291.

314. Kratzer W et al. Prevalence of cholecystolithiasis in South Germany–an ultrasound study of 2498 persons of a rural population. *Z Gastroenterol.* 1999; 37:1157–1162.

315. Kratzer W et al. Gallstone prevalence in relation to smoking, alcohol, coffee consumption, and nutrition. The Ulm Gallstone Study. *Scand J Gastroenterol.* 1997; 32(9):953–8.

316. Walcher T et al; EMIL Study Group. The effect of alcohol, tobacco and caffeine consumption and vegetarian diet on gallstone prevalence. *Eur J Gastroenterol Hepatol.* 2010 Nov;22(11):1345–51.

317. Tsai CJ et al. Dietary protein and the risk of cholecystectomy in a cohort of US women: the Nurses' Health Study. *Am J Epidemiol.* 2004;160:11-18.

318. Tsai CJ et al. Fruit and vegetable consumption and risk of cholecystectomy in women. *Am J Med.* 2006;119:760–767.

319. Tsai CJ et al. Frequent nut consumption and decreased risk of cholecystectomy in women. *Am J Clin Nutr.* 2004;80:76–81.

320. Tsai CJ et al. A prospective cohort study of nut consumption and the risk of gallstone disease in men. *Am J Epidemiol.* 2004 Nov. 15;160(10):961–8.

321. Must A et al. The disease burden associated with overweight and obesity. *JAMA.* 1999;282:1523–1529.

322. Misciagna G et al. Diet, physical activity,

and gallstones–a population-based, casecontrol study in southern Italy. *Am J Clin Nutr.* 1999;69:120–126.

323. Tsai CJ et al. Long-term intake of transfatty acids and risk of gallstone disease in men. *Arch Intern Med.* 2005;165: 1011–1015.

324. Tsai CJ et al. Long-chain saturated fatty acids consumption and risk of gallstone disease among men. *Ann Surg.* 2008; 247:95–103.

325. Tsai CJ et al. Dietary carbohydrates and glycaemic load and the incidence of symptomatic gall stone disease in men. *Gut.* 2005;54:823–828.

326. Scaggion G et al. Influence of dietary fibres in the genesis of cholesterol gallstone disease. *Ital J Med.* 1988;4:158-161.

327. Marcus SN, Heaton KW. Effects of a new, concentrated wheat fibre preparation on intestinal transit, deoxycholic acid metabolism and the composition of bile. *Gut.* 1986;27:893–900.

328. Tsai CJ et al. The effect of long-term intake of cis unsaturated fats on the risk for gallstone disease in men: a prospective cohort study. *Ann Intern Med.* 2004;141:514–522.

腎臟病

329. Bernstein AM et al. Are high protein, vegetable- based diets safe for kidney function? A review of the literature. *J Am Diet Assoc.* 2007;107:644–650.

330. Kontessis P et al. Renal, metabolic, and hormonal responses to ingestion of animal and vegetable proteins. *Kidney Int.* 1990; 38:136–144.

331. Kontessis PA et al. Renal, metabolic, and hormonal responses to proteins of different origin in normotensive, nonproteinuric type I diabetic patients. *Diabetes Care.* 1995;18:1233–1239.

332. Barsotti G et al. A low-nitrogen low-phosphorus vegan diet for patients with chronic renal failure. *Nephron.* 1996;74(2): 390–4.

333. Piccoli GB et al. Association of Low-Protein Supplemented Diets with Fetal Growth in Pregnant Women with CKD. *Clin J Am Soc Nephrol.* 2014;Feb27. [Epub ahead of print]

334. Moe SM et al. Vegetarian compared with meat dietary protein source and phosphorus homeostasis in chronic kidney disease. *Clin J Am Soc Nephrol.* 2011; 6(2):257–64.

335. Noori N et al. Organic and inorganic dietary phosphorus and its management in chronic kidney disease. *Iran J Kidney Dis.* 2010;4(2):89–100.

甲狀腺功能低下

336. Tonstad S et al. Vegan diets and hypothyroidism. *Nutrients.* 2013;5,4642–4652.

類風濕性關節炎

337. Agren JJ et al. Divergent changes in serum sterols during a strict uncooked vegan diet in patients with rheumatoid arthritis. *British Journal of Nutrition.* 2001;85:137–139.

338. Hanninen O et al. Antioxidants in vegan diet and rheumatic disorders. *Toxicology.* 2000;155(1-3):45–53.

339. Hanninen O et al. Vegan diet in physiological health promotion. *Acta Physiol Hung.* 1999;86(3-4):171–80.

340. Nenonen MT et al. Uncooked, lactobacilli-rich, vegan food and rheumatoid arthritis. *British Journal of Rheumatology.* 1998;37:274–281.

341. Peltonen R et al. Faecal microbial flora and disease activity in rheumatoid arthritis during a vegan diet. British *Journal of Rheumatology.* 1997;36,64–68.

342. Rauma AL et al. Effect of a strict vegan diet on energy and nutrient intakes by Finnish rheumatoid patients. *European Journal of Clinical Nutrition.* 1993;47: 747–749.

343. Ryhanan EL, Mantere-Alhonen S, Nenonen M, Hanninen O. Modification of faecal flora in rheumatoid arthritis patients by lactobacilli rich vegetarian diet. *Milchwissenschaft.*

1993;48 (5): 255–259.

344. Hafstrom I et al. A vegan diet free of gluten improves the signs and symptoms of rheumatoid arthritis: the effects on arthritis correlate with a reduction in antibodies to food antigens. *Rheumatology.* (Oxford). 2001;40(10):1175–9.

345. Elkan AC et al. Gluten-free vegan diet induces decreased LDL and oxidized LDL levels and raised atheroprotective natural antibodies against phosphorylcholine in patients with rheumatoid arthritis: a randomized study. *Arthritis Res Ther.* 2008; 10(2):R34.

346. McDougall J et al. Effects of a very lowfat, vegan diet in subjects with rheumatoid arthritis. *J Altern Complement Med.* 2002;8(1):71–5.

347. Hanninen O et al. Effects of eating an uncooked vegetable diet for 1 week. *Appetite.* 1992;19(3):243–54.

348. Fujita A et al. Effects of a low calorie vegan diet on disease activity and general conditions in patients with rheumatoid arthritis. [Article in Japanese] *Rinsho Byori.* (Japanese journal of clinical pathology). 1999; 47(6): 554–60.

349. Kjeldsen-Kragh J. Rheumatoid arthritis treated with vegetarian diets. *Am J Clin Nutr.* 1999;70:594S–600S.

350. Kjeldsen-Kragh J et al. Antibodies against dietary antigens in rheumatoid arthritis patients treated with fasting and a oneyear vegetarian diet. *Clin Exp Rheumatol.* 1995;13:167–72.

351. Kjeldsen-Kragh J et al. Vegetarian diet for patients with rheumatoid arthritis--status: two years after introduction of the diet. *Clin Rheumatol.* 1994;13(3):475–82. Erratum in: *Clin Rheumatol.* 1994.

352. Kjeldsen-Kragh J et al. Controlled trial of fasting and one-year vegetarian diet in rheumatoid arthritis. *Lancet.* 1991: 338:899–902.

353. Peltonen R et al. Changes of faecal flora in rheumatoid arthritis during fasting and one-year vegetarian diet. *Br J Rheumatol.* 1994; 33:638–43.

354. Haugen MA et al. Changes in plasma phospholipid fatty acids and their relationship to disease activity in rheumatoid arthritis patients treated with a vegetarian diet. *Br J Nutr.* 1994;72:555–66.

355. Beri D et al. Effect of dietary restrictions on disease activity in rheumatoid arthritis *Annals of the Rheumatic Diseases.* 1988; 47:69–72.

356. Skoldstam L. Fasting and vegan diet in rheumatoid arthritis. *Scand J Rheum* 1986; 15: 219–221.

357. Skoldstam L et al. Effects of fasting and lactovegetarian diet on rheumatoid arthritis. *Scand J Rheumatol.* 1979;8:249–255.

358. Ebringer A, Rashid T. Rheumatoid arthritis is an autoimmune disease triggered by Proteus urinary tract infection. *Clin Dev Immunol.* 2006;13(1):41–8. Review.

359. Kontogiorgis CA et al. Natural Products from Mediterranean Diet: From Anti-Inflammatory Agents to Dietary Epigenetic Modulators. *Anti-Inflammatory & Anti- Allergy Agents in Medicinal Chemistry.* June 2010; 9(2):101–124.

360. Lopez-Garcia E et al. Consumption of trans fatty acids is related to plasma biomarkers of inflammation and endothelial dysfunction. *J Nutr.* 2005 Mar;135(3): 562–6.

361. Lopez-Garcia E et al. Major dietary patterns are related to plasma concentrations of markers of inflammation and endothelial dysfunction. *Am J Clin Nutr.* 2004; 80(4):1029–35.

362. Pattison DJ et al. Dietary risk factors for the development of inflammatory polyarthritis: evidence for a role of high level of red meat consumption. *Arthritis Rheum.* 2004;50:3804–3812.

363. Grant WB. The role of meat in the expression of rheumatoid arthritis. *Br J Nutr.* 2000, 84:589–595.

364. Benito-Garcia E et al. Protein, iron, and meat consumption and risk for rheumatoid arthritis: a prospective cohort study. *Arthritis Res Ther.* 2007;9:R16.

365. Eerola E et al. Intestinal flora in early rheumatoid arthritis. *Br J Rheumatol.* 1994;33: 1030–8.

366. Skoldstam L et al. Weight reduction is not a major reason for improvement in rheumatoid arthritis from lacto-vegetarian, vegan or Mediterranean diets. *Nutr J.* 2005;4:15.

367. Muller H et al. Fasting followed by vegetarian diet in patients with rheumatoid arthritis: A systematic review. *Scand J Rheumatol.* 2001;30:1-10.

Chapter 3　植物性蛋白質的力量

1. Millward DJ. The nutritional value of plant-based diets in relation to human amino acid and protein requirements. *Proc Nutr Soc.* 1999;58:249-60.

2. Young VR et al. Plant proteins in relation to human protein and amino acid nutrition. *Am J Clin Nutr.* 1994;59(5 Suppl):1203S-1212S.

3. Millward DJ. Amino acid scoring patterns for protein quality assessment. *British J. Nutr.* 2012 Aug;108 Suppl 2:S31-43.

4. Millward DJ et al. Protein/energy ratios of current diets in developed and developing countries compared with a safe protein/ energy ratio: implications for recommended protein and amino acid intakes. *Public Health Nutr.* 2004;7:387-405.

5. Millward DJ, Director, Centre for Nutrition and Food Safety, School of Biomedical and Life Sciences, University of Surrey, Guildford, England (Vice-Chair). Personal communication. August 2011.

6. Millward DJ. Identifying recommended dietary allowances for protein and amino acids: a critique of the 2007 WHO/ FAO/UNU report. *British J. Nutr.* 2012 Aug;108(Suppl 2):S3-21.

7. Tome D et al. Lysine requirement through the human life cycle. *J Nutr.* 2007;137(6 Suppl 2):1642S-1645S.

8. Bezner Kerr R et al. Effects of a participatory agriculture and nutrition education project on child growth in northern Malawi. *Public Health Nutr.* 2011 Aug;14(8):1466-72.

9. Torres y Torres N et al. The importance of soy in Mexico, its nutritional value and effect on health. *Salud Publica Mex.* 2009 May-Jun;51(3):246-54.

10. Snapp SS et al. Biodiversity can support a greener revolution in Africa. *Proc Natl Acad Sci USA.* 2010 Nov 30;107(48):20840-5.

11. Mangels AR, Messina V, Messina M. *The Dietitians Guide to Vegetarian Diets.* Jones and Bartlett Learning Ltd., 2011.

12. Tome D. Criteria and markers for protein quality assessment–a review. *Br J Nutr.* 2012; 108(Suppl 2):S222-9.

13. Millward DJ. Macronutrient intakes as determinants of dietary protein and amino acid adequacy. *J. Nut.* 2004 Jun;134(6 Suppl):1588S-1596S.

14. Elango R et al. Evidence that protein requirements have been significantly underestimated. *Curr Opin Clin Nutr Metab Care.* 2010;13(1):52-7.

15. Institute of Medicine. National Research Council. Dietary Carbohydrates, Starches and Sugars. *Dietary Reference Intakes for Energy, Carbohydrate, Fiber, Fat, Fatty Acids, Cholesterol, Protein, and Amino Acids (Macronutrients).* Washington DC: National Academies Press, 2005. Pages 289, 261.

16. Rand WM et al. Meta-analysis of nitrogen balance studies for estimating protein requirements in healthy adults. *Am J Clin Nutr.* 2003;77(1):109-27.

17. World Health Organization/Food and Agriculture Organization/United Nations University. Expert Consultation. Protein and amino acid requirements in human nutrition. *WHO Technical Report Series – 935.* (World Health Organization/Food and Agriculture Organization). 2007.

18. Doyle MD et al. Observations on nitrogen and energy balance in young men consuming vegetarian diets. *Am J Clin Nutr.* 1965;17(6):367-76.

19. Haddad EH et al. Dietary intake and biochemical, hematologic, and immune status of vegans compared with nonvegetarians. *Am J*

Clin Nutr. 1999;70(3 Suppl):586S- 593S.

20. Greger M. www.nutritionfacts.org

21. Norris J. www.veganhealth.org/articles/protein

22. Gaffney-Stomberg E et al. Increasing dietary protein requirements in elderly people for optimal muscle and bone health. *J Am Geriatr Soc.* 2009 Jun;57(6):1073-9.

23. Millward DJ. Sufficient protein for our elders? *Am J Clin Nutr.* 2008;88:1187-8.

24. Morais JA et al. Protein turnover and requirements in the healthy and frail elderly. *J Nutr Health Aging.* 2006 Jul-Aug;10(4): 272-83.

25. Paddon-Jones D. Dietary protein and muscle in older persons. *Curr Opin Clin Nutr Metab Care.* 2014 Jan;17(1):5-11.

26. Yanez E et al. Long-term validation of 1 g of protein per kilogram body weight from a predominantly vegetable mixed diet to meet the requirements of young adult males. *J Nutr.* 1986;116(5):865-72.

27. American Dietetic Association, Dietitians of Canada, and the American College of Sports Medicine: Nutrition and Athletic Performance. *J Am Diet Assoc.* 2009;109 (3)509-527.

28. Fuhrman J et al. Fueling the Vegetarian (Vegan) Athlete. *Curr Sports Med Rep.* 2010; 9(4):233-241.

29. Schaafsma G. The protein digestibility-corrected amino acid score. *J Nutr.* 2000; 130(7):1865S-7S and Schaafsma G. The Protein Digestibility-Corrected Amino Acid Score (PDCAAS)—a concept for describing protein quality in foods and food ingredients: a critical review. *J AOAC Int.* 2005; 88(3):988–94.

30. Synder HE et al. *Soybean Utilization.* New York: Van Nostrand Reinhold Company, 1987.

31. Bishnoi S et al. Protein digestibility of vegetables and field peas (Pisum sativum). Varietal differences and effect of domestic processing and cooking methods. *Plant Foods Hum Nutr.* 1994;46:71–6.

32. Hernot DC et al. In vitro digestion characteristics of unprocessed and processed whole grains and their components. *J Agric Food*

Chem. 2008;56:10721–6.

33. Oste RE. Digestibility of processed food protein. *Adv Exp Med Biol.* 1991;289: 371–88.

34. Zia-ur-Rehman et al. The effects of hydrothermal processing on antinutrients, protein and starch digestibility of food legumes. *Int J Food Science Technol.* 2005; 40:695–700.

35. Frias J et al. Evolution of trypsin inhibitor activity during germination of lentils. *J Agric Food Chem.* 1995.43:2231–2234.

36. Ibrahim SS et al. Effect of soaking, germination, cooking and fermentation on antinutritional factors in cowpeas. *Nahrung.* 2002;46:92–5.

37. Sathe SK et al. Effects of germination on proteins, raffinose, oligosaccharides, and antinutritional factors in the Great Northern beans (Phaseolus vulgaris L.). *J Food Sci.* 1983;48:1796–1800.

38. Chang KC et al. Effect of germination on oligosaccharides and nonstarch polysaccharidesin navy and pinto beans. *J Food Science.* 1989; 54(6):1615.

39. Oboh HA et al. Effect of soaking, cooking and germination on the oligosaccharide content of selected Nigerian legume seeds. *Plant Foods Hum Nutr.* 2000;55(2):97– 110.

40. Chavan JK et al. Nutritional improvement of cereals by sprouting. *Crit Rev Food Sci Nutr.* 1989;28:401–37.

41. Chavan JK et al. Nutritional improvement of cereals by fermentation. *Crit Rev Food Sci Nutr.* 1989;28:349–400.

42. Millward DJ et al. Protein quality assessment: impact of expanding understanding of protein and amino acid needs for optimal health. *Am J Clin Nutr.* 2008;87(5):1576S–1581S.

43. Furst P et al. What Are the Essential Elements Needed for the Determination of Amino Acid Requirements in Humans? *J Nutr.* 2004 Jun;134(6 Suppl):1558S–1565S.

44. Reeds PJ. Dispensable and indispensable amino acids for humans. *J Nutr.* 2000 Jul;130(7): 1835S–40S.

45. Millward DJ et al. Efficiency of utilization of

wheat and milk protein in healthy adults and apparent lysine requirements determined by a single-meal [1-13C] leucine balance protocol. *Am J Clin Nutr.* 2002;76(6): 1326–34.

46. Prolla IR et al. Lysine from cooked white rice consumed by healthy young men is highly metabolically available when assessed using the indicator amino acid oxidation technique. *J Nutr.* 2013 Mar;143(3): 302–6.

47. Khalil MM. Effect of soaking, germination, autoclaving and cooking on chemical and biological value of guar compared with faba bean. *Nahrung.* 2001;45(4): 246–50.

48. Mubarak AE. Chemical, nutritional and sensory properties of bread supplemented with lupin seed (Lupinus albus) products. *Nahrung.* 2001 Aug;45(4):241–5.

49. Davis B et al. *Becoming Raw.* Summertown TN: The Book Publishing Company, 2010.

50. El-Adawy TA. Nutritional composition and antinutritional factors of chickpeas (*Cicer arietinum* L.) undergoing different cooking methods and germination. *Plant Foods for Human Nutrition.* 2002;57: 83–97.

51. Savelkoul FHMG et al. The presence and inactivation of trypsin inhibitors, tannins, lectins and amylase inhibitors in legume seeds during germination. *Plant Foods for Human Nutrition.* 1992;42:71–85.

52. Wilson KA. The proteolysis of trypsin inhibitors in legume seeds. *Crit Rev Biotechnol.* 1988;8:197–216.

53. Richard DM et al. L-Tryptophan: Basic Metabolic Functions, Behavioral Research and Therapeutic Indications. *Int J Tryptophan Res.* 2009 Mar 23;2:45–60.

54. USDA United States Department of Agriculture, Agricultural Research Service. *USDA National Nutrient Database for Standard Reference.*

55. ESHA The Food Processor. Nutrition and Fitness Software. 2014. www.esha.com

56. Naturade protein powder. www.naturade.com

57. Vega protein powder. http://myvega.Com

58. Krajcovicova-Kudlackova M et al. Correlation of carnitine levels to methionine and lysine intake. *Physiol Res.* 2000;49(3): 399–402.

59. Demarquoy J et al. Radioisotopic determination of l-carnitine content in foods commonly eaten in Western countries. *Food Chemistry.* 2004;86(1):137–142.

60. National Institute of Health, Office of Dietary Supplements. *Dietary Supplement Fact Sheet: Carnitine.*

61. Rebouche CJ et al. Renal adaptation to dietary carnitine in humans. *Am J Clin Nutr.*1993; 58(5):660–5.

62. Rebouche CJ. Kinetics, pharmacokinetics, and regulation of L-carnitine and acetyl-Lcarnitine metabolism. *Ann N Y Acad Sci.* 2004;1033:30–41.

63. Rebouche C. Personal communication. June 22, 2011.

64. Chen W et al. Urinary, plasma, and erythrocyte carnitine concentrations during transition to a lactoovovegetarian diet with vitamin B-6 depletion and repletion in young adult women. *Am J Clin Nutr.* 1998 Feb;67(2):221–30.

65. Lombard KA et al. Carnitine status of lacto-ovovegetarians and strict vegetarian adults and children. *Am J Clin Nutr.* 1989;50(2): 301–6.

66. Stanley CA. Carnitine deficiency disorders in children. *Ann NY Acad Sci.* 2004;1033: 42–51.

67. Stephens FB et al. Vegetarians have a reduced skeletal muscle carnitine transport capacity. *Am J Clin Nutr.* 2011 Sep;94(3): 938–44.

68. Baumel S. Personal communication. June 2011

69. Malaguarnera M et al. L-Carnitine supplementation reduces oxidized LDL cholesterol in patients with diabetes. *Am J Clin Nutr.* 2009 Jan;89(1):71–6.

70. Villani RG et al. L-Carnitine supplementation combined with aerobic training does not promote weight loss in moderately obese women. *Int J Sport Nutr Exerc Metab.* 2000 Jun;10(2):199–207.

71. Koeth RA et al. Intestinal microbiota metabolism of l-carnitine, a nutrient in red

meat, promotes atherosclerosis. *Nat Med.* 2013;19(5):576–85.

72. Rozan P et al. Amino acids in seeds and seedlings of the genus Lens. *Phytochemistry.* 2001;58(2):281–9.

73. Irving CS et al. *Life Sci.* 1986;38(6):491–5.

74. Sanders TA. Vegetarian diets and children. *Pediatr Clin North Am.* 1995 Aug;42(4): 955–65.

75. Rana SK et al. Taurine concentrations in the diet, plasma, urine and breast milk of vegans compared with omnivores. *Br J Nutr.* 1986 Jul;56(1):17–27.

76. Heird WC. Taurine in neonatal nutrition– revisited. *Arch Dis Child Fetal Neonatal Ed.* 2004 Nov;89(6):F473–4.

77. WHO Consultation FAO. Diet, nutrition, and the prevention of chronic diseases. *WHO Technical Report Series 916.* 2003.

78. Esselstyn CB Jr. Resolving the Coronary Artery Disease Epidemic Through Plant- Based Nutrition. *Prev Cardiol.* 2001;4(4): 171–177.

79. Esselstyn CB Jr. Updating a 12-year experience with arrest and reversal therapy for coronary heart disease (an overdue requiem for palliative cardiology). *Am J Cardiol.* 1999;84(3):339–41, A8.

80. Ornish D et al. Intensive lifestyle changes for reversal of coronary heart disease. *JAMA.* 1998;280(23):2001–7.

81. Craig WJ et al. American Dietetic Association. Position of the American Dietetic Association: Vegetarian Diets. *J Am Diet Assoc.* 2009;109 (7)1266–82.

82. Rizzo NS et al. Nutrient profiles of vegetarian and nonvegetarian dietary patterns. *J Acad Nutr Diet.* 2013 Dec;113(12): 1610–9.

83. Koebnick C et al. Long-term consumption of a raw food diet is associated with favorable serum LDL cholesterol and triglycerides but also with elevated plasma homocysteine and low serum HDL cholesterol in humans. *J Nutr.* 2005;135:2372–8.

84. Center for Disease Control. Dietary Intake of Ten Key Nutrients for Public Health, United States: 1999-2000 *Advance Data Report No. 334.* 2003

85. Statistics Canada. *Overview of Canadians' Eating Habits.* 2004. www.statcan.gc.ca/ pub/82-620-m/2006002/4053669-eng.htm and www. statcan.gc.ca/pub/82-620-m/2006002/c-g/4144191-eng.htm

86. Cao JJ. A diet high in meat protein and potential renal acid load increases fractional calcium absorption and urinary calcium excretion without affecting markers of bone resorption or formation in postmenopausal women. *J Nutr.* 2011;141(3):391–397.

87. Darling A et al. Dietary protein and bone health: a systematic review and meta-analysis. *Am J Clin Nutr.* 2009 Dec;90(6): 1674–92.

88. Dawson-Hughes B et al. Alkaline diets favor lean tissue mass in older adults. *Am J Clin Nutr.* 2008;87(3):662–665.

89. Ginty F. Dietary protein and bone health. *Proc Nutr Soc.* 2003;62(4):867–76.

90. Lousuebsakul-Matthews V et al. Legumes and meat analogues consumption are associated with hip fracture risk independently of meat intake among Caucasian men and women: the Adventist Health Study-2. *Public Health Nutr.* 2013 Oct;8:1–11.

91. New SA. Intake of fruit and vegetables: implications for bone health. *Proc Nutr Soc.* 2003 Nov; 62(4):889–99.

92. New SA. Intake of fruit and vegetables: implications for bone health. *Proc Nutr Soc.* 2004 Feb;63(1):187.

93. New SA. Calcium, protein, and fruit and vegetables as dietary determinants of bone health. *Am J Clin Nutr.* 2003 May;77(5): 1340–1.

94. Reddy ST et al. Effect of Low-Carbohydrate High-Protein Diets on Acid-Base Balance, Stone-Forming Propensity, and Calcium Metabolism. *American Journal of Kidney Diseases.* 2002;40:265–274.

95. Sebastian A et al. Dietary ratio of animal to vegetable protein and rate of bone loss and risk of fracture in postmenopausal women. *Am J Clin Nutr.* 2001;74(3): 411–2.

96. Messina M. Insights Gained from 20 Years of Soy Research. *J Nutr.* 2010 Dec;140(12): 2289S–2295S.

97. Marini H et al. Update on genistein and thyroid: an overall message of safety. *Front Endocrinol (Lausanne).* 2012 Jul;31;3:94.

98. Messina M et al. Report on the 8th International Symposium on the Role of Soy in Health Promotion and Chronic Disease Prevention and Treatment. *J Nutr.* 2009; 139(4):796S–802S.

99. Messina V et al. *Vegan for Her.* Da Capo Lifelong. 2013.

100. Adams J et al. *Never Too Late to Go Vegan.* The Experiment. 2014.

101. Hilakivi-Clarke L et al. Is soy consumption good or bad for the breast? *J Nutr.* 2010; 140(12):2326S–2334S.

102. Messina M. Soybean isoflavone exposure does not have feminizing effects on men: a critical examination of the clinical evidence. *Fertil Steril.* 2010;93:2095–104.

103. Hamilton-Reeves JM et al. Clinical studies show no effects of soy protein or isoflavones on reproductive hormones in men: results of a meta-analysis. *Fertil Steril.* 2010;94(3):997–1007.

104. Yan L et al. Soy consumption and prostate cancer risk in men: a revisit of a meta-analysis. *Am J Clin Nutr.* 2009;89:1155–63.

105. Martinez J et al. An unusual case of gynecomastia associated with soy product consumption. *Endocr Pract.* 2008;14(4):415–8.

106. Siepmann T et al. Hypogonadism and erectile dysfunction associated with soy product consumption. *Nutrition.* 2011; 27(7-8):859–862.

107. Young VR. Soy protein in relation to human protein and amino acid nutrition. *J Am Diet Assoc.* 91:828.

108. Melina V et al. *Cooking Vegan.* Summertown TN: The Book Publishing Company, 2011.

Chapter 4　均衡的脂肪攝取

1. National Research Council. Dietary Reference Intakes for Energy, Carbohydrate, Fiber, Fat, Fatty Acids, Cholesterol, Protein, and Amino Acids (Macronutrients). Washington DC: The National Academies Press, 2005.

2. American Heart Association Nutrition Committee; Lichtenstein AH, Appel LJ, Brands M, Carnethon M, Daniels S et al. Diet and lifestyle recommendations revision 2006: a scientific statement from the American Heart Association Nutrition Committee. *Circulation.* 2006;114:82–96.

3. Mosca L et al. Evidence-based guidelines for cardiovascular disease prevention in women: 2007 update. *Circulation.* 2007;115:1481–1501.

4. Astrup A et al. The role of reducing intakes of saturated fat in the prevention of cardiovascular disease: where does the evidence stand in 2010? *Am J Clin Nutr.* 2011;93(4):684–8.

5. Hu FB et al. Types of Dietary Fat and Risk of Coronary Heart Disease: A Critical Review. *JACN.* 2001; 20(1): 5–19.

6. Kris-Etherton PM. AHA Science Advisory. Monounsaturated fatty acids and risk of cardiovascular disease. American Heart Association. Nutrition Committee. *Circulation.* 1999;100(11):1253–8.

7. Sacks FM, Katan M. Randomized clinical trials on the effects of dietary fat and carbohydrate on plasma lipoproteins and cardiovascular disease. *Am J Med.* 2002; 113(Suppl 9B):13S–24S.

8. Ghafoorunissa G. Role of trans fatty acids in health and challenges to their reduction in Indian foods. *Asia Pac J Clin Nutr.* 2008;17 Suppl 1:212–5.

9. Micha R, Mozaffarian D. Trans fatty acids: effects on cardiometabolic health and implications for policy. *Prostaglandins Leukot Essent Fatty Acids.* 2008;79(3–5):147–52.

10. Trans Fat Task Force. *Transforming the food supply.* Ottawa Ontario: Ministry of Health

Canada, 2006. www.hc-sc.gc.ca/fnan/alt_for-mats/hpfb-dgpsa/pdf/nutrition/tfgt_ rep-rap-eng.pdf

11. Mozaffarian D et al. Trans Fatty Acids and Cardiovascular Disease. New England Journal of Medicine. 2006;354(15):1601–1613.

12. Ascherio A, Willett WC. Health effects of trans fatty acids. *Am J Clin Nutr.* 1997; 66(4 Suppl):1006S–1010S. Review.

13. Riserus U. Trans fatty acids and insulin resistance. *Atheroscler Suppl.* 2006;7(2):37–9.

14. Riserus U et al. Metabolic effects of conjugated linoleic acid in humans: the Swedish experience. *Am J Clin Nutr.* 2004;79(6 Suppl):1146S–1148S.

15. ChartsBin statistics collector team 2011, Contribution of Fats in Total Dietary Consumption. http://chartsbin.com/view/1158

16. Willcox DC et al. The Okinawan diet: health implications of a low-calorie, nutrient- dense, antioxidant-rich dietary pattern low in glycemic load. *J Am Coll Nutr.* 2009; 28(Suppl):500S–516S. Review.

17. Appel LJ. Dietary Patterns and Longevity Expanding the Blue Zones. *Circulation.* 2008;118:214–215.

18. Buettner D. The Blue Zones: Lessons for Living Longer from the People Who've Lived the Longest. *National Geographic.* 2008.

19. Report of a Joint FAO/WHO Expert Consultation. Diet, Nutrition and the Prevention of Chronic Diseases. Geneva, Switzerland: Technical Report Series No. 916, 2003.

20. American Diabetes Association. Nutrition Recommendations and Interventions for Diabetes. A position statement of the American Diabetes Association. *Diabetes Care.* 2008;31:S61–S78.

21. Fontana L et al. Long-term low-protein, low-calorie diet and endurance exercise modulate metabolic factors associated with cancer risk. *Am J Clin Nutr.* 2006;84(6): 1456–62.

22. Agren JJ et al. Divergent changes in serum sterols during a strict uncooked vegan diet in patients with rheumatoid arthritis. *British Journal of Nutrition.* 2001;85:137–139.

23. Rauma AL et al. Antioxidant status in long-term adherents to a strict uncooked vegan diet. *Am J Clin Nutr.* 1995;62 (6):1221–7.

24. Mangels R et al. *The Dietitian's Guide to Vegetarian Diets: Issues and Applications. Appendix A.* Third Edition. Sudbury MA: Jones and Bartlett Learning, 2011.

25. U.S. Department of Agriculture, Agricultural Research Service. 2008. Nutrient Intakes from Food: Mean Amounts and Percentages of Calories from Protein, Carbohydrate, Fat, and Alcohol, One Day, 2005–2006. www.ars.usda.gov/SP2User-Files/Place/12355000/pdf/0506/Table_6_ NIF_05.pdf

26. Draper A et al. The energy and nutrient intakes of different types of vegetarian: a case for supplements? *Br. J. Nutr.* 1993;69:3–19. (Published erratum appears in *Br J Nutr.* 1993;70:812.)

27. Ornish D et al. Can lifestyle changes reverse coronary heart disease? The Lifestyle Heart Trial. *Lancet.* 1990;336(8708):129–33.

28. McDougall J et al. Rapid reduction of serum cholesterol and blood pressure by a twelve-day, very low fat, strictly vegetarian diet. *J Am Coll Nutr.* 1995;5:491–6.

29. Esselstyn, CB Jr. Updating a 12 year experience with arrest and reversal therapy of coronary heart disease. *Am J Cardiol.* 1999;84(3)339–41.

30. Barnard ND et al. A low fat vegan diet improves glycemic control and cardiovascular risk factors in a randomized clinical trial in individuals with type 2 diabetes. *Diabetes Care.* 2006;29(8):1777–83.

31. Ornish D et al. Intensive lifestyle changes for reversal of coronary heart disease. *J.A.M.A.* 1998;280(23):2001–7.

32. National Research Council. Dietary Reference Intakes for Vitamin C, Vitamin E, Selenium, and Carotenoids. Washington DC: The National Academies Press, 2000.

33. National Research Council. Dietary Reference Intakes for Calcium and Vitamin D. Washing-

ton DC: The National Academies Press, 2011.

34. National Research Council. Dietary Reference Intakes for Vitamin A, Vitamin K, Arsenic, Boron, Chromium, Copper, Iodine, Iron, Manganese, Molybdenum, Nickel, Silicon, Vanadium, and Zinc. Washington DC: The National Academies Press, 2001.

35. Gartner C et al. Lycopene is more bioavailable from tomato paste than from fresh tomatoes. *Am J Clin Nutr.* 1997;66:116–122.

36. Siri-Tarino PW et al. Saturated fat, carbohydrate, and cardiovascular disease. *Am J Clin Nutr.* 2010;91(3):502–9.

37. Dagnalie P, Van Staveren W. Macrobiotic nutrition and child health: results of a population- based, mixed-longtitudinal cohort study in the Netherlands. *Am J Clin Nutr.* 1994;59(suppl):1187S–1196S.

38. Shinwell ED, Gorodischer R. Totally vegetarian diets and infant nutrition. *Pediatrics.* 1982;4:582–6.

39. Willet WC. *Eat, Drink, and Be Healthy.* The Harvard Medical School Guide to Healthy Eating. New York: Simon and Schuster Source, 2001.

40. Davis B, Melina V. *Becoming Raw.* Summertown TN: The Book Publishing Company, 2010.

41. Keys A. Wine, garlic, and CHD in seven countries. *Lancet.* 1980;1(8160):145–6.

42. Keys A et al. The diet and 15-year death rate in the Seven Countries Study. *Am. J. Epidemiol.* 1986;124(6):903–15.

43. Sarri K, Kafatos A. The Seven Countries Study in Crete: olive oil, Mediterranean diet or fasting? *Public Health Nutrition.* 2005;8(6),666.

44. Bladbjerg EM et al. Non-fasting factor VII coagulant activity (FVII:C) increased by high fat diet. Thromb Haemost. 1994;71: 755–758.

45. Larsen LF et al. Effects of dietary fat quality and quantity on postprandial activation of blood coagulation factor VII. Arterioscler Thromb Vasc Biol. 1997;17:2904–2909.

46. World Cancer Research Fund/American Institute for Cancer Research. *Food, Nutrition,* *Physical Activity and the Prevention of Cancer: A Global Perspective.* Washington DC: AICR, 2007.

47. Raatz SK et al. Total fat intake modifies plasma fatty acid composition in humans. *J Nutr.* 2001 Feb;131(2):231–4.

48. Chow CK. *Fatty acids in foods and their health implications.* Third Edition. CRC Press, 2007.

49. Bolton GE, Sanders TH. Effect of Roasting Oil Composition on the Stability of Roasted High-Oleic Peanuts. *JAOCS.* 2002;79(2).

50. MacDonald-Wicks LK, Garg ML. Incorporation of n-3 fatty acids into plasma and liver lipids of rats: importance of background dietary fat. *Lipids.* 2004; 39(6):545–51.

51. Gibson RA et al. Conversion of linoleic acid and alpha-linolenic acid to long-chain polyunsaturated fatty acids (LCPUFAs), with a focus on pregnancy, lactation and the first 2 years of life. *Matern Child Nutr.* 2011;7Suppl 2:17–26.

52. Mann N et al. Fatty acid composition of habitual omnivore and vegetarian diets. *Lipids.* 2006;41(7):637–46.

53. Brenna JT et al. alpha-Linolenic acid supplementation and conversion to n23 longchain polyunsaturated fatty acids in humans. *Prostaglandins Leukot Essent Fatty Acids.* 2009;80:85–91.

54. Kohli P, Levy BD. Resolvins and protectins: mediating solutions to Inflammation. Review. *British Journal of Pharmacology.* 2009;158, 960–971.

55. Calder PC. Mechanisms of action of (n-3) fatty acids. *J Nutr.* 2012;142(3):592S–599S.

56. Davis B, Kris-Etherton P. Achieving Optimal Essential Fatty Acid Status in Vegetarians: Current Knowledge and Practical Implications. *Am J Clin Nutr.* 2003: 78(suppl); 640S–6S.

57. Kris-Etherton PM et al. Dietary reference intakes for DHA and EPA. *Prostaglandins Leukot Essent Fatty Acids.* 2009;81(2-3): 99–104.

58. Connor WE. Importance of n-3 fatty acids in health and disease. *Am J Clin Nutr.* 2000;71(1 Suppl):171S–5S.

59. Das UN. Essential fatty acids and their meta-

bolites could function as endogenous HMG-CoA reductase and ACE enzyme inhibitors, anti-arrhythmic, anti-hypertensive, anti-atherosclerotic, anti-inflammatory, cytoprotective, and cardioprotective molecules. *Lipids Health Dis.* 2008;7:37.

60. Simopoulos AP. The importance of the omega-6/ omega-3 fatty acid ratio in cardiovascular disease and other chronic diseases. *Experimental Biology and Medicine.* 2008; 233:674–688.

61. Welch AA et al. Dietary intake and status of n-3 polyunsaturated fatty acids in a population of fish-eating and non-fisheating meat eaters, vegetarians, and vegans and the precursor-product ratio of alpha- linolenic acid to long-chain n-3 polyunsaturated fatty acids: results from the EPIC-Norfolk cohort. *Am J Clin Nutr.* 2010;92(5):1040–51.

62. Rosell MS et al. Long-chain n-3 polyunsaturated fatty acids in plasma in British meat-eating, vegetarian, and vegan men. *Am J Clin Nutr.* 2005;82(2):327–34.

63. Arterburn LM et al. Distribution, interconversion, and dose response of n-3 fatty acids in humans. *Am J Clin Nutr.* 2006;83(6 Suppl):1467S–1476S.

64. Uauy R. Professor of Public Health Nutrition. London School of Hygiene & Tropical Medicine and INTA. University of Chile. Personal communication. March 18, 2012.

65. Harris WS et al. Towards establishing dietary reference intakes for eicosapentaenoic and docosahexaenoic acids. *J Nutr.* 2009;139(4):804S–19S.

66. Burdge GC et al. Eicosapentaenoic and docosapentaenoic acids are the principal products of alpha-linolenic acid metabolism in young men. *Br J Nutr.* 2002;88: 355–64.

67. Burdge GC, Wootton SA. Conversion of alpha-linolenic acid to eicosapentaenoic, docosapentaenoic and docosahexaenoic acids in young women. *Br J Nutr.* 2002;88(4):411–20.

68. Emken EA et al. Effect of dietary docosahexaenoic acid on desaturation and uptake in vivo of isotopelabeled oleic, linoleic and linolenic acids by male subjects. *Lipids.* 1999;34:785–798.

69. Conquer JA, Holub BJ. Supplementation with an algae source of docosahexaenoic acid increases (n-3) fatty acid status and alters selected risk factors for heart disease in vegetarian subjects. *J Nutr.* 1996; 126(12):3032–9.

70. Conquer JA, Holub BJ. Dietary docosahexaenoic acid as a source of eicosapentaenoic acid in vegetarians and omnivores. *Lipids.* 1997;32(3):341–5.

71. Burdge GC, Calder PC. Conversion of alpha-linolenic acid to longerchain polyunsaturated fatty acids in human adults. *Reprod Nutr Dev.* 2005;45:581–97.

72. Simopoulos AP. Genetic variants in the metabolism of omega-6 and omega-3 fatty acids: their role in the determination of nutritional requirements and chronic disease risk. *Exp Biol Med* (Maywood). 2010;235(7):785–795.

73. Truong H et al. Does genetic variation in the Delta6-desaturase promoter modify the association between alpha-linolenic acid and the prevalence of metabolic syndrome? *Am J Clin Nutr.* 2009;89(3):920–5.

74. Marangoni F et al. Cigarette smoke negatively and dose-dependently affects the biosynthetic pathway of the n-3 polyunsaturated fatty acid series in human mammary epithelial cells. *Lipids.* 2004;39:633–637.

75. Das UN. Essential fatty acids: Biochemistry, physiology, and pathology. Biotechnology J. 2006;1:420–439.

76. Simopoulos AP et al. Workshop on the essentiality of and recommended dietary intakes for omega-6 and omega-3 fatty acids, *J Am Coll Nutr.* 1999;18(5):487–9

77. Emken EA et al. Dietary linoleic acid influences desaturation and acylation of deuterium-labeled linoleic and ALAs in young adult males. *Biochim Biophys Acta.* 1994; 1213:277–88.

78. Gerster H. Can adults adequately convert a-linolenic acid (18:3 n-3) to eicosapentaenoic acid (20:5n-3) and docosahexaenoic acid (22:6

n-3)? *Internat J Vit Nutr Res.* 1998;68:159–173.

79. Chan JK et al. Effect of dietary alpha-linolenic acid and its ratio to linoleic acid on platelet and plasma fatty acids and thrombogenesis. *Lipids* 1993;28:811–817.

80. Bailey N. Current choices in omega 3 supplementation. *Nutrition Bulletin.* 2009;34:85–91.

81. Siguel EN, Lerman RH. Altered fatty acid metabolism in patients with angiographically documented coronary artery disease. *Metabolism.* 1994;43:982–993.

82. Horrobin DF. Nutritional and medical importance of gamma-linolenic acid. *Prog. Lipid Res.* 1992;31,2:163–194.

83. Harris WS, Lemke SL, Hansen SN et al. Stearidonic acid-enriched soybean oil increased the omega-3 index, an emerging cardiovascular risk marker, *Lipids.* 2008; 43(9):805–11.

84. Callaway JC. Hempseed as a nutritional resource: an overview. *Euphytica.* 2004; 140:65-72.

85. Berti M et al. *Echium: A Source of Stearidonic Acid Adapted to the Northern Great Plains in the US. Issues in new crops and new uses.* J. Janick and A. Whipkey eds. Alexandria VA:ASHA Press, 2007.

86. Traifler H et al. Fractionation of blackcurrant seed oil. *Journal of the American Oil Chemists' Society.* 1988:65(5);755–760.

87. Harnack K, Andersen G, Somoza V. Quantitation of alpha-linolenic acid elongation to eicosapentaenoic and docosahexaenoic acid as affected by the ratio of n6/n3 fatty acids. *Nutr Metab.* (Lond). 2009;6:8.

88. Sanders TA. DHA status of vegetarians. *Prostaglandins Leukot Essent Fatty Acids.* 2009;81(2-3):137–41.

89. Calder PC, Deckelbaumb RJ. Editorial Comment: Harmful, harmless or helpful? The n-6 fatty acid debate goes on. *Current Opinion in Clinical Nutrition and Metabolic Care.* 2011;14:113–114.

90. Liou YA et al. Decreasing linoleic acid with constant Ǔ-linolenic acid in dietary fats increases (n-3) eicosapentaenoic acid in plasma phospholipids in healthy men. *J Nutr.* 2007; 137:945–952.

91. Indu M, Ghafoorunissa SA. N-3 Fatty acids in Indian diets: comparison of the effects of precursor (alpha-linolenic acid) vs. product (long chain n-3 polyunsaturated fatty acids). *Nutr Res.* 1992;12:569–82.

92. Masters C. n-3 Fatty acids and the peroxisome. *Mol Cell Biochem.* 1996;165:83–93.

93. Zhao G et al. Dietary a-linolenic acid inhibits proinflammatory cytokine production by peripheral blood mononuclear cells in hypercholesterolemic subjects. *Am J Clin Nutr.* 85:385–391, 2007.

94. Ezaki O et al. Long-term effects of dietary alpha-linolenic acid from perilla oil on serum fatty acids composition and on the risk factors of coronary heart disease in Japanese elderly subjects. *J Nutr Sci Vitaminol.* (Tokyo). 1999;45(6):759–72.

95. Kornsteiner M et al. Very low n-3 longchain polyunsaturated fatty acid status in Austrian vegetarians and vegans. *Ann Nutr Metab.* 2008;52(1):37–47

96. Sanders TAB, Ellis FR, Dickerson JWT. Studies of vegans: the fatty acid composition of plasma choline phosphoglycerides and some indicators of susceptibility to ischemic heart disease in vegan and omnivore control. *Am J Clin Nutr.* 1978;31: 805–13.

97. Sanders TAB, Roshanai F. Platelet phospholipid fatty acid composition and function in vegans compared with age- and sex-matched omnivore controls. *Eur J Clin Nutr.* 1992;46(11):823–31.

98. Reddy S, Sanders TA, Obeid O. The influence of maternal vegetarian diet on essential fatty acid status of the newborn. *Eur J Clin Nutr.* 1994;48(5):358–68.

99. Krajcovicova-Kudlackova M, Simoncic R, Bederova A, Klvanova J. Plasma fatty acid profile and alternative nutrition. *Ann Nutr Metab.* 1997;41(6):365–70.

100. Agren J et al. Fatty acid composition of erythrocyte, platelet, and serum lipids in strict vegans. *Lipids.* 1995;30:365–369.

101. Li D et al. Relationship between platelet phospholipid FA and mean platelet volume in healthy men. *Lipids.* 2002;37(9):901–6.

102. Sanders TA, Reddy S. The influence of a vegetarian diet on the fatty acid composition of human milk and the essential fatty acid status of the infant. *J Pediatr.* 1992;120:S71–7.

103. Mangat I. Do vegetarians have to eat fish for optimal cardiovascular protection? *Am J Clin Nutr.* 2009;89(5):1597S–1601S.

104. Key TJ et al. Mortality in vegetarians and nonvegetarians: detailed findings from a collaborative analysis of 5 prospective studies. *Am J Clin Nutr.* 1999;70(3 Suppl): 516S–524S.

105. Crowe FL et al. Risk of hospitalization or death from ischemic heart disease among British vegetarians and nonvegetarians: results from the EPIC-Oxford cohort study. *Am J Clin Nutr.* 2013;97(3):597–603.

106. Nishida C et al. The joint WHO/FAO expert consultation on diet, nutrition and the prevention of chronic diseases: process, product and policy implications. *Public Health Nutr.* 2004;7(1A): 245–50.

107. Harris WS et al. Towards establishing dietary reference intakes for eicosapentaenoic and docosahexaenoic acids. *J Nutr.* 2009;139(4):804S–19S.

108. Kris-Etherton PM et al. Dietary reference intakes for DHA and EPA. *Prostaglandins Leukot Essent Fatty Acids.* 2009 Aug- Sep;81(2-3):99–104.

109. Calder PC et al. Essential fats for future health. Proceedings of the 9th Unilever Nutrition Symposium, 26-27 May 2010. *Eur J Clin Nutr.* 2010;Suppl 4: S1–13.

110. European Food Safety Authority. Scientific Opinion: Labelling reference intake values for n-3 and n-6 polyunsaturated fatty acids. *The EFSA Journal.* 2009;1176,1–11.

111. Anderson BM, Ma DW. Are all n-3 polyunsaturated fatty acids created equal? *Lipids Health Dis.* 2009;8:33.

112. Chong EW et al. Dietary omega-3 fatty acid and fish intake in the primary prevention of age-related macular degeneration: a systematic review and meta-analysis. *Arch Ophthalmol.* 2008;126(6):826–33. Review.

113. SanGiovanni JP et al. The relationship of dietary omega-3 long-chain polyunsaturated fatty acid intake with incident age-related macular degeneration: AREDS report no. 23. *Arch Ophthalmol.* 2008;126(9):1274–9.

114. Christen WG et al. Dietary Ω-3 fatty acid and fish intake and incident age-related macular degeneration in women. *Arch Ophthalmol.* 2011;129(7):921–9.

115. Sublette ME et al. Meta-analysis of the effects of eicosapentaenoic acid (EPA) in clinical trials in depression. *J Clin Psychiatry.* 2011;72(12):1577–84.

116. Huffman SL et al. Essential fats: how do they affect growth and development of infants and young children in developing countries? A literature review. *Maternal and Child Nutrition.* 2011;7(Suppl. 3): 44–65.

117. Hoffman DR et al. Toward optimizing vision and cognition in term infants by dietary docosahexaenoic and arachidonic acid supplementation: a review of randomized controlled trials. *Prostaglandins, Leukotrienes, and Essential Fatty Acids.* 2009;81:151–158.

118. Innis SM. Fatty acids and early human development. *Early Human Development.* 2007; 83:761–766.

119. Baylin A et al. a-Linolenic acid, D6-desaturase gene polymorphism, and the risk of nonfatal myocardial infarction. *Am J Clin Nutr.* 2007;85:554–60.

120. Geppert J et al. Microalgal docosahexaenoic acid decreases plasma triacylglycerol in normolipidaemic vegetarians: a randomised trial. *Br J Nutr.* 2006;95(4):779–86.

121. Geppert J et al. Docosahexaenoic acid supplementation in vegetarians effectively increases omega-3 index: a randomized trial. *Lipids.* 2005;40(8):807–14.

122. Lloyd-Wright Z et al. Randomized placebo controlled trial of a daily intake of 200 mg docosahexaenoic acid in vegans. Abstracts of Original Communications. *Proceedings of the Nutrition Society.* 2003;42a.

123. Wu et al. Effects of docosahexaenoic acid supplementation on blood lipids, estrogen metabolism, and in vivo oxidative stress in postmenopausal vegetarian women. *Eur J Clin Nutr.* 2006;60(3):386–92.

124. Geleijnse JM et al. Alpha-linolenic acid: is it essential to cardiovascular health? *Curr Atheroscler Rep.* 2010;12(6):359–67.

125. Gebauer SK et al. n-3 fatty acid dietary recommendations and food sources to achieve essentiality and cardiovascular benefits. *Am J Clin Nutr.* 2006;83(Suppl 6):1526S–1535S.

126. Koletzko B et al. The roles of long-chain polyunsaturated fatty acids in pregnancy, lactation and infancy: review of current knowledge and consensus recommendations. *J Perinat Med.* 2008;36(1):5–14.

127. AOCS. Collected recommendations for long-chain polyunsaturated fatty acid intake, *AOCS Inform.* 2003:762–763.

128. Simopoulos AP. Essential fatty acids in health and chronic disease. *Am J Clin Nutr.* 1999;70(suppl):560s–569s.

129. Pelser C, Mondul AM, Hollenbeck AR, Park Y. Dietary fat, fatty acids, and risk of prostate cancer in the NIH-AARP diet and health study. *Cancer Epidemiol Biomarkers Prev.* 2013;22(4):697–707.

130. Christensen JH et al. Prostate tissue and leukocyte levels of n-3 polyunsaturated fatty acids in men with benign prostate hyperplasia or prostate cancer. *BJU Int.* 2006;97: 270–273.

131. Harvei S, Bjerve KS, Tretli S et al. Prediagnostic level of fatty acids in serum phospholipids: Ω-3 and Ω-6 fatty acids and the risk of prostate cancer. *In. J Cancer.* 1997;71:545–551.

132. Newcomer LM et al. The association of fatty acids with prostate cancer risk. *Prostate.* 2001;47: 262–268.

133. Yang YJ et al. Comparison of fatty acid profiles in the serum of patients with prostate cancer and benign prostatic hyperplasia. *Clin Biochem.* 1999;32:405–409.

134. Gann PH et al. Prospective study of plasma fatty acids and risk of prostate cancer. *J Natl Cancer Inst.* 1994;86:281–286.

135. De Stefani E et al. Ů-Linolenic acid and risk of prostate cancer: a case-control study in Uruguay. *Cancer Epidemiol. Biomarkers Prev.* 2000;9:335–338.

136. Ramon JM et al. Dietary fat intake and prostate cancer risk: A case-control study in Spain. *Cancer Causes Control.* 2000; 11:679–685.

137. Giovannucci E et al. A prospective study of dietary fat and risk of prostate cancer. *J Natl Cancer Inst.* 1993;85:1571–1579.

138. Giovannucci E et al. Risk factors for prostate cancer incidence and progression in the Health Professionals Follow-up Study. *Int J Cancer.* 2007;121(7):1571–8.

139. Leitzmann MF et al. 2004. Dietary intake of n-3 and n-6 fatty acids and the risk of prostate cancer. *Am J Clin Nutr.* 2004;80:204–216.

140. Azrad M et al. Prostatic alpha-linolenic acid (ALA) is positively associated with aggressive prostate cancer: a relationship which may depend on genetic variation in ALA metabolism. *PLoS One.* 2012;7(12): e53104.

141. Freeman VL et al. Prostatic levels of fatty acids and the histopathology of localized prostate cancer. *J Urol.* 2000;164:2168–2172.

142. Freeman VL et al. 2004. Inverse association between prostatic polyunsaturated fatty acid and risk of locally advanced prostate carcinoma. *Cancer.* 2004;101: 2744–2754.

143. Godley PA et al. Biomarkers of essential fatty acid consumption and risk of prostatic carcinoma. Cancer Epidemiol. *Biomarkers Prev.* 1996;5:889–895.

144. Mannisto S et al. Fatty acids and risk of prostate cancer in a nested case-control study in male smokers. *Cancer Epidemiol. Biomarkers Prev.* 2003;12:1422–1428.

145. Chavarro JE et al. A prospective study of

polyunsaturated fatty acid levels in blood and prostate cancer risk. *Cancer Epidemiol Biomarkers Prev.* 2007;16:OF1–OF7.

146. Andersson S-O, et al. Energy, nutrient intake and prostate cancer risk: a populationbased case-control study in Sweden. *Int J Cancer.* 1996;68:716–722.

147. Bairati I et al. Dietary fat and advanced prostate cancer. *J Urol.* 1998;159:1271–1275.

148. Bidoli E et al. Macronutrients, fatty acids, cholesterol and prostate cancer risk. *Ann Oncol.* 2005;16:152–157.

149. Koralek DO et al. A prospective study of dietary alpha-linolenic acid and the risk of prostate cancer (United States). *Cancer Causes Control.* 2006;17:783–791.

150. Laaksonen DE et al. Serum linoleic and total polyunsaturated fatty acids in relation to prostate and other cancers: a populationbased cohort study. *Int J Cancer.* 2004;111: 444–450.

151. Schuurman AG et al. Association of energy and fat intake with prostate carcinoma risk: results from the Netherlands Cohort Study. *Cancer* 1999;86:1019–1027.

152. Carleton AJ et al. Case-control and prospective studies of dietary Ŭ-linolenic acid intake and prostate cancer risk: a metaanalysis. *BMJ Open.* 2013;3(5).

153. Sorongon-Legaspi MK et al. Blood level omega-3 Fatty acids as risk determinant molecular biomarker for prostate cancer. *Prostate Cancer.* 2013;2013:875615.

154. Chua ME et al. Relationship of dietary intake of omega-3 and omega-6 Fatty acids with risk of prostate cancer development: a meta-analysis of prospective studies and review of literature. *Prostate Cancer.* 2012; 2012:826254.

155. Carayol M et al. Prospective studies of dietary alpha-linolenic acid intake and prostate cancer risk: a meta-analysis. *Cancer Causes Control.* 2010;21(3):347–55.

156. Shannon J et al. Erythrocyte fatty acids and prostate cancer risk: a comparison of methods. *Prostaglandins Leukot Essent Fatty Acids.*

2010;83(3):161–9.

157. Simon JA et al. The relation of alpha-linolenic acid to the risk of prostate cancer: a systematic review and meta-analysis. *Am J Clin Nutr.* 2009;89(5):1558S–1564S.

158. Lu M et al. Dietary fat intake and early age-related lens opacities. *Am J Clin Nutr.* 2005;81(4):773–9.

159. Lu M et al. Dietary linolenic acid intake is positively associated with five-year change in eye lens nuclear density. *J Am Coll Nutr.* 2007;26(2):133–40.

160. Cho E et al. Prospective study of dietary fat and the risk of age-related macular degeneration. *Am J Clin Nutr.* 2001;73(2): 209–18.

161. Demark-Wahnefried W et al. Flaxseed supplementation (not dietary fat restriction) reduces prostate cancer proliferation rates in men presurgery. *Cancer Epidemiol Biomarkers Prev.* 2008;17:3577–3587.

162. Demark Wahnefried W et al. Pilot study to explore effects of low-fat, flaxseed-supplemented diet on proliferation of benign prostatic epithelium and prostate-specific antigen. *Urology.* 2004;63:900–904.

163. Demark-Wahnefried W et al. Pilot study of dietary fat restriction and flaxseed supplementation in men with prostate cancer before surgery: exploring the effects on hormonal levels, prostate-specific antigen, and histopathologic features. *Urology.* 2001;58:47–52.

164. He J Bazan HE. Omega-3 fatty acids in dry eye and corneal nerve regeneration after refractive surgery. *Prostaglandins Leukot Essent Fatty Acids.* 2010;82(4-6):319–25.

165. U.S. Department of Agriculture, Agricultural Research Service. 2007. USDA National Nutrient Database for Standard Reference, Release 20. Nutrient Data Laboratory Home Page. www.ars.usda.gov/ba/bhnrc/ndl

166. Sanders T, Lewis F. Review of Nutritional Attributes of GOOD OIL (Cold Pressed Hemp Seed Oil). Nutritional Sciences Division, King's College London. 2008: www.goodwebsite.co.uk/kingsreport.pdf

167. Kushak R et al. Blue-green algae Aphanizomenon flos-aquae as a source of dietary polyunsaturated fatty acids and a hypocholesterolemic agent. *Annual Meeting of the American Chemical Society.* March 1999.

168. Manitoba Harvest Hemp Foods. Nutrition Facts. Hemp Hearts. www.manitobaharvest.com/

169. World Cancer Research Fund/American Institute for Cancer Research. *Food, Nutrition, Physical Activity and the Prevention of Cancer: A Global Perspective.* Washington DC:AICR, 2007.

170. Mente A et al. A systematic review of the evidence supporting a causal link between dietary factors and coronary heart disease. *Arch Intern Med.* 2009;169(7):659–69.

171. Siri-Tarino PW et al. Meta-analysis of prospective cohort studies evaluating the association of saturated fat with cardiovascular disease. *Am J Clin Nutr.* 2010;91:535–46.

172. Micha R, Mozaffarian D. Saturated fat and cardiometabolic risk factors, coronary heart disease, stroke, and diabetes: a fresh look at the evidence. *Lipids.* 2010;45: 893–905.

173. Hooper L et al. Reduced or modified dietary fat for preventing cardiovascular disease. *Cochrane Database Syst Rev.* 2012;5: CD002137. Review.

174. Mozaffarian D, Micha R, Wallace S et al, ed. Effects on Coronary Heart Disease of Increasing Polyunsaturated Fat in Place of Saturated Fat: A Systematic Review and Meta-Analysis of Randomized Controlled Trials. *PLoS Medicine.* 2010;7(3):1–10.

175. Danaei G et al. The preventable causes of death in the United States: comparative risk assessment of dietary, lifestyle, and metabolic risk factors. *PLoS Med.* 2009; 6(4):e1000058.

176. Skeaff CM, Miller J. Dietary fat and coronary heart disease: summary of evidence from prospective cohort and randomised controlled trials. *Ann Nutr Metab.* 2009; 55(1–3):173–201.

177. Jakobsen MU et al. Major types of dietary fat and risk of coronary heart disease: a pooled analysis of 11 cohort studies. *Am J Clin Nutr.* 2009;89 (5):1425–32.

178. Van Horn L et al. The evidence for dietary prevention and treatment of cardiovascular disease. *JADA.* 2008;108(2):287–331.

179. Chanu B. Primary dietetic prevention of ischaemic heart disease. *Archives des Maladies du Coeur et des Vaisseux.* 2003;96(Sp. Iss. 6):21–25.

180. Hu FB, Stamfer MJ. Nut consumption and risk of coronary heart disease: a review of the epidemiologic evidence. Current Atherosclerosis Reports. 1999;1:204–209.

181. Truswell AS. "Review of dietary intervention studies: effect on coronary events and on total mortality" . *Australian and New Zealand Journal of Medicine.* 1994;24(1): 98–106.

182. Dietary Guidelines Advisory Committee (DGAC). USDA Nutrition Evidence Library, 2010. What is the effect of saturated fat (SFA) intake on increased risk of cardiovascular disease or type 2 diabetes, including effects on intermediate markers such as serum lipid and lipoprotein levels? www.nutritionevidencelibrary.com/conclusion.cfm?conclusion_statement_id=250194

183. Astrup A et al. The role of reducing intakes of saturated fat in the prevention of cardiovascular disease: where does the evidence stand in 2010? *Am J Clin Nutr.* 2011;93:684–8.

184. Barclay AW et al. Glycemic index, glycemic load, and chronic disease risk–a meta- analysis of observational studies. *Am J Clin Nutr.* 2008;87:627–37.

185. Mellen PB et al. Whole grain intake and cardiovascular disease: a meta-analysis. *Nutr Metab Cardiovasc Dis.* 2008;18(4): 283–90.

186. Nothlings U et al. Intake of vegetables, legumes, and fruit, and risk for all-cause, cardiovascular, and cancer mortality in a European diabetic population. *Br J Nutr.* 2009;102(2):285–92.

187. Nagura J et al; JACC Study Group. Fruit, vegetable and bean intake and mortality

from cardiovascular disease among Japanese men and women: the JACC Study. *J Nutr.* 2008;138(4):775–81.

188. Tey SL et al. Effects of different forms of hazelnuts on blood lipids and α-tocopherol concentrations in mildly hypercholesterolemic individuals. *Eur J Clin Nutr.* 2011; 65(1):117–24.

189. O'Neil CE et al. Nut consumption is associated with decreased health risk factors for cardiovascular disease and metabolic syndrome in U.S. adults: NHANES 1999– 2004. Journal of the American College of Nutrition. 2011;30(6):502–510.

190. Sabate J. Nut consumption, vegetarian diets, ischemic heart disease risk, and allcause mortality: evidence from epidemiologic studies. *Am J Clin Nutr.* 1999;70(3 Suppl):500S–503S. Review.

191. Fraser GE, Shavik, DJ. Ten years of life: is it a matter of choice? Arch Int Med. 2001;161:1645–1652.

192. Jiang R et al. Nut and peanut butter consumption and risk of type 2 diabetes in women. JAMA. 2002;288:2554–2560.

193. Kendall CW et al. Nuts, metabolic syndrome and diabetes. *Br J Nutr.* 2010; 104(4):465–73. Review.

194. Jenkins DJ et al. Nuts as a replacement for carbohydrates in the diabetic diet. *Diabetes Care.* 2011;34(8):1706–11.

195. Wang X et al. Effects of pistachios on body weight in Chinese subjects with metabolic syndrome. *Nutr J.* 2012;11(1):20.

196. Sabate J et al. Nut consumption and blood lipid levels: a pooled analysis of 25 intervention trials. *Arch Intern Med.* 2010;170(9): 821–7.

197. Ros E. Health benefits of nut consumption. *Nutrients.* 2010;2(7):652–82. Review

198. Fraser GE et al. A possible protective effect of nut consumption on risk of coronary heart disease. The Adventist Health Study. *Arch Intern Med.* 1992;152:1416–24.

199. Fraser GE. Nut consumption, lipids, and risk of a coronary event. *Clin Cardiol.* 1999;22(7 Suppl):III11–5. Review.

200. Kushi LH et al. Dietary antioxidant vitamins and death from coronary heart disease in postmenopausal women. *N Engl J Med.* 1996;334:1156–62.

201. Ellsworth JL et al. Frequent nut intake and risk of death from coronary heart disease and all causes in postmenopausal women: the Iowa Women's Health Study. *Nutr Metab Cardiovasc Dis.* 2001;11(6):372–7.

202. Hu FB et al. Frequent nut consumption and risk of coronary heart disease in women: prospective cohort study. *BMJ.* 1998; 317:1341–5.

203. Albert CM et al. Nut consumption and decreased risk of sudden cardiac death in the Physicians' Health Study. *Arch Intern Med.* 2002;162:1382–7.

204. Sabate J, Fraser GE. Nuts: a new protective food against coronary heart disease. *Curr Opin Lipidol.* 1994;5(1):11–6. Review.

205. Mukuddem-Petersen J et al. A systematic review of the effects of nuts on blood lipid profiles in humans. *J Nutr.* 2005; 135(9):2082–9.

206. Griel AE, Kris-Etherton PM. Tree nuts and the lipid profile: a review of clinical studies. *Br J Nutr.* 2006;96 Suppl 2:S68-78. Review.

207. Kris-Etherton PM et al. The role of tree nuts and peanuts in the prevention of coronary heart disease: multiple potential mechanisms. *J Nutr.* 2008;138(9):1746S– 1751S.

208. Banel DK, Hu FB. Effects of walnut consumption on blood lipids and other cardiovascular risk factors: a meta-analysis and systematic review. *Am J Clin Nutr.* 2009;90:56–63.

209. Dreher ML. Pistachio nuts: composition and potential health benefits. *Nutr Rev.* 2012;70(4):234–40.

210. Lamarche B et al. Combined effects of a dietary portfolio of plant sterols, vegetable protein, viscous fiber and almonds on LDL particle size. *Br J Nutr.* 2004: 92(4): 654–63.

211. Ros E. Nuts and novel biomarkers of cardiovascular disease. *Am J Clin Nutr.* 2009;

89(5):1649S–56S. Review.

212. Alexiadou K, Katsilambros N. Nuts: anti-atherogenic food? *Eur J Intern Med*. 2011; 22(2):141–6.

213. Yochum LA et al. Intake of antioxidant vitamins and risk of death from stroke in post-menopausal women. Am J Clin Nutr. 2000;72:476–483.

214. Bernstein AM et al. Dietary protein sources and the risk of stroke in men and women. *Stroke*. 2012;43(3):637–44.

215. Zhang SM et al. Intakes of vitamins E and C, carotenoids, vitamin supplements, and PD risk. Neurology. 2002;59:1161–9.

216. Gu Y, Scarmeas N. Dietary patterns in Alzheimer's disease and cognitive aging. *Curr Alzheimer Res*. 2011;8(5):510–9.

217. Tsai CJ et al. Frequent nut consumption and decreased risk of cholecystectomy in women. Am J Clin Nutr. 2004;80:76–81.

218. Seddon JM et al. Progression of age-related macular degeneration: association with dietary fat, transunsaturated fat, nuts and fish intake. Archives of Ophthalmology. 2003;121:1728–37.

219. Bes-Rastrollo M et al. Nut consumption and weight gain in a Mediterranean cohort: the SUN study. *Obesity*. 2007;15(1):107–116.

220. Bes-Rastrollo M et al. Prospective study of nut consumption, long-term weight change, and obesity risk in women. *Am J Clin Nutr*. 2009;89(6):1913–1919.

221. Casas-Agustench P et al. Cross-sectional association of nut intake with adiposity in a Mediterranean population. *Nutrition, Metabolism and Cardiovascular Diseases*. 2011; 21(7):518–525.

222. Griel AE et al. Improved diet quality with peanut consumption. *Journal of the American College of Nutrition*. 2004;23(6): 660–668.

223. Phung OJ et al. Almonds have a neutral effect on serum lipid profiles: a meta-analysis of randomized trials. *J Am Diet Assoc*. 2009;109(5):865–73.

224. Casas-Agustench P et al. Effects of one serv-ing of mixed nuts on serum lipids, insulin resistance and inflammatory markers in patients with the metabolic syndrome. *Nutr Metab Cardiovasc Dis*. 2011;21(2): 126–35.

225. Griel AE et al. A macadamia nut-rich diet reduces total and LDL-cholesterol in mildly hypercholesterolemic men and women. *J Nutr*. 2008;138(4):761–7.

226. Mattes RD et al. Impact of peanuts and tree nuts on body weight and healthy weight loss in adults. *J Nutr*. 2008;138(9): 1741S–1745S.

227. Mattes RD, Dreher ML. Nuts and healthy body weight maintenance mechanisms. *Asia Pac J Clin Nutr*. 2010;19(1):137–41.

228. Yaacoub R, Saliba R, Nsouli B, Khalaf G, Birlouez-Aragon I. Formation of lipid oxidation and isomerization products during processing of nuts and sesame seeds. *J Agric Food Chem*. 2008;56(16):7082–90.

229. Lukac H et al. P Influence of roasting conditions on the acrylamide content and the color of roasted almonds. *Journal of Food Science*. 2006;72(1):c033–c038.

230. World Intellectual Property Organization (WO/2005/039322). Edible Testa-on (Skinon) cashew nuts and methods for preparing same. 2005. www.wipo.int/pctdb/en/wo.jsp?IA=IB2 003005287&DISPLAY=DESC

231. Thompson LU, Li T, Chen, J, Goss, PE. Biological effects of dietary flaxseed in patients with breast cancer (abstract). *Breast Cancer Res Treatment*. 2000;64:50.

232. Sung MK et al. Mammalian lignans inhibit the growth of estrogen-independent human colon tumor cells. *Anticancer Res*. 1998;18:1405–1408.

233. Cunnane SC et al. Nutritional attributes of traditional flaxseed in healthy young adults. *Am J Clin Nutr*. 1995;61:62–68.

234. Mandaşescu S et al. Flaxseed supplementation in hyperlipidemic patients. *Rev Med Chir Soc Med Nat Iasi*. 2005;109(3):502–6.

235. Lucas EA et al. Flaxseed improves lipid profile without altering biomarkers of bone metabolism in postmenopausal women. *J. Clin

Endocrinol Metab. 2002;87: 1527–1532.

236. Jenkins DJA et al. Health aspects of partially defatted flaxseed, including effects on serum lipids, oxidative measures, and ex vivo androgen and progestin activity: A controlled crossover trial. *Am J Clin Nutr.* 1999;69:395–402.

237. Morris D. *Flax: a health and nutrition primer. Fourth Edition.* Flax Council of Canada. 2007.

238. Ayerza R. The seed's protein and oil content, fatty acid composition, and growing cycle length of a single genotype of chia (Salvia hispanica L.) as affected by environmental factors. *J Oleo Sci.* 2009;58(7):347–54.

239. Callaway JC. Hempseed as a nutritional resource: an overview. *Euphytica.* 2004; 140: 65–72.

240. Lu QY et al. California Hass avocado: profiling of carotenoids, tocopherol, fatty acid, and fat content during maturation and from different growing areas. *J Agric Food Chem.* 2009;57(21):10408–13.

241. Duester KC. Avocado fruit is a rich source of beta-sitosterol. *J Am Diet Assoc.* 2001; 101(4):404–5.

242. Colquhoun DM et al. Comparison of the effects on lipoproteins and apolipoproteins of a diet high in monounsaturated fatty acids, enriched with avocado, and a high-carbohydrate diet. *Am J Clin Nutr.* 1992;56(4):671–7.

243. Lu QY, Arteaga JR, Zhang Q et al. Inhibition of prostate cancer cell growth by an avocado extract: role of lipid-soluble bioactive substances. *J Nutr Biochem.* 2005; 16(1):23–30.

244. Ding H et al. Selective induction of apoptosis of human oral cancer cell lines by avocado extracts via a ROS-mediated mechanism. *Nutr Cancer.* 2009;61(3):348–56.

245. D'Ambrosio SM et al. Aliphatic acetogenin constituents of avocado fruits inhibit human oral cancer cell proliferation by targeting the EGFR/RAS/RAF/MEK/ERK1/2 pathway. *Biochem Biophys Res Commun.* 2011;409(3):465–9.

246. Paul R et al. Avocado fruit (Persea americana Mill) exhibits chemo–protective potentiality against cyclophosphamide induced genotoxicity in human lymphocyte culture. *J Exp Ther Oncol.* 2011;9(3):221–30.

247. Castillo-Juarez I et al. Anti- Helicobacter pylori activity of plants used in Mexican traditional medicine for gastrointestinal disorders. *J Ethnopharmacol.* 2009; 122:402–405.

248. Christensen R et al. Symptomatic efficacy of avocado-soybean unsaponifiables (ASU) in osteoarthritis (OA) patients: a meta-analysis of randomized controlled trials. *Osteoarthritis Cartilage.* 2008;16(4):399–408. Review.

249. Ernst E. Avocado-soybean unsaponifiables (ASU) for osteoarthritis - a systematic review. *Clin Rheumatol.* 2003;22:285–288.

250. Visioli F et al. Free radical scavenging properties of olive oil polyphenols. *Biochem Biophys Res Commun.* 1998;247: 60–64.

251. Stupans I et al. Comparison of radical scavenging effect, inhibition of microsomal oxygen free radical generation, and serum lipoprotein oxidation of several natural antioxidants. *J Agric Food Chem.* 2002;50: 2464–2469.

252. Kremastinos DT. Olive and oleuropein. *Hellenic J Cardiol.* 2008;49(4):295–6.

253. Owen RW, Haubner R, Wurtele G, Hull E, Spiegelhalder B, Bartsch H. Olives and olive oil in cancer prevention *Eur J Cancer Prev.* 2004 Aug;13(4):319–26.

254. Beauchamp GK et al. Ibuprofen-like activity in extra-virgin olive oil. *Nature.* 2005; 437:45–6.

255. Casado FJ, Montano A. Influence of processing conditions on acrylamide content in black ripe olives. *J Agric Food Chem.* 2008;56(6):2021–7.

256. Prior IA et al. Cholesterol, coconuts, and diet on Polynesian atolls: a natural experiment: the Pukapuka and Tokelau island studies. *Am J Clin Nutr.* 1981;34(8): 1552–61.

257. Lipoeto NI et al. Contemporary Minangkabau food culture in West Sumatra, Indonesia. *Asia Pac J Clin Nutr.* 2001;10(1): 10–6.

258. Lipoeto NI et al. Dietary intake and the

risk of coronary heart disease among the coconut-consuming Minangkabau in West Sumatra, Indonesia. *Asia Pac J Clin Nutr.* 2004;13(4):377–84.

259. Rego Costa AC, Rosado EL, Soares-Mota M. Influence of the dietary intake of medium chain triglycerides on body composition, energy expenditure and satiety: a systematic review. *Nutr Hosp.* 2012 Jan- Feb;27(1):103–8.

260. Hunter JE et al. Cardiovascular disease risk of dietary stearic acid compared with trans, other saturated, and unsaturated fatty acids: a systematic review. *Am J Clin Nutr.* 2010;91(1):46–63.

261. de Roos NM et al. Consumption of a Solid Fat Rich in Lauric Acid Results in a More Favorable Serum Lipid Profile in Healthy Men and Women than Consumption of a Solid Fat Rich in *trans*-Fatty Acids. Journal of Nutrition. 2001;131:242–245.

262. Mensink RP et al. Effects of dietary fatty acids and carbohydrates on the ratio of serum total to HDL cholesterol and on serum lipids and apolipoproteins: a metaanalysis of 60 controlled trials. *Am J Clin Nutr.* 2003;77:1146–55.

263. DebMandal M, Mandal S. Coconut (Cocos nucifera L.: Arecaceae): in health promotion and disease prevention. *Asian Pac J Trop Med.* 2011;4(3):241–7. Review.

264. Ogbolu DO et al. In vitro antimicrobial properties of coconut oil on Candida species in Ibadan, Nigeria. J Med Food. 2007;10(2):384–7.

265. Erguiza G et al. The effect of virgin coconut oil supplementation for community- acquired pneumonia in children aged 3 months to 60 months admitted at the Phillipine Children's Medical Center: a single blinded randomized controlled trial. *Chest Journal. American College of Chest Physicians.* Oct. 29, 2008.

266. Hierholzer JC, Kabara JJ. In vitro effects of monolaurin compounds on enveloped RNA and DNA viruses. *Journal of Food Safety.* 1982;4:1–12.

267. Carpo BG et al. Novel antibacterial activity of monolaurin compared with conventional antibiotics against organisms from skin infections: an in vitro study. *J Drugs Dermatol.* 2007;6:991–998.

268. Nevin KG, Rajamohan T. Beneficial effects of virgin coconut oil on lipid parameters and in vitro LDL oxidation. *Clin Biochem.* 2004;37(9):830–5.

269. Marina AM, Man YB, Nazimah SA, Amin I. Antioxidant capacity and phenolic acids of virgin coconut oil. *Int J Food Sci Nutr.* 2008; Dec 29:1–10.

270. Troika. Vegetable oil refining plant. www.troikaindia.com/refinery-plant.html

271. Wikipedia. Smoke point. http://en.wikipedia.org/wiki/Smoke_point

272. Quest Network Blue Zones - Longevity Secrets: "Live Longer, Better: Longevity Secrets" , Quest Network, 2006. http://en.wikipedia.org/wiki/Blue_Zones

273. Chowdhury R, et al: Association of Dietary, Circulating, and Supplement Fatty Acids With Coronary Risk. A Systematic Review and Meta-analysis. *Annals of Internal Medicine.* 2014;160(6):398–406.

274. Astrup A, et al. The role of reducing intakes of saturated fat in the prevention of cardio-vascular disease: where does the evidence stand in 2010? *Am J Clin Nutr.* 2011; Apr;93(4):684–8. Review.

275. Riccardi G, et al. Dietary fat, insulin sensitivity and the metabolic syndrome. *Clin Nutr.* 2004;23(4):447–56. Review.

Chapter 5　碳水化合物的全貌

1. World Health Organization. *WHO Technical report series 916. Diet, Nutrition and the Prevention of Chronic Diseases.* Report of a joint FAO/WHO Expert Consultation. 2003.

2. Mann J, Cummings JH, Englyst HN. FAO/WHO Scientific Update on carbohydrates in human nutrition: conclusions. *Euro J Clin*

Nutr. 2007;61(1):S132–S137.

3. National Research Council. Dietary Carbohydrates, Starches and Sugars. *Dietary Reference Intakes for Energy, Carbohydrate, Fiber, Fat, Fatty Acids, Cholesterol, Protein, and Amino Acids (Macronutrients).* Washington DC: National Academies Press, 2005:265–338.

4. FAO Food Nutrition Paper. Carbohydrates in human nutrition. *Report of a Joint FAO/WHO Expert Consultation.* 1998; 66:1–140. www.fao.org/docrep/W8079E/W8079E00.htm

5. Wright JD et al. *Dietary Intake of Ten Key Nutrients for Public Health, United States: 1999-2000.* Advance data from vital and health statistics no. 334. Hyattsville MD: National Center for Health Statistics. 2003. www.cdc.gov/nchs/data/ ad/ad334.pdf

6. Mangels R et al. *The Dietitian's Guide to Vegetarian Diets: Issues and Applications.* Third Edition. Sudbury MA: Jones and Bartlett Learning, 2011. Data from Appendix A.

7. Davis B et al. *Becoming Raw.* Summertown TN: The Book Publishing Company, 2010.

8. Pedersen AN et al. Health effects of protein intake in healthy adults: a systematic literature review. *Food Nutr Res.* 2013; 57:21245.

9. Fung TT et al. Low-carbohydrate diets and all-cause and cause-specific mortality: two cohort studies. *Ann Intern Med.* 2010;153(5):289–98.

10. Noto H et al. Low-carbohydrate diets and all-cause mortality: a systematic review and meta-analysis of observational studies. *PLoS One.* 2013;8(1):e55030.

11. Gray J. *Dietary Fiber: definition, analysis, physiology and health.* ILSI Europe Concise Monograph Series. Brussels Belgium: ILSI Europe, 2006.

12. Cummings JH, Stephen AM. Carbohydrate terminology and classification. *Eur J Clin Nutr.* 2007;61(Suppl 1):S5–18.

13. U.S. Department of Agriculture, Agricultural Research Service. 2013. USDA National Nutrient Database for Standard Reference, Release 26. Nutrient Data Laboratory Home Page. www.ars.usda.gov/ba/bhnrc/ndl

14. Craig W. Phytochemicals: Guardians of Health. *JADA.* 1997; 97(10):S199–S204.

15. Howlett JF et al. The definition of dietary fiber–discussions at the Ninth Vahouny Fiber Symposium: building scientific agreement. *Food Nutr Res.* 2010;54:10.

16. National Research Council. *Dietary Reference Intakes: Proposed Definition of Dietary Fiber.* Washington DC: The National Academies Press, 2001.

17. Novak M, Vetvicka V. Beta-glucans, history, and the present: immunomodulatory aspects and mechanisms of action. *Journal Of Immunotoxicology.* 2008;5(1):47–57.

18. Englyst KN et al. Nutritional characterization and measurement of dietary carbohydrates. *Eur J Clin Nutr.* 2007;61(Suppl 1):S19–39.

19. Pereira MA et al. Dietary fiber and risk of coronary heart disease: a pooled analysis of cohort studies. *Arch Intern Med.* 2004; 164:370–6.

20. Rimm EB et al. Vegetable, fruit, and cereal fiber intake and risk of coronary heart disease among men. *JAMA.* 1996; 275:447–51.

21. Brown L et al. Cholesterol-lowering effects of dietary fiber: a meta–analysis. *Am J Clin Nutr.* 1999; 69:30–42.

22. McKeown NM et al. Carbohydrate nutrition, insulin resistance, and the prevalence of the metabolic syndrome in the Framingham Offspring Cohort. *Diabetes Care.* 2004; 27:538–46.

23. McKeown NM et al. Whole-grain intake is favorably associated with metabolic risk factors for type 2 diabetes and cardiovascular disease in the Framingham Offspring Study. *Am J Clin Nutr.* 2002; 76:390–8.

24. Krishnan S et al. Glycemic index, glycemic load, and cereal fiber intake and risk of type 2 diabetes in US black women. *Arch Intern Med.* 2007;167:2304–9.

25. Schulze MB et al. Glycemic index, glycemic load, and dietary fiber intake and incidence of type 2 diabetes in younger and middle-aged women. *Am J Clin Nutr.* 2004; 80:348–56.

26. Konner M, Eaton SB. Paleolithic nutrition:

twenty-fifive years later. *Nutr Clin Pract.* 2010;25(6):594-602.

27. Anderson JW et al. Health benefits of dietary fiber. *Nutr Rev.* 2009;67(4):188–205.

28. Streppel MT et al. Dietary fiber and blood pressure: a meta-analysis of randomized placebo-controlled trials. *Arch Intern Med.* 2005;165(2):150–6.

29. Macfarlane S, Macfarlane GT. Composition and metabolic activities of bacterial biofilms colonizing food residues in the human gut. *Appl Environ Microbiol.* 2006;72(9):6204–11.

30. Winham DM, Hutchins AM. Perceptions of flatulence from bean consumption among adults in 3 feeding studies. *Nutr J.* 2011;10:128.

31. Kavas A, Sedef NEL. Nutritive value of germinated mung beans and lentils. *J Consumer Studies Home Econ.* 1991;15:357–66.

32. Savitri A et al. Effect of spices on in vitro gas production by Clostridium perfringens. *Food Microbiology.* 1986; 3:195–199.

33. USDA Economic Research Service. Briefing Rooms: Dry Beans. www.ers.usda.gov/Briefing/DryBeans/

34. Hardarson et al. (Eds.) *Maximizing the Use of Biological Nitrogen Fixation in Agriculture.* Report of an FAO/IAEA Technical Expert Meeting held in Rome, 13-15 March 2001. Series: Developments in Plant and Soil Sciences. Vol. 99.

35. Theil EC et al. Absorption of iron from ferritin is independent of heme iron and ferrous salts in women and rat intestinal segments. *J Nutr.* 2012;142(3):478–83.

36. Darmadi-Blackberry I et al. Legumes: the most important dietary predictor of survival in older people of different ethnicities. *Asia Pacific J Clin Nutr.* 2004;13(2): 217–220.

37. Winham D et al. Beans and good health: Compelling research earns beans expanded roles in dietary guidance. *Nutrition Today.* 2008;43:201–209.

38. Johnson RK et al. Dietary Sugars Intake and Cardiovascular Health : A Scientific Statement From the American Heart Association. *Circulation.* 2009;120:1011–1020.

39. No Author. The Consumption of Sugar. *New York Times.* Sept. 20, 1902. http://query.nytimes.com/mem/archive-free/pdf?res=F20D10FF355414728DDDA90A94D1405B828CF1D3

40. Wells HF, Buzby JC. The United States Department of Agriculture. Economic Research Service. *Dietary Assessment of Major Trends in U.S. Food Consumption, 1970-2005.* Economic Information Bulletin Number 33. 2008.

41. Tappy L, Le KA. Metabolic Effects of Fructose and the Worldwide Increase in Obesity. *Physiol Rev.* 2010;90:23–46.

42. Lustig RH et al. Public health: The toxic truth about sugar. *Nature.* 2012; 482(7383): 27–9.

43. Nseir W et al. Soft drinks consumption and nonalcoholic fatty liver Disease. *World J Gastroenterol.* 2010;16(21):2579-2588.

44. Key TJ, Spencer EA. Carbohydrates and cancer: an overview of the epidemiological evidence. *European Journal of Clinical Nutrition.* 2007;61(Suppl 1):S112–S121.

45. World Cancer Research Fund/American Institute for Cancer Research. *Food, nutrition, physical activity and the prevention of cancer: a global perspective.* Washington DC: AICR; 2007.

46. Kabat GC et al. A longitudinal study of serum insulin and glucose levels in relation to colorectal cancer risk among postmenopausal women. *Br J Cancer.* 2012;106(1): 227–32.

47. Gunter MJ et al. Insulin, insulin-like growth factor-I, and risk of breast cancer in postmenopausal women. *J Natl Cancer Inst.* 2009; 101(1):48–60.

48. Krajcik RA et al. Insulin-like Growth Factor I (IGF-I), IGF-binding Proteins, and Breast Cancer. *Cancer Epidemiol Biomarkers Prev.* 2002;11(12):1566–73.

49. Van Dam RM, Seidell JC. Review: Carbohydrate intake and obesity. *European Journal of Clinical Nutrition.* 2007;61(1): S75–S99.

50. Turina M et al. Acute hyperglycemia and

the innate immune system: clinical, cellular, and molecular aspects. *Cri Care Med.* 2005;33(7):1624–33.

51. Turina M et al. Short-term hyperglycemia in surgical patients and a study of related cellular mechanisms. *Ann Surg.* 2006; 243(6):845–51; discussion 851–3.

52. Stegenga ME et al. Effect of acute hyperglycaemia and/or hyperinsulinaemia on proinflammatory gene expression, cytokine production and neutrophil function in humans. *Diabet Med.* 2008;25(2):157–64.

53. Luevano-Contreras C, Chpman-Novakofski K. Dietary advanced glycation end products and aging. *Nutrients.* 2010;2(12): 1247–65.

54. Sanchez A et al. Role of sugars in human neutrophilic phagocytosis. *The American Journal of Clinical Nutrition.* 1973; 26: 1180–1184.

55. Takeuchi M et al. Immunological detection of fructose-derived advanced glycation end-products. *Lab Invest.* 2010 Jul;90(7): 1117–27.

56. U.S. Department of Agriculture and U.S. Department of Health and Human Services. *Dietary Guidelines for Americans, 2010.* 7th Edition, Washington DC: U.S. Government Printing Office, December 2010.

57. Beverage Marketing Corporation. U. S. Liquid Refreshment Beverage Market 2007-2008. Volume by Segment. www.beveragemarketing. com/?section=news&newsID=111

58. Malik VS et al. Intake of sugar-sweetened beverages and weight gain: a systematic review. *Am J Clin Nutr.* 2006;84:274–288.

59. Vartanian LR et al. Effects of soft drink consumption on nutrition and health: a systematic review and meta-analysis. *Am J Pub Health.* 2007;97:667–675.

60. Jacobson MJ. Liquid Candy – How Soft Drinks are Harming Americans' Health. Washington; DC: *Center for Science in the Public Interest.* June 2005. www.cspinet.org/new/pdf/ liquid_candy_final_w_new_supplement.pdf

61. Shi Z et al. Association between soft drink consumption and asthma and chronic obstructive pulmonary disease among adults in Australia. *Respirology.* 2012;17(2): 363–9.

62. White JS. Straight talk about high-fructose corn syrup: what it is and what it ain't. *Am J Clin Nutr.* 2008;88(6):1716S–1721S.

63. Le MT et al. Effects of high-fructose corn syrup and sucrose on the pharmacokinetics of fructose and acute metabolic and hemodynamic responses in healthy subjects. *Metabolism.* 2012;61(5):641–51.

64. American Dietetic Association. Position of the American Dietetic Association: use of nutritive and nonnutritive sweeteners. *J Am Diet Assoc.* 2004;104(2):255–75.

65. Anderson J, Young L. *Sugar and Sweeteners. Fact Sheet No. 9.301.*Food and Nutrition Series/Health. Colorado State University Extension. 9/98. Revised 5/10. www.ext.colostate. edu/pubs/foodnut/09301.PDF

66. Ulbricht C et al. An evidence-based systematic review of stevia by the Natural Standard Research Collaboration. *Cardiovasc Hematol Agents Med Chem.* 2010;8(2): 113–27. Review.

67. Goyal SK et al. Stevia (Stevia rebaudiana) a bio-sweetener: a review. *Int J Food Sci Nutr.* 2010;61(1):1–10. Review.

68. Chatsudthipong V, Muanprasat C. Stevioside and related compounds: therapeutic benefits beyond sweetness. *Pharmacol Ther.* 2009;121(1):41–54.

69. Mattes RD, Popkin BM. Nonnutritive sweetener consumption in humans: effects on appetite and food intake and their putative mechanisms. *Am J Clin Nutr.* 2009; 89:1–14.

70. Yang Q. Gain weight by "going diet?" Artificial sweeteners and the neurobiology of sugar cravings: Neuroscience 2010. *Yale J Biol Med.* 2010;83(2):101–8.

71. Liebman B. Carbo loading: do you overdo refined grains? *Nutrition Action Healthletter.* March 2011.

72. Liu S. Intake of Refined Carbohydrates and Whole Grain Foods in Relation to Risk of Type 2 Diabetes Mellitus and Coronary Heart Disease. *Journal of the American College of Nutrition.* 2002; 21(4): 298–306.

73. Steffen LM, Jacobs Jr. DR, Stevens J et al. Associations of whole-grain, refinedgrain, and fruit and vegetable consumption with risks of all-cause mortality and incident coronary artery disease and ischemic stroke: the Atherosclerosis Risk in Communities (ARIC) Study. *Am J Clin Nutr.* 2003;78:383–90.

74. Buyken AE et al. Carbohydrate nutrition and inflammatory disease mortality in older adults. *Am J Clin Nutr.* 2010;92(3): 634–43.

75. Harvard School of Public Health. Carbohydrates: Good carbs guide the way. The Nutrition Source. www.hsph.harvard.edu/nutrition-source/what-should-you-eat/carbohydrates-full-story/

76. Yang F et al. Studies on germination conditions and antioxidant contents of wheat grain. *International Journal of Food Sciences and Nutrition.* 2001;52: 319–330.

77. Sapone A et al. Divergence of gut permeability and mucosal immune gene expression in two gluten associated conditions: celiac disease and gluten sensitivity. *BMC Medicine.* 2011;9:23. www.biomedcentral. com/1741-7015/9/23

78. Zimmer KP. Nutrition and celiac disease. *Curr Probl Pediatr Adolesc Health Care.* 2011;41(9):244–7.

79. Fric P et al. Celiac disease, gluten-free diet, and oats. *Nutr Rev.* 2011;69(2):107–15.

80. Pulido OM et al. Introduction of oats in the diet of individuals with celiac disease: a systematic review. *Adv Food Nutr Res.* 2009;57:235–85.

81. Alicia Woodward. The latest on gluten sensitivity and celiac disease: Q & A with Alessio Fasano, MD. *Living Without Magazine.* Aug/Sep 2011 Issue. www.livingwithout.com/issues/4_15/qa_augsep11-2554-1.html

82. Barclay AW et al. Glycemic index, glycemic load, and chronic disease risk--a meta- analysis of observational studies. *Am J Clin Nutr.* 2008;87(3):627–37.

83. Jenkins, DJA et al. Glycemic Index of Foods: a Physiological Basis for Carbohydrate Exchange. *Am J Clin Nutr.* 1981;34: 362–366.

84. Atkinson FS et al. International tables of glycemic index and glycemic load values: 2008. *Diabetes Care.* 2008;31(12): 2281–3.

85. Gell P. From jelly beans to kidney beans: what diabetes educators should know about the glycemic index. *Diabetes Educ.* 2001;27(4):505–8.

86. Tremblay F et al. Role of Dietary Proteins and Amino Acids in the Pathogenesis of Insulin Resistance. *Annual Review of Nutrition.* 2007;27:293–310.

87. Duke University Medical Center. Too Much Protein, Eaten Along With Fat, May Lead To Insulin Resistance. *ScienceDaily.* April 9, 2009. www.sciencedaily.com/releases/2009/04/090407130905.htm

88. Brand Miller JC. Importance of glycemic index in diabetes. *Am J Clin Nutr.* 1994;59 (supplement: 747S–752S.)

89. Waldmann A et al. Overall glycemic index and glycemic load of vegan diets in relation to plasma lipoproteins and triacylglycerols. *Ann Nutr Metab.* 2007;51(4):335–44.

90. Foster-Powell K, Miller JB. International tables of glycemic index. *Am J Clin Nutr.* 1995;62(4):871S–890S. Review.

91. Foster-Powell K et al. International table of glycemic index and glycemic load values: 2002. *Am J Clin Nutr.* 2002;76(1):5–56.

92. Liljeberg H, Bjorck I. Delayed gastric emptying rate may explain improved glycaemia in healthy subjects to a starchy meal with added vinegar. *Eur J Clin Nutr.* 1998; 52(5):368–71.

93. Ostman E et al. Vinegar supplementation lowers glucose and insulin responses and increases satiety after a bread meal in healthy subjects. *Eur J Clin Nutr.* 2005; 59(9):983–8.

Chapter 6　留意攝取的礦物質

1. Hambidge KM. Micronutrient bioavailability: Dietary Reference Intakes and a future perspective. *Am J Clin Nutr.* 2010;91(5): 1430S–1432S.

2. Hunt J. Bioavailability of iron, zinc, and other trace minerals from vegetarian diets. *Am J Clin Nutr.* 2003;78(suppl):633S–9S.

3. Institute of Medicine. *Dietary Reference Intakes for Calcium and Vitamin D.* Washington DC: National Academies Press, 2010.

4. Hotz C et al. Traditional Food-Processing and Preparation Practices to Enhance the Bio-availability of Micronutrients in Plant- Based Diets. *J Nutr.* 2007;137(4):1097–100.

5. Kuhnlein HV et al. Composition of traditional Hopi foods. *J Am Diet Assoc.* 1979; 75:37–41.

6. Bohn L et al. Phytate: impact on environ-ment and human nutrition. A challenge for molecular breeding. *J Zhejiang Univ Sci B.* 2008;9(3):165–91.

7. Gibson RS et al. Improving the bioavailability of nutrients in plant foods at the household level. *Proceedings of the Nutrition Society.* 2006;65(2):160–168.

8. Hurrell R et al. Iron bioavailability and di-etary reference values. *Am J Clin Nutr.* 2010; 91(5):1461S–1467S.

9. Lonnerdal B. Dietary factors influencing zinc absorption. *J Nutr.* 2000;130(5S Suppl):1378S–83S.

10. Viadel B et al. Effect of cooking and legume species upon calcium, iron and zinc up-take by Caco-2 cells. *J Trace Elem Med Biol.* 2006;20(2):115–20.

11. Coulibaly A et al. Phytic acid in cereal grains: structure, healthful or harmful ways to reduce phytic acid in cereal grains, and their effects on nutritional quality. *Am J Plant Nutr and Fertilization Technology.* 2011;1(1):1–22.

12. Urbano G et al. The role of phytic acid in legumes: antinutrient or beneficial function? *J Physiol Biochem.* 2000;56(3):283–94.

13. Markiewicz LH et al. Diet shapes the ability of human intestinal microbiota to degrade phytate - in vitro studies. *J Appl Microbiol.* 2013;115(1):247–59.

14. United States Department of Agriculture. *Oxalic Acid Content of Selected Vegetables.* 2009.

15. Bonsmann MS et al. Oxalic acid does not in-fluence nonhaem iron absorption in humans: a comparison of kale and spinach meals. *Eur J Clin Nutr.* 2008;62(3):336–41.

16. Sotelo A et al. Role of oxate, phytate, tannins and cooking on iron bioavailability from foods commonly consumed in Mexico. *Int J Food Sci Nutr.* 2010;61(1):29–39.

17. Chai W et al. Effect of different cooking methods on vegetable oxalate content. *J Agric Food Chem.* 2005;53:3027–30.

18. Massey LK. Food oxalate: factors affecting measurement, biological variation, and bio-availability. *J Am Diet Assoc.* 2007; 107:1191–4.

19. Heilberg IP et al. Optimum nutrition for kidney stone disease. *Adv Chronic Kidney Dis.* 2013;20(2):165–74.

20. Linus Pauling Institute. *Micronutrient Research for Optimum Health.* Online at http://lpi.oregonstate.edu/infocenter/minerals

21. Eaton SB et al. Paleolithic nutrition. A consid-eration of its nature and current implications. *N Engl J Med.* 1985;312:283–9.

22. Eaton SB et al. Calcium in evolutionary perspective. *Am J Clin Nutr.* 1991;54(1 Suppl):281S–7S.

23. Frassetto L et al. Diet, evolution and aging– the pathophysiologic effects of the postagri-cultural inversion of the potassiumto- sodium and base-to-chloride ratios in the human diet. *Eur J Nutr.* 2001; 40:200–13.

24. Lomer MC et al. Review article: lactose intol-erance in clinical practice–myths and realities. *Aliment Pharmacol Ther.* 2008; 27(2): 93–103.

25. Lanham-New S.A. Importance of calcium, vitamin D and vitamin K for osteoporosis prevention and treatment. *Proc Nutr Soc.* 2008;67:163–176.

26. Ho-Pham LT et al. Vegetarianism, bone loss, fracture and vitamin D: a longitudinal study in Asian vegans and non-vegans. *Eur J Clin Nutr.* 2012;66(1):75–82.

27. Kohlenberg-Mueller K et al. Calcium balance in young adults on a vegan and lacto-vegetar-ian diet. *J Bone Miner Metab.* 2003;21(1):28–

33.

28. Lanham-New SA. Is "vegetarianism" a serious risk factor for osteoporotic fracture? *Am J Clin Nutr.* 2009;90(4):910–1.

29. Mangels AR et al. *The Dietitians Guide to Vegetarian Diets.* Jones and Bartlett Learning Ltd. 2011.

30. Rizzo NS et al. Nutrient profiles of vegetarian and nonvegetarian dietary patterns. *J Acad Nutr Diet.* Dec. 2013;113(12): 1610–9.

31. Appleby P et al. Comparative fracture risk in vegetarians and nonvegetarians in EPICOxford. *Eur J Clin Nutr.* 2007;61(12): 1400–6.

32. Mangano KM et al. Calcium intake in the United States from dietary and supplemental sources across adult age groups: new estimates from the National Health and Nutrition Examination Survey 2003-2006. *J Am Diet Assoc.* 2011;111(5):687–95.

33. Tang AL et al. Calcium absorption in Australian osteopenic post-menopausal women: an acute comparative study of fortified soymilk to cows' milk. *Asia Pac J Clin Nutr.* 2010;19(2):243–9.

34. Zhao Y et al. Calcium bioavailability of calcium carbonate fortified soymilk is equivalent to cow's milk in young women. *J Nutr.* 2005 Oct;135(10):2379–82.

35. Guillemant J et al. Mineral water as a source of dietary calcium: acute effects on parathyroid function and bone resorption in young men. *Am J Clin Nutr.* 2000; 71(4):999–1002.

36. Forouhi NG et al. Elevated serum ferritin levels predict new-onset type 2 diabetes: results from the EPIC-Norfolk prospective study. *Diabetologia.* 2007;50(5):949–56.

37. Geissler C et al. Iron, meat and health. Nutrients. 2011;3(3):283–316.

38. Institute of Medicine. National Research Council. *Dietary Reference Intakes for Vitamin A, Vitamin K, Arsenic, Boron, Chromium, Copper, Iodine, Iron, Manganese, Molybdenum, Nickel, Silicon, Vanadium, and Zinc.* Washington DC: National Academies Press, 2001.

39. Jiang R et al. Body iron stores in relation to risk of type 2 diabetes in apparently healthy women. *JAMA.* 2004;291(6):711–7.

40. Kim MH et al. Postmenopausal vegetarians' low serum ferritin level may reduce the risk for metabolic syndrome. *Biol Trace Elem Res.* 2012;149(1):34–41.

41. Cooper M et al. Iron sufficiency of Canadians. Component of Statistics Canada Catalogue no. 82-003-X Health Reports, 2012.

42. Norris J et al. *Vegan for Life.* Da Capo Long Life Publ, 2011.

43. Cook JD et al. Assessment of the role of nonheme-iron availability in iron balance. *Am J Clin Nutr.* 1991;54:717–22.

44. Suarez-Ortegon MF et al. Body iron stores as predictors of insulin resistance in apparently healthy urban Colombian men. *Biol Trace Elem Res.* 2012;145(3):283–5.

45. Hua NW et al. Low iron status and enhanced insulin sensitivity in lacto-ovo vegetarians. *Br J Nutr.* 2001;86(4):515–9.

46. Waldmann A et al. Dietary iron intake and iron status of German female vegans: results of the German vegan study. *Ann Nutr Metab.* 2004;48(2):103–8.

47. Collings R et al. The absorption of iron from whole diets: a systematic review. *Am J Clin Nutr.* 2013;98(1):65–81.

48. Theil EC et al. Absorption of Iron from Ferritin Is Independent of Heme Iron and Ferrous Salts in Women and Rat Intestinal Segments. *J Nutr.* 2012;142(3):478–83.

49. Saunders AV. Iron and vegetarian diets. *MJA Open.* 2012;1(Suppl 2):11–16.

50. Gliszczynska-Swigło A et al. Changes in the content of health-promoting compounds and antioxidant activity of broccoli after domestic processing. *Food Addit Contam.* 2006;23(11):1088–98.

51. Davis B et al. *Becoming Raw.* Summertown TN: The Book Publishing Company, 2010.

52. Gautam S et al. Higher bioaccessibility of iron and zinc from food grains in the presence of garlic and onion. *J Agric Food Chem.* 2010;58(14):8426–9.

53. Brown KH et al. International Zinc Nutrition Consultative Group (IZiNCG) technical document #1. Assessment of the risk of zinc deficiency in populations and options for its control. *Food Nutr Bull.* 2004;25(1 Suppl 2):S99–203.

54. Reinhold JG et al. Decreased Absorption of Calcium, Magnesium, Zinc and Phosphorus by Humans due to Increased Fiber and Phosphorus Consumption as Wheat Bread. *J Nutr.* 1976;106(4) 493–503.

55. Prasad AS. Zinc deficiency in women, infants and children. *J Am Coll Nutr.* 1996; 15(2):113–20.

56. Slavin J et al. Plausible mechanisms for the protectiveness of whole grains. *A J Clin Nutr.* 1999;70(3):459S–463S.

57. Baer MT et al. Tissue zinc levels and zinc excretion during experimental zinc depletion in young men. *Am J Clin Nutr.* 1984;39(4): 556–70.

58. Lonnerdal B et al. Dietary Factors Influencing Zinc Absorption. *J Nutr.* 2000;130(5S Suppl):1378S–83S.

59. Prasad AS et al. Zinc status and serum testosterone levels of healthy adults. *Nutrition.* 1996;12(5):344–8.

60. Fulgoni VL 3rd et al. Foods, fortificants, and supplements: Where do Americans get their nutrients? *J Nutr.* 2011;141(10):1847–54.

61. Leung AM et al. History of U.S. iodine fortification and supplementation. *Nutrients.* 2012;4(11):1740–6.

62. Fields C et al. Iodine-deficient vegetarians: a hypothetical perchlorate-susceptible population? *Regul Toxicol Pharmacol.* 2005;42: 37–46.

63. Geelhoed GW. Health care advocacy in world health. *Nutrition.* 1999;15:940–3.

64. Geelhoed GW. Metabolic maladaptation: individual and social consequences of medical intervention in correcting endemic hypothyroidism. *Nutrition.* 1999;15:908–32; discussion 939.

65. Miller D. Extrathyroidal benefits of iodine. *J*

Amer Physicians Surgeons. 2006;119: 106–10.

66. Perrine CG. Some Subgroups of Reproductive Age Women in the United States May Be at Risk for Iodine Deficiency. *J Nutr.* 2010;140(8):1489–94.

67. Leung AM et al. Iodine Status and Thyroid Function of Boston-Area Vegetarians and Vegans. *J Clin Endocrinol Metab.* 2011;96(8):E1303–7.

68. Dasgupta PK et al. Iodine nutrition: iodine content of iodized salt in the United States. *Environ Sci Technol.* 2008;42(4):1315–23.

69. Teas J et al. Variability of iodine content in common commercially available edible seaweeds. *Thyroid.* 2004;14(10):836–41.

70. Cunnane SC. Hunter-gatherer diets-a shore-based perspective. *Am J Clin Nutr.* 2000;72:1584–8. Comment on: *Am J Clin Nutr.* 2000;71:665–7. *Am J Clin Nutr.* 2000;71:682–92.

71. Walsh S. *Plant Based Nutrition and Health.* The Vegan Society. St Leonards-on-Sea, U.K., 2003.

72. Eden Foods. www.edenfoods.com

73. ESHA. The Food Processor. Nutrition and Fitness Software. 2014. www.esha.com

74. Crohn DM. Perchlorate controversy calls for improving iodine nutrition. *Vegetarian Nutrition Update.* 2005. XIV (2)1, 6–8. American Dietetic Association, Vegetarian Nutrition Network. Online at http://vegetariannutrition.net

75. Maine Sea Coast Vegetables www.seaveg.com

76. U.S. Department of Agriculture, Agricultural Research Service. *USDA National Nutrient Database for Standard Reference, Release 26.* Nutrient Data Laboratory Home Page. http://ndb.nal.usda.gov/ndb/foods/list

77. Marini H et al. Update on genistein and thyroid: an overall message of safety. *Front Endocrin.* 2012; 3:94.

78. Teas J et al. Seaweed and soy: companion foods in Asian cuisine and their effects on thyroid function in American women. *J Med Food.* 2007;10(1):90–100.

79. Shomburg L et al. On the importance of selenium and iodine metabolism for thyroid hormone biosynthesis and human health. *Mol Nutr Food Res.* 2008;52(11):1235–46.

80. Rauma AI et al. Iodine status in vegans consuming a living food diet. *Nutr Res.* 1994;14:1789–95.

81. National Institute of Health. Office of Dietary Supplements. *Dietary Supplement Fact Sheets.* Chromium. http://ods.od.nih.gov/factsheets/Chromium-HealthProfessional/

82. Bergman C et al. What is next for the Dietary Reference Intakes for bone metabolism related nutrients beyond calcium: phosphorus, magnesium, vitamin D, and fluoride? *Crit Rev Food Sci Nutr.* 2009; 49:136–44.

83. Fine KD et al. Intestinal absorption of magnesium from food and supplements. *J Clin Invest.* 1991;88:396–402.

84. Institute of Medicine. National Research Council. Dietary Reference Intakes for Sodium and Potassium. Washington DC: National Academies Press, 2019.

85. Ogra Y et al. Selenometabolomics explored by speciation. *Biol Pharm Bull.* 2012;35(11):1863–9.

86. Hoeflich J et al. The choice of biomarkers determines the selenium status in young German vegans and vegetarians. *Br J Nutr.* 2010;104(11):1601–4.

87. Chang JC. Selenium content of brazil nuts from two geographic locations in Brazil. *Chemosphere.* 1995;30:801–802.

88. U.S. Department of Agriculture, Agricultural Research Service. *Selenium Content of Selected Foods.* www.nal.usda.gov/fnic/foodcomp/Data/SR20/nutrlist/sr20w317.pdf

89. Institute of Medicine. *Dietary Reference Intakes for Vitamin C, Vitamin E, Selenium, and Carotenoids.* Washington DC: National Academies Press, 2000.

90. Lanham-New SA et al. Potassium. *Adv Nutr.* 2012;3(6):820–1.

91. Institute of Medicine. National Academies. Sodium Intake in Populations: Assessment of Evidence. Washington DC: National Academies Press, 2013.

92. Frassetto L et al. Adverse effects of sodium chloride on bone in the aging human population resulting from habitual consumption of typical American diets. *J Nutr.* 2008;138(2):419S–422S.

93. Saunders AV et al. Zinc and vegetarian diets. *MJA Open.* 2012;1(Suppl 2):17–21.

94. Ma DF et al. Soy isoflavone intake increases bone mineral density in the spine of menopausal women: meta-analysis of randomized controlled trials. *Clin Nutr.* 2008;27(1):57–64.

95. Tonstad S et al. Vegan diets and hypothyroidism. *Nutrients.* 2013;5,4642–4652.

96. Craig WJ et al. Position of the American Dietetic Association: vegetarian diets. *J Am Diet Assoc.* 2009;109(7):1266–82.

97. Hunt JR et al. Apparent copper absorption from a vegetarian diet. *Am J Clin Nutr.* 2001;74(6):803–7.

98. U.S. Food and Drug Administration. Guidance for Industry: A Food Labeling Guide (14. Appendix F: Calculate the Percent Daily Value for the Appropriate Nutrients). 2013.

99. Murphy SP et al. Recommended Dietary Allowances should be used to set Daily Values for nutrition labeling. *Am J Clin Nutr.* 2006;83(suppl):1223S–7S.

100. Weaver CM et al. Dietary calcium: adequacy of a vegetarian diet. *Am J Clin Nutr.* 1994;59(5 Suppl):1238S–1241S.

Chapter 7　維生素：維持生命的要素

1. Heymann W. Scurvy in children. *J Am Acad Dermatol.* 2007 Aug;57(2):358–9.

2. Institute of Medicine. National Research Council. *Dietary Reference Intakes for Thiamin, Riboflavin, Niacin, Vitamin B6, Folate, Vitamin B12,, Pantothenic Acid, Biotin, and Choline.* The National Academies Press,1998

3. Lanska DJ. Chapter 29: historical aspects of the major neurological vitamin deficiency

disorders: overview and fat-soluble vitamin A. *Handb Clin Neurol.* 2010;95: 435–44.

4. Linus Pauling Institute. *Micronutrient Information Center. Vitamins.* http://lpi.oregonstate.edu/infocenter/vitamins.html

5. Stabler SP et al. Vitamin B_{12} deficiency as a worldwide problem. *Annu Rev Nutr.* 2004; 24:299–326.

6. Iqtidar N et al. Misdiagnosed vitamin B_{12} deficiency a challenge to be confronted by use of modern screening markers. *J Pak Med Assoc.* 2012 Nov;62(11):1223–9.

7. Herrmann W et al. Enhanced bone metabolism in vegetarians–the role of vitamin B_{12} deficiency. *Clin Chem Lab Med.* 2009; 47(11):1381–7.

8. Aaron S et al. Clinical and laboratory features and response to treatment in patients presenting with vitamin B_{12} deficiency-related neurological syndromes. *Neurol India.* 2005;53:55–8.

9. Antony AC. Vegetarianism and vitamin B-12 (cobalamin) deficiency. *Am J Clin Nutr.* 2003;78(1):3–6.

10. Oh R et al. Vitamin B_{12} deficiency. *Am Fam Physician.* 2003 Mar;1;67(5):979–86.

11. Molloy AM et al. Maternal vitamin B_{12} status and risk of neural tube defects in a population with high neural tube defect prevalence and no folic acid fortification. *Pediatrics.* 2009;123:917–23.

12. Pepper MR et al. B_{12} in fetal development. *Semin Cell Dev Biol.* 2011 Aug;22(6): 619–23.

13. Abu-Kishk I et al. Infantile encephalopathy due to vitamin deficiency in industrial countries. *Childs Nerv Syst.* 2009;25(11): 1477–80.

14. Roschitz B et al. Nutritional infantile vitamin B_{12} deficiency: pathobiochemical considerations in seven patients. *Arch Dis Child Fetal Neonatal Ed.* 2005 May;90(3):F281–2.

15. Carmel R et al. Update on Cobalamin, Folate, and Homocysteine. *Hematology Am Soc Hematol Educ Program.* 2003:62–81.

16. Norris J. *Veganhealth.org.* www.veganhealth.org/b12/values.

17. Mangels R et al. *The Dietitians' Guide to Vegetarian Diets,* Third Edition. Jones and Bartlett, 2011.

18. Pawlak R et al. How prevalent is vitamin B_{12} deficiency among vegetarians? *Nutr Rev.* 2013 Feb;71(2):110–7.

19. Chen X et al. Influence of cobalamin deficiency compared with that of cobalamin absorption on serum holo-transcobalamin II. *Am J Clin Nutr.* 2005 Jan;81(1):110–4.

20. Heil SG et al. Screening for metabolic vitamin B_{12} deficiency by holotranscobalamin in patients suspected of vitamin B_{12} deficiency: a multicentre study. *Ann Clin Biochem.* 2012 Mar;49(Pt 2):184–9.

21. Herbert V. Staging vitamin B-12 (cobalamin) status in vegetarians. *Am J Clin Nutr.* 1994 May;59(5 Suppl):1213S–1222S.

22. Herrmann W et al. Functional vitamin B_{12} deficiency and determination of holotranscobalamin in populations at risk. *Clin Chem Lab Med.* 2003;41:1478–88.

23. National Institutes of Health. Office of Dietary Supplements. *Dietary Supplement Fact Sheet: Vitamin B_{12}.* http://ods.od.nih.gov/factsheets/vitaminB12-HealthProfessional/

24. Dagnelie PC. *J Nutr.* 1997 Feb;127:379; author reply 380. Comment on: Rauma A. Some algae are potentially adequate sources of vitamin B-12 for vegans. *J Nutr.* 1995 Oct;125:2511–5.

25. Mitsuyama Y et al. Serum and cerebrospinal fluid vitamin B_{12} levels in demented patients with CH3- B_{12} treatment–preliminary study. *Jpn J Psychiatry Neurol.* 1988 Mar;42(1): 65–71.

26. Zeuschner C. Vitamin B_{12} and vegetarian diets. *MJA Open.* 2013;1(2)27–32.

27. Wahlin A et al. Reference values for serum levels of vitamin B_{12} and folic acid in a population-based sample of adults between 35 and 80 years of age. *Public Health Nutrition.* 2002;5(3),505–511.

28. Bor MV et al. Daily intake of 4 to 7 lg dietary vitamin B-12 is associated with steady concentrations of vitamin B-12–related biomarkers in

a healthy young population. *Am J Clin Nutr.* 2010 Mar;91(3):571–7.

29. Donaldson MS. Hallelujah vegetarians and nutritional science: answering your questions. Personal communication. 2005.

30. LeSaffre Yeast Corporation. (Red Star). Personal communication. 2012. http://lesaffre-yeast.com/red-star/vsf.html

31. Desmukh US et al. Effect of physiological doses of oral vitamin B_{12} on plasma homocysteine–A randomized, placebo-controlled, double-blind trial in India. *Eur J Clin Nutr.* 2010 May; 64(5):495–502.

32. Scott JM. Bioavailability of vitamin B_{12}. *Eur J Clin Nutr.* 1997 Jan;51(Suppl 1): S49–53.

33. Greger M. *NutritionFacts.org* http://nutrition-facts.org

34. Heyssel RM et al. Vitamin B_{12} turnover in man. The assimilation of vitamin B_{12} from natural foodstuff by man and estimates of minimal daily dietary requirements. *Am J Clin Nutr.* 1966 Mar;18(3):176–84.

35. Medline Plus. National Institutes of Health. *Vitamin B_{12}. Are There Safety Concerns?* Online at www.nlm.nih.gov/medlineplus/druginfo/natural/926.html#Safety

36. Committee on Toxicity of Chemicals in Food. *Consumer Products and the Environment.* 2006. http://cot.food.gov.uk/pdfs/cotstatementapricot200615.pdf

37. Hill MH et al. A Vitamin B-12 Supplement of 500 µg/d for Eight Weeks Does Not Normalize Urinary Methylmalonic Acid or Other Biomarkers of Vitamin B-12 Status in Elderly People with Moderately Poor Vitamin B-12 Status. *J Nutr.* 2013 Feb;143(2):142–7.

38. Vegan Society (UK). *What Every Vegan Should Know About Vitamin B_{12}.* Online at www.vegansociety.com/lifestyle/nutrition/B12.aspx

39. Graham ID et al. Oral cobalamin remains medicine's best kept secret. *Arch Gerontol Geriatr.* 2007 Jan-Feb;44(1):49–59.

40. Gilsing AM et al. Serum concentrations of vitamin B_{12} and folate in British male omnivores, vegetarians and vegans: results from a cross-sectional analysis of the EPIC-Oxford cohort study. *Eur J Clin Nutr.* 2010 Sep;64(9):933–9.

41. Herrmann W et al. Vitamin B-12 status, particularly holotranscobalamin II and methylmalonic acid concentrations, and hyperhomocysteinemia in vegetarians. *Am J Clin Nutr.* 2003 Jul;78(1):131–6.

42. Rizzo NS et al. Nutrient profiles of vegetarian and nonvegetarian dietary patterns. *J Acad Nutr Diet.* 2013 Dec;113(12): 1610–9.

43. Donaldson MS. Metabolic vitamin B_{12} status on a mostly raw vegan diet with follow-up using tablets, nutritional yeast, or probiotic supplements. *Ann Nutr Metab.* 2000;44:229–34.7.

44. ESHA. *The Food Processor SQL, Nutrition and Fitness Software.* 2014. www.esha.com/foodprosql

45. USDA United States Department of Agriculture. National Nutrient Database for Standard Reference. www.ars.usda.gov/main/site_main.htm?modecode=12-35-45-00

46. Tucker KL et al. Breakfast cereal fortified with folic acid, vitamin B6, and vitamin B-12 increases vitamin concentrations and reduces homocysteine concentrations: a randomized trial. *Am J Clin Nutr.* 2004; 79(5)805–811.

47. Baroni L et al. Effect of a Klamath algae product ("AFA- B_{12}") on blood levels of vitamin B_{12} and homocysteine in vegan subjects: a pilot study. *Int J Vitam Nutr Res.* 2009 Mar;79(2):117–23.

48. Chen JH et al. Determination of cobalamin in nutritive supplements and chlorella foods by capillary electrophoresis-inductively coupled plasma mass spectrometry. *J Agric Food Chem.* 2008;56:1210–5.

49. Kittaka-Katsura H et al. Purification and characterization of a corrinoid compound from Chlorella tablets as an algal health food. *J Agric Food Chem.* 2002;50:4994–7.

50. Nakano S et al. Chlorella pyrenoidosa supplementation reduces the risk of anemia, proteinuria and edema in pregnant women. *Plant*

Foods Hum Nutr. 2010 Mar;65(1):25–30.

51. Watanabe F et al. Characterization and bio-availability of vitamin B$_{12}$-compounds from edible algae. *J Nutr Sci Vitaminol.* (Tokyo). 2002;48:325–31.

52. Watanabe F et al. Biologically active vitamin B$_{12}$ compounds in foods for preventing deficiency among vegetarians and elderly subjects. *J Agric Food Chem.* 2013 Jul; 17; 61(28):6769–75.

53. Allen LH. How common is vitamin B$_{12}$ deficiency? *Am J Clin Nutr.* 2009 Feb; 89(2):693S–6S.

54. Andres E et al. Oral cobalamin (vitamin B$_{12}$) treatment. An update. *Int J Lab Hematol.* 2009 Feb;31(1):1–8.

55. Su TC et al. Arterial function of carotid and brachial arteries in postmenopausal vegetarians. *Vasc Health Risk Manag.* 2011;7: 517–23.

56. Hughes CF et al. Vitamin B$_{12}$ and ageing: current issues and interaction with folate. *Ann Clin Biochem.* 2013 Jul;50(Pt4):315–29.

57. Elmadfa I et al. Vitamin B-12 and homocysteine status among vegetarians: a global perspective. *Am J Clin Nutr.* 2009 May; 89(5):1693S–1698S.

58. Moore E et al. Cognitive impairment and vitamin B$_{12}$: a review. *International Psychogeriatrics.* 2012;24(4)541–556.

59. Almeida OP et al. Homocysteine and depression in later life. *Arch Gen. Psychiatry.* 2008 Nov;65(11):1286–94.

60. Obeid R et al. Holotranscobalamin in laboratory diagnosis of cobalamin deficiency compared to total cobalamin and methylmalonic acid. *Clin Chem Lab Med.* 2007; 45(12):1746–50.

61. Obersby D et al. Plasma total homocysteine status of vegetarians compared with omnivores: a systematic review and metaanalysis. *Br J Nutr.* 2013 Mar;14;109(5): 785–94.

62. Chaplin G et al. Vitamin D and the evolution of human depigmentation. *Am J Phys Anthropol.* 2009 Aug;139(4):451–61.

63. Holick M. Resurrection of vitamin D deficiency and rickets. *J Clin Invest.* 2006; 116(8):2062–2072.

64. Holick M. Shining light on the vitamin D Cancer connection IARC report. *Dermatoendocrinol.* 2009;1(1): 4–6.

65. Holick MF. Vitamin D deficiency. *N Engl J Med.* 2007;357(3):266-81

66. Institute of Medicine, National Research Council. *Dietary Reference Intakes for Calcium and Vitamin D.* 2011.

67. Loomis WF. *Rickets.* Impact of Human Nutrition on Health and Disease. *Scientific American.* W.H. Freeman. 1970.

68. Rajakumar K. Vitamin D, Cod-Liver Oil, Sunlight, and Rickets: A Historical Perspective. *Pediatrics.* 2003;112(2)132–135.

69. Heaney R. Vitamin D and calcium interactions: functional outcomes. *Am J Clin Nutr.* 2008;88(2):541S–544S.

70. Tang BM et al. Use of calcium or calcium in combination with vitamin D supplementation to prevent fractures and bone loss in people aged 50 years and older: a metaanalysis. *Lancet.* 2007;370(9588):657–66.

71. Heaney RP. Health is better at serum 25(OH) D above 30ng/mL. *J Steroid Biochem Mol Biol.* 2013;136:224–8.

72. Heaney RP. Vitamin D–the iceberg nutrient. *J Musculoskelet Neuronal Interact.* 2006 Oct-Dec;6(4):334–5.

73. Prietl B et al. Vitamin D and immune function. *Nutrients.* 2013;5(7):2502–21.

74. Giovannucci E et al. Prospective study of predictors of vitamin D status and cancer incidence and mortality in men. *J Natl Cancer Inst.* 2006;98(7):451–9.

75. Institute of Medicine. *Dietary Supplement Fact Sheet: Vitamin D.* Online at http://ods.od.nih.gov/factsheets/VitaminD-HealthProfessional/

76. Lee DM et al. Association between 25-hydroxy-vitamin D levels and cognitive performance in middle-aged and older European men. *J Neurol Neurosurg Psychiatry.* 2009;80(7):722–9.

77. Souberbielle JC et al. Vitamin D and mus-

culoskeletal health, cardiovascular disease, autoimmunity and cancer: Recommendations for clinical practice. *Autoimmun Rev.* 2010;9(11):709–15.

78. Suda T et al. Vitamin D and bone. *J Cell Biochem.* 2003;88:259–66.

79. Thacher TD et al. Vitamin D insufficiency. *Mayo Clin Proc.* 2011;86(1):50–60.

80. Webb AR et al. Influence of season and latitude on the cutaneous synthesis of vitamin D3: exposure to winter sunlight in Boston and Edmonton will not promote vitamin D3 synthesis in human skin. *J Clin Endocrinol Metab.* 1988;67(2):373–8.

81. Chan J et al. Determinants of serum 25 hydroxyvitamin D levels in a nationwide cohort of blacks and non-Hispanic whites. *Cancer Causes Control.* 2010; 21(4): 501–11.

82. Grant WB. In defense of the sun: An estimate of changes in mortality rates in the United States if mean serum 25-hydroxyvitamin D levels were raised to 45 ng/mL by solar ultraviolet-B irradiance. *Dermatoendocrinol.* 2009;1(4):207–14.

83. Grant WB et al. Health benefits of higher serum 25-hydroxyvitamin D levels in The Netherlands. *J Steroid Biochem Mol Biol.* 2010;121(1-2):456–8.

84. Lamberg-Allardt C et al. Low serum 25-hydroxyvitamin D concentrations and secondary hyperparathyroidism in middle-aged white strict vegetarians. *Am J Clin Nutr.* 1993;58(5):684–9.

85. Schwalfenberg G. Not enough vitamin D: health consequences for Canadians. *Can Fam Physician.* 2007;53(5):841–54.

86. Chan J et al. Serum 25-hydroxyvitamin D status of vegetarians, partial vegetarians, and non-vegetarians: the Adventist Health Study-2. *Am J Clin Nutr.* 2009 May;89(5):1686S–1692S.

87. Friedman CF et al. Vitamin D Deficiency in Postmenopausal Breast Cancer Survivors. *Journal of Women's Health.* April 2012; 21(4): 456–462.

88. Holick M. Deficiency of sunlight and vita-min D. *British Medical Journal.* June 2008; 14;336(7657):1318–1319.

89. Binkley N et al. Low Vitamin D Status despite Abundant Sun Exposure. *J Clin Endocrinol Metab.* 2007 Jun;92(6):2130–5.

90. Jacobs ET et al. Vitamin D insufficiency in southern Arizona. *Am J Clin Nutr.* 2008 Mar;87(3):608–13.

91. Kimlin M et al. Does a high UV environment ensure adequate vitamin D status? *J Photochem Photobiol B.* 2007;89:139–47.

92. Nowson CA et al. Vitamin D intake and vitamin D status of Australians. *Med J Aust.* 2002;177:149–52.

93. Schoenmakers I et al. Abundant sunshine and vitamin D deficiency. *Br J Nutr.* 2008; 99:1171–3.

94. Craig WJ et al. Position of the American Dietetic Association: vegetarian diets. *J Am Diet Assoc.* 2009 Jul;109(7):1266–82.

95. Yetley EA. Assessing the vitamin D status of the US population. *Am J Clin Nutr.* 2008; 88:558S–64S.

96. Biancuzzo RM et al. Fortification of orange juice with vitamin D2 or vitamin D3 is as effective as an oral supplement in maintaining vitamin D status in adults. *Am J Clin Nutr.* 2010 Jun;91(6):1621–6.

97. Binkley N at al. Evaluation of Ergocalciferol or Cholecalciferol Dosing, 1,600 IU Daily or 50,000 IU Monthly in Older Adults. *JCEM.* 2011;96:981–988.

98. Phillips KM et al. Vitamin D and sterol composition of 10 types of mushrooms from retail suppliers in the United States. *J Agric Food Chem.* 2011;59(14):7841–7853.

99. Urbain P et al. Bioavailability of vitamin D2 from UV-B-irradiated button mushrooms in healthy adults deficient in serum 25-hydroxy-vitamin D: A randomized controlled trial. *Eur J Clin Nutr.* 2011;65(8):965–971.

100. Davis B et al. *Becoming Raw.* Summertown TN: The Book Publishing Company, 2010.

101. Aloia JF et al. Vitamin D intake to attain a desired serum 25-hydroxyvitamin D con-

centration. *Am J Clin Nutr.* 2008 Jun;87(6): 1952–8.

102. Engelsen O et al. Daily duration of vitamin D synthesis in human skin with relation to latitude, total ozone, altitude, ground cover, aerosols and cloud thickness. *Photochem Photobiol.* 2005 Nov-Dec;81(6):1287–90.

103. Vitamin D council test kit. www.vitamindcouncil.org/about-vitamin-d/vitamin-d-deficiency/am-i-vitamin-d-deficient/

104. Crowe FL et al. Plasma concentrations of 25-hydroxyvitamin D in meat eaters, fish eaters, vegetarians and vegans: results from the EPIC-Oxford study. *Public Health Nutr.* 2011 Feb;14(2):340–6.

105. Fontana L et al. Low Bone Mass in Subjects on a Long-term Raw Vegetarian Diet. *Arch Intern Med.* 2005;165:684–9.

106. Ho-Pham LT et al. Vegetarianism, bone loss, fracture and vitamin D: a longitudinal study in Asian vegans and non-vegans. *Eur J Clin Nutr.* 2012 Jan;66(1):75–82.

107. Strohle A et al. Diet-Dependent Net Endogenous Acid Load of Vegan Diets in Relation to Food Groups and Bone Health-Related Nutrients: Results from the German Vegan Study. *Ann Nutr Metab.* 2011; 59:117–126.

108. Outila TA et al. Dietary intake of vitamin D in premenopausal, healthy vegans was insufficient to maintain concentrations of serum 25-hydroxyvitamin D and intact parathyroid hormone within normal ranges during the winter in Finland. *J Am Diet Assoc.* 2000 Apr;100(4):434–41.

109. Yetley EA et al. Dietary reference intakes for vitamin D: justification for a review of the 1997 values. *Am J Clin Nutr.* 2009 Mar;89(3):719–27.

110. Michaelsson K et al. Plasma vitamin D and mortality in older men: a communitybased prospective cohort study. *Am J Clin Nutr.* 2010 Oct;92(4):841–8.

111. Dyett PA et al. Vegan lifestyle behaviors: an exploration of congruence with healthrelated beliefs and assessed health indices. *Appetite.* 2013 Aug;67:119-24.

112. Dagnelie PC et al. High prevalence of rickets in infants on macrobiotic diets. *Am J Clin Nutr.* 1990 Feb;51(2):202-8.

113. German Nutrition Society. New reference values for vitamin D. *Ann Nutr Metab.* 2012;60(4):241–6.

114. Binkley N et al. Low vitamin D status: definition, prevalence, consequences, and correction. *Endocrinol Metab Clin North Am.* 2010 Jun;39(2):287–301.

115. Umhau JC et al. Low Vitamin D Status and Suicide: A Case-Control Study of Active Duty Military Service Members. *PLoS One.* 2013; 8(1):e51543.

116. Institute of Medicine. National Research Council. *Dietary Reference Intakes for Vitamin C, Vitamin E, Selenium, and Carotenoids.* 2000.

117. Institute of Medicine. National Research Council. *Dietary Reference Intakes for Vitamin A, Vitamin K, Arsenic, Boron, Chromium, Copper, Iodine, Iron, Manganese, Molybdenum, Nickel, Silicon, Vanadium, and Zinc.* 2001.

118. Adzersen KH et al. Raw and cooked vegetables, fruits, selected micronutrients, and breast cancer risk: a case-control study in Germany. *Nutr Cancer.* 2003;46:131–7.

119. Bland JS. Oxidants and antioxidants in clinical medicine: past, present and future potential. *J Nutr Environ Med.* 1995; 5:255–80.

120. Liska DJ. The detoxification enzyme systems. *Altern Med Rev.* 1998;3:187–98.

121. Randhir R et al. Phenolics, their antioxidant and antimicrobial activity in dark germinated fenugreek sprouts in response to peptide and phytochemical elicitors. *Asia Pac J Clin Nutr.* 2004;13:295–307.

122. Szeto YT et al. Total antioxidant and ascorbic acid content of fresh fruits and vegetables: implications for dietary planning and food preservation. *Br J Nutr.* 2002;87:55–9.

123. Maiani G et al. Carotenoids: actual knowledge on food sources, intakes, stability and bioavailability and their protective role in hu-

mans. *Mol Nutr Food Res.* 2009;53: 000–000.

124. Milner JA. Incorporating basic nutrition science into health interventions for cancer prevention. *J Nutr.* 2003;133(11 Suppl 1):3820S–6S.

125. Bland J. Managing biotransformation: introduction and overview. *Altern Ther Health Med.* 2007;13:S85–7.

126. Murray M. Altered CYP expression and function in response to dietary factors: potential roles in disease pathogenesis. *Curr Drug Metab.* 2006;7:67–81.

127. Shapiro TA. Chemoprotective Glucosinolates and Isothiocyanates of Broccoli Sprouts Metabolism and Excretion in Humans. *Cancer Epidemiol Biomarkers Prev.* 2001 May;10(5):501–8.

128. Stipanuk MH. Detoxification and Protective Functions of Nutrients. In Stipanuk MH ed. *Biochemical and Physiological Aspects of Human Nutrition.* Philadelphia: WB Saunders Company, 2000:909–12.

129. Zmrzljak UP et al. Circadian regulation of the hepatic endobiotic and xenobitoic detoxification pathways: the time matters. *Chem Res Toxicol.* 2012 Apr16;25(4): 811–24.

130. Rauma AL et al. Antioxidant status in long-term adherents to a strict uncooked vegan diet. *Am J Clin Nutr.* 1995;62:1221–7.

131. Beecher CW. Cancer preventive properties of varieties of Brassica oleracea: a review. *Am J Clin Nutr.* 1994;59(5 Suppl): 1166S–70S.

132. Gill CI et al. Watercress supplementation in diet reduces lymphocyte DNA damage and alters blood antioxidant status in healthy adults. *Am J Clin Nutr.* 2007; 85:504–10.

133. Pool-Zobel B et al. Modulation of xenobiotic metabolising enzymes by anticarcinogens–focus on glutathione S-transferases and their role as targets of dietary chemoprevention in colorectal carcinogenesis. *Mutat Res.* 2005;591:74–92.

134. Link LB et al. Raw versus cooked vegetables and cancer risk. *Cancer Epidemiol Biomarkers Prev.* 2004;13:1422–35.

135. Nestle M. Broccoli sprouts as inducers of carcinogen-detoxifying enzyme systems: clinical, dietary, and policy implications. *Proc Natl Acad Sci USA.* 1997;94: 11149–51.

136. van Het Hof KH et al. Dietary factors that affect the bioavailability of carotenoids. *J Nutr.* 2000;130:503–6.

137. Benzie IF et al. Antioxidants in food: content, measurement, significance, action, cautions, caveats, and research needs. *Adv Food Nutr Res.* 2014;71:1–53.

138. Calzuola I et al. Synthesis of antioxidants in wheat sprouts. *J Agric Food Chem.* 2004; 52:5201–6.

139. Sheweita SA et al. Cancer and phase II drug-metabolizing enzymes. *Curr Drug Metab.* 2003;4:45–58.

140. Wargovich MJ et al. Diet, individual responsiveness and cancer prevention. *J Nutr.* 2003;133(7 Suppl):2400S–3S.

141. Institute of Medicine. National Research Council. *Dietary Supplement Fact Sheet: Vitamin A and Carotenoids.* http://ods.od.nih.gov/factsheets/VitaminA-Health-Professional

142. Grune T et al. b-Carotene Is an Important Vitamin A Source for Humans. *J Nutr.* 2010 Dec;140(12):2268S–2285S.

143. Davis B et al. *Becoming Raw.* Summertown TN: The Book Publishing Company, 2010.

144. Meinke MC et al. Bioavailability of natural carotenoids in human skin compared to blood. *Eur J Pharm Biopharm.* 2010 Oct;76(2):269–74.

145. Byers T. Anticancer vitamins du Jour–The ABCED's so far. *Am J Epidemiol.* 2010 Jul 1;172(1):1–3.

146. Maserejian N et al. Intakes of vitamins and minerals in relation to urinary incontinence, voiding, and storage symptoms in women: a cross-sectional analysis from the Boston Area Community Health survey. *Eur Urol.* 2011 Jun;59(6):1039–47.

147. Maserejian N et al. Dietary, but not supplemental, intakes of carotenoids and vitamin C are associated with decreased odds of lower

urinary tract symptoms in men. *J Nutr.* 2011 Feb;141(2):267–73.

148. Feskanich D et al. Vitamin A intake and hip fractures among postmenopausal women. *JAMA.* 2002 Jan 2;287(1):47–54.

149. Garcia AL et al. Long-term strict raw food diet is associated with favourable plasma beta-carotene and low plasma lycopene concentrations in Germans. *Br J Nutr.* 2008 Jun;99(6):1293–300.

150. Wang Y et al. Dietary total antioxidant capacity is associated with diet and plasma antioxidant status in healthy young adults. *J Acad Nutr Diet.* 2012 Oct;112(10): 1626–35.

151. Heymann W. Scurvy in children. *J Am Acad Dermatol.* 2007 Aug;57(2):358–9.

152. Mandl J et al. Vitamin C: update on physiology and pharmacology. *Br J Pharmacol.* 2009 Aug;157(7):1097–110.

153. Donaldson, MS. Food and nutrient intake of Hallelujah vegetarians. *Nutrition & Food Science.* 2001;31:293-303. www.hacres.com/diet/research/nutrient_intake.pdf

154. Hoffmann I. Long-term strict raw food diet is associated with favourable plasma beta-carotene and low plasma lycopene concentrations in Germans. *Br J Nutr.* 2008; 99:1293–300.

155. Koebnick C et al. Long-term consumption of a raw food diet is associated with favorable serum LDL cholesterol and triglycerides but also with elevated plasma homocysteine and low serum HDL cholesterol in humans. *J Nutr.* 2005;135:2372–8.

156. Crinnion WJ. Organic foods contain higher levels of certain nutrients, lower levels of pesticides, and may provide health benefits for the consumer. *Altern Med Rev.* 2010 Apr;15(1):4–12.

157. Hallberg L et al. The role of vitamin C in iron absorption. *Int J Vitam Nutr Res Suppl.* 1989;30:103–8.

158. Hurrell R. Iron bioavailability and dietary reference values. *Am J Clin Nutr.* 2010; 91(suppl):1461S–7S.

159. Kovacs CS. Vitamin D in pregnancy and lactation: maternal, fetal, and neonatal outcomes from human and animal studies. *Am J Clin Nutr.* 2008 Aug;88(2):520S–528S.

160. Institute of Medicine. National Research Council. *Dietary Supplement Fact Sheet: Vitamin E.* http://ods.od.nih.gov/factsheets/Vitamine-HealthProfessional

161. Fulgoni V et al. Avocado consumption is associated with better diet quality and nutrient intake, and lower metabolic syndrome risk in US adults: results from the National Health and Nutrition Examination Survey (NHANES) 2001-2008. *Nutr J.* 2013 Jan 2;12:1.

162. Fulgoni V et al. Foods, fortificants, and supplements: Where do Americans get their nutrients? *J Nutr.* 2011 Oct;141(10): 1847–54.

163. Lanham-New SA. Importance of calcium, vitamin D and vitamin K for osteoporosis prevention and treatment. *Proc Nutr Soc.* 2008 May;67(2):163–76.

164. Neogi T, Felson DT, Sarno R. Vitamin K in hand osteoarthritis: results from a randomized clinical trial. *Ann Rheum Dis.* 2008 Nov;67(11):1570–3.

165. Yaegashi Y et al. Association of hip fracture incidence and intake of calcium, magnesium, vitamin D, and vitamin K. *Eur J Epidemiol.* 2008;23(3):219–25.

166. Sanders TA, Roshanai F. Platelet phospholipid fatty acid composition and function in vegans compared with age- and sex-matched omnivore controls. *Eur J Clin Nutr.* 1992 Nov;46(11):823–31.

167. Kamao M et al. Vitamin K content of foods and dietary vitamin K intake in Japanese young women. *J Nutr Sci Vitaminol.* (Tokyo). 2007 Dec;53(6):464–70.

168. Suttie JW. *Vitamin K in Health and Disease.* Boca Raton FL: CRC Press, 2009. 169. Weber P. Vitamin K and bone health. *Nutrition.* 2001;17(10):880–7.

170. Carter KC. The Germ Theory, beriberi, and the deficiency theory of disease. *Medical His-*

tory. 1977;21:119–136.

171. Lanska DJ. Chapter 30: historical aspects of the major neurological vitamin deficiency disorders: the water-soluble B vitamins. *Handb Clin Neurol.* 2010;95:445–76.

172. Hamilton MJ et al. Germination and nutrient composition of alfalfa seeds. *J Food Science.* 1979;44:443–5.

173. Kavas A et al. Nutritive value of germinated mung beans and lentils. *J Consumer Studies and Home Economics.* 1991; 15:357–366.

174. Kylen AM et al. Nutrients in seeds and sprouts of alfalfa, lentils, mung beans, and soybeans. *J Food Science.* 1975;40:1008–9.

175. Rauma AL et al. Effect of a strict vegan diet on energy and nutrient intakes by Finnish rheumatoid patients. *Eur J Clin Nutr.* 1993 Oct;47(10):747–9.

176. Berry RJ et al. Fortification of flour with folic acid. *Food Nutr Bull.* 2010 Mar;31(1 Suppl):S22–35.

177. Ebben M et al. Effects of pyridoxine on dreaming: a preliminary study. *Perceptual & Motor Skills.* 2002;94(1):135–140.

178. Goodyear-Smith F et al. What can family physicians offer patients with carpal tunnel syndrome other than surgery? A systematic review of nonsurgical management. *Ann Fam Med.* 2004 May-Jun;2(3):267–73.

179. Parr J. Autism. *Clin Evid (Online).* 7;2010; 1–19.pii:0322.

180. Lombard KA et al. Biotin nutritional status of vegans, lactoovovegetarians, and nonvegetarians. *Am J Clin Nutr.* 1989 Sep; 50(3):486–90.

181. Bailey SW et al. The extremely slow and variable activity of dihydrofolate reductase in human liver and its implications for high folic acid intake. *Proc Natl Acad Sci USA.* 2009 Sep 8;106(36):15424–9.

182. Furhman J. Is Supplemental Folic Acid Harmful? *Dr. Fuhrman's Vitamin Advisor.* Online at www.sound-diet.com/generalhealth/ supplements/folate-a-folic-acid/671-is-supplemental-folic-acid-harmful-by-drjoel-fuhrman-

md.html

183. Fekete K et al. Effect of folate intake on health outcomes in pregnancy: a systematic review and meta-analysis on birth weight, placental weight and length of gestation. *Nutr J.* 2012 Sep;19;11:75.

184. Zeisel SH et al. Concentrations of choline-containing compounds and betaine in common foods. *J Nutr.* 2003 May;133(5): 1302–7.

185. Food and Nutrition Board, National Research Council. *Dietary Reference Intakes (DRIs): Vitamins.* 2013.

186. Ohrvik VE et al. Human folate bioavailability. *Nutrients.* 2011 Apr;3(4):475–90.

187. Katina K et al. Fermentation-induced changes in the nutritional value of native or germinated rye. *J Cereal Science.* 2007; 46:348–355.

188. McKillop DJ et al. The effect of different cooking methods on folate retention in various foods that are amongst the major contributors to folate intake in the UK diet. *Br J Nutr.* 2002;88:681–688.

189. National Institutes of Health. *Folate: Dietary Supplement Fact Sheet.* http://ods.od.nih.gov/ factsheets/Folate-HealthProfessional/

190. Patterson et al. *USDA Database for the Choline Content of Common Foods.* 2008. www.ars. usda.gov/SP2UserFiles/Place/12354500/Data/ Choline/Choln02.pdf

191. Yacoubou J. *Vegetarian Journal's Guide To Food Ingredients.* www.vrg.org/ingredients/

192. Engelson O. UV Radiation, Vitamin D and Human Health: An Unfolding Controversy. Daily Duration of Vitamin D Synthesis in Human Skin with Relation to Latitude, Total Ozone, Altitude, Ground Cover, Aerosols and Cloud Thickness. *Photochemistry and Photobiology.* 2005;81:1287–1290.

193. Smith AG et al. Plants need their vitamins too. *Current Opinion in Plant Biology.* 2007;10:266–275.

194. Carmel R. Diagnosis and management of clinical and subclinical cobalamin deficiencies: why controversies persist in the age of sensitive metabolic testing. *Biochimie.* 2013

May;95(5):1047–55.

195. Simpson JL et al. Micronutrients and women of reproductive potential: required dietary intake and consequences of dietary deficiency or excess. Part I–Folate, Vitamin B$_{12}$, Vitamin B6. *J Matern Fetal Neonatal Med*. 2010 Dec;23(12):1323–43.

Chapter 8　純淨強健的純素飲食

1. World Cancer Research Fund/American Institute for Cancer Research. Food, nutrition, physical activity and the prevention of cancer: a global perspective. Washington DC: AICR, 2007.

2. Davis B and Melina V. *Becoming Raw*. Summertown TN; The Book Publishing Company, 2010.

3. Winter C, Davis S. Organic foods: scientific status summary. *J Food Sci*. 2006;71.

4. Zhao X et al. Does organic production enhance phytochemical content of fruit and vegetables? Current knowledge and prospects for research. *HortTechnology*. 2006; 16:449–56.

5. Getahun SM, Chung FL. Conversion of glucosinolates to isothiocyanates in humans after ingestion of cooked watercress. *Cancer Epidemiol Biomarkers Prev*. 1999; 8:447–51.

6. Conaway CC et al. Disposition of glucosinolates and sulforaphane in humans after ingestion of steamed and fresh broccoli. *Nutr Cancer*. 2000;38:168–78. Erratum in: *Nutr Cancer*. 2001;41:196.

7. Shapiro TA et al. Chemoprotecitve clucosinolates and isothiocyanates of broccoli sprouts; metabolism and excretion in humans. *Cancer Epidemiol Biomarkers Prev*. 2001;10:501–8.

8. Vermeulen M et al. Association between consumption of cruciferous vegetables and condiments and excretion in urine of isothiocyanate mercapturic acids. *J Agric Food Chem*. 2006;54:5350–8.

9. Ferracane R et al. Effects of different cooking methods on antioxidant profile, antioxidant capacity, and physical characteristics of artichoke. *J Agric Food Chem*. 2008;56: 8601–8.

10. Miglio C et al. Effects of different cooking methods on nutritional and physicochemical characteristics of selected vegetables. *J Agric Food Chem*. 2008;56: 139–47.

11. Dewanto V et al. Thermal processing enhances the nutritional value of tomatoes by increasing total antioxidant activity. *J Agric Food Chem*. 2000;50:3010–4.

12. Bugianesi R et al. Effect of domestic cooking on human bioavailability of naringenin, chlorogenic acid, lycopene and b-carotene in cherry tomatoes. *Eur J Nutr*. 2004; 43:360e6.

13. Porrini M et al. Absorption of lycopene from single or daily portions of raw and processed tomato. *Br J Nutr*. 1998;80:353e61.

14. Gartner C, Stahl W, Sies H. Lycopene is more bioavailable from tomato paste than from fresh tomatoes. Am J Clin Nutr. 1997; 66:116–22.

15. Stahl W et al. Cis-trans isomers of lycopene and beta-carotene in human serum and tissues. Arch Biochem Biophys. 1992; 294:173–7.

16. Dietz JM et al. Reversed phase HPLC analysis of alpha and beta-carotene from selected raw and cooked vegetables. Plant Food Hum Nutr. 1988;38:333–41.

17. Reboul E et al. Bioaccessibility of carotenoids and vitamin E from their main dietary sources. *J Agric Food Chem*. 2006; 54:8749–55.

18. Khachik F et al. Effect of food preparation on qualitative and quantitative distribution of major carotenoid constituents of tomatoes and several green vegetables. *J Agric Food Chem*. 1992;40:390–8.

19. Prince MR, Frisoli JK. Beta-carotene accumulation in serum and skin. *Am J Clin Nutr*. 1993;57:175–81.

20. Jalal F et al. Serum retinol concentrations in children are affected by food sources of beta-carotene, fat intake, and anthelmintic drug treatment. *Am J Clin Nutr*. 1998; 68:623–9.

21. van Het Hof KH et al. Dietary factors that affect the bioavailability of carotenoids. *J Nutr*. 2000;130:503–6.

22. Brown MJ et al. Carotenoid bioavailability is higher from salads ingested with fullfat than with fat-reduced salad dressings as measured with electrochemical detection. *Am J Clin Nutr.* 2004;80:396–403.

23. Unlu NZ et al. Carotenoid absorption from salad and salsa by humans is enhanced by the addition of avocado or avocado oil. *J Nutr.* 2005;135:431–6.

24. Maiani G et al. Carotenoids: actual knowledge on food sources, intakes, stability and bioavailability and their protective role in humans. *Mol Nutr Food Res.* 2008;53(2): S194–218.

25. Rock CL et al. Bioavailability of β-carotene is lower in raw than in processed carrots and spinach in women. *J Nutr.* 1998;128:913–6.

26. McEligot AJ et al. Comparison of serum carotenoid responses between women consuming vegetable juice and women consuming raw or cooked vegetables. *Cancer Epidemiol Biomarkers Prev.* 1999;8:227–31.

27. Katina K, Liukkonen K-H, Kaukovirta-Norja A et al. Fermentation-induced changes in the nutritional value of native or germinated rye. *J Cereal Sci.* 2007;46:348–55.

28. Lee SU et al. Flavonoid content in fresh, home-processed, and light-exposed onions and in dehydrated commercial onion products. *J Agric Food Chem.* 2008;56:8541–8.

29. Fahey JW et al. Broccoli sprouts: an exceptionally rich source of inducers of enzymes that protect against chemical carcinogens. *Proc Natl Acad Sci USA.* 1997;94: 10367–72.

30. Yang F et al. Studies on germination conditions and antioxidant contents of wheat grain. *Int J Food Sci Nutr.* 2001;52: 319–30.

31. Falcioni G et al. Antioxidant activity of wheat sprouts extract "in vitro" : inhibition of DNA oxidative damage. *J Food Sci.* 2002; 67:2918–2922.

32. Calzuola, I et al. Synthesis of antioxidants in wheat sprouts. *J Agric Food Chem.* 2004; 52:5201–6.

33. Marsili V et al. Nutritional relevance of wheat sprouts containing high levels of organic phosphates and antioxidant compounds. *J Clin Gastroenterol.* 2004;38(6 Suppl):S123–6.

34. Liukkonen KH et al. Process-induced changes on bioactive compounds in whole grain rye. *Proc Nutr Soc.* 2003;62:117–22.

35. Randhir R et al. Phenolics, their antioxidant and antimicrobial activity in dark germinated fenugreek sprouts in response to peptide and phytochemical elicitors. *Asia Pac J Clin Nutr.* 2004;13:295–307.

36. Fahey JW et al. Sulforaphane inhibits extracellular, intracellular, and antibiotic-resistant strains of Helicobacter pylori and prevents benzo[a]pyrene-induced stomach tumors. *Proc Natl Acad Sci USA.* 2002; 99(11):7610–5.

37. Galan MV et al. Oral broccoli sprouts for the treatment of Helicobacter pylori infection: a preliminary report. *Dig Dis Sci.* 2004;49:1088–90.

38. Bahadoran Z et al. Effect of broccoli sprouts on insulin resistance in type 2 diabetic patients: a randomized double-blind clinical trial. *Int J Food Sci Nutr.* 2012; 63(7):767–71.

39. Boddupalli S et al. Induction of phase 2 antioxidant enzymes by broccoli sulforaphane: perspectives in maintaining the antioxidant activity of vitamins a, C, and e. *Front Genet.* 2012;3:7.

40. Fimognari C et al. Chemoprevention of cancer by isothiocyanates and anthocyanins: mechanisms of action and structure-activity relationship. *Curr Med Chem.* 2008;15:440–7.

41. Zhang Y, Callaway EC. High cellular accumulation of sulphoraphane, a dietary anticarcinogen, is followed by rapid transporter-mediated export as a glutathione conjugate. *Biochem J.* 2002;364(Pt 1):301–7.

42. Tapiero H et al. Organosulfur compounds from alliaceae in the prevention of human pathologies. *Biomed Pharmacother.* 2004; 58:183–93.

43. Verkerk R, Dekker M. Glucosinolates and myrosinase activity in red cabbage (Brassica oleracea L. var. Capitata f. rubra DC.) after various microwave treatments. *J Agric Food*

Chem. 2004;52(24): 7318–23.

44. Song K, Milner JA. The influence of heating on the anticancer properties of garlic. *J Nutr*. 2001;131:1054S–7S.

45. Kong F, Singh RP. Disintegration of solid foods in human stomach. *J Food Sci*. 2008;73:R67–80.

46. Collins PJ et al. Proximal, distal and total stomach emptying of a digestible solid meal in normal subjects. *Br J Radiol*. 1988;61:12–8.

47. Hodge C et al. Amylase in the saliva and in the gastric aspirates of premature infants: its potential role in glucose polymer hydrolysis. *Pediatr Res*.1983;17:998–1001.

48. Fried M et al. Passage of salivary amylase through the stomach in humans. *Dig Dis Sci*. 1987;32:1097–103.

49. Kotz CM et al. Factors affecting the ability of a high beta-galactosidase yogurt to enhance lactose absorption. *J Dairy Sci*. 1994;77:3538–44.

50. Martini MC et al. Lactose digestion by yogurt beta-galactosidase: influence of pH and microbial cell integrity. *Am J Clin Nutr*. 1987;45:432–6.

51. Martini MC et al. Lactose digestion from yogurt: influence of a meal and additional lactose. *Am J Clin Nutr*. 1991;53(5): 1253–8.

52. Racette SB et al. Phytosterol-deficient and high-phytosterol diets developed for controlled feeding studies. *J Am Diet Assoc*. 2009;109(12):2043–51.

53. Izar MC et al. Phytosterols and phytosterolemia: gene-diet interactions. *Genes Nutr*. 2011;6(1):17–26.

54. Chen CY, Blumberg JB. Phytochemical composition of nuts. *Asia Pac J Clin Nutr*. 2008; 17(Suppl 1):329–32. Review.

55. Jenkins DJ et al. The Garden of Eden-plant based diets, the genetic drive to conserve cholesterol and its implications for heart disease in the 21st century. *Comp Biochem Physiol A Mol Integr Physiol*. 2003;136(1):141–51.

56. Agren JJ et al. Divergent changes in serum sterols during a strict uncooked vegan diet in patients with rheumatoid arthritis. *Br J Nutr*. 2001;85(2):137–9.

57. Pai R, Kang G. Microbes in the gut: a digestible account of host-symbiont interactions. *Indian J Med Res*. 2008;128(5): 587–94.

58. Sears CL. A dynamic partnership: celebrating our gut flora. *Anaerobe*. 2005;11(5): 247–51.

59. Gray J. *Dietary Fiber: definition, analysis, physiology and health*. ILSI Europe Concise Monograph Series. Brussels Belgium: ILSI Europe, 2006.

60. Tang Y et al. G-protein-coupled receptor for short-chain fatty acids suppresses colon cancer. *Int J Cancer*. 2011;128(4):847–56.

61. Harris K et al. Is the gut microbiota a new factor contributing to obesity and its metabolic disorders? *J Obes*. 2012;2012:879151. Erratum in *J Obesity*. 2012;2012:782920.

62. Blaut M, Klaus S. Intestinal microbiota and obesity. *Handb Exp Pharmacol*. 2012;(209):251–73.

63. Marik PE. Colonic flora, Probiotics, Obesity and Diabetes. *Front Endocrinol*. (Lausanne). 2012;3:87.

64. de Vrese M, Schrezenmeir J. Probiotics, prebiotics, and synbiotics. *Adv Biochem Eng Biotechnol*. 2008;111:1–66.

65. Roberfroid M et al. Prebiotic effects: metabolic and health benefits. *Br J Nutr*. 2010; 104 Suppl 2:S1–63.

66. Moshfegh AJ et al. Presence of inulin and oligofructose in the diets of Americans. *J Nutr*. 1999;129(7 Suppl):1407S–11S.

67. Goldin BR, Gorbach SL. Clinical indications for probiotics: an overview. *Clin Infect Dis*. 2008;46(Suppl 2):S96–100; discussion S144–51.

68. Douglas LC, Sanders ME. Probiotics and prebiotics in dietetics practice. *J Am Diet Assoc*. 2008;108(3):510–21.

69. Timmerman HM et al. Monostrain, multistrain and multispecies probiotics–A comparison of functionality and efficacy. *Int J Food Microbiol*. 2004 ;96(3):219–33.

70. Kligler B, Cohrssen A. Probiotics. *Am Fam*

Physician. 2008;78(9):1073–1078.

71. Food Allergy and Anaphalaxis Network (FAAN) www.foodallergy.org/section/allergens

72. Vickerstaff Joneja JM. Food Allergies: The Immune Response. *Today's Dietitian*. 2007; 9(7):10.

73. Guandalini S, Newland C. Differentiating food allergies from food intolerances. *Curr Gastroenterol Rep*. 2011;13(5):426–34.

74. Johansson SG et al. Revised nomenclature for allergy for global use: Report of the Nomenclature Review Committee of the World Allergy Organization, October 2003. *J Allergy Clin Immunol*. 2004;113(5):832–6.

75. Melina V, Stepaniak J, Aronson D. *Food Allergy Survival Guide*. Healthy Living Publications, 2004.

76. Tomovich Jacobsen M. 5 Surprising Facts About Kids & Food Allergies. July 1, 2010 www.raisehealthyeaters.com/2010/07/5-surprising-facts-about-kids-food-allergies/

77. Lomer MC et al. Review article: lactose intolerance in clinical practice—myths and realities. *Aliment Pharmacol Ther*. 2008;15;27(2):93–103.

78. Raiten DJ et al. Executive Summary from the Report: Analysis of Adverse Reactions to Monosodium Glutamate (MSG). *J Nutr*. 1995;125:2892S–2906S.

79. Fasano A. Zonulin and its regulation of intestinal barrier function: the biological door to inflammation, autoimmunity, and cancer. *Physiol Rev*. 2011;91(1):151–75.

80. Fasano A. Leaky gut and autoimmune diseases. *Clin Rev Allergy Immunol*. 2012; 42(1):71–8.

81. Karper WB. Intestinal permeability, moderate exercise, and older adult health. *Holist Nurs Pract*.

82. Rapin JR, Wiernsperger N. Possible links between intestinal permeability and food processing: A potential therapeutic niche for glutamine. *Clinics*. (Sao Paulo). 2010; 65(6):635–43.

83. Maes M et al. Increased IgA and IgM responses against gut commensals in chronic depression: Further evidence for increased bacterial translocation or leaky gut. *J Affect Disord*. 2012;141(1):55–62.

84. Hijazi Z et al. Intestinal permeability is increased in bronchial asthma. *Arch Dis Child*. 2004;89(3):227–9.

85. Kidd PM. Autism, an extreme challenge to integrative medicine. Part: 1: The knowledge base. *Altern Med Rev*. 2002 Aug;7(4): 292-316.

86. Sandek A et al. The emerging role of the gut in chronic heart failure. *Curr Opin Clin Nutr Metab Care*. 2008;11(5):632–9.

87. Visser J et al. Tight junctions, intestinal permeability, and autoimmunity: celiac disease and type 1 diabetes paradigms. *Ann N Y Acad Sci*. 2009;1165:195–205.

88. Maes M, Leunis JC. Normalization of leaky gut in chronic fatigue syndrome (CFS) is accompanied by a clinical improvement: effects of age, duration of illness and the translocation of LPS from gram-negative bacteria. *Neuro Endocrinol Lett*. 2008;29(6):902–10.88.

89. Vaarala O et al. The "perfect storm" for type 1 diabetes: the complex interplay between intestinal microbiota, gut permeability, and mucosal immunity. *Diabetes*. 2008;57(10):2555–62.

90. de Kort S et al. Leaky gut and diabetes mellitus: what is the link? *Obes Rev*. 2011; 12(6):449–58.

91. Gecse K et al. Leaky gut in patients with diarrhea-predominant irritable bowel syndrome and inactive ulcerative colitis. *Digestion*. 2012;85(1):40–6.

92. El-Tawil AM. Zinc supplementation tightens leaky gut in Crohn's disease. *Inflamm Bowel Dis*. 2012 Feb;18(2):E399.

93. Tang Y et al. Nitric oxide-mediated intestinal injury is required for alcohol-induced gut leakiness and liver damage. *Alcohol Clin Exp Res*. 2009;33(7):1220–30.

94. Terjung B, Spengler U. Atypical p-ANCA in PSC and AIH: a hint toward a "leaky gut" ? *Clin Rev Allergy Immunol*. 2009; 36(1):40–51.

95. Casanova MF. The minicolumnopathy of autism: A link between migraine and gastrointestinal symptoms. *Med Hypotheses.* 2008;70(1):73–80.

96. Dunn JM, Wilkinson JM. Naturopathic management of rheumatoid arthritis. *Mod Rheumatol.* 2005;15(2):87–90.

97. Picco P et al. Increased gut permeability in juvenile chronic arthritides. A multivariate analysis of the diagnostic parameters. *Clin Exp Rheumatol.* 2000;18(6):773–8.

98. Miraglia del Giudice M Jr. et al. Probiotics and atopic dermatitis. A new strategy in atopic dermatitis. *Dig Liver Dis.* 2002; 34 Suppl 2:S68–71.

99. Hamilton I et al. Small intestinal permeability in dermatological disease. *Q J Med.* 1985; 56(221):559–67.

100. WHO 2012. Chemical risks in food. www.who.int/foodsafety/chem/jmpr/en/index.html

101. Stadler RH, Blank I, Varga N et al. Acrylamide from Maillard reaction products. *Nature.* 200;419:449-50.

102. National Cancer Institute. National Institutes of Health. Acrylamide in Food and Cancer Risk. www.cancer.gov/cancertopics/factsheet/Risk/acrylamide-in-food.

103. Food and Agriculture Organization of the United Nations. World Health Organization. Joint FAO/WHO Expert Committee on Food Additives (JECFA). Seventysecond meeting. Rome, 16-25 Feb. 2010. Summary and Conclusions. www.who.int/foodsafety/chem/summary72_rev.pdf

104. Goldberg T, Cai W, Peppa M et al. Advanced glycoxidation end products in commonly consumed foods. *JADA.* 2004;104: 1287-91.

105. Vlassara H, Uribarri J. Advanced Glycation End Products (AGE) and Diabetes: Cause, Effect, or Both? *Curr Diab Rep.* 2014 Jan;14(1):453.

106. Zhang Q, Ames JM, Smith RD et al. A perspective on the Maillard reaction and the analysis of protein glycation by mass spectrometry: probing the pathogenesis of chronic disease. *J Proteome Res.* 2009; 8:754-69.

107. Cleland B et al. Arsenic exposure within the Korean community (United States) based on dietary behavior and arsenic levels in hair, urine, air, and water. *Environ Health Perspect.* 2009;117(4):632–8.

108. Kapaj S et al. Human health effects from chronic arsenic poisoning–a review. *J Environ Sci Health A Tox Hazard Subst Environ Eng.* 2006;41(10):2399–428.

109. Guha Mazumder D, Dasgupta UB. Chronic arsenic toxicity: studies in West Bengal, India. *Kaohsiung J Med Sci.* 2011;27(9): 360–70.

110. EPA. Rice Consumption May Expose Children to Arsenic. www.epa.gov/ncer/events/news/2012/09_25_12_feature.html

111. Arnold LE et al. Artificial food colors and attention-deficit/hyperactivity symptoms: conclusions to dye for. *Neurotherapeutics.* 2012;9(3):599–609.

112. Stevens LJ et al. Dietary sensitivities and ADHD symptoms: thirty-five years of research. *Clin Pediatr.* (Phila). 2011;50(4): 279–93.

113. McCann D et al. Food additives and hyperactive behaviour in 3-year-old and 8/9-year-old children in the community: a randomised, double-blinded, placebocontrolled trial. *Lancet.* 2007;370(9598): 1560–7.

114. Weiss B. Synthetic food colors and neurobehavioral hazards: the view from environmental health research. *Environ Health Perspect.* 2012 Jan;120(1):1-5.

115. Humphries P et al. Direct and indirect cellular effects of aspartame on the brain. *Eur J Clin Nutr.* 2008;62(4):451–62.

116. Magnuson BA et al. Aspartame: a safety evaluation based on current use levels, regulations, and toxicological and epidemiological studies. *Crit Rev Toxicol.* 2007; 37(8):629–727.

117. Pretorius E. GUT bacteria and aspartame: why are we surprised? *Eur J Clin Nutr.* 2012;66(8):972.

118. FDA. Bisphenol A (BPA): Use in Food Contact Application. January 2010; Updated

March 2013. www.fda.gov/NewsEvents/PublicHealthFocus/ucm064437.htm

119. NIH National Toxicology Program. NTP-CERHR Monograph on the Potential Human Reproductive and Developmental Effects of Bisphenol A. September 2008. http://ntp.niehs.nih.gov/ntp/ohat/bisphenol/bisphenol.pdf

120. CDC Factsheet. Dichlorodiphenyltrichloroethane. 2013. www.cdc.gov/biomonitoring/DDT_FactSheet.html

121. EPA 2013 Lead Environmental Protection Agency (EPA). Learn about Lead. 2013. http://www2.epa.gov/lead/learn-about-lead

122. CDC Website. Lead. www.cdc.gov/nceh/lead/CDC Factsheet. Lead. 2009. www.cdc.gov/biomonitoring/Lead_FactSheet.html

123. FDA 2008 Pesticide Residue Monitoring Program Results and Discussion FY 2006. Food and Drug Administration. June 1, 2008. www.fda.gov/Food/FoodSafety/FoodContaminantsAdulteration/Pesticides/ResidueMonitoringReports/ucm125187.htm#reg06 Last updated 11/09/2011.

124. EPA Pesticide Website Environmental Protection Agency (EPA). Pesticide Website.www.epa.gov/pesticides/

125. Phthalates U.S. National Library of Medicine.Tox Town. Phthalates. http://toxtown.nlm.nih.gov/text_version/chemicals.php?id=24

126. CDC Fact Sheet. Phthalates. 2009. www.cdc.gov/biomonitoring/Phthalates_Fact-Sheet.html

127. European Commission Health and Consumer Protection Directorate. Polycyclic Aromatic Hydrocarbons – Occurrence in foods, dietary exposure and health effects. 4 December 2002. http://ec.europa.eu/food/fs/sc/scf/out154_en.pdf

128. Marti-Cid R et al. Evolution of the dietary exposure to polycyclic aromatic hydrocarbons in Catalonia, Spain. *Food Chem Toxicol*. 2008;46(9):3163–71.

129. Grotheer P et al. Sulfites: Separating Fact from Fiction. U.S. Department of Agriculture, University of Florida. Dean. Publication #FCS8787. 2011. http://edis.ifas.ufl.edu/fy731

130. Health Canada. Sulphites - One of the ten priority food allergens. 2012. www.hc-sc.gc.ca/fn-an/pubs/securit/2012-allergen_sulphites-sulfites/index-eng.php

131. FAO 2009 www.cdc.gov/nceh/ehs/Docs/Understanding_CAFOs_NALBOH.pdfFood and Agriculture Organization of the United Nations. Evaluation of certain veterinary drug residues in food. *World Health Organ Tech Rep Ser*. 2009;(954):1–134.

132. EPA Fact Sheet. Cadmium. CAS Number: 7440-43-9. www.epa.gov/wastes/hazard/wastemin/minimize/factshts/cadmium.pdf

133. EPA Fact Sheet. Dioxins and Furans. www.epa.gov/osw/hazard/wastemin/minimize/factshts/dioxfura.pdf

134. WHO Fact Sheet No. 225. Dioxins and their effects on human health. May 2010. www.who.int/mediacentre/factsheets/fs225/en/

135. National Cancer Institute. National Institutes of Health. Chemicals in Meat Cooked at High Temperatures and Cancer Risk. Fact Sheet. 2010. www.cancer.gov/cancertopics/factsheet/Risk/cooked-meats

136. Hribar C. Understanding Concentrated Animal Feeding Operations and Their Impact on Communities. National Association of Local Boards of Health. 2010.

137. European Commission, the Scientific Committee on Veterinary Measures Relating to Public Health, Assessment of Potential Risks to Human Health from Hormone Residues in Bovine Meat and Meat Products. 1999:16–22. http://ec.europa.eu/food/fs/sc/scv/out21_en.pdf

138. Food and Agriculture Organization of the United Nations and World Health Organization. JointFAO/WHO Expert Committee on Food Additives. Seventy-eighth meeting (Residues of veterinary drugs). Summary and Conclusions. Geneva, 5–14, November 2013.

139. Bernhoft RA. Mercury toxicity and treatment: a review of the literature. *J Environ Public Health.* 2012;2012:460508.

140. FDA, Mercury Levels in Commercial Fish and Shellfish (1990–2010) www.fda.gov/Food/FoodSafety/Product-SpecificInformation/Seafood/FoodbornePathogensContaminants/Methylmercury/ucm115644.htm FDA (Food and Drug Administration). 2008.

141. Hoffman DJ et al eds. Handbook of Ecotoxicology, Second Edition. "Ecotoxicology of Mercury," Chapter 16 (409–463). Boca Raton FL: CRC Press.

142. Wisconsin Department of Health Services. Polychlorinated Biphenyls (PCBs) and Your Health. 2012. www.dhs.wisconsin.gov/eh/hlthhaz/fs/pcblink.htm

143. EPA. Polychlorinated Biphenyols (PCBs). CAS Number: 1336-36-3. www.epa.gov/osw/hazard/wastemin/minimize/factshts/pcb-fs.pdf

144. de la Monte SM et al. Epidemilogical trends strongly suggest exposures as etiologic agents in the pathogenesis of sporadic Alzheimer's disease, diabetes mellitus, and non-alcoholic steatohepatitis. *J Alzheimers Dis.* 2009;17(3):519–29.

145. Brender JD et al; National Birth Defects Prevention Study. Nitrosatable drug exposure during the first trimester of pregnancy and selected congenital malformations. *Birth Defects Res A Clin Mol Teratol.* 2012;94(9):701–13.

146. Hedlund M et al. Evidence for a humanspecific mechanism for diet and antibodymediated inflammation in carcinoma progression. *Proc Natl Acad Sci USA.* 2008; 105(48):18936–41.

147. Taylor RE, Gregg CJ, Padler-Karavani V et al. Novel mechanism for the generation of human xeno-autoantibodies against the non-human sialic acid N-glycolylneuraminic acid. *J Exp Med.* 2010;207(8): 1637–46.

148. Dorea JG. Vegetarian diets and exposure to organochlorine pollutants, lead, and mercury. *Am J Clin Nutr.* 2004;80(1):237–8.

149. Noren K. Levels of organochlorine contaminants in human milk in relation to the dietary habits of the mothers. *Acta Paediatr Scand.* 1983;72:811–6.

150. Hergenrather J, Hlady G, Wallace B, Savage E. Pollutants in breast milk of vegetarians. *N Engl J Med.* 1981;Mar 26;304(13): 792.

151. Somogyi A, Beck H. Nurturing and breast-feeding: exposure to chemicals in breast milk. *Environ Health Perspect.*1993; 101 (Suppl 2):45–52.

152. Mustafa M et al. Maternal and cord blood levels of aldrin and dieldrin in Delhi population. *Environ Monit Assess.* 2010;171(1-4):633–8.

153. Rozati R et al. Role of environmental estrogens in the deterioration of male factor fertility. *Fertil Steril.* 2002;78:1187–94.

154. Dickman MD et al. Hong Kong male subfertility links to mercury in human hair and fish. *Sci Total Environ.* 1998;214:165–74.

155. Srikumar TS et al. Trace element status in healthy subjects switching from a mixed to a lactovegetarian diet for 12 mo. *Am J Clin Nutr.* 1992;55:885–90.

156. Ji K et al. Influence of a five-day vegetarian diet on urinary levels of antibiotics and phthalate metabolites: a pilot study with "Temple Stay" participants. *Food Addit Contam Part A Chem Anal Control Expo Risk Assess.* 2009;26(10):1372–88.

157. Van Audenhaege M et al. Impact of food consumption habits on the pesticide dietary intake: comparison between a French vegetarian and the general population. *Environ Monit Assess.* 2010;171(1-4):633–8.

158. Paleo Plan Website (paleoplan.com/resources/sampler-menu-meal-plan/).

159. Eaton SB et al. Paleolithic Nutrition Revisited: A Twelve-Year Retrospective on Its Nature and Implications. *Euro J Clin Nutr.* 1997; 51(4):207–216 .

160. Konner M, Eaton SB. Paleolithic Nutrition: Twenty-Five Years Later. *Nutr Clin Prac.* 2010; 25:594–602.

161. Revedin A et al. Thirty thousand-year-old evidence of plant food processing. *Proc Natl*

Acad Sci. 2010;107(44):18815–18819.

Chapter 9　純素媽媽的孕期與哺乳期

1. Craig WJ et al. American Dietetic Association. Position of the American Dietetic Association: vegetarian diets. *J Am Diet Assoc.* 2009 Jul;109(7):1266-82.

2. Institute of Medicine. National Research Council. *Dietary Reference Intakes for Energy, Carbohydrate, Fiber, Fat, Fatty Acids, Cholesterol, Protein, and Amino Acids (Macronutrients).* Washington DC: National Academy Press, 2002.

3. Han Z et al. Maternal underweight and the risk of preterm birth and low birth weight: a systematic review and meta-analyses. *Int J Epidemiol.* 2011 Feb;40(1):65–101.

4. Messina V et al. Vegan for Her: The Women's Guide to Being Healthy and Fit on a Plant-Based Diet. Da Capo Press 2013.

5. Ebisch IM et al. The importance of folate, zinc and antioxidants in the pathogenesis and prevention of subfertility. *Hum Reprod Update.* 2007 Mar-Apr;13(2):163–74.

6. Mangels R. *The Everything Vegan Pregnancy Book.* Avon MA: Adams Media, 2011.

7. Institute of Medicine. Weight gain during pregnancy: reexamining the guidelines. National Academies Press, 2009.

8. Majchrzak D. B-vitamin status and concentrations of homocysteine in Austrian omnivores, vegetarians and vegans. *Ann Nutr Metab.* 2006;50(6):485–91.

9. Quinlan JD et al. Nausea and Vomiting of Pregnancy. *American Family Physician.* 2003;68(1): 121–128.

10. Zur E. Nausea and vomiting in pregnancy: a review of the pathology and compounding opportunities. *Int J Pharm Compd.* 2013 Mar-Apr;17(2):113–23.

11. Institute of Medicine. *Dietary Reference Intakes Summaries.* www.iom.edu/Home/Global/News%20Announcements/~/media/Files/Activity%20Files/Nutrition/DRIs/DRI_Summary_Listing.pdf

12. Institute of Medicine. National Research Council. *Dietary reference intakes for calcium and vitamin D.* Washington DC: The National Academies Press. 2011.

13. Institute of Medicine. National Research Council. *Dietary Reference Intakes for Vitamin A, Vitamin K, Arsenic, Boron, Chromium, Copper, Iodine, Iron, Manganese, Molybdenum, Nickel, Silicon, Vanadium, and Zinc.* Washington DC: National Academies Press, 2000.

14. Institute of Medicine. National Research Council. *Dietary Reference Intakes for Thiamin, Riboflavin, Niacin, Vitamin B6, Folate, Vitamin B_{12}, Pantothenic Acid, Biotin, and Choline.*

15. Linus Pauling Institute. *Micronutrient Information Center.* Online at http://lpi.oregonstate.edu/infocenter/

16. Rasmussen KM et al, eds. Institute of Medicine and National Research Council Committee to Reexamine IOM Pregnancy Weight Guidelines. *Weight Gain During Pregnancy: Reexamining the Guidelines.* Washington DC: National Academies Press (US), 2009.

17. ESHA. *The Food Processor. Nutrition and Fitness Software.* 2014. www.esha.com

18. U.S. Department of Agriculture, Agricultural Research Service. *USDA National Nutrient Database for Standard Reference, Release 26.* Nutrient Data Laboratory Home Page. http://ndb.nal.usda.gov/ndb/foods/list

19. USDA United States Department of Agriculture. *USDA Database for the Choline Content of Common Foods.* 2008 online at www.ars.usda.gov/SP2UserFiles/Place/12354500/Data/Choline/Choln02.pdf

20. Morse NL. Benefits of docosahexaenoic acid, folic acid, vitamin D and iodine on foetal and infant brain development and function following maternal supplementation during pregnancy and lactation. *Nutrients.* 2012 Jul;4(7):799–840.

21. Ohrvik VE et al. Human Folate Bioavailability. *Nutrients.* 2011,3,475–490.

22. Koebnick C et al. Folate Status during Pregnancy in Women Is Improved by Long-term High Vegetable Intake Compared with the Average Western Diet. *J Nutr.* 2001; 131:733–739.

23. Bailey SW et al. The extremely slow and variable activity of dihydrofolate reductase in human liver and its implications for high folic acid intake. *Proc Natl Acad Sci USA.* 2009;106(36):15424–9.

24. Hung J et al. Additional food folate derived exclusively from natural sources improves folate status in young women with the MTHFR 677 CC or TT genotype. *J Nutr Biochem.* 2006;17:728–34.

25. Lucock M et al. Folic acid-vitamin and panacea or genetic time bomb? *Nat Rev Genet.* 2005;6(3):235–40.

26. Haider BA et al. Anaemia, prenatal iron use, and risk of adverse pregnancy outcomes: systematic review and meta-analysis. *BMJ.* 2013 Jun 21;346:f3443.

27. Alwan NA et al. Dietary iron intake during early pregnancy and birth outcomes in a cohort of British women. *Hum Reprod.* 2011 Apr;26(4):911–9.

28. Baker RD et al. Committee on Nutrition American Academy of Pediatrics. Diagnosis and prevention of iron deficiency and iron-deficiency anemia in infants and young children (0-3 years of age). *Pediatrics.* 2010 Nov;126(5):1040–50.

29. Haddad EH et al. Dietary intake and biochemical, hematologic, and immune status of vegans compared with nonvegetarians. *Am J Clin Nutr.* 1999 Sep;70(3 Suppl):586S–593S.

30. Shao J et al. Maternal serum ferritin concentration is positively associated with newborn iron stores in women with low ferritin status in late pregnancy. *J Nutr.* 2012 Nov;142(11):2004–9.

31. Mangels AR et al. *The Dietitians Guide to Vegetarian Diets.* Jones and Bartlett Learning Ltd., 2011.

32. Rizzo NS et al. Nutrient profiles of vegetarian and nonvegetarian dietary patterns. *J Acad Nutr Diet.* 2013 Dec;113(12):1610–9.

33. [No authors listed.] Non-anaemic pregnant women should not take iron supplements. *Prescrire Int.* 2009 Dec;18(104):261–2.

34. Amit M. Vegetarian diets in children and adolescents. *Paediatr Child Health.* 2010 May; 15(5):303–14.

35. Maslova E et al. Peanut and tree nut consumption during pregnancy and allergic disease in children-should mothers decrease their intake? Longitudinal evidence from the Danish National Birth Cohort. *J Allergy Clin Immunol.* 2012;130(3):724–32.

36. Fields C et al. Iodine-deficient vegetarians: a hypothetical perchlorate-susceptible population? *Regul Toxicol Pharmacol.* 2005 Jun;42(1):37–46.

37. Perrine CG et al. Some subgroups of reproductive age women in the United States may be at risk for iodine deficiency. *J Nutr.* 2010 Aug;140(8):1489–94.

38. Nishiyama S et al. Transient hypothyroidism or persistent hyperthyrotropinemia in neonates born to mothers with excessive iodine intake. *Thyroid.* 2004 Dec;14(12):1077–83.

39. Leung AM et al. Iodine Status and Thyroid Function of Boston-Area Vegetarians and Vegans. *J Clin Endocrinol Metab.* 2011;May 25.

40. Public Health Committee of the American Thyroid Association et al. Iodine supplementation for pregnancy and lactation-United States and Canada: recommendations of the American Thyroid Association. *Thyroid.* 2006 Oct;16(10):949–51.

41. Dasgupta PK et al. Iodine nutrition: iodine content of iodized salt in the United States. *Environ Sci Technol.* 2008 Feb15; 42(4):1315–23.

42. Crawford BA et al. Iodine toxicity from soy milk and seaweed ingestion is associated with serious thyroid dysfunction. *Med J Aust.* 2010 Oct;4;193(7):413–5.

43. Kovacs CS. Vitamin D in pregnancy and lactation: maternal, fetal, and neonatal outcomes

from human and animal studies. *Am J Clin Nutr.* 2008 Aug;88(2):520S–528S.

44. Weaver CM et al. Choices for achieving adequate dietary calcium with a vegetarian diet. *Am J Clin Nutr.* 1999 Sep;70(3 Suppl):543S–548S.

45. Bodnar LM et al. Maternal vitamin D deficiency increases the risk of preeclampsia. *J Clin Endocrinol Metab.* 2007 Sep;92(9): 3517–22.

46. Song SJ et al. The high prevalence of vitamin D deficiency and its related maternal factors in pregnant women in Beijing. *PLoS One.* 2013 Dec 26;8(12):e85081.

47. Pepper MR et al. B_{12} in fetal development. *Semin Cell Dev Biol.* 2011 Aug;22(6): 619–23.

48. Roschitz B et al. Nutritional infantile vitamin B_{12} deficiency: pathobiochemical considerations in seven patients. *Arch Dis Child Fetal Neonatal Ed.* 2005 May;90(3):F281–2.

49. Zeuschner CL et al. Vitamin B_{12} and vegetarian diets. *MJA Open.* 2012; 1 Suppl 2: 27–32.

50. Bor MV et al. Daily intake of 4 to 7 micrograms of dietary vitamin B-12 is associated with steady concentrations of vitamin B-12-related biomarkers in a healthy young population. *Am J Clin Nutr.* 2010 Mar;91(3):571–7.

51. Scott JM. Bioavailability of vitamin B_{12}. *Eur J Clin Nutr.* 1997 Jan;51 Suppl 1:S49–53.

52. Watanabe F. Vitamin B_{12} sources and bioavailability. *Exp Biol Med (Maywood).* 2007;232(10):1266–74.

53. Heysell RM et al. Vitamin B_{12} turnover in Man. *Am J Clin Nutr.* 1966;18:176–184.

54. Takimoto H et al. Relationship between dietary folate intakes, maternal plasma total homocysteine and B-vitamins during pregnancy and fetal growth in Japan. *Eur J Nutr.* 2007 Aug;46(5):300–6.

55. American Academy of Pediatrics, Committee on Nutrition. *Pediatric Nutrition Handbook, 6th ed.* Elk Grove Village: American Academy of Pediatrics, 2009.

56. Burdge GC et al. Conversion of alpha-linolenic acid to longer-chain polyunsaturated fatty acids in human adults. *Reprod Nutr Dev.* 2005 Sep-Oct;45(5):581–97.

57. Carlson SE. Docosahexaenoic acid supplementation in pregnancy and lactation. *Am J Clin Nutr.* 2009;89(2):678S–84S.

58. Haggarty P. Effect of placental function on fatty acid requirements during pregnancy. *Eur J Clin Nutr.* 2004 Dec;58(12):1559–70.

59. Sanders TAB. Essential fatty acid requirements of vegetarians in pregnancy, lactation, and infancy. *Am J Clin Nutr.* 1999; 70(suppl):555S–9S.

60. Zhao JP et al. Circulating Docosahexaenoic Acid Levels Are Associated with Fetal Insulin Sensitivity. *PLoS One.* 2014.

61. AOCS. Collected recommendations for long-chain polyunsaturated fatty acid intake, *AOCS Inform.* 2003;762–763.

62. Koletzko B et al. The roles of long-chain polyunsaturated fatty acids in pregnancy, lactation and infancy: review of current knowledge and consensus recommendations, *J. Perinat. Med.* 36;(2008)5–14.

63. Simopoulos, AP. Essential fatty acids in health and chronic disease. *Am J Clin Nutr.* 1999;70(suppl):560s–569s.

64. Academy of Nutrition and Dietetics. Vegetarian Nutrition. (Search for pregnancy) http://vegetariannutrition.net/

65. Carter JP et al. Preeclampsia and reproductive performance in a community of vegans. *South Med J.* 1987 Jun;80(6):692–7.

66. O'Connell JM et al. Growth of vegetarian children: The Farm study. *Pediatrics.* 1989;84: 475–481.

67. Thomas J et al. The health of vegans during pregnancy. *Proc Nutr Soc.* 1977 May; 36(1):46A.

68. van Staveren WA et al. Food consumption, growth, and development of Dutch children fed on alternative diets. *Am J Clin Nutr.* 1988 Sep;48(3 Suppl):819–21.

69. Roed C et al. [Severe vitamin B_{12} deficiency in infants breastfed by vegans]. [Article in Danish] Ugeskr Laeger. 2009 Oct 19;171(43):3099–101.

70. Roschitz B et al. Nutritional infantile vitamin B₁₂ deficiency: pathobiochemical considerations in seven patients. *Arch Dis Child Fetal Neonatal Ed.* 2005 May; 90(3):F281–2.

71. Minnes S et al. Prenatal tobacco, marijuana, stimulant, and opiate exposure: outcomes and practice implications. *Addict Sci Clin Pract.* 2011 Jul;6(1):57–70.

72. Arunkumar R et al. Quercetin inhibits invasion, migration and signalling molecules involved in cell survival and proliferation of prostate cancer cell line (PC-3). *Cell Biochem Funct.* 2011;29:87–95.

73. Ko KP et al. Dietary intake and breast cancer among carriers and noncarriers of BRCA mutations in the Korean Hereditary Breast Cancer Study. *Am J Clin Nutr.* 2013; 98(6):1493–501.

74. Canadian Paediatric Society, Dietitians of Canada, and Health Canada. Consultation - *Nutrition for Healthy Term Infants: Recommendations from Birth to Six Months.* Online at www.hc-sc.gc.ca/fn-an/consult/infant-nourrisson/recommendations/indexeng.php

75. Smith JD et al. Pharmacists' guide to infant formulas for term infants. *J Am Pharm Assoc.* (2003). 2011 May-Jun;51(3):e28–35; quiz e36–7.

76. World Health Organization. *Infant and young child feeding: model chapter for textbooks for medical students and allied health professionals.* Geneva: World Health Organization; 2009. www.who.int/nutrition/publications/infantfeeding/9789241597494/en/index.html

77. World Health Organization. *Global strategy for infant and young child feeding.* Geneva, Switzerland: World Health Organization and UNICEF. 2003. www.who.int/nutrition/publications/infantfeeding/9241562218/en/index.html

78. Gartner LM et al. Breastfeeding and the use of human milk. *Pediatrics.* 2005 Feb; 115(2):496–506.

79. Institute of Medicine. National Research Council. *Nutrition during lactation.* Washington DC: National Academy Press, 1991.

80. Picciano MF et al. Lactation. In: Shils ME et al eds. *Modern nutrition in health and disease.* Philadelphia PA: Lippincott Williams & Wilkins, 2006:784–796.

81. Hergenrather J et al. Pollutants in breast milk of vegetarians. *N Engl J Med.* 1981 Mar 26;304(13):792.

82. Mangels AR et al. Considerations in planning vegan diets: infants. *J Am Diet Assoc.* 2001 Jun;101(6):670–7.

83. Rogan WJ et al. Should the presence of carcinogens in breast milk discourage breast feeding? *Regul Toxicol Pharmacol.* 1991 Jun;13(3):228–40.

84. Setchell KD et al. Exposure of infants to phyto-oestrogens from soy-based infant formula. *Lancet.* 1997 Jul 5;350(9070):23–7.

85. Allen LH. Impact of vitamin B-12 deficiency during lactation on maternal and infant health. *Adv Exp Med Biol.* 2002;503:57–67.

86. Dror DK et al. Effect of vitamin B₁₂ deficiency on neurodevelopment in infants: current knowledge and possible mechanisms. *Nutr Rev.* 2008;66(5):250–255.

87. Hartmann H et al. Correspondence (letter to the editor): Risk group includes infants. *Dtsch Arztebl Int.* 2009 Apr;106(17):290–1; author reply 291.

88. Specker BL et al. Vitamin B-12: low milk concentrations are related to low serum concentrations in vegetarian women and to methylmalonic aciduria in their infants. *Am J Clin Nutr.* 1990 Dec;52(6):1073–6.

89. Specker BL et al. Increased urinary methylmalonic acid excretion in breast-fed infants of vegetarian mothers and identification of an acceptable dietary source of vitamin B-12. *Am J Clin Nutr.* 1988;47(1):89–92.

90. Manley BJ et al. High-dose docosahexaenoic acid supplementation of preterm infants: respiratory and allergy outcomes. *Pediatrics.* 2011 Jul;128(1):e71–7.

91. Bhatia J, Greer F for the American Academy of Pediatrics Committee on Nutrition. Use of

soy protein-based formulas in infant feeding. *Pediatrics.* 2008;121(5): 1062–1068.

92. Lasekan JB et al. Growth of newborn, term infants fed soy formulas for 1 year. *Clin Pediatr.* (Phila). 1999 Oct;38(10):563–71.

93. Merritt RJ et al. Safety of soy-based infant formulas containing isoflavones: the clinical evidence. *J Nutr.* 2004 May;134(5): 1220S–1224S.

94. National Toxicology Program (U.S.). *NTP Brief on Soy Infant Formula.* 2010. Online at http://ntp.niehs.nih.gov/ntp/ohat/genistein-soy/soyformulaupdt/finalntpbrief soyformula_9_20_2010.pdf#search=soy formula

95. Tome D. Criteria and markers for protein quality assessment—a review. *Br J Nutr.* 2012 Aug;108 Suppl 2:S222–9.

96. Herring SJ et al. Optimizing weight gain in pregnancy to prevent obesity in women and children. *Diabetes Obes Metab.* 2012;14(3):195–203.

97. Carmel R. Diagnosis and management of clinical and subclinical cobalamin deficiencies: why controversies persist in the age of sensitive metabolic testing. *Biochimie.* 2013;95(5):1047–55.

98. Simpson JL et al Micronutrients and women of reproductive potential: required dietary intake and consequences of dietary deficiency or excess. Part I–Folate, Vitamin B_{12}, Vitamin B6. *J Matern Fetal Neonatal Med.* 2010;23(12):1323–43.

99. Sanders TAB et al. Platelet phospholipid fatty acid composition and function in vegans compared with age- and sex-matched omnivore controls. *Eur J Clin Nutr.* 1992; 46(11):823–31.

100. Norris J. Infant Formula. www.veganhealth.org/articles/soy_harm#formula

Chapter 10　成長中的純素食者

1. Craig WJ et al. American Dietetic Association. Position of the American Dietetic Association: Vegetarian Diets. *J Am Diet Assoc.* 2009;109(7)1266–82.

2. Baker RD et al. Committee on Nutrition American Academy of Pediatrics. Diagnosis and prevention of iron deficiency and iron-deficiency anemia in infants and young children (0-3 years of age). *Pediatrics.* 2010;126(5):1040–50.

3. Bhatia J et al for the American Academy of Pediatrics Committee on Nutrition. Use of soy protein-based formulas in infant feeding. *Pediatrics.* 2008;121(5):1062–1068.

4. Canadian Paediatric Society, Dietitians of Canada, and Health Canada. Consultation - *Nutrition for Healthy Term Infants: Recommendations from Birth to Six Months.* Online at www.hc-sc.gc.ca/fn-an/consult/infant-nourrisson6-24/recommendations/index-eng.php#c

5. Institute of Medicine. National Research Council. *Dietary Reference Intakes for Thiamin, Riboflavin, Niacin, Vitamin B6, Folate, Vitamin B_{12}, Pantothenic Acid, Biotin, and Choline.* Washington DC: National Academy Press, 2000.

6. Koplin JJ et al. Optimal timing for solids introduction–why are the guidelines always changing? *Clin Exp Allergy.* 2013 Aug;43(8):826–34.

7. Lasekan JB et al. Growth of newborn, term infants fed soy formulas for 1 year. *Clin Pediatr.* (Phila). 1999 Oct;38(10):563–71.

8. Norris J. *Vitamin B_{12}.* www.veganhealth.org/B_{12}/rec

9. Smith JD et al. Pharmacists' guide to infant formulas for term infants. *J Am Pharm Assoc.* (2003). 2011 May-Jun;51(3):e28-35; quiz e36–7.

10. National Toxicology Program (U.S.). *NTP Brief on Soy Infant Formula.* 2010. http://ntp.niehs.nih.gov/ntp/ohat/genistein-soy/soyformulaupdt/finalntpbriefsoyformula_9_20_2010.pdf#search=soy formula

11. Joneja J. *The Health Professional's Guide to Food Allergies and Intolerances.* Academy of Nutrition and Dietetics. 2013.

12. Mišak Z. Infant nutrition and allergy. *Proc*

Nutr Soc. 2011 Nov;70(4):465–71.

13. Huh SY et al. Timing of solid food introduction and risk of obesity in preschool-aged children. *Pediatrics.* 2011;127(3):e544–51.

14. Moller LM et al. Infant nutrition in relation to eating behaviour and fruit and vegetable intake at age 5 years. *Br J Nutr.* 2012 May 4:1–8.

15. Robison RG et al. Chapter 23: Food allergy. *Allergy Asthma Proc.* 2012 May-Jun; 33(Suppl 1):S77–9.

16. Fiocchi A et al. Adverse Reactions to Foods Committee; American College of Allergy, Asthma and Immunology. Food allergy and the introduction of solid foods to infants: a consensus document. Adverse Reactions to Foods Committee, American College of Allergy, Asthma and Immunology. *Ann Allergy Asthma Immunol.* 2006 Jul;97(1):10-20; quiz 21,77.

17. FDA U.S. Food and Drug Administration. *Questions & Answers: Arsenic in Rice and Rice Products.* www.fda.gov/Food/FoodborneIllnessContaminants/Metals/ucm319948.htm

18. Hurrell R. Use of ferrous fumarate to fortify foods for infants and young children. *Nutrition Reviews.* 2012;68(9):522–530.

19. Hurrell R et al. Iron bioavailability and dietary reference values. *Am J Clin Nutr.* 2010; 91(5):1461S–1467S.

20. United States Department of Agriculture, Agricultural Research Service. *USDA National Nutrient Database for Standard Reference, Release 26.* Nutrient Data Laboratory Home Page. http://ndb.nal.usda.gov/ndb/foods/list

22. Agarwal U. Rethinking Red Meat as a Prevention Strategy for Iron Deficiency. *ICAN: Infant, Child, & Adolescent Nutrition.* 2013; 5(4):231–235.

23. Lonnerdal B. Soybean ferritin: implications for iron status of vegetarians. *Am J Clin Nutr.* 2009;89(suppl):1680S–1685S.

24. Theil EC et al. Absorption of iron from ferritin is independent of heme iron and ferrous salts in women and rat intestinal segments. *J*

Nutr. 2012;142(3):478–83.

25. Health Canada. *Iron-rich complementary foods help to prevent iron deficiency.* 2014 www.hc-sc.gc.ca/fn-an/consult/infant-nourrisson6-24/recommendations/index-eng.php#f

26. Palmer DJ et al. Introducing solid foods to preterm infants in developed countries. *Ann Nutr Metab.* 2012;60(Suppl 2):31–8.

27. Hay G et al. Iron status in a group of Norwegian children aged 6-24 months. *Acta Paediatr.* 2004 May;93(5):592–8.

28. Strazzullo P et al. Does salt intake in the first two years of life affect the development of cardiovascular disorders in adulthood? *Nutr Metab Cardiovasc Dis.* 2012 Jun 30.

29. Peterson K. S. *Wholesome Baby Foods from Scratch.* 2003. Online at www.vrg.org/recipes/babyfood.htm

30. Pedersen TP et al. Fruit and vegetable intake is associated with frequency of breakfast, lunch and evening meal: cross-sectional study of 11-, 13-, and 15-year-olds. *Int J Behav Nutr Phys Act.* 2012 Feb;6;9:9.

31. Health Canada, Canadian Paediatric Society, Dietitians of Canada, and Breastfeeding Committee for Canada. DRAFT–Nutrition for Healthy Term Infants: Recommendations from Six to 24 Months. 2014. Online at www.hc-sc.gc.ca/fn-an/consult/infant-nourrisson6-24/recommendations/index-eng.php#f

32. Guandalini S. The influence of gluten: weaning recommendations for healthy children and children at risk for celiac disease. *Nestle Nutr Workshop Ser Pediatr Program.* 2007;60:139–51; discussion 151–5.

33. Szajewska H. Early nutritional strategies for preventing allergic disease. *Isr Med Assoc J.* 2012 Jan;14(1):58-62.

34. von Berg A. Dietary interventions for primary allergy prevention - what is the evidence? *World Rev Nutr Diet.* 2013;108: 71-8.

35. Institute of Medicine, National Research Council. Food and Nutrition Board. *Dietary Reference Intakes for Calcium and Vitamin D.* 2011.

36. Elmadfa I et al. Vitamins for the first 1000 days: preparing for life. *Int J Vitam Nutr Res.* 2012 Oct;82(5):342–7.

37. AOCS. Collected recommendations for long-chain polyunsaturated fatty acid intake, *AOCS Inform.* 2003;762–763.

38. Koletzko B et al. The roles of long-chain poly-unsaturated fatty acids in pregnancy, lactation and infancy: review of current knowledge and consensus recommendations, *J. Perinat Med.* 2008; (36):5–14.

39. Simopoulos A.P. Essential fatty acids in health and chronic disease. *Am J Clin Nutr.* 1999;70(suppl):560s–569s.

40. Grober U et al. Vitamin D: Update 2013: From rickets prophylaxis to general preventive healthcare. *Dermatoendocrinol.* 2013 Jun 1;5(3):331–347.

41. *Children's Tall Tree Multi-Vitamin and Mineral* by Country Life. http://store.veganessentials.com/childrens-tall-tree-multi-vitamin-and-mineral-by-country-life-p1517.aspx

42. *PixieVites.* www.drfuhrman.com/shop/pdf_product_factsheets/DrFuhrmans_Pixie_Vites.pdf

43. *VegLife Vegan Kids Multiple.* http://store.veganessentials.com/veglife-vegan-kidsmultiple-vitamin-and-mineral-p1792.aspx

44. Whittaker P et al. Iron and folate in fortified cereals. *J Am Coll Nutr.* 2001 Jun; 20(3):247–54.

45. Laroche HH et al. Changes in diet behavior when adults become parents. *J Acad Nutr Diet.* 2012 Jun;112(6):832–9.

46. Maynard M et al. What influences diet in early old age? Prospective and cross-sectional analyses of the Boyd Orr cohort. *Eur J Public Health.* 2006 Jun;16(3):316–24.

47. About.com Pediatrics. *Understanding Growth Charts.* Part of the New York Times. http://pediatrics.about.com/cs/growthcharts2/l/aa050802a.htm

48. Centers for Disease Control and Prevention. *Clinical Growth Charts. Children 2 to 20 years (5th-95th percentile)* www.cdc.gov/growth-charts/clinical_charts.htm#Set1

49. O'Connell JM et al. Growth of vegetarian children: The Farm study. *Pediatrics.* 1989;84:475-481.

50. Messina M et al. Early intake appears to be the key to the proposed protective effects of soy intake against breast cancer. *Nutr Cancer.* 2009;61:792–798.

51. Messina V et al. *Vegan for Her.* Da Capo Lifelong, 2013.

52. *The Vegetarian Resource Group.* www.vrg.org/

53. Centers for Disease Control and Prevention. *Childhood Obesity Facts.* 2012 www.cdc.gov/healthyyouth/obesity/facts.htm

54. U.S. Department of Health and Human Services. *Childhood Obesity.* Online at http://aspe.hhs.gov/health/reports/child_obesity/

55. United States Department of Agriculture. *Choose My Plate.* 2014. www.choosemyplate.gov/

56. Wang N et al. Effects of television viewing on body fatness among Chinese children and adolescents. *Chin Med J (Engl).* 2012 Apr;125(8):1500–3.

57. Gajre NS et al. Breakfast eating habit and its influence on attention-concentration, immediate memory and school achievement. *Indian Pediatr.* 2008 Oct;45(10): 824–8.

58. *Nature's Path Organic Waffles.* www.natures-path.com and www.naturespath.com/products/waffles?tid=9&brand=All&nutri=All

59. ESHA. *The Food Processor. Nutrition and Fitness Software.* 2014. www.esha.com

60. Dasgupta PK et al. Iodine nutrition: iodine content of iodized salt in the United States. *Environ Sci Technol.* 2008 Feb 15;42(4):1315-23.

61. Robinson-O'Brien R et al. Adolescent and young adult vegetarianism: better dietary intake and weight outcomes but increased risk of disordered eating behaviors. *J Am Diet Assoc.* 2009 Apr;109(4):648–55.

62. Cheng G et al. Beyond overweight: nutrition as an important lifestyle factor influencing timing of puberty. *Nutr Rev.* 2012

Mar;70(3):133–52.

63. Grant R et al. The relative impact of a vege-table-rich diet on key markers of health in a cohort of Australian adolescents. *Asia Pac J Clin Nutr.* 2008;17(1):107–15.

64. Sabate J et al. Vegetarian diets and childhood obesity prevention. *Am J Clin Nutr.* 2010 May;91(5):1525S–1529S.

65. Sonneville KR et al. Vitamin D, Calcium, and Dairy Intakes and Stress Fractures Among Female Adolescents. *Arch Pediatr Adolesc Med.* 2012; 166(7)595–600.

66. Centers for Disease Control and Pre-vention. Iron deficiency: United States, 1999–2000. *MMWR Morb Mortal Wkly Rep.* 2002;51(40):897–899.

67. Lanham-New SA. Importance of calcium, vitamin D and vitamin K for osteoporosis prevention and treatment. *Proc Nutr Soc.* 2008 May;67(2):163–76.

68. Whitehead RD et al. Appealing to vanity: could potential appearance improvement motivate fruit and vegetable consumption? *Am J Public Health.* 2012 Feb;102(2): 207–11.

69. World Health Organization. *The WHO Growth Charts. Birth to 24 months.* www.cdc.gov/growthcharts/who_charts.htm

70. Barnard ND et al. Diet and sex-hormone binding globulin, dysmenorrhea, and pre-menstrual symptoms. *Obstet Gynecol.* 2000 Feb;95(2):245–50.

71. Chocano-Bedoya PO et al. Dietary B vitamin intake and incident premenstrual syndrome. *Am J Clin Nutr.* 2011 May;93(5): 1080–6.

72. Deligiannidis KM et al. Complementary and alternative medicine for the treatment of depressive disorders in women. *Psychiatr Clin North Am.* 2010 Jun;33(2): 441–63.

73. Bayles B et al. Evening primrose oil. *Am Fam Physician.* 2009 Dec 15;80(12):1405–8.

74. Bertone-Johnson ER et al. Dietary vitamin D intake, 25-hydroxyvitamin D3 levels and premenstrual syndrome in a college-aged population. *J Steroid Biochem Mol Biol.* 2010 Jul;121(1-2):434–7.

75. Bryant M et al. Modest changes in dietary intake across the menstrual cycle: implica-tions for food intake research. *Br J Nutr.* 2006 Nov;96(5):888–94.

76. Cheng SH et al. Factors associated with pre-menstrual syndrome–a survey of new female university students. *Kaohsiung J Med Sci.* 2013 Feb;29(2):100–5.

77. Kiesner J. Affective response to the menstrual cycle as a predictor of self-reported affective re-sponse to alcohol and alcohol use. *Arch Wom-ens Ment Health.* 2012 Dec;15(6):423–32.

78. Pinar G et al. Premenstrual Syndrome in Turkish college students and its effects on life quality. *Sex Reprod Health.* 2011 Jan;2(1):21–7.

79. Daiya Foods. www.daiyafoods.com/

80. Amit M. Vegetarian diets in children and adolescents. *Paediatr Child Health.* 2010 May;15(5):303–14.

81. Craig WJ. Health effects of vegan diets. *Am J Clin Nutr.* 2009 May;89(5):1627S–1633S.

Chapter 11 生命的黃金時期：年長者的營養

1. Vincent GK et al. The Next Four Decades: The Older Population in the United States: 2010 to 2050. United States Census Bureau. 2010. www.census.gov/prod/ 2010pubs/p25-1138.pdf

2. Bernstein M et al. Position of the academy of nutrition and dietetics: food and nutrition for older adults: promoting health and wellness. *J Acad Nutr Diet.* 2012;112(8): 1255–77.

3. Key TJ et al. Health effects of vegetarian and vegan diets. *Proc Nutr Soc.* 2006;65(1): 35–41.

4. Mukherjee M. Association of shorter telomeres with coronary artery disease in Indian subjects. *Heart.* 2009 Apr;95(8):669–73.

5. Stahler C. How Often Do Americans Eat Vegetarian Meals? and How Many Adults in the U.S. Are Vegetarian? 2012. National

Harris Poll. *Vegetarian Resource Group.* Online at www.vrg.org/blog/2012/05/18/how-often-do-americans-eat-vegetarianmeals-and-how-many-adults-in-the-u.sare-vegetarian/

6. Craig WJ. Health effects of vegan diets. *Am J Clin Nutr.* 2009 May;89(5):1627S–1633S.

7. Craig WJ et al. American Dietetic Association. Position of the American Dietetic Association: vegetarian diets. *J Am Diet Assoc.* 2009 Jul;109(7):1266–82.

8. Mangels R et al. *The Dietitians' Guide to Vegetarian Diets,* Third Edition. Jones and Bartlett, 2011.

9. Institute of Medicine. National Research Council. *Dietary Reference Intakes for Energy, Carbohydrate, Fiber, Fat, Fatty Acids, Cholesterol, Protein, and Amino Acids (Macronutrients).* Washington DC: The National Academies Press, 2005.

10. Gallagher D et al. Appendicular skeletal muscle mass: effects of age, gender, and ethnicity. *J Appl Physiol.* 1997 Jul;83(1):229–39.

11. Manini TM. Energy Expenditure and Aging. *Ageing Res Rev.* 2010 January ; 9(1):1.

12. Farmer B et al. A vegetarian dietary pattern as a nutrient-dense approach to weight management: an analysis of the national health and nutrition examination survey 1999-2004. *J Am Diet Assoc.* 2011 Jun;111(6):819–27.

13. Heidrich R. *Senior Fitness.* NY: Lantern Books, 2012.

14. Heidrich R. *Lifelong Running.* NY: Lantern Books, 2005. Agarwal R. Vitamin B_{12} deficiency & cognitive impairment in elderly population. *Indian J Med Res.* 2011 Oct;134:410–2.

15. Timmerman KL et al. A moderate acute increase in physical activity enhances nutritive flow and the muscle protein anabolic response to mixed nutrient intake in older adults. *Am J Clin Nutr.* 2012 Jun;95(6):1403–12.

16. U.S. Department of Health and Human Services. 2008 physical activity guidelines for Americans. www.health.gov/paguidelines/guidelines

17. Elsawy B et al. Physical activity guidelines for older adults. *Am Fam Physician.* 2010 Jan 1;81(1):55–9. www.aafp.org/afp/2010/0101/p55.html

18. Tomioka M et al. Replicating the Enhance Fitness physical activity program in Hawaii's multicultural population, 2007-2010. *Prev Chronic Dis.* 2012;9:E74.

19. Centers for Disease Control and Prevention. *Physical activity for everyone. How much physical activity do older adults need?* www.cdc.gov/physicalactivity/everyone/guidelines/olderadults.html

20. Groessl EJ et al. cost analysis of a physical activity intervention for older adults. *J Phys Act Health.* 2009 Nov;6(6):767–74.

21. Haub MD et al. Beef and soy-based food supplements differentially affect serum lipoprotein-lipid profiles because of changes in carbohydrate intake and novel nutrient intake ratios in older men who resistive-train. *Metabolism.* 2005 Jun;54(6):769–74.

22. Haub MD et al. Effect of protein source on resistive-training-induced changes in body composition and muscle size in older men. *Am J Clin Nutr.* 2002 Sep;76(3):511–7.

23. Andrich DE et al. Relationship between essential amino acids and muscle mass, independent of habitual diets, in pre- and postmenopausal US women. *Int J Food Sci Nutr.* 2011 Nov;62(7):719–24.

24. Gaffney-Stomberg E et al. Increasing dietary protein requirements in elderly people for optimal muscle and bone health. *J Am Geriatr Soc.* 2009 Jun;57(6):1073–9.

25. Morais JA et al. Protein turnover and requirements in the healthy and frail elderly. *J Nutr Health Aging.* 2006 Jul-Aug;10(4): 272–83.

26. Paddon-Jones D et al. Role of dietary protein in the sarcopenia of aging. *Am J Clin Nutr.* 2008 May;87(5):1562S–1566S.

27. Rizzo NS et al. Nutrient profiles of vegetarian and nonvegetarian dietary patterns. *J Acad Nutr Diet.* 2013 Dec;113(12): 1610–9.

28. Institute of Medicine. National Research Council. *Dietary Reference Intakes for Vitamin*

A, Vitamin K, Arsenic, Boron, Chromium, Copper, Iodine, Iron, Manganese, Molybdenum, Nickel, Silicon, Vanadium, and Zinc. Washington DC: National Academies Press, 2001.

29. Norris J et al. *Vegan for Life.* Da Capo Press, 2011.

30. Saunders AV. Iron and vegetarian diets. *MJA Open.* 2012;1(Suppl 2):11–16.

31. Cook JD et al. Assessment of the role of nonheme-iron availability in iron balance. *Am J Clin Nutr.* 1991;54:717–22.

32. Chernoff R. Micronutrient requirements in older women. *Am J Clin Nutr.* 2005. May;81(5):1240S–1245S.

33. Eisenstaedt R et al. Anemia in the elderly: current understanding and emerging concepts. *Blood Rev.* 2006 Jul;20(4):213–26.

34. Penninx BW et al. Anemia in old age is associated with increased mortality and hospitalization. *J Gerontol A Biol Sci Med Sci.* 2006 May;61(5):474–9.

35. Tussing-Humphreys L et al. Anemia in postmenopausal women: dietary inadequacy or nondietary factors? *J Am Diet Assoc.* 2011 Apr;111(4):528–31.

36. Lanham-New SA. Importance of calcium, vitamin D and vitamin K for osteoporosis prevention and treatment. *Proc Nutr Soc.* 2008 May;67(2):163–76.

37. Linus Pauling Institute. Micronutrient Information Center. http://lpi.oregonstate.edu/infocenter/minerals/calcium/

38. Strohle A, Waldmann A, Koschizke J et al. Diet-dependent net endogenous acid load of vegan diets in relation to food groups and bone health-related nutrients: results from the German Vegan Study. *Ann Nutr Metab.* 2011;59(2-4):117–26.

39. Holick MF. Vitamin D Deficiency. *N Engl J Med.* 2007;357:266–81.

40. Verbrugge FH et al. Who should receive calcium and vitamin D supplementation? *Age Ageing.* 2012 Sep;41(5):576–80.

41. Dawson-Hughes B. Racial/ethnic considerations in making recommendations for vitamin D for adult and elderly men and women. *Am J Clin Nutr.* 2004 Dec;80(6 Suppl):1763S–6S.

42. Garcia MN et al. One-year effects of vitamin D and calcium supplementation on chronic periodontitis. *J Periodontol.* 2011 Jan;82(1):25–32.

43. Pilz S et al. Low 25-hydroxyvitamin D is associated with increased mortality in female nursing home residents. *J Clin Endocrinol Metab.* 2012 Apr;97(4):E653–7.

44. Leblanc ES et al. Associations Between 25-Hydroxyvitamin D and Weight Gain in Elderly Women. *J Womens Health.* (Larchmt). 2012 Jun 25. 2012 Oct;21(10): 1066–73.

45. Holick MF. Vitamin D: a d-lightful solution for health. *J Investig Med.* 2011;59(6): 872–80.

46. Heaney RP et al. Amount and type of protein influences bone health. *Am J Clin Nutr.* 2008 May;87(5):1567S–1570S.

47. Bolton-Smith C et al. A two-year randomized controlled trial of vitamin K1 (phylloquinone) and vitamin D3 plus calcium on the bone health of older women. *J Bone Miner Res.* 2007; 22: 509–519.

48. U.S. Department of Agriculture. *Nutrient Data Laboratory.* www.ars.usda.gov/main/site_main.htm?modecode=12-35-45-00

49. Institute of Medicine.National Research Council. *Dietary Reference Intakes for Thiamin, Riboflavin, Niacin, Vitamin B6, Folate, Vitamin B$_{12}$, Pantothenic Acid, Biotin, and Choline.* Washington DC: The National Academies Press, 1998.

50. Hill MH et al. A vitamin B-12 supplement of 500 μg/d for eight weeks does not normalize urinary methylmalonic acid or otherbiomarkers of vitamin B-12 status in elderly people with moderately poor vitamin B-12 status. *J Nutr.* 2013 Feb;143(2): 142–7.

51. Norris J. *Elderly Vegetarians.* www.veganhealth.org/B12/elder

52. Linus Pauling Institute. Micronutrient Information Center. Vitamins. Online at http://lpi.oregonstate.edu/infocenter/vitamins.html

53. Agarwal R. Vitamin B deficiency & cognitive impairment in elderly population. *Indian J Med Res.* 2011 Oct;134:410–412.

54. Hin H et al. Clinical relevance of low serum vitamin B_{12} concentrations in older people: the Banbury B_{12} Study. *Age and Ageing.* 2006; 35: 416–422.

55. Hughes CF, Ward M, Hoey L et al. Vitamin B_{12} and ageing: current issues and interaction with folate. *Ann Clin Biochem.* 2013 Jul;50(Pt 4):315–29.

56. Kwok T et al. Vitamin B-12 supplementation improves arterial function in vegetarians with subnormal vitamin B-12 status. *J Nutr Health Aging.* 2012;16(6):569–73. www.ncbi.nlm.nih.gov/pubmed/22659999

57. Heok KE et al. The many faces of geriatric depression. *Curr Opin Psychiatry.* 2008 Nov;21(6):540–5.

58. Ho RC et al. Is high homocysteine level a risk factor for cognitive decline in elderly? A systematic review, meta-analysis, and meta-regression. *Am J Geriatr Psychiatry.* 2011 Jul; 19(7):607–17.

59. Andres E et al. Vitamin B_{12} (cobalamin) deficiency in elderly patients. *CMAJ.* 2004 Aug 3;171(3):251–9.

60. Graham ID et al. Oral cobalamin remains medicine's best kept secret. *Arch Gerontol Geriatr.* 2007 Jan-Feb;44(1):49–59.

61. Adams CJ et al. *Never Too Late to Go Vegan.* The Experiment, 2014.

62. Appleby P et al. Diet, vegetarianism, and cataract risk. *Am J Clin Nutr.* 2011;93: 1128–35.

63. Crowe FL et al. Diet and risk of diverticular disease in Oxford cohort of European Prospective Investigation into Cancer and Nutrition (EPIC): prospective study of British vegetarians and non-vegetarians. *BMJ.* 2011 Jul 19;343:d4131.

64. Kim MS at al. Strict vegetarian diet improves the risk factors associated with metabolic diseases by modulating gut microbiota and reducing intestinal inflammation. *Environ Microbiol Rep.* 2013 Oct;5(5):765–75.

65. Toivanen P et al. A vegan diet changes the intestinal flora. *Rheumatology (Oxford).* 2002 Aug;41(8):950–1.

66. Zimmer J et al. A vegan or vegetarian diet substantially alters the human colonic faecal microbiota. *Eur J Clin Nutr.* 2012 Jan; 66(1):53–60.

67. Zeeb H et al. The role of vitamin D in cancer prevention: does UV protection conflict with the need to raise low levels of vitamin D? *Dtsch Arztebl Int.* 2010 Sep; 107(37):638–43.

68. Tang AL et al. Calcium absorption in Australian osteopenic post-menopausal women: an acute comparative study of fortified soymilk to cows' milk. *Asia Pac J Clin Nutr.* 2010;19(2):243–9.

69. Darmadi-Blackberry I et al. Legumes: the most important dietary predictor of survival in older people of different ethnicities. *Asia Pac J Clin Nutr.* 2004;13(2):217–20.

70. Izumi T et al. Oral intake of soy isoflavone aglycone improves the aged skin of adult women. *J Nutr Sci Vitaminol.* (Tokyo). 2007 Feb;53(1):57–62.

71. Ali T et al. WM. Long-term safety concerns with proton pump inhibitors. *Am J Med.* 2009 Oct;122(10):896–903.

72. Happycow Mobile To-Go version. www.happycow.net/mobile.html

73. Senior Farmers' Market Nutrition Program. www.fns.usda.gov/wic/seniorfmnp/SFMN-Pcontacts.htm

74. Vegetarian Resource Group. *4-Week Vegetarian Menu Set for Meals On Wheels Sites.* Online at www.vrg.org/fsupdate/fsu974/fsu974menu.htm#WEEK1

75. U.S. Department of Health and Human Services Administration on Aging. Online at www.aoa.gov/AoARoot/AoA_Programs/index.aspx

76. U.S. Department of Agriculture. *SNAP (Supplemental Nutrition Assistance Program).* Note: other funding programs are Food Distribution Programs on Indian Reservations, Commodity Supplemental Food Programs, Seniors' Farm-

ers Market Nutrition Programs, and Child and Adult Food Programs. Online at www.fns.usda.gov/snap/ and www.fns.usda.gov

77. Durrett C. *Senior Cohousing: A Community Approach to Independent Living.* New Society Publishers, 2009.

78. Seventh-day Adventist Church. www.adventist.org/

79. Living Well Bistro, Pavilion of Adventist Health, 10000 SE Main St., Portland, OR 97216.

80. Berkoff N. Vegetarian Resource Group. *Vegan in Volume.* The Vegetarian Resource Group, Baltimore MD 2000. www.vrg.org/press/2000marvolume.htm

81. Dietetic associations. (Search national websites using the word vegetarian or vegan). Vegetarian Dietary Practice Group, US: http://vegetariannutrition.net/rd/; Dietitians of Canada: www.dietitians.ca/Find-a-Dietitian.aspx; Australia: http://daa.asn.au/; U.K. http://www.freelancedietitians.org; International Confederation of Dietetic Associations: www.internationaldietetics.org/

82. Pribis P et al. Beliefs and attitudes toward vegetarian lifestyle across generations. *Nutrients.* 2010 May;2(5):523–31.

83. Carmel R. Diagnosis and management of clinical and subclinical cobalamin deficiencies: why controversies persist in the age of sensitive metabolic testing. *Biochimie.* 2013;95(5):1047–55.

84. World Cancer Research Fund/American Institute for Cancer Research. Food, Nutrition, Physical Activity and the Prevention of Cancer: A Global Perspective. Washington DC: AICR, 2007.

85. WCRF CUP Press releases. Most authoritative ever report on bowel cancer and diet: Links with meat and fibre confirmed. 2011. www.wcrf-uk.org/audience/media/press_release.php?recid=153

Chapter 12　「重」要的事

1. United States Department of Health and Human Services; Center for Disease Control and Prevention, and National Center for Health Statistics. Health, United States, 2012*:* With Special Feature on Emergency Care. Hyattsville MD 2013.

2. Ogden CL et al. Prevalence of obesity in the United States, 2009–2010. NCHS data brief, no 82. Hyattsville MD: National Center for Health Statistics, 2012. www.cdc.gov/nchs/data/databriefs/db82.pdf

3. Fryar CD, Ogden CL. Prevalence of Underweight Among Adults Aged 20 Years and Over: United States, 2007–2008. Division of Health and Nutrition Examination Surveys. June 2010. www.cdc.gov/nchs/data/hestat/underweight_adult_07_08/underweight_adult_07_08.htm

4. National Eating Disorders Association. Anorexia Nervosa. 2005. www.nationaleatingdisorders.org/

5. Stoppler MC. Bulimia. MedicineNet.com. 2008. www.medicinenet.com/bulimia/article.htm

6. Jackson AS et al. Body mass index bias in defining obesity of diverse young adults: the Training Intervention and Genetics of Exercise Response (TIGER) study. Br J Nutr. 2009;102(7):1084–90.

7. Campbell MC, Tishkoff SA. African genetic diversity: implications for human demographic history, modern human origins, and complex disease mapping. *Annu Rev Genomics Hum Genet.* 2008;9:403–33.

8. Shiwaku K et al. Overweight Japanese with body mass indexes of 23.0-24.9 have higher risks for obesity-associated disorders: a comparison of Japanese and Mongolians. *Int J Obes Relat Metab Disord.* 2004; 28(1):152–8.

9. Revision of Body Mass Index (BMI) Cut-Offs in Singapore. 16 March 2005 www.hpb.gov.sg/hpb/default.asp?TEMPORARY_DOCUMENT=1769&TEMPORARY_

TEMPLATE=2

體重過重

10. Newby PK et al. Risk of overweight and obesity among semivegetarian, lactovegetarian, and vegan women. *Am J Clin Nutr.* 2005;81(6): 1267–74.

11. Mangels R et al. *The Dietitian's Guide to Vegetarian Diets: Issues and Applications.* Third Edition. Sudbury MA: Jones and Bartlett Learning, 2010.

12. Spencer EA et al. Diet and body mass index in 38000 EPIC-Oxford meat-eaters, fisheaters, vegetarians and vegans. *Int J Obes Relat Metab Disord.* 2003;27(6):728–34.

13. Tonstad S et al. Type of Vegetarian Diet, Body Weight and Prevalence of Type 2 Diabetes. *Diabetes Care.* 2009;32(5):791–6.

14. Gibbs BB et al. Short- and long-term eating habit modification predicts weight change in overweight, postmenopausal women: results from the WOMAN Study. J Acad Nutr Diet. 2012;112:1347–1355.

15. Vergnaud AC et al. Meat consumption and prospective weight change in participants of the EPIC-PANACEA study. *Am J Clin Nutr.* 2010;92(2):398–407.

16. Ebbeling CB et al. Effects of dietary composition on energy expenditure during weightloss maintenance. *JAMA.* 2012;307(24): 2627–34.

17. Corsica JA, Pelchat ML. Food addiction: true or false? *Curr Opin Gastroenterol.* 2010; 26(2):165–9.

18. Ifland JR et al. Refined food addiction: a classic substance use disorder. *Med. Hypotheses.* 2009;72(5):518–26.

19. Liu Y et al. Food addiction and obesity: evidence from bench to bedside. *J Psychoactive Drugs.* 2010;42(2):133–45.

20. Center for Disease Control (CDC). The New (Ab)Normal Infographic. http://makinghealtheasier.org/newabnormal

21. Morselli L et al. Role of sleep duration in the regulation of glucose metabolism and appetite. *Best Pract Res Clin Endocrinol Metab.* 2010;24(5):687–702.

22. Finkelstein EA et al. Annual medical spending attributable to obesity: payer-and service-specific estimates. Health Aff (Millwood). 2009;28(5):w822–31.

23. Kramer CK, Zinman B, Retnakaran R. Are Metabolically Healthy Overweight and Obesity Benign Conditions?: A Systematic Re view and Meta-analysis. *Ann Intern Med.* 2013;159(11):758–69.

24. National Heart, Lung, and Blood Institute (NHLBI). National Institutes of Health (NIH). Clinical Guidelines on the Identification, Evaluation, and Treatment of Overweight and Obesity in Adults–The Evidence Report. *Obes Res.* 1998;6 Suppl 2:51S–209S.

25. Guh DP et al. The incidence of co-morbidities related to obesity and overweight: a systematic review and meta-analysis. *BMC Public Health.* 2009;9:88.

26. Choi HK et al. Obesity, weight change, hypertension, diuretic use, and risk of gout in men: the health professionals follow-up study. *Arch Intern Med.* 2005;165(7):742–8.

27. Matheson EM et al. Healthy lifestyle habits and mortality in overweight and obese individuals. *J Am Board Fam Med.* 2012; 25(1):9–15.

28. Ouchi N et al. Sfrp5 is an anti-inflammatory adipokine that modulates metabolic dysfunction in obesity. *Science.* 2010; 329(5990):454–7.

29. Rapin JR, Wiernsperger N. Possible links between intestinal permeability and food processing: A potential therapeutic niche for glutamine. *Clinics* (Sao Paulo). 2010; 65(6):635–43.

30. Catalioto RM et al. Intestinal epithelial barrier dysfunction in disease and possible therapeutical interventions. *Curr Med Chem.* 2011;18(3):398–426.

31. Macdonald TT, Monteleone G. Immunity, inflammation, and allergy in the gut. *Science.* 2005;307(5717):1920–5. Review.

32. Fasano A. Leaky gut and autoimmune diseas-

es. *Clin Rev Allergy Immunol.* 2012; 42(1):71–8.

33. de Kort S et al. Leaky gut and diabetes mellitus: what is the link? *Obes. Rev.* 2011; 12(6):449-58.

34. Lambert GP et al. Effect of aspirin dose on gastrointestinal permeability. *Int J Sports Med.* 2012;33(6):421–5.

35. Harris K et al. Is the gut microbiota a new factor contributing to obesity and its metabolic disorders? *J Obes.* 2012;2012: 879151.

36. Blaut M, Klaus S. Intestinal microbiota and obesity. *Handb Exp Pharmacol.* 2012;(209):251.

37. Marik PE. Colonic flora, Probiotics, Obesity and Diabetes. *Front Endocrinol.* (Lausanne). 2012;3:87.

38. Walker AW, Parkhill J. Fighting Obesity with Bacteria. *Science.* 2013; 341(6150): 1069–1070.

39. Ji K, Lim Kho Y, Park Y, Choi K. Influence of a five-day vegetarian diet on urinary levels of antibiotics and phthalate metabolites: a pilot study with "Temple Stay" participants. *Environ Res.* 2010;110(4):375–82.

40. Hergenrather J et al. Pollutants in breast milk of vegetarians. *N Engl J Med.* 1981; 304(13):792.

41. Tamer G et al. Relative vitamin D insufficiency in Hashimoto's thyroiditis. *Thyroid.* 2011;21(8):891–6.

42. Saranac L et al. Why is the thyroid so prone to autoimmune disease? *Horm Res Paediatr.* 2011;75(3):157–65.

43. Andrews RC et al. Abnormal cortisol metabolism and tissue sensitivity to cortisol in patients with glucose intolerance. *The Journal of Clinical Endocrinology* 2002; 87(12): 5587–5593.

44. Epel E et al. Stress may add bite to appetite in women: a laboratory study of stressinduced cortisol and eating behavior. *Psychoneuroendocrinology.* 2001;26:37–49.

45. Jones A et al. Adiposity is associated with blunted cardiovascular, neuroendocrine and cognitive responses to acute mental stress.

PLoS One. 2012;7(6):e39143.

46. Diamanti-Kandarakis E et al. Pancreatic beta-cells dysfunction in polycystic ovary syndrome. *Panminerva Med.* 2008;50(4): 315–25.

47. Pasquali R et al. Obesity and infertility. *Curr Opin Endocrinol Diabetes Obes.* 2007; 14(6):482–7.

48. Martinez-Gonzalez MA, Bes-Rastrollo M. Nut consumption, weight gain and obesity: Epidemiological evidence. *Nutr Metab Cardiovasc Dis.* 2011;21(Suppl 1):S40–5.

49. Rudelle S et al. Effect of a thermogenic beverage on 24-hour energy metabolism in humans. *Obesity.* (Silver Spring). 2007;15(2):349–55.

體重過輕

50. Rosell M et al. Weight gain over 5 years in 21,966 meat-eating, fish-eating, vegetarian, and vegan men and women in EPICOxford. *Int J Obes.* (Lond). 2006;30(9): 1389–96.

51. Thomas EL et al. An in vivo 13C magnetic resonance spectroscopic study of the relationship between diet and adipose tissue composition. *Lipids.* 1996;31:145–51.

52. Ross JK et al. Dietary and hormonal evaluation of men at different risks for prostate cancer: fiber intake, excretion, and composition, with in vitro evidence for an association between steroid hormones and specific fiber components. *Am J Clin Nutr.* 1990;51(3):365–70.

53. Janelle KC, Barr SI. Nutrient intakes and eating behavior scores of vegetarian and nonvegetarian women. *J Am Diet Assoc.* 1995;95(2):180-6,189,quiz 187–8.

54. Koebnick C et al. Consequences of a longterm raw food diet on body weight and menstruation: results of a questionnaire survey. *Ann Nutr.* 43:69–79.

55. Thorogood M et al. Relation between body mass index and mortality in an unusually slim cohort. *J Epidemiol Community Health.* 2003;57(2):130–3.

56. Livshits G et al. Linkage of genes to total lean

body mass in normal women. *J Clin Endocrinol Metab.* 2007;92(8):3171–6.

57. Wandell PE et al. The association between BMI value and long-term mortality. *Int J Obes.* (Lond). 2009;33(5):577–82.

58. Jee SH et al. Body-mass index and mortality in Korean men and women. *N Engl J Med.* 2006;355(8):779–787.

59. He J, Gu D, Wu X et al. Major causes of death among men and women in China. *N Engl J Med.* 2005; 353(11):1124–1134.

60. Flegal KM et al. Cause-specific excess deaths associated with underweight, overweight, and obesity. *JAMA.* 2007;298(17): 2028–37.

61. Chandra RK. Nutrition and the immune system: an introduction. *Am J Clin Nutr.* 1997;66(2):460S–463S.

62. Hewison M. Vitamin D and immune function: Autocrine, paracrine or endocrine? *Scand J Clin Lab Invest Suppl.* 2012;243: 92–102.

63. Meydani SN, Erickson KL. Nutrients as regulators of immune function: Introduction. *FASEB J.* 2001;15(14):2555.

64. Marcos A et al. Changes in the immune system are conditioned by nutrition. *Eur J Clin Nutr.* 2003;57(Suppl 1):S66–9.

65. Tsai IH et al. Associations of the pre-pregnancy body mass index and gestational weight gain with pregnancy outcomes in Taiwanese women. *Asia Pac J Clin Nutr.* 2012;21(1):82–7.

66. Loucks AB et al. Low energy availability, not stress of exercise, alters LH pulsatility in exercising women. *J Appl Physiol.* 1998;84(1):37–46.

67. Qin DD et al. Do reproductive hormones explain the association between body mass index and semen quality? *Asian J Androl.* 2007;9(6):827–34.

68. Misra M, Klibanski A. Bone metabolism in adolescents with anorexia nervosa. *J Endocrinol Invest.* 2011;34(4):324–32.

69. Rauh MJ et al. Relationships among injury and disordered eating, menstrual dysfunction, and low bone mineral density in high school athletes: a prospective study. *J Athl Train.* 2010;45(3):243–52.

70. Anderson RM, Weindruch R. The caloric restriction paradigm: implications for healthy human aging. *Am J Hum Biol.* 2012;24(2):101–6. Review.

71. Fontana L, Meyer TE, Klein S, Holloszy JO. Long-term calorie restriction is highly effective in reducing the risk for atherosclerosis in humans. *Proc Natl Acad Sci.* USA. 2004;101:6659–6663.

72. Meyer TE, Kovacs SJ, Ehsani AA et al. Long-term caloric restriction ameliorates the decline in diastolic function in humans. *J Am Coll Cardiol.* 2006;47:398–402.

飲食失調

73. U.S. Department of Agriculture, Agricultural Research Service. 2007. USDA National Nutrient Database for Standard Reference, Release 20. Nutrient Data Laboratory www.ars.usda.gov/ba/bhnrc/ndl

74. Sullivan PF. Mortality in anorexia nervosa. *Am J Psychiatry.* 1995;152(7):1073–4.

75. American Psychiatric Association..Diagnostic and statistical manual of mental disorders (5th ed.). Arlington VA: American Psychiatric. Publishing, 2013.

76. Hoek HW, van Hoeken D. Review of the prevalence and incidence of eating disorders. *International Journal of Eating Disorders.* 2003;34(4):383–96.

77. Crow SJ et al. Increased mortality in bulimia nervosa and other eating disorders. *Am J Psychiatry.* 2009;166(12):1342–6.

78. National Eating Disorders Association. Bulimia Nervosa. 2005. www.nationaleatingdisorders.org/

79. NIH. Understanding Eating Disorders: Anorexia, Bulimia, and Binge-Eating. *NIH Medline Plus.* 2008;3(2):17–19. www.nlm.nih.gov/medlineplus/magazine/issues/spring08/articles/spring08pg18.html

80. Uher R, Rutter M. Classification of feed-

ing and eating disorders: review of evidence and proposals for ICD-11. *World Psychiatry*. 2012;11(2):80–92.

81. Mazzeo SE, Bulik CM. Environmental and genetic risk factors for eating disorders: what the clinician needs to know. *Child Adolesc Psychiatr Clin N Am*. 2009;18(1):67–82.

82. Birch LL et al. Learning to overeat: maternal use of restrictive feeding practices promotes girls' eating in the absence of hunger. *Am J Clin Nutr*. 2003;78(2):215–20.

83. Fitzgerald N. TV's Big Lie: They're some of your favorite television stars, but these actresses' bodies are sending teens the wrong message about how young women are supposed to look. *Scholastic Choices*. 2002. FindArticles.com. 19 June, 2012. http://findarticles.com/p/articles/mi_hb3415/is_7_17/ai_n28909309/?tag=content;col1

84. Lindeman M et al. Vegetarianism and eating-disordered thinking. Eating Disorders. 2000; 8(2):157–165.

85. Bas M et al. Vegetarianism and eating disorders: Association between eating attitudes and other psychological factors among Turkish adolescents. Appetite. 2005; 44(3):309–315.

86. Klopp SA et al. Self-reported vegetarianism may be a marker for college women at risk for disordered eating. Journal of the American Dietetic Association. 2003; 103(6):745–747.

87. Neumark-Sztainer D et al. Adolescent vegetarians. A behavioral profile of a school-based population in Minnesota. Archives of Pediatrics and Adolescent Medicine. 1997; 151(8):833–838.

88. Robinson-O'Brien R et al. Adolescent and young adult vegetarianism: better dietary intake and weight outcomes but increased risk of disordered eating behaviors. *J Am Diet Assoc*. 2009;109(4):648–55.

89. Bardone-Cone AM et al. The inter-relationships between vegetarianism and eating disorders among females. *J Acad Nutr Diet*. 201;112(8):1247–52.

90. Amit M. Canadian Paediatric Society, Community Paediatrics Committee. Vegetarian diets in children and adolescents. *Paediatr Child Health*. 2010;15(5):303–314.

91. O'Connor MA et al. Vegetarianism in anorexia nervosa? A review of 116 consecutive cases. The Medical Journal of Australia. 1987;147(11-12):540–542.

92. Forestell CA et al. To eat or not to eat red meat. A closer look at the relationship between restrained eating and vegetarianism in college females. *Appetite*. 2012;58(1): 319–25.

93. Timko CA et al. Will the real vegetarian please stand up? An investigation of dietary restraint and eating disorder symptoms in vegetarians versus non-vegetarians. *Appetite*. 2012;58(3):982–90.

94. Levine JA. Nonexercise activity thermogenesis–liberating the life-force. *J Intern Med*. 2007; 262(3):273–87.

95. Hostmark AT et al. Postprandial light physical activity blunts the blood glucose increase. *Prev Med*. 2006;42(5):369–71.

96. Aadland E, Hostmark AT. Very Light Physical Activity after a Meal Blunts the Rise in Blood Glucose and Insulin *The Open Nutrition Journal*. 2008;2:94–99.

97. Thayer KA et al. Role of environmental chemicals in diabetes and obesity: a national toxicology program workshop review. *Environ Health Perspect*. 2012;120(6): 779–89.

Chapter 13　純素食運動員

1. Nieman DC. Physical fitness and vegetarian diets: is there a relation? *Am J Clin Nutr*. 1999;70(3 Suppl):570S–575S.

2. Barr SI, Rideout CA. Nutritional considerations for vegetarian athletes. *Nutrition*. 2004;20(7–8):696–703. Review.

3. Venderley AM, Campbell WW. Vegetarian diets: nutritional considerations for athletes. *Sports Med*. 2006;36(4):293–305. Review.

4. Hood DA, Terjung RL. Amino acid metabolism during exercise and following endurance

training. *Sports Med.* 1990;9(1):23–35.

5. Larson-Meyer DE, Niemeyer MH. Optimal Nutrition for Active Vegetarians and Vegetarian Athletes. In: *The Complete Vegetarian.* University of Illinois Press, 2009: 288–316.

6. ExRx.net. Substrate Utilization. www.exrx.net/Nutrition/Substrates.html.

7. van Loon LJ et al. Intramyocellular lipids form an important substrate source during moderate intensity exercise in endurancetrained males in a fasted state. *J Physiol.* 2003;553(Pt 2):611–25.

8. Hultman E. Fuel selection, muscle fibre. *Proc Nutr Soc.* 1995;54(1):107–21.

9. Watt MJ et al. Intramuscular triacylglycerol, glycogen and acetyl group metabolism during 4 h of moderate exercise in man. *J Physiol.* 2002;541(Pt 3):969–978.

10. Hargreaves M. Skeletal muscle metabolism during exercise in humans. *Clin Exp Pharmacol Physiol.* 2000;27(3):225–8.

11. Coyle EF. Substrate utilization during exercise in active people. *Am J Clin Nutr.* 1995; 61(4 Suppl):968S–979S.

12. American Dietetic Association; Dietitians of Canada; American College of Sports Medicine, Rodriguez NR, Di Marco NM, Langley S. American College of Sports Medicine position stand. Nutrition and athletic performance. *Med Sci Sports Exerc.* 2009; 41(3):709–31.

13. Dunford M, Doyle JA. *Nutrition for Sport and Exercise.* Edition 2. Belmont CA: Cengage Learning, 2011.

14. Bittman M. Diet and exercise to the extremes. *New York Times.* Sports. 2010; May 13: B14.

15. Toth MJ, Poehlman ET. Sympathetic nervous system activity and resting metabolic rate in vegetarians. *Metabolism.* 1994; 43(5):621–5.

16. Poehlman ET et al. Resting metabolic rate and postprandial thermogenesis in vegetarians and nonvegetarians. *Am J Clin Nutr.* 1988;48(2):209–13.

17. Bissoli L et al. Resting metabolic rate and thermogenic effect of food in vegetarian diets compared with Mediterranean diets. Ann *Nutr Metab.* 1999;43(3):140–4.

18. Mangels AR et al. *The Dietitians Guide to Vegetarian Diets.* Jones and Bartlett Learning Ltd., 2011.

19. Food and Nutrition Board. Institute of Medicine. Dietary Reference Intakes for Energy, Carbohydrate, Fiber, Fat, Fatty Acids, Cholesterol, Protein, and Amino Acids (Macronutrients). Washington DC: The National Academies Press, 2005.

20. Nutrition Working Group of the Medical Commission of the International Olympic Committee. *Nutrition for athletes.* June 2003. www.olympic.org/Documents/Reports/EN/en_report_1251.pdf

21. U.S. Department of Agriculture, Agricultural Research Service. 2007. USDA National Nutrient Database for Standard Reference, Release 20. Nutrient Data Laboratory. www.ars.usda.gov/ba/bhnrc/ndl

22. Manitoba Harvest Hemp Foods. Nutrition Facts. Hemp Hearts. www.manitobaharvest.com/

23. Fisher-Wellman K, Bloomer RJ. Acute exercise and oxidative stress: a 30 year history. *Dyn Med.* 2009;13(8):1.

24. Rauma AL et al. Antioxidant status in long-term adherents to a strict uncooked vegan diet. *Am J Clin Nutr.* 1995;62(6): 1221–7.

25. Rauma AL, Mykkanen H. Antioxidant status in vegetarians versus omnivores. *Nutrition.* 2000;16(2):111–9.

26. Brownlie T 4th, Utermohlen V, Hinton PS et al. Tissue iron deficiency without anemia impairs adaptation in endurance capacity after aerobic training in previously untrained women. *Am J Clin Nutr.* 2004; 79(3):437–43.

27. Wells AM et al. Comparisons of vegetarian and beef-containing diets on hematological indexes and iron stores during a period of resistive training in older men. *J Am Diet Assoc.* 2003;103(5):594–601.

28. Snyder AC et al. Influence of dietary iron source on measures of iron status among female runners. *Med Sci Sports Exerc.* 1989;

21:7–10.

29. Telford RD et al. Footstrike is the major cause of hemolysis during running. *J Appl Physiol.* 2003;94(1):38–42.

30. Waller MF, Haymes EM. The effects of heat and exercise on sweat iron loss. *Med Sci Sports Exerc.* 1996;28:197–203.

31. Robertson J et al. Faecal blood loss in response to exercise. *BMJ.* 1987;295:303–305.

32. Micheletti A et al. Zinc status in athletes: relation to diet and exercise. *Sports Med.* 2001;31(8):577–82.

33. National Research Council. Dietary Reference Intakes for Calcium, Phosphorus, Magnesium, Vitamin D, and Fluoride. Washington DC: The National Academies Press, 1997.

34. Nielsen FH, Lukaski HC. Update on the relationship between magnesium and exercise. *Magnes Res.* 2006;19(3):180–9.

35. Larson DE. Vegetarian Diet for Exercise and Athletic Training and Performing: An Update. A Continuing Education Article. *VNDPG.* http://vndpg.org/articles/Vegetarian-Nutrition-For-Athletes.php

36. IAFF Medical Manual. Chapter 6: Nutrition and Athlete Health. 2012. www.iaaf.org/about-iaaf/documents/medical#nutritionin-athletics

37. International Olympic Committee Consensus Statement on Sports Nutrition. Oct. 27, 2010. Available at: www.olympic.org/Documents/Reports/EN/CONSENSUS-FINAL-v8-en.pdf

38. Cohen D. The truth about sports drinks. *BMJ.* 2012;345:e4737.

39. Bailey SJ et al. Dietary nitrate supplementation reduces the O2 cost of low-intensity exercise and enhances tolerance to high-intensity exercise in humans. J Appl Physiol. 2009;107:1144–1155.

40. Vanhatalo A et al. Acute and chronic effects of dietary nitrate supplementation on blood pressure and the physiological responses to moderate-intensity and incremental exercise. Am J Physiol Regul Integr Comp Physiol.

2010;299(4):R1121–R1131.

41. Lansley KE et al. Acute dietary nitrate supplementation improves cycling time trial performance. Med Sci Sports Exerc. 2011; 43(6): 1125–1131.

42. ESHA Research. The Food Processor nutrition analysis system.

43. The American College of Sports Medicine. Position Stand. The Female Athlete Triad. *Medicine & Science in Sports & Exercise.* 2007;39(10):1867–1882.

44. Slavin J, Lutter J, Cushman S. Amenorrhoea in vegetarian athletes. *Lancet.* 1984;1: 1474–5.

45. Brooks SM et al. Diet in athletic amenorrhoea. *Lancet.* 1984;1:559–60.

46. Goldin BR et al. Estrogen excretion patterns and plasma levels in vegetarian and omnivorous women. *N Engl J Med.* 1982: 16; 307(25):1542–7.

47. Barr SI. Vegetarianism and menstrual cycle disturbances: is there an association? *Am J Clin Nutr.* 1999;70(3 Suppl):549S–54S.

48. Ahrendt DM. Ergogenic Aids: Counseling the Athlete. *Am Fam Physician.* 2001; 63(5):913–923.

49. Buell JL et al. National Athletic Trainers' Association. National Athletic Trainers' Association position statement: evaluation of dietary supplements for performance nutrition. *J Athl Train.* 2013;48(1):124–36.

50. Caruso J et al. Ergogenic Effects of s-Alanine and Carnosine: Proposed Future Research to Quantify Their Efficacy. *Nutrients.* 2012;4(7):585–601.

51. Derave W et al. Muscle carnosine metabolism and beta-alanine supplementation in relation to exercise and training. *Sports Med.* 2010;40(3):247–63.

52. Hipkiss AR. Carnosine and its possible roles in nutrition and health. *Adv Food Nutr Res.* 2009;57:87–154.

53. Harris RC, Jones G, Hill CA et al. The carnosine content of V Lateralis in vegetarians and omnivores. The FASEB Journal. 2007; 21:769.20.

54. Everaert I et al. Vegetarianism, female gender and increasing age, but not CNDP1 genotype, are associated with reduced muscle carnosine levels in humans. *Amino Acids.* 2011;40(4):1221–9.

55. Harris RCet al. Determinants of muscle carnosine content. *Amino Acids.* 2012; 43(1):5–12.

56. Matsumoto K et al. Branched-chain amino acid supplementation attenuates muscle soreness, muscle damage and inflammation during an intensive training program. *J Sports Med Phys Fitness.* 2009;49(4):424–31.

57. Negro M et al. Branched-chain amino acid supplementation does not enhance athletic performance but affects muscle recovery and the immune system. *J Sports Med Phys Fitness.* 2008;48(3):347–51.

58. Wikipedia. Carnitine. http://en.wikipedia.org/wiki/Carnitine.

59. Chen W et al. Urinary, plasma, and erythrocyte carnitine concentrations during transition to a lactoovovegetarian diet with vitamin B-6 depletion and repletion in young adult women. *Am J Clin Nutr.* 1998;67(2): 221–30.

60. Lombard KA et al. Carnitine status of lactoovovegetarians and strict vegetarian adults and children. *Am J Clin Nutr.* 1989; 50(2):301–6.

61. President's Council on Physical Fitness and Sports (PCPFS) Research Digests. *Nutritional Erogogenics & Sports Performance.* Washington DC, 2012. www.fitness.gov/digest_jun1998.htm

62. National Institutes of Health. Office of Dietary Supplements. *Dietary Supplement Fact Sheet: Carnitine.* June 15, 2006. http://ods.od.nih.gov/factsheets/Carnitine-HealthProfessional/#en39.

63. Shomrat A et al. Effect of creatine feeding on maximal exercise performance in vegetarians. *Eur J Appl Physiol.* 2000;82(4): 321–5.

64. Delanghe J et al. Normal reference values for creatine, creatinine, and carnitine are lower in vegetarians. *Clin Chem.* 1989;35(8): 1802–3.

65. Burke DG et al. Effect of creatine and weight training on muscle creatine and performance in vegetarians. *Med Sci Sports Exerc.* 2003; 35(11):1946–55.

66. Wang JT, Douglas AE. Nutrients, Signals, and Photosynthate Release by Symbiotic Algae (The Impact of Taurine on the Dinoflagellate Alga Symbiodinium from the Sea Anemone Aiptasia pulchella). *Plant Physiol.* 1997;114(2):631–636.

67. Czerpak R et al. The influence of acetylcholine and taurine on the content of some metabolites in the alga Chlorella vulgaris. *International Journal of Ecohydrology and Hydrobiology.* 2003:3(2), 223–229.

68. Rana SK, Sanders TA. Taurine concentrations in the diet, plasma, urine and breast milk of vegans compared with omnivores. *Br J Nutr.* 1986 Jul;56(1):17–27.

69. Laidlaw SA et al. Plasma and urine taurine levels in vegans. *Am J Clin Nutr.* 1988;47(4):660–3.

70. Fuhrman J, Ferreri DM. Fueling the vegetarian (vegan) athlete. *Curr Sports Med Rep.* 2010;9(4):233–41.

71. U.S. Department of Health and Human Services. Physical Activity Guidelines for Americans. 2008. www.health.gov/paguidelines/guidelines/default.aspx#toc

72. National Institutes of Health (NIH). National Heart, Lung, and Blood Institute (NHLBI). *Your Guide to Physical Activity and Your Heart.* NIH Publication No. 06-5714. June 2006. www.nhlbi.nih.gov/health/public/heart/obesity/phy_active.pdf

73. Garber CE et al; American College of Sports Medicine. American College of Sports Medicine position stand. Quantity and quality of exercise for developing and maintaining cardiorespiratory, musculo-skeletal, and neuromotor fitness in apparently healthy adults: guidance for prescribing exercise. *Med Sci Sports Exerc.* 2011;43(7):1334–59.

74. Nadimi H et al. Association of vegan diet with RMR, body composition and oxidative stress. *Acta Sci Pol Technol Aliment.* 2013;12(3):311–8.

Chapter 14　純素餐盤與菜單

1. United States Department of Agriculture. Human Nutrition Information Service. *Miscellaneous Publication 1514. USDA's Food Guide Background and Development.* 1993. www.cnpp.usda.gov/Publications/MyPyramid/OriginalFoodGuidePyramids/FGP/FGPBackgroundAndDevelopment.pdf

2. Britten P et al. Updated US Department of Agriculture Food Patterns meet goals of the 2010 dietary guidelines. *J Acad Nutr Diet.* 2012 Oct;112(10):1648–55.

3. USDA. *ChooseMyPlate.* 2012. www.choosemyplate.gov/food-groups/dairy.html

4. Painter J et al. Comparison of international food guide pictorial representations. *J Am Diet Assoc.* 2002 Apr;102(4):483–9.

5. Wikipedia. *List of nutrition guides.* 2012. http://en.wikipedia.org/wiki/List_of_nutrition_guides

6. Loma Linda University, School of Public Health, Department of Nutrition. *The Vegetarian Food Guide Pyramid.* www.vegetariannutrition.org/food-pyramid.pdf

7. Venti CA et al. Modified food guide pyramid for lactovegetarians and vegans. *J Nutr.* 2002 May;132(5):1050–4.

8. Wikipedia. *Vegetarian Diet Pyramids.* http://en.wikipedia.org/wiki/Vegetarian_Diet_Pyramid

9. Physician's Committee for Responsible Medicine. The Power Plate. http://pcrm.org/health/diets/pplate/power-plate

10. Mangels R et al. *The Dietitians' Guide to Vegetarian Diets,* Third Edition. Jones and Bartlett, 2011.

11. Messina V et al, A new food guide for North American vegetarians. *J Am Diet Assoc.* 2003 Jun;103(6):771–5.

12. Davis et al. *Becoming Vegan: Express Edition.* Summertown TN: The Book Publishing Company, 2013.

13. Davis et al. The Vegan Plate. http://becomingvegan.ca/food-guide/

14. LeSaffre Yeast Corporation. (Red Star). Personal communication. 2012. http://lesaffre-yeast.com/red-star/vsf.html

15. Norris J. *Vitamin B$_{12}$ Recommendations.* www.veganhealth.org/B$_{12}$/rec

16. Scott JM. Bioavailability of vitamin B$_{12}$. *Eur J Clin Nutr.* 1997 Jan;51(Suppl 1): S49–53.

17. Popkin BM et al. Water, hydration, and health. *Nutr Rev.* 2010 Aug;68(8):439–58. www.ncbi.nlm.nih.gov/pmc/articles/PMC2908954/?tool=pubmed

索引

INDEX

審訂者＆譯者介紹

審訂者介紹

§ 邱雪婷

國立台灣大學流行病學與預防醫學研究所博士，曾任慈濟健康研究（Tzu Chi Health Study）研究營養師、慈濟大學講師，具台灣與美國註冊營養師執照。現任輔仁大學營養科學系副教授、台灣素食營養學會祕書長。研究專長為素食營養、營養流行病學、飲食生活型態與環境永續，在國內外發表許多素食營養方面之學術研究論文。

§ 高韻均

實踐大學食品營養與保健生技學系畢，為中華民國專門職業及技術人員高考合格營養師、空中瑜伽 Level I ＋ II 教師。現任台灣素食營養學會理事。專長為素食營養、素食烹飪、素食推廣、食譜開發、多媒體影像製作等。

譯者介紹

§ 邱喜麗

加拿大英屬哥倫比亞大學主修日文、副修法文系畢。對觀察日本文化、生活現象、美學及日本娛樂、音樂欣賞抱持極濃厚興趣。曾任女性流行雜誌與圖文書編輯，離開編輯一職後轉為 SOHO 工作者，主要從事翻譯，及其他審書、編輯、採訪、文案撰寫等不同形式的文字工作。

§ 謝宜暉

史丹佛大學電機暨工管雙碩士，曾任職科技業，為了追求理想的生活，離開舒適圈，從閱讀與翻譯中學習新事物。目前為兼職中／英、英／中翻譯，譯有《未來預演》《食療聖經》《食療聖經·食譜版》《覺醒家庭》《抗癌大突破》等。

蔬食營養聖經

│最新科學實證│美國蔬食營養界權威，揭示植物飲食不可思議的健康優勢，
　　　　　　　為你打造全年齡的素食飲食指南

BECOMING VEGAN: THE COMPLETE REFERENCE TO PLANT-BASED NUTRITION

作　　　者	布蘭達‧戴維斯 (Brenda Davis) 薇珊托‧梅麗娜 (Vesanto Melina)
審　　　訂	邱雪婷‧高韻均
譯　　　者	邱喜麗、謝宜暉
封 面 設 計	兒日
內 頁 排 版	高巧怡
行 銷 企 劃	蕭浩仰‧江紫涓
行 銷 統 籌	駱漢琦
業 務 發 行	邱紹溢
營 運 顧 問	郭其彬
責 任 編 輯	劉淑蘭
總 編 輯	李亞南

出　　　版	漫遊者文化事業股份有限公司
地　　　址	台北市103大同區重慶北路二段88號2樓之6
電　　　話	(02) 2715-2022
傳　　　真	(02) 2715-2021
服 務 信 箱	service@azothbooks.com
網 路 書 店	www.azothbooks.com
臉　　　書	www.facebook.com/azothbooks.read
發　　　行	大雁出版基地
地　　　址	新北市231新店區北新路三段207-3號5樓
電　　　話	02-8913-1005
訂 單 傳 真	02-8913-1056
二 版 一 刷	2024年3月
定　　　價	台幣1600元

ISBN　978-986-489-903-6
本書如有缺頁、破損、裝訂錯誤，請寄回本公司更換。
有著作權‧侵害必究
原版書名　全植物飲食‧營養全書

BECOMING VEGAN: THE COMPLETE REFERENCE TO
PLANT-BASED NUTRITION by BRENDA DAVIS AND
VESANTO MELINA
Copyright: © 2014 BRENDA DAVIS AND VESANTO MELINA
This edition arranged with Book Publishing Company
through BIG APPLE AGENCY, INC., LABUAN, MALAYSIA.
Traditional Chinese edition copyright:
2024 Azoth Books Co., Ltd.
All rights reserved.

國家圖書館出版品預行編目 (CIP) 資料

蔬食營養聖經：【最新科學實證】美國蔬食營養界權
威, 揭示植物飲食不可思議的健康優勢, 為你打造全年
齡的素食飲食指南/ 布蘭達. 戴維斯(Brenda Davis),
薇珊托. 梅麗娜(Vesanto Melina) 著 ; 邱喜麗, 謝宜暉
譯. -- 二版. -- 臺北市 : 漫遊者文化事業股份有限公司,
2024.03
608 面 ; 19X26　公分
譯自 : Becoming vegan : the complete reference to
plant-based nutrition (comprehensive ed.)
ISBN 978-986-489-903-6(精裝)
1.CST: 素食 2.CST: 健康飲食 3.CST: 營養學
411.371　　　　　　　　　　　　　　113001231

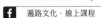

漫遊，一種新的路上觀察學
www.azothbooks.com
漫遊者文化

大人的素養課，通往自由學習之路
www.ontheroad.today
遍路文化‧線上課程